Inhalt

T. Bitsch (Hrsg.)

Klinikleitfaden Rheumatologie

Thomas Bitsch (Hrsg.)

Klinikleitfaden Rheumatologie

4. Auflage

Mit Beiträgen von: Marina Backhaus, Berlin; Walter Behringer, Fulda; Wolfgang F. Beyer, Bad Füssing; Thomas Bitsch, Koblenz; Jürgen Braun, Herne; Matthias Braun, Cuxhaven; Anke Eckardt, Münchenstein; Christoph Fiehn, Baden-Baden; Joachim Georgi, Damp; Rolf Haaker, Brakel; Peter Härle, Mainz; Ludwig Kalthoff, Bochum; Stefan Kessler, Bad Kreuznach; Uta Kiltz, Herne; Norbert Klinkenberg, Baden-Baden; Klaus M. Peters, Nümbrecht; Monika Reuss-Borst, Bad Bocklet; Horst Sattler, Bad Dürkheim; Stephan H. Scharla, Bad Reichenhall; Wolfgang A. Schmidt, Berlin; Corinna Schorn, Bad Kreuznach; Anja Sonnenschein, Mainz; Christof Specker, Essen

Autoren der Vorauflagen: Friedrich Hartmann, Würzburg (Kapitel Medikamentöse Therapie); Norbert Köneke, Hagen (Kapitel Tipps für Station und Praxis, ICD-Klassifikation); Werner Liman, Hagen (Kapitel Physikalische Therapie, Physiotherapie, Ergotherapie); Gerwin Lingg, Bad Kreuznach (Kapitel Konventionelles Röntgen und Schnittbildverfahren); Heiner Menninger, Bad Abbach (Kapitel Medikamentöse Therapie); Kati Thieme, Berlin (Kapitel Psychosomatik in der Rheumatologie, psychologische Schmerzbehandlung); Hermut Warnatz, Essen (Kapitel Labor); Alfred Wittenborg, Herne (Kapitel Naturheilkundliche Therapie); Uwe Wolfram, Bad Kreuznach (Kapitel Operative Therapie)

ELSEVIER

ELSEVIER
Hackerbrücke 6, 80335 München, Deutschland
Wir freuen uns über Ihr Feedback und Ihre Anregungen an books.cs.muc@elsevier.com

ISBN 978-3-437-41351-3
eISBN 978-3-437-18340-9

4. Auflage 2018

Wichtiger Hinweis für den Benutzer
Ärzte/Praktiker und Forscher müssen sich bei der Bewertung und Anwendung aller hier beschriebenen Informationen, Methoden, Wirkstoffe oder Experimente stets auf ihre eigenen Erfahrungen und Kenntnisse verlassen. Bedingt durch den schnellen Wissenszuwachs insbesondere in den medizinischen Wissenschaften sollte eine unabhängige Überprüfung von Diagnosen und Arzneimitteldosierungen erfolgen. Im größtmöglichen Umfang des Gesetzes wird von Elsevier, den Autoren, Redakteuren oder Beitragenden keinerlei Haftung in Bezug auf jegliche Verletzung und/oder Schäden an Personen oder Eigentum, im Rahmen von Produkthaftung, Fahrlässigkeit oder anderweitig, übernommen. Dies gilt gleichermaßen für jegliche Anwendung oder Bedienung der in diesem Werk aufgeführten Methoden, Produkte, Anweisungen oder Konzepte.

Für die Vollständigkeit und Auswahl der aufgeführten Medikamente übernimmt der Verlag keine Gewähr.
Geschützte Warennamen (Warenzeichen) werden in der Regel besonders kenntlich gemacht (®). Aus dem Fehlen eines solchen Hinweises kann jedoch nicht automatisch geschlossen werden, dass es sich um einen freien Warennamen handelt.

Bibliografische Information der Deutschen Nationalbibliothek
Die Deutsche Nationalbibliothek verzeichnet diese Publikation in der Deutschen Nationalbibliografie; detaillierte bibliografische Daten sind im Internet über http://www.d-nb.de/ abrufbar.

18 19 20 21 22 5 4 3 2 1

Um den Textfluss nicht zu stören, wurde bei Patienten und Berufsbezeichnungen die grammatikalisch maskuline Form gewählt. Selbstverständlich sind in diesen Fällen immer Frauen und Männer gemeint.

Planung: Dr. Andreas Dubitzky, München
Projektmanagement und Herstellung: Martina Gärtner, München
Redaktion: Monika Krumnow, Kasseedorf
Satz: abavo GmbH, Buchloe
Druck und Bindung: CPI books GmbH, Leck
Umschlaggestaltung: SpieszDesign, Neu-Ulm
Titelfotografie: © Adobe Stock

Aktuelle Informationen finden Sie im Internet unter **www.elsevier.de**

Vorwort zur 4. Auflage

Der Klinikleitfaden Rheumatologie ist für die Klinik und Praxis im rheumatologischen Alltag konzipiert. Seit der letzten Auflage hat sich viel in Diagnostik und Therapie geändert. Auch die Neuauflage wurde in persönlichen Kontakten abseits einer E-Mail-Kommunikation erstellt. Die Darstellungen im Klinikleitfaden beruhen auf jahrelanger klinischer Erfahrung und wurden von einem erfahrenen Autorenteam aus Klinik und Praxis aktualisiert. Dabei wurde nicht nur detailliertes Fachwissen abgerufen, sondern ein ganzheitlicher Blick auf die Diagnostik verfolgt.

Ich bedanke mich bei allen Autorinnen und Autoren, die dieses Projekt mitgetragen und mit ihrer persönlichen Erfahrung bereichert haben.

Die Informationen zu Diagnostik und Therapie sind in bewährter Form praxisnah gehalten. Der Text wird von einem ausführlichen Bildmaterial der apparativen Diagnostik ergänzt: Röntgen, MRT, Arthrosonografie und Kapillarmikroskopie.

Rheumatologische Erkrankungen sind nicht immer über Klassifikations- und Diagnosekriterien zu diagnostizieren, vielmehr sind der klinische Blick und die Erfahrung entscheidend, um die korrekte Diagnose zu stellen. Deshalb sollen erstmals in einem Klinikleitfaden Fallvignetten einen praktischen Zugang zum komprimierten Fachwissen vermitteln. Für die Umsetzung dieser Idee danke ich Herrn Dubitzky vom Elsevier-Verlag.

Vielen Dank auch an Frau Martina Gärtner für das Projektmanagement und Frau Monika Krumnow für die reibungslose redaktionelle Bearbeitung.

Ich hoffe, dass die aktualisierte Auflage bei allen Kolleginnen und Kollegen, die sich für die Rheumatologie interessieren, Anklang findet und der Leitfaden ein guter Ratgeber im klinischen Alltag sein wird.

Koblenz, im März 2018
Dr. med. Thomas Bitsch

Benutzerhinweise

Der Klinikleitfaden ist ein Kitteltaschenbuch. Das Motto lautet: kurz, präzise und praxisnah. Medizinisches Wissen wird komprimiert dargestellt. Im Zentrum stehen die Probleme des klinischen Alltags. Auf theoretische Grundlagen wie Pathophysiologie oder allgemeine Pharmakologie wird daher weitgehend verzichtet.

- Vorangestellt: Tipps für die tägliche Arbeit und Arbeitstechniken
- Im Zentrum: Fachwissen nach Krankheitsbildern bzw. Organsystemen geordnet – wie es dem klinischen Alltag entspricht
- Im Anhang: praktische Zusatzinformationen

Wie in einem medizinischen Lexikon werden gebräuchliche Abkürzungen verwendet, die im Abkürzungsverzeichnis erklärt werden.
Um Wiederholungen zu vermeiden, wurden viele Querverweise eingefügt. Sie sind mit einem Pfeil gekennzeichnet.

Wichtige Zusatzinformationen sowie Tipps

Warnhinweise

Internetadressen: Alle Websites wurden vor Redaktionsschluss im März 2018 geprüft. Das Internet unterliegt einem stetigen Wandel - sollte eine Adresse nicht mehr aktuell sein, empfiehlt sich der Versuch über eine übergeordnete Adresse (Anhänge nach dem „/" weglassen) oder eine Suchmaschine. Der Verlag übernimmt für Aktualität und Inhalt der angegebenen Websites keine Gewähr.

Adressen

Herausgeber
Dr. med. Thomas Bitsch
Internistisch-rheumatologische
Schwerpunktpraxis
Schenkendorfstr. 5
56068 Koblenz

Autoren
Prof. Dr. med. Marina Backhaus
Park-Klinik Weißensee
Abt. Innere Medizin
Rheumatologie und
Klinische Immunologie
Schönstr. 80
13086 Berlin

Dr. med. Walter Behringer
Internistisch-rheumatologische
Schwerpunktpraxis
Schlitzer Str. 87
36039 Fulda

Prof. Dr. med. Wolfgang F. Beyer
Orthopädie-Zentrum Bad Füssing
Waldstr. 12
94072 Bad Füssing

Dr. med. Thomas Bitsch
Internistisch-rheumatologische
Schwerpunktpraxis
Schenkendorfstr. 5
56068 Koblenz

Prof. Dr. med. Jürgen Braun
Rheumazentrum Ruhrgebiet
Claudiusstr. 45
44649 Herne

Dr. med. Matthias Braun
Helios Seehospital Sahlenburg GmbH
Rheumatologie
Nordheimstr. 201
27476 Cuxhaven

Prof. Dr. med. Anke Eckardt
Hirlanden Klinik Birshof
Reinacherstr. 28
CH-4142 Münchenstein

Prof. Dr. med. Christoph Fiehn
Praxis für Rheumatologie
Tätigkeitsschwerpunkt
Klinische Immunologie
Beethovenstr. 2
76530 Baden-Baden

Dr. med. Joachim Georgi
Helios Ostseeklinik Damp
Innere Medizin/Rheumatologie
Seute-Deern-Ring 20
24351 Damp

Prof. Dr. med. Rolf Haaker
St. Vincenz-Hospital
Danziger Str. 17
33034 Brakel

Prof. Dr. med Peter Härle
Katholisches Klinikum Mainz
Klinik für Rheumatologie,
Klinische Immunologie und
Physikalische Therapie
An der Goldgrube 11
55131 Mainz

Dr. med. Ludwig Kalthoff
Rheumaticon
Internistische Schwerpunktpraxis
Immunologie, Rheumatologie,
Osteologie
Gudrunstr. 56
44791 Bochum

Dr. med. Stefan Kessler
mrt-praxis bad kreuznach
Ludwig-Kientzler-Str. 5
55543 Bad Kreuznach

PD Dr. med. Uta Kiltz
Rheumazentrum Ruhrgebiet
Claudiusstr. 45
44649 Herne

Dr. Dr. med. Norbert Klinkenberg
Psychosomatische Schwerpunktpraxis
Sophienstr. 10
76530 Baden-Baden

Prof. Dr. med. Klaus M. Peters
Orthopädie und Osteologie
Dr. Becker Rhein-Sieg-Klinik
Höhenstr. 30
51588 Nümbrecht

Prof. Dr. med. Monika Reuss-Borst
Internistisch-rheumatologische
Schwerpunktpraxis
Frankenstr. 36
97708 Bad Bocklet

Dr. med. Horst Sattler
Internistisch-rheumatologische
Schwerpunktpraxis
Altenbacher Str. 29
67098 Bad Dürkheim

Prof. Dr. med. Stephan H. Scharla
Endokrinologisch-osteologische
Schwerpunktpraxis
Salinenstr. 8
83435 Bad Reichenhall

Prof. Dr. med. Wolfgang A. Schmidt
Immanuel Krankenhaus Berlin-Buch
Abt. Rheumatologie und
Klinische Immunologie
Lindenberger Weg 19
13125 Berlin

Dr. med. Corinna Schorn
Acura-Kliniken
Röntgenabteilung
Kaiser-Wilhelm-Str. 9–11
55543 Bad Kreuznach

Dr. med. Anja Sonnenschein
Universitätsmedizin Mainz
Zentrum für Kinder- und
Jugendmedizin
Pädiatrische Rheumatologie/
Immunologie
Langenbeckstr. 1
55101 Mainz

Prof. Dr. med. Christof Specker
St. Josef Krankenhaus Essen-Werden
Klinik für Rheumatologie und
Klinische Immunologie
Propsteistr. 2
45239 Essen

Abkürzungen

A., Aa.	Arterie, Arterien
AAK	Autoantikörper
Abd.	Abduktion
AC-Gelenk	Akromioklavikulargelenk
ACPA	anti-citrullinierte Peptid-AK
ACR	American College of Rheumatology
ACTH	adrenokortikotropes Hormon
Add.	Adduktion
AK	Antikörper
ANA	antinukleäre Antikörper
a.p.	anterior-posterior
AP	alkalische Phosphatase
Arthrosono	Gelenkultraschall
Aro.	Außenrotation
AS	ankylosierende Spondylitis, Spondylitis ankylosans, Morbus Bechterew
ASAS	Assessment of SpondyloArthritis International Society
ASL	Antistreptolysin
ASS	Acetylsalicylsäure
AT	Antibiotikatherapie
AVK	arterielle Verschlusskrankheit
AZ	Allgemeinzustand
BB	Blutbild
bds.	beidseits, bilateral
BSG	Blutkörpersenkungsgeschwindigkeit
BT	Basistherapeutika
BWK	Brustwirbelkörper
BWS	Brustwirbelsäule
bzw.	beziehungsweise
ca.	circa
C1–C7	Zervikalsegment 1–7
CCP	zyklisches citrulliniertes Peptid
chron.	chronisch
CK	Kreatinkinase
CMC	Karpometakarpalgelenk
CMV	Zytomegalievirus
CPPD	Calcium Pyrophosphate Deposition
CREST	Calcinosis, Raynaud Phenomenon, Esophageal Dysmotility, Sclerodactyly, Telangiectasia (limitiert-kutane systemische Sklerose)
CRP	C-reaktives Protein
csDMARD	konventionelle synthetische DMARD
CT	Computertomografie
d	dies (Tag)
D	Digitus, D = Daumen bzw. Großzehe
DAS28	Disease Activity Score
DD	Differenzialdiagnose
Diff.	Differenzial
DL	Durchleuchtung
DIP	distales Interphalangealgelenk
DISH	diffuse idiopathische skeletale Hyperostose
DMARD	Disease-Modifying Anti-Rheumatic Drug
DNS	Desoxyribonukleinsäure
DS	Druckschmerz
dv.	dorsoventral
DXA	Dual Energy X-Ray Absorptiometry
E'lyte	Elektrolyte
E'phorese	Elektrophorese
EBV	Eppstein-Barr-Virus
ED	Einzeldosen
eGPA	eosinophile Granulomatose mit Polyangiitis
Einw.	Einwohner
EMG	Elektromyelografie
ENA	extrahierbare nukleäre Antigene
Ergo	Ergotherapie
EULAR	European League Against Rheumatism
evtl.	eventuell
Ext.	Extension
EZ	Ernährungszustand

F	Frauen
FBA	Finger-Boden-Abstand
FDG	Fluordesoxyglukose
Flex.	Flexion
FSME	Frühsommer-Meningoenzephalitis
fT_3	freies Trijodthyronin
fT_4	freies Thyroxin
ggf.	gegebenenfalls
GFR	glomeruläre Filtrationsrate
GK	Glukokortikoid
GOT	Glutamat-Oxalacetat-Transaminase
GPA	Granulomatose mit Polyangiitis
GPT	Glutamat-Pyruvat-Transaminase
h	hour (Stunde)
Hb	Hämoglobin
HE	Houndsfield-Einheit
HIV	humanes Immundefizienzvirus
HRCT	High Resolution Computer Tomography
HSV	Herpes-simplex-Virus
HWK	Halswirbelkörper
HWS	Halswirbelsäule
HWZ	Halbwertszeit
IE	internationale Einheiten
IFT	Immunfluoreszenztest
Ig	Immunglobulin A, G
IL	Interleukin
i.m.	intramuskulär
Ind.	Indikation
insbes.	insbesondere
IP1	Interphalangealgelenk des 1. Strahls
Iro.	Innenrotation
ISG	Iliosakralgelenk
i.v.	intravenös
J	Jahre
JIA	juvenile idiopathische Arthritis
KG	Krankengymnastik
/kg KG	pro Kilogramm Körpergewicht
KHK	koronare Herzkrankheit
KI	Kontraindikation
KM	Kontrastmittel; Knochenmark
KO	Körperoberfläche
Krea	Kreatinin
LA	Lokalanästhesie, Lokalanästhetika
lat.	lateral
LDH	Laktatdehydrogenase
Lig./Ligg.	Ligamentum/Ligamenta
LJ.	Lebensjahr
L1–L5	Lumbalsegment 1–5
LWK	Lendenwirbelkörper
LWS	Lendenwirbelsäule
M	Männer
M., Mm.	Männer; Musculus, Musculi
max.	maximal
MCP	Metakarpophalangealgelenk
MCV	mutiertes citrulliniertes Vimentin
Medik.	Medikation
med.	medial
medik.	medikamentös
min	Minute
mind.	mindestens
Mio.	Million
ml	Milliliter
Mon.	Monat(e)
MRT	Magnetresonanztomografie
ms	Millisekunde
MTP	Metatarsophalangealgelenk
MTX	Methotrexat
N., Nn.	Nervus, Nervi
NaCl	Natriumchlorid
NLG	Nervenleitgeschwindigkeit
NNR	Nebennierenrinde
NOAK	neue orale Antikoagulanzien
NPP	Nucleus-pulposus-Prolaps
NSAR	nichtsteroidale Antiphlogistika
NW	Nebenwirkung
o.B.	ohne (pathologischen) Befund

OP Operation
OSG oberes Sprunggelenk

p.a. posterior-anterior
PAH pulmonal-arterielle Hypertonie
Pat. Patient, Patientin, Patienten
PCR Polymerase-Kettenreaktion
PCT Procalcitonin
PD protonengewichtete MR-Sequenz
PET Positronen-Emissions-Tomografie
PHS Periarthropathia humeroscapularis
physik. physikalisch
p.i. post injectionem
PIP proximales Interphalangealgelenk
PNF propriozeptive neuromuskuläre Fazilitation
p.o. per os
Proc. Processus

QCT quantitative Computertomografie
QF Querfinger

RA rheumatoide Arthritis
re rechts
RF Rheumafaktor
RM Rotatorenmanschette
Rö. Röntgen
RR Blutdruck nach Riva-Rocci
RSO Radiosynoviorthese
RZA Riesenzellarteriitis

S1–S5 Sakralsegment 1–5
SAPHO Synovitis Akne Pustolose Hyperostose Osteitis
SC-Gelenk Sternoklavikulargelenk
s.c. subkutan
sDMARD synthetische DMARD
seitl. seitlich
SIAS Spina iliaca anterior superior
SIPS Spina iliaca posterior superior
SIAI Spina iliaca anterior inferior
SLAC Scapholunate Advanced Collaps
SLE systemischer Lupus erythematodes
SNAC Scaphoid Non-union Advanced Collaps
Sono Sonografie
SpA Spondyloarthritis
SPECT Single Photon Emission Computed Tomography
SSc systemische Sklerose
STIR Short Tau Inversion Recovery (wassersensitive, fettsupprimierte MR-Sequenz)
Szinti Szintigrafie

T1 oder T1w T1-gewichtete MR-Sequenz
T2 oder T2w T2-gewichtete MR-Sequenz
T3, T4 Thyroxin
Tabl. Tablette
tägl. täglich
Tbc Tuberkulose
TEP Totalendoprothese
TFC triangulärer Faserknorpel (Triangular Fibrocartilage)
Ther. Therapie
TNF Tumornekrosefaktor
TP Triggerpunkt
TPO Thyreoperoxidase
TSH Thyreoidea stimulierendes Hormon

U/l Units/Liter

v.a. vor allem
V.a. Verdacht auf
vs. versus
VZV Varizella-Zoster-Virus

Wo. Woche
WK Wirbelkörper
wöchentl. wöchentlich
WS Wirbelsäule

z.B. zum Beispiel
Z.n. Zustand nach
ZNS zentrales Nervensystem
z.T. zum Teil

Abbildungsnachweis

Der Verweis auf die jeweilige Abbildungsquelle befindet sich bei allen Abbildungen im Werk am Ende des Legendentextes in eckigen Klammern. Alle nicht besonders gekennzeichneten Grafiken und Abbildungen © Elsevier GmbH, München.

E140	Dihlmann W. Gelenke, Wirbelverbindungen. 3. A. Suttgart: Georg Thieme Verlag, 1987
E477-001	Kienhorst, L, Janssens, H. The validation of a diagnostic rule for gout without joint fluid analysis: a prospective study, Rheumatology, Volume 54, Issue 4, 1 April 2015, Pages 609–614
F605-003	Sharp J, Koopman W. Radiologic assessment as an outcome measure in rheumatoid arthritis, Arthritis and rheumatism, Feb 1, 1989, Vol. 32, No.2
F723-014	2015 ACR/ARHP Annual Meeting Abstract Supplement: Arthritis & Rheumatology, John Wiley and Sons, Nov 5, 2015, Volume 67
F779-006	Markowitz G, D'Agat V.: The ISN/RPS 2003 classification of lupus nephritis: An assessment at 3 years; Kidney International; March 2007, 71(6):491–5
F867-013	Annals of the Rheumatic Diseases: Treating rheumatoid arthritis to target: recommendations of an international task force, Josef S Smolen et al.
F867-016	Désirée van der Heijde et al.: 2016 update of the ASAS-EULAR management recommendations for axial spondyloarthritis, Ann Rheum Dis. 2017 Jun;76(6)
F867-017	M Yates et al.: EULAR/ERA-EDTA recommendations for the management of ANCA-associated vasculitis; Ann Rheum Dis. 2016 Sep;75(9):
F867-018	J. H. Kellgren,J. S. Lawrence: Radiological Assessment of Osteo-Arthrosis, Ann Rheum Dis, Dec , 1957 ;16(4):494–502.
F868-002	Hochberg M, et al. The american college of rheumatology 1991 revised criteria for the classification of global functional status in rheumatoid arthritis; Arthritis & Rheumatology: May, 1992, Volume 35, Issue 5, Pages: 498–502
F996-002	Genant H, et al. Vertebral fracture assessment using a semiquantitative technique JBMR: Volume 8, Issue 9, September 1993, Pages 1137–1148
L106	H. Rintelen, Velbert
L157	S. Adler, Lübeck
M113	Dr. med. Thomas Bitsch FA für Innere Krankheiten Rheumatologie, Koblenz
P478	Prof. Dr. med. Peter Härle, Kath. Klinikum Mainz, St. Vincenz und Elisabeth Hospital, Klinik für Rheumatologie, Klin. Immunologie und Physik. Therapie, Mainz
P479	Prof. Dr. med. Marina Backhaus, Park-Klinik Weissensee, Abteilung Innere Medizin, Rheumatologie und Klin. Immunologie, Berlin
P480	Prof. Dr. med. Rolf Haaker, Chefarzt der Klinik für Orthopädie des Klinikum Weser Egge, Brakel
P481	Dr. med. Horst Sattler, Park-Klinik, Bad Dürkheim
P482	Dr. C. Schorn, ACURA KLINIKEN Rheinland-Pfalz GmbH
P482-1	Dr. C. Schorn, Zeichner: S. Adler
P483	Prof. Dr. med. Peters, Nümbrecht
T970	Prof. Dr. Gerd Horneff, Sankt Augustin
V783	International Consensus on ANA patterns (ICAP): www.ANApatterns.org
X364	Rheumalabor – Aus der Praxis, für die Praxis, Ausgabe 2018/2019; P. Härle und Mitarbeiter

Inhaltsverzeichnis

1 Tipps für Station und Praxis

Thomas Bitsch und Ludwig Kalthoff

1.1 Stationäre Aufnahme des Patienten

Die Aufnahme in eine Rheumaklinik oder rheumatologische Abteilung erfolgt entweder zur Intensivierung einer multimodalen Therapie bei bekannter Diagnose oder zur Diagnosestellung. Immer muss die Diagnose während des Aufenthalts kritisch hinterfragt und evtl. revidiert werden. Die Indikation zur stationären Aufnahme wird vom niedergelassenen Kollegen, einem Konsiliarius oder vom Kollegen in der Rheumaambulanz gestellt.

1.1.1 Aufnahme des vorgemerkten Patienten

Ablauf einer Patientenaufnahme

- **Planung, Vorbereitung:** Bei geplanten (Wieder-)Aufnahmen Ambulanzkarte und Rö.-Aufnahmen besorgen. Vom therapeutischen Team Informationen einholen.
- **Begrüßung und Vorstellung:** erster Eindruck ist entscheidend für Vertrauensverhältnis zwischen Arzt und Pat.
- **Anamnese und Untersuchung:** (▶ Kap. 2) Zeit lassen, zuhören! Eigener Untersuchungsraum (Arztzimmer mit Liege), nicht im Patientenzimmer untersuchen!
- **Dokumentation:** Standarduntersuchungsbögen. Gelenkstatus exakt bei der Untersuchung dokumentieren. Wichtige Befunde für DD und Therapie markieren!
- **Synopse aller technischen Befunde:** Labor, Rö., Sono, CT, MRT, Skelettszinti, Rheumascan und Arztbriefe in Ruhe mit Sorgfalt vollständig anschauen; ggf. Pat. auf unvollständige Unterlagen ansprechen.
- **Erläuterung und Information:** (Verdachts-)Diagnose und therapeutisches Konzept dem Pat. erläutern, insbes. medik., physik. und lokale Therapien.
- **Einverständniserklärung:** Pat. über Gelenkinjektionen (GK, LA, RSO) je nach Krankheitsbild aufklären.
- **Anordnungen treffen:** DD abwägen. Anordnungen schriftlich fixieren: Medikamente, Kostform, Eisbeutel, Salbenumschläge. Bedarfsmedikation nicht vergessen! Therapieplan für physik. Ther. erstellen.
- **Rückruf beim behandelnden Rheumatologen, Hausarzt:** bei Unklarheiten (Basistherapie? Höhe der GK-Dosis? Gelenkinjektion mit GK? Laborwerte? Rö.-Aufnahmen? Kardiale und pulmonale Medik.? Häusliche Versorgung?).
- **Rücksprache mit Personal:** Stationsschwester/-pfleger bei Besonderheiten informieren (Allergien, Epilepsie, psychische Belastungssituation, dringliche Therapie und Diagnose).
- **Oberarztvorstellung:** Jeden Pat. nach Untersuchung dem Oberarzt und ggf. Chefarzt vorstellen: Besprechung von DD, therapeutisches Konzept und Besonderheiten (Eigenkontrolle, Lerneffekt, eigene Absicherung).

Strategie zur Erarbeitung der Diagnose

- Erheben der Befunde
- Vordiagnosen nicht blind übernehmen; auch an psychosomatische Erkrankungen denken!
- Topografische Lokalisation der Erkrankung
- Ausmaß der Funktionsbehinderung: Essen, Aufstehen, Kämmen, Gehstrecke, Bettlägerigkeit
- Interpretation der Befunde, Symptomwertigkeit abwägen

- DD-Liste erstellen: mit dem Häufigen rechnen, ans Seltene denken
- Arbeitsdiagnose formulieren
- Zusatzuntersuchungen: apparative und invasive Diagnostik?
- Beurteilung des Leidensdrucks

Therapieplan

Am Ende der stationären Aufnahme sollte ein multimodales therapeutisches Konzept vorliegen. Beim Erstellen des Therapieplans ist Folgendes zu berücksichtigen:

- **Medik. Ther.:** Basistherapie, GK und NSAR hinterfragen: Wirksamkeit? NW? Dosisänderungen? Umstellung? Einleitung? Hierzu ist eine Tabelle der Basistherapeutika mit Wirkung und NW empfehlenswert (falls dem Pat. nicht erinnerlich, sollte eine Aktenrecherche erfolgen!). Eigenmächtige Änderungen der Medikation beeinträchtigen die Compliance. Änderungen können von Ober- oder Chefarzt oder bei den Visiten vorgenommen werden!
- **Physik. Ther.:** den Pat. Fragen, welche Therapie bisher am besten war: Kälte? Wärme? Stangerbad? Überwärmungsbad? Fango? Kältekammer?
- **KG:** Konzept mit Pat. besprechen: Rückenschulung, Bechterew-Gruppe, Osteoporose-Gruppe, Fibromyalgie-Gruppe. Individuelle Belastbarkeit abschätzen (ältere Pat. nicht überfordern!).
- **Ergo:** Handprogramm, funktionelle Therapie und Hilfsmittelversorgung allgemein ansprechen. Bei allen verordneten Hilfsmitteln muss häusliche Relevanz und Alltagsbewältigung oberstes Gebot sein!
- **Orthopädietechnik:** Versorgung vorausplanen und Hilfsmittel nach funktionellen Gesichtspunkten überprüfen: Handschiene nötig? Kniegelenkbandagen zur Stabilisierung ausreichend? Einlagenversorgung oder Schuhversorgung notwendig? Gehhilfen zu lang?
- **Psychosomatik:** Hinweise auf Entspannungstechniken (progressive Muskelrelaxation nach Jacobson, autogenes Training, Meditation, Yoga) geben. Vorsichtig auf psychische Zusammenhänge hinweisen und ggf. Termin mit psychosomatischen Kollegen oder Psychologen vereinbaren (Pat. muss darüber informiert sein!).
- **Operative Ther.:** mögliche operative Intervention (Baker-Zysten-Exstirpation, Hüft-TEP) ansprechen. Bei Fibromyalgie Zurückhaltung wegen Gefahr der Somatisierung (Tennisellenbogen-OP, Resektion, Zertrümmerung, Kalkneedling der Supraspinatussehnen-Verkalkungen)!

1.1.2 Notfallaufnahme/Notfälle

Nach Erstuntersuchung Pat. dem zuständigen Oberarzt vorstellen: diagnostische und therapeutische Maßnahmen rasch und lückenlos einleiten. Personal informieren!

Rheumatologische Notfälle

- Akute Monarthritis: Gichtanfall, infektiöse Arthritis nach Gelenkinjektion, infizierter Gelenkersatz
- Akute Polyarthritis im Schub: RA, SLE, Psoriasisarthritis als Erstmanifestation oder im Verlauf
- Akuter Wadenschmerz: Baker-Zyste mit/ohne Ruptur, Thrombose bei SLE, Antiphospholipidsyndrom, RA
- Akutes HWS-, BWS-, LWS-Syndrom: Fraktur unter GK, Spondylitis, Spondylodiszitis, NPP, Blockierung
- Akuter Kopfschmerz: Riesenzellarteriitis, Zervikalarthritis bei RA

- Akuter Schulterschmerz: Omarthritis bei RA, Kristallarthropathie (Chondrokalzinose), PHS acuta, PHS mit Rotatorenmanschettenruptur, Impingement-Syndrom
- Akute periphere Nervenlähmung: NPP, Mononeuritis bei systemischen Vaskulitiden
- Akuter Arterienverschluss: Vaskulitiden, Kollagenosen, Polymyalgia rheumatica/Riesenzellarteriitis
- Fieber: SLE-, RA-Schub, Still-Syndrom, Pneumonie, Sepsis
- Dyspnoe: Pneumonitis bei Kollagenosen, MTX-Pneumonitis, Pneumonie, kardiale Dekompensation unter GK
- Angina pectoris, Herzrhythmusstörungen: Perimyokarditis, Koronaritis bei systemischen Vaskulitiden, Kollagenosen
- Akute Psychose: SLE, Vaskulitis
- Akuter Sehverlust: Riesenzellarteriitis
- Nierenfunktionsverschlechterung: SLE, Vaskulitiden

Notfälle unter antirheumatischer Therapie

- Akute Gastrointestinalblutung/akutes Abdomen: NSAR? GK? (▶ Kap. 16.2, ▶ Kap. 16.3)
- Leukopenie: NSAR? Basistherapeutika (MTX, Leflunomid, Azathioprin, Cyclophosphamid, Biologika)? (▶ Kap. 16.3, ▶ Kap. 16.4, ▶ Kap. 16.5)
- Akute Gerinnungsstörung: NSAR (▶ Kap. 16.2), Cumarine, NOAK, ASS?
- Koma diabeticum: GK (▶ Kap. 16.3)? ACTH?
- Akute Dermatosen: NSAR (▶ Kap. 16.2)? Basistherapeutika (Antimalaria, Leflunomid, Biologika)? (▶ Kap. 16.4, ▶ Kap. 16.5)
- Akute Psychose: GK-Einleitung? Abrupter GK-Entzug?
- Leberwerterhöhung: NSAR (▶ Kap. 16.2)? Basistherapeutika (MTX, Leflunomid, Sulfasalazin)? (▶ Kap. 16.3)

1.2 Stationsmanagement, Organisation

Ziele

- Verbesserung der Zusammenarbeit (Teamwork) und Kommunikation im Klinikalltag
- Informationsaustausch mit KG, Ergo, Orthopädiemechaniker
- Effektiveres Arbeiten durch bessere Organisation, Koordination und Planung
- Erwerb von Vertrauen bei Pat. und Personal durch korrektes ärztliches Verhalten

1.2.1 Visiten

Stationsvisite

- **Allgemeines:** Die tägliche Stationsvisite ist Hauptkontaktmöglichkeit zwischen Pat. und Arzt. Daher höchste Aufmerksamkeit! DD immer beachten!
- **Zeiteinteilung:** Visite zu einer Zeit, wenn alle Pat. da sind (Mittagszeit, nach den Therapien). Gleiche Zeiteinteilung beibehalten (11:00–13:00 Uhr), damit sich Pat. darauf einstellen können!
- **Gespräch:** „Patientenzentrierte Visitenführung", damit Pat. bei Visite zu Wort kommt. Informationsbedürfnis des Pat. berücksichtigen – Führung des Pat. lernen.

Persönliche Gespräche (psychiatrische Therapie, Konflikte, Beziehungsprobleme) und eingehende Untersuchungen (Kontrolle des neurologischen Status, segmentale Untersuchung der WS) gehören nicht zur Visite und sollten separat durchgeführt werden.

- **Pat.:** Subjektives Befinden (Schmerzen? Schwellungen? Bewegungseinschränkungen?). Aktueller Status. Therapieplan (Medikamente? Physikalische Therapie? KG?). Apparative Befunde (Labor? Rö.? Osteodensitometrie? Muskelbiopsie?).
- **Personal:** Einbeziehung in die Visite. Auf Beobachtungen Wert legen wie z.B. Übelkeit nach MTX? Allergie unter Infliximab-Infusion? Appetit? Gang zur Toilette? Schlafposition? Depression? Nächtliche Dyspnoe? Besuche von Verwandten? Angst vor Gelenkinjektion?
- **Anordnungen:** Laborkontrolle, Rö.-Aufnahmen (Voraufnahmen besorgen), Therapieplan ändern (Medikamente umstellen, Kaltluft und Ultraschall hinzufügen, KG ändern, AT). Anweisungen für Pat. Verhaltensmaßregeln. Organisatorische Hinweise. Entlassung festlegen.
- **Verhalten:** Teamorientiertes Verhalten (alle ziehen an einem Strang), keine Zurechtweisung des Personals oder Kollegen vor dem Pat. Kein Herumkommandieren. Auf angemessenen Ton achten. Vermeiden von medizinischen Diskussionen am Krankenbett.
- **Dokumentation:** Befundänderungen (Morgensteifigkeit? Besserung der Myalgien? Gonarthritis?) Komplikationen (Lähmung? Hautausschlag? Pruritus?) und Gesprächsnotizen (Rentenbegehren? Häusliche Versorgung?) im Krankenblatt vermerken.
- **Weiterversorgung:** Kontakt zum weiterbehandelden Rheumatologen (Info über geänderte Basistherapie wie z.B. Biologika), Selbsthilfegruppen, KG am Wohnort und häusliche Versorgung rechtzeitig ansprechen. Deshalb Entlassung rechtzeitig vorherplanen.

Visite in der physiotherapeutischen Abteilung

- Visitation bei KG, Masseuren, Ergo
- Akzeptanz des therapeutischen Teams
- Verbesserung der Compliance
- Direkte Korrekturmöglichkeit
- Lerneffekt

Kurvenvisite

- Optimierung der Medikation
- Befunde auf Vollständigkeit prüfen
- Weitere Untersuchungen planen
- Literaturstudium hinzuziehen (DD?)
- Vorbereitung auf Chefarztvisite

Chefarzt-, Oberarztvisite

- Vorbereitung: Diagnose, relevante Befunde und Therapiekonzept muss man im Kopf haben.
- Vorstellung: Am besten immer gleichen Vorstellungsritus beibehalten.
  - Arbeitsdiagnose: z.B. RA
  - Hauptproblematik: z.B. Omarthritis, Baker-Zyste, Karpaltunnel-Syndrom, polyartikulärer Schub mit Fieber, rheumatische Vorfußdeformität
  - Therapeutisches Konzept: z.B. Einleitung einer Basistherapie, GK-Dosis, NSAR, Arthrodesenschuh, Handschiene, OP

- Gezielte Fragen zum weiteren Prozedere stellen: DD? Apparative Diagnostik (Arthrosono, Kapillarmikroskopie, CT, MRT, Muskelbiopsie)? Therapieänderung (Basistherapie, RSO, OP)?
- Kontakt zum niedergelassenen Rheumatologen bei geplantem Einsatz von Biologika zur geordneten Weiterbehandlung bzw. Vorbereitung zur Durchführung mit Ausschluss von Tbc, Hepatitis B und C

1.2.2 Bettenplanung

Eine optimale Bettenplanung erfordert einen vollständigen aktuellen Überblick über Stationsbelegung, Heilungsverlauf und Warteliste der ambulanten Pat.

- Entlassungs-/Aufnahmeplan anlegen.
- Festlegen der Entlassungstermine bei Visite ca. 1–3 Tage vor geplanter Entlassung.
- Pat. rechtzeitig auf häusliche Angelegenheiten ansprechen (Rollstuhl, Haushaltshilfe).
- Absprache der Aufnahmen mit Ambulanz (Einbestellliste).
- Rechtzeitig Verlegung (OP, Nachsorgekliniken) einleiten.
- Nicht zu viele Pat. an einem Tag einbestellen oder entlassen (2–3 Pat. aufnehmen/entlassen).
- Möglichkeit einer Notaufnahme berücksichtigen (1–2 Notbetten bereithalten).

1.2.3 Entlassung, Verlegung und Beurlaubung des Patienten

- **Entlassungsuntersuchung:** am Entlassungstag abschließende Untersuchung. Wichtig zur Beurteilung des Krankheitsverlaufs unter der Therapie und Basis für ambulante Kontrolluntersuchungen (Morgensteifigkeit, Handkraft, Bewegungsausmaße, Erschöpfung).
- **Abschlussgespräch:** Am Ende der Untersuchung Verhaltensmaßregeln und hausärztliche bzw. ambulante Weiterbetreuung besprechen.
- **Entlassungspapiere:** Kurzbrief mit Pat. besprechen (abschließende Diagnosen mit symptomorientiertem Charakter). Dauer der Medik. festlegen. Kontrolluntersuchungen vermerken (BB, Leber-, Nierenwerte und E'lyte). Ambulanten Kontrolltermin vereinbaren. Zusammenfassenden Laborausdruck beifügen. Auch Hilfsmittelversorgung erwähnen.
- **Medik.-Plan:** ab drei Medikamente erforderlich, auch Begleitmedikation wegen möglicher Wechselwirkungen aufführen.
- **Entlassung gegen ärztlichen Rat:** offenes Gespräch führen, ggf. mit Angehörigen. Pat. aufklären. Unterschreiben lassen.
- **Beurlaubung:** nur gegen Unterschrift nach Rücksprache mit dem behandelndem Kollegen.
- **Verlegung:** Verlegungsbericht mit weiterem Prozedere am besten schon einige Tage vorher diktieren, sodass Bericht mit Rö.-Aufnahmen und Laborausdruck mitgegeben werden können. Telefonische Rücksprache mit Stations- oder Oberarzt.

1.2.4 Nachtdienst

- **Besonderheiten auf Station:** Problempatienten, gefährdete Pat. und besondere therapeutische Maßnahmen (24-h-Infusion, Blutkulturabnahme) dem

Diensthabenden mitteilen. Vor dem Wochenende Übergabe dieser Pat. auch mit dem Hintergrund (Ober-/Chefarzt).

- **Orientierung über Örtlichkeiten, Standort des Notfallkoffers:** Trockenübungen. Personal über Gepflogenheiten informieren. Kontakt zur Nachtwache aufbauen.
- **Kontrollgang:** Gegen 22:00 Uhr über alle Stationen gehen und nach Besonderheiten fragen.
- Telefonische Anweisungen nur bei bekannten Pat. geben. Bei Unklarheiten Pat. anschauen.
- **Unklarheiten:** Hintergrund verständigen, z.B. bei Gelenkerguss: Gelenkpunktion? Rheumaschub: GK-Stoßtherapie? Blutiges Erbrechen: Gastroskopie?
- **Morgenbesprechung:** Besonderheiten berichten. Komplikationen. Besonderes im Tagesablauf besprechen. Themen, die alle etwas angehen, auf den Tisch bringen!

1.3 Dokumentation

> Die Dokumentation des Gelenkbefalls ist mit RheumaDoc möglich (kostenloser Bezug über Mitgliedschaft im Berufsverband: www.bdrh.de).

Dokumentationspflicht Aufnahmebefund, Diagnose mit Befundung, Therapie, intraartikuläre Injektionen, Verlauf, Epikrise

- Wichtige Befundänderungen, Komplikationen und Gesprächsnotizen ins Krankenblatt eintragen.
- Befunde, die nicht aufgeschrieben werden, sind verlorene Befunde!
- Wichtige Informationen markieren (Allergien, Zervikalarthritis, Marcumar und DOAK mit Farbmarker)!
- Skizzen anfertigen (Hauteffloreszenzen, Gelenkmännchen)!
- Verlaufsdokumentation (Umfangsdifferenzen, Ott, Schober, FBA, Neutral-Null-Methode)!

ICD-10-Kodierung Haupt- und Nebendiagnosen müssen kodiert werden (für rheumatologische Erkrankungen relativ unpräzise Verschlüsselung).

1.3.1 Dokumentation der Krankheitsaktivität

Rheumatoide Arthritis

DAS 28 (Disease Activity Score)

Die Erfassung der aktuellen Krankheitsaktivität erfolgt durch den sog. Krankheitsaktivitätsscore (Disease Activity Score, DAS). Dieser korreliert mit Veränderungen der Gelenkfunktion und der radiologischen Gelenkzerstörung. Aus folgenden Parametern kann der DAS 28 ermittelt werden:

- Zahl der schmerzhaften Gelenke (28) = Total Joint Count (TJC)
- Zahl der geschwollenen Gelenke (28) = Swollen Joint Count (SJC)
- BSG (mm/1. Stunde) oder CRP (mg/l)
- Gesamteinschätzung des Pat. (mm VAS)

$$\text{DAS 28} = 0{,}56 \times \sqrt{\text{TJC}} + 0{,}28 \times \sqrt{\text{SJC}} + 0{,}70 \times \text{In mm} + 0{,}014 \times \text{VAS mm}$$

HAQ (Health Assessment Questionnaire)

Heute wird v.a. der HAQ-Fragebogen (Health Assessment Questionnaire) zur Funktionseinschätzung verwendet. Der Pat. bewertet seine Fähigkeiten, die folgenden Tätigkeiten in acht alltäglichen Funktionsbereichen durchzuführen: Anziehen, Aufstehen, Essen, Gehen, Körperpflege, Gegenstände reichen, Greifen, weitere Tätigkeiten. Es wird dabei jeweils auf einer Skala von 0–3 unterschieden, ob die Tätigkeiten

- ohne Schwierigkeiten verrichtet werden können (Skalenwert 0 = keine Behinderung),
- mit Mühe verrichtet werden können,
- mit fremder Hilfe verrichtet werden können oder
- gar nicht verrichtet werden können (Skalenwert 3 = hohe Behinderung).

Der HAQ-Behinderungsindex (Functional Disability Index) ist der Mittelwert aus den höchsten Zahlenwerten, die jeweils für die acht unterschiedlichen Bereiche angegeben wurden. Hohe HAQ-Werte entsprechen einem hohen Grad von Behinderung.

AIMS (Arthritis Impact Measurement Scale)

Mobilität

- Müssen Sie sich aufgrund Ihres Gesundheitszustands den größten Teil des Tages im Bett aufhalten?
- Müssen Sie sich aufgrund Ihres Gesundheitszustands den größten Teil des Tages auf einem Stuhl oder in einem Rollstuhl aufhalten?
- Sind Sie in der Lage, einen Zug oder einen Bus zu benutzen?
- Könnten Sie eine Zugreise unternehmen, die länger als 8 h dauert?
- Sind Sie in der Lage, ein Taxi zu benutzen?
- Muss Ihnen aufgrund Ihres Gesundheitszustands jemand helfen, wenn Sie innerhalb Ihrer Stadt an einen anderen Ort gelangen wollen (z.B. zum Einkaufen, Besuch von Freunden)?
- Müssen Sie sich wegen Ihres Gesundheitszustands den ganzen Tag oder einen großen Teil des Tages in Ihrer Wohnung aufhalten?
- Kommt es vor, dass Sie wegen Ihres Gesundheitszustands Ihre Wohnung nicht verlassen können?
- Kommt es vor, dass Sie wegen Ihres Gesundheitszustands Schwierigkeiten haben, sich in Ihrer Wohnung von einem Zimmer zu einem anderen zu begeben?
- Könnten Sie selbst Autofahren (auch wenn Sie keinen Führerschein haben – würden Sie es aufgrund Ihres Gesundheitszustands können)?

Körperliche Aktivität

- Können Sie ohne Begleitung 3 h spazieren gehen?
- Können Sie 30 min ohne Unterbrechung stehen (z.B. in einer Warteschlange)?
- Können Sie gehen, ohne dass Ihnen eine andere Person dabei hilft?
- Können Sie gehen, ohne dass Sie dabei einen Stock oder Gehstützen benutzen?
- Können Sie 100 m gehen und eine Treppe (1 Etage) hinaufgehen?
- Können Sie 1.000 m gehen und eine Treppe über mehrere Etagen hinaufgehen?
- Können Sie sich bücken, aufstehen und hinsetzen?
- Können Sie körperlich schwere Arbeit verrichten (z.B. schwere Gegenstände heben) oder Sport treiben (z.B. rennen, Ski laufen)?

Geschicklichkeit

- Können Sie eine Stecknadel vom Boden aufheben?
- Können Sie mit einem Bleistift oder Kugelschreiber schreiben?
- Können Sie eine Tür mit einem Schlüssel aufschließen?
- Können Sie eine Jacke oder Hose zuknöpfen?
- Können Sie mit Messer und Gabel essen?
- Können Sie die Schuhe zuschnüren?
- Können Sie eine Flasche mit Drehverschluss oder eine Dose öffnen?
- Können Sie einen Faden in eine Nadel einfädeln?

Bewältigung des Haushalts

- Können Sie ein Gartenbeet umgraben?
- Könnten Sie gemeinsam mit einer anderen Person einen Küchentisch in ein anderes Zimmer tragen?
- Können Sie Ihre Medikamente (Tabletten, Tropfen) allein aus der Packung bzw. Flasche herausnehmen und dann einnehmen?
- Können Sie ein Telefon benutzen (Hörer abnehmen, wählen)?
- Können Sie Geld aus der Geldbörse entnehmen?
- Könnten Sie sich trotz Ihres Gesundheitszustands eine warme Mahlzeit selbst zubereiten?
- Könnten Sie sich trotz Ihres Gesundheitszustands Ihre Wäsche selbst richten, wenn Sie eine Waschmaschine und einen Trockner hätten?
- Können Sie Lebensmittel oder Kleidung selbst einkaufen?
- Könnten Sie Ihren Haushalt selbst versorgen, wenn Sie einen Staubsauger, Besen usw. hätten?

Aktivitäten des täglichen Lebens

- Könnten Sie Ihre Füße in einem normalen Waschbecken waschen?
- Wie gut sind Sie in der Lage, die Toilette zu benutzen?
- Wie gut sind Sie in der Lage umherzugehen?
- Wie gut sind Sie in der Lage, sich anzukleiden?
- Wie gut sind Sie in der Lage, Ihre Haare zu waschen?
- Wie gut sind Sie in der Lage, sich zu duschen oder zu baden?

Depressivität

- Wie oft hatten Sie im letzten Monat das Gefühl, dass es besser für andere wäre, wenn Sie nicht mehr leben würden?
- Wie oft hatten Sie im letzten Monat das Gefühl, dass Sie sich zu nichts entschließen können?
- Wie oft fühlten Sie sich im letzten Monat allein und verlassen?
- Wie oft haben Sie sich während des letzten Monats so niedergeschlagen gefühlt, dass Sie nichts mehr aufheitern konnte?
- Wie oft während des letzten Monats hatten Sie das Gefühl, dass Ihnen nichts mehr Spaß macht?
- Wie oft haben Sie während des letzten Monats das Gefühl gehabt, dass nichts so läuft, wie Sie eigentlich wollen?
- Wie oft haben Sie sich im letzten Monat „ohne Schwung" gefühlt?
- Wie oft während des letzten Monats waren Sie schlechter oder sehr schlechter Stimmung?
- Wie oft während des letzten Monats haben Sie sich über Dinge gefreut, die Sie getan haben?

Ängstlichkeit

- Wie oft während des letzten Monats waren Sie besorgt, dass etwas „schiefgehen" könnte?
- Wie oft während des letzten Monats haben Sie sich innerlich gespannt oder nervös gefühlt?
- Wie oft während des letzten Monats haben Sie sich über Ihre Nervosität oder Ihre „schlechten Nerven" geärgert?
- Wie oft während des letzten Monats haben Sie sich überreizt gefühlt?
- Wie oft während des letzten Monats hatten Sie das Gefühl, dass es Ihnen schwerfällt zu beruhigen?
- Wie oft während des letzten Monats konnten Sie sich ohne Probleme entspannen?
- Wie oft während des letzten Monats haben Sie sich ruhig und ausgeglichen gefühlt?
- Wie oft während des letzten Monats haben Sie sich richtig wohl gefühlt?

Schmerzen

- Wie oft hatten Sie während der letzten Woche starke Schmerzen wegen des „Rheumas"?
- Wie stark waren Ihre Schmerzen während der letzten Woche?
- Wie lange war durchschnittlich die Morgensteifigkeit nach dem Aufstehen?
- Wie oft hatten Sie während der letzten Woche Schmerzen in zwei oder mehr Gelenken gleichzeitig?

Soziale Aktivitäten

- Wie oft haben Sie während des letzten Monats mit Freunden oder Verwandten telefoniert?
- Wie oft haben Sie während des letzten Monats einen Brief geschrieben?
- Wie oft sind Sie während des letzten Monats von Freunden oder Verwandten besucht worden?
- Wie oft haben Sie während des letzten Monats an einem Fest oder an einer Veranstaltung (Kino, Vortrag, Konzert, Volkshochschule) teilgenommen?
- Wie oft haben Sie im letzten Monat Freunde oder Verwandte in deren Haus besucht?

Die unterschiedlichen Schweregrade der Behinderung werden innerhalb der jeweiligen Skala erfasst (Guttman-Skalierung) und auf einen Score (0–10) übertragen. Zur globalen Messung der körperlichen Beeinträchtigung und der psychosozialen Konsequenzen (Patient Outcome) werden die Einzelskalen zu einem Summenscore zusammengefasst.

Spondyloarthritis

BASDAI (Bath Ankylosing Spondylitis Disease Activity Index)

Zur Erfassung der Krankheitsaktivität hat sich der BASDAI bewährt.
Wie ist es Ihnen in den letzten 7 Tagen ergangen?

- Wie würden Sie die allgemeine Müdigkeit beschreiben? (1–10)
- Wie stark waren Ihre Schmerzen in Nacken, Rücken oder Hüfte? (1–10)
- Wie stark waren Ihre Schmerzen oder Schwellungen in anderen Gelenken? (1–10)
- Wie unangenehm waren für Sie besonders berührungs- oder druckempfindliche Körperstellen? (1–10)
- Wie ausgeprägt war Ihre Morgensteifigkeit nach dem Aufwachen? (1–10)
- Wie lange dauert diese Morgensteifigkeit im Allgemeinen (0–2 Stunden in ¼ h)

BASFI (Bath Ankylosing Spondylitis Functional Index)
Fragebogen zur Ermittlung des BASFI (Bath Ankylosing Spondylitis Functional Index). Berechnung als Mittelwert der Einzelantworten von 0–10: 0 = einfach … 10 = unmöglich.
Können Sie
- ohne Hilfe und Hilfsmittel (z.B. Strumpfanzieher) Socken oder Strümpfe anziehen?
- sich ohne Hilfe von der Hüfte aus nach vorn beugen, um einen Kugelschreiber vom Boden aufzuheben?
- ohne Hilfsmittel (z.B. Greifzange) etwas von einem hohen Regal nehmen?
- von einem Wohnzimmerstuhl ohne Armlehne aufstehen, ohne dabei die Hände oder eine andere Hilfe zu benutzen?
- ohne Hilfe vom Boden aufstehen, wenn Sie auf dem Rücken liegen?
- ohne Schmerzen 10 min stehen, ohne sich anzulehnen?
- ohne Benutzung eines Geländers oder von Gehhilfen 12–15 Treppenstufen steigen, 1 Fuß pro Stufe?
- über die Schulter sehen, ohne den Körper zu drehen?
- körperlich anstrengende Tätigkeiten verrichten (z.B. KG-Übungen, Gartenarbeit oder Sport)?
- zu Hause oder bei der Arbeit den ganzen Tag aktiv sein?

BASMI (Bath Ankylosing Spondylitis Metrology Index)
Funktionelle Statuserhebung mit Messung der Funktionseinschränkungen in den befallenen Etagen der WS. Schema zur Ermittlung des BASMI (Bath Ankylosing Spondylitis Metrology Index):
- Tragus-Wand-Abstand: Abstand des Knorpels vor dem Gehörgang von der Wand bei aufrecht stehendem Pat. mit Fersen und Gesäßbacken an der Wand, geraden Knien, zurückgenommenen Schultern und maximal zurückgezogenem Kopf bei eingezogenem Kinn.
  - Grad 0: < 15 cm; Grad 1: 15–30 cm; Grad 2: > 30 cm
- LWS-Beugung: Schober-Maß in der Modifikation von Macrae und Wright: In aufrechter Stellung des Pat. werden zwei Stellen markiert, die 5 cm unterhalb und 10 cm oberhalb des lumbosakralen Übergangs (Verbindungslinie der beiden Lumbalgrübchen) liegen. Der Pat. beugt sich mit gestreckten Knien so weit wie möglich nach vorn, gemessen wird die Verlängerung des Abstands zwischen den Marken.
  - Grad 0: > 4 cm; Grad 1: 2–4 cm; Grad 1: < 2 cm
- HWS-Rotation: Mittelwert der Drehungen nach rechts und links, gemessen am auf dem Rücken liegenden Pat. mit einem gegen die Stirn gedrückten Schwerkraftwinkelmesser.
  - Grad 0: > 70°; Grad 1: 20–70°; Grad 2: < 20°
- LWS-Seitbeugung: Mittelwert aus der Abwärtsbewegung des rechten bzw. linken Mittelfingers entlang eines Bandmaßes, das mit einem Ende am Boden befestigt ist. Der Pat. schiebt den Mittelfinger am Bandmaß entlang abwärts, ohne sich nach vorn zu beugen oder die Knie anzuwinkeln.
  - Grad 0: > 10 cm; Grad 1: 5–10 cm; Grad 2: < 5 cm
- Knöchelabstand: Der Pat. liegt auf dem Rücken und spreizt die Beine mit gestreckten Knien und nach oben gerichteten Fußspitzen so weit wie möglich. Der Abstand zwischen den Fußknöcheln wird gemessen.
  - Grad 0: > 100 cm; Grad 1: 70–100 cm; Grad 2: < 70 cm

ASAS-Gesundheitsindex

Dieser Maßstab für den Gesundheitszustand von SpA-Pat. enthält 17 Fragen, auf die der Pat. mit ja oder nein antworten darf. Der Gesundheitsindex als Anzahl der mit „ja" beantworteten Fragen kann Werte von 0 (bester Zustand) bis 17 (schlechtester Zustand) annehmen.

- Manchmal muss ich alltägliche Aktivitäten wegen meiner Schmerzen unterbrechen.
- Es fällt mir schwer, lange zu stehen.
- Es fällt mir schwer, schnell zu laufen.
- Es fällt mir schwer, die Toilette zu benutzen.
- Ich bin oft erschöpft.
- Ich versuche, körperliche Anstrengungen zu vermeiden.
- Ich habe das Interesse an Sex verloren.
- Ich habe Schwierigkeiten, die Pedale in meinem Auto zu bedienen.
- Es fällt mir schwer, zu anderen Menschen Kontakt aufzunehmen.
- Ich bin nicht in der Lage, im Freien auf ebenem Gelände zu gehen.
- Es fällt mir schwer, mich zu konzentrieren.
- Ich bin durch meine eingeschränkte Beweglichkeit beim Reisen beeinträchtigt.
- Ich bin oft frustriert.
- Es fällt mir schwer, meine Haare zu waschen.
- Ich habe aufgrund meiner Rheumaerkrankung finanzielle Einbußen erlitten.
- Ich schlafe nachts schlecht.
- Ich kann meine Probleme nicht bewältigen.

Systemischer Lupus erythematodes (SLE)

SLEDAI

SLEDAI (Systemic Lupus Erythematosus Disease Activity Index) ist ein Instrument zur Messung der Krankheitsaktivität eines SLE (▶ Tab. 1.1).

Tab. 1.1 Erfassung der Krankheitsaktivität mithilfe des Systemic Lupus Erythematosus Disease Activity Index (SLEDAI)[a]

Beschreibung	Definition Angabe der Punkte in [][b]
Anfall	Beginn vor Kurzem. Metabolische, infektiöse oder medikamentöse Ursachen müssen ausgeschlossen werden. [8]
Psychose	Fähigkeit, normale Aktivitäten auszuführen, aufgrund einer schweren Störung der Realitätswahrnehmung verändert; umfasst Halluzinationen, Inkohärenz, ausgeprägt lockeres Assoziieren, verarmten Gedankeninhalt, ausgeprägt unlogisches Denken, bizarres desorganisiertes oder katatones Verhalten. Urämie und medikamentöse Ursachen müssen ausgeschlossen werden. [8]
psychoorganisches Syndrom	veränderte geistige Funktion mit Beeinträchtigung von Orientierung, Gedächtnis und anderen intellektuellen Fähigkeiten; mit sehr schnellem Beginn und fluktuierenden klinischen Merkmalen, umfasst Beeinträchtigung des Bewusstseins mit verringerter Fähigkeit zu fokussieren und Unfähigkeit zu anhaltendender Konzentration auf die Umgebung, plus mind. zwei der folgenden Merkmale: Wahrnehmungsstörungen, inkohärentes Reden, Schlaflosigkeit oder Schläfrigkeit tagsüber oder gesteigerte oder gesenkte psychomotorische Aktivität. Metabolische, infektiöse oder medikamentöse Ursachen müssen ausgeschlossen werden. [8]

Tab. 1.1 Erfassung der Krankheitsaktivität mithilfe des Systemic Lupus Erythematosus Disease Activity Index (SLEDAI)[a] *(Forts.)*

Beschreibung	Definition Angabe der Punkte in [][b]
Sehstörung	retinale Veränderungen bei SLE; umfassen Schwellungen der Nervenfasern (cytoid bodies), Netzhautblutungen, seröse Exsudate oder Hämorrhagien in der Choroidea oder Optikusneuritis. Metabolische, infektiöse oder medikamentöse Ursachen müssen ausgeschlossen werden. [8]
Hirnnervenstörung	neu beginnende sensorische oder motorische Neuropathie, bei der die Hirnnerven betroffen sind [8]
Lupus-Kopfschmerz	schwerer, anhaltender Kopfschmerz; kann migräneartig sein, darf aber nicht auf Analgetika ansprechen [8]
zerebrovaskulärer Insult	neu beginnender zerebrovaskuläre(r) Insult(e); Ausschluss einer Arteriosklerose [8]
Vaskulitis	Ulzeration; Gangrän; schmerzhafte Fingerknötchen; periungualer Infarkt; Splitterblutungen oder Nachweis einer Vaskulitis durch Biopsie oder Angiogramm [8]
Arthritis	mehr als zwei Gelenke mit Schmerz und Entzündungszeichen (also Empfindlichkeit, Schwellung oder Erguss) [4]
Myositis	Schwäche oder Schmerzen proximaler Muskeln, einhergehend mit erhöhter Kreatinphosphokinase oder Aldolase oder Nachweis einer Myositis mittels Veränderungen im EMG oder Biopsie [4]
Harnzylinder	granuläre Zylinder oder Erythrozytenzylinder [4]
Hämaturie	> 5 Erythrozyten im Mikroskopierfeld bei 400-facher Vergrößerung (High Power Field [HPF]). Steine, Infektion oder andere Ursachen müssen ausgeschlossen werden. [4]
Proteinurie	> 0,5 g/24 h; neu beginnend oder Steigerung in jüngster Zeit um mehr als 0,5 g/24 h [4]
Pyurie	> 5 Leukozyten im Mikroskopierfeld bei 400-facher Vergrößerung; Ausschluss einer Infektion [4]
Erythem	Neubeginn oder erneutes Auftreten eines Erythems [2]
Alopezie	Neubeginn oder erneutes Auftreten von pathologischem Haarausfall, diffus oder als Alopecia areata [2]
Schleimhautulzera	Neubeginn oder erneutes Auftreten oraler oder nasaler Ulzerationen [2]
Pleuritis	pleuritischer Schmerz im Brustkorb, mit Pleurareiben oder Erguss oder Verdickung der Pleura [2[
Perikarditis	perikardialer Schmerz mit mind. einem der folgenden Merkmale: Reiben, Erguss oder Bestätigung durch EKG oder Echokardiogramm [2]
Komplementverminderung	verringerte Werte für CH50, C3 oder C4, unterhalb der für die Labortests normalen unteren Referenzbereiche [2]
erhöhte dsDNS-AK	im Labortest oberhalb des Normbereichs [2]

1

Tab. 1.1 Erfassung der Krankheitsaktivität mithilfe des Systemic Lupus Erythematosus Disease Activity Index (SLEDAI)[a] *(Forts.)*

Beschreibung	Definition Angabe der Punkte in [][b]
Fieber	> 38 °C; Ausschluss einer infektiösen Ursache [1]
Thrombozytopenie	< 100.000 Thrombozyten pro µl [1]
Leukopenie	< 3.000 Leukozyten pro µl; Ausschluss einer medikamentösen Ursache [1]

[a] Deutsche Fassung nach Kuipers/Zeidler/Köhler: Medal Rheumatologie
[b] Die Punkte werden zugewiesen, wenn der Deskriptor zur Zeit des Arztbesuches oder während der 10 vorausgehenden Tage vorgelegen hat bzw. vorliegt.

SLICC (Systemic Lupus International Collaborating Clinics Damage Index)
Das Lupus-Score-System ermöglicht die Erfassung chron. Schäden an verschiedenen Organsystemen (▶ Tab. 1.2).

Tab. 1.2 Erfassung chronischer Schäden an verschiedenen Organsystemen mithilfe des Lupus-Score-Systems[a]

Organsystem	Chronische Schädigung
Auge	• Katarakt • Optikusatrophie oder retinale Veränderungen
ZNS	• Kognitive Störungen oder Psychose • Krampfanfälle > 6 Mon. • Zerebrovaskuläre Ereignisse (bis 2 Punkte[b]) • Periphere Neuropathie • Querschnittsmyelitis
Niere	• GFR < 50 % • Proteinurie > 3,5 g/24 h oder terminale Niereninsuffizienz (3 Punkte)
Lunge	• Pulmonale Hypertonie • Lungenfibrose • „Shrinking Lung Syndrome" • Pleurale Fibrose • Lungeninfarkt oder -resektion
Herz	• Angina pectoris oder Bypass • Myokardinfarkt (bis 2 Punkte[b]) • Kardiomyopathie • Vitium • Perikarditis > 6 Mon. oder -ektomie
Gefäße	• Claudicatio > 6 Mon. • Kleinere Gefäßdefekte • Größere Gefäßdefekte (Amputation) (bis 2 Punkte[b]) • Phlebothrombose oder postthrombotisches Syndrom
Gastrointestinaltrakt	• Infarkt oder Resektion (unterer GI-Trakt) (bis 2 Punkte[b]) • Mesenterialinfarkt • Chron. Peritonitis • Striktur oder OP (oberer GI-Trakt) • Pankreasinsuffizienz oder -pseudozysten

Tab. 1.2 Erfassung chronischer Schäden an verschiedenen Organsystemen mithilfe des Lupus-Score-Systems[a] *(Forts.)*

Organsystem	Chronische Schädigung
Bewegungsapparat	• Muskelatrophie oder -schwäche • Deformierende Arthritis • Osteoporose mit Fraktur • Aseptische Knochennekrosen (bis 2 Punkte[b]) • Osteomyelitis • Sehnenruptur
Haut	• Vernarbende Alopezie • Ausgedehnte Vernarbungen • Ulzera (nicht venös) > 6 Mon.
Gonaden-insuffizienz	
Diabetes mellitus	
Malignom	(bis 2 Punkte[b])

[a] Kumulativer Index, in dem jede neu hinzukommende Organschädigung mit einem Punkt bewertet wird.
[b] Ausnahme: Schädigungen, bei denen max. 2 Ereignisse gezählt werden.

1.3.2 Arztbrief

Ein vollständiger Kurzbrief ist die wesentliche Stütze beim Verfassen des Arztbriefes!

- **Aufgabe:** Dokumentation, Epikrise für Krankenblatt, Information des Empfängers.
- **Schulung des klinischen Denkens:** DD, Therapie und Verlauf können nochmals aufgearbeitet werden (hoher Lerneffekt). Fragen notieren und mit Kollegen oder Oberarzt besprechen (jeder hat schon einmal bestimmte diagnostische und therapeutische Maßnahmen vergessen).
- **Visitenkarte:** Klinik und Briefautor sollten ein gutes Bild abgeben.
- **Übermittlungsdauer:** Arztbrief am Entlassungstag diktieren ist goldene Regel. Erinnerungen sind noch frisch. Bei älteren Briefen fehlen die individuellen Besonderheiten in Diagnose und Therapie.
- **Darstellung:** knappe und präzise Formulierungen. Guter Stil, Klarheit, Logik. Epikrise voran.

Aufbau eines Arztbriefes

- **Briefkopf:** Anschrift, Absender, Telefon, Fax, E-Mail, Datum, Anschrift einweisender Kollege/nachrichtlich an.
- **Patientendaten, Dauer des stat. Aufenthalts:** Name, Vorname, Geb.-Datum, Aufenthalt von – bis.
- **Anrede:** Sehr geehrte Frau Kollegin ..., sehr geehrter Herr Kollege ...
- **Diagnose:** Auf ausführliche Diagnose mit relevanten Nebenbefunden sollte unbedingt geachtet werden (nicht nur „RA“ oder „PHS“ oder „Lumboischialgie“); z.B.:
  - Erstmanifestation einer ACPA- und RF-positiven RA mit extraartikulärer Manifestation
  - Einleitung einer Basistherapie mit MTX 15 mg 1 ×/Wo. s.c.

- PHS acuta bei Supraspinatussehnen-Verkalkung und Bursitis subacromialis re.
- Stammskelettbetontes tendomyotisches Schmerzsyndrom bei sternosymphysaler Belastungshaltung
- RA mit Kopfschmerzen bei atlantoaxialer Instabilität
- Pseudoradikuläres LWS-Syndrom bei Spondylodiszitis L4/L5
- Linksseitige Erblindung bei Riesenzellarteriitis

- **Therapievorschlag:** Auf Dauer der Medik. und Dosisänderungen sollte geachtet werden.

> **!** Hausarzt über notwendige regelmäßige Blutkontrollen unter DMARD unterrichten!

- **Ambulanter Vorstellungstermin:** Über Rheuma-Ambulanz Termin festlegen. Notfallterminmöglichkeit einräumen!
- **Epikrise:**
  - Wesentliche Befunde: Polyarthritis, Baker-Zyste, Schultersteife, Vorfußdeformität, Schub, DD
  - Diagnostik: Labor, Rö., Kapillarmikroskopie, Muskelbiopsie, Echo
  - Ther.: Einleitung von DMARD, GK, KG, physik. Ther., Krankheitsverlauf schildern
  - Komplikationen nicht verschweigen: Grund des Absetzens von DMARD hinterfragen
  - Weiteres Prozedere festlegen: Kontrolluntersuchungen, Hilfsmittel, OP
- **Anamnese:** klinischer Befund kurz dargestellt. Telegrammstil
- **Apparative Diagnostik:** Arthrosono, Abdomensono, Echo, Labor, Rö., MRT, CT, Kapillarmikroskopie, Histologiebefund
- **Multimodales Therapiekonzept:** KG, physik. Ther., Ergo, Orthopädietechnik, Lokaltherapie (Injektionen, Synoviorthesen), Psychosomatik (Schmerzbewältigungsgruppe, autogenes Training, progressive Muskelrelaxation) abschließend aufführen
- **Grußformel, Unterschrift**

1.4 Ambulante Patienten

Ambulanz kann nur von erfahrenen Kollegen in Zusammenarbeit mit Oberarzt/Chefarzt durchgeführt werden, da hier eine langjährige klinische Erfahrung wichtig ist.

- Häufige Fragestellungen:
  - Entzündlich-rheumatische Erkrankung?
  - Spondyloarthritis?
  - Kollagenose?
  - Aktivierte Arthrose?
- Komplette Anamnese und Untersuchung zuerst durchführen! (▶ Kap. 2)
- Zur Erstdiagnose auf Altbefunde (Briefe, Rö.-Aufnahmen, Labor) zurückgreifen, ggf. den überweisenden Kollegen telefonisch kontaktieren. Aktuelles Arthrosono und Rö. und Labor durchführen.
- Bei unklarem Beschwerdebild mit weiteren diagnostischen Maßnahmen stationären Aufenthalt empfehlen.

- Bei Erstmanifestation der Erkrankung zur Patientenschulung, intensiviertem multimodalem Therapiekonzept und Basistherapieeinleitung stationären Aufenthalt empfehlen.
- Weitere Fragestellungen:
  - Medikamentöse Umstellung? Änderung der Basistherapie? GK-Reduktion?
  - Minimierung des Nebenwirkungsprofils?
  - Intensivierung der physik. Ther. unter stationären Bedingungen?
  - Versorgung mit orthetischen Hilfsmitteln?
  - Unter Berücksichtigung der Vorbefunde Stellungnahme zur Wirksamkeit der Therapie beziehen.
  - Dosisänderungen bei Remission/Schubsituation.
  - Auf Nebenwirkungen gezielt hinweisen.
  - Compliance überprüfen.
  - Von der Möglichkeit der Notaufnahme bei schwerem Verlauf Gebrauch machen!
- In der Rheumapraxis hat sich die Mitteilung der wichtigen Befunde an den Hausarzt bewährt, z.B. Kurzbrief (▶ Kap. 1.3.2).

1.5 Gutachtenpatient

Einbestellung des Pat. zur Begutachtung mit großem zeitlichen Spielraum!

1.5.1 Gutachtenanforderung

- Träger der Krankenversicherung
- Träger der gesetzlichen Unfallversicherung
- Rentenversicherungsträger
- Private Versicherungsgesellschaften
- Versorgungsamt
- Arbeitsamt
- Sozialgericht, Amts-, Land- und Oberlandesgericht

Die Entscheidung obliegt den Versicherungsträgern und den Gerichten. Der Sachverständige soll seine Meinung, Begründung und Argumentation deshalb in einer dem medizinischen Laien verständlichen Sprache formulieren.

Klinische Untersuchung mit aktuellen Befunden (Rö., Labor, Sono) ist meist erforderlich. Ein Gutachten nach Aktenlage kann ausreichend sein, falls der Sachverhalt aufgrund vorhandener Unterlagen klar beurteilbar ist oder wenn aufgrund spezieller Fragestellung eine weitere Untersuchung keine neuen Gesichtspunkte bringen kann.

Ärztliche Schweigepflicht: Sozialversicherung und Sozialgerichtsbarkeit durch gesetzliche Regelungen geklärt. Angeschriebener Arzt ist verpflichtet, Auskunft zu erteilen. Ansonsten: schriftliche Entbindung des Arztes von der Schweigepflicht einholen!

1.5.2 Arten von Gutachten

- **Formulargutachten:** z.B. Rentengutachten. Erleichtern und beschleunigen die Erstellung des Gutachtens, jedoch oft begrenzte Aussagefähigkeit der Formblätter.

- **Freies Gutachten:** Zusammenhangsgutachten (Ursächlichkeit einer Gesundheitsstörung). Abschließende Begutachtung zur Festlegung des Dauerschadens.
- **Zusatzgutachten:** häufig in der Rheumatologie nach vorausgegangenem internistischem und orthopädischem Gutachten. Evtl. kann rheumatologischerseits noch ein neurologisches bzw. psychiatrisches Zusatzgutachten vorgeschlagen werden. Die zusammenfassende Würdigung erfolgt durch den Hauptgutachter nach Eingang des Zusatzgutachtens.

1.5.3 Hinweise für den ärztlichen Gutachter

- **Prüfung des Gutachtenauftrags:** Begutachtungsfragen verständlich und präzise, vollständig und geeignet? Notwendige Spezialuntersuchungen? Zusatzgutachten? Wichtig für Zeitplan!
- **Neutralität des Gutachters:** Wahren der Interessen aller Beteiligten. Gegenüber der Untersuchungsperson neutral verhalten. Äußerungen dürfen nicht Anlass zur Besorgnis einer Voreingenommenheit geben.
- **Aufklärung und Beratung:** vor Untersuchungseingriffen erforderliche Selbstbestimmungs- und Risikoaufklärung vor körperlicher Untersuchung.
- **Schweigepflicht des Gutachters:** Spezielle Begutachtungsergebnisse dürfen nicht bei der Untersuchung bekannt gegeben werden.
- **Aktenlage:** Auf für die Beurteilung relevanten Akteninhalt knapp und präzise eingehen. Benennung der entsprechenden Seiten und Akten in Klammern (rasches Auffinden!).
- **Untersuchungsbefunde:** körperliche, klinische Untersuchung inkl. rheumatologischen Befunden nach anerkannten Untersuchungsmethoden (Neutral-Null-Methode, Blockierungen, Hypermobilität, Handkraft, Gaenslen-Zeichen, Faustschluss, Mundöffnung, Ott, Schober, FBA, Mennell). Zusatzuntersuchungen (Rö., Labor, Sono, Kapillarmikroskopie) mit knapper interpretierender Beurteilung in für den Laien verständlicher Form.
- **Zusammenfassung und Beurteilung:** wichtigster Teil des Gutachtens. Soll in sich schlüssig sein. Relevante Daten aus Vorgeschichte sowie relevante Untersuchungsergebnisse sollen hier kurz wiederholt und zu der gutachterlichen Fragestellung in Bezug gesetzt werden. Wörtliche Wiederholung der Fragestellung mit knapper, präziser und allgemein verständlicher Beantwortung.

2 Rheumatologische Untersuchung

Thomas Bitsch

2.1 Untersuchungsmethodik

- Zeitdruck nicht anmerken lassen, geduldig sein, aktiv zuhören.
- Entspannte Atmosphäre schaffen, dem Pat. die Scheu und Angst nehmen.
- Taktgefühl zeigen, auf Sprache des Pat. einstellen.
- Erfassung der Persönlichkeit des Pat.
- Individualität der Erkrankung und des Pat. berücksichtigen.
- Pat. auf frei zugänglicher Liege untersuchen.
- Pat. sollte bis auf kurze Unterhose (und BH bei Frauen) entkleidet sein.

2.2 Anamnese

- Eine gute Anamnese führt in über 60 % schon zur korrekten Diagnose!
- Die sorgfältige klinische Untersuchung führt in etwa 90 % zur richtigen Diagnose!

Systematischer Aufbau einer Anamnese

- Grund des Kommens (Eingangsfrage): Was führt Sie zu uns?
- Aktuelle Beschwerden: Hauptbeschwerden, jetzige Erkrankung mit Schmerzanamnese (▶ Tab. 2.1):
  - Zeitliches Auftreten und Häufigkeit (wann, allmählich, plötzlich). Nachtschmerz, Anlaufschmerz, Dauerschmerz, Morgenschmerz und -steifigkeit, nur ab und zu, wie oft?
  - Lokalisation und Ausstrahlung: wo, wohin ausstrahlend, Ganzkörperschmerz, diffus, lokalisiert? Genaue Schmerzlokalisation mit dem Zeigefinger zeigen lassen!
  - Qualität, Schmerzcharakter: stechend, brennend, stumpf, „elektrisierend", wandernd?
  - Intensität: evtl. visuelle analoge Schmerzskala (1–10) verwenden.
  - Verlauf: akut, chron., progredient, intermittierend, beschwerdefreie Intervalle?
  - Begleitumstände: Tageszeit, Haltung, Arbeitsplatz, Wochenende?
  - Intensivierende und lindernde Faktoren: Wärme, Kälte, Urlaub?
- Allgemeinanamnese:
  - Mattigkeit, Abgeschlagenheit, Müdigkeit
  - Fieber: intermittierend mit Schüttelfrost, remittierend, subfebril
  - Dyspnoe
  - Angina pectoris
  - Schluckstörungen, Globus
  - Stuhl- und Urinverhalten
- Eigenanamnese:
  - Vorerkrankungen: Crohn-Krankheit, Psoriasis, Diabetes mellitus, Tumoren, Hämophilie
  - Unfälle: OSG-Trauma, Beckenfraktur, WK-Fraktur, HWS-Schleudertrauma
  - OP: Karpaltunnel, Tennisellenbogen, Hysterektomie, Strumaresektion, Darmresektion
  - Allergien: LA, Antibiotika, Antirheumatika, Parabene
  - Bisherige Ther.: Erfolg und Misserfolg multimodaler Maßnahmen erfragen.

- Medikamentenanamnese: Dosis und Einnahmedauer
  - Basistherapeutika, GK, NSAR, Myotonolytika
  - Schilddrüsenhormone: Tendopathien und Myotonien bei Hyper-/Hypothyreose!
  - Betablocker: Induktion Psoriasis vulgaris und Psoriasisarthritis!
  - Antibiotika: Vaskulitis-Induktion!
- Sozialanamnese: Beruf, Arbeitslosigkeit, Sport, Familienstand, Rente, Rentenantrag, Kuraufenthalte
- Familienanamnese: Psoriasis, Gicht, entzündlich-rheumatische Erkrankungen, Tumoren

Tab. 2.1 Differenzierung des degenerativen vom entzündlichen Schmerz

Art des Gelenkschmerzes	Degenerativ	Entzündlich
Anlaufschmerz	kurz dauernd (morgens)	heftiger Morgenschmerz
Belastungsschmerz	im Tagesverlauf	bei jeder Belastung
Ruheschmerz	kaum	meist auch in Ruhe
Nachtschmerz	keiner (außer Schulter)	häufig
Dauerschmerz	in Spätfällen	bei massiver Entzündung

Zusatzfragen bei jeder rheumatologischen Anamnese

- Funktionsstörungen, Aktivitäten des tägl. Lebens (ADL): Flasche öffnen, Kämmen, Schuhe schnüren, Gehstrecke, Aufstehen und Hinsetzen
- Haut: Psoriasis (schuppende Kopfhaut, Krusten am Haaransatz, Schuppen im Gehörgang, nässender Bauchnabel, Rötung und Schuppung an Ellenbogen- und Kniestreckseite), Vaskulitiszeichen, Erythema nodosum, „Hautverdickungen" in Gesicht und Hals, Veränderung des Gesichtsausdrucks (Fotografien!), Fingerkuppenrhagaden, Haarausfall
- Schleimhaut: Aphten, Bläschen, Ulzerationen, Beläge
- Augen: Fremdkörpergefühl, Brennen, Trockenheit, Sehstörungen, „rotes Auge"
- Magen-Darm: Durchfälle, weiche Stuhlkonsistenz, Globus, Schluckstörungen, Tenesmen, Schleim- und Blutbeimengungen
- Harntrakt: Urethritis- und Balanitiszeichen, Prostatitis, Geschlechtskrankheiten
- Zeckenbiss, Insektenstich

Die fünf wichtigsten Fragen der psychischen Anamnese

Mithilfe dieser Fragen lassen sich die primär psychischen von den primär organisch bedingten Beschwerden differenzieren (n. Müller-Fahlbusch, 1980; ▶ Tab. 2.2).

1. Was führt Sie zu mir?
   Zweck: Aufbau eines Arbeitsbündnisses
2. Welche Beschwerden haben Sie ganz genau?
   Zweck: Differenzierung anhand der Schmerzlokalisation, der Affekte, der Zeitdimension, der Sprache des Pat.
3. Seit wann haben Sie Ihre Beschwerden und wie sind sie seither verlaufen?
   Zweck: Differenzierung anhand des Kausalitätsbedürfnisses und der Therapieeffektivität, beurteilt durch den Pat. selbst

4. Wie war Ihr Leben, als Sie gesund waren?
   Zweck: Erhebung der biografischen Anamnese zur Erfassung seiner „kognitiven Landkarte", der Persönlichkeitsspezifika des Pat., die Einfluss auf das Schmerzerleben haben
5. Was hat sich in Ihrem Leben in der Zeit verändert, bevor Sie erkrankten?
   Zweck: Erhebung der biografischen Anamnese zur Erfassung der Zusammenhänge zwischen Lebenskrisen, Belastungen und Auslösung bzw. Intensivierung der Beschwerden

Die beiden letzten Fragen zielen nicht auf eine Differenzierung von primär psychischer oder primär organisch bedingter Schmerzkrankheit, sondern bilden die Grundlage für eine Motivierung zur Schmerzbewältigung.

Diese Fragen lassen sich problemlos während der körperlichen Untersuchung integrieren. Diese Integration verhindert mögliches Abwehrverhalten beim Pat.!

Tab. 2.2 Unterscheidung von primär organisch und primär psychisch bedingtem Schmerz

Merkmal	Primär organisch bedingt	Primär psychisch bedingt
Schmerzlokalisation	eindeutig umschrieben	„Alles tut weh"
Affekte des Pat.	eher bagatellisierend	eher aggravierend oder auch dissimulierend
Zeitdimension	eindeutige Phasen von Präsenz und Fehlen bzw. deutliche Abnahme	ständig vorhanden, etwa gleich intensiv
Abhängigkeit von Willkürmotorik	vorhanden	nicht vorhanden
Reaktion auf Medikamente	pharmakokinetisch plausibel	nicht verständlich
Schmerzschilderung	passend zu den objektiven Befunden	nicht passend zu den objektiven Befunden
Sprache	einfach, klar, nüchtern	sehr anschaulich mit dramatischen Inhalten
Betonung der Ursache	mögliche psychische Ursache wird nachgefragt	organische Ursache wird betont
Beeinflussung des Schmerzes durch äußere Umstände (Belastung, Freude)	Pat. schildert eigene Erfahrungen bzgl. unbewusster „Ablenkung" vom Schmerz	wird abgewehrt
Beurteilung der Effektivität therapeutischer Maßnahmen	Pat. unterscheidet, was hilft, was weniger hilft	„Jeder Therapieversuch ist bisher erfolglos verlaufen; sowohl die Ärzte als auch er selbst hätten alles mögliche getan".
Affekte des Arztes beim Zuhören	Das Geschilderte ist emotional weitestgehend nachvollziehbar.	Das Geschilderte ist emotional kaum nachvollziehbar. Folge: Irritation und Unruhe

> **!**
> - Die Hauptursache von Fehldiagnosen ist eine unzulängliche Anamnese!
> - In der Rheumatologie sind die Nebenbeschwerden oft richtungsweisend für die korrekte Diagnose: Hautschuppung, Schluckstörungen, trockene Augen und Mund, Diarrhöen, Urethritis, Konjunktivitis!
> - Eine Morgensteifigkeit > 30 min ist arthritisverdächtig!
> - Fehlinterpretation schuppender und pustulöser Effloreszenzen an Fußsohlen und Handinnenflächen als Mykose (DD Psoriasis inversa)!
> - Operationen können Erstmanifestation einer entzündlich-rheumatischen Erkrankung widerspiegeln: Karpaltunnelsyndrom, Bursitis subacromialis!

2.3 Gelenkuntersuchung

- Palpation ist die schwierigste Untersuchung am Bewegungsapparat! Sie erfordert viel Übung und Erfahrung (geschulte Hand – Entspannung – man fühlt, was man fühlen möchte)!
- Das Schmerzbild der Pat. mit artikulärer Dysfunktion ist immer eine Mischung aus vegetativer Antwort (Bindegewebsverquellung), motorischer Antwort (Myogelose) und Schmerzprojektion (Schmerzverarbeitung, Psyche).
- An der BWS kommt bei der anatomischen Nähe zum Grenzstrang oft noch eine Sympathikusalteration hinzu.

2.3.1 Periphere Gelenke

Inspektion
- Ruhestellung des Gelenks (neutrale Position)? Schwellung? Rötung?
- Hautveränderungen (Falten verstrichen – prall gespannt)?
- Fehlstellungen und Deformierungen?
- Muskelatrophie?
- Narben?

Palpation
- Kapselkonsistenz: Palpation der Fingergelenke von dorsolateral (mit 2 Fingern!). Sulzig-schwammig und/oder fluktuierend (RA-Synovitis)? Derbe Schwellung (Arthrose bzw. Psoriasisarthropathie)? Synovialzyste? Druckschmerz? Überwärmung? Krepitation?
- Knöcherne Anbauvorgänge: Fersensporn plantar/dorsal? Osteophyten?
- Muskeltonus: vermindert, vermehrt, Hartspann, Myogelosen, Maximalpunkte der Sehnenansätze?
- Gaenslen-Handgriff: Kompressionsschmerz der Fingergrundgelenke („Handgriff") bzw. des Vorfußes bei Arthritis!
- Volarbeugeschmerz im Handgelenk: Frühzeichen einer Handgelenkarthritis!
- Tanzende Patella: Kniegelenkerguss!
- Schwellung dorsales Knie und Unterschenkel: Baker-Zyste!

Funktionsprüfung
- Bewegungsausmaß (▶ Abb. 2.1) (Neutral-0-Methode): Messung von definierter Null-Stellung (= anatomische Normalstellung mit aufrechtem, geradem Stand und hängenden Armen). Dokumentation nach Neutral-0-Methode:
  - 1. Zahl: vom Körper weggeführte Bewegung
  - 2. Zahl: 0-Stellung (falls nicht erreicht, 1. bzw. 3. Zahl)

- 3. Zahl: zur Körpermitte hinführende Bewegung
  Beispiel Kniegelenk: Ext./Flex.= 5°/0°/140°. Streckdefizit von 40° = 0°/40°/140°

- Fingerkuppen-Hohlhand-Abstand: 2/3/3/4 cm = klaffender Faustschluss (Bezugslinie ist Hohlhandfalte)
- Segmentale Beweglichkeit unter manuellen Gesichtspunkten („joint play") und sog. Endgefühl (weich-, fest- und hartelastisch): muskulärer, kapsulärer oder knöcherner Stopp?
- Bewegungsschmerz, Endphasenschmerz, Instabilität, Subluxation
- Beurteilung von Muskelverkürzungen (▶ Abb. 2.2): Muskeldehnungstests

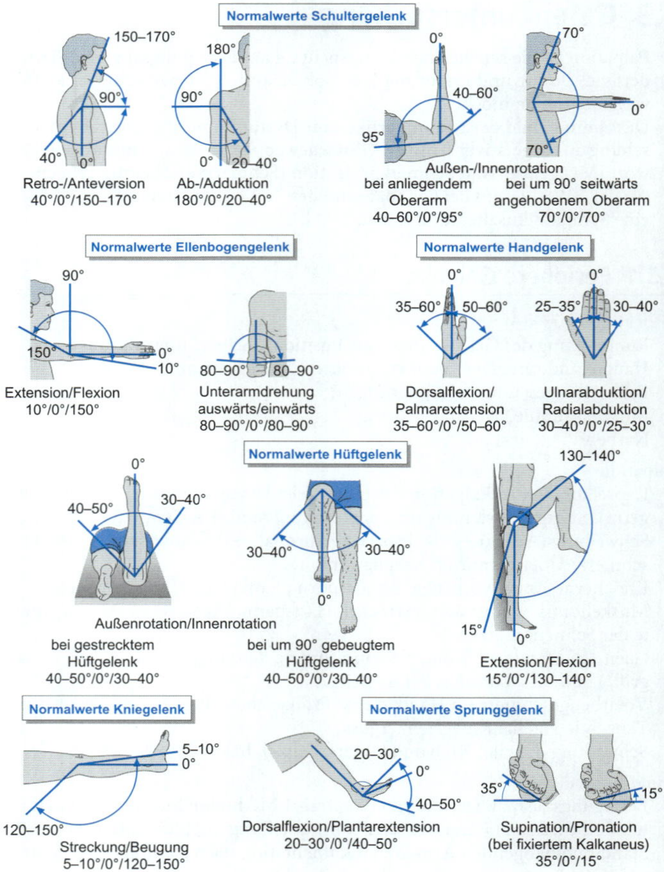

Abb. 2.1 Bewegungsausmaße (Normalwerte) [L106]

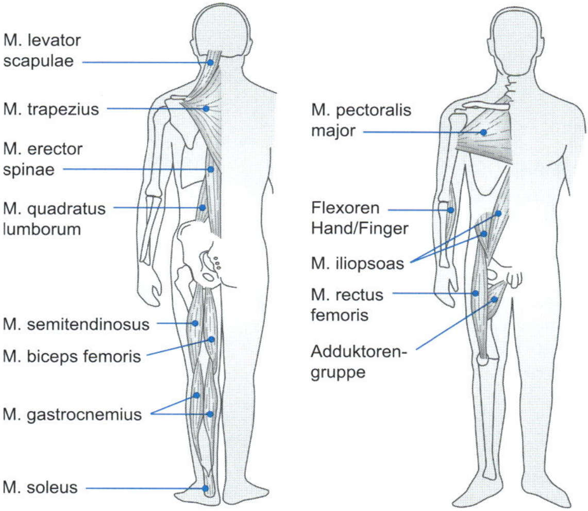

Abb. 2.2 Häufig verkürzte tonische Muskeln [L157]

Tab. 2.3 Einteilung der Muskelkraft (nach Brunner)

5	normal	volles Bewegungsausmaß gegen Widerstand
4	gut	volles Bewegungsausmaß gegen leichten Widerstand
3	schwach	volles Bewegungsausmaß gegen die Schwerkraft
2	sehr schwach	volles Bewegungsausmaß ohne Schwerkrafteinwirkung
1	Spur	sicht-/tastbare Aktivität, Bewegungsausmaß unvollständig
0	Null	komplette Lähmung, keine Kontraktion

- Beurteilung der Muskelkraft (▶ Tab. 2.3): Griffstärke mit aufgerollter RR-Manschette, auf 30 mmHg aufgepumpt, messen oder mit speziellem Dynamometer (Martin-Vigorimeter). Notierung des Mittelwerts der drei höchsterreichten Werte pro Hand
- Globale Funktionsprüfung:
  - Kraftgriffe (Hakengriff, Zylindergriff, Hammergriff) und Präzisionsgriffe (Spitzgriff, Schlüsselgriff):
    - Hakengriff: Tasche tragen
    - Zylindergriff: stehende Flasche vom Tisch wegnehmen
    - Hammergriff: Hammer von Tischoberfläche abheben
    - Spitzgriff: Daumen gegen Fingerkuppen anderer Finger
    - Schlüsselgriff: Daumenkuppe gegen radiale Seite des Zeigefingers bis zum Mittelglied
  - Gehzeit: Zeit, in der Pat. 10 m zurücklegt, inkl. Aufstehen und Wiederhinsetzen
  - Knopftest: Zeit, in der Pat. fünf Knöpfe auf- und wieder zuknöpfen kann

Charakteristika des entzündeten Gelenks

Artikulosynovialitis

- Schmerzarmut in funktioneller (neutraler) Gelenkposition
- Kapselmuster mit typischer Bewegungseinschränkung (z.B. Hüfte: Iro./Ext./Abd.)
- Bewegungsschmerz in allen Richtungen
- Schwellung der Gelenkkapsel
- Gelenkerguss
- Druckschmerz von Gelenkspalt und Gelenkkapsel
- Überwärmung

Tenosynovialitis

- Schonhaltung der Gelenke im Entlastungszustand der Sehne
- Bewegungseinschränkung ohne Kapselmuster, oft nur in einer Ebene
- Sehnenspezifischer Bewegungsschmerz
- Umschriebene Schwellung und Druckschmerzhaftigkeit
- Sehnenkrepitation

Hand

Inspektion

- Fehlstellungen:
  - Ulnardeviation der Langfinger
  - Schwanenhalsdeformität
  - Knopflochdeformität
  - 90/90-Deformität des Daumens
  - Kontrakturen der Beugesehnen bzw. Palmarfaszie, Madonnenfinger
  - Caput-ulnae-Syndrom: Subluxationsstellung der Elle mit volarem Abgleiten des Karpus
- Schwellungen:
  - MCP, PIP, DIP
  - Handgelenk
  - Beuge- und Strecksehnen
  - Handrückenödem
  - diffuse Langfingerschwellung (Puffy Hands)
  - Knoten
- Atrophien: Mm. Interossei, Daumenballen, Kleinfingerballen
- Hautveränderungen: Raynaud-Syndrom, Fingerkuppenulzera bzw. Nekrosen, Pergamenthaut
- Nagelveränderungen: Psoriasiszeichen, Uhrglasnägel

Palpation (▶ Abb. 2.3)

- Gaenslen-Handgriff: Kompressionsschmerz der Fingergrundgelenke bei entzündlicher Kapselschwellung. Handgelenk: Schwellung dorsal und volar, Synovialprolaps
- Druckschmerz: Proc. styloideus ulnae und radii (Styloiditis), Pisiformestern (Loge de Guyon), Tabatière mit Sehnen (Os scaphoideum), Streck- und Beugesehnen (Tenosynovitis)
- Atrophie der Hohlhand mit Daumenballen
- Induration der Palmarfaszie
- Beugesehnenknoten

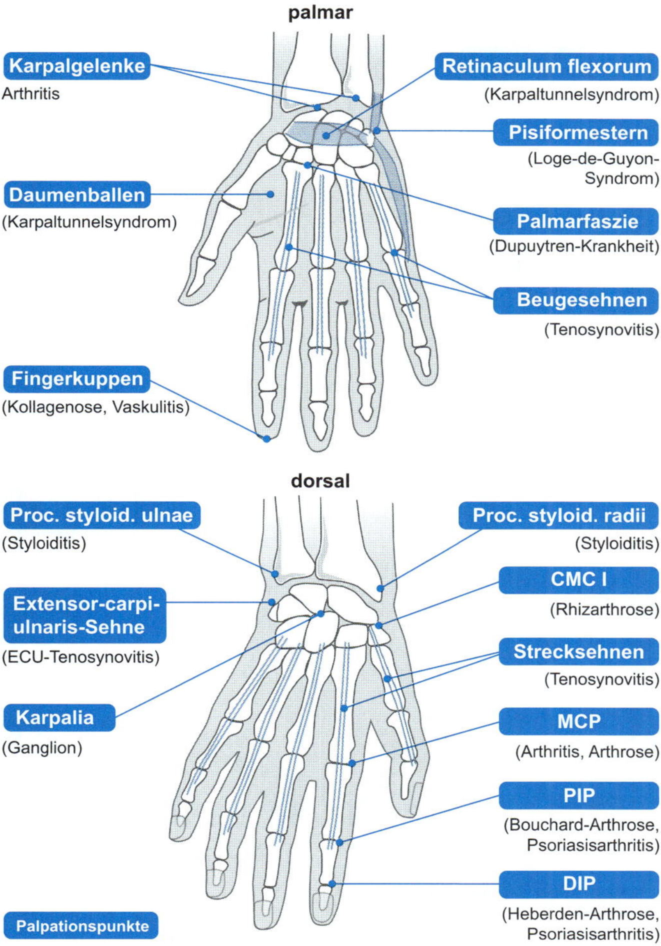

Abb. 2.3 Palpationspunkte Hand [L157]

Funktionsprüfung

- Aktive und passive Beweglichkeit: Palmarflex., Dorsalext., Radial- und Ulnarabd.
- Fingerkuppen-Hohlhand-Abstand: Distanz von Fingerkuppe zur queren Hohlhandfalte
- Kleiner und großer Faustschluss: endgradig, klaffend

- Beurteilung der Muskelkraft (▶ Tab. 2.3): Griffstärke mit speziellem Dynamometer (Martin-Vigorimeter) oder mit RR-Manschette messen: RR-Manschette aufrollen, auf 30 mmHg aufpumpen, dann die Manschette den Pat. greifen und zusammendrücken lassen. Notierung der höchsterreichten Werte pro Hand

Ellenbogen

Inspektion

- Schwellung der Gelenkkonturen
- Schonhaltung: Ruhestellung in mittlerer Flex. und Mittelstellung von Pronation und Supination
- Rheumaknoten
- Bursitis-olecrani-Zeichen: fluktuierende Schwellung am Olekranon

Palpation (▶ Abb. 2.4)

- Schwellung: Ellenbogenstreckseite mit Humeroradial- und Humeroulnargelenk
- Druckschmerz: Epicondylus humeri radialis und ulnaris, Ellenbeuge, Olekranon

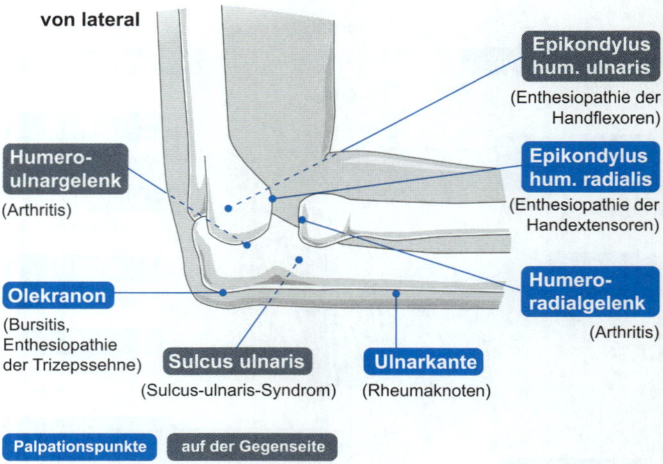

Abb. 2.4 Palpationspunkte Ellenbogen [L157]

Funktionsprüfung

- Aktive und passive Beweglichkeit: Streckdefizit, Endgefühlqualität
- Stabilitätstest der Kollateralbänder
- Nacken- und Schürzengriff

Schulter

Inspektion

- Beobachtung beim Entkleiden, Schonhaltung, Schulterhochstand, Schwellungen, Entzündungszeichen, Umfangsvermehrung,
- Muskelatrophien
- Deformitäten

Palpation

(▶ Abb. 2.5)

- Überwärmung, Kapselschwellung ventral und/oder dorsal
- Druckschmerz: Proc. coracoideus, Tuberculum minus, Sulcus intertubercularis, Tuberculum majus, AC-Gelenk, Sternoklavikulargelenk, Tuberositas deltoidea
- Triggerpunkte: M. supraspinatus, M. levator scapulae, Mm. pectoralis minor und major
- Muskelatrophien: M. supraspinatus, M. teres major, M. deltoideus

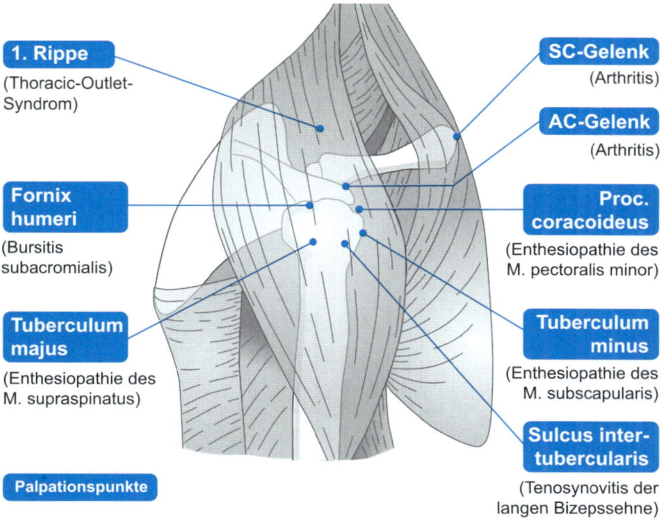

Abb. 2.5 Palpationspunkte Schulter [L157]

Funktionsprüfung

- Aktive und passive Beweglichkeit: Nackengriff, Schürzengriff, Daumen-Vertebra-prominens-Abstand. Kapselmuster: Einschränkung von Aro., Abd., Ext.
- Translatorische Gelenktests: Caput humeri kaudal/lateral/ventral/dorsal, AC-Gelenk, SC-Gelenk, 1. Rippe, Mobilisation des Schulterblatts kranial/kaudal/lateral/medial
- Impingement-Test: schmerzhafter Bogen zwischen 60° und 120° Abd.; Schmerzfreiheit bei Abd. < 60° und > 120°

- Isometrische Funktionstests: Drop Arm Sign = Arm kann nicht abduziert werden (Supraspinatus), Aro./Iro. (Rotatoren), Supination gegen Widerstand bei 90° flektiertem und proniertem Unterarm (lange Bizepssehne)

Fuß

Inspektion

- Vorfußstellung: rheumatischer Senk-Spreiz-Fuß mit Hammer- und Krallenzehen, Hallux valgus
- Daktylitiszeichen
- Schwellung OSG, MTP I oder Vorfußschwellung, Achillessehne, Sehne des M. tibialis anterior

Palpation (▶ Abb. 2.6)

- Gaenslen-Zeichen des Vorfußes: Kompressionsschmerz der Zehengrundgelenke bei entzündlicher Schwellung
- OSG-Schwellung: medial, lateral, ventral
- Sehnenschwellung: M. tibialis anterior, M. peroneus, M. flexor digitorum longus, Achillessehne
- Ferse: plantarer oder dorsaler Fersensporn, Enthesitiszeichen, Bursitis

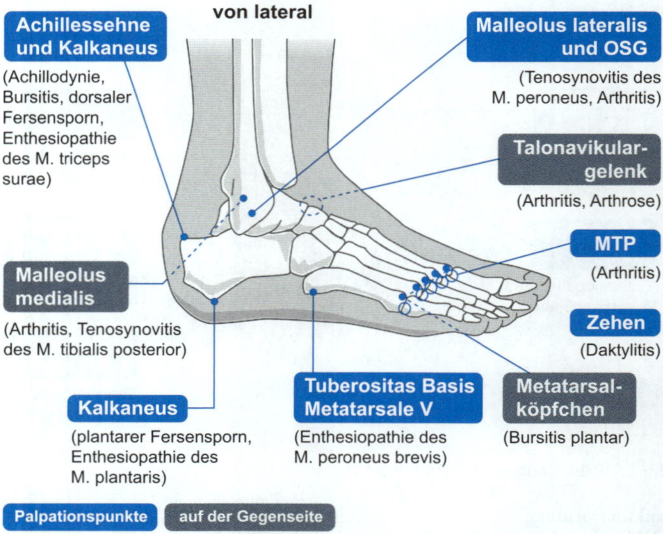

Abb. 2.6 Palpationspunkte Fuß [L157]

Funktionsprüfung

- Aktive und passive Beweglichkeit des OSG, Mittel- und Vorfuß
- Gangbild mit Aufsetz- und Abrollphase

Knie

Inspektion

- Schwellung: suprapatellar, infrapatellar, dorsal (Baker-Zyste), Unterschenkelödem
- Schonhaltung: leichte Beugestellung in Mittelstellung Flex. zu Ext.
- Gelenkstellung: Genu valgum bzw. varum
- Muskelatrophie: M. vastus medialis, Wadenmuskulatur

Palpation (▶ Abb. 2.7)

- Kapselverdickung: suprapatellar, oberer medialer und lateraler Kapselrecessus
- Ergussbildung: tanzende Patella in Streckstellung prüfen
- Kniekehlenschwellung: Baker-Zyste
- Unterschenkelödem: rupturierte Baker-Zyste
- Druckschmerz: oberer und unterer Patellapol, Tuberositas tibiae, medialer und lateraler Kniegelenkspalt, Pes anserinus, Tuberculum adductorium, Fibulaköpfchen
- Thrombosezeichen

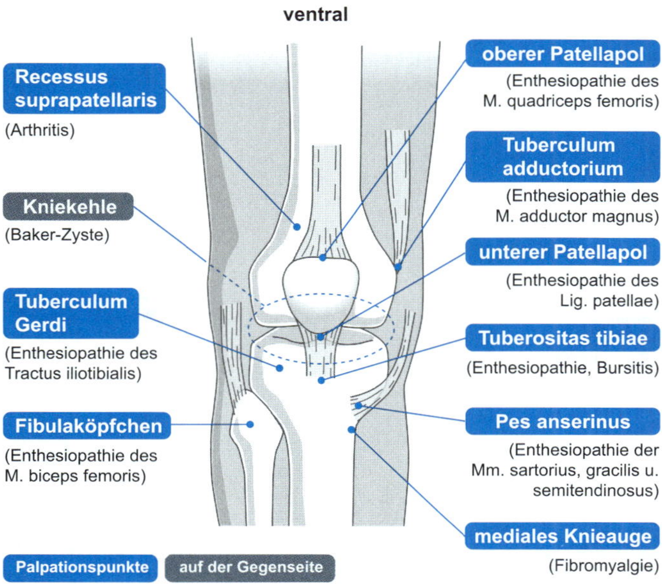

Abb. 2.7 Palpationspunkte Knie [L157]

Funktionsprüfung

- Aktive und passive Beweglichkeit: Flex. und Ext. mit Streckdefizit
- Verschieblichkeit der Patella medial/lateral und Distalgleiten
- Instabilitätstest der Kollateralbänder
- Meniskus- und Kreuzbandtests

2

Hüfte

Inspektion

- Schonhaltung: leichte Flex. im Stehen, sternosymphysale Belastungshaltung im Sitzen
- Beckenschiefstand, Beinlängendifferenz (▶Kap. 6.3)
- Muskelatrophien: Glutealmuskulatur

Palpation (▶Abb. 2.8)

- Kapselschwellung der Hüfte: oft sehr schwierig, evtl. Leistendruckschmerz

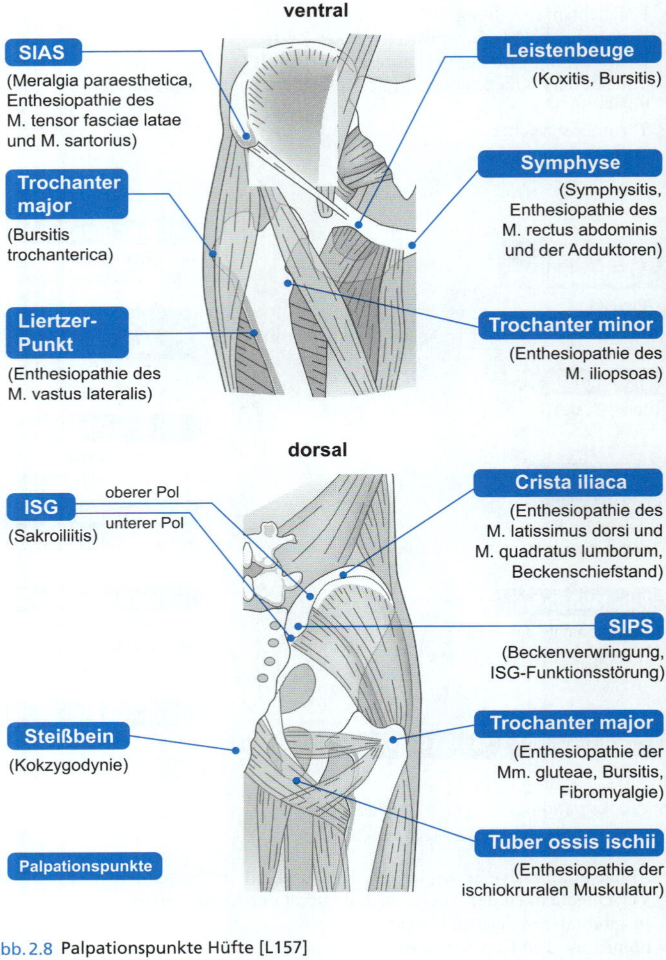

Abb. 2.8 Palpationspunkte Hüfte [L157]

- Druckschmerz: Trochanter major, Liertzer-Punkt, SIAS, Gelenkkapsel, SIPS, ISG, Crista iliaca, Tuber ossis ischii
- Triggerpunkte: Mm. gluteus maximus, medius und minimus, M. piriformis, M. tensor fasciae latae, M. quadratus lumborum, segmentale Irritationspunkte
- Muskelatrophie: M. vastus medialis, Mm. gluteus maximus und medius

Funktionsprüfung

- Aktive und passive Beweglichkeit: Kapselmuster der Hüfte mit Einschränkung von Iro., Abd., Ext.
- Thomas-Handgriff: Bestimmung des Extensionsdefizits bzw. einer Beugekontraktur der Hüfte. Pat. in Rückenlage, max. Beugung der Hüftgegenseite, durch Extensionseinschränkung kommt Oberschenkel der erkrankten Seite in Beugestellung, Winkel zur Unterlage entspricht Kontrakturausmaß.
- Dial-Test: max. Iro. der betroffenen unteren Extremität und anschließendes Loslassen mit Beobachtung der unwillkürlichen Aro. in Rückenlage. Positiv bei endgradiger Aro. von > 45°.
- Log-Roll-Test: max. Iro. und Aro. der betroffenen unteren Extremität. Hochsensitiv bei Schmerzen mit intrartikulären Gelenkpathologien.
- FADIR-Test (Flexion, Adduction, Internal Rotation): klassischer Impingement-Test; bei 90° flektiertem Hüftgelenk wird eine Add. und Iro. zur Provokation von Schmerzen durchgeführt, oft in Rückenlage.

!

- Bewegungseinschränkung in nur einer oder zwei Bewegungsrichtungen spricht für Schrumpfung der Gelenkkapsel: Kapselmuster nach Cyriax!
- Unterscheidung von Muskelstopp, Bänder-/Kapselstopp und Knochenstopp ist eminent wichtig für die Therapie!
- Immer auch an Hypermobilität denken! Gelenk weniger stabil – ligamentärer Schmerz!

2.3.2 Wirbelsäule

Inspektion

- Ferninspektion im Abstand von 2–3 m, Nahinspektion im Stehen und Sitzen
- Abweichungen von den normalen Körperproportionen
- Asymmetrien: WS-Achsen, Beinachsen, Beckenschiefstand (▶ Kap. 6.3), Beinlängendifferenz
- Form und Stellung von Rumpf, Hals, Kopf, Schultergürtel und Armen
- Ruhehaltung und aufrechte Sitzhaltung: Kyphose, Gibbus, lokale Abflachung, sternosymphysale Belastungshaltung

Palpation

- Stauchungsschmerz: Spondylitis (▶ Kap. 8), Osteoporose (▶ Kap. 14.1), Osteomyelitis (▶ Kap. 15.11).
- Druck- und Rüttelschmerz, Fersenfallschmerz: Spondylitis (▶ Kap. 8), WK-Fraktur, NPP (▶ Kap. 11.5.4).
- Klopfschmerz:
  - mäßig: Segmentlockerungen, Scheuermann-Krankheit, degenerativ
  - stark: Frakturen, Osteoporose (▶ Kap. 14.1), Spondyloarthritis (▶ Kap. 8.2), Hämangiom
  - sehr stark: NPP (▶ Kap. 11.5.4), Spondylitis (▶ Kap. 8), Osteomyelitis (▶ Kap. 15.11), Tumoren
- Stufe in Dornfortsatzreihe: Spondylolisthesis.

2

- Kibler-Hautfalte: Hautfalte mit Daumen und Zeigefinger beider Hände abheben und senkrecht zum Verlauf der Dermatome „entlangrollen" (parallel zur WS). In hyperalgischen Zonen tastbare Verdickung der Falten und derbe Konsistenz.
- Bindegewebsstrich nach Leube und Dicke: Mittel- und Ringfinger erzeugen kleine Hautfalte, die auf Unterlage (Faszie) durchgezogen wird. Registrierung des Widerstands im Unterhautgewebe wie Kibler-Falte.
- Segmentale Irritationspunkte nach Sell: reflektorische Gewebsirritationen (neuralgische Schmerzen) an Bindegewebe, Muskulatur und Periost, die von blockierten Segmenten ausgehen. Irritationspunkte meist in Nähe des Austritts des segmentalen Spinalnervs.
  - Palpation in die Tiefe mit Mittelfingerkuppe unmittelbar neben Dornfortsatzreihe zwischen Proc. spinosus und M. erector trunci
  - Abschieben des M. erector trunci nach lateral
  - Palpation auf Druckdolenz und Konsistenzvermehrung
- Muskeltonus: Myogelosen, Triggerpunkte: Kettentendomyosen, Fibromyalgie (▶ Kap. 13.2).
- Thoraxkompressionsschmerz: Prellung, Rippenfraktur bei Osteoporose, Blockierungen.
- Rippenbogen-Becken-Abstand: < 3 QF sind Hinweis auf Osteoporose (▶ Kap. 14.1) und Osteochondrose (▶ Kap. 11.5).

Funktionsprüfung

- WS-Beweglichkeit in allen Ebenen: Seitneigung, Ext., Flex., Rotation mit Neutral-0-Methode.

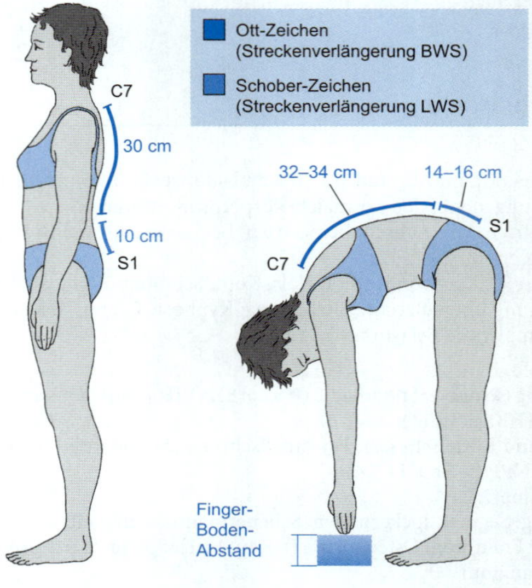

Abb. 2.9 Wirbelsäulenbeweglichkeit: Untersuchung nach Schober, Ott und Finger-Boden-Abstand (FBA) [L157]

- LWS-Beweglichkeit nach Schober (▶ Abb. 2.9) Dorn S1 – 10 cm nach kranial – Rumpfbeuge nach vorn – Abstand der beiden Messpunkte (normale Vergrößerung der Messstrecke 4–6 cm).
- BWS-Beweglichkeit nach Ott (▶ Abb. 2.9): Dorn C7 – 30 cm nach kaudal – Rumpfbeuge nach vorn – Abstand der beiden Messpunkte (normale Vergrößerung der Messstrecke 4–6 cm).
- HWS-Beweglichkeit mit Kinn-Jugulum-Abstand (normal 0–2 cm).
- BWS-Kyphose mit Hinterhauptwandabstand (Flèche normal 0–2 cm).
- Globale Ventralbeugung und Seitneigung mit Fingerspitzen-Fußboden-Abstand (FBA normal 0–10 cm).
- Mennell-Handgriff: Pat. in Seitlage. Überstrecken des Hüftgelenks der betroffenen Seite löst im ISG Schmerzen aus (Sakroiliitisverdacht). Griff erfordert Erfahrung in der Beurteilung! Alternative: Pat. in Seitlage, Knie und Hüfte 90° gebeugt. Kurzer kräftiger Stauchungsdruck auf oben gelegene Darmbeinschaufel (Sakroiliitis) und Dauerbelastung der oberen Darmbeinschaufel für 1–2 min (Bänderschmerz bei Hypermobilität).
- Vorlaufphänomen: Test für Bewegung des Iliums gegenüber dem Sakrum in dem ISG (Joint Play). Palpation der hinteren Darmbeinstachel im Stehen – langsame max. Rumpfbeuge mit gestreckten Beinen.
  - Normalbefund: Darmbeinstachel stehen am Ende der Rumpfbeuge wie bei Beginn der Bewegung gleich hoch = freie ISG-Beweglichkeit
  - Pathologischer Befund: einseitiger Hochstand eines Darmbeinstachels am Ende der Rumpfbeuge = Blockierung des gleichseitigen ISG (Vorlaufphänomen positiv)
- Derbolowsky-Test: Untersuchung auf sog. variable Beinlängendifferenz. Palpation des Malleolus medialis bds. im Liegen und anschließendem Aufsitzen. Differenz > 1 cm spricht für variable Beinlängendifferenz, z.B. bei Beckenverwringung.
- Dreiphasentest: Pat. entspannt in Bauchlage.
  - Phase I:
    - Hyperext. im Hüftgelenk (Bewegungsausmaß 20°)
    - Stopp durch Gelenkkapsel und Lig. iliofemorale
  - Phase II:
    - Bewegung im ISG
    - Bewegungshemmung des Joint Play im ISG durch Ligg. sacroiliaca
  - Phase III:
    - Konvergenzbewegung der Wirbelbogengelenke der LWS
    - Hyperext. der LWS lumbosakral (Facettenschluss L5/S1)
  - Normalbefund: schmerzfreie und unbehinderte Beweglichkeit in allen drei Phasen
  - Pathologischer Befund: Schmerzen und eingeschränkte Beweglichkeit Phase I (Psoasverkürzung, Koxitis, Koxarthrose mit Kapselschrumpfung), Phase II (Sakroiliitis, ISG-Blockierung) und Phase III (NPP oder Blockierungen L4–S1). Vermehrte Lordorsierung bei Hypermobilität.

!

- Exakte Bewegungsausmaße (Schober, Ott, Atembreite) sind für Verlaufskontrolle wichtig!
- Bewegungseinschränkung der WS in allen Bewegungsrichtungen ist Alarmzeichen: Prolaps, Entzündung oder Tumor!

2.3.3 Thorax

Inspektion

- Brustkorbformen
- Sternumvorwölbungen: Verdickung (Manubriosternalarthritis), Luxation sternoklavikular
- Rippen: Symmetrie, Verdickungen parasternal oder sternoklavikular, Klavikulagruben, Stellung der Rippen an unterer Thoraxapertur, Einziehung/Vorwölbung der Interkostalräume
- Atemtyp: Bauchatmung – Brustatmung

Palpation (▶ Abb. 2.10)

- Proc. xiphoideus: Druckschmerz auch bei Störung 7. Rippe und BWK 7

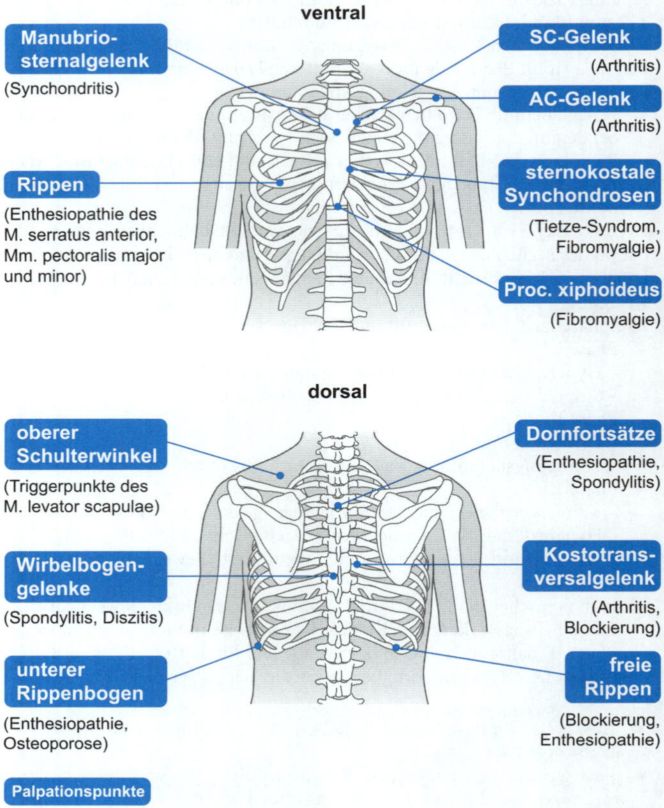

Abb. 2.10 Palpationspunkte Thorax [L157]

- Muskelursprünge: M. serratus anterior (1.–9. Rippe), Mm. pectoralis major und minor
- Irritationspunkte der Kostotransversalgelenke: 2 QF lateral der Dornfortsatzreihe. Palpation von lateral entlang dem Rippenverlauf bis unter den M. erector trunci

Funktionsprüfung

- Atembewegungen der Rippen: Palpation im Interkostalraum (Blockierungen?)
- 1. Rippe: Verschieben des Trapeziusoberrands nach dorsal – Palpation mit Handkante (seitengleicher Stand?) und Mobilisationsimpuls nach kaudal in Richtung gegenüberliegende Hüfte (Schmerzen? Beweglichkeit?)
- Atembreite (abhängig vom Lebensalter und Trainingszustand): Messung des Thoraxumfangs bei maximaler Inspiration und Exspiration (< 6 cm sind pathologisch)
  - Brustatmung: Messstelle unter Achselhöhle bei herabhängenden Armen (Umfangsdifferenz ca. 8 cm)
  - Obere Flankenatmung (am häufigsten angewendet): Messstelle oberhalb der Mamillarlinie (Männer) oder unterhalb der Brustdrüse (Umfangsdifferenz ca. 9 cm)
  - Untere Flankenatmung: Messstelle unterer Brustkorbrand (Umfangsdifferenz 11 cm)

2.4 Allgemeine klinische Untersuchung

2.4.1 Haut/Schleimhaut

- Rheumaknoten (▶ Kap. 6.33): RA (▶ Kap. 7.1), insbes. RF- und ACPA-positive Verlaufsform
- Konfluierende, makulopapulöse Effloreszenzen: JIA (▶ Kap. 7.2.4), Still-Syndrom (▶ Kap. 7.2.1)
- Unterschenkelgeschwüre, fleckförmige Pigmentierungen: rheumatoide Vaskulitis (▶ Kap. 10)
- Trockene Haut, schuppende Exantheme: Sjögren-Syndrom (▶ Kap. 9.7)
- Glänzende, feste, nicht abhebbare Haut an Extremitäten und Gesicht: Sklerodermie, CREST-Syndrom (▶ Kap. 9.4), Mischkollagenose (▶ Kap. 9.6)
- Einrisse an Fingerkuppen, Raynaud-Symptomatik: Kollagenosen und Vaskulitiden (▶ Kap. 9, ▶ Kap. 10)
- Schmetterlingserythem, makulopapulöse Exantheme an sonnenexponierten Stellen: SLE (▶ Kap. 9.2)
- Violette Verfärbung und Schwellung der Oberlider, Teleangiektasien: Dermatomyositis (▶ Kap. 9.5)
- Schuppende Effloreszenzen an Ellenbogen- und Kniestreckseiten, Rima ani, retroaurikulär, Haaransatz, periumbilikal; inverse Psoriasis plantar und palmar; Gehörgangschuppungen: Psoriasisarthritis (▶ Kap. 8.4)
- Hyperkeratosen an Fußsohlen, Handflächen und subungual: reaktive Arthritis (▶ Kap. 8.3), AS (▶ Kap. 8.2)
- Erythema nodosum, Hyperpigmentierungen, Pyoderma gangränosum: Sarkoidose, reaktive Arthritis (▶ Kap. 8.3), darmassoziierte Spondyloarthritis (▶ Kap. 8.5)
- Erythema nodosum: Löfgren-Syndrom

- Erythema multiforme, Erythema nodosum, Mundulzerationen: Behçet-Krankheit
- Livedo reticularis („landkartenähnliche“ Hautzeichnung): Vaskulitiden und Kollagenosen (▶ Kap. 9, ▶ Kap. 10)
- Petechien (bei normaler Thrombozytenzahl): Hypersensitivitätsvaskulitis (▶ Kap. 10.8)

2.4.2 Kopf/Hals/Augen

- Struma: Hyper-/Hypothyreose
- Haarausfall (diffus, lokalisiert): Kollagenosen (▶ Kap. 9)
- Verdickung des Zungenbändchens, Ulzerationen, Beläge: Kollagenosen und Vaskulitiden (▶ Kap. 9, ▶ Kap. 10)
- Tophuszeichen an Ohren, Augenlid, Nase: Gicht (▶ Kap. 12.1.1)
- Schwellung vor dem äußeren Gehörgang: Arthritis des Temporomandibulargelenks bei RA (▶ Kap. 7.1)
- Parotisschwellung: Sjögren-Syndrom (▶ Kap. 9.7)
- Augenbeteiligung:
  - Konjunktivitis: reaktive Arthritis (58 %; ▶ Kap. 8.3), SLE (3–20 %; ▶ Kap. 9.2), GPA (▶ Kap. 10.5). Borreliose (▶ Kap. 15.3), Poly-/Dermatomyositis (selten; ▶ Kap. 9.5)
  - Keratokonjunktivitis sicca: Sjögren-Syndrom (> 90 %; ▶ Kap. 9.7), sekundär bei RA (▶ Kap. 7.1), SLE (▶ Kap. 9.2)
  - Episkleritis/Skleritis: GPA (16–29 %; ▶ Kap. 10.5), Polychondritis (20 %). Colitis ulcerosa, Borreliose (▶ Kap. 15.3) und RA (selten; ▶ Kap. 7.1)
  - Keratitis: Poly-/Dermatomyositis (▶ Kap. 9.5), Polyarteriitis nodosa (selten; ▶ Kap. 10.4)
  - Uveitis: Sarkoidose (25 %), Colitis ulcerosa, Behçet-Krankheit, Borreliose (selten; ▶ Kap. 15.3)
  - Iridozyklitis: JIA (17 %; ▶ Kap. 7.2.4), AS (25 %; ▶ Kap. 8.2), reaktive Arthritis (12 %; ▶ Kap. 8.3), Crohn-Krankheit (5 %)
  - Retinopathie: SLE (Cotton-Wool-Herde; ▶ Kap. 9.2), Riesenzellarteriitis (▶ Kap. 10.2)
- Exophthalmus: Autoimmunthyreoiditis, GPA (▶ Kap. 10.5)
- Braunverfärbung der Skleren: Ochronose (▶ Kap. 12.2.6)

2.4.3 Lunge

Unterschiedliche Manifestationen bei entzündlich-rheumatischen Erkrankungen (▶ Tab. 2.4):

- Pleuritis: z.B. SLE (▶ Kap. 9.2)
- Interstitiell-fibrosierende Veränderungen:
  - Vaskulitiden (▶ Kap. 10): eGPA, Goodpasture-Syndrom, GPA, Polyarteriitis nodosa
  - Kollagenosen (▶ Kap. 9): SLE, systemische Sklerose, Mischkollagenose, Poly-/Dermatomyositis
  - RA und Sonderformen (▶ Kap. 7)
  - Spondyloarthritiden (▶ Kap. 8)
  - Medikamente (▶ Kap. 16): Cyclophosphamid, MTX, Leflunomid, Hydroxychloroquin
- Alveolitis/Pneumonitis: Kollagenosen, Vaskulitiden (▶ Kap. 9, ▶ Kap. 10)

- Rundschatten:
  - Vaskulitiden (▶ Kap. 10): GPA, eGPA, Polyarteriitis nodosa
  - RA und Sonderformen (▶ Kap. 7): Rheumaknoten bei seropositiver RA
  - Sarkoidose
  - Opportunistische Infektion unter Immunsuppressiva: Tbc, Aspergillom, Aktinomykose
  - Pseudotumor bei Interlobärerguss
  - Rundatelektase
  - Bronchialkarzinom, Metastase
- Opportunistische Infektionen unter Immunsuppression: Zytostatika, GK
- NW von Medikamenten (▶ Kap. 16): MTX- und Leflunomid-Pneumonitis, Alveolitis unter Sulfasalazin

Tab. 2.4 Vergleich typischer physikalischer Lungenbefunde

Diagnose	Perkussionsbefund	Stimmfremitus	Auskultation
kardiale Stauung	Dämpfung (oder normal)	normal oder ↑	feuchte, eher spätinspiratorische, nicht klingende RG
pneumonisches Infiltrat	Dämpfung	↑	feuchte, ohrnahe, frühinspiratorische, klingende RG
Pleuraerguss	Dämpfung	aufgehoben	fehlendes AG
Atelektase	Dämpfung	↓	abgeschwächtes bis fehlendes AG
chron. Bronchitis	normal	normal	trockene RG, Exspirium verschärft
Lungenfibrose	normal	normal	inspiratorische, trockene, nicht klingende RG
Pneumothorax	hypersonor	aufgehoben	fehlendes AG
Lungenemphysem	hypersonor	aufgehoben	abgeschwächtes AG

RG = Rasselgeräusche, AG = Atemgeräusch

! Bei trockenem Husten mit Dyspnoe und Tachypnoe an Lungenfibrose denken!

2.4.4 Herz/Kreislauf

- Perikarditis mit/ohne Erguss, Myokarditis, Endokarditis: RA (▶ Kap. 7.1), JIA (▶ Kap. 7.2.4), SLE (▶ Kap. 9.2), Mischkollagenose (▶ Kap. 9.6), systemische Sklerose (▶ Kap. 9.4), rheumatisches Fieber (▶ Kap. 15.5)
- Amyloidose: RA und Sonderformen (▶ Kap. 7), JIA (▶ Kap. 7.2.4)
- Perikarditis, Myokarditis, Libmann-Sacks-Vegetationen auf Mitral- oder Aortenklappe, Aorteninsuffizienz bei fibrinoider Nekrose, Koronararteriitis: SLE (▶ Kap. 9.2), RA (▶ Kap. 7.1)
- Myokardfibrose: systemische Sklerose (▶ Kap. 9.4)
- Mesaortitis mit Aorteninsuffizienz: Spondyloarthritis (▶ Kap. 8)
- Mitralsegelprolaps: Hypermobilitätssyndrom (▶ Kap. 6.19)

Komorbiditäten bei entzündlich-rheumatischen Erkrankungen beachten:
- Kardiovaskuläre Erkrankungen
- Malignome
- Infektionen
- Osteoporose
- Gastrointestinale Ulzera
- Depression

2.4.5 Abdomen/Nieren

Hepatosplenomegalie
- Zeichen der Aktivität der Grunderkrankung: RA (▶ Kap. 7.1), JIA (▶ Kap. 7.2.4), Felty-Syndrom (▶ Kap. 7.2.3), systemische Sklerose (▶ Kap. 9.4), Vaskulitiden (▶ Kap. 10), SLE (▶ Kap. 9.2), Sjögren-Syndrom (▶ Kap. 9.7)
- Infektion: Sepsis, Tbc unter Immunsuppression
- Medikamente: NSAR (▶ Kap. 16.2), Basistherapeutika (▶ Kap. 16.4)
- Stoffwechselerkrankungen: Hämochromatose (▶ Kap. 12.1.4), Wilson-Krankheit
- Myeloproliferatives Syndrom
- Tumor: Hodgkin-Lymphom, Lebermetastasen, hepatozelluläres Karzinom
- Sarkoidose

! Splenomegalie ist ein Kardinalbefund bei Felty-Syndrom!

Nephropathie
- Krankheitsinduziert:
  - Glomerulonephritis: SLE (▶ Kap. 9.2), Dermatomyositis (▶ Kap. 9.5), GPA (▶ Kap. 10.5), Polyarteriitis nodosa (▶ Kap. 10.4), Purpura Schönlein-Henoch (▶ Kap. 10.8), rheumatisches Fieber (▶ Kap. 15.5)
  - Amyloidose: RA (▶ Kap. 7.1), Spondyloarthritis (▶ Kap. 8.2)
- Medikamenteninduziert: NSAR (▶ Kap. 16.2), MTX (▶ Kap. 16.3), Leflunomid, Ciclosporin A

!
- Die Glomerulonephritis ist die häufigste Nephropathie bei Vaskulitiden/Kollagenosen!
- Bei Kreatininanstieg, Hypertonie, Ödeme und schwerem Krankheitsgefühl immer an rapid progressive Glomerulonephritis denken!

2.4.6 Lymphknotenstatus

Lymphknotenvergrößerungen sind oft Hinweise auf schwere Verlaufsformen entzündlich-rheumatischer Erkrankungen:
- Felty-Syndrom (▶ Kap. 7.2.3), JIA (▶ Kap. 7.2.4), Still-Syndrom (▶ Kap. 7.2.1)
- Kollagenosen (▶ Kap. 9): SLE, systemische Sklerose, Poly-/Dermatomyositis
- Infektionen: opportunistische Infektionen unter Immunsuppression

! Exakte Palpation von submandibularer Lymphknotenschwellung (Lymphom?) und Parotisschwellung (Sjögren-Syndrom?)!

2.4.7 Neurostatus

Die Neuropathie ist häufiges Begleitsymptom rheumatischer Erkrankungen. Sowohl bei entzündlich-rheumatischen Erkrankungen (insbes. Vaskulitiden und Kollagenosen) als auch bei degenerativen Erkrankungen (Spondylosis deformans) ist ein Neurostatus erforderlich (▶ Abb. 2.11).

- Sensibilitätsstörungen
- Motorische Ausfälle: Gang, Zehengang, Hackengang, Plantar-, Dorsalflex. der Zehen
- Armhalteversuch und Beinhalteversuch: latente zentrale Parese
- Reflexstatus:
  - Eigenreflexe: ASR, PSR, RPR, BSR, TSR
  - Kloni: Patellaklonus (Patella ruckartig nach distal schieben), Fußklonus (ruckartige Dorsalflexion des Fußes) als Ausdruck gesteigerter Reflextätigkeit
  - Fremdreflexe: Bauchhautreflexe (Th9–Th12, Zucken der Bauchmuskulatur durch Streichen der Nadel von lateral nach medial über die Bauchdecke
  - Pathologische Reflexe: Babinski (Bestreichen der äußeren Fußsohle in Richtung Zehen), Gordon (Kneten der Wade), Oppenheimer (Bestreichen der Tibiavorderkante)
- Lasègue-Zeichen: plötzlich einschießender Schmerz in Oberschenkelrückseite, Wade und Fuß
- Bragard-Zeichen: Differenzierung Lasègue – Pseudo-Lasègue
  - Senken des Beins, bis Schmerz gerade verschwunden
  - Kräftige Dorsalext. im OSG
  - Auslösen des Ischiasdehnungsschmerzes
- Gekreuzter Lasègue: Ischiasschmerz der kranken Seite bei Heben des Beins auf gesunder Seite
- Umgekehrter Lasègue: Femoralisdehnungsschmerz
- Valleix-Druckpunkte

> - Pseudo-Lasègue (langsam einsetzender, ziehender Muskelschmerz) bei verkürzter Ischiokruralmuskulatur!
> - Exakte Sensibilitätsprüfung bei V.a. Mononeuritis multiplex (z.B. bei RA, Vaskulitiden)!

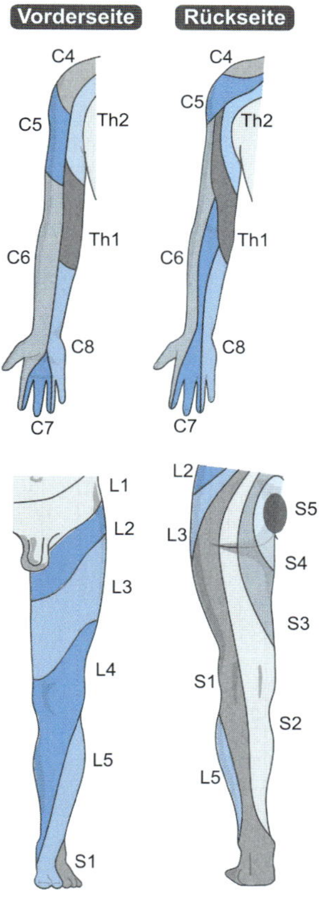

Abb. 2.11 Dermatome von oberer und unterer Extremität [157]

3 Rheumatologische Arbeitstechniken

Thomas Bitsch

3.1 Gelenkpunktionen

Gelenkpunktionen sind eine der wichtigsten rheumatologischen Arbeitstechniken. Zur Diagnose und Therapie sollten die folgenden Techniken beherrscht werden. Die Anleitung stellt hierbei nur eine Hilfestellung im Alltag dar – die Technik per se ist von einem erfahrenen Kollegen zu lernen.

3.1.1 Indikationen und Vorbereitung

Therapeutische Indikation
- Entlastungspunktion: Entspannung der Gelenkkapsel (Schmerzlinderung, Besserung des Bewegungsausmaßes), Reduzierung der Gelenkdestruktion (pyogene Arthritis) und Verbesserung der Durchblutung (A. capitis femoris)
- Injektion von Medikamenten: GK, LA, Radionuklide, Morrhuate

Diagnostische Indikation
- Mikroskopie: Arthritis? Arthrose? Kristallarthropathie?
- Bakteriologie: infektiöse Arthritis?

Vorbereitung Pat. über Risiken der Gelenkpunktion aufklären und Einverständniserklärung schriftlich einholen. Spezifische NW der Medikamente (z.B. Hüftkopfnekrose durch GK) darstellen und unterschiedliche Therapiemöglichkeiten abwägen. Auf gelenkspezifische NW hinweisen!

Vorgehen Immer unter streng aseptischen Kautelen!
- Separater Raum für Gelenkinjektionen
- Einmalunterlage verwenden (Kontamination mit Synoviapunktat)
- Pat. bequem in sicherer Position lagern
- OP-Kittel und Einmalhandschuhe anziehen
- Hautwischdesinfektion
- Handschuhwechsel
- Lochtuch auflegen bei geplantem Durchbewegen des Gelenks unter sterilen Bedingungen
- Injektion mit LA
- Vorschieben der Kanüle bis ins Gelenk: Aspiration von Synovialflüssigkeit und Injektion
- Nach Punktion steriles Pflaster
- Pat. auf Kontamination mit Wasser aufmerksam machen (kein Bewegungsbad und Ultraschall im Wasser am Injektionstag)
- Durchbewegen des Gelenks: bessere Verteilung des injizierten Medikaments

!
- Vor jeder Injektion mit aggressiven Medikamenten (Synoviorthesen!) „Probeinjektion" mit LA vornehmen:
  - Brennender Schmerz = periartikulär
  - Dumpfes Druckgefühl = intraartikulär
- Bei kleinen Gelenken (DIP, IP) und arthritisch/arthrotisch veränderten Gelenken Injektion evtl. unter Durchleuchtung durchführen! Lerneffekt!
- Bei geringstem Verdacht auf infektiöse Arthritis keine GK injizieren!

3.1.2 Techniken der Gelenkpunktion

Obere Extremität

Schultergelenk

- Ventraler Zugang: sicherster Zugang, da exakte topografische Landmarken. Pat. in Rückenlage. Oberarm leicht in Aro. Aufsuchen des Proc. coracoideus: bei Aro./Iro. des Oberarms bleibt Proc. coracoideus stehen; Tuberculum minus und Sulcus intertubercularis rotieren mit! Einstich knapp lateral-kaudal des Proc. coracoideus 2–3 cm tief
- Dorsaler Zugang: Pat. sitzend. Oberarm leicht in Iro. Aufsuchen der lateralen Akromionecke. Einstich knapp medial davon mit Zielrichtung auf Proc. coracoideus 3–4 cm tief
- Kanüle: zur Entlastungspunktion 1,20 × 40 mm; zur Injektion 0,50 × 40 mm

Akromioklavikulargelenk

- Gelenkspalt aufsuchen vom lateralen Klavikularende her oder von Akromionhöhe. Einstich senkrecht 1 cm tief
- Kanüle: 0,45 × 25 mm

Ellenbogengelenk

- Humeroulnargelenk, lateraler Zugang: geeignet bei exsudativer Arthritis zur diagnostischen und therapeutischen Punktion. Pat. sitzend an Behandlungsliege mit aufgelegtem Arm in 90°-Flex. und Pronationsstellung. Ellenbogen mit Kissen unterlegen. Aufsuchen der meist elastischen Kapsel in Mitte zwischen Olekranon und Epicondylus lateralis humeri. Einstich nach distal gerichtet 2–4 cm tief
  - Kanüle: 0,90 × 40 mm
- Humeroradialgelenk: identische Position. Aufsuchen des Gelenkspalts zwischen Radiusköpfchen und Epicondylus unter Pronation/Supination. Einstich senkrecht 2–3 cm tief
  - Kanüle: 0,50 × 40 mm

Handgelenk

- Radiokarpalgelenk, dorsoradialer Zugang: Handgelenk mit Kissen unterlegen, volar flektiert (20°) und leicht ulnar abduziert. Aufsuchen des Proc. styloideus radii. Einstich knapp distal davon 1–2 cm tief
  - Kanüle: 0,45 × 25 mm
- Radioulnargelenk, dorsoulnarer Zugang: Handgelenk mit Kissen unterlegen, volar flektiert (20°) und leicht radial abduziert. Aufsuchen des Proc. styloideus ulnae. Einstich knapp distal davon 1 cm tief
  - Kanüle: 0,45 × 25 mm
- Distales Radioulnargelenk, dorsaler Zugang: Hand in Pronation. Aufsuchen des Ulnaköpfchens, Palpation nach medial in die Tiefe (Extensoren müssen entspannt sein). Einstich senkrecht 2–3 cm tief
  - Kanüle: 0,50 × 40 mm

MCP-Gelenk

- Dorsolateraler/dorsomedialer Zugang: Gelenke entspannt lagern, Flex. 30°. Exakte Palpation des Gelenkspalts von dorsolateral oder dorsomedial. Einstich senkrecht von lateral oder medial. Probeinjektion mit LA
- Kanüle: 0,45 × 25 mm

PIP- und DIP-Gelenk der Hand

- Lateraler Zugang: Lagerung in leichter Flex. Exakte Palpation des Gelenkspalts unter leichter Bewegung des Gelenks und evtl. Aufklappen des Gelenkspalts. Probeinjektion mit LA
- Kanüle: 0,45 × 25 mm

Karpometakarpal-I-Gelenk

- Dorsomedialer und dorsolateraler Zugang: Aufsuchen des Gelenkspalts unter Abd. und Add. Einstich von dorsolateral und dorsomedial 0,5 cm tief. Probeinjektion mit LA und auf A. radialis achten!
- Kanüle: 0,45 × 25 mm

Untere Extremität

Hüftgelenk

- Ventraler Zugang: sicherer Zugang zur Entlastungspunktion. Pat. in Rückenlage, Neutral-0-Stellung. Aufsuchen der A. femoralis in Verbindungslinie Symphyse – SIAS (IVAN = Innen Vene Arterie Nerv; kaudolateral Gelenkspalt). Einstich senkrecht 2–3 cm kaudolateral der Arterie bis auf Knochenkontakt 5–7 cm tief (Weichteile komprimieren!). Arthrosono zu Hilfe nehmen.
- Lateraler Zugang: Pat. in Rückenlage, Neutral-0-Stellung. Aufsuchen des Trochanter major mit Trochanterspitze. Einstich senkrecht knapp proximal der Trochanterspitze parallel zur Unterlage bis zum Knochenkontakt 6–8 cm tief (Weichteile komprimieren!). Arthrosono zu Hilfe nehmen.
- Kanüle: zur Injektion 0,60 × 60 mm, ggf. 0,60 × 80 mm; zur Entlastungspunktion 0,90 × 70 mm

Kniegelenk

- Lateral-proximaler Zugang: bevorzugt zur Entlastungspunktion bei massivem Gelenkerguss, Synoviorthesen mit anschließenden Gelenkspülungen. Pat. in Rückenlage, Knie leicht flektiert mit Rolle oder Kissen. Aufsuchen des lateralen Patellarands. Einstich 2–3 cm proximal im oberen Recessus. Ausdrücken des Ergusses mit anderer Hand von Gegenseite (Umfassen der Patella von distal und Kompression des oberen medialen Recessus mit Langfingern)
- Lateraler Zugang: bevorzugt bei Injektionen ohne Ergussbildung, Gelenkspülungen bei Gonarthrose. Pat. in Rückenlage, Knie fast gestreckt. Aufsuchen des lateralen Patellarands, Patellamobilisation nach lateral von Gegenseite zum Auffinden des retropatellaren Gelenkspalts (oft schwierig bei Gonarthrose mit Retropatellararthrose). Auf entspannte Muskulatur achten (auch während der Punktion!). Einstich senkrecht von lateral (Mitte oberer – unterer Patellapol) 2–3 cm tief
- Zugang „mediales Knieauge“: bevorzugt zur Injektion von LA/GK. Pat. sitzt seitlich auf Behandlungsliege mit frei herabhängendem Unterschenkel. Aufsuchen des unteren Patellapols und des Lig. patellae. Einstich medial dem Lig. patellae im Grübchen („mediales Knieauge“)
- Kanüle: zur Injektion 0,90 × 40 mm; zur Entlastungspunktion und Spülung 1,20 × 40 mm

Oberes Sprunggelenk

- Ventraler Zugang: bevorzugt zur Entlastungspunktion und Gelenkspülung. Pat. in Rückenlage, Neutral-0-Stellung, Achillessehne mit kleinem Kissen unterlagert. Aufsuchen der M.-tibialis-anterior-Sehne bei aktiver Dorsalextension des Fußes. Palpation in die Tiefe lateral der M.-tibialis-anterior-Sehne und Suchen des Gelenkspalts unter Gelenkbewegung (Ext. – Flex.). Einstich senkrecht

3–4 cm tief. Geringe Einstichtiefe: Korrektur der Nadellage durch kraniale oder kaudale Richtungsänderung: Ertasten des Gelenkspalts mit Kanüle!
- Ventrolateraler Zugang: bevorzugt bei Synovitis über Malleolus lateralis. Pat. in Rückenlage, Neutral-0-Stellung, Achillessehne mit kleinem Kissen unterlagert. Aufsuchen des Malleolus lateralis. Einstich am Vorderrand des Malleolus lateralis 1–2 cm tief
- Ventromedialer Zugang: bei Synovitis über Malleolus medialis, Tarsaltunnelsyndrom. Analog wie ventrolateral
- Kanüle: 0,50 × 40 mm; zur Entlastungspunktion und Spülung 1,20 × 40 mm

Unteres Sprunggelenk

- Dorsomedialer Zugang: Pat. in Bauchlage, Neutral-0-Stellung, distaler Unterschenkel mit Kissen unterlagert, Fuß hängt über Behandlungsliege hinaus. Aufsuchen des Malleolus medialis und des Gelenkspalts durch gabelförmiges Umgreifen von Malleolus medialis und lateralis von dorsal und Pronation/Supination des Kalkaneus. Einstich daumenbreit dorsomedial (knapp kranial und dorsal des Sustentaculum tali) mit Stichrichtung auf prominente Basis vom Metakarpale V 3–5 cm tief. Öfters Nadelkorrektur beim Einführen vornehmen
- Kanüle 0,60 × 60 mm.

3

Talonavikulargelenk

- Medialer Zugang: Pat. in Rückenlage, Achillessehne mit Kissen unterlagert. Aufsuchen der Malleolus-medialis-Spitze. 2 QF in Richtung Großzehe Palpation des Gelenkspalts. Einstich senkrecht 1 cm tief
- Kanüle: 0,45 × 25 mm

MTP-Gelenk

- Dorsomedialer/dorsolateraler Zugang: Pat. in Rückenlage, Vorfuß entspannt. Aufsuchen des Gelenkspalts von dorsomedial oder dorsolateral mit Bewegung des Gelenks. Einstich von medial oder lateral. Probeinjektion
- Kanüle 0,45 × 25 mm

PIP- und DIP-Gelenk Fuß

- Lateraler/medialer Zugang: Pat. in Rückenlage, Vorfuß entspannt lagern. Aufsuchen des Gelenkspalts mit Bewegung des Gelenks, evtl. Aufklappen des Spalts. Einstich von medial oder lateral. Probeinjektion
- Kanüle 0,45 × 25 mm

Wirbelsäule

Wirbelbogengelenke

- HWS: Pat. in sitzender Position. Aufsuchen der Facettengelenke mit Anteflexionsbewegung. Einstich 2 QF lateral der Dornfortsatzreihe leicht median gerichtet bis Knochenkontakt in Neutral-0-Position der HWS
  - Kanüle 0,50 × 40 mm
- BWS: Pat. in sitzender Position oder Bauchlage. Aufsuchen der Dornfortsätze. Einstich 1 QF neben der Dornfortsatzreihe senkrecht bis Knochenkontakt (Dornfortsatzspitze liegt bei BWK I–IV 2 QF, bei BWK V–IX 3 QF und bei BWK X–XII 2 QF kaudaler als Facettengelenke!)
  - Kanüle 0,50 × 40 mm, ggf. 0,60 × 60 mm
- LWS: Pat. in sitzender Position oder auch Bauchlage. Aufsuchen der Dornfortsätze. Einstich 2 QF neben der Dornfortsatzreihe und 1 QF kranial der Dornfortsatzspitze senkrecht bis Knochenkontakt (Dornfortsatzspitze liegt 1 cm kaudal des Facettengelenks!)
  - Kanüle 0,60 × 60 mm, ggf. 0,60 × 80 mm

Iliosakralgelenk Eine intraartikuläre Injektion des Iliosakralgelenks gelingt nur in seltenen Fällen – die periartikuläre Infiltration des dorsalen Kapsel-Band-Apparats hat jedoch die gleiche therapeutische Effizienz. Fächerförmige Infiltration unter Knochenkontakt sehr wichtig!

- Oberer Pol: Pat. in Bauchlage oder Sitz. Aufsuchen des LWK-V-Dornfortsatzes und der SIPS. Einstich knapp lateral des LWK-V-Dorns im 45°-Winkel in Richtung SIPS bis Knochenkontakt (6–8 cm tief). Fächerförmige Infiltration nach kranial und kaudal unter direktem Knochenkontakt und der Bandstrukturen
  - Kanüle 0,60 × 80 mm
- Unterer Pol: Pat. in Bauchlage oder Sitz. Aufsuchen der SIPS. Einstich 1 QF medial und 2 QF kaudal davon senkrecht bis zum Knochenkontakt (3 cm tief). Fächerförmige Infiltration
  - Kanüle 0,60 × 80 mm

Kostotransversalgelenk

- Pat in Rückenlage, entspannt. Aufsuchen des Kostotransversalgelenks von lateral aus: Palpation entlang der Rippe bis Angulus costae, dann streng medialwärts bis 2 QF paramedian. Einstich 2 QF seitlich der Dornfortsatzreihe senkrecht bis zum Knochenkontakt. Interkostalräume mit 2-Fingerschutztechnik abschirmen! **Cave:** Pleuraverletzung!
- Kanüle 0,50 x 0,40 mm

Sternoklavikulargelenk/sternokostale Synostosen

- Palpation des Gelenkspalts von der Klavikula oder den Rippen her. Einstich senkrecht 1–2 cm tief
- Kanüle: 0,45 × 25 mm

Kiefergelenk

- Aufsuchen des Gelenkspalts durch leichtes Öffnen und Schließen des Munds. Einstich senkrecht 1–2 cm tief
- Kanüle: 0,45 × 25 mm

3.1.3 Synoviorthese

Intraartikuläre Injektion eines Medikaments oder Radionuklids mit dem Ziel der Verödung entzündlich-proliferativer Strukturen der Gelenkkapsel vom Gelenkinnern aus. Die Bezeichnung „Synoviorthese" besagt sinngemäß, dass die krankhaft „entgleiste" Synovialmembran wieder in Richtung Normalisierung „zurechtgerückt" werden soll.

Indikation

- Aktive, rezidivierende Monarthritis (z.B reaktive Arthritis), bei der Gewebsproliferation und Ergussbildung im Vordergrund steht
- Mon-, Oligo- und Polyarthritis bei entzündlich-rheumatischer Grunderkrankung
- Arthritis, die bei einem rheumatischen Schub stark beteiligt ist
- GK-refraktäre Arthritis oder unzureichende Langzeitwirkung der GK
- Arthritisrezidiv nach operativer Synovektomie (auch wenn diese vor OP versagte!)
- Arthrosen und Kristallarthropathien mit Begleitsynovitis

Differenzialindikation chemische Synoviorthese – operative Synovektomie
- Ergänzendes Therapieregime zwischen der intraartikulären Steroidinjektion und der operativen Synovektomie
- Wenn möglich zuerst Synoviorthese, dann operative Synovektomie. Ausnahme: rasch progredienter Verlauf mit zu befürchtender Gelenkdestruktion, Gelenkinstabilität, Kapselschrumpfung mit Kontraktur und Deformierungen
- Gute OP-Ergebnisse: Strecksehnensynovektomie der Hand
- Kontraindikation der chemischen Synoviorthese: Baker-Zyste bzw. zystenartige Aussackungen der Gelenkkapsel mit Rupturgefahr. Große Zottenbildungen mit Fibrinmassen (Arthrosono vorher). Fehlstellungen und Kontrakturen. Begleitende Tenosynovitis
- Engpasssyndrome (Gefahr der bleibenden Nervenkompression)

Stoffgruppen zur chemischen Synoviorthese

Morrhuate-Synoviorthese Gemisch aus Natriumsalzen von ungesättigten Fettsäuren aus Lebertran (ehemals Varicocid®, jetzt als Natriummorrhuate von internationaler Apotheke zu beziehen). Zytolyse durch Schädigung der Zellmembran mit massiver Nekrose der Synovialmembran und resorptiver Entzündung. In manchen Zentren Deutschlands große Erfahrung.

Durchführung
- Abpunktion des Gelenkergusses
- Injektion von LA als Probeinjektion. Brennen oder Druckgefühl?
- Intraartikuläre Instillation des Natriumsalzgemisches von Fettsäuren aus Lebertran. Relation von LA zu Morrhuate 1 : 1 bis 1 : 2. Dosierung Morrhuate für kleine Gelenke (MCP, MTP, PIP, DIP) 0,1–0,2 ml; für mittlere Gelenke (OSG, Ellenbogen) 1–3 ml; für große Gelenke (Knie, Hüfte, Schulter) 10–15 ml. Bei Kindern je nach Gelenkgröße geringere Mengen!
- Injektion von max. einem großen Gelenk (Knie) oder 2–3 kleinen Gelenken (MCP, PIP, DIP)
- Kompression des Stichkanals mit Kompresse, um periartikulären Rückfluss zu vermeiden
- Durchbewegen des Gelenks zur Verteilung der injizierten Flüssigkeit
- Entlastungspunktion großer Gelenke und Spülung mit NaCl nach 8–10 h
- Ruhigstellung für 2 Tage. Kühlung des Gelenks mit Eispackungen oder Eiswasser
- Wiederholung nach Abklingen der akuten Synovitis

Radiosynoviorthese (RSO) Bei aktiver entzündlich-rheumatischer Erkrankung mit mono-oligoarthritischer Verlaufsform als Alternative zur Synovektomie (▶ Tab. 3.1).

Durchführung: Wie Morrhuate-Synoviorthese, jedoch intraartikuläre Instillation von Radionukliden mit kurzer Reichweite und unterschiedlicher Strahlungsenergie: für kleine Gelenke (Finger, Zehen, Hände) 1 mCi Erbium 169; für mittlere und große Gelenke (Coxae, Schulter, Ellenbogen, OSG) 3–5 mCi Rhenium 186; für Kniegelenk 5 mCi Ytrium 90.

!
- Synoviorthesen nur im erfahrenen Team durchführen! Keine „Erprobung“ in Eigenregie!
- Die Injektion muss streng intraartikulär erfolgen, sonst Gefahr der Gewebsnekrose!

Tab. 3.1 Radioisotope zur Radiosynoviorthese			
Radioisotop	**Reichweite**	**Gelenk**	**Halbwertszeit**
Yttrium	5–11 mm	Knie	2,7 d
Rhenium	1,2–3,6 mm	Hüfte Schulter Ellenbogen OSG	3,7 d
Erbium	0,3–1,2 mm	Finger Zehen Hände	9,5 d

3

3.2 Therapeutische Lokalanästhesie (TLA)

Die TLA kann nur dann wirksam sein, wenn die pathogene Region und die reizvermittelnde Struktur erreicht wird! Deshalb ist die Strukturdiagnose (Kenntnis der Anatomie) sehr wichtig!
Wirkdauer häufig eingesetzter LA ▶ Tab. 3.2, toxische NW/allergische Reaktionen ▶ Tab. 3.3.

3.2.1 Indikationen und Vorbereitung

Therapeutische Indikation Schmerzlinderung und Schmerzausschaltung durch Unterbrechung pathologisch nozizeptiver Reflexe, aber auch antihistaminische und antiphlogistische Wirkung.

Diagnostische Indikation Vor einer therapeutischen Injektionsserie kann eine Differenzierung schmerzverursachender Strukturen vorgenommen werden.

Kontraindikation

- Überempfindlichkeit gegen LA
- Gerinnungsstörungen (angeboren oder medikamentös induziert, z.B. Heparin, Warfarin, NOAK)
- Sepsis, Entzündung im zu infiltrierenden Bereich
- Ablehnung durch den Pat. (Pat. nie dazu überreden und NW nie verharmlosen!)

Tab. 3.2 Wirkdauer häufig eingesetzter LA	
Substanz	**Wirkdauer**
Lidocain	60–120 min
Mepivacain	90–180 min
Prilocain	90–180 min
Bupivacain	4–10 h
Etidocain	4–10 h
Ropivacain	6–10 h

Tab. 3.3 Toxische Nebenwirkungen und allergische Reaktionen von LA

Allgemeinmaßnahme	Sauerstoff (4 l/min), Beine hochlagern bei RR-Abfall
Schwindel, Unruhe, Ohrensausen	Idazolam 5–10 mg langsam i.v. Diazepam 2,5–10 mg langsam i.v.
Krämpfe	Midazolam 5 mg i.v. oder Diazepam 10 mg i.v. evtl. nach 10 min wiederholen Thiopental 25–50 mg i.v.
Laryngospasmus	Intubation und Beatmung Trapanal® 3–5 mg/kg KG, Succinylcholin® 1 mg/kg KG
Bradykardie	Atropin 0,5–1 mg i.v.
Vasovagale Reaktion	Horizontallage, Atropin® (0,5 mg) i.v.
Blutdruckabfall	Dopamin 200 mg in 50 ml NaCl 0,9 % einschleichend 3–5 µg/kg KG beginnen, bis 10 µg/kg KG steigern
Allergische Reaktionen	Clemastin 2 mg oder Dimetiden 4 mg langsam i.v. bei starkem Juckreiz Prednisolon 250–500 mg i.v.
Anaphylaktischer Schock	Sofortbehandlung; Weiterbehandlung auf Intensiv • Adrenalin 1 : 1.000 langsam fraktioniert • Sauerstoffzufuhr, Atemmaske, Intubation • Ringerinfusion „im Schuss", großlumiger Zugang • Theophyllin 0,48 g i.v. bei Bronchospasmus • Prednisolon 1 g i.v. • Clemastin 2–4 mg i.v.
Asystolie	kardiopulmonale Reanimation

Vorbereitung

- Aufklärung des Pat. und schriftliche Einwilligung bei Aufnahme einholen!
- Injektionen wenn möglich niemals sitzend, sondern immer liegend (bessere Fixation! Psychogene Synkope! Komplikationen beim Sturz!)
- Notfallinstrumentarium muss immer bereitgelegt sein! RR-Manschette griffbereit!
- Vor jedem Eingriff Lokalisation exakt aufsuchen!
- Auf neurale, vasale und pleurale Strukturen achten!

3.2.2 Segmenttherapie

LA in Schmerz(-projektions)zonen der schmerzhaften Struktur: Reflexzonen, Dermatome.

- Die streng intrakutane Injektion ist das Geheimnis zum Erfolg!
- Bei akuter Symptomatik kurze Infiltrationsintervalle (Tage), bei chron. Krankheitsbild längere Intervalle (Wochen)!

Techniken der Quaddelung

- Kanüle: 0,45 × 25 mm
- Einstich im spitzen Winkel fast tangential zur Haut
- Streng intrakutane Applikation des LA
- Pro Quaddel 0,2 ml LA, ggf. Mitinjektion von wenig Luft

Häufige Quaddelmuster

- **HWS, BWS, LWS:** Medianlinie über den Spitzen der Proc. spinosi und 2–3 cm paramedian rechts und links eine Quaddelreihe
- **HWS-Spinne:** Unterrand Proc. spinosus C7, 1 QF unterhalb Protuberantia occipitalis externa, Trapeziusaußenrand, Querfortsatz C1, Mitte Nackenrand-Schulterhöhe, knapp neben Schulterhöhe, innerer Skapularand, dorsale Achselfalte
- **Sakralregion:** Dorn L5, Quaddelreihe rechts und links von außen-oben nach innen-unten, SIPS
- **Schulter:** Quaddelkranz von vorderer bis hinterer Axillarfalte über die Schulterhöhe. Quaddel 2 QF unterhalb Akromionaußenseite und in Höhe Tuberositas deltoidea
- **Knie:** Kreis um Patella, 3 Quaddeln über Gelenkspalt medial und lateral, 1 Quaddel an Tuberositas tibiae, Grübchen medial und lateral („Knieaugen"), 3 Quaddeln dorsal in Kniegelenkquerfalte
- **Hüfte:** Halbkreis kaudal offen (nach unten offenes U), Trochanter major im Mittelpunkt
- **Sprunggelenk:** vor und hinter dem Malleolus medialis und lateralis. Mitte Fußrücken über Gelenkspalt vom OSG

Projektionsschmerzzonen In die Hauptprojektionszonen zervikaler, thorakaler und lumbaler Segmente wird eine Quaddelreihe (3–5 Quaddeln) gesetzt.

- **C6-Ausstrahlung:** Epicondylus humeri lateralis, laterales Ende der Ellenbogenfalte, proximales und distales Drittel der Unterarmradialseite, Handrücken im Winkel Metakarpale I und II
- **C7-Ausstrahlung:** Quaddelpunkte lateral-dorsal vom C6-Dermatom, Mitte Handrücken, über MCP III
- **C8-Ausstrahlung:** Epicondylus humeri medialis, ulnares Ende der Ellenbogenfalte, Quaddelpunkte auf Ulnarseite, radiale Seite des Os pisiforme, Kleinfinger
- **L4-Ausstrahlung:** Fibulaköpfchen, unterer Patellapol, innere Wade im mittleren Drittel, Malleolus medialis
- **L5-Ausstrahlung:** Trochanterspitze, Fibulaköpfchen, seitliche Wade am Übergang vom oberen zum mittleren Drittel, handbreit über Malleolus lateralis, unter und vor dem Knöchel, über Großzehengrundgelenk
- **S1-Ausstrahlung:** Mitte Glutealfalte, Mitte dorsaler Oberschenkel, Mitte Kniegelenkquerfalte, Wade zwischen Gastrognemiusköpfe, zwischen Achillessehne und Malleolus lateralis, seitlich am Fußrand über Kleinzehengrundgelenk

3.2.3 Störfeldanästhesie

LA in pathologisch vorgeschädigtes Gewebe (Störfeld): Narben, Zähne, Tonsillen, Nasennebenhöhlen, Adnexe, Prostata.

Herdwirksame Störstellen

- Zähne: devitale Zähne, Restostitiden, Wurzelreste, verlagerte und retinierte Zähne, Amalgamreste
- Zahnhalteapparat: Granulome, Wurzelzysten, tiefe paradontotische Taschen
- Tonsillen: chron. Tonsillitis, Tonsillektomie-Narben
- Nasennebenhöhlen: chron. polypöse Sinusitis
- Adnexe: Adnexitis
- Prostata: chron. Prostatitis
- Narben: werden häufig überschätzt; gestörte Wundheilung ist verdächtig!

Herdfernstörungsrelationen (nach Tilscher und Eder)

- Seitenregel: Herd und Fernstörung liegen primär homolateral.
- Tonsillen: Arthropathien der großen Gelenke (Knie), hohes Lumbalsyndrom.
- Zahn-Kieferregion: tiefes Lumbalsyndrom (untere Molaren), Kopfschmerzen.
- Kieferhöhlen: Schmerzsyndrom interskapulär, C0–C3.
- Adnexe, Prostata: reaktive Arthritis, ligamentär-muskuläre Kreuzschmerzen.
- Narben: quadrantenorientierte Fernstörungen im Sinne neuralgiformer Schmerzen.

Techniken der Störfeldinjektion

- **Narben** (NPP-OP, Spondylodese, Bursektomie, Karpaltunnel): Unterspritzung der gesamten Narbe. Einstich am Ende der Narbe. Kanüle intrakutan vorschieben. Injektion beim Zurückziehen der Nadel
  - Kanüle: 0,50 × 40 mm
- **Nasennebenhöhlen:** Pat sitzend. Aufsuchen des Austrittspunkts des N. infraorbitalis: Schnittstelle Nasolabialfalte und Horizontale in Höhe unterer Nasenrand. Einstich nach kranial-medial (Verlauf Nasolabialfalte) 2–3 cm tief bis Knochenkontakt. Zusätzlich Einstich zwischen den Augenbrauen genau in der Medianlinie 1–2 cm tief bis Knochenkontakt
  - Kanüle: 0,45 × 25 mm

3.2.4 Infiltrationstherapie

LA in schmerzhafte Struktur: Sehnen, Bänder, Gelenke, Gelenkkapsel, Muskel.

! Keine GK-Kristalle in Sehne injizieren (Rupturgefahr)!

Techniken der Infiltration

- Aufsuchen des Schmerzpunkts mit Palpation (Bandinsertion, Sehne, myofasziale Triggerpunkte [TP])
- Genaue Lokalisation der Einstichstelle
- Abgrenzung und Fixierung der Behandlungsstruktur mit Zweifingerschutztechnik
- Gewebekompression: verkürzt Injektionsweg und vermindert den Nadelstichschmerz!
- Infiltration des LA
- Korrekte Lage: kurzzeitige Zunahme der Schmerzintensität mit anschließender Schmerzreduktion
- Wiederholungen: Serie von 5–10 Infiltrationen, ggf. wasserlösliches GK oder Homöopathika
- Kanüle: so lang als notwendig, so dünn wie möglich!

Techniken der Muskelinfiltration/Triggerpunktinfiltration

Obere Extremität

M. levator scapulae

- Pat. in Seitlage, Kopf mit Kissen unterlagert. Maximalpunkte aufsuchen, häufig im Winkel Nacken/Trapeziusoberrand (oberer TP) und Angulus superior scapulae (unterer TP). Einstich (oberer TP) von dorsal medialwärts in Richtung Querfortsätze 2–4 cm tief. Einstich (unterer TP) von dorsokranial nach ventrokaudal 2–4 cm tief bis Knochenkontakt
- Kanüle: 0,50 × 40 mm

M. supraspinatus

- Pat. in Seitlage, kranke Seite oben. Aufsuchen des TP medial, lateral oder am tendomuskulären Übergang. Einstich senkrecht 3–4 cm tief. Aufsuchen des TP mit der Nadel (evtl. weitere TP)
- Kanüle: 0,50 × 40 mm

M. infraspinatus/teres minor

- Pat. in Seitlage, kranke Seite oben. Aufsuchen des TP (medialer Skapularand oder unterhalb der Spina). TP des M. teres minor oberflächlich an Skapulaaußenrand zwischen M. infraspinatus und M. teres major. Gefahr des Pneumothorax, da oft dünne Skapula bzw. fibröse Membran! Auf keinen Fall auf Knochenkontakt warten!
  Einstich senkrecht 3–4 cm tief und Lokalisierung weiterer TP
- Kanüle: 0,50 × 40 mm

M. trapezius

- Oberer Anteil: Pat. in Rückenlage. Palpation des TP und Abheben des Trapeziusoberrands mit Daumen und Zeigefinger. Einstich zwischen Fingern (somit Vermeiden einer Pleuraverletzung)
- Mittlerer und unterer Anteil: Pat. in Seitenlage, kranke Seite oben. Palpation des TP, ggf. Lateralisierung der Skapula. Einstich senkrecht 0,5–1 cm tief mit Zielrichtung auf Rippen (Finger decken Interkostalraum ab!)
- Kanüle: 0,45 × 25 mm

M. teres major

- Medialer TP: Pat. in Seitlage, kranke Seite oben. Aufsuchen des TP am unteren Skapularand. Einstich senkrecht 3–4 cm tief
- Lateraler (posteriorer oder axillärer) TP: Pat. in Rückenlage, Arm in 90° Abd. und Aro. Einklemmen der Muskelmasse von hinterer Axillarfalte aus. Einstich bis Schmerzverstärkung meist 3–4 cm tief
- Kanüle: 0,50 × 40 mm

M. subscapularis

- Pat. in Rückenlage, Arm in 90° Abd. und Aro. Aufsuchen des lateralen TP am Skapulaaußenrand von Achselhöhle aus. Einstich in Tiefe der Achselhöhle in Richtung Skapula entlang den Rippen 5–6 cm tief
- Kanüle: 0,60 × 60 mm

M. deltoideus

- Pat. in Rückenlage oder leicht seitlich. Aufsuchen des TP anterior und posterior. Einstich senkrecht 2–3 cm tief
- Kanüle: 0,45 × 25 mm

M. pectoralis major

- Pat. in Rückenlage. Aufsuchen der TP. Einstich senkrecht 2–3 cm tief unter Schutz der Interkostalräume. Laterale Muskelpartie mit Fingern umfassen
- Kanüle: 0,45 × 25 mm

Untere Extremität

Mm. gluteus maximus/medius (D-Punkt nach Hackett)/minimus

- Pat. in Bauchlage. Aufsuchen des D-Punkts 2 QF kranial und lateral der SIPS. Einstich senkrecht 4–6 cm tief bis Knochenkontakt. Aufsuchen weiterer TP in Mm. gluteus maximus und medius. Fixation mit Zweifingerschutztechnik
- Kanüle: 0,60 × 60 mm

M. piriformis

- Pat. in Seitlage, kranke Seite oben, Hüfte 90° flektiert, Knie auf Liege. Aufsuchen des lateralen TP (Verbindungslinie Trochanter major – SIPS: mittleres bis äußeres Drittel). Provokation des TP mit tiefem Daumendruck. Einstich senkrecht zur Haut 4–6 cm tief bis zur Schmerzverstärkung
- Kanüle: 0,60 × 60 mm

Wirbelsäule

A-, B-, C- Punkte nach Hackett

- Insertionsstellen der Nackenmuskulatur. Palpation von T-Punkt (Protuberantia occipitalis externa mit Trapeziusinsertion), A-Punkt (M. semispinalis capitis) 1 QF paramedian davon, B-Punkt (M. splenius capitis) 1 QF lateral davon und C-Punkt (M. sternocleidomastoideus) am Mastoid. Einstich senkrecht 2 cm tief bis Knochenkontakt
- Kanüle: 0,45 × 25 mm

M. erector trunci/iliocostalis und longissimus

- Pat. in Bauchlage. Aufsuchen der TP. Einstich senkrecht 2–3 cm tief bis Schmerzverstärkung
- Kanüle: 0,45 × 25 mm

Techniken der Infiltration des Bandapparats/Sehnen

Obere Extremität

Proc. coracoideus

(M. pectoralis minor, M. coracobrachialis, kurze Bizepssehne)

- Pat in Rückenlage. Aufsuchen des Proc. coracoideus (unveränderte Lage bei Iro./Aro. der Schulter). Einstich senkrecht 3–4 cm tief bis Knochenkontakt. Fächerförmige Infiltration der kaudalen Anteile (Sehneninsertionen)
- Kanüle: 0,50 × 40 mm

Tuberculum majus

(M. supraspinatus, M. infraspinatus, M. teres minor)

- Pat. sitzend. Aufsuchen des Tuberculum majus mit Rotationsbewegungen des Arms. Supraspinatusinsertion: Hand auf Rücken in max. Iro. Einstich von ventral 3–4 cm tief bis Knochenkontakt. Infraspinatus- und Teres minor-Insertion: Arm in Iro. Einstich von lateral 3–4 cm tief bis Knochenkontakt
- Kanüle: 0,50 × 40 mm

Tuberculum minus

(M. subscapularis, M. teres major, M. latissimus dorsi)

- Pat. in Rückenlage, Arm in Aro. Aufsuchen des Tuberculum minus mit Rotationsbewegung des Arms. Einstich senkrecht von ventral 3–4 cm tief bis Knochenkontakt. Fächerförmige Infiltration
- Kanüle: 0,50 × 40 mm

Sulcus intertubercularis

(lange Bizepssehne)

- Pat. in Rückenlage. Aufsuchen des Sulcus intertubercularis durch Rotationsbewegung des Arms. Einstich senkrecht von ventral 2–3 cm tief. Richtungsänderung und Vorschieben der Nadel nach kranial
- Kanüle: 0,50 × 40 mm

Epicondylus humeri lateralis und medialis

- Aufsuchen des prominenten, gut palpablen Epikondylus medialis und lateralis. Einstich senkrecht 1–2 cm tief bis Knochenkontakt. Fächerförmige Infiltration proximaler und distaler Anteile
- Kanüle: 0,45 × 25 mm

Beugesehnen D I–V

- Pat stabil gelagert mit Handinnenfläche nach oben (seitlich sitzend an Liege, Unterarm mit Hand aufliegend), Hand mit Kissen unterlagert, sodass Überstreckung der Finger möglich ist. Exakte Lokalisation des Beugesehnenknötchens oder einer Krepitation unter Flexionsbewegung des Fingers auch erneut nach Desinfektion. Einstich in Mitte der Grundgelenksbeugefalte 0,5 cm tief mit flacher Nadelführung nach proximal im Sehnenverlauf und Injektion (0,5 ml). Nach kurzem Zuwarten Vorschieben der Nadel entlang dem Beugesehnenverlauf bis 4 cm. Injektion beim Rückzug der Nadel (2–3 ml)
- Kanüle: 0,50 × 40 mm

Karpaltunnel

- Volarer Zugang: Handgelenk mit Kissen unterlegen, leichte Ext. Aufsuchen der distalen volaren Handgelenksquerfalte und der M.-palmaris-longus-Sehne (Daumen und Kleinfinger zusammen in Beugestellung). Einstich knapp radial der M.-palmaris-longus-Sehne senkrecht 1–2 cm tief
- Alternative: Handgelenk mit Kissen unterlegen, Ext. von 20°. Aufsuchen Ende der mittleren geraden Handlinie (Lebenslinie). Einstich fast parallel zum Unterarm und Vorschieben der Nadel in den Karpalkanal 3–5 cm tief
- Kanüle: 0,50 × 40 mm

Untere Extremität

Trochanter major/Liertzer-Punkt

- Trochantermassiv: Pat. in Seitenlage, kranke Seite nach oben. Aufsuchen des Trochanter major und Palpation des Umrisses. Einstich senkrecht 4–6 cm tief bis Knochenkontakt (man erwartet den Kontakt viel früher!). Fächerförmige Infiltration unter Knochenkontakt und leichtem Nadelrückzug. Auch kraniale Anteile mitinjizieren
  - Kanüle: 0,60 × 60 mm (längere Nadel nehmen als man denkt zur Infiltration kranialer Strukturen)
- Liertzer-Punkt: Aufsuchen einer Druckdolenz handbreit distal des Trochanter major an Oberschenkelaußenseite (TP von M. vastus lateralis und M. tensor fasciae latae). Einstich senkrecht 4 cm tief
  - Kanüle: 0,50 × 40 mm

Trochanter minor

- Pat. in Rückenlage, Hüftgelenk in leichter Flex., Abd. und Aro. Einstich senkrecht knapp unterhalb der Beugefalte nach Tiefenpalpation des Femurknochens. Einstich 6–8 cm tief bis Knochenkontakt. Aufsuchen der medialen Knochenbegrenzung mit der Nadel und Injektion
- Kanüle: 0,60 × 60 mm oder 0,80 × 80 mm

Pes anserinus

(M. sartorius, M. semitendinosus, M. gracilis)

- Pat. liegend mit gebeugtem Knie. Aufsuchen der Druckdolenz an vorderer-medialer Knieseite. Einstich schräg in Richtung Tibia 2–3 cm tief bis Knochenkontakt.
- Kanüle: 0,45 × 25 mm

Fibulaköpfchen

(M. biceps femoris, Lig. collaterale laterale)

- Pat. in Rückenlage, Knie gebeugt. Aufsuchen des Fibulaköpfchens mit größter Druckdolenz (vorderer oder hinterer Anteil?). Einstich senkrecht 1–2 cm tief bis Knochenkontakt
- Kanüle: 0,45 × 25 mm

Fersenbein

(plantare und dorsale Insertion)

- Pat. in Bauchlage, Fuß an Liege überhängend. Aufsuchen der größten Druckdolenz plantar bzw. dorsal. Einstich senkrecht 2–3 cm tief bis Knochenkontakt. Bei Druckdolenz an seitlicher Achillessehne Einstich seitlich über Kalkaneus und Vorschieben der Nadel 3–4 cm an Sehnenvorderseite (direkte Achillessehneninfiltration vermeiden!)
- Kanüle: 0,50 × 40 mm

Tarsaltunnel

- Pat. in Bauchlage, Fuß an Liege überhängend. Aufsuchen des Malleolus medialis. Einstich 1 QF hinter und unter dem Malleolus medialis von dorsal und Vorschieben der Nadel in Richtung Fußsohle bis 4 cm. Infiltration beim Rückzug der Nadel auf gesamter Länge
- Kanüle: 0,50 × 40 mm

Wirbelsäule

Interspinöse Ligamente

- HWS in Anteflexion, BWS in Kyphosierung und LWS mit Kissen in Flexion unterlagert. Aufsuchen der Proc. spinosi. Einstich streng median interspinös bis zum Knochenkontakt (**Cave:** L5/S1 mit Gefahr der Periduralanästhesie bei lordosebedingter Duranähe). Infiltration interspinös und supraspinös beim Zurückziehen der Nadel
- Kanüle: 0,50 × 40 mm

Ligamentum iliolumbale

- Pat. in Bauchlage, Becken mit Kissen unterlagert. Aufsuchen des Interspinalraums L4/L5. Einstich 2–3 QF paramedian senkrecht 4–5 cm tief bis Knochenkontakt (Proc. transversus L5). Infiltration (2–3 ml). Zurückziehen der Nadel, Stichrichtung lateral in Richtung Crista iliaca und erneute Infiltrationen (2–3 ml). Erneutes Zurückziehen und Infiltration unter Knochenkontakt (2–3 ml an Crista iliaca)
- Kanüle: 0,60 × 80 mm

Tuber ossis ischii

(M. biceps femoris, M. semitendinosus, M. semimembranosus)

- Pat. in Seitenlage, kranke Seite nach oben, Beine angewinkelt. Aufsuchen der Maximalpunkte an gut palpablem Knochenrand. Einstich 4–6 cm tief bis Knochenkontakt. Fächerförmige Infiltration
- Kanüle: 0,60 × 60 mm

Spina iliaca anterior superior

(M. tensor fasciae latae, M. sartorius)

- Pat. in Rückenlage. Aufsuchen der druckdolenten SIAS. Einstich senkrecht 2–4 cm tief bis Knochenkontakt. Fächerförmige Infiltration
- Kanüle: 0,50 × 40 mm

3.2.5 Lumbale Nervenwurzelblockade (Reischauer-Blockade)

L5 oder S1-Blockade

- Pat. in Bauchlage, Becken mit Kissen unterlagert oder in Seitlage leicht kyphosiert. Aufsuchen der Orientierungspunkte: Beckenkamm, Interspinalraum L4/L5. Einstich 3 QF paramedian von Interspinalraum L4/L5 6–8 cm tief bis Knochenkontakt (Proc. transversus LWK 5). Nach Richtungsänderung der Nadel Injektion der Nervenwurzel L5 oberhalb und S1 unterhalb des Querfortsatzes 6–8 cm tief mit Ausstrahlungsschmerz („elektrischer Strom"). Injektion von LA
- Erfolgreiche Blockade: Taubheitsgefühl im Versorgungsbereich L5 oder S1. Temporäre motorische Beinschwäche klingt meist nach 30 min ab (Pat. darauf hinweisen!)
- Kanüle: 0,60 × 60 mm, ggf. 0,60 × 80 mm

L3 oder L4-Blockade

- Gleiches Vorgehen wie L5- oder S1-Blockade. Aufsuchen der Orientierungspunkte: Beckenkamm, Interspinalraum L3/L4. Einstich 3 QF paramedian von Interspinalraum L3/L4 6–8 cm tief bis Knochenkontakt (Proc. transversus LWK 4). Nach Richtungsänderung der Nadel Injektion der Nervenwurzel L3 oberhalb und L4 unterhalb des Querfortsatzes 6–8 cm tief mit Ausstrahlungsschmerz („elektrischer Strom"). Injektion von LA
- Erfolgreiche Blockade: Taubheitsgefühl im Versorgungsbereich L3 oder L4. Temporäre motorische Beinschwäche klingt meist nach 30 min ab (Pat. darauf hinweisen!)
- Kanüle: 0,60 × 60 mm, ggf. 0,60 × 80 mm

4 Labor

Peter Härle

4.1 Einleitung

Labordiagnostik ist immer im Zusammenhang mit dem klinischen Bild der Erkrankung zu sehen. Die Indikation zur Labordiagnostik ergibt sich aus den klinischen Leitsymptomen. Der klinische Wert der Laborergebnisse wird nach Sensitivität/Spezifität und positivem/negativem prädiktivem Wert eingestuft. Die rheumatologische Labordiagnostik umfasst:

- Untersuchungen zur ätiopathogenetischen Zuordnung des Krankheitsbilds
- Untersuchungen, die Hinweise auf Aktivität der Erkrankung geben und prognostische Hinweise ermöglichen
- Laborparameter, die den Funktionszustand der Organsysteme bewerten lassen; dies insbes. auch zum Monitoring bei antirheumatischer Therapie

4.2 Entzündungsparameter

4.2.1 BSG, CRP, PCT

Akute-Phase-Proteine (APP) werden aufgrund einer Störung der Homöstase des Körpers durch eine Gewebeverletzung, Neoplasie, Infektion oder Immunreaktion durch Zytokin- oder Endotoxinstimulus gebildet.

- Die Bestimmung der BSG beruht auf einer Sedimentation der zellulären Bestandteile in Citrat oder EDTA-Vollblut.
- Die Bestimmung der APP erfolgt durch immunologische Methoden im Serum oder Plasma.

Einen Überblick über die klinisch relevanten Entzündungsparameter gibt ▶Tab. 4.1. Einen Überblick über die differenzierende Betrachtung von BSG, CRP und PCT gibt ▶Tab. 4.2.

! APP sind in erster Linie Entzündungsparameter und nicht Infektparameter.

- Die Bestimmung des CRP-Verlaufs bringt häufig mehr differenzierende Erkenntnis zwischen akutem oder chron. Entzündungsprozess als der Einzelwert.
- Bei hoch aktiven Entzündungen kann CRP auch normwertig sein, z.B. systemischer Lupus erythematodes (SLE), progressive systemische Sklerose, Sjögren-Syndrom; hier ist die BSG jedoch häufig deutlich beschleunigt.
- Auch weisen etwa 15 % der Gesunden ein CRP ≥ 10 mg/l auf, ohne dass eine Entzündung vorliegt (insbes. auch bei Adipositas).
- Ein starker Anstieg von CRP unter Immunsuppression sollte immer an eine Infektion denken lassen.
- Ein fehlender Anstieg von CRP/BSG unter Immunsuppression schließt eine Infektion nicht zwingend aus.
- PCT ist ein Sepsismarker, insbes. bei gramnegativer Sepsis (Endotoxine).

Tab. 4.1 Klinisch relevante Entzündungsparameter [X364]

Entzündungsparameter	Induktion/beeinflusst durch	Klinische Bedeutung	Kinetik
positive APP • CRP • Ferritin • S-Amyloid • Fibrinogen • Komplement • Haptoglobin • E´phorese ▶Kap. 4.2.3	Zytokine	klinisches Bild einer Entzündung bei Infekt, Neoplasie, autoimmuner Aktivität, Trauma	nach Entzündungsaktivität
negative APP • Albumin • Transferrin	Zytokine	klinisches Bild einer Entzündung bei Infekt, Neoplasie, autoimmuner Aktivität, Trauma	nach Entzündungsaktivität
Hämoglobin	Zytokine (insbes. IL-6)	Anämie bei Infekt, Neoplasie, autoimmuner Aktivität, Trauma	nach Entzündungsaktivität
BSG	positive und negative APP, physikalische Phänomene, die die Aggregation von Erythrozyten beeinflussen	unspezifisch beschleunigt bei Infekt, Neoplasie, autoimmuner Aktivität, Trauma	träger Anstieg, Normalisierung in Tagen → Suchtest nach Entzündungsreaktion bei unklarem Krankheitsbild
CRP	Zytokine (IL-1, IL-6, TNF)	unspezifisch positive bei Infekt, Neoplasie, autoimmuner Aktivität, Trauma Steuerung einer Antibiotikatherapie (AT) bei nachgewiesenem Infekt	entsprechend Kinetik der Zytokine → CRP (siehe unten, Abschnitt zum klinischen Umgang mit dem CRP)
PCT	Endotoxine	Sepsismarker, Steuerung einer AT	entsprechend Effektivität der Sepsisther. → siehe PCT (siehe unten, Abschnitt zum klinischen Umgang mit dem PCT)

Tab. 4.2 Differenzierende Betrachtung von BSG, CRP und PCT bei unterschiedlichen Erkrankungen [X364]

	BSG	CRP	PCT
rheumatoide Arthritis (Polyarthritis kleiner Gelenke) (▶Kap. 7.1)	+ – ++	+ – ++	–
Kristallarthritis (Oligoarthritis großer Gelenke)	+	++ – ++++	–
Spondyloarthritis (nur Spondylitis) (▶Kap. 8)	+ – ++	+	–
Kollagenosen ohne Polyserositis	++ – +++	+	–

Tab. 4.2 Differenzierende Betrachtung von BSG, CRP und PCT bei unterschiedlichen Erkrankungen [X364] *(Forts.)*

	BSG	CRP	PCT
Kollagenosen mit Polyserositis	++ – +++	++ – ++++	–
Polymyalgia rheumatica (▶ Kap. 10.2)	++ – +++	++ – +++	–
Großgefäßvaskulitis (▶ Kap. 10.3)	+++	+++ – ++++	–
ANCA-Vaskulitis (limitierte Manifestation) (▶ Kap. 10)	+ – ++	+ – ++	–
ANCA-Vaskulitis/PAN (extensive Manifestation) (▶ Kap. 10.4)	++ – +++	++ – ++++	–
Plasmozytom	+++	+	–
Sepsis	+ – ++	++ – ++++	+

BSG +, ++, +++ (≥ ♀/♂ 15/20, 20/25, > 40–60, > 60 mm n.W.)
CRP +, ++, +++, ++++ (≥ 5–15, > 15–50, > 50–100, > 100 bis > 500 mg/l)
PCT +, ++, +++, ++++ (0,25–≤ 5, > 0,5–2, > 2–10, > 10 µg/l)
ANCA = antineutrophile zytoplasmatische Antikörper, PAN = Polyarteriitis nodosa

Der klinische Umgang mit dem CRP

Physiologische und pathophysiologische Grundlagen zum CRP

1. CRP ist ein unspezifischer Entzündungsmarker und wird erhöht nachweisbar bei:
   - Infektion
   - Trauma
   - Autoimmunerkrankung
   - Tumor

   → Daher muss die CRP-Interpretation immer im Kontext des klinischen Bilds des Pat. erfolgen.
2. Durch Interleukin-6 (IL-6, auch TNF, IL-1), das von peripheren Körperregionen über das Blut in die Leber transportiert wird, wird die CRP-Synthese in der Leber angestoßen.
3. IL-6 induziert in der Leber die CRP-Synthese innerhalb von 4 h. Nach Normalisierung von IL-6 wird die CRP-Synthese innerhalb von 4 h zurück in den Normbereich geführt.
4. Anstieg und Höhe des CRP-Werts ist eine Funktion von
   - Entzündungsintensität
   - Entzündungszellmasse
   - Leberleistung

   → unabhängig von der Ursache (infektiös, traumatisch, autoimmun, neoplastisch)
5. Die entwicklungsgeschichtliche Funktion von CRP ist die Opsonierung, Komplementaktivierung (C1q), Neutralisierung, Immunzellstimulation.
6. Der CRP-Verlauf ist ein guter Marker zur Abschätzung einer Entzündungsreaktion (siehe Punkt 1) und zur Verlaufsbeurteilung der Entzündungsreaktion unter Therapie. Weitere Punkte für den sinnvollen Einsatz und die Interpretation von CRP-Werten sind weiter unten aufgeführt.

Laborwerte und klinische Bedeutung

Referenzwert:	< 5 mg/l
Biologische HWZ:	19 h
Beginn Anstieg:	4–6 h nach IL-6-Anstieg
Reaktionszeit:	12–24 h (messbare Serumkonzentrationsänderung unter Therapie oder Verschlechterung)
Ind.:	systemische Entzündung ja/nein? **Initial:** PCT-Bestimmung zur Differenzierung eines erhöhten CRP-Werts zwischen bakteriellem Infekt (Sepsis?) versus nicht-infektiöser Ursache bei • fehlendem klinischen Infektfokus oder • unter Immunsuppression (z.B. Glukokortikoide > 10 mg, Anti-IL6-Ther.).
CRP-Verlauf:	Initial 24 h nach Beginn der Antibiotikatherapie (AT) ! Rechnen: Wann wurde was getan/gemessen? → Uhrzeit der ersten AT-Gabe? Zeitpunkt der ersten CRP-Bestimmung und CRP-Folgebestimmung? → Reaktionszeit des CRP nach Beginn der AT zwischen 12–24 h) → siehe Abschnitt „Klinisches CRP-Muster", dann alle 48–72 h zur Entscheidung → AT-Umstellung, AT-Oralisierung, AT-Ende?
Kosten:	etwa 0,3 € pro Bestimmung

Klinisches CRP-Muster unter Therapie

Folgende vier klinische Muster sollten zur Steuerung einer AT im klinischen Alltag beachtet werden:

Einfache Infektion

- Steiler CRP-Abfall nach Beginn der AT
  - Abfall entspricht der Halbwertszeit (HWZ) = halbierter CRP-Wert 24 h nach Beginn der AT
  - Fokale Infektion, Bakteriämie
    → Antibiotikum beibehalten → Umstellung auf oral → absetzen?

Suppurative Infektion

- Verzögerter Abfall nach Beginn der AT
  - Eitrige Prozesse, Eiter in dritten Räumen
  - Unzureichende Antibiotikadosierung
    → Klinik und CRP-Verlaufskontrolle nach weiteren 24–48 h
    → Anpassung/Umstellung der AT? → Drainage?

Komplizierte Infektion

- CRP fällt nicht ab oder steigt trotz AT an
  - Ineffektive AT
  - Andere, nichtinfektiöse Ursache (autoimmun, Tumor?)

Rekurrierende Infektion

- CRP zeigt einen bimodalen Verlauf
  - Zweitinfektion an gleicher Stelle des Körpers
  - Neuinfektion an anderer Stelle des Körpers (z.B. Katheterinfekt)
  - Resistenzentstehung im Verlauf einer AT

4

Der klinische Umgang mit dem Procalcitonin (PCT)

Physiologische und pathophysiologische Grundlagen zum PCT

- PCT wird in allen parenchymatösen Organen synthetisiert, insbes. jedoch in Leber und neuroendokrinen Zellen (Leber, Lunge, Darm, Pankreas, C-Zellen der Schilddrüse).
- Als Stimulus gelten insbes. bakterielle (gramnegative Lipopolysaccharid-)Toxine (geringer auch IL-6 und TNF) → daher gilt PCT auch als Indikator der Sepsis.
- Im Gegensatz zum CRP ist die biologische Funktion von PCT unklar.

Laborwerte und klinische Bedeutung

Referenzwert:	< 0,5 µg/l, Cut-off für Sepsis
Biologische HWZ:	25–30 h
Beginn Anstieg:	2 h nach Endotoxininjektion (Daten experimentell) (Die Klinik einer Sepsis beginnt jedoch rasch nach Endotoxininjektion, d.h. vor dem Anstieg von PCT.)
Reaktionszeit:	biologisch deutlich reaktiver/kürzer als CRP trotz längerer HWZ gegenüber CRP. Dies ist folgendermaßen zu erklären: • Der PCT-Anstieg ist endotoxinabhängig. • Das bedeutet, dass bei adäquater Therapie einer Sepsis Endotoxin aus der Blutbahn verschwindet und PCT daher abfällt. • Im Unterschied hierzu dauert der CRP-Stimulus (induziert hauptsächlich durch IL-6, IL1, TNF) länger an, da der Entzündungsprozess länger vor Ort aktiv bleibt im Vergleich zum Verschwinden der Endotoxine (Sepsis) in der Blutbahn. Daher ist die CRP-Änderungsrate pro Zeit bei suffizienter Therapie träger/langsamer im Vergleich zum PCT, trotz kürzerer HWZ des CRP.
Indikation:	Sepsis ja/nein?
PCT-Verlauf:	siehe Kommentar oben unter „Klinisches CRP-Muster" und „CRP-Verlauf" Inwieweit CRP oder PCT zur laborchemischen Verlaufsbeurteilung herangezogen wird, entscheidet das klinische Bild und die Intensität der Erkrankung im Kontext von Komorbiditäten (z.B. Immunsuppression). Entsprechend der HWZ (50 % Reduktion in 1–1,5 Tagen) von PCT müssen nicht dauerhaft tägliche PCT-Bestimmungen bis zur Unterschreitung von PCT-Grenzwerten durchgeführt werden. Analog der klinischen „CRP-Muster" gelten die klinischen Entscheidungsüberlegungen auch für das „PCT-Muster".
Kosten:	etwa 13 € pro Bestimmung (45-mal so teuer wie CRP!)

- Falsch positive PCT-Werte ohne bakteriellen Infekt
  - Neugeborenenphase
  - Acute Respiratory Distress Syndrome (ARDS)
  - Systemische Pilzinfektionen
  - Schweres Trauma, nach größerer OP, Hitzeschlag, Verbrennungen
  - Pneumonitis (autoimmun)
  - Neuroendokrine Tumoren (Schilddrüse, Karzinoid, kleinzelliges Bronchialkarzinom)
- Inadäquat niedrige PCT-Werte bei bakteriellen Infekten
  - Subakute (grampositive) Endokarditis (wenig Lipopolysaccharid [LPS])

4.2.2 Blutbild mit Leukozytendifferenzierung

Leukozyten werden im Knochenmark und in den Lymphorganen gebildet. Die Granulozyten sind im Gefäßsystem im zirkulierenden Blut und am intimalen Randpool adhärend zu finden. Im Rahmen einer akuten Entzündungsreaktion werden zytokinvermittelt die Granulozyten des Randpools am schnellsten in das zirkulierende Blut freigesetzt, was zur akuten Leukozytose führt. Im Verlauf werden aus dem Knochenmark unreife Stufen (Stabkernige, Metamyelozyten) freigesetzt (Linksverschiebung.
Die Bedeutung von BB mit Diff.-BB liegt außer in der Entzündungsdiagnostik rheumatischer Erkrankungen in der Therapieüberwachung von Basistherapeutika (Knochenmarktoxizität, Hinweis auf gastrointestinale Blutungen). Die Anämie ist zwar oft Zeichen der Entzündungsaktivität, jedoch kann zusätzlich eine Eisenmangelanämie auftreten, die DD abzuklären ist.

- Bei erhöhtem CRP ist das Ferritin im Sinne eines APP erhöht und gibt daher keine Aussage über den Eisenspeicher.
- Die Bestimmung des löslichen Transferrinspiegels ist in dieser Situation geeigneter.
- In der akuten Entzündungsphase ist die duodenale Resorption von Eisen deutlich eingeschränkt, ggf. ist eine i.v. Gabe zu erwägen.

4.2.3 Serumeiweiß-Elektrophorese, Immunfixation

Zur Aufdeckung von unklaren Krankheitsprozessen (Infektion, Neoplasie, Autoimmunerkrankung, bestimmte Stoffwechseldefekte, Leber-, Nierenerkrankungen) stellt die Auftrennung der Serumproteine nach Ladung und Größe eine Ergänzung dar. Bei V.a. monoklonale Gammopathie kann mittels der Immunfixation der Nachweis der monoklonalen Immunglobuline sowie Leichtketten erbracht werden.

Nachweismethode

Elektrophoretische Auftrennung erfolgt durch die Kapillarzonen-Elektrophorese, früher auf vorbehandelter Zelluloseacetat-Mikrofolie. Erstellen eines Elektropherogramms und Berechnung der Proteinfraktionen (prozentual) zur Gesamtextinktion. Zusätzlich können auf dem Agarosesystem monoklonale Banden sichtbar gemacht werden.
Besonderheiten bei der Beurteilung der Immunfixation zur Differenzierung von Paraproteinen:

- Mehrere Banden: Das Vorliegen verschiedener Polymerisationsgrade der Leichtketten kann (fälschlich) zur Diagnose einer Doppelparaproteinämie führen.
- Artefakte: Immunkomplexe, die aufgrund ihrer polyklonalen Genese sowohl eine Immunpräzipitation mit Anti-kappa und Anti-lambda als auch mit dem entsprechenden AK gegen die beteiligte Schwerkette zeigen. Empfehlung: Wiederholung der Immunfixation mit 2-Mercaptoeathanol (100 µl der Probe zu 10 SYMBOL 109 \f "Symbol"l einer 1 : 10 Lösung von 2-Mercaptoeathanol).
- Diagnose „freie Leichtketten“: Zur Diagnosesicherung sollten die nephelometrische spezifische Bestimmung im Serum erfolgen. Die Serumbestimmung ist der Urinbestimmung (Bence-Jones = Überlaufproteinurie) aufgrund der deutlich höheren Sensitivität vorzuziehen.

- Prozonenphänomen: Ausbleiben der Immunpräzipitation im Zentrum der Proteinbande wegen Antigenüberschuss (hohe Paraproteinkonzentration). Im oberen und unteren Bandenrandbereich kommt es jedoch zur Antigen-AK-Reaktion, sodass eine „Doppelparaproteinämie“ vorgetäuscht wird. Empfehlung: Wiederholung mit mehreren unterschiedlichen Proteinverdünnungen.

!
- Bei einer Hypergammaglobulinämie auch immer an monoklonale Immunglobuline denken → Immunfixation! und ggf. freie Leichtketten κ und λ.
- Oligoklonale Banden kommen bei entzündlich-rheumatischen Erkrankungen, insbes. seropositiver RA, durchaus vor!
- Nicht alle monoklonalen Banden sind dem sog. „malignen“ Typ zuzuordnen: niedrige Konzentration des Elektrophorese-Peaks, Konstanz über einen langen Zeitabschnitt und fehlende Erniedrigung der übrigen Immunglobuline sprechen für eine „benigne“ monoklonale Gammopathie!

4.2.4 Immunglobulinbestimmung

Die quantitative Immunglobulinbestimmung bei Hyper- und Hypogammaglobulinämie ist wegen ihrer geringen Spezifität für die Entzündungsdiagnostik von geringer Bedeutung. Jedoch kann sie das Ausmaß einer polyklonalen B-Zellaktivierung bei Autoimmunerkrankungen, Leberzirrhose, chron. Infekten (sinubronchiales Syndrom) bzw. Mangel bei primären (angeboren, Common Variable Immunodeficiency [CVID]) und sekundären Immundefekten (anti-CD20 Therapie usw.) widerspiegeln.
Eine Differenzierung der IgG-Subklassen (IgG 1–4), IgA, IgM, IgD spielt bei der Differenzierung von primären, humoralen Immundefekten eine Rolle – bei dringendem V.a. auf ein primäres Immundefektsyndrom wird auch die zelluläre/genetische Ebene diagnostisch betrachtet (spezielle Zentren). Ein IgG2-Mangel kann mit gehäuften bakteriellen, ein IgG3-Mangel mit gehäuften viralen Infekten assoziiert sein. IgE-Bestimmung zur Abklärung von Atopien, eines eosinophilen Asthmas, einer Parasiteninfektion, eines Hyper-IgE-Syndroms (Hiob-Syndrom) und einer eosinophilen Granulomatose mit Polyangiitis (EGPA). Auch gewinnt die Bestimmung von IgG4 bzw. der Quotient aus IgG gesamt zu IgG4, bei V.a. auf eine IgG4-assoziierte Erkrankung vermehrt Bedeutung (Histologie für Diagnose entscheidend!).
Liquor (parallele Bestimmung in Serum und Liquor):
- Nachweis einer intrathekalen IgG-Synthese und Reiber-Schema (Quotientendiagramm im Liquor mit Albumin, IgG, A, M) → Autoimmunerkrankung (multiple Sklerose, Lupus), Infektion, Neoplasie
- Antikörper-Spezifitäts-Index (ASI): Intrathekale Produktion von spezifischen AK bei ZNS-Infektionen bei Borrelien, CMV, EBV, VZV, HSV, FSME, HIV, Masern, Mumps, Röteln, Treponema pallidum

!
Bei DD akute ZNS-Infektion immer parallel
- PCR → insbes. JC-Polyomavirus-PCR unter Immunsuppression (u.a. Rituximab),
- Mikroskopie und Kultur plus
- klinische Chemie (Glukose, LDH, Albumin) und Zellzahl/Diff.

anstreben – Rücksprache mit dem Labor!

Nachweismethode

IgG, IgA, IgM, IgD, IgE werden quantitativ durch Immunnephelometrie, radiale Immundiffusion, Immunturbidimetrie, ELISA-Techniken gemessen. IgG, IgA, IgM und IgE zeigen altersspezifische Referenzbereiche (insbes. im Säuglings- und Kindesalter).

4.2.5 Komplementfaktoren

- **Globaltests** zum Screening auf primäre/sekundäre Komplementdefizite (< 30 %):
  - AH50 (alternativer Weg)
  - CH50 (klassischer Weg)
- **Spezifische Tests:**
  - Erniedrigung von C3 prädisponiert für eitrige Infekte, kann Aktivität beim SLE und bei Nephritis anzeigen und wird durch Oberflächenmoleküle (Infektionserreger, AK-Aggregationen, Gerinnungsaktivierung) aktiviert (alternativer Weg).
  - Erniedrigung von C4 wird primär durch AK-Immunkomplexe hervorgerufen (Verbrauch), wie bei SLE, Dermatomyositis, Immunkomplexvaskulitis, C1-Esterasemangel (klassischer Weg).
  - C1-Esterase-Inhibitor hemmt die Aktivierung des klassischen Komplementwegs und ist bei Mangel für das hereditäre/erworbene Angioödem verantwortlich.

Die Globaltests werden durch photometrische Analyse der Hämolyse beurteilt. Eine quantitative Bestimmung der Einzelfaktoren und Spaltprodukte erfolgt durch Nephelometrie, Turbidimetrie, Radioimmunassay (RIA) und ELISA (Enzyme-Linked Immunoabsorbent Assay).

- Nur bei erniedrigtem C3/C4 dienen diese Analyten der Aktivitätsbeurteilung unter Therapie.
- Entzündungsreaktionen zahlreicher Ursachen (Infektion, Neoplasie) führen im Sinne der APP-Reaktion zu erhöhten Komplementkonzentrationen.

4.2.6 Immunkomplexe

Immunkomplexe (IK) bestehen aus AK und korrespondierenden Antigenen. Die Komplexbildung ist ein physiologischer Vorgang. Im Falle einer Erkrankung übersteigt die Bildung der Komplexe die Elimination durch Phagozytose mit Nachweis der Komplexe im zirkulierenden Blut. Die Ablagerung der IK führt zur Entzündung und Erkrankung (Glomerulonephritis, IK-Vaskulitis).

- Der Nachweis von Immunkomplexablagerungen besitzt große Bedeutung in der Histologie von Biopsien mittels Immunfluoreszenztechnik und/oder Elektronenmikroskopie (insbes. Niere und Haut).
- Die Methoden zum Nachweis von zirkulierenden Immunkomplexen sind kritisch und werden deshalb heute als klinische Routinemethode selten verwendet.

4.2.7 Kryoglobuline

Der Nachweis von Kryoglobulinen besitzt Bedeutung, ist jedoch vom präanalytischen und analytischen Vorgehen anspruchsvoll, da zahlreiche Fehlerquellen zu einem falsch negativen Ergebnis führen können:

- In der Präanalytik:
  - In vorgewärmtes Serumröhrchen Blut abnehmen
  - Probe immer auf 37° C halten
  - Rascher Transport im Wärmebehälter ins Labor
- In der Analytik:
  - Serumröhrchen sicher auf 37° C erwärmen vor der Zentrifugation
  - Seruminkubation bei 4° C für 5 Tage
  - Anschließend Zentrifugation bei 4° C vor visueller Evaluation auf Pellet JA/NEIN, da Typ 2 und Typ 3 sehr geringe Proteinmengen aufweisen können
- Anschließende Resuspension des Pellets mit Erwärmung und Elektrophorese mit Immunfixation zur Differenzierung in die Typen I–III nach Bryant

Typ I: monoklonal IgM, G oder A – Vorkommen bei Waldenström-Krankheit, Plasmozytom, malignem Lymphom
Typ II: polyklonal mit monoklonalem Anteil – Vorkommen bei malignem Lymphom, Kollagenosen, Purpura Schönlein-Henoch (▶ Kap. 10.8), Nephritis
Typ III: polyklonal – Vorkommen bei akuten/chron. Infektionen, chron. Lebererkrankungen, RA, Kollagenosen, Purpura Schönlein-Henoch, Nephritis

4.3 Labordiagnostik bei infektiöser und reaktiver Arthritis

Labortests bei reaktiver Arthritis (▶ Kap. 8.3) sollen die für die Auslösung der Arthritis verantwortlichen Infektionserreger nachweisen. Dabei handelt es sich um urogenitale Infektionen, insbes. durch *Chlamydia trachomatis,* respiratorische Infektionen mit *Chlamydia pneumoniae,* Mykoplasmen und Streptokokken (rheumatisches Fieber, ▶ Kap. 15.5) sowie um darmpathogene Keime, hier insbes. *Yersinia enterocolitica,* Salmonella, Shigella, *Campylobacter jejuni,* sodass die Liste der potenziellen Erreger lang ist – die akribische Anamnese und das klinische Bild sind von großer Bedeutung (▶ Tab. 4.3), die Bestimmung des HLA-B27-Genstatus kann zusätzliche Hinweise geben, ist bei negativem Genstatus kein Ausschlussgrund für eine reaktive Arthritis.

Nachweismethoden

Direktnachweis durch PCR-Verfahren (präanalytisch einfaches Standardverfahren): Die erste Portion des Urinstrahls des Morgenurins oder Abstriche aus der Urethra/Zervix für PCR-Analyse auf Chlamydien, Mykoplasmen

Kulturen zum Erregernachweis

- Rachenabstrich zum Nachweis von A-Streptokokken, einfache Diagnostik.
- Urogenitale Abstriche und Kultivierung auf Chlamydien und Mykoplasmen aus der Urethra oder der Cervix uteri, schwierige Anzucht.
- Darmpathogene Keime werden in der Regel aus der Stuhlkultur nachgewiesen. Bei Pat. mit chron. Yersiniose finden sich die Bakterien in der Lamina propria des Darms und in den mesenterialen Lymphknoten oft nach Wochen nach der akuten Infektion (Biopsien).

Tab. 4.3 Labordiagnostik bei Verdacht auf postinfektiöse/reaktive Arthritis [X364]

Klinischer Verdacht	Erreger	Nachweis Erreger/ Antigene	Serologischer AK-Nachweis
reaktive Arthritis (▶ Kap. 8.3) (akute Mon- oder Oligoarthritis)	Yersinien Salmonellen Shigellen Campylobacter Jejuni	in Stuhlkultur; zum Zeitpunkt der Arthritis oft nicht mehr positiv (15–60 %) (Anamnese wichtig!)	Bakterienagglutinationstest (Widal) meist 8–12 Wo. positiv bei Yersinien zusätzlich ELISA oder Immunoblot und Bestimmung von IgM-/IgA-/IgG-AK bei Campylobacter, ELISA, Komplementbindungsreaktion
	Clostridium difficile	Toxinnachweis im Stuhl spezifische GLDH	–
	Chlamydia trachomatis Ureaplasmen Mykoplasmen	Urethral-/Zervikal-Abstrich (PCR) Morgenurin 1. Portion, **kein Mittelstrahlurin!** für Kultur, ELISA-Ag-Nachweis und PCR	EIA IgM-/IgA- und IgG-AK gegen Membranproteine serologische Verfahren nur für den Nachweis von invasiven Infektionen im oberen Genitaltrakt sinnvoll
	Chlamydia pneumoniae Mykoplasmen	Sputumkulturen, PCR	IgM-/IgA- und IgG-AK
rheumatisches Fieber (▶ Kap. 15.5)	β-hämolysierende Streptokokken der Gruppe A	Rachenabstrich (Kultur und Schnelltest auf Strept-A-Ag)	AK gegen Streptolysin O; Streptokinase, Hyaluronidase, DNase
Lyme-Borreliose (▶ Kap. 15.3)	*Borrelia burgdorferi*	Kultur aus Synovialflüssigkeit negativ evtl. Borrelien-DNS-Nachweis mit PCR	ELISA-Suchtest (IgG und M) Frühmarker OspC, VlsE, p41 Spätmarker VlsE, Lipide, p83 und andere BLOT-Bestätigungstest (IgG und M) persistierende Lyme-Arthritis ist eine Erkrankung im Stadium III (!), daher ist das IgM negativ bei zahlreichen (!) positiven IgG-AK
Brucella-Arthritis	*Brucella melitensis*	Blutkultur	Bakterienagglutination Komplementbindungsreaktion
Differenzialdiagnostisch sollte auch an virale und seltene Erreger (von oligo-polyarthritischem Muster) gedacht werden.			
virale Arthritiden (▶ Kap. 15.7)	Parvo B19 Röteln, CMV, EBV HIV Chikungunya, Sindbis usw. Alpha-/Arboviren	PCR für CMV, EBV, Röteln, Enteroviren (Coxsackie)	Serologie IgM und IgG
Whipple-Krankheit (▶ Kap. 15.6)	*Tropheryma whipplei*	PCR und Histologie (PAS-Färbung) aus Darmbiopsien	–

ELISA = Enzyme-Linked Immunosorbent Assay, GLDH = Glutamat-Dehydrogenase, EIA = Enzymimmunassay

Nachweis von Antigenen der Infektionserreger (in der Routine nicht empfohlen): Chlamydia-/Mykoplasmen-Antigene aus Harnröhrenabstrichen oder respiratorischem Material erfolgt mittels Immunfluoreszenzuntersuchung unter Verwendung monoklonaler AK gegen das Protein der äußeren Membran (MOMP) und Mikroimmunfluoreszenztest mit Elementarkörperchen als Substrat. Weiterhin werden Mikrotests unter Verwendung von AK gegen chlamydiaspezifische LPS eingesetzt. Sensivität und Spezifität dieser AK-Tests im Vergleich zur PCR relativ gering. Yersinia-, Salmonella- und Shigella-Antigene wurden in der Synovialflüssigkeit bzw. im Synovialgewebe mithilfe organismusspezifischer AK bzw. Immunoblotting nachgewiesen. Yersinia-Antigene können noch viele Jahre nach einer gesicherten Infektion im Synovialgewebe isoliert werden.

Erregerspezifische AK

- Es können Früh-IgM-/-IgA-AK (verschwinden, sobald der Erreger eliminiert ist) und Spät-IgG-AK nachgewiesen werden. Bei einer aszendierenden genitalen Infektion (z.B. Salpingitis) kann die PCR aus Urin/Zervixabstrich negativ sein, die Serologie jedoch positiv ausfallen (Klinik). Bei alleinigem Nachweis von spezifischem IgG-AK ist die diagnostische Wertigkeit fraglich, da zunächst nur die Exposition mit dem Erreger nachgewiesen wird, nicht jedoch die aktive, kausale Erkrankung. Dies kann mit einer Impfung gegen, z.B. Diphterie, verglichen werden. Hier zeigt sich nach der Impfung (Exposition) ein positiver IgG-AK. Der positive Impftiter bedeutet jedoch nicht, dass eine aktive Diphterie (Erkrankung) vorliegt. Erregerspezifische T-Zellen können in Kulturen durch Inkubation von T-Zellen der Pat. mit reaktiver Arthritis in Gegenwart von bakteriellen Antigenen geführt werden. Sensibilisierte T-Gedächtniszellen proliferieren unter diesen Bedingungen und zeigen einen erhöhten Umsatz von Nukleinsäuren oder IFN-g. Auch hier sagt der positive Test nichts über die kausale Bedeutung der positiven T-Zellantwort aus (siehe Quantiferon-Test).
- Hier liegt häufig ein Irrtum in der Wertigkeit von serologischen Untersuchungen oder T-Zellstimulationstests vor, der nur mühsam durch das Gespräch beseitigt werden kann.

!

- Bei Pat. mit typischer Symptomatik kann eine positive Kultur oder der Nachweis von Erregerantigenen praktisch als diagnostisch relevant gelten!
- Diagnostisch hinweisend auf einen kausalen Zusammenhang mit einer Infektion sind jedoch positive, spezifische IgM-/IgA-AK, die im Verlauf von wenigen Wochen negativ werden oder ein deutlich ansteigender spezifischer IgG-AK, der innerhalb von 2–3 Wo. nach Infektbeginn um mindestens 2–3 Titerstufen ansteigt oder eine zunehmende Anzahl positiv detektierbarer spezifischer Antigene.
- Das rheumatische Fieber ist in Mitteleuropa inzwischen selten geworden, der ASL-Titer (Antistreptolysin)gehört deshalb nicht mehr zu den klinischen Routinetests und sollte nur bei gezieltem Verdacht bestimmt werden!
- Die Borrelien-Arthritis ist eine Spätmanifestation einer Borrelieninfektion, sodass der spezifische IgM bereits negativ ist. Positive ELISA-Screening-Ergebnisse müssen im Blot bestätigt werden, es werden mehrere (> 2–3) positive IgG-Banden zum Nachweis einer stattgefundenen Infektion gefordert.

Quantiferon-Test Vor Einleitung einer Therapie mit Biologika ist ein Tbc-Screening obligat. Aktuell existieren zwei Testsysteme, die die Interferon-Freisetzung durch spezifische Pat.-T-Zellstimulation nach Tbc-Antigenstimulation (ESAT-6, CFP-10, TB 7.7) messen (T-SPOT.TB und QuantiFeron Gold in Tube plus).

- Die Negativkontrolle (keine Antigenstimulation) zeigt die Grundaktivität der T-Zellen an und sollte möglichst niedrig sein.
- Die Positivkontrolle (unspezifische T-Zell-Stimulation) zeigt die Stimulierbarkeit von T-Zellen an. Unter höher dosierter Prednisolonther. kann dieser Wert nicht messbar sein, sodass der Test aufgrund der fehlenden T-Zell-Stimulierbarkeit nicht auswertbar ist.

!
- IGRA-Test möglichst vor Beginn einer T-Zell-Immunsuppression, insbes. vor Prednisolonther., durchführen.
- Die Positivkontrolle gibt Auskunft über die T-Zellfunktion.

Interferon-Gamma Release Assays (IGRA) Sie lösen den Tuberkulintest ab:

- Keine Kreuzreaktivität gegenüber „Nicht-Tuberkulose Mykobakterien"
- Test wird nicht durch vorausgegangene Tbc-Impfung beeinflusst
- Positive und negative Kontrolle wird beim IGRA immer durchgeführt, dadurch verlässliches positives, negatives oder nicht auswertbares Ergebnis
- Einmalige Blutentnahme
- Testdurchführung und Interpretation ist untersucherunabhängig

4.4 Autoantikörper

Autoantikörper (AAK) sind Immunglobuline, die gegen körpereigene Antigene gerichtet sind. Es werden zwei Arten von AAK definiert:

- AAK ohne Organspezifität (Spektrum der systemischen Autoimmunerkrankungen), wie Rheumafaktor (RF), anti-citrullinierte Peptid-Antikörper (ACPA), antinukleäre Antikörper (ANA), extrahierbare nukleäre Antigene (ENA), anti-zytoplasmatische AK, ANCA usw.
- AAK mit Organspezifität (Spektrum der organspezifischen Autoimmunerkrankungen), wie Anti-TSH-Rezeptor (Basedow), Anti-Intrinsic-Faktor (Perniziosa), Anti-Ach-Rezeptor (Myastenia gravis), Anti-Desmosomen-AK (Pemphigus vulgaris), Anti-Erythrozytenmembran-AK (autoimmune Hämolyse), APL-AK (Antiphospholipid-Syndrom ▶ Kap. 9.3; ▶ Kap. 4.4.5), Anti-Glutamatrezeptor, Typ AMPA (limbische Enzephalitis) usw.

AAK können durch diaplazentaren Transfer Organspezifität erlangen, wie z.B. Anti-SS-A/Ro60- und SSB-AK, die durch AK-Reaktion mit Kalziumkanälen des Herzreizleitungssystems eine Bradykardie oder einen Herzblock beim Fetus erzeugen können.

!
- AAK sollten nur bei klinischem Verdacht auf eine Autoimmunerkrankung angefordert werden – sie sind keine Screening-Marker für den allgemeinen Gesundheits-Check-up.
- Der zufällig positive ANA-Titer weist einen positiven prädiktiven Wert für eine Autoimmunerkrankung von < 5 % auf!
- Autoimmunmarker können jedoch bereits Jahre vor der klinischen Erkrankung positiv getestet werden, sodass der Pat. langfristig auf das Auftreten von Autoimmunerkrankungen beobachtet werden sollte.

4.4.1 Rheumafaktoren (RF) und anti-citrullinierte Peptid-Antikörper (ACPA)

Rheumatoide-Arthritis-assoziierte AK

- Rheumafaktoren: IgG, IgM, IgA (IgM → IgG, Waaler-Rose-Agglutination)
- Anti-citrullinierte Peptid-AK (ACPA): Anti-CCP, Anti-Vimentin, Anti-Enolase-Peptid (CEP-1)
- ANA (antinukleäre AK; autoimmuner Overlap), Ro52, Histone, ssDNS, U1-RNP (niedrigtitrig)

RF sind AAK der Ig-Klassen G, M, A, E, die gegen IgG-Epitope im Bereich der Domänen CH2 und CH3 der Fc-Region gerichtet sind. Am häufigsten liegt bei der RA ein IgM-RF vor, der mit dem „Shared Epitope“ (HLA-DR-System) assoziiert ist.

RF sind jedoch nicht für die RA spezifisch und treten mit zunehmendem Alter bei gesunden Menschen (< 50 Jahre mit < 5 % und > 70 Jahre mit 10–25 %), bei Infektionserkrankungen (auch transient), Neoplasien, Kryoglobulinämie und anderen Immunkrankheiten (Sjögren-Syndrom, Mischkollagenosen [MCTD]) auf.

ACPA beschreiben eine Gruppe von anti-modifizierten Protein-Autoantikörpern (AMPA), wie Anti-CCP- und Anti-MCV-AK, die gegen citrullinierte Peptide/Proteine gerichtet sind. In diesen Peptiden/Proteinen wurde posttranslational Arginin durch gewebespezifische Peptidylarginin-Desaminasen (PADI) citrulliniert. Beim CCP-AK wurde artifiziell für den Test das citrullinierte Peptid zyklisiert und führte zum Durchbruch in der Diagnostik der RA durch ACPA-AK. Bei RA-Pat. werden zahlreiche AMPA gefunden, wie Anti-Hinge-, Anti-azetylierte-, Anti-carbamylierte-AK, die aktuell in Studien auf ihre klinische und pathophysiologische Bedeutung hin untersucht werden.

Im Vergleich mit den ACPA-AK liegt die diagnostische Spezifität der RF bei etwa 60 % vs. ACPA > 95 % bei ähnlicher diagnostischer Sensitivität von ungefähr 80 %. Höhere RF- und ACPA-Titer (> 3 x über dem Referenzbereich) können mit einem intensiveren Krankheitsverlauf assoziiert sein und gewinnen an diagnostischer Spezifität. Auch sind hohe RF-Titer mit extraartikulären Manifestationen, wie Rheumaknoten, Vaskulitis, Serositis und Polyneuropathie, assoziiert. RF und ACPA sind Bestandteil der ACR/EULAR-Klassifikationskriterien von 2010 für die RA (▶ Kap. 7.1.2).

Der Nachweis von RF- und ACPA-AK geht der klinischen Erkrankungsmanifestation häufig um Jahre voraus. Ohne entsprechende Arthritis besteht jedoch keine Therapieindikation, aber eine Aufklärungsindikation für ein erhöhtes RA-Risiko.

Bei der RA können keine, nur RF, nur Anti-CCP (zyklisch-citrullinierte Peptide), nur Anti-MCV (mutiertes citrulliniertes Vimentin), nur Anti-CEP-1 (citrulliniertes Enolase-Peptid-1) und alle in Kombination auftreten.

Sind RF und ACPA positiv, steigt der positive prädiktive Wert (PPW) für eine RA bei Polyarthritis auf 98 %, sind beide negativ, ist der negative prädiktive Wert (NPW) 92,5 %.

Nachweismethoden

- Enzyme linked Immunabsorptions Assay (ELISA)
- Nephelometrische und turbidimetrische Methoden
- Latex-Fixationstest für IgM-RF: Agglutination von mit humanem IgG beladener Latexpartikel. (Der optische Latex-Fixationstest auf dem dunklen Objektträger wurde zugunsten der drei erst genannten Verfahren verlassen, demonstriert jedoch eindrücklich das Prinzip der RF-Bestimmung, ähnlich dem Isoagglutinin-[IgM-]Bedside-Test für AB0-Blutgruppen.)

- Die Diagnose einer rheumatoiden Arthritis ist eine klinische Diagnose, die RF und ACPA sind Bestandteil von Klassifikationskriterien.
- Positive RF/ACPA ohne objektivierte Tendosynovitis/Arthritis/Erosionen (Sono, MRT, Rö., Szinti, CT) erlauben nicht die Diagnose „rheumatoide Arthritis".
- Bei positiven RF/ACPA ohne objektivierbare Tendosynovitis/Arthritis/Erosionen kann das Risiko für die zukünftige Entwicklung einer klinisch aktiven RA erhöht sein.
- Tests für einen bestimmten AK unterschiedlicher Hersteller weisen verschiedene Referenzbereich auf – Quotientenbildung aus gemessenem Wert und Referenzwert des Tests ermöglicht Vergleichsabschätzung zwischen unterschiedlichen Testsystemen (▶ Tab. 4.4).

Tab. 4.4 Tabelle zum Vergleich erhöhter AAK-Titer bei Tests unterschiedlicher Hersteller (Beispiele) [X364]

		1- bis 1,25-fach	> 1,25- bis 2,5-fach	> 2,5- bis 5-fach	> 5-fach
Test	Referenzbereich	(+)	+	++	+++
Hersteller 1	< 100	> 100–125	> 125–250	> 250–500	> 500
Hersteller 2	< 20	> 20–25	> 25–50	> 50–100	> 100
Hersteller 3	< 10	> 10–13	> 13–25	> 25–50	> 50

(+) = grenzwertig, + = leicht, ++ = mittel, +++ = stark erhöhte Werte

- Werden bei einem Pat. mit objektivierbarer Arthritis positive RF plus Anti-CCP und/oder Anti-MCV-AK und/oder CEP-1 mit relevantem Titer (> 3-fach des Referenzbereichs) gemessen, ist die Diagnose einer RA sehr wahrscheinlich.
- Hingegen sollte ein isoliert positiver RF bei objektivierbarer Arthritis auch an andere DD denken lassen, z.B. Sjögren-Syndrom, SLE, MCTD, Infektionen, Kryoglobulinerkrankung, Vaskulitiden usw.

4.4.2 ANA-Screening mit Stufendiagnostik für monospezifische Tests

Autoimmunerkrankungen können in AAK mit und ohne Organspezifität eingeteilt werden. Hier werden AAK ohne Organspezifität beschrieben – AAK gegen Zellkerne sind charakteristisch bei zahlreichen Erkrankungen des rheumatischen Formenkreises (▶ Tab. 4.5). Die Screening-Untersuchung erfolgt im IFT-Test auf HEp-2-Zellen und ggf. zusätzlich durch IFT auf Primatenleberzellen. Der IFT-Titer auf HEp-2-Zellen ≥ 1 : 80 gilt als positiv. Die Muster auf HEp-2-Zellen geben Hinweise auf die zugrunde liegenden Antigene, die in monospezifischen Testsystemen (z.B. ELISA-Prinzip, BLOT) verifiziert werden (▶ Abb. 4.1).

Tab. 4.5 Typische monospezifische Autoantikörper (AAK) bei rheumatischen Autoimmunerkrankungen [X364]

Erkrankung	Prävalenz ANA (%)	Monospezifische AAK
systemischer Lupus (▶ Kap. 9.2)	80–100	dsDNS, Nukleosome, Sm, SSA/Ro60, ribosomale P, C1q, U1-RNP (niedrigtitrig), PCNA
medikamenteninduzierter SLE	100	Histone, ssDNS (Crithidien negativ)
systemische Sklerose (▶ Kap. 9.4)	85–95	SCL70, U3-RNP (Fibrillarin), RNA-Polymerase I–III, NOR-90, Zentromere (CENP-A/B), PM-SCL (75/100), Th/To
Poly-/Dermatomyositis (▶ Kap. 9.5)	30–50	Ku, Mi2α/β, SRP, Jo1, TIF1-γ, MDA5, MSP2, SAE1, PL7, PL12, EJ, OJ, SC, KS, PM-SCL, U1-RNP (niedrigtitrig)
Einschlusskörpermyositis (▶ Kap. 9.5)		Mup44
Mischkollagenose (MCTD) (▶ Kap. 9.6)	100	U1-RNP (hochtitrig),
Sjögren-Syndrom (▶ Kap. 9.7)	70–80	SSA/Ro60, SSB
Autoimmunhepatitis (AIH)	30–40	ASMA (F-Actin), LKM-1, LC1, SLA/LP, LMA, LSP, Ro52, SSA/Ro60
primär biliäre Cholangitis	positiv im Rahmen von Overlaps	AMA – AMA2, nukleäre Dots, Kernmembranen (Overlap mit AIH möglich)
Paraneoplasie	?	CENP-F

PCNA = Proliferating-Cell-Nuclear-Antigen

Nukleäre Muster mit Teststrategie für monospezifische Tests

Einen Entscheidungsbaum zur Stufendiagnostik für die weiterführende Labordiagnostik bei Detektion verschiedener nukleärer ICAP-Muster zeigt ▶ Abb. 4.2.

Zytoplasmatische Muster mit Test-Strategie für monospezifische Tests

Einen Entscheidungsbaum zur Stufendiagnostik für die weiterführende Labordiagnostik bei Detektion verschiedener zytoplasmatischer ICAP-Muster zeigt ▶ Abb. 4.3.

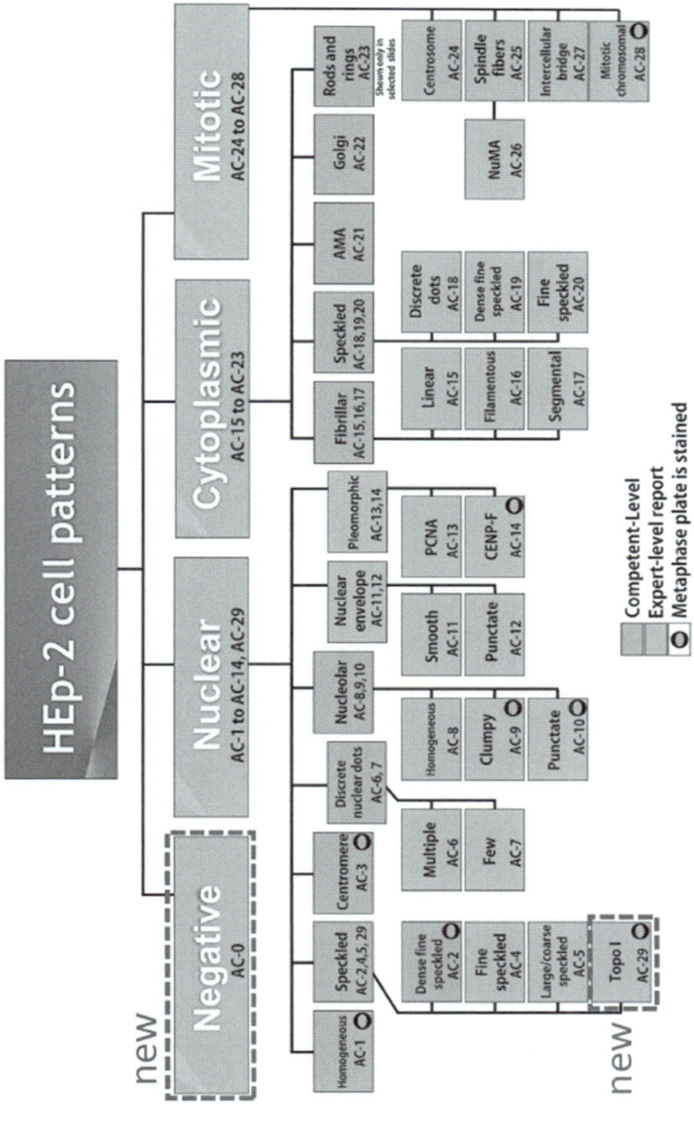

Abb. 4.1 International Consensus on Autoimmune Pattern (ICAP), Stand 2017 [V783]

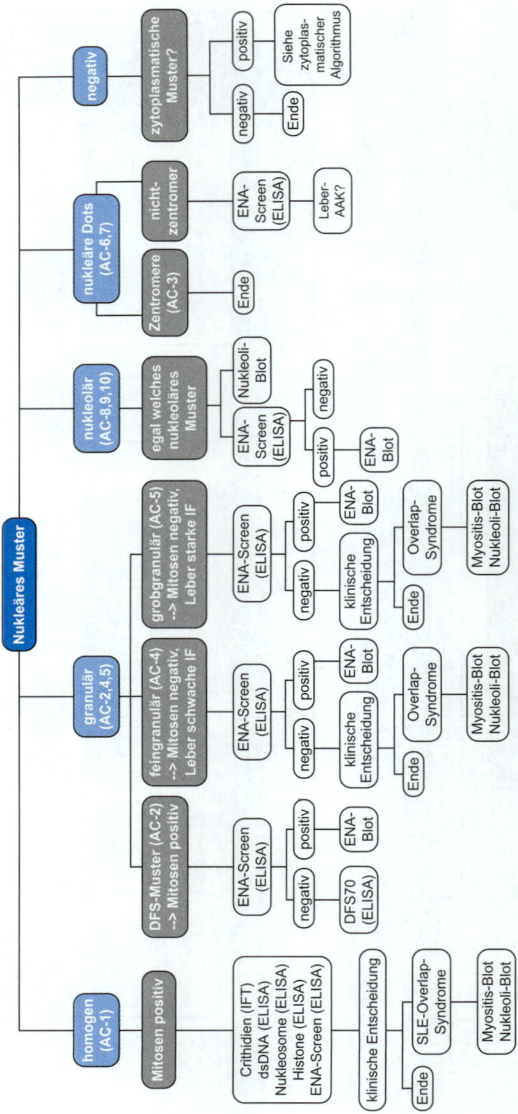

Abb. 4.2 Entscheidungsbaum für weitere labordiagnostische Schritte bei Detektion von nukleären ICAP-Mustern [X364]

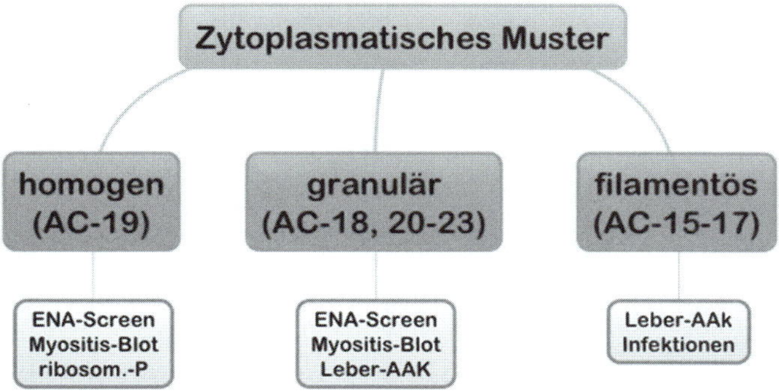

Abb. 4.3 Entscheidungsbaum für weitere labordiagnostische Schritte bei Detektion von zytoplasmatischen ICAP-Mustern. ENA = extrahierbare nukleäre Antigene [X364]

4.4.3 Autoantikörper gegen Zellkerne (ANA) und Zytoplasmabestandteile

Zum besseren Verständnis der IFT-Diagnostik wird auf die Webseite www.anapatterns.org verwiesen. Hier sind Referenzbilder nach ICAP dargestellt.

ANA sind eine heterogene Gruppe an AAK gegen Zellkernmoleküle im engeren Sinn und stellen für zahlreiche Autoimmunerkrankungen ein wesentliches Diagnostikum dar. Nach aktuellem Verständnis ist jedoch neben den ANA auch die Beurteilung der Mitosestadien sowie der zytoplasmatischen Antigene für die Diagnostik von Autoimmunerkrankungen von herausragender Bedeutung. Bei alleiniger Beurteilung der Kernantigene (ANA) würden die zytoplasmatischen Autoantigene und deren assoziierte Erkrankungen verpasst werden (▶ Abb. 4.1).

Goldstandard für die Detektion und das Screening von ANA, Mitosen und zytoplasmatischen Antigenen ist die indirekte Immunfluoreszenz auf humanen Larynxkarzinom-Epithelzellen (HEp-2) und plausibilisierend auf der Primatenleber mit charakteristischen Fluoreszenzmustern (CDC-ANA-Referenzstandard, www.autoab.org).

Nach der Screening-Untersuchung schließt sich entsprechend des Kern-/Zytoplasma-Fluoreszenzmusters eine differenzierte Analyse gezielter AAK an. Hierfür werden rekombinant hergestellte, reine Antigene in immunologischen Tests eingesetzt. Diese Diagnostik erfolgt in der Regel über ELISA-, Chemilumineszenz-, Array- oder Westernblot-Verfahren. Radioimmunassay-Verfahren werden in der Routine praktisch nicht mehr eingesetzt.

Das International Consensus on Antinuclear Antibody Pattern (ICAP, ▶ Abb. 4.1) fasst die nukleären und zytoplasmatischen Muster auf HEp-2-Zellen allgemein als „Anti-Cell"-Muster (AC) übersichtlich zusammen. Aus diesen Mustern heraus entwickelt sich die Stufendiagnostik der spezifischen Antikörperbestimmungen.

- ANA mit positiven Mitosen (dsDNS, Histon, Nukleosome beim SLE)
- ANA ohne positive Mitosen (U1-RNP, Ro60/SS-A, La52/SS-B, Ro52/TRIM21, Sm, RNP/Sm, Scl70, Jo1 bei Erkrankungen wie SLE, Sjögren-Syndrom, MCTD, systemische Sklerose, Myositis)

- Nukleoli (zahlreiche Antigene bei systemischer Sklerose, Dermato-/Polymyositis)
- Zytoplasma (zahlreiche Antigene bei Myositiden, Anti-Synthetase-Syndrom, neurologische Erkrankungen, Autoimmunhepatitis)

> **!** Ro60/SS-A, La52/SS-B und Ro52/TRIM21 können der IFT-Diagnostik entgehen!
> Daher ist insbes. bei Schwangeren, aber auch bei dringendem klinischem Verdacht auf eine Autoimmunerkrankung mit positivem oder negativem AC-Pattern auf HEp-2-Zellen, eine gezielte Antikörperdiagnostik mit z.B. ELISA oder Blot-Technik indiziert.

Zytoplasmatische Antigene können in der IFT schwierig zu interpretieren sein, sodass bei V.a. inflammatorische Myopathie/Lungenbeteiligung auf spezifische Antikörper im ELISA oder Westernblot getestet werden sollte (Mi2, Ku, PM-Scl, SRP, MDA5, NXP2, SAE1, TIF1γ, Jo-1, PL-7, PL-12, EJ, OJ, Ro52).

4

> - Die differenzierende Antikörperdiagnostik gegen **sowohl nukleäre (ANA) als auch zytoplasmatische Antigene** ist zur umfassenden Abgrenzung von Autoimmunerkrankungen in der IFT-Diagnostik auf HEp-2-Zellen unabdingbar.
> - Die Antikörperstufendiagnostik umfasst zunächst die indirekte IFT auf HEp-2-Zellen mit der Angabe des Titers und Musters nach ICAP.
> - Ein relevanter Titer wird in der Regel bei Erwachsenen ≥ 1 : 320, bei Jugendlichen ≥ 1 : 100, bei Kindern bereits bei ≥ 1 : 40 Verdünnung angesehen. Die Grenzwerte differieren von Hersteller zu Hersteller – lediglich für den Anti-dsDNS-AK gibt es einen quantitativen WHO-Standard.
> - Das Muster (selbstverständlich auch die Anamnese und das klinische Bild) triggern die weitere spezifische Antikörperdiagnostik durch ELISA-, Westernblot-, Lumineszenz-, Array-Verfahren oder aufwändiger im Radioimmunassay (▸ Tab. 4.6).
> - Die Immundiagnostik ist nicht schwarz/weiß, sondern es ergeben sich nicht selten mehrere spezifische Antikörper im Sinne von Überlappungssyndromen, die in der Diagnose beschrieben und in das klinische Bild eingeordnet werden müssen.
> - Schwache IFT-Muster können im Screening übersehen werden, sodass bei hochgradig klinischem Verdacht die entsprechenden Antikörper gezielt getestet werden müssen (Sjögren-Syndrom, inflammatorische Myopathien und Anti-Synthetase-Syndrome).

Nachweismethoden von AAK

Indirekte Immunfluoreszenz zum Screening auf Autoimmunität

Der Standard-Kernantikörpertest wird an fixierten humanen Larynxkarzinom-Zellen (HEp-2-Zellen) durchgeführt. Diese Tumorzelllinie weißt eine hohe Proliferationsrate und Expression von Zellantigenen im Kern und Zytoplasma auf. Zur Erleichterung der IFT-Befundinterpretation werden Primatenleberzellen eingesetzt.

- Die HEp-2-Zellen werden auf Objektträger aufgebracht und fixiert (Herstellerspezifika). Das Pat.-Serum wird auf den Objektträger aufgebracht und inkubiert, damit AK im Pat.-Serum an die entsprechenden Antigene der HEp-2-Zelle binden können.

- Dann folgen mehrere Waschschritt, um das Pat.-Serum mit nicht gebundenen AK vollständig zu entfernen – die gebundenen AAK bleiben an den HEp-2-Antigenen haften.
- Im nächsten Schritt wird ein mit Fluoreszin konjugiertem Anti-human-IgG auf dem Objektträger inkubiert, der die an den HEp-2-Zellen gebundenen AAK des Pat. markiert.
- Dann folgt ein erneuter Waschschritt, um nicht gebundenes Anti-human-IgG-Fluoreszin zu entfernen.
- Nun erfolgt die Mikroskopie unter dem Fluoreszenzmikroskop und Bewertung von Verdünnungstiter und Muster. Die Muster wurden im Rahmen einer internationalen Konsensuskonferenz (ICAP) 2015 vereinheitlicht und sind ▶ Tab. 4.6 aufgeführt. In ▶ Abb. 4.4 sind einige typische Beispiele für AC-Muster nach ICAP wiedergegeben.

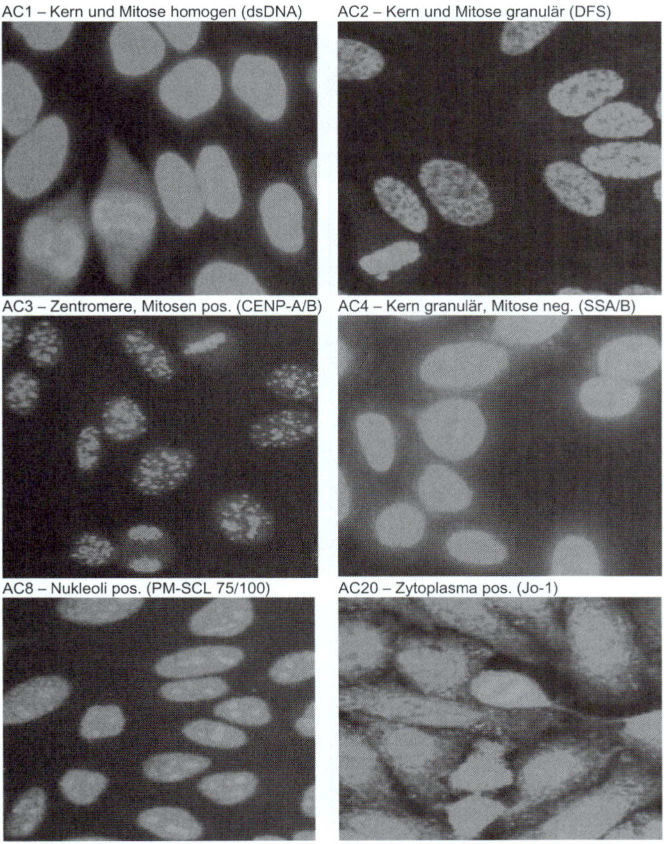

Abb. 4.4 Typische Beispiele für AC-Muster nach ICAP [X364]

Tab. 4.6 Screening IFT-Muster auf HEp-2-Zellen nach ICAP (AC-Pattern) bei immunologischer Systemerkrankung mit assoziierten spezifischen Antikörpern [X364]

Screening IFT-Muster	Musterverursachende AK	Typische Erkrankung	Prävalenz (Richtwerte)	Erweiterte Diagnostik
				Monospezifische Immunassays für AK-Nachweis
Kerne homogen, Mitosen homogen positiv (AC-1)	dsDNS Histone Nukleosome	SLE (▶ Kap. 9.2)	95 % 50–70 % 50–70 %	ENA dsDNS C3/C4 Phospholipid-AK Crithidien-IFT
	Histone ssDNS	medikamenteninduzierter SLE	95 % 95 %	ENA ssDNS Crithidien-IFT (negativ bei ssDNS)
Kerne feingranulär, Mitosen granulär positiv (AC-2)	DFS	unspezifisch	8 % bei Gesunden	DFS ENA ggf. Myositis/Nukleoli-Blot 10 % bei rheumatischen Erkrankungen, zusätzlich relevante monospezifische ANA
Kerne feingranulär, Mitosen negativ, **± Zytoplasma feingranulär** (AC-4)	Ro60/SS-A	Sjögren-Syndrom (▶ Kap. 9.7)	40–95 %	ENA α-Fodrin-AK **SSA/B-schwaches Muster auf Primatenleber**
	LA/SS-B	Sjögren-Syndrom	40–95 %	
	Ro52/TRIM21	unspezifisch autoimmun	80 % in Kombination mit SSA/B, selten Ro52 allein	
Primatenleber hilft zur Differenzierung bei (AC-4)	Ku	SLE, dcSSc (▶ Kap. 9.4), Myositis	25–50 % (overlap)	**starkes, schollig-granuläres Muster auf Leber;** Myositis-Blot
	Mi2	Dermatomyositis/ Myositis (▶ Kap. 9.5)	< 15–30 %	
	TIF1γ	Myositis (paraneoplastisch)	< 5 %	
Kerne grobgranulär, Mitosen negativ (AC-5)	nRNP/Sm	SLE	15–40 %	ENA
	(U1-RNP)	MCTD (▶ Kap. 9.6)	95–100 %	
Kerne gepunktet				
(AC-3)	Zentromere(46/92)	lcSSc	80–95 %	CENP-A/B

Tab. 4.6 Screening IFT-Muster auf HEp-2-Zellen nach ICAP (AC-Pattern) bei immunologischer Systemerkrankung mit assoziierten spezifischen Antikörpern [X364] *(Forts.)*

Screening IFT-Muster	Musterverursachende AK	Typische Erkrankung	Prävalenz (Richtwerte)	Erweiterte Diagnostik
				Monospezifische Immunassays für AK-Nachweis
(AC-6)	6–20 Punkte	PBC	25–40 %	M2 SLE-Marker
(AC-7)	2–6 Punkte	Sjögren-Syndrom, SLE		ENA
Nukleoli positiv				ENA und Nukleoli-Blot mit zusätzlich
(AC-29) **nahezu homogener Kern, betonte Nukleoli**	Scl70	dcSSc	25–75 %	RNA-Polymerase III
(AC-8)	PM-Scl 100/75	PM/DM/dcSSc	15 %	NOR90
(AC-9)	U3-nRNP (Fibrillarin)	dsSSc	5–10 %	Th/To
(AC-10)	RNA-Polymerase I Ro52	dsSSc dsSSc	5 % 30 %	Ku PDGRF
Zytoplasma positiv, filamentös (AC-15)	Actin (ASMA)	AIH	40–90 %	ANA, LKM1, SLA/LP, LMA, LSP, Ro52 AMA-M2
Zytoplasma positiv, grobgranulär (AC-21)	AMA	PBC	95 %	ENA AMA-M2 Leber-AK
Zytoplasma positiv, feingranulär (AC-20)	Jo1	Anti-Synthetase-Syndrom	25–35 %	ENA Myositis-Blot: Mi2, TIF1γ, MDA5, NXP2, SAE1, Ku, PM-SCL, PL7/PL12, SRP, EJ, OJ, Ro52
Zytoplasma positiv, homogen (AC-19)	ribosomales P PL7,PL12 auch Ro52, SRP, EJ, OJ	SLE PM/DM	10 % < 5 %	ZNS-Beteiligung? Myositis-Blot (siehe oben)

SLE = systemischer Lupus erythematodes, dcSSc = diffus-kutane systemische Sklerose, MCTD = Mixed Connective Tissue Disease (Mischkollagenose), lcSSc = limitiert-kutane systemische Sklerose, PBC = primär biliäre Cholangitis, PM = Polymyositis, DM = Dermatomyositis, AIH = Autoimmunhepatitis

Immunassay zur Detektion spezifischer AK

Entweder als ELISA, Chemilumineszenz-Methode oder als Westernblot. Radioimmunassays werden in der Routine praktisch nicht mehr durchgeführt, sind jedoch in der Forschung noch sehr nützlich. Vom Prinzip funktionieren diese Methoden ähnlich:
Gereinigtes Antigen, heute in der Regel rekombinant hergestellt, wird an eine Festphase adsorbiert. AAK der verdünnten Pat.-Serumprobe binden sich an die Festphase. Die Menge gebundenen Pat.-IgG wird durch ein antihumanes IgG, das mit z.B. alkalischer Phosphatase, Farbstoffen, (Chemi-)Lumineszenzfarbstoffen konjugiert ist, quantitativ nachgewiesen.

Immunpräzipitation (Farr-Test)

Radioaktiv markierte Doppelstrang-DNS wird mit dem Pat.-Serum inkubiert. Die gebildeten Immunkomplexe werden separiert und durch Amonsulfate präzipitiert. Die quantitative Bestimmung der AK erfolgt im Gamma-Counter.

SLE-typische und ENA-AAK

4

Anti-DNS-AK

Es werden zwei verschiedene AK gegen DNS beim SLE definiert: Anti-Einzelstrang-DNS (ssDNS) und Anti-Doppelstrang-DNS (dsDNS).
In der Immunfluoreszenz auf HEp-2-Zellen zeigen AK gegen dsDNS ein homogenes Kernmuster sowie positive, kondensierte Chromosomenregionen (positive Mitosen); AC-1-Muster nach ICAP mit Angabe des Titers. Diagnostisch sehr spezifisch für den Nachweis von Anti-dsDNS-AK ist auch der IFT-Test auf fixierten Crithidia luciliae, einem Hämoflagellat. Der Kinetoplast besteht fast ausschließlich aus dsDNS und leuchtet bei positiven Anti-dsDNS-AK hell auf. Die Anti-ssDNS-AK sind in der Fluoreszenz auf HEp-2-Zellen von den Anti-dsDNS-AK nicht zu unterscheiden. Jedoch fluoresziert der Kinetoplast bei alleinig vorhandenen Anti-ssDNS-AK nicht. Somit ist der IFT-Test auf Crithidien nicht nur ein Bestätigungstest, sondern differenziert auch Anti-ssDNS von Anti-dsDNS.
Anti-ssDNS-AK können auch beim SLE mit einer Prävalenz von 70–95 % auftreten. Jedoch sind diese AK klinisch relativ unspezifisch, da sie auch bei Infektionen und im Rahmen einer medikamentösen Therapie auftreten können.
Mit dem Nachweis von Anti-dsDNS-AK auf Crithidien oder im ELISA/Farr-Assay ist auch ein Klassifikationskriterium für einen SLE erfüllt. Die Prävalenz beim SLE liegt bei 60–90 %. Häufig korreliert die Konzentration der Anti-dsDNS-AK mit der Krankheitsaktivität und kann dann als Aktivitätsparameter verwendet werden.
Anti-dsDNS und Anti-ssDNS werden durch monospezifische Immunassays (ELISA-Verfahren und Farr-Assay) bestätigt und quantifiziert.

Anti-Histon-AK und Anti-Nukleosom-AK

AK gegen Histone sind gegen die basischen Proteine (H1, H2A, H2B, H3, H4), um die die dsDNS „aufgewickelt" ist, gerichtet. Nukleosome bestehen aus Histonoktameren (H2A, H2B, H3, H4), die von DNS-Basenpaaren umwunden sind. Das H1-Histon interagiert mit dem Nukleosom und verbindet benachbarte Nukleosome über eine „Linker-DNS". Histone und dsDNS bilden das Chromatin. Anti-Nukleosom-AK sind gegen das Chromatin gerichtet und zeigen, wie auch die Anti-Histon-AK und Anti-dsDNS-AK, ein homogenes ANA-IFT-Muster (AC-1 nach ICAP).

Isolierte hochtitrige Anti-Histon-AK sind charakteristisch für den medikamenteninduzierten SLE (Prävalenz > 90 %), finden sich aber auch im Rahmen von Infektionen und beim Felty-Syndrom, einer autoimmunen aggressiven Variante der RA mit hochtitrigen RF, Rheumaknoten, Splenomegalie und Leukozytopenie, Overlap zu anderen Autoimmunerkrankungen sowie häufiger extraartikulärer Manifestation (Prävalenz beim Felty bis zu 50 %).

- Anti-Nukleosom-AK finden sich bis zu 70 % bei SLE-Pat. und können den Anti-dsDNS-AK zeitlich vorausgehen. Sie werden als Frühmarker für einen SLE diskutiert.
- Die Histonproteine sowie Nukleosome werden aus Zellextrakten gewonnen und können in monospezifischen Immunassays bestätigt werden.

Dense Fine Speckeled (DFS)

Häufig werden Pat. mit positivem ANA-Titer zur Abklärung auf eine systemische Autoimmunerkrankung zum Rheumatologen geschickt. Eine ausführliche Anamnese und eingehende klinische Untersuchung sind dann obligat (▶ Kap. 2).
Das typische Muster von häufig unspezifisch positiven ANA ist ein AC-2-Muster, d.h. feingranuläres Nukleoplasma mit granulierten Mitosen. Dieses Muster ist bei etwa 8 % der gesunden Bevölkerung vorhanden. Bei 11 % der Pat. mit einer diagnostizierten systemisch-rheumatischen Autoimmunerkrankung lässt sich dieses Muster ebenfalls nachweisen. Aus diesem Grund kann das DFS-Muster nicht mit einem Ausschluss einer Autoimmunerkrankung gleichgesetzt werden. Vielmehr ist auch bei diesem Muster eine monospezifische Immunassay-Untersuchung mit den klassischen ENA (SS-A/-B, nRNP/Sm, Sm, Scl70, Jo-1) und bei klinischem V.a. eine Myositis oder systemische-Sklerose-Manifestation die entsprechende monospezifische AK-Diagnostik angezeigt.
Erst nach Ausschluss zusätzlich vorliegender AAK kann das AC-2-Muster als unspezifisch gewertet werden. Der anti-DFS-AK kann im monospezifischen Immunassay nachgewiesen werden.

!
- Grundsätzlich ist ein positiver ANA durch weitere monospezifische Immunassays zu differenzieren.
- Auch bei einem typischen DFS-Muster (AC-2) sollte zumindest ein ENA-Screen (SS-A/-B, nRNP/Sm, Sm, Scl70, Jo-1) durchgeführt werden.

Anti-Sm-, Anti-U1-nRNP- und U3-nRNP-AK

Die Smith-Antigene (Sm-Antigene) bestehen aus kleinen RNA-Proteinen, die im Kern lokalisiert sind (snRNP oder nRNP). Die uridinreichen RNA-Einheiten werden entsprechend des chromatografischen Verhaltens in U1–U6, die assoziierten Proteinmoleküle in B, B´, D, E, F, G eingeteilt. Die U-nRNP-Moleküle sind am Spleißingvorgang von Introns und Exons der prä-mRNA in mRNA beteiligt. Am häufigsten reagiert der Anti-Sm-AK hauptsächlich mit den D-Proteinen, U1-nRNP-AK gegen Partikel-Proteine 70K, A, C und U3-nRNP gegen Fibrillarin.

- Das Muster für U1-nRNP wird mit dem AC-5-Muster assoziiert: Kerne granulär, Mitosen negativ, die Primatenleber reagiert stark mit – im Gegensatz zum SS-A/-B-Muster, bei dem die Primatenleber nur schwach reagiert. Das Muster für U3-nRNP wird mit dem AC-9-Muster assoziiert: Nukleoli-Muster, passend zur Assoziation mit diffus-kutaner systemischer Sklerose.

- Der Anti-Sm-AK ist hochspezifisch für den SLE, jedoch nur mit einer Prävalenz von 20–40 %.
- Hohe Titer Anti-U1-nRNP-AK sind mit 95–100 % mit einer MCTD, in niedrigem Titer in 10–40 % mit einem SLE sowie der systemischen Sklerose in 2–12 % und der Poly-/Dermatomyositis mit 12–16 % assoziiert.
- Pat. mit Anti-U3-nRNP-AK (Fibrillarin-AK) sind bei Pat. mit diffus-kutaner systemischer Sklerose (Nukleoli!) in 5–10 % zu finden.

Die Antigene werden rekombinant hergestellt und können durch monospezifische Immunassays quantifiziert werden (ELISA, Blot).
Die nRNP/Sm-Antigene werden zu den ENA-Antigenen gezählt – durch Salzextraktion aus den Zellkernen gewonnene und gereinigte Antigene. Es gibt für die nRNP/Sm-AK CDC-ANA-Referenzstandards.

Anti-Ribosomale AK

Ribosomale P-Proteine (P0–P2) sind Phosphoproteinbestandteile der 60S-Untereinheit von Ribosomen, die im Zytoplasma lokalisiert sind. Somit entsteht eine typisches zytoplasmatisches Muster, AC-19. Das IFT-Ergebnis sollte durch entsprechende monospezifische Immunassays bestätigt werden (ELISA, Blot).
Anti-ribosomale P-AK sind spezifisch für den SLE, jedoch nur in etwa 10 % nachweisbar und werden mit einer ZNS-Beteiligung in Zusammenhang gebracht. Auch bei MCTD (12 %) können diese AK nachgewiesen werden, dann mit dsDNS als Zeichen der Überlappung mit dem SLE. Für anti-ribosomales P-AK gibt es CDC-ANA-Referenzstandards.

Anti-SS-A/Ro60-, Anti-SS-B/La- und Anti-Ro52/TRIM21-AK

Das **SS-A- oder Ro60-Antigen** besteht aus einem kleinen RNA-Molekül sowie einem 60-kDa-Protein und ist vorwiegend im Kern, jedoch auch im Zytoplasma lokalisiert. Mit dem SS-A-/Ro60-Antigen ist ein weiteres Protein assoziiert, das Ro52/TRIM21-kDa-Protein.

> Antikörper gegen SS-A/Ro60 haben mit dem Antikörper gegen Ro52 nichts gemeinsam!

So ist SS-A/Ro60 eng mit dem SS (40–95 %), SLE (20–60 %) und dem neonatalen Lupus mit 95–100 % assoziiert. Der **Anti-Ro52/TRIM21-AK** ist unspezifisch positiv bei zahlreichen Autoimmunerkrankungen wie Myositis (31 %), systemische Sklerose (28 %), primär biliäre Cholangitis (27 %), SLE (38 %), Sjögren-Syndrom (81 %), MCTD (19 %), RA (5 %), neonatalem Lupus (90 %), Autoimmunhepatitis (35 %), Virushepatitiden (10–22 %).
SS-A/Ro60 ist zu nahezu 100 % assoziiert mit dem fetalen AV-Herzblock bei SS-A/Ro60-positiven Müttern, insbes. bei gleichzeitiger Positivität von SS-B/La.
SS-B/La ist vorwiegend im Kern lokalisiert, jedoch wie SS-A/Ro60 und Ro52/TRIM21 auch gering im Zytoplasma. Somit ergeben sich AC-4-Muster mit granulärem Nukleoplasma auf HEp-2-Zellen. SS-A/Ro60 ist ein starkes Immogen, wird jedoch teilweise nur schwach in HEp-2-Zellen und sehr schwach auf Primatenleberzellen exprimiert, sodass bei klinischem V.a. auf Sjögren-Syndrom, systemische Sklerose, SLE sowie bei Schwangeren mit Autoimmunerkrankungen aus dem Kollagenosenbereich gezielt diese Antikörper mit einem monospezifischen Immunassay (ELISA-, Westernblot-Verfahren) bestimmt werden sollten.
Anti-SS-A/Ro60- und -SS-B-AK werden zu den ENA-Antigenen gezählt – durch Salzextraktion aus den Zellkernen gewonnene und gereinigte Antigene; Ro52 ist rekombinant verfügbar. Es gibt für die AK SS-A/-B CDC-ANA-Referenzstandards.

AC-4-Muster:
- SSA/B schwaches Primatenlebermuster
- Ku starkes Primatenlebermuster
- RNP/Sm starkes Primatenlebermuster

Für systemische Sklerose typische AK

Die klinische Präsentation sowie Prognose ist bei der systemischen Sklerose (SSc) sehr heterogen und mit verschiedenen AAK gegen Proteine der Zellteilung und Transkriptionsvorgänge assoziiert.

Immunserologisch ist die SSc mit einem Nukleoli-IFT-Muster assoziiert.

Anti-Zentromeren-AK

Das IFT-Muster für Anti-Zentromeren-AK ist sehr charakteristisch (MC-3) und bei etwa 20–30 % bei Pat. mit SSc prävalent.
Als Antigene fungieren Zentromerenproteine (CENP-) A–D, wobei das CENP-B als Hauptantigen aller Antikörper gilt. Die AK sind hochspezifisch für die limitiert-kutane systemische Sklerose (lcSSc), Puffy-Fingers, Raynaud-Syndrom, 10–20 % pulmonal-arterielle Hypertonie im Verlauf.
Der Terminus „CREST-Syndrom" sollte nicht mehr verwendet werden, da auch Pat. mit diffus-kutaner SSc (dcSSc) diesen klinischen Phänotyp der SSc aufweisen können, was in vielerlei Hinsicht zu Verwirrung führen kann.
CENP-A und -B können rekombinant hergestellt und somit in monospezifischen Immunassays zur Bestätigung eingesetzt werden (ELISA-, Westernblot-Verfahren). Für die CENP-Antigene gibt es CDC-ANA-Referenzstandards.

Anti-Scl-70-AK (Topoisomerase-I-AK)

Die Scl-70-Antigene sind auf der DNS-Topoisomerase I lokalisiert. Die Topoisomerase ist an den Transkriptionsvorgängen der DNS beteiligt. Somit sind die Scl-70-Antigene im Kern und in besonders hoher Konzentration in den Nukleoli lokalisiert, was sich im typischen IFT-Muster mit stark betonten Nukleoli und homogenem Nukleoplasma ausdrückt. Die Mitosen sind negativ (AC-8). Zur Bestätigung wird Anti-Scl-70 im monospezifischen Immunassay bestimmt (ELISA-, Westernblot-Verfahren).
Der AK besitzt in Europa bei der SSc eine Prävalenz von 40–70 % und ist im überwiegenden Maße mit einer dsSSc, jedoch auch bei lcSSc mit 5–15 %, mit eher progredient schlechter Prognose assoziiert. Häufig tritt eine Lungenfibrose, Herz- und periphere Gefäßbeteiligung mit digitalen Ulzera auf.
Die Scl70-Antigene werden zu den ENA-Antigenen gezählt – durch Salzextraktion aus den Zellkernen gewonnene Antigene. Es gibt für die AK CDC-ANA-Referenzstandards.

Anti-PM-Scl-AK

Das Antigen ist ein Proteinkomplex aus 16 Polypeptiden und findet sich hauptsächlich im Nukleolus lokalisiert. Der Proteinkomplex besteht aus zwei Hauptantigenen mit 75 und 100 kDa. Aufgrund der nukleolären Lage ist das Muster ein Nukleoli-Muster, AC-8.
Pat. mit Nachweis von nur 75 kDa sind eher mit der SSc assoziiert, bei Nachweis von 75 und 100 kDa stehen SSc/Myositis-Overlap-Syndrome im Vordergrund. Werden nicht beide AK erfasst, bleibt ein Teil von SSc-/Myositis-Pat. unentdeckt.

Dieser AK findet sich in > 25 % der Myositis-Overlap-, jedoch in nur 2 % der SSc-Manifestationen.
Das IFT-Muster sollte für diesen AK im monospezifischen Immunassay bestätigt werden. Es gibt für die AK CDC-ANA-Referenzstandards. Die PM-Scl-Antigene werden zu den ENA-Antigenen gezählt – früher durch Salzextraktion aus den Zellkernen gewonnene Antigene.

Anti-Ku-AK

Ku ist im Nukleus und den Nukleoi lokalisiert und besteht aus einem Heterodimer mit 70 und 80 kDa. Ku bindet sich vorzugsweise an geschädigte dsDNS-Abschnitte und spielt eine Rolle bei der DNS-Replikation bzw. Reparation.
Anti-Ku-AK zeigen eine nukleäre und nukleoläre Immunfluoeszenz entsprechend dem AC-4- Muster nach ICAP. Die AK finden sich bei Overlap-Manifestationen SSc, Poly-/Dermatomyositis und beim SLE (10 %). Auf der Leber starkes Signal.
Das Ku-Antigen wird rekombinant hergestellt und kann somit in monospezifischen Immunassays bestätigt werden.

Weitere systemische Sklerose-typische AK bei Nukleoli-IFT-Muster

In erster Linie und überwiegend sind AAK bei der SSc mit einem nukleolären, deutlich geringer auch mit einem zentromeren oder im Overlap mit nukleären/ zytoplasmatischen IFT-Muster assoziiert.

U1-RNP Gegen nukleäre small RNA, die am Prä-mRNA-Splicing beteiligt sind. Nucleoli sind betont und feingranulär (AC-10). Hochtitrig bei Overlap-Manifestationen – MCTD/Sharp – mit Myositis, Arthritis, SSc-Phänotyp mit pulmonalarterieller Hypertonie (PAH) und interstitieller Lungenerkrankung (ILD).

U3-RNP (Fibrillarin) Gegen 34 kD Fibrillarin komplexiert mit U3-RNA (AC-9). Etwa 60 % weisen einen dcSSc-Phänotyp mit einer Myositis auf, jedoch Organbeteiligung mit PAH, ILD, renaler Krise und gastrointestinaler Beteiligung

RNA-Polymerase I und III Das Antigen RNA-Polymerase III mit den Untereinheiten RP11 und PR155 ist in den Nukleoli lokalisiert (AC-10). Es besteht eine Assoziation zur „Scleroderma Renal Crisis" und ist eher selten mit einer ILD assoziiert. Auch ist eine Assoziation mit Neoplasien beschrieben. Die AAK RP11 und RP155 finden sich in 5–25 % bei Pat. mit dcSSc.

Th/To Das Antigen RNA-Proteinkomplex 7-2-RNP ist in den Nukleoli lokalisiert. Diese Marker sind assoziiert mit einem kurzen lcSSc-Verlauf, ILD und PAH ohne ILD-Assoziation und schlechterer Prognose im Vergleich zu lcSSc ohne diesen Marker. Der AAK wird bei < 5 % der Pat. mit SSc detektiert.

NOR90 Das Antigen Nukleolus-organisierende-Region-90 ist in den Nukleoli lokalisiert (AC-10). Der AAK wird bei < 5 % der Pat. mit lcSSc detektiert, jedoch auch beim Sjögren-Syndrom und bei RA nachweisbar. Assoziation mit Neoplasien.

Myositisspezifische und assoziierte AAK

Die überwiegenden Anteile an idiopathisch-inflammatorischen Myositiden werden den Overlap-Syndromen (67 %) insbes. in Assoziation mit der SSc zugeordnet und sind daher schwierig zu kategorisieren. Es werden myositisspezifische- (zytoplasmatische Anti-Synthetasen und SRP, Mi-2, TIF-1γ, MDA5, NXP2, SAE, HMGCR) von myositisassoziierten AAK (PM-Scl75/100, RNPs, SSA, SSB, Ro52, Ku) unterschieden. Darüber hinaus muss an paraneoplasieassoziierte Manifestationen gedacht werden.

Die AK können im monospezifischen Immunassay nachgewiesen werden (ELISA-, Westernblot-Verfahren). Die Antigene werden rekombinant hergestellt.

- Zytoplasmatische Muster sollten an Myositiden mit Overlap zu anderen Autoimmunerkrankungen denken lassen (myositisspezifische und assoziierte AK-Diagnostik in monospezifischen Immunassays, z.B. Blot, siehe oben).
- Für die differenzierte Diagnose einer Myositis ist eine Biopsie zwingend notwendig und kann nicht allein auf einer AK-Diagnostik beruhen, da die Gruppe der Myositiden heterogen ist (Dermatomyositis, Polymyositis, nekrotisierende Myositis, Einschlusskörpermyositis und Overlap-Syndrome mit Kollagenosen, RA und Vaskulitiden (AWMF-Leitlinie Myositissyndrome, www.awmf.org/leitlinien.html).

Lunge-, Gelenk- und Myositisassoziation – Anti-Aminoacyl-tRNA-Synthetase-AK (Anti-ARS-AK)

Jo-1, PL-7, PL-12, OJ, EJ, SC, KS Die Antigene der Anti-Synthetase-Syndrome sind die Aminoacyl-t-RNA-Synthetasen, die Enzyme, die die Bindung der Aminosäuren an die entsprechenden t-RNA-Moleküle für die Proteinsynthese an den Ribosomen katalysieren. Da diese Synthetasen im Zytoplasma, Ribosomen nah lokalisiert sind, entsteht ein typisches IFT-Muster, AC-19. Entsprechend der zahlreichen Aminoacyl-t-RNA-Synthetasen der verschiedenen Aminosäuren finden sich zahlreiche AAK. Das Jo-1 ist mit einer Prävalenz von 20 % beim Anti-Synthetase-Syndrom mit Myositis, Arthritiden, Fieber und Lungenfibrose/Alveolitis am häufigsten zu detektieren. Für den Anti-Jo-1-AK gibt es ein CDC-ANA-Referenzstandard.
Die anderen bekannten AK sind PL-7, PL-12, OJ, EJ, SC, KS (Prävalenz im niedrigen einstelligen Prozentbereich bei Myositis) und im zytoplasmatischen Muster AC-19 nicht zu differenzieren, sodass hier monospezifische Immunassays zur detaillierten Differenzierung immer eingesetzt werden müssen.

Haut-, mögliche Neoplasie- und Myositisassoziation

Bei diesen Formen muss immer auch an eine zugrunde liegende Neoplasie gedacht werden.

Mi2α/-β Das Antigen befindet sich in einem Proteinkomplex des Zellkerns. Das Hauptantigen ist eine Histondeacetylase und am Nukleosomen-Remodeling (Helicase) beteiligt. Es sind zwei AK gegen Mi2α und Mi2β, die spezifisch für die Dermatomyositis sind. Das Muster ist ein granuliertes Nukleoplasmamuster mit ausgesparten Nukleoli (IFT-Muster AC-4). Anti- Mi2β ist mit 10–30 % bei Dermatomyositis mit Hautmanifestationen assoziiert und spricht in der Regel gut auf Glukokortikoide an. Seltene Assoziation mit einer Neoplasie, wie Kolon- und Mammakarzinom.

TIF1γ Das Antigen ist der Transcriptional Intermediary Factor 1-γ und im Zellkern lokalisiert. Der AK ist spezifisch für die Dermatomyositis und ist auch mit Malignomen assoziiert.

NXP2 Das Antigen ist ein 140-kDa-Protein (MORC3). Häufig schwere Verläufe, 25 % bei juvenilen Formen, Kalzinosen. Dieser Antiköper kann auch mit begleitenden Neoplasien bei Dermato-/Polymyositis assoziiert vorkommen.

Myositis, mit möglichem amyopathischem Verlauf und Lungenbeteiligung

SAE-1/-2 Das Antigen ist das SUMO Activating Enzyme Subunit 1 mit 40 kDa und 90 kDa und vermittelt die Konjugation von Ubiquitin und Ubiquitin-Like Proteins. Es ist im Zellkern lokalisiert. Der Antikörper ist sehr spezifisch für die Dermatomyositis mit 8 % und in 5 % mit einer interstitiellen Lungenbeteiligung, Hautmanifestationen, gastrointestinalen Beteiligung (Dysphagie) assoziiert. Amyopathische Verläufe der (histologisch) Dermatomyositis sind beschrieben.

MDA5 Das Antigen ist das Melanoma Differentiation-Associated Gene 5 oder auch interferoninduzierte Helicase-C-Domäne-1 und in Stressgranula im Zytoplasma lokalisiert. Der AK ist mit der amyopathischen histologischen Dermatomyositis zu 95 % assoziiert, wird auch bei Overlap-Syndromen mit interstitieller Lungenbeteiligung vorgefunden.

SRP Overlap zur interstitiellen Lungenbeteiligung, jedoch häufig mit nekrotisierender Myositis assoziiert (siehe „nekrotisierende Myositis").

Nekrotisierende Myositisverlaufsformen

SRP Das Antigen „Signal Recognition Particel" ist ein RNA-Proteinkomplex und wird vorwiegend im Zytoplasma vorgefunden. Anti-SRP-AK sind Marker für eine nekrotisierende Myositis mit akuter, symmetrischer und proximal betonter Muskelschwäche sowie Overlap mit einer interstitiellen Lungenbeteiligung.

HMGCR Das Antigen ist die 3-Hydroxy-3-Methyl-Glutaryl Coenzyme A Reductase (HMGCR) und findet sich bei Pat. mit Myopathien unter Statintherapie. Schwere nekrotisierende Myositiden sind beschrieben. Myopathien treten mit etwa 5 % unter Statinen auf, die Rate an nekrotisierenden Verläufen ist deutlich geringer.

Assoziation mit einer sporadischen Einschlusskörpermyositis (sIBM)

Mup44 Das Antigen ist ein 44 kDa großes Protein, Funktion und Pathophysiologie sind unbekannt. Anti-Mup44 ist aktuell der einzige Biomarker für eine sIBM und in 27 % dieser Myositisentität positiv.

4.4.4 Antineutrophile zytoplasmatische AK (ANCA)

Anti-Neutrophilen-AK sind gegen zytoplasmatische Antigene von Granulozyten und Monozyten gerichtet. Es werden drei Muster unterschieden (▶ Abb. 4.5).

Zytoplasmatische ANCA (cANCA)

- Ethanolfixierte Granulozyten: feinkörnige, gleichmäßig im Zytoplasma verteilte Immunfluoreszenz.
- Formalinfixierte Granulozyten: grobkörnige Immunfluoreszenz im Zytoplasma, ähnlich wie im Ethanol.

Erklärung: Unter Formalinfixierung werden die Antigene im Zytoplasma an den Granula fixiert.

Antigenprävalenz 80–95 % (Capture ELISA mit nativen und rekombinanten Antigenen) im monospezifischen Immunassay Proteinase 3 (PR3) → spezifisch für die Granulomatose mit Polyangiitis (GPA; früher Wegener-Granulomatose). 5–20 % im monospezifischen Immunassay Bactericidal Permeability Increasing Protein (BPI), bei der Crohn-Krankheit (23 %), Colitis ulcerosa (37 %), primär sklerosierenden Cholangitis (36 %) und eosinophilen Granulomatose mit Polyangiitis (EGPA; früher Churg-Strauss-Syndrom; 10 %).

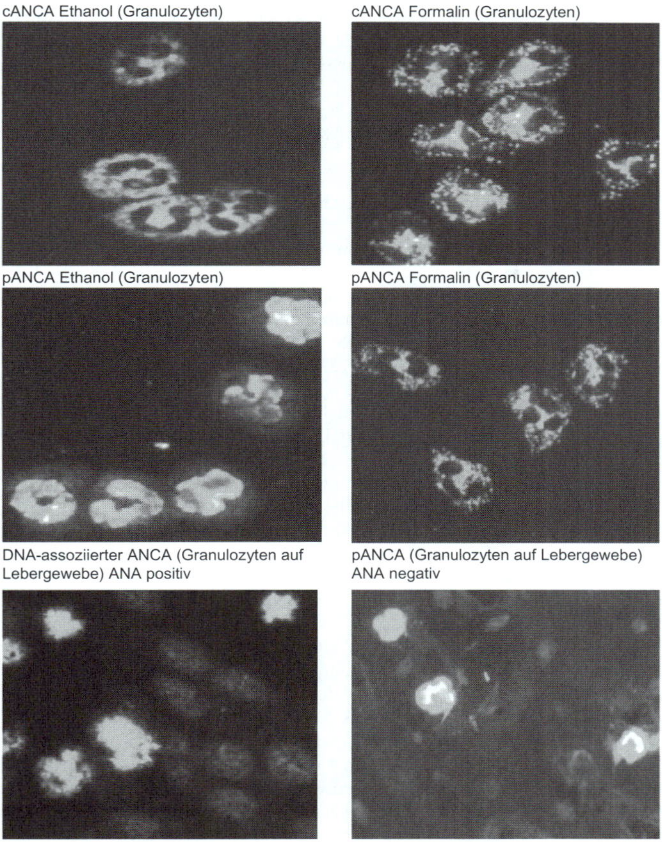

Abb. 4.5 Typische Beispiele für ANCA-Muster [X364]

Anmerkung: Selten kann bei positiven Anti-PR3-AK auch eine mikroskopische Polyangiitis (MPA; ▶ Kap. 10.6) oder auch Polyarteriitis nodosa (▶ Kap. 10.4) vorliegen.

Perinukleäre ANCA (pANCA)

- Ethanolfixierte Granulozyten: bandförmig-fein granuläre Fluoreszenz um den Granulozytenkern.
- Formalinfixierte Granulozyten: grobkörnige, gleichmäßig im Zytoplasma verteilte Immunfluoreszenz.

Erklärung: Unter Formalinfixierung werden die Myeloperoxidase-Antigene im Zytoplasma an den Granula fixiert und wandern nicht, wie im Ethanol, an die Kernmembran.

Antigenprävalenz 90 % im monospezifischen Immunassay Myeloperoxidase (MPO) → mikroskopische Polyangiitis (MPA), Eosinophilie mit Polyangiitis (EGPA), pauci-immun nekrotisierende Glomerulonephritis (pinGN; 65–90 %) und Polyarteriitis nodosa (Syn. Panarteriitis nodosa). MPO für MPA, EGPA, pinGN klinisch geringere Spezifität im Vergleich zu PR3 für die Granulomatose mit Polyangiitis (GPA).
Anmerkung: Selten treten Anti-MPO-AK auch bei der RA oder beim SLE auf.

DNS-assoziierte ANCA

DNS-ANCA oder granulozytenspezifische ANA (GS-ANA), früher auch atypische oder x-ANCA.

- Ethanolfixierte Granulozyten: Färbung des DNS-Kerns, kein typisches bandförmiges Muster
- Formalinfixierte Granulozyten: kein Fluoreszenzmuster

Erklärung: Ethanolfixierte Granulozyten: Laktoferrin/andere Ag aus dem Zytoplasma wandert und bindet an die DNS → Laktoferrin-DNS-Nachweis im monospezifischen Test bei Colitis ulcerosa (72 %) und primär sklerosierender Cholangitis (42 %), Crohn-Krankheit (7 %).
Anderes Antigen im monospezifischen Immunassay wie Elastase, Kathepsin G, Lysozym, β-Glukuronidase, Azurocidin, LAMP2, α-Enolase, Defensin. Keine Vaskulitis.
Echter ANA – kein ANCA, dann fluoresziert der Granulozytenkern:

- → Positiver ANA auf der HEp-2-Zelle
- → Auf der Primatenleber fluoreszieren Leberkerne und aufgespottete Granulozyten
- → Keine Vaskulitis

Zur weiteren Differenzierung von ANA in Titer und Muster sowie monospezifische Immunassays ▶ Kap. 4.4.2.
Ähnlich wie bei der ANA-Diagnostik sollte die IFT und bei positivem Befund ein monospezifischer Immunassay auf PR3 und MPO durchgeführt werden. IFT und monospezifischer PR3/MPO ergänzen sich, da kein Testsystem unfehlbar ist. So sind nicht alle IFT-pANCA im ELISA MPO-positiv! Bei der alleinigen Bestimmung von PR3/MPO im monospezifischen Test in einem **Pat.-Kollektiv mit unklaren Diagnosen (!)** würden Informationen über z.B. einen DNS-ANCA bei Colitis ulcerosa oder primär sklerosierender Cholangitis verloren gehen (▶ Tab. 4.7). Darüber hinaus wird die Diagnostik kostenintensiver, da jeder Pat. direkt mit zwei teuren monospezifischen Immuntests untersucht werden muss. Moderne Capture-ELISA für PR3 sind bzgl. Sensitivität der IFT-cANCA-Diagnostik überlegen (73 % vs. 95 %).

!

- Bei klinisch dringendem Verdacht auf Vaskulitis oder Glomerulonephritis IFT und monospezifischen PR3/MPO gleichzeitig bestimmen; Spezifität 99 %.
- Negativer IFT oder PR3/MPO schließen eine Vaskulitis nicht aus.
- Die Titerdynamik von PR3/MPO unter Therapie kann (nicht immer) zum Therapie-Monitoring eingesetzt werden.

Tab. 4.7 ANCA-assoziierte Erkrankungen [X364]			
Erkrankung	**Antigen**	**IFT-Muster**	**Anmerkung**
Granulomatose mit Polyangiitis (GPA) (▶ Kap. 10.5)	PR3 (–95 %)	cANCA (73 %)	selten MPO-positiv
mikroskopische Polyangiitis (MPA) (▶ Kap. 10.6)	MPO (90 %)	pANCA	selten PR3-positiv
eosinophile Granulomatose mit Polyangiitis (EGPA) (▶ Kap. 10.7)	MPO BPI	pANCA cANCA	Eosinophilie, DD: eosinophiles Asthma 10 %
pauci-immun nekrotisierende Glomerulonephritis	MPO	pANCA	69–95 %
Polyarteriitis nodosa (PAN) (▶ Kap. 10.4)	PR3 MPO	cANCA pANCA	sehr selten
Colitis ulcerosa (CU)	Lactoferrin-DNS BIP	DNS-ANCA cANCA	72 %
primär sklerosierende Cholangitis (PSC)	Lactoferrin-DNS BIP	DNS-ANCA cANCA	42 %
Crohn-Krankheit	Lactoferrin-DNS	DNS-ANCA	10 %
rheumatoide Arthritis (RA) (▶ Kap. 7.1)	?	DNS-ANCA	sehr selten
systemischer Lupus erythematodes (SLE) (▶ Kap. 9.2)	?	DNS-ANCA	möglich
andere Autoimmunerkrankungen	▶ Tab. 4.5	ANA-ANCA DNS-ANCA	▶ Tab. 4.5
MPO = Myeloperoxidase, BPI = Bactericidal/Permeability Increasing Protein			

4.4.5 Anti-Phospholipid-AK (APL)

Zum Test auf vorliegende APL sind anzufordern (Laborkriterien nach Sydney 2006):

- Cardiolipin IgG und IgM,
- β2-GlykoproteinI IgG und IgM sowie das
- LAC.

APL sind positiv, wenn:

- Anti-Cardiolipin IgG oder M > 40 Units oder > 99. Percentile Gesunder im ELISA
- β2-Glykoprotein I IgG oder M > 40 Units oder > 99. Percentile Gesunder im ELISA
- Lupus-Antikoagulans (Gerinnungstest) positiv, wenn die Gerinnungszeit die 99. Percentile von normalen Spendern überschreitet

Anti-Phospholipid-AK sind sowohl bei zahlreichen systemischen Autoimmunerkrankungen als auch im Rahmen von Infektionen, Neoplasien, Medikamenten und idiopathisch nachweisbar (▶ Tab. 4.8). Sie sind bei 10 % Thrombosen und 14 % Apoplex unklarer Genese nachweisbar.

! Der alleinige Nachweis von APL-AK ist noch keine Erkrankung.

Tab. 4.8 Antiphospholipid-AK bei rheumatischen Erkrankungen [X364]	
Erkrankung	**Häufigkeit (%)**
systemischer Lupus erythematodes (▶ Kap. 9.2)	50
Sjögren-Syndrom (▶ Kap. 9.7)	20–40
rheumatoide Arthritis (▶ Kap. 7.1)	10–40
systemische Sklerose (▶ Kap. 9.4)	25
Mischkollagenose (▶ Kap. 9.6)	20
Poly-/Dermatomyositis (▶ Kap. 9.5)	10–30

AAK können gegen die Phospholipide selbst (Cardiolipin, Phosphatidyl-Serine, -Inisitol, -Cholin, -Ethanolamin) und gegen Phospholipid bindende Proteine (β_2-Glykoprotein Domäne I, Prothrombin, AnnexinV, Protein C und S, Faktor XII, C4b, C4, C5 und viele mehr) gerichtet sein und werden durch immunologische Tests (z.B. ELISA) untersucht. Konsens bzgl. einer pathogenetischen Relevanz besteht aktuell nur für Cardiolipin IgG und IgM, β_2-Glykoprotein I, IgG und IgM sowie das LAC.

Lupus-Antikoagulans sind AK, die die phospholipidabhängige Konversion von Prothrombin in Thrombin stören und zunächst durch zwei funktionelle Tests untersucht werden.

- LAC-sensitive aPTT sind verlängert messbar – in der Regel wird in den Zentrallaboren eine LAC-insensitive PTT verwendet, sodass die PTT keine Abschätzung für das Vorliegen eines LAC darstellt.
- Russel-Viper-Venom-Test (RVV-Test) – direkte Hemmung von FX, sodass bei niedrigen Phospholipidkonzentrationen im Testansatz die Gerinnung deutlich verlangsamt wird.
- Plasma-Austausch-Test Patient : Pool von 1 : 1 ohne Normalisierung der PTT (bei positiven LAC-AK).
- aPTT und RVV-Test sind nach den Sydney-Laborkriterien 2006 ausreichend.

Das Anti-Phospholipid-AK-Syndrom (mit Thrombose/Abort, ▶ Kap. 9.3) ist eine komplexe Autoimmunerkrankung.

> **!**
> - Unter Marcumar-, NOAK-, Heparin-Therapie kann das LAC nicht bestimmt werden.
> - Rheumafaktoren und Kryoglobuline können falsch positive Anti-Cardiolipin-Testergebnisse bringen.

4.5 Genetisches Risiko für rheumatische Erkrankungen

Unterschieden werden in diesem Zusammenhang Variationen von nicht-HLA-von HLA-Genen. Während das genetische Risiko für nicht-HLA-Gene bisher gering eingeschätzt wird (zwischen 1,1–1,6; PTPN22, IRF5, STAT4), kann für HLA-Gene das Risiko deutlich höher sein (HLA-B27, Shared Epitope).

4.5.1 Ankylosierende Spondylitis (AS)

- Die Prävalenz von HLA-B27 in Europa liegt bei etwa 6–8 % in der Normalbevölkerung (▶ Tab. 4.9).
- Das Risiko eines HLA-B27-Genträgers, an einer AS (▶ Kap. 8.2) zu erkranken, beträgt zunächst nur 2–5 %. Das bedeutet, dass andere Risikofaktoren (genetisch und Umwelt) die Entstehung der AS beeinflussen.
- Bei HLA-B27-positiven Pat. mit erstgradigen Verwandten mit AS haben ein 6- bis 16-fach erhöhtes Risiko (bei 2–5 % Grundrisiko), auch an einer AS zu erkranken. Der genetische Anteil an der AS liegt bei etwa 20 % für das HLA-B27-Gen.
- Auch der Schweregrad der AS, gemessen am BASDAI und BASFI, ist mit 51–68 % und der radiologische Schweregrad mit 60 % über nicht-HLA-Gene vererblich assoziiert.
- 90 % der AS-Pat. weisen einen positiven Genstatus für HLA-B27 auf.
- Es sind > 130 HLA-B27-Subtypen beschrieben, von denen einige mit der AS assoziiert sind, wenige jedoch nicht (HLA-B*2706 und *2709, Thailand, Sardinien).

!
- Die HLA-B27-Bestimmung allein ist mit < 5 % Risikosteigerung ohne Klinik für einen entzündlichen Rückenschmerz oder Bildgebung nicht ausreichend gut, um ein individuelles AS-Risiko abzuschätzen.
- In Kombination mit einem entzündlichen Rückenschmerz Risikosteigerung auf > 45 %.
- In Kombination mit erhöhtem CRP/BSG und entzündlichem Rückenschmerz Risikosteigerung auf > 75 %.
- In Kombination mit entzündlichem Rückenschmerz und MRT-Ödem Risikosteigerung auf > 90 %.

Tab. 4.9 Häufigkeit von HLA-B27 bei entzündlich-rheumatischen Erkrankungen [X364]

Erkrankung	Häufigkeit (%)
Spondylitis ankylosans (▶ Kap. 8.2)	90
reaktive Arthritis (▶ Kap. 8.3)	90
darmassoziierte Spondyloarthritis (▶ Kap. 8.5)	70
Psoriasisarthritis mit Wirbelsäulenbeteiligung (▶ Kap. 8.4)	60
juvenile idiopathische Arthritis (▶ Kap. 7.2.4)	30
rheumatoide Arthritis (▶ Kap. 7.1)	10

4.5.2 Rheumatoide Arthritis (RA)

Bei der RA (▶ Kap. 7.1) liegt ein hereditäres Risiko von 30–60 % vor. Die HLA-II-DRB1-Allele (insbes. die Shared-Epitope-Aminosäuresequenz der DRβ1-Kette) bergen die größten Risikofaktoren für eine ACPA-positive RA in sich und bedingen etwa 30 % des gesamten genetischen Risikos.

4.5.3 Kollagenosen

Das genetische Risiko beim SLE (▶ Kap. 9.2) wird mit bis zu > 60 % angegeben und ist mit HLA-DR2, -DR3 sowie Genen, die für komplement- oder interferonabhängige Gene kodieren, assoziiert. Für andere Kollagenosen ist das Risiko schwierig zu definieren.

4.5.4 Andere Erkrankungen

Bei den zahlreichen, seltenen monogenetischen Erkrankungen, wie z.B. Hämochromatose (▶ Kap. 12.1.4) und autoinflammatorische Syndrome, wird auf die Website www.ncbi.nlm.nih.gov/omim verwiesen.

4.6 Synoviaanalyse

Die Analyse von Gelenkflüssigkeit durch sterile Punktion ist für die DD-Abklärung von großer Bedeutung. So kann bei einem Pat. mit RA durchaus parallel auch eine Kristallarthritis vorliegen und nicht ein „Schub" der RA oder auch eine infektiöse Ursache. Daher sollte die Synovia immer und möglichst rasch untersucht werden.

> !
> - Es werden immer Zellzahl, Mikroskopie auf Kristalle und bei Verdacht auch mikrobiologische Kultur (mit Gram-Präparat) angefertigt.
> - Frage nach Infektion, Kristallarthritis, DD: entzündlich/nichtentzündlich.

Makroskopisch (▶ Tab. 4.10)

- Volumen
- Farbe: klar, gelb, weißlich (Zellzahl/), grau (infektiös), hämorrhagisch
  - Bei hämorrhagischem Erguss können die Blutbeimengungen technisch durch die Punktion bedingt sein. Beim Hämarthros erscheint das Punktat insgesamt blutig; typisch für Erguss bei Hämophilie, bei villonodulärer Synovialitis, nach Trauma oder Gelenkfremdkörper.
- Transparenz (je weniger transparent, desto mehr Zellen)
  - Punktat eines normalen oder nichtentzündlichen Gelenks ist transparent, d.h. man kann durch das Punktat hindurch Gedrucktes lesen.
  - Der entzündliche Erguss ist opal, wolkig, sodass durch den Erguss nicht gelesen werden kann.
  - Der purulente Erguss ist undurchsichtig, grünlich, gräulich bis rötlich gefärbt.
  - Im Punktat können Flocken (Fibrin) oder sichtbare Partikel enthalten sein, z.B. Debris von Knorpel, Synovialzotten usw.
- Viskosität (je weniger viskös, desto entzündlicher; Ausnahme: weißlich pastös bei tophöser Gicht)

Mikroskopisch (▶ Tab. 4.11)

- Zellzahl (am besten EDTA-Röhrchen für maschinelle Zählung)
  - Leukozyten < 2.000/µl und Neutrophile < 25 %: nichtentzündlicher Erguss bei Arthrose, aber auch beim systemischem Lupus erythematodes, bei systemischer Sklerose, Sichelzellanämie, Hypothyreose usw.
  - Leukozyten zwischen 3.000 und 50.000/µl, Neutrophile < 90 %: reaktive Arthritis, chron. Polyarthritis, kristallinduzierte Arthritis

Tab. 4.10 Differenzialdiagnose der Synovialflüssigkeit [X364]

Erkrankung	Farbe	Trübung	Zellzahl/µl	Neutophilenanteil	Sonstiges
normal	strohgelb	klar	~ 100	10 %	–
Arthrose	strohgelb	klar	< 1.000	10–20 %	–
Pseudogicht	gelb bis milchig	trüb	> 1.000–> 50.000	90 %	Kalziumpyrophosphat-Kristalle
Gicht (▶ Kap. 12.1.1)	milchig	trüb	> 1.000–> 50.000	90 %	Harnsäurenadeln intrazellulär
eitrige Arthritis	purulent/grau	rahmig, flockig	> 50.000 CAVE: Zeitpunkt Infektionsbeginn	95 %	Eitererreger z.B. *Staphylococcus aureus*
rheumatoide Arthritis (▶ Kap. 7.1)	gelb	trüb, flockig	> 1.000–> 50.000	50–75 %	evtl. Rhagozyten
Kollagenosen (▶ Kap. 9)	gelb	trüb, flockig	> 1.000– > 50.000	50–75 %	evtl. LE-Zellen
reaktive Arthritis (▶ Kap. 8.3)	gelb	klar bis leicht trüb	> 1.000–10.000	50 %	evtl. Rhagozyten
Tuberkulose	graugelb	trüb, flockig	20.000–50.000	50 %	Mykobakterien

  - Leukozyten > 50.000/µl und > 95 % Neutrophile: bei septischer Arthritis und kristallinduzierter Arthritis
- Zelldifferenzierung (Granulozyten, Lymphozyten, Hb)
- Kristalle im polarisierten und kompensierten Licht (▶ Abb. 4.6)
  - Uratkristalle sind bereits unter dem Lichtmikroskop nachweisbar (nadelförmige, länglich). Jedoch sollte immer eine Polarisationsmikroskopie erfolgen, um auch kleinere Kristalle nicht zu übersehen. Ihre diagnostische Relevanz ist bei Nachweis wesentlich höher anzusetzen als z.B. der Nachweis einer erhöhten Harnsäure im Blut, die im Gichtanfall normal sein kann.
  - Apatit-Kristalle (Kalziumphosphathydroxyl).
  - CPPD-Kristalle (bei Chondrokalzinose, Kalziumpyrophosphat: rhomboide, kurze Strukturen).
  - Kalziumoxalat.
  - Triamcinolon-Kristalle (iatrogen eingebrachte kristalline Glukokortikoide) werden oft übersehen und erfordern die Untersuchung im polarisierten (hell mit dunklem/schwarzem Hintergrund) und möglichst auch kompensiertem Licht (grün/blau-türkis mit rotem Hintergrund).
  - BCP (Basic Calcium Phosphate) → Färbung mit Alizian Red S, einem Kalzium-Chelatbildner, kann auch ansonsten nicht sichtbare Kristalle zur Detektion bringen.
  - Weitere Kristalle werden von Lipiden gebildet.

4

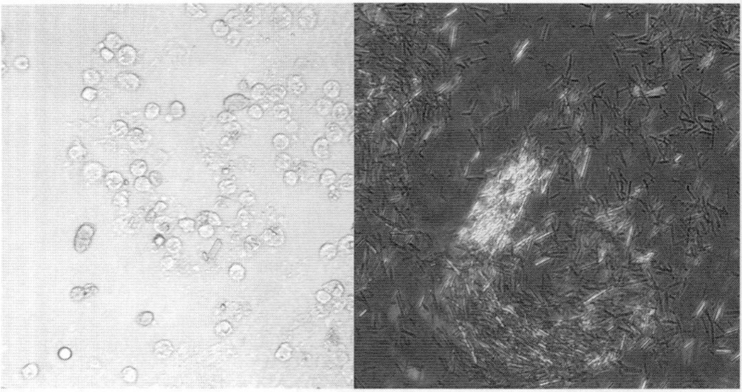

Abb. 4.6 Synoviapunktat: CPPD- und Gichtkristalle [X364]

4

Tab. 4.11 DD Kristalle in der Synoviaanalyse [X364]

Diagnose	Klinik	Kristallart	Nachweis
Arthritis urica	hochakute Arthritis stark schmerzhaft hohes CRP Weichteilentzündung potenziell in allen Körperstrukturen Tophusbildung möglich „ausgestanzte" Knochendefekte	Mononatriumurat	Polarisationsmikroskopie: negativ doppelbrechende, intra-/extrazelluläre Kristalle, nadelförmig
Chondrokalzinose (▸ Kap. 12.1.2)	hochakut, aber auch chron.-entzündlich mit RA-ähnlichem Bild (Pseudo-RA) Gelenke, Sehnenscheiden, Faszien bezogen „Crowned Dens Syndrome"	Kalziumpyrophosphat	Polarisationsmikroskopie: schwach positiv doppelbrechende, intra-/extrazelluläre Kristalle, meist rhomboid
basische Kalziumphosphat-Arthropathie (▸ Kap. 12.1.3)	hochakute Tendinitis, Bursitis chron. Schmerzen, insbes. der Schulterregion „Crowned Dens Syndrome" „Milwaukee Shoulder"	Apatit („entzündlich-aktivierte Arthrose") Oktakalzium-, Trikalziumphosphat	→ Alizari-Rot-S-Färbung zur Kalziumkomplexbildung nicht doppelbrechende runde Aggregatkristalle von elektronenmikroskopisch klein bis mikroskopisch groß
primäre Oxalose (▸ Kap. 12.1.5)	Stoffwechselproblematiken hauptsächlich im morgendlichen Spot-Urin nachweisbar	Kalziumoxalat	Briefkuvertform

Mikrobiologisch

- Gram-Färbung
- Kultur mit Differenzierung aus der Punktatspritze oder bei längerem Transportweg in der aeroben und anaeroben Blutkulturflasche (beimpfen mit Volumen wie bei Blutkulturen)
- Universelle PCR für Bakterien mit 16S rDNS (bakterielle ribosomale DNS der 30S-Untereinheit spezifisch für Prokaryoten und Archaeen)
- Gezielte Organismen PCR

Untersuchungen von geringerer Bedeutung:

- Rhagozyten: neutrophile Zellen mit vermehrt brechenden zytoplasmatischen Einschlüssen. Sie enthalten Immunkomplexe und Komplement. Sie finden sich bei RA, aber auch bei reaktiver Arthritis und anderen entzündlichen Gelenkerkrankungen.
- LE-Zellen: weisen auf einen SLE hin. Sie kommen auch bei anderen Gelenkerkrankungen vor.
- Messung der Viskosität: erfolgt üblicherweise im Tropfentest, wobei die Länge des „Fadens" beim Abtropfen als Hinweis auf erhöhte Viskosität gilt. Quantitative Methoden sind zeitaufwendig und haben klinisch keine Bedeutung. Hohe Viskosität weist auf nicht entzündliche, niedrige Viskosität auf entzündliche Ergüsse hin.
- Mucin-Clotting-Test: Durch Eintropfen in verdünnte Essigsäure bildet sich bei muzinhaltigem Erguss ein Präzipitat. Ausgeprägte Verklumpung findet sich bei Ergüssen mit hohem Gehalt an hochmolekularen Hyaluronsäuren. Die Methode ist zur DD entzündlicher und nichtentzündlicher Ergüsse nicht geeignet.
- Quantitative Messungen des Gesamtproteingehalts: nichtentzündliche Synovialergüsse haben einen niedrigen Proteingehalt. Je ausgeprägter die Entzündung, umso mehr nähern sich die Proteinwerte denen des peripheren Blutes. Ähnliches gilt für Immunglobuline und Komplementfaktoren.
- Glukose und Laktat: Nachweis einer septischen Arthritis. Dabei ist die Glukose erniedrigt, der Laktatgehalt erhöht. Diese Untersuchungen lassen eine sichere Entscheidung, ob es sich um einen infektiösen oder einen nichtinfektiösen Erguss handelt, nicht zu und sind deshalb entbehrlich.

!

- Auch bei geringer Zellzahl kann eine Infektion vorliegen – je nachdem, welcher Erreger und Dauer der Infektion!
- Die Zellzahl ist kein verlässlicher Parameter zur Diagnose oder Ausschluss einer Infektion → septisches Knie versus akuter Gichtanfall mit makroskopisch eitrigem Erguss!
- Im Zweifel: immer Kultur anlegen!
- Immer Mikroskopie auf Kristalle durchführen (Polarisation)!
- Bei V.a. Gonokokkeninfektion muss dies gezielt angefordert und warm transportiert werden (Mikroskopie, Kultur, PCR in Rücksprache mit Labor)
- Bei V.a. Mykobakterien oder Pilzen ist die separate Anforderung notwendig (Rücksprache Labor, PCR)

4.7 Niere

Eine entzündliche Nierenbeteiligung liegt bei einigen Erkrankungen, wie Kollagenosen, Vaskulitiden und metabolischen Erkrankungen (Urat-Nephropathie usw.), vor. Die Nierenfunktion wird nach folgenden Kriterien beurteilt:

- Krea, Harnstoff, Krea-Clearance, fraktionierte Harnstoffexkretion
- Eiweiß- und Albuminurie
- Urinsediment

4.7.1 Urinsediment im Spot-Urin

Nichtorganisierte Sedimentbestandteile (Kristalle, Bakterien, Schleim, Hefe, Spermien) werden angegeben mit: (+), +, ++, +++.
Organisierte Bestandteile des Sediments (Erythrozyten eumorph/dysmorph/Akanthozyten, Leukozyten, Epithelien, Zylinder und Trichomonaden/Wurmeier oder andere Parasiten werden ausgezählt, mittels Formel berechnet und pro µl angegeben.

Normwerte

Erythrozyten:

- 0–2/µl normal
- 2–3/µl grenzwertig
- > 3/µl pathologisch

Akanthozyten: keine, < 5 %, > 5 %

Leukozyten:

- 0–4/µl normal
- 4–6/µl grenzwertig
- 6/µl pathologisch

Zylinder, Rund-/Nieren-/Übergangsepithel, Parasiten: keine

4.7.2 Kreatinin und Clearance, fraktionierte Harnstoffexkretion

CKD-EPI-Formel

Die Nierenfunktion wird durch Bestimmung des Serumkreatinins (mg/dl) über eine Formel als abgeschätzte glomeruläre Filtrationsrate (GFR) angegeben. Die CKD-EPI-Formel (Chronic Kidney Disease Epidemiology Collaboration) besitzt insbes. bei grenzwertigen Krea-Werten (etwa 60 ml/min/1,73 m^2) eine höhere Genauigkeit gegenüber der MDRD-Formel (Modification of Diet in Renal Disease) und ist auch für Menschen über 70 Jahre evaluiert – daher wird standardmäßig die CKD-EPI-Formel verwendet.

Fraktionierte Exkretion von Harnstoff (FE-Harnstoff)

- Mit der Messung der fraktionierten Harnstoffexkretion kann zwischen einem akuten prärenalen und einem intrarenalen/tubulären Nierenversagen unterschieden werden → therapeutisch/diagnostische Konsequenz.
- Die FE-Harnstoff ist relativ unabhängig von einer Diuretikatherapie. Daher ist die FE-Harnstoff im klinischen Alltag besser geeignet im Vergleich zur FE-Natrium!
- Formel: Urin-Hs × Serum-Krea / Serum-Hs × Urin-Krea

Präanalytik

- Eine Urin- und Serum-/Plasmamonovette wird zur Bestimmung der FE-Harnstoff benötigt.
- Es kann Urin von jeder Tageszeit verwendet werden.
- Es wird der Spontanurin (= Sport-Urin) verwendet – kein Sammelurin.

Interpretation

- ≤ 35 % bedeutet prärenale Ursache (positiver prädiktiver Wert 98 %).
- ≥ 35 % bedeutet intrarenale Ursache (akuter tubulärer Schaden).

4.7.3 Proteinurie

Grundsätzlich: Die Krea-Ausscheidung/Tag ist bei jedem Menschen relativ konstant und beträgt je etwa 20 mg/kg und Tag. Aufgrund der konstanten Krea-Ausscheidung/Tag wird der Einfluss unterschiedlicher Urinvolumina pro Tag rechnerisch eliminiert. Daher ist der Quotient aus Urineiweiß pro Gramm Krea im Spontanurin brauchbar für die Verlaufsbeurteilung einer renalen Proteinurie.
Ausnahmen: Waisting-Syndrome oder Bodybuilding.
Für die **genaue Quantifizierung** der Proteinurie muss der 12-h-Sammelurin über Nacht erfolgen:

- Beginn um 20:00 Uhr abends mit Entleerung der Harnblase in die Toilette.
- Sammelphase mit Ende der Miktion ins Sammelgefäß morgens um 8:00 Uhr.
- Die Angabe der Sammelphase über 12 h und die exakte Urinmenge muss dokumentiert werden.

Das große **Problem bei Sammelurinen** ist die

- nicht vollständige Sammlung (z.B. Verlust im Rahmen des Stuhlgangs),
- mangelhafte Genauigkeit beim Messen des Urinvolumens,
- Kontamination durch Fluor, insbes. bei Frauen.

Analyse zur Diagnostik und Verlaufskontrolle aus dem Spontanurin (Spot-Urin):

- Albuminkonzentration
- Gesamt-Eiweißkonzentration
- Krea-Konzentration
  - Den 2. Morgenurin verwenden.
  - Auch hier ist der Mittelstrahlurin zweckmäßig, um Eiweißkontamination zu verhindern.

Falls nicht vom Labor angegeben, wird folgende Rechnung durchgeführt (die Einheiten für Krea-Konzentration, Albumin, Gesamteiweiß müssen dieselben sein!):

1.000 mg ÷
U-Krea-Kronz. [mg/dl] = Umrechnungsfaktor X dl

U-Albumin [mg/dl] × Umrechnungsfaktor X dl =
Albumin mg ÷ g Krea

U-Ges.-Eiweiß [mg/dl] × Umrechnungsfaktor X dl =
Ges.-Eiweiß mg ÷ g Krea

! Bei unklarer Ursache einer Proteinurie > 500 mg/g Krea mit/ohne verminderte Krea-Clearance ist eine Nierenbiopsie indiziert.

4.7.4 Autoantikörper

Anti-glomeruläre-Basalmembran-AK (Anti-GMB-AK)

- Antikörper des Goodpasture-Syndrom oder Anti-Basalmembran-Syndrom mit rapid-progressiver Nephritis und Lungenblutung.
- Zielantigen sind die α-3-Ketten des Typ-IV-Kollagens in Basalmembranen von Nieren und Lungenalveolen.
- Nachweis im monospezifischen ELISA-Test oder IFT gegen Typ-IV-Kollagen.
- Zusammen mit PR3, MPO ist der GBM-AK ein Notfallparameter, der innerhalb eines Tages vorliegen sollte.

Anti-C1q-AK

- AAK, die gegen das Komplement-Glykoprotein C1q der Komplementkaskade gerichtet sind.
- Hierdurch wird der klassische Komplementweg aktiviert, insbes. beim SLE, aber auch beim Sjögren-Syndrom und der mikroskopischen Polyangiitis.
- Es entstehen Immunkomplexe mit Ablagerung in Kapillarregionen:
  - in den Glomeruli der Nieren → Lupusnephritis, in 90 % nachweisbar
  - Marker für Krankheitsaktivität beim SLE mit Nephritis, ähnlich dsDNS
  - Haut (urtikarielle Vaskulitis – hypokomplementämisches Urtikaria-Vaskulitis-Syndrom [HUVS]), bis zu 100 % nachweisbar
  - Gelenke (Arthritis→ Felty-Syndrom mit Leukozytopenie, Splenomegalie)
  - Lunge mit Kapillaritis und asthmatoidem Bild

4

Anti-Phospholipase-A2-Rezeptor-AK und Thrombospondin Typ 1 Domain-Containing Protein 7A (THSD7A)

- Positiv bei der membranösen Nephropathie (MN) als häufigste Ursache für eine Proteinurie mit nephrotischem Syndrom. Diese AAK binden an die Phospholipase-A2-Rezeptoren auf den Podozyten mit konsekutiver Schrankenstörung und Proteinurie.
- Die Titerhöhe ist mit der Krankheitsaktivität assoziiert.
- PLA2-R-AK bei etwa 70–75 % der MN-Pat. weisen diesen AAK auf.
- THSD7A bei etwa 3–14 % der MN-Pat. nachweisbar

5 Apparative Diagnostik

Corinna Schorn, Stefan Kessler und Horst Sattler

5.1 Einleitung

Corinna Schorn und Stefan Kessler

Im diagnostischen Spektrum rheumatischer Erkrankungen haben sich einige bildgebende Verfahren fest etabliert (Röntgen, Arthrosonografie), einige besitzen je nach Fragestellung bei einer bestimmten Erkrankung einen festen Stellenwert (MRT, Osteodensitometrie, Kapillaroskopie, Szintigrafie, CT) und einige haben ergänzenden Charakter (Thermografie, Histologie).
Das diagnostische Spektrum zur Differenzierung einer rheumatischen Erkrankungen, insbes. zur DD der Arthritis, kann in mehrere diagnostische Ebenen eingestuft werden (▶ Tab. 5.1). Bei speziellen Fragestellungen (Vaskulitis, Osteoporose) und zur DD können weitere Untersuchungsmethoden hinzugezogen werden: z.B. PET-CT, MR-PET, Osteodensitometrie, EMG. Fluoreszenzoptische Verfahren und Infrarot-Thermografie sind Gegenstand aktueller Entwicklungen und haben noch keinen festen Stellenwert.

Tab. 5.1 Diagnostisches Spektrum rheumatischer Erkrankungen

1. diagnostische Ebene	Klinik (▶ Kap. 2)	Anamnese (▶ Kap. 2.2)	Labor (▶ Kap. 4)
2. diagnostische Ebene	Arthrosonografie (▶ Kap. 5.5)	Röntgen (▶ Kap. 5.2)	Kapillarmikroskopie
3. diagnostische Ebene	MRT (▶ Kap. 5.3)	CT (▶ Kap. 5.3)	Szintigrafie (▶ Kap. 5.4.1)
4. diagnostische Ebene	Arthroskopie	Synoviaanalyse (▶ 4.6)	Histologie

5

5.2 Konventionelles Röntgen

Corinna Schorn und Stefan Kessler

5.2.1 Aufnahmetechnik und Befundung

- Die konventionelle Rö.-Aufnahme in zwei Ebenen bildet Ausgangspunkt und Grundlage jeder Diagnostik mittels bildgebender Verfahren bei V.a. Erkrankungen der Knochen und Gelenke.
- Alle durch bildgebende Verfahren gesammelten Befunde müssen grundsätzlich im Kontext von Alter und Geschlecht des Pat., der Anamnese und der klinischen Symptome sowie der Laborwerte interpretiert werden. Dies trifft insbes. auf rheumatologische Fragestellungen zu, da sich hier die radiologischen Bilder verschiedener Beschwerden sehr ähnlich sein können. Es gilt, die diagnostischen Elemente synergistisch zu nutzen, um eine hohe Diagnosesicherheit zu erzielen.
- Im Bereich der bildgebenden Diagnostik sollte großer Wert auf eine sinnvolle, wiederum synergistisch orientierte Reihenfolge der verschiedenen Untersuchungsverfahren gelegt werden. Dies entlastet den Pat., dient letztlich der Verkürzung des Intervalls bis zur Diagnosestellung und spart unnötige Kosten.

Folgende diagnostische Elemente sind mittels bildgebender Verfahren herauszuarbeiten:

- Radiologische Merkmale der pathologischen Befunde (= Morphologie)
- Verteilungsmuster im Skelett
- Exakte Beschreibung der Einzellokalisationen von Läsionen
- Dokumentation und Wertung des Verlaufs
- Erkennung und Dokumentation von Komplikationen
- Erkennung biopsiepflichtiger Läsionen

Um eine exakte Befundung zu ermöglichen, müssen Standard-Rö.-Aufnahmen grundsätzlich in zwei Ebenen angefertigt werden (außer Becken und Sternoklavikulargelenke), da dies die Erkennbarkeit und Einordnung der Befunde nachweislich verbessert.

Bei rheumatologischen Fragestellungen werden bei paarigen Gelenken beide Seiten geröntgt, selbst wenn nur einseitig Beschwerden bestehen, es sei denn, es handelt sich um Bilder für eine OP-Planung oder bei V.a. fokale Komplikation. Grund ist der systemische Charakter der Erkrankungen, für die es geradezu diagnostisch ist, polyartikuläre Veränderungen hervorzurufen, die z.T. nicht alle zum Untersuchungszeitpunkt symptomatisch sein müssen.

Bei der Frage nach Polyarthritis der kleinen Gelenke sollten die Hände und die Vorfüße je in zwei Ebenen geröntgt werden, auch wenn die Vorfüße zum Untersuchungszeitpunkt nicht symptomatisch sind. Eine Reihe von Rheumapat. hat asymptomatische erosive Veränderungen an den Vorfüßen, und im Falle der Psoriasisarthritis ist der Nachweis von enthesitischen Protuberanzien an den Vorfüßen besonders aussichtsreich.

Für die Aufnahmen der Vorfüße und Hände mit der Frage nach Rheuma und dessen DD ist auch im digitalen Zeitalter eine ausreichende Ortsauflösung wichtig. Die subchondralen Grenzlamellen müssen an den MT-Köpfchen in ganzer Länge sichtbar sein.

Aufnahmen im Stehen dienen v.a. der Analyse der Stellung und der Gelenkspalten bzw. Bandscheibenfächer unter Belastung. Für rheumatologische Fragestellung sind sie nicht als Standard erforderlich.

Das radiologische Erscheinungsbild rheumatologischer Erkrankungen wird bestimmt durch:

- Krankheitstyp
- Krankheitsstadium
- Charakteristische Befallsstellen

Bei der Befundung von Rö.-Aufnahmen immer auf die Morphologie der Läsionen und deren Verteilung im Skelett achten. Das krankheitstypische Verteilungsmuster ist in den Kapiteln zum jeweiligen Krankheitsbild nachzuschlagen und wird in diesem Kapitel z.T. nochmals kurz bei den anatomischen Regionen angegeben.

Morphologie von Gelenkläsionen

Röntgenanatomie des Gelenks:

- Knochen: kalkdicht, im Rö.-Bild sichtbar
- Knorpel (als Gelenkflächenüberzug): im Rö.-Bild invisibel, entspricht meist dem Gelenkspalt
- „Bare Areas" (knorpelfreie Knochenflächen zwischen Knorpelrand und Kapselansatz): im Rö.-Bild nicht als eigenständige Struktur abgrenzbar, die anatomische Lokalisation ist jeweils zu vergegenwärtigen (▶ Abb. 5.1)
- Kapsel (von Synovialmembran ausgekleidet, durch Bandstrukturen verstärkt): im Rö.-Bild an bestimmten Stellen als Weichteilschatten erkennbar

Der radiologische Gelenkspalt umfasst fast ausschließlich den Knorpel. Die Synovialflüssigkeit wird durch Schwerkraft und Sehnenzug in Allgemeinen abgepresst und füllt die synovialen Rezessus. Seltene Ausnahmen sind große Ergüsse am Knie mit Patellaabhebung, an den Schultern bei Kapsellaxität mit kranialem Klaffen glenohumeral oder bei Kindern.

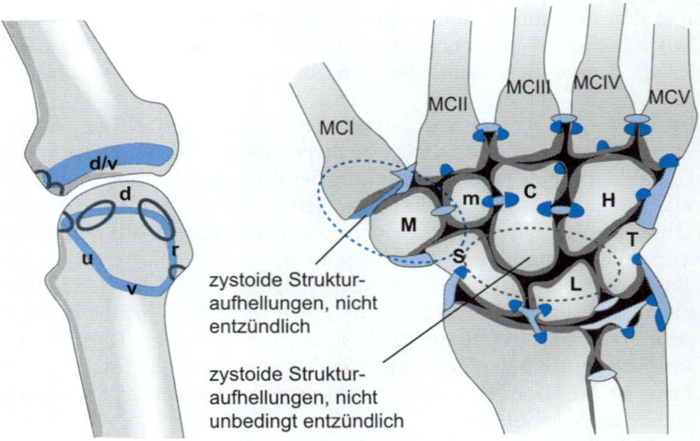

Abb. 5.1 Lokalisation von Früherosionen in der Bare Area der MCP und am Carpus. Einzelheiten siehe Text. d = dorsal, r = radial, u = ulnar, v = volar; M = Os multangulum majus, m = Os multangulum minus, C = Os capitatum, H = Os hamatum, T = Os triquetrum, L = Os lunatum, S = Os scaphoideum [P482-1]

An den Metakarpalköpfchen projiziert sich die Bare Area nur an zwei Punkten auf der Schrägaufnahme randständig: radiovolar und dorsoulnar. Die übrigen Abschnitte sind en face dargestellt, sodass frühe Erosionen dort als diskrete Strukturaufhellungen ohne Randsklerose zur Darstellung kommen (dunkelblaue Flächen). Karpal gibt es zahlreiche potenzielle Stellen für Früherosionen, ebenfalls solche, die intraartikulär liegen und nicht von Knorpel bedeckt sind. Natürlich sind nicht grundsätzlich alle diese Stellen gleichzeitig betroffen. Typisch für eine rheumatische Carpitis ist jedoch, dass sich Erosionen in mehreren Kompartimenten des Handgelenks befinden. Blande zystoide Läsionen gibt es v.a. im Lunatum, der Hamatumspitze, im Capitatum und Skaphoid (grau gestrichelt) und Geröllzysten im Scaphotrapeziodalgelenk und am Daumensattel im Rahmen von Arthrosen (blau gestrichelt).

Die systematische Bildanalyse der Morphologie von Gelenkläsionen umfasst folgende Strukturen und sollte in dieser Reihenfolge befundet werden (▶ Tab. 5.2):

- Gesamtaspekt des Knochens: Mineralisation, Architektur, Form, nicht gelenkbezogene Läsionen
- Weichteilmantel: artikulär, periartikulär, Enthesen
- Gelenkspalt: Breite
- Gelenkflächenkonturen: subchondrale Grenzlamelle, „Bare Areas" zwischen Knorpelrand und Gelenkkapselansatz
- Stellung

Tab. 5.2 Befundungsschema zur systematischen Bildanalyse in der Rheumatologie

Englischsprachiges Mnemo		Deutsches Mnemo	
A	Alignment	B	(Befundung)
B	Bone Mineral Density	M	Mineralisation und Knochenarchitektur
C	Cartilage	W	Weichteile
D	Destruction	P	Pathologie des Gelenks
E	Extraarticular Pathology	S	Stellung

Mineralisation und Knochenarchitektur

Hier wird der Gesamtaspekt des Knochens beurteilt und nicht fokale Läsionen. Falls sich jedoch fokale gelenkferne knöcherne Läsionen finden, fallen sie bei diesem Arbeitsschritt auf und müssen Erwähnung finden. Die fokalen Gelenkläsionen werden im übernächsten Schritt behandelt.

Grundsätzlich können Sklerosierungen und deutlich häufiger Demineralisationen vorkommen, deren Verteilmuster beurteilt werden muss. Es handelt sich um eine uniforme Reaktion des Knochens auf Noxen, die meist keine spezifische Diagnose erlaubt. Das Zusammenspiel mit weiteren Rö.-Zeichen erst macht eine Einordnung möglich.

Demineralisationen beginnen immer in der Spongiosa, die eine größere Oberfläche und eine größere Umbauaktivität aufweist als die Kortikalis. Es kommt zur Rarefizierung des Trabekelwerks unter Beibehaltung von mechanisch unentbehrlichen Trajektorien, was zu einer Vergröberung der Struktur, einer Vertikalisierung des Trabekelwerks und einer vermehrten Transparenz führt, sodass en face projizierte Knochenkonturen deutlicher sichtbar werden (z.B. Femurkondylen auf dem a.p.-Bild, Rand des Knorpelüberzugs an den MC-Köpfchen).

- An den kleinen Gelenken führt sie zu dem gelenknahen Aspekt, der als sog. Kollateralphänomen bei der Arthritis beschrieben worden ist, was besonders suggestiv wird, wenn das Verteilmuster der betroffenen Gelenke dem der rheumatoiden Arthritis entspricht (symmetrisch Carpus und alle MCP und evtl. PIP). An den kleinen Röhrenknochen tritt sie auch bei bloßer Inaktivität auf im Gegensatz zu langen Röhrenknochen, die zumindest zu Beginn bandförmige metaphysäre Demineralisationszonen zeigen. An der Wirbelsäule ist bei normaler Mineralisation die Kortikalis und die Spongiosa der WK gleich dicht. Bei der Demineralisation erkennt man die sog. Rahmenzeichnung, bei der die Kortikalis sich als schmale Grenzlamelle dichter zeigt.
- Hält die Noxe an, so bezieht die Demineralisation schließlich die Kortikalis ein, mit der Folge einer enostalen Ausdünnung (d.h. Markraumverbreiterung) und einer diffusen kortikalen Transparenzerhöhung mit Tunnelierungen und Auffaserungen.
- Der Status der (De-)Mineralisation ist in erheblichem Ausmaß abhängig von Geschlecht, Alter und Aktivitätsniveau.

Demineralisation des subchondralen Knochens

- Arthritis (Kollateralphänomen)
- Inaktivitätsosteoporose

- CRPS (Chronic Regional Pain Syndrome, Sudeck-Syndrom, Kausalgie, Reflexdystrophie)
- Transitorische Osteoporose

- Sklerosen sind seltener und vom Prinzip her genauso unspezifisch wie Demineralisationen. Hier führt die Bestimmung der Lokalisation und Randbegrenzung diagnostisch weiter: epi-, meta-, diaphysär, zentral, bandförmig subchondral, dreieckförmig gelenkbezogen, exzentrisch; scharf vs. unscharf.
  ! **Cave:** Mit unscharf ist nicht die Form gemeint, sondern die Randbegrenzung. Auch irreguläre, bizarre und polyzyklische Sklerosierungen können scharf begrenzt sein. Die unscharfe Randbegrenzung bedeutet eine breite Übergangszone vom gesunden Knochen zur maximalen Pathologie (der Sklerose) (▶ Abb. 8.4e), d.h. scharf: von Null auf 100 in einem Pixel (▶ Abb. 8.4b), unscharf: von Null auf 100 in mehreren Millimetern. Hierbei sind Projektionsphänomene zu beachten. Eine scharf begrenzte Sklerose kann aufgrund ihrer räumlichen Orientierung im Projektionsbild unscharf erscheinen. Je nach diagnostischer Situation kann ein Schnittbildverfahren die Formation genauer klären (z.B. in der Rheumatologie: SI-Gelenk!).

Grobe Regel:
- Scharf begrenzte Sklerosen rühren oft von Überlastungsphänomenen.
- Unscharf begrenzte Sklerosen entstehen inflammatorisch oder tumorreaktiv oder tumorös.

5

Weichteilzeichen

Zunahme der Weichteildicke

- generalisiert: diffuses Ödem (komplexes regionales Schmerzsyndrom [CRPS], Stadium I + II), Wachstum vermehrt (Akromegalie ▶ Kap. 12.2.7), teigige Schwellung (Myxödem)
- umschrieben: spindelförmig (gelenkbezogen, z.B. Arthritis), oval (Bursitis, z.B. RA ▶ Kap. 7.1), linear (Sehne, z.B. Tenosynovitis), großbogig (Synovialprolaps), im Strahl (Daktylitis), knotig (z.B. Gicht ▶ Kap. 12.1.1, RA ▶ Kap. 7.1)

Abnahme der Weichteildicke

- Generalisiert: systemische Sklerose (▶ Kap. 9.4), SLE (▶ Kap. 9.2), MCTD (▶ Kap. 9.6), CRPS (Stadium III)
- Umschrieben: Akren (Sklerodermie ▶ Kap. 9.4), neurogen

Weichteilverkalkungen

! Unbedingt von Verknöcherungen unterscheiden!
- Hydroxylapatit: röntgendicht wie Kortikalis, grobschollig oder amorph: Bei limitiert kutaner Sklerodermie (alte Bezeichnung: CREST-Syndrom; ▶ Kap. 9.4), Apatitrheumatismus oder Tendinitis calcarea, Dermatomyositis (▶ Kap. 9.5), tumoröse und pseudotumoröse Kalzinose, dystroph (z.B. Bandscheibenfächer)
- Pyrophosphat: schwach schattengebend, strichförmig oder feingranulär in Hyalin- und Faserknorpel (z.B. triangulärer Faserknorpel [TFC]); bei CPPD/Pseudogicht, Hämochromatose (▶ Kap. 12.1.4), multiplen Mikrotraumen, Wilson-Krankheit

- Na-Ca-Urat: sehr schwach schattengebend, aber dichter als Muskeln, evtl. mikrogranulär oder schlierig, meist amorph; Tophi in beliebigen Weichteilstrukturen

! Verknöcherungen: Abgrenzung von Verkalkungen und Verknöcherungen wegen unterschiedlicher DD wichtig! (Knochen ist lebendes Gewebe mit Spongiosa und Kortikalis!) Varianten, Ossikel, Kapselosteochondrome bei Arthrosen, Gelenkchondromatose mit Verknöcherung der Chondrome, Reiskornbursitis

Pathologie des Gelenks

Gelenkspalt

Veränderungen des radiologischen Gelenkspalts geben wichtige Hinweise auf zugrunde liegende Erkrankungen und sollten unbedingt vor der Analyse der knöchernen Strukturen berücksichtigt werden (aus psychologischen Gründen, da sie sonst gar nicht mehr beachtet werden).

- **Gelenkspalterweiterung** (seltener): Kapsellaxität (z.B. Schulter), im Ausnahmefall Gelenkerguss (retropatellar, bei Kindern eher), Knorpelverdickung (bei Akromegalie, ▶ Kap. 12.2.7)
- **Pseudogelenkspalterweiterung:** Kettenerosionen (z.B. SI-Gelenk bei Arthritis) oder subchondrale Resorptionszonen (Hyperparathyreoidismus, ▶ Kap. 12.2.2) oder Becherung der Epiphysen (bei intraartikulären Tophi). Bei den rheumatischen Arthritiden kommt es aufgrund von Schwerkraft und Muskelzug in der Regel nicht zu Gelenkspalterweiterungen, auch wenn Mutilationen (= Zerstörung der gesamten gelenkbildenden Fläche) eintreten. Vielmehr artikuliert dann der Stumpf mit dem „Loch" (z.B. Pencil in Cup).
- **Gelenkspaltverschmälerungen** müssen unterteilt werden in gleichmäßige = konzentrische versus **nicht** gleichmäßige = exzentrische Verschmälerung.
  - Gleichmäßig heißt:
    - An Gelenken mit zwei Gelenkpartnern: alle Abschnitte sind in gleichem Maße betroffen; z.B. Knie: innen = außen, Hüfte: rundherum gleich.
    - An Gelenken mit mehreren Gelenkpartnern: Die meisten Gelenke sind gleichmäßig beteiligt; z.B. Handgelenk: interkarpal in der proximalen und distalen Reihe gleich, mittkarpal und radiokarpal gleich. Hierbei werden einzelne Gelenke, die nicht verschmälert sind, nicht berücksichtigt: CMC I, ulnokarpal, skapholunär! Tarsal: Lisfranc = tarsometatarsal = intercuneiform, evtl. ausgenommen oder allein betroffen OSG, talokalkanear.
  - Gleichmäßige Gelenkspaltverschmälerungen entstehen durch synoviale Erkrankungen; d.h. insbes. an großen Gelenken ist dies spezifisch für arthritische Prozesse und – obwohl nicht augenfällig – doch wichtig zu beachten, da an großen Gelenken andere Arthritiszeichen (insbes. Erosionen) erst spät sichtbar werden (Hüfte, Knie, Tarsus).
  - Andere Gründe für gleichmäßige Gelenkspaltverschmälerungen sind absolute Ausnahmen: evtl. atrophische Prozesse bei Immobilisation, schlaffer Lähmung, Reflexdystrophien und andere trophische Störungen.
  - Exzentrisch heißt:
    - An Gelenken aus zwei gelenkbildenden Knochen med. oder anterior oder posterior oder zentral oder peripher ist der Gelenkspalt schmaler (z.B. Knie: med. schmaler als lat., Varusgonarthrose; z.B. Hüftgelenk peripher schmaler als zentral: tiefe Pfanne, Pincer-Impingement).
    - An Gelenken aus mehr als zwei artikulierenden Partnern: Nicht alle Gelenkspalten sind gleich schmal; z.B. Handgelenk: klassische Konstellationen

5

von fokalen karpalen Gelenkspaltverschmälerungen: skapho-trapezio-trapezoidal (bei Chondrokalzinose, Pseudogicht), radioskaphoidal und lunokapital (bei skapholunärer Gefügestörung), ulnolunär und radiolunär (bei ulnokarpaler Impaktion).
  - Zentrale Gelenkspaltverschmälerungen können Hinweis auf Kristallarthropathien sein (insbes. Großzehengrundgelenk, dann Gicht; ▶ Kap. 12.1.1).
  - An ganz kleinen Gelenken (PIP und DIP) ist das Zeichen nicht gut verwertbar. Hier können auch Arthrosen manchmal gleichmäßig imponieren oder Arthritiden ungleichmäßig bzw. auch Mischbilder vorliegen!
  - Bei Fehlstellungen resultieren exzentrische Artikulationen unabhängig von der Ätiologie, die nicht im oben genannten Sinn interpretiert werden dürfen.
- **DD Verbreiterung des Gelenkspalts:** Akromegalie (Knorpelverdickung; ▶ Kap. 12.2.7), Arthritis (nur selten bei Gelenkerguss mit Kapselschädigung/Laxität), Hämophilie (akuter Hämarthros; ▶ Kap. 12.3.1).
- **DD Gelenkspaltverschmälerung:** Arthritis (konzentrisch, gleichmäßig), Arthrose (exzentrisch, nicht gleichmäßig), Kristallarthropathie (zentral): Gicht (▶ Kap. 12.1.1), Pseudogicht, Hämochromatose (▶ Kap. 12.1.4), Hämophilieosteoarthropathie (Sekundärarthrose; ▶ Kap. 12.3.1), Ochronose (▶ Kap. 12.2.6).
- **DD scheinbare Gelenkspaltverbreiterung** durch Kettenerosionen oder Laxität: neuropathische Arthropathie, pyogene Arthritis, Arthritis tuberculosa (selten!), Gicht (▶ Kap. 12.1.1), Hyperparathyreoidismus (▶ Kap. 12.2.2).

Knöcherne Strukturen der Gelenke

Bei der Befundung von Gelenken muss die gesamte Gelenkoberfläche aller gelenkbildenden Enden und die subchondrale/epiphysäre Struktur beurteilt werden. Bei diesem Arbeitsschritt fallen auch Fehlformen der Epiphysen auf (z.B. Dysplasien oder durch Wachstumsalterarthritiden). Die subchondrale Grenzlamelle setzt sich aus tragender Kortikalisschicht und einem feinen Band verkalkten Knorpels zusammen und sollte ganzstreckig zart zur Darstellung kommen.

- Bandförmig vermehrte subchondrale Osteosklerosen als Hinweis auf Arthrose mit begleitender fokaler/exzentrischer Gelenkspaltverschmälerung.
- Ausbildung von Schliffflächen, d.h. gegenseitige Formanpassung bei Arthrose oder Kristallarthropathie mit vollständigem Verlust des Gelenkknorpels.
- Grenzlamellenaufrauhung oder -defekte, die schon ein Zeichen arthritischer Erosion sein können.
- Gelenkflächendefekte: entscheidendes Merkmal der rheumatischen Arthritiden und von deren DD. Es lohnt eine sorgfältige Analyse der Untergruppen:
  - Erosionen/Destruktionen (umschriebene, oft bogenförmige Gelenkflächendefekte).

    Cave: Erste Erosionen bei Arthritis befinden sich in der Bare Area und sind damit überwiegend nicht randständig projiziert. Sie imponieren dann als kleine, oft wenig augenfällige Aufhellungsflecken ohne Randsklerose, z.B. an den Seitenflächen der MCP und MTP. Im Zweifel kann von „zystoider Strukturaufhellung“ gesprochen werden.

    Auch Kristallarthropathien und ggf. Arthrosen können erosive Komponenten aufweisen. Erstere zentral (!), letztere insbes. an den DIP bei Heberden-Arthrose (▶ Kap. 11.2), dann oft mit zarter Randsklerose am Grund der Erosion im Gegensatz zur Arthritis, deren Erosionen klassischerweise eröffnete Grenzlamellen zeigen.

- Zystoide Strukturaufhellungen (umschriebene rundliche Defekte subchondral, ohne Oberflächenkontakt, ein [größerer] Teil hat in den Schnittbildverfahren doch Oberflächenkontakt).
  - Randsklerosierte zystoide Strukturaufhellungen an den MCP und karpal sind sehr häufig (bis zu 50 % der Bevölkerung) und haben überwiegend keinen Krankheitswert. Differenzialdiagnostisch wichtig: Gut sichtbar sind kleine „Zystchen", wenn sie eine Randsklerose aufweisen, das spricht dann gegen eine Arthritis und für eine Variante oder Arthrose (dann oft marginale Lokalisation) oder Kristallarthropathie (oft zentrale Lokalisation).
  - Zystoide Strukturaufhellungen ohne Randsklerose sind wenig augenfällig und eher einer Arthritis zuzuordnen. Bei singulären größeren Strukturaufhellungen, insbes. wenn nicht an Fingern oder Zehen: Grundsätzlich sollte die Bezeichnung „Zyste" vermieden werden! Es könnte auch eine Osteolyse (Neoplasie!) sein und je weiter proximal und je weniger epiphysär-gelenkbezogen desto maligner.
- Abrasionen: Im Rahmen von Schliffflächen bei Arthrosen und Kristallarthropathien kommen zentrale erosive Gelenkflächendefekte vor.
- Arrosionen: Chron. Druck führt dazu, dass der Knochen sich an der Druckstelle abbaut. Ursachen können z.B. sein: Fehlartikulationen, chron. Gelenkergüsse, Pulsationen von Aneurysmen. Arrosionen weisen meist eine Neokortikalis auf.
- Varianten: Die Insertion von Ligamenten und Gelenkkapseln kann mit fokaler Muldung des Knochens einhergehen und diese Form ist interindividuell sehr unterschiedlich. Leider befinden sich frühe Erosionen bei RA oft marginal am Kapselansatz in solchen physiologischen Mulden, die dadurch vertieft erscheinen (z.B. karpal). Die Unterscheidung tiefer physiologischer Mulden von pathologisch erosiv veränderten Strukturen kann schwierig sein. Physiologische Mulden besitzen meist gerundete Kanten und eine kortikale Grenzlamelle im Unterschied zu Erosionen.

- Knöcherne Anbauten:
  - Marginale Osteophyten (degenerativ): Osteophyten verlängern oder verbreitern die Gelenkflächen im Gegensatz zu periartikulären Anbauten.
  - Spornformige periartikuläre Anbauten mit harmonischer Spongiosa und Kortikalis im Ansatz von Sehnen, Kapseln, Bändern: Fibroostosen mit Ausdruck einer insertionellen Überlastung; z.B. Fersensporne, besonders breit und multipel bei peripherem DISH-Syndrom (▶ Kap. 11.5.1).
  - Psoriatische Protuberanzen: zarte, spongiös wirkende, mikropolyzyklische knöcherne Auflagerungen an Ligament- und Sehnenansätzen; z.B. Nagelkranzfortsätze, Daumensesambeine.

> **!** Die „Bare Areas" des Knochens zwischen Knorpelrand und Kapselansatz müssen bei Verdacht auf Synovialisarthropathie genau auf Erosionen untersucht werden, da hier entzündliche Veränderungen einen direkten Zugang zum Knochen haben und ihn früh angreifen können.

- DD subchondrale bandförmige Sklerosierung: primäre und sekundäre Arthrose (postentzündlich oder nach anderen Präarthrosen).
- DD Erosionen/Destruktionen der subchondralen Grenzlamelle: RA (▶ Kap. 7.1), Psoriasisarthritis (▶ Kap. 8.4), Hyperparathyreoidismus (▶ Kap. 12.2.2)/renale Osteoarthropathie, Kollagenosen (▶ Kap. 9).

5

Stellung

Es ist geradezu typisch, dass fortgeschrittene Gelenkveränderungen gleich welcher Ätiologie zu Fehlstellungen führen. Die Art der Fehlstellung ist dabei z.T. nicht für die Erkrankung, sondern für das betroffene Gelenk typisch. (z.B. MCP: ulnare Deviation und insbes. volare Subluxation, da jegliche Zerstörung des lokalen Halteapparats aus Bändern und Sehnen für die Fehlstellung verantwortlich ist). Erst die übrigen Röntgenzeichen führen zur spezifischen Diagnose.

Das **Arthritis-Bild** ist charakterisiert durch das Auftreten folgender Röntgenzeichen:
- Gelenknahe oder diffuse Demineralisation, Gelenkerguss/synoviale Schwellung, gleichmäßige Gelenkspaltverschmälerung, Erosionen in den Bare Area. Sekundär kommen Fehlstellungen vor.
- Schweregradeinteilung nach Larsen oder Sharp/van der Heijde (▶ Tab. 5.5, ▶ Tab. 5.6)

Das **Arthrose-Bild** ist charakterisiert durch:
- Exzentrische, nicht gleichmäßige Gelenkspaltverschmälerung, subchondrale bandförmige Sklerosierung, Geröllzysten, Osteophyten, ggf. Gelenkerguss. Sekundär oder als Ursache kommen Fehlstellungen vor.
- Schweregradeinteilung nach Kellgren und Lawrence (▶ Tab. 5.3).

Tab. 5.3 Radiologische Stadien der Arthrose nach Kellgren und Lawrence

Grad 1	geringe subchondrale Sklerosierung, keine Osteophyten, keine Gelenkspaltverschmälerung
Grad 2	geringe Gelenkspaltverschmälerung, beginnende Osteophytenbildung, angedeutete Unregelmäßigkeit der Gelenkfläche
Grad 3	ausgeprägte Osteophytenbildung, Gelenkspaltverschmälerung, deutliche Unregelmäßigkeit der Gelenkfläche
Grad 4	ausgeprägte Gelenkspaltverschmälerung bis zur vollständigen Destruktion Deformierung/Nekrose der Gelenkpartner

5.2.2 Halswirbelsäule (HWS)

Röntgen der HWS in zwei Ebenen, ggf. Zusatzaufnahmen

Indikation

! **Cave:** Einfache degenerative Veränderungen, Zervikobrachial- und Zervikozephalsyndrom, lokale oder ausstrahlende Schmerzen sind ebenso wie Schwindel keine Indikation mehr zum Rö.

- Bei RA grundsätzlich mit seitl. Inklinationsaufnahme: nach 5-jährigem erosivem Verlauf, bei bekannter Zervikalarthritis routinemäßig alle 2 Jahre oder bei neuen, verstärkten Beschwerden auch früher; evtl. Dens-Zielaufnahme a.p. nach Arlen
- SpA, therapieresistente Schmerzen zum Ausschluss Neoplasie (NPL), CPPD, bakterielle Spondylitis (▶ Kap. 15.10)
- Schrägaufnahmen: weitgehend von MRT abgelöst, nur knöcherne Neuroforameneinengungen sichtbar; strenge Indikation z.B. bei radikulären Symptomen, bei sehr alten Pat. oder Kontraindikation zum MRT

Aufnahmetechnik Gesamte HWS in zwei Ebenen (a.p. und seitl.) mit angrenzender Schädelbasis und zervikothorakalem Übergang. Bei Überlagerung des Dens axis oder der lateralen Atlantoaxialgelenke zusätzliche Aufnahme a.p. durch geöffneten Mund (= Dens-Zielaufnahme). Inklinationsaufnahme ist nicht vorwärtsgestreckt, sondern mit Anwinkeln des Kinns, auf den Aufnahmen erkennbar an einer Änderung des Winkels des Ramus mandibulae zur WS.

Befundung

- Regelrechte Segmentierung? – z.B. Foramen arcuale, Blockwirbel
- Harmonische Lordose? – z.B. Abflachung, Kyphosierung
- Korrektes Alignement? – Wirbelkörpervorder- und -hinterkanten, Dornfortsatzvorderkanten
- Wirbelkörperfehlstellungen? – z.B. Achsenfehlstellungen, Rotationsfehlstellungen, Listhesen
- Mineralisation regelrecht?
- Spongiosastruktur auffällig?
- Wirbelkörperform und -konturen regelrecht? – z.B. Anbauten, Kompressionsfrakturen
- Abschlussplatten regelrecht? – z.B. bandförmige Sklerosen
- Zwischenwirbelräume höhengemindert? (alle sollten in etwa gleich breit sein)
- Wirbelbogengelenke, Unkovertebralgelenke, Dornfortsätze, Querfortsätze unauffällig?
- Atlasdislokation? –z.B. ventral, transversal
- Weichteilverkalkungen, z.B. in prävertebralen Weichteilen, Weichteilverknöcherungen? – z.B. in Lig. nuchae, Ligg. interspinalia

Typische Befunde

- RA: kraniozervikale Befunde bei Arthritis der atlantodentalen Gelenke und der lateralen Atlantoaxial- bzw. Atlantookzipitalgelenke:
  - Atlasdislokation: VAAD (ventrale atlantoaxiale Distanz): gemessen auf der seitl. Aufnahme in Inklination von der Mitte der Rückfläche des vorderen Atlasbogens bis zur Densvorderfläche. Erwachsene: bei 150 cm Fokus-Film-Abstand (FFA) Grenzwert 2,7 mm, Kinder > 4 mm, Erwachsene sicher pathologisch ab 3 mm, ernstlich ab 5 mm und dann MRT-Ind.; über 1 cm ungünstig (▶ Abb. 7.8).
  - Destruktionen am vorderem Atlasbogen (seitl. Aufnahme), am Dens (a.p. und seitl.), an den lateralen Atlantoaxialgelenken (a.p.)
  - Aufwärtsdislokation (pseudobasiläre Impression, vertebrobasiläre Impression): a.p.-Aufnahme: Höhenminderung der Massa lateralis atlantis. Seitaufnahme: Densspitze in Höhe von oder oberhalb der Linie nach McRae (Verbindung Opistheon und Basion = Foramen magnum; gutes Maß, aber manchmal schwierig abgrenzbar). Densspitze > 3,5 mm oberhalb der Linie nach McGregor (Verbindung harter Gaumen, Tangente am Unterrand der Okzipitalschuppe; leicht zu messen, aber kein genaues Maß). Artikulation des vorderen Atlasbogens mit dem Dens im mittleren statt im oberen Drittel der Axishöhe (Axishöhe: von Densspitze bis Grundplatte, grobe Schätzung). Verminderung des Abstands von Schädelbasis bis Axisgrundplatte im Verlauf (sehr grobe Schätzung). Jede Aufwärtsdislokation: Ind. zum MRT, Folge-MRT bei klinischer (z.B. Parästhesien an den Ohrmuscheln, Schwäche in den Beinen, andere neurologische Zeichen, Myelopathiesymptome) oder nativradiologischer Verschlechterung; Routineverlaufskontrolle Rö. jährlich, MRT nach 2–3 Jahren (▶ Abb. 7.9).

- Subaxiale Gefügestörungen: Ventrolisthesen und kyphotische Knickstellungen (> 5 mm und > 5°: Ind. zum MRT) (▶ Abb. 7.8)

! Bei V.a. JIA ist auf Fusion der Wirbelbogengelenke und Bandscheibenräume sowie auf Wirbelkörperwachstumsstörungen (Hochwirbel) zu achten!

- Degenerative Veränderungen: Chondrosen (Verringerungen der Diskushöhe), Osteochondrosen (Verringerungen der Diskushöhe mit bandförmigen Osteosklerosen der Grund- und Deckplatten), Spondylosen (submarginale osteophytäre Anbauten an den Wirbelkörpern)! (▶ Kap. 11.5, ▶ Abb. 11.11)
- SpA (▶ Kap. 8.2): Syndesmophyten (vertikales Wachstum, marginaler Ursprung), syndesmophytäre Überbauungen, entzündliche Veränderungen an den Wirbelbogengelenken (Spondylarthritiden) bis zur Fusion, seltener auch Spondylodiszitiden mit höhengemindertem Diskus und unscharf begrenzten Verdichtungen der Abschlussplatte des betroffenen Segments.

5.2.3 Brustwirbelsäule (BWS)

Röntgen der BWS in zwei Ebenen

Indikation

! **Cave:** Einfache degenerative Veränderungen, Bewegungseinschränkung, lokale und ausstrahlende Schmerzen sind keine Indikation mehr zum Rö.!

- V.a. SpA, therapieresistente Schmerzen mit funktioneller Einschränkung, insbes. DD zur DISH (▶ Kap. 11.5.1), V.a. osteoporotische Frakturen.

5

Aufnahmetechnik Bei a.p.-Aufnahme Zentralstrahl auf den 7. BWK gerichtet (ca. 3 cm oberhalb des Proc. xiphoideus); Beine im Knie leicht gebeugt bei a.p.-Aufnahme im Liegen; Seitaufnahme mit anteflektierten Armen und Zentralstrahl auf den 6. BWK.

Befundung

- Segmentierung regelrecht? – z.B. Übergangswirbel, Kurzrippen, rippenloser BWK 12, Halsrippe
- Haltung regelrecht? – z.B. Hyperkyphose (angulär oder arkuär), Steilstellung, Lordose, Skoliose
- Wirbelkörperform normal? – z.B. Kompressionsfrakturen, Chorda dorsalis persistens
- Abschlussplattenkontur auffällig? – z.B. wellig konturiert, Schmorl-Knötchen, Impressionsfrakturen
- Bogenwurzeln im a.p.-Bild vollständig abgrenzbar? – **Cave:** Tumorosteolysen!
- Wirbelbogengelenke regelrecht? – Oft nur z.T. frei projiziert!
- Kostovertebral- und Kostotransversalgelenke regelrecht?
- Mineralisation regelrecht?
- Spongiosastruktur auffällig?

Typische Befunde

- Scheuermann-Krankheit: ventrale Höhenminderung mittlerer und unterer BWK (ohne Hinweis auf Fraktur), vergrößerter Sagittaldurchmesser der BWK, Schmorl-Knorpelknötchen, wellige Abschlussspaltenkonturen; Edgren-Vaino-Zeichen: Buckelung der Abschlussplatte gegenüber einem Schmorl-Knorpelknötchen (▶ Abb. 5.2, ▶ Abb. 8.6)
- SpA (▶ Kap. 8.2): Syndesmophyten (feine, vertikal ausgerichtete, marginale Ausziehungen am Wirbelkörper) (▶ Abb. 5.3); Spondylitis anterior (kleiner Kantendefekt mit perifokaler Sklerose); „scheinende Ecken“ (kleine, unscharf

begrenzte Sklerosezone der ventralen Wirbelkörperkanten ohne Konturdefekt); Kasten- und Tonnenwirbelform (▶ Abb. 5.2, ▶ Abb. 5.3, ▶ Abb. 8.1, ▶ Abb. 8.2)
- Spondylosis hyperostotica (DISH) (▶ Kap. 11.5.1): massiv ausgeprägte, bogig vorgewölbte Spondylophyten in mehreren Segmenten plus Längsbandossifikation ventral und/oder rechts über vier Segmente (▶ Abb. 5.3)

5.2.4 Lendenwirbelsäule (LWS)

Röntgen der LWS in zwei Ebenen

Indikation

! **Cave:** Degenerative Veränderungen, Bewegungseinschränkung, lokale und ausstrahlende Schmerzen sind keine Indikation mehr zum Rö.!
- Therapieresistente Schmerzen mit Bewegungseinschränkung, degenerative Veränderungen, V.a. SpA (▶ Kap. 8.2), V.a. osteoporotische Frakturen

Aufnahmetechnik a.p. und seitl. (zur Vermeidung von Bewegungsunschärfen im Liegen, hierbei auch geringere Strahlenexposition durch Abflachung des Bauches, bessere Bildhomogenität); bei funktionellen Fragestellungen bei Fehlhaltungen (Skoliose, Hyperlordose usw.) im Stehen.

Befundung

- Segmentierung unauffällig? – z.B. Zahl der LWK („Übergangswirbel"), Bogenschlussstörungen, Teilsakralisation LWK 5 (z.T. mit Assimilationsgelenken der Querfortsätze)
- Achsabweichungen? Rotationsfehlstellungen? Hyper-/Hypolordose? Spondylolisthesen (Retro- oder Ventrolisthese)?
- WK-Form, -Höhe, -Kontur auffällig? – z.B. Kasten-/Tonnenform, ventrale Höhenminderung, Abschlussplatten-Ballonierungen, Impressions-/Kompressionsfrakturen, Schmorl-Knötchen
- Reaktionslose, rasch entstandene Höhenminderung des Zwischenwirbelraums, später Erosionen, dann Sklerosen: bakterielle Spondylitis (▶ Kap. 15.10)
- Bandscheibenfach und Abschlussplatten (▶ Abb. 5.2)
  - Diskrete, unscharf begrenzte Sklerosezonen der Abschlussplatten mit nur geringer Höhenminderung des Zwischenwirbelraums über lange Zeiträume konstant? – Hinweis auf rheumatische Spondylodiszitis/Andersson-Läsion Typ A (▶ Abb. 5.2a)
  - Kleine Sklerosen der Wirbelkörpervorderkanten? – V.a. „scheinende Ecken" (▶ Abb. 5.2b)
  - Etwas größere, leicht unscharf begrenzte Sklerosen der Wirbelkörpervorderkanten? – Hinweis auf Spondylitis anterior (mit Konturdefekt des Wirbelkörpers)
- Anbauten, Intervertebralosteophyten (▶ Abb. 5.3)
  - Spondylophyten? – submarginal, primär horizontal ausgerichtet, dann nach vertikal umbiegend: degenerativ bedingt
  - Syndesmophyten? – primär zarte, im Anulus fibrosus oder prädiskalen Raum vertikal wachsende marginale Vertebralosteophyten bei SpA
  - Parasyndesmophyten? – Ursprung fast WK-Mitte; oft breitbasig und dann vertikale Wachstumsrichtung an der gegenüberliegenden Wirbelecke vorbei, bis fast WK-Mitte, daher „Stierhornform"; als paradiskale Knochenspangen und/oder paradiskale Ossikel bei reaktiver Arthritis (▶ Kap. 8.3) und Arthritis psoriatica (▶ Kap. 8.4) (▶ Abb. 5.3, ▶ Abb. 8.12)

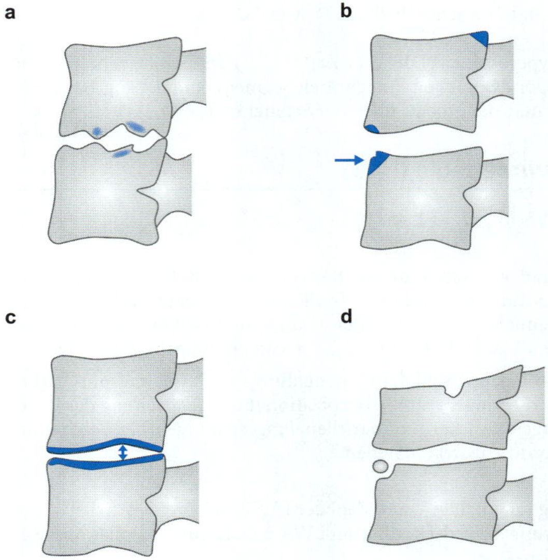

Abb. 5.2 Rö-DD der WK-Vorderkanten- und Abschlussplattenveränderungen [P482-1]
a) Andersson-Läsion Typ A bei Spa: Abschlussplattenerosionen, zarte Sklerose, Bandscheibenfach-Verschmälerung
b) Romanus-Läsion bei SpA: kleine Erosion (Pfeil), dreieckige Sklerose. Scheinende Ecke: nur kleine Sklerose. Spondylitis marginalis: dorsale Dreieckssklerose
c) Osteochondrose: Bandscheibenfachverschmälerung, subchondrale Sklerose
d) Scheuermann-Residuen, Schmorl-Knorpelknötchen, Verlängerung des Sagittaldurchmessers des WK, Keilform, retromarginale Diskushernie

- Wirbelbogengelenke verändert? – z.B. degenerativ, entzündlich, oder fusioniert
- Iliosakralgelenke auffällig?
- Knochen-Weichteil-Kontrast (Mineralsalzgehalt) und Spongiosastruktur regelrecht?

Typische Befunde

- Degenerative LWS-Veränderungen (▶ Kap. 11.5):
  - Chondrosen (= die Bandscheibe betreffend)
  - Osteochondrosen (= Bandscheibe und Abschlussplatten betreffend)
  - Diskale Vakuumphänomene
  - Spondylosen (= submarginale Vertebralosteophyten)
  - Retro- und Ventrolisthesen (mit/ohne Spondylolysen oder bei Spondylarthrosen)
- Osteoporose (▶ Kap. 14.1): Rahmenzeichnung, Vertikalisierung der Spongiosastruktur, Abschlussplatten konkav; Impressions-/Kompressionsfrakturen von Wirbelkörpern (▶ Abb. 14.1)

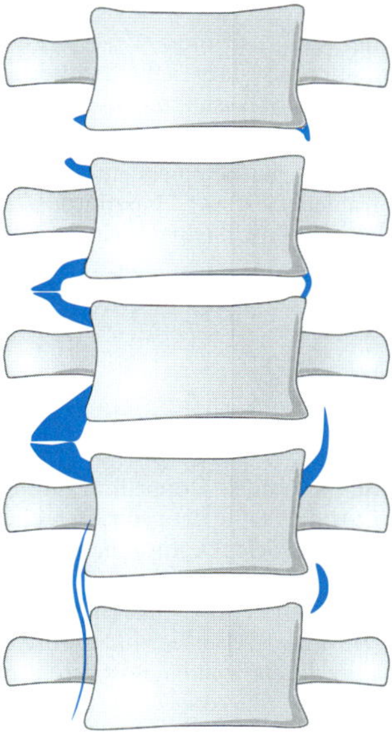

Abb. 5.3 Röntgen-DD der Intervertebralosteophyten [P482-1]

- SpA (▶ Kap. 8.2):
  - Sakroiliitis
  - Syndesmophyten (meist am thorakolumbalen Übergang beginnend) bei langstreckig polysegmentaler Überbauung: Bambusstab (▶ Abb. 5.3, ▶ Abb. 8.2)
  - Kleinere Sklerosen ohne Defektbildung an den vorderen Wirbelkörperrandleisten = „scheinende Ecken" (▶ Abb. 5.2, ▶ Abb. 8.1)
  - Etwas größere Sklerosen mit Konturdefekten an den vorderen Wirbelkörperrandleisten = Spondylitis anterior (= Romanus-Läsion bzw. Spondylitis marginalis (auch dorsal) (▶ Abb. 5.2, ▶ Abb. 8.2)
  - Andersson-Läsion Typ A (▶ Abb. 5.2a): rheumatische Spondylodiszitis mit Konturdefekten der Abschlussplatten (▶ Abb. 8.2)
  - Andersson-Läsion Typ B: Insuffizienzfraktur der vollständig ankylosierten Wirbelsäule transdiskal oder transvertebral (Chance-Fraktur), meist im Kyphosescheitel unter Beteiligung der hinteren Wirbelelemente im gleichen oder einem nächsten oder übernächsten Nachbarsegment mit Pseudarthrose und schlechter Prognose quo ad Spontanheilung und im Laufe der Zeit erheblicher Fragmentierung und Sklerose der Fragmentränder
  - Entzündliche Veränderungen der Wirbelbogengelenke (bis zur Fusion)
  - Selten: Dornfortsatzenthesitiden mit produktiver oder rarefizierender Fibroostitis, d.h. bogigen Anbauten oder Defekten, Bandossifikationen, z.B. Ligg. supraspinalia; bei vollständiger Überbauung in den unteren Lumbalsegmenten: Dagger Sign!

5.2.5 Iliosakralgelenke (ISG)

Indikation Sog. entzündlicher Rückenschmerz, V.a. SpA (▶ Kap. 8.2), wird normalerweise auf der LWS-Aufnahme a.p. dargestellt, damit auch lumbale Veränderungen gleich mit beurteilt werden, im Ausnahmefall mit der Beckenübersicht.

Aufnahmetechnik Bei V.a. SpA, LWS in zwei Ebenen im Liegen oder als Ausnahme bei Coxitis mit V.a. Sakroiliitis: Beckenübersicht. Schrägaufnahmen obsolet wegen erheblich größerer Strahlenbelastung, Hyperlordose (früher die Ind. zur Barsony-Aufnahme) durch leichtes Anwinkeln der Knie ausgleichen.

Befundungsschema SI-Gelenke
- Einsehbarkeit des Gelenkspalts
- Gelenkkonturen
- Sklerosen

Befundung (▶ Abb. 5.4)
- Gelenkspalt normalerweise als parallele Doppellinie, immer unvollständig einsehbar, mind. jedoch über die Hälfte der gedachten Linien, hoch variabel interindividuell. Außen: vordere Gelenkkonturen, innen: hintere Gelenkkonturen. C-förmig
- Gelenkkonturen: beurteilt werden die einsehbaren Abschnitte, selbst wenn sie kurzstreckig sein sollten. Normalerweise: Gelenkkonturen zart, glatt, scharf
- Sklerosen: augenfälliges, aber differenzialdiagnostisch trügerisches Kriterium. Zur DD **unwichtig:** Intensität der Sklerose. Zur DD **wichtig:** Flächenausdehnung, Form und Randbegrenzung der Sklerose und der Aspekt der Gelenkkonturen in und neben der Sklerosezone:
  - Flächenhafte, scharf begrenzte Sklerose: degenerativ, hyperostotisch; dreieckförmig: Hyperostosis triangularis ossis ilii
  - Flächenhafte, unscharf begrenzte Sklerose: Osteitis bei Sakroiliitis
  - Zarte, bandförmig schmale, subchondrale, scharf begrenzte Sklerose: Arthrose
  - Unscheinbare bandförmige lat. und med. scharf begrenzte Sklerose am oberen vorderen Gelenkrand: kapsuläre Anbauten, Hyperostose (DISH, ▶ Kap. 11.5.1)

Typische Befunde
- Sakroiliitis (▶ Abb. 5.4, ▶ Abb. 8.4)
  - Verminderte Einsehbarkeit des Gelenkspalts: von der gedachten Gelenkkontur weniger als die Hälfte sichtbar, dann Teilankylose/Ankylose
  - Gelenkspalterweiterung: Pseudoerweiterung durch perlschnurartig konfluierende Erosionen
  - Gelenkspaltverschmälerung: chron.-rezidivierende Arthritiden
  - Erosionen: muldenförmige Defekte der Gelenkkontur
  - Knochenknospen: kleinstbogige Unregelmäßigkeiten in den Gelenkspalt hinein (Beginn der Ankylosierung)
  - Sternzeichen: zarte Sklerose am oberen Gelenkumschlagpol; bizarr, kurzstreckig bandförmig oder granulär geformt: Zeichen einer **kapsulären** SI-Ankylose bei vollständiger Ankylose bei Sakroiliitis. Die gleiche Sklerose gibt es auch degenerativ/hyperostotisch ohne SI-Ankylose bei glatten Gelenkkonturen, dann ohne gesonderten Namen.

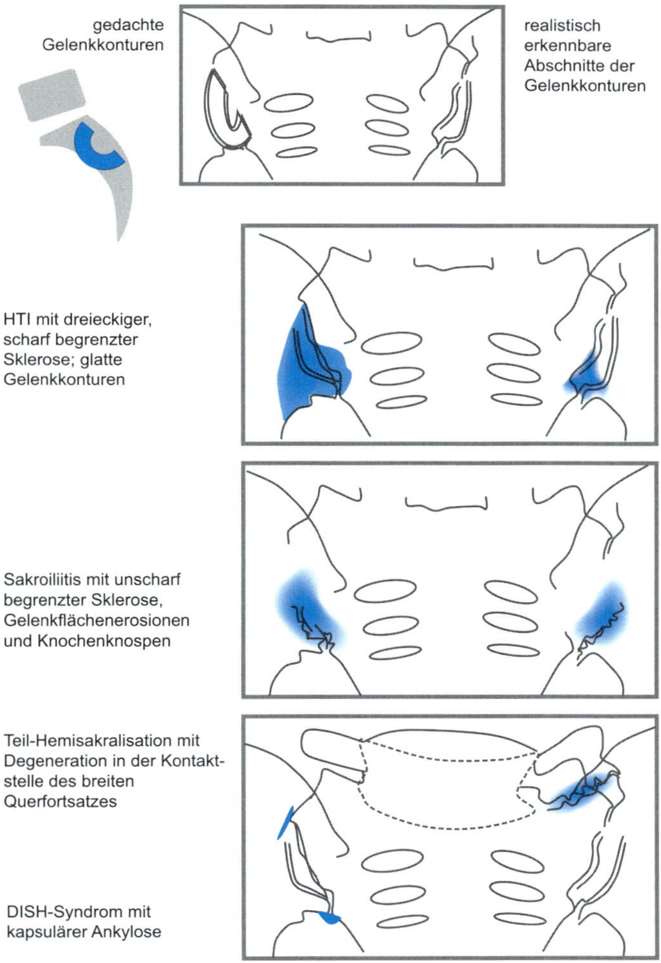

Abb. 5.4 Rö-DD der Sakroiliitis. Sklerosezonen (blau). Sklerosen sind immer sehr augenfällig, ihre DD ergibt sich v.a. aufgrund der Randbegrenzung: scharf oder unscharf und ferner aufgrund der Lokalisation. Die übrigen Kriterien müssen unbedingt analysiert werden: Gelenkkonturen: Einsehbarkeit, Kontureigenschaften. [P482-1]

- Osteitische Sklerose: Intensität der Sklerose unmaßgeblich; Lokalisation meist im unteren Drittel des Gelenks; unscharfe Grenze der Sklerose, d.h. breite Übergangszone zum normalen Knochen (wesentliches Unterschei-

dungskriterium zur degenerativen/Überlastungssklerose, die eine scharfe Grenze aufweist)
  - Buntes Bild nach Dihlmann: unscharf begrenzte Sklerose, Brückenbildung und Erosionen: ca. 10 Jahre Diagnoseverspätung
- Bakterielle Sakroiliitis (▶ Kap. 15.10, ▶ Abb. 8.4)
  - Unilateral oder deutlich asymmetrisch
  - Im Vergleich zur rheumatischen Sakroiliitis: rasch progrediente erosive Zerstörung
  - Wenig Sklerose
- Hyperostosis triangularis ossis ilii = Osteitis condensans ilii (▶ Abb. 5.4, ▶ Abb. 8.4)
  - Extrem häufig auch im jungen Erwachsenenalter! F > M; evtl. nach Geburten, bei Adipositas; Gelenklockerung; unilateral bei Skoliose, aber auch ohne erkennbaren Grund. Wichtigste DD der Sakroiliitis. Entgegen der oft publizierten Ansicht häufig nicht asymptomatisch, manchmal extrem schmerzhaft und geradezu therapieresistent
  - Langstreckig einsehbare Gelenkkonturen
  - Glatte Gelenkkonturen, evtl. verbreitert
  - Oft Vakuumphänomen
  - Intensive, scharf begrenzte Sklerose, kaudal dreieckförmig, gelenkübergreifend, also entgegen dem Namen auch sakral!
- Spondylosis hyperostotica (DISH) (▶ Kap. 11.5.1)
  - Kapsuläre Sklerosen und Ankylosen (ähnlich Sternzeichen)
  - Gelenkkonturen z.T. abgrenzbar und glatt konturiert
- Insuffizienzfrakturen
  - Bandförmige Sklerosierungszonen paraartikulär ,meist sakral bds. sagittal
  - Verwerfungen in den Konturen der Neuroforamina
  - Asymmetrie in der Breite der Massa lateralis
  - Auf der Seitaufnahme Knick im Os sacrum

Die modifizierte New-York-Klassifikation der SI-Veränderungen geht (neben der gleichberechtigten MRT) in den ASAS-Kriterien 2009 als Hauptkriterium zur Diagnose einer SpA im bildgebenden Arm ein. Eine SI-Arthritis kann radiologisch sicher diagnostiziert werden ab Grad 2 bds. oder Grad 3 einseitig bzw. mehr (▶ Tab. 5.4). Dies dient zur Differenzialind. der MRT, die bei entsprechender Klinik durchgeführt wird, wenn die Diagnose radiologisch nicht sicher ist (also weniger als Grad 2 bds. oder Grad 3 einseitig).

Tab. 5.4	Radiologische Gradeinteilung der Sakroiliitis[a]
Grad 0	unauffälliges Gelenk
Grad 1	geringe, zweifelhafte Veränderungen, bestehend aus angedeuteten Unschärfen der Gelenkkonturen oder zweifelhaften Sklerosierungen, möglicherweise auch noch im Bereich der Norm
Grad 2	geringe, aber schon eindeutige Sklerosierungen mit oder ohne Erosionen sowie Verschmälerung oder Irregularitäten der Gelenkkonturen
Grad 3	ausgeprägte Sklerosierungen mit deutlichen Erosionen und/oder Veränderungen des Gelenkspalts einschließlich intraartikulärer Knochenknospen oder transartikulärer Knochenbrücken
Grad 4	vollständig knöchern durchbauter Gelenkspalt

[a] Modifizierte New-York-Kriterien, 1984

5

5.2.6 Schultergürtel

Röntgen des Schultergelenks in zwei Ebenen

Indikation Lokale Schmerzen und Bewegungseinschränkung. Ein klinisch klares Impingement ist nicht unbedingt eine Indikation zum Rö.

Aufnahmetechnik Für rheumatologische Fragestellungen: Schweden-Status: a.p. Innenrotation und Außenrotation. Zahlreiche weitere Aufnahmetechniken sind in der Orthopädie und Traumatologie gebräuchlich und je nach Spezialisation und Gewohnheit des Behandlers möglich.

Befundung

- Mineralisation und Spongiosastruktur regelrecht?
- Weichteilschwellungen? Vergrößerung der Bursa subdeltoidea lat. des Tuberculum majus (in außenrotierter Aufnahme) nur bei Muskelatrophie sichtbar
- Weichteilverkalkungen: Hydroxylapatit in Sehnen (insbes. Supraspinatussehne) oder Bursen? Pyrophosphat im Hyalinknorpel des Humeruskopfes bei CPPD oder im AC-Gelenk
- Form der abgebildeten Knochen auffällig? – z.B. Humeruskopfnekrose, oft kappenförmig
- Gelenkkontur und Gelenkflächen glenohumeral und akromioklavikular auffällig? – hier insbes. auf die „Bare Areas" der Kapselansatzzonen am Ober- und Unterrand des Collum anatomicum achten, Erosionen, zystoide Strukturaufhellungen (**Cave:** Ausdruck „Zyste" vermeiden! Singuläre Strukturaufhellung DD Osteolyse) (▶ Abb. 7.4)
- Degenerative Anbauten an Humerus, Tuberculum majus, Cavitas glenoidalis oder subakromial oder AC-Gelenk?
- Fibroostitiden (▶ Kap. 13.3.2): bei SpA oft am Tuberculum infraglenoidale am Trizepsursprung: kleinhöckrig, unscharf begrenzt
- Resorptionen an den lateralen Klavikulaenden: primärer Hyperparathyreoidismus/renale Osteopathie?
- Stellung des Humeruskopfes in der Gelenkpfanne regelrecht? – Humeruskopfhochstand (in Iro. und Aro.) als Zeichen einer RM-Ruptur, im Extremfall subakromiale Schliffflächen im sog. Nearthros und evtl. Druckarrosion an der pathologischen Kontaktstelle des Collum chirurgicum mit dem unteren Glenoidpol: Vollbild der RM-Arthropathie

> **!** Entzündliche Veränderungen am Vorder- und Hinterrand des Gelenkausläufers erscheinen a.p. als zystoide Aufhellungen „im" Humeruskopf, entzündliche Veränderungen im AC-Gelenk meist zuerst am Schlüsselbein!

Röntgen des Sternoklavikulargelenks

Indikation Lokale Schmerzen und Schwellung, Pustulosis palmaris et plantaris.

Aufnahmetechnik Zielaufnahme 45° schräg in Bauchlage.

Befundung

- Form und Stellung unauffällig?
- Vermehrte Sklerose sternal, manubrial, mediales Klavikulaende
- Harmonische oder sklerotische Ossifikationen der knorpeligen Anteile der 1. Rippe
- Enthesitis mit Konturaufrauhung, Anbauten, Protuberanzen
- Ligamentossifikationen

Typische Befunde

- Die Form des sternalen Klavikulaendes ist variabel; randsklerosierte Konturfurchen am Klavikula-Unterrand entstehen durch den Bandansatz des Lig. costoclaviculare und am Oberrand als Ursprungsfurche des M. sternocleidomastoideus (jeweils uni- oder bilateral), die nicht mit Destruktionen verwechselt werden sollten!
- Osteomyelitis (▶ Kap. 15.11), Paget-Krankheit (▶ Kap. 14.3), Lues, NPL.
- SAPHO-Syndrom (▶ Kap. 8.6): osteitische Sklerose des Manubriums; mediales Klavikulaende, in Rippenknorpelossifikation, Erosionen sternoklavikular, Enthesitis mit Protuberanzen, spät positiv; im Frühstadium: MRT oder CT (CT zeigt Sklerosen besser und damit die für diese Entität typische Pathologie).
- DD: Osteitis condensans claviculae (Sklerose nur der Klavikula), ischämische Nekrose (Friedrich-Syndrom) am Unterpol des medialen Klavikulaendes.

5.2.7 Ellenbogen

Röntgen des Ellenbogengelenks in zwei Ebenen

Indikation Lokale Schmerzen und Schwellung oder Bewegungseinschränkung. Eine klinisch klare Epikondylitis ist keine Rö.-Ind.

Aufnahmetechnik Exakt a.p. und seitl. (a.p. in voller Streckung, evtl. mit Schaumstoffunterlage), evtl. Spezialaufnahme Radiusköpfchen.

Befundung

- Mineralisation und Architektur regelrecht?
- Weichteilschwellung? Angehobenes Fettpolster dorsal und dreieckiges Fettpolster ventral in der seitl. Aufnahme: Erguss
- Weichteilverkalkungen? Hydroxylapatit oder Pyrophosphat? Ossikel?
- Form und Stellung der Proc. condylares hum., Proc. epicondylares, Trochlea, des Olekranon und Radiusköpfchens regelrecht?
- Gelenkspaltbreite: exzentrisch oder konzentrisch verschmälert
- Gelenkflächen glatt begrenzt? Destruktionen? Degenerative Anbauten (Radiusköpfchen, humeroulnar, Proc. coronoideus)?

Typische Befunde

- Arthritis: Gelenkerguss, gleichmäßige Gelenkspaltverschmälerung sensitives und spezifisches Zeichen, evtl. Erosionen; früh: Pannusinvasion in die proximale Ulna = intraossäre Synovialzyste, Mutilationen mit tiefgreifender Zerstörung des distalen Humerusendes und der Ulna, Valgusfehlstellung (▶ Abb. 7.6)
- Rheumaorthopädische Eingriffe: Radiusköpfchenresektion
- Arthrosis deformans: osteophytäre Anbauten v.a. am Proc. coronoideus; verkalkte Kapselchondrome; subchondrale Sklerosen!
- Hyperparathyreoidismus/renale Osteopathie: Verbindung aus Gelenkerguss, evtl. Chondrokalzinose (▶ Kap. 12.1.2) des hyalinen Knorpels, periartikulärer Weichteilverkalkungen, seltener ausgedehnter Osteolysen und arterieller Mediaverkalkung

! Immer die Radialseiten der Mittelphalangen an der Hand mitbeurteilen: subperiostale Knochenresorption!

5.2.8 Hand

Röntgen der Hand in zwei Ebenen

Indikation Lokale Schmerzen und Schwellungen oder Bewegungseinschränkung oder Rötung, V.a. RA und andere entzündlich-rheumatische Erkrankungen, Arthritisausschluss bei Polyarthrosen. In der Rheumatologie routinemäßig Set mit beiden Hände und Vorfüßen je in zwei Ebenen anfertigen!

Aufnahmetechnik Dorsovolare Aufnahme und als 2. Ebene eine radialseitig um 15–20° angehobene Aufnahme; bei sog. Zitterspielerposition die Langfinger eher in Streckstellung zu belassen bringt bessere Resultate. Die Schrägaufnahme dient zur Darstellung von Früherosionen radiovolar und dorsoulnar. Alternative: Noorgard-Aufnahme.

Befundung

- Mineralisation auffällig? – Demineralisation gelenknah vs. diffus vs. fleckig
- Spongiosastruktur regelrecht?
- Form, Größe, Anzahl und Stellung aller Knochen des Handskeletts regelrecht? Ulna-Plus- oder -Minus-Variante? Evtl. mit Sekundärarthrose bei ulnokarpaler Impaktion (Plusvariante) oder Ulnaköpfchen-Impingement (Minusvariante)?
- Weichteilschwellungen synovial oder knötchenförmig? – Über dem Proc. styloideus ulnae (ECU-Sehnenscheide, ab 3 mm pathologisch), den MCP, PIP, DIP
- Verkalkungen? Pyrophosphat (strichförmig, schwach schattengebend) im triangulären Faserknorpel und triquetrolunären Hyalinknorpel, in schweren Fällen auch an MCP und PIP kapsulär und palmare Platte: CPPD; Hydroxylapatit (körnig, stark schattengebend) an den DIP, PIP, MCP in den Kapselstrukturen: bei singulären, olifokalen, eher unscheinbaren Verkalkungen degenerativer Kapselkalk; bei multiplem Vorkommen grobscholliger, granulärer, dichter Verkalkungen Apatitrheumatismus möglich (klinisch korrelierend: anfallsartig sehr schmerzhafte Schübe mit fokaler Rötung und Schwellung)
- Fehlstellungen: karpale Gefügestörungen (SL-Dissoziation, SLAC, SNAC, nicht dissoziative mittkarpale Instabilität, palmare radiokarpale Subluxation oder Luxation), Achsabweichungen der Finger: ulnare Deviation oder volare Subluxation der MCP, Knopfloch- (PIP gebeugt, DIP überstreckt) oder Schwanenhalsdeformitäten (PIP überstreckt, DIP gebeugt), ulnare Subluxation der PIP, radiale der DIP, Adduktionssubluxation des CMC I
- Gelenkspaltbreite:
  - Verschmälerung gleichmäßig (d.h. die meisten karpalen Gelenkspalten in ähnlichem Ausmaß) bei Arthritis oder nicht gleichmäßig (d.h. nur einzelne wenige, z.B. radioskaphoidal **und** lunokapital, scapho-trapezoideo-trapeziodal (STT), radioulnar (ulnokarpale Impaktion)
  - ! **Cave:** Gelenkspaltbreite: Bei Fehlstellungen nicht beurteilen!
  - Gelenkspalterweiterung karpal: SL-Dissoziation bei > 3 mm (Terry-Thomas-Zeichen)
- Kortikalis überall randscharf erhalten?
- Gelenkkonturen harmonisch? – Erosionen, Destruktionen, zystoide Läsionen, Mutilationen
- Proc. styloideus ulnae regelrecht?

5

Typische Befunde

- RA (▶ Kap. 7.1, ▶ Abb. 7.1):
  - Typisches Befallmuster mit Bevorzugung des Carpus und der MCP, meist symmetrisch. Früherosionen überwiegend an Radialseiten der MC-Köpfchen II und III und am Proc. styloideus ulnae
  - Arthritische Kollateralphänomene: gelenknahe Entkalkung, Demineralisation der subchondralen Grenzlamelle! Später z.T. sehr schwere diffuse Demineralisation
  - Weichteilzeichen: spindelförmige Kapselschwellungen um die PIP und MCP sowie Schwellung der Sehnenscheide des M. extensor carpi ulnaris über dem Proc. styloideus ulnae!
  - Arthritische Direktzeichen: konzentrische Gelenkspaltverschmälerung (insbes. karpal und MCP beachten!), Signalzysten (kleine Osteolysen), Erosionen/Destruktionen (kleine/größere Konturdefekte der subchondralen Grenzlamelle)! Zystoide Strukturaufhellungen: intraossäre Synovialzysten (= Pannusinvasion) von banalen Zystchen (intraossäre Ganglien) und Geröllzysten abgrenzen. Prädilektionsstellen ▶ Abb. 7.1
  - Bei fortgeschrittenem Befund: Mutilationen, Ankylosen karpal: „Os carpale" partiell (einzelne interkarpale Gelenkspalten. **Cave:** Projektionsphänomene insbes. in der distalen Reihe!) oder komplett; Fehlstellungen (Knopfloch-, Schwanenhalsdeformität), Subluxationen, Luxationen (ulnare Deviation)
- Arthritis psoriatica (▶ Kap. 8.4, ▶ Abb. 8.10):
  - Befallmuster typisch transversal (mit Befall meist aller DIP und/oder PIP) oder axial (Strahlbefall) unter Einbeziehung aller Gelenke eines Strahls, meist jedoch irregulär. Nebeneinander von Destruktionen und Osteoproliferationen (Enthesitis) als wichtigstes Unterscheidungsmerkmal zu anderen Arthritiden; ossifizierende Kapsulitis (z.B. Bild der „Mausohren" an den DIP der Hände)
  - Demineralisation oft nicht vorhanden, manchmal osteitische Sklerosen an den Endphalangen der Vorfüße, wenn ausgedehnte Nagelkranzfortsatz-Enthesitis
  - Weichteilschwellung nicht nur synovial, wie bei RA, sondern typischerweise auch daktylitisch = eines gesamten Strahls („Wurstfinger")
  - Psoriatische Proliferationen (mikropolyzyklische knöcherne Auflagerungen): Nagelkranzfortsätze, Seitenflächen der End- und Mittelphalangen der Zehen, MC- und MT-Köpfchenhöcker, Lumbrikalisansätze, Daumensesambeine, radialer und ulnarer Rand des Carpus, MC 1 und MC V, MT-V-Basis
  - Erosionen ähnlich RA, zuerst in den Bare Areas, Mutilationen oft tiefgreifend, evtl. bis in die Diaphysen, evtl. Teleskopphänomen: vollständige Destruktion der peripheren Phalangen mit Schrumpfung des Fingers/Zehs mit Weichteilüberschuss (Michelin-Männchen-ähnlich), kann wie ein Teleskop auseinandergezogen werden
  - Nebeneinander von Mutilationen mit postarthritischen Ankylosen, Fehlstellungen und normalen Gelenken
- Arthritis urica: scharfrandige, randsklerosierte, ovaläre Osteolysen, evtl. bis in die Diaphyse, halbmondförmige, randständige Knochendefekte mit überhängenden Randstrukturen (Tophusarrosion); „Tophusstachel"; Periostreaktion (lamellär); zentral im Gelenk lokalisierte Erosionen/Destruktionen („Becherform"); knotige dichte Weichteilschwellung!

- CPPD/Pseudogicht: klinisch wichtige Differenzialdiagnose zur Arthritis wegen rezidivierenden symmetrischen Handgelenk- und Fingerschwellungen mit ausgeprägten Schmerzen. F > M, 2. Lebenshälfte. Pyrophosphatverkalkungen im TFC und triquetrolunären Hyalinknorpel, in schweren Fällen radiokarpal, MCP und PIP. Assoziierte abrasive STT-Arthrose (mit Höhenminderung des Trapezoid), zentrale Erosionen und Abrasionen bei Befall der MCP und PIP, u.U. Bild der erosiven Fingerpolyarthrose, Gelenkdesintegration möglich und dann oft rasch voranschreitend bes. PIP. Oft auch Befall Knie, Sprunggelenk. DD im MRT eher schwierig. Diagnose radiologisch stellen!
- Ulnokarpale Impaktion: klinisch DD zur Arthritis bei ulnaren HG-Schwellungen: Ulna-Plusvariante (**Cave:** Aufnahme der Hände übertreibt die Ulnalänge wegen der Pronationsstellung der Hand, eigentlich Beurteilung auf orthograden Handgelenkaufnahmen, im typischen Fall mit allen Zeichen jedoch auch an Handaufnahmen beurteilbar): erstes Zeichen zarte bogenförmige Aufhellung an der proximalen Lunatumkontur, dann Sklerose und Abflachung, Geröllzysten des Lunatum, dann des Ulnaköpfchens, ulnokarpale Arthrose, radiokarpale Arthrose, LT-Gefügestörungen möglich.
- Gicht (▶ Kap. 12.1.1):
  - Tophi. Weichteile: tendenziell eher distal, dorsal an den Fingern. Dichte Weichteilknötchen; Knochentophi: zentral oder exzentrisch im Markraum übergroße Geröllzysten; subperiostal mit Periostlamelle, überhängende Knochenränder, Tophusstachel; selten intraartikulär: Becherung der Epiphysen
  - Kristallarthritis: Karpal radiologisch unter Umständen schwer von anderer Arthritis zu unterscheiden in allen Zeichen. Hinweise: Asymmetrie! Zusätzliche gleichsinnige Veränderungen/Tophi distal dorsal an den Fingern, am Großzehengrundgelenk
  - Kristallarthrose: erosive Komponente, insbes. DIP; häufigste Ursache einer erosiven Fingerpolyarthrose: Gicht! Ggf. Dual-Energy-CT
  - Kristallarthropathie: Mischbild Arthritis-Arthrose mit Sklerosen, kleinen Osteophyten, zentralen Erosionen, insbes. DIP und PIP, DD bzw. häufige Ursache der erosiven Fingerpolyarthrose, zur Einordnung immer Aufnahmen der Vorfüße einbeziehen!
- Erosive Fingerpolyarthrose (▶ Kap. 11.2): wichtige, nicht sehr häufige DD der Arthritis, im MRT schwer unterscheidbar wegen ausgeprägtem synovialem Reizzustand und Erosionen, also Diagnose im Rö. stellen und Aufnahmen der Vorfüße hinzuziehen! V.a. von postarthritischen Arthrosen und ggf. psoriatischer Arthritis schwer zu unterscheiden. F > M, nur an den Händen, PIP und DIP, evtl. auch diskrete Gelenkspaltverschmälerungen der MCP. Zentrale Geröllzyste in der jeweils proximalen Phalanx und parazentrale Erosionen des distalen gelenkbildenden Endes, im Verlauf dann Glättung, ggf. Fehlstellung, Desintegration v.a. an den PIP, grobe Schwellungen geradezu typisch und dann klinisch gegen Arthritis abzugrenzen.

Radiologische Stadien-Einteilung entzündlicher Gelenkveränderungen

- Larson-Score: semiquantitative Bewertung des Schweregrads anhand von Standardvergleichsaufnahmen.
- Sharp-/van der Heijde-Score: An jedem einzelnen bewerteten Gelenk wird sowohl Zahl und Grad der erosiven Veränderungen als auch der Gelenkspaltverschmälerung getrennt registriert und zu einem Gesamtscore addiert.

Graduierung der radiologischen Veränderungen bei RA nach Larsen und Ratingen-Score

Bewertete Gelenke (▶ Tab. 5.5):

- Fingermittelgelenke II–V bds.
- Daumenendgelenke bds.
- Fingergrundgelenke I–V bds.
- Handgelenke bds.
- Zehengrundgelenke II–V bds.
- Großzehenendgelenke bds.

Die semiquantitative Evaluation nach Larsen erfolgt mittels Standard-Referenz-Rö.-Aufnahmen, die kommerziell erhältlich sind.

Tab. 5.5 Graduierung nach Larsen- und Ratingen-Score

Stadium	Larsen-Score	Ratingen-Score
Grad 0	kein pathologischer Befund	kein pathologischer Befund
Grad 1	Geringe unspezifische Veränderungen: • Periartikuläre Weichteilschwellung • Gelenknahe Entkalkung • Gelenkspaltverschmälerung < 25 %	Erosionen der Gelenkfläche: < 20 %
Grad 2	Geringe, aber sicher destruierende Veränderungen: • Erosionen • Gelenkspaltverschmälerungen	Erosionen der Gelenkfläche: 20–40 %
Grad 3	Mäßig destruierende Veränderungen: • Deutliche Erosionen • Deutliche Gelenkspaltverschmälerungen	Erosionen der Gelenkfläche: 40–60 %
Grad 4	Schwer destruierende Veränderungen: • Erhebliche Erosionen • Erhebliche Gelenkspaltverschmälerungen • Knochendeformationen an den gewichttragenden Gelenkenden	Erosionen der Gelenkfläche: 60–80 %
Grad 5	Mutilierende Veränderungen: • Gelenkflächen zerstört • Dislokation • Knöcherne Ankylose als Folgezustände	Erosionen der Gelenkfläche: > 80 %

Problem der Larsen-Einteilung ist die oft sehr inhomogene Verteilung von Schweregraden entzündlicher Destruktionen auf die verschiedenen Gelenkgruppen bzw. Einzelgelenke. Die Vorteile dieser beiden Scores liegen im kürzerem Zeitbedarf und der Anwendbarkeit auch für im Scoring unerfahrene Untersucher.

Der Sharp-/van der Heijde-Score (▶ Tab. 5.6) ist sehr sensitiv mit hoher Trennschärfe und für Verlaufsuntersuchungen gut geeignet und deshalb in Studien etabliert.

Scoring ist mit allen Verfahren recht zeitaufwendig und in der klinischen Routine nicht erforderlich. Es reicht eine visuelle Abschätzung des Gesamtschweregrads (z.B. leicht, mäßig, mittelschwer, schwer, mutilierend), wobei die Kenntnis der Kriterien der üblichen Scoring-Methoden weiterhilft, um eine zuverlässige und konstante Beurteilung zu gewährleisten.

Tab. 5.6 Graduierung der radiologischen Veränderungen bei RA nach Sharp/van der Heijde (1989) [F605-003]

Erosionsscore	
bewertete Gelenke und Knochen: an den Händen und Vorfüßen zusammen 44	
Grad 0	normal
Grad 1	eine kleine Erosion
Grad 2	zwei Erosionen oder eine längliche Erosion
Grad 3	drei Erosionen oder eine lange Erosion mit Mittellinienüberschreitung oder eine längliche und eine kleine Erosion
Grad 4	4 x Grad 1 oder 2 x Grad 2 oder 1 x Grad 3 + 1 x Grad 1
Grad 5	Summe der Erosionen ≥ 5
an den Händen	max. Scorewert des einzelnen Gelenks: 5
an den Füßen	max. Scorewert des einzelnen Gelenks: 10
	Erosionsscore gesamt 0–280
Gelenkspaltscore	
bewertete Gelenke: 42 an beiden Händen und Vorfüßen zusammen PIP II–V MCP I–V CMC I–III trapezionavikular, skapholunokapital, radiokarpal MTP I–V + PIP I	
Grad 0	normal
Grad 1	fokale Verschmälerung
Grad 2	diffuse Verschmälerung < 50 %
Grad 3	diffuse Verschmälerung > 50 %
Grad 4	Ankylose oder Luxation
	Gelenkspaltscore 0–168
Erosions- + Gelenkspaltscore: 0–448	

5.2.9 Beckenübersicht/Hüftgelenke

Röntgen der Hüftgelenke in zwei Ebenen

Indikation Lokale/ins Knie ausstrahlende Schmerzen und Bewegungseinschränkung (z.B. Koxarthrose ▶ Kap. 11.4, Koxitis, V.a. Femurkopfnekrose).

Aufnahmetechnik a.p. meist in Form einer Beckenübersichtsaufnahme (Seitenvergleich der Hüftgelenke!) mit 10° innenrotierten Beinen (Großzehen sollten sich berühren) und als 2. Ebene axiale Aufnahme der Hüftgelenke (z.B. nach Lauenstein).

Befundung

- Skelettreifung abgeschlossen? – kenntlich an Ossifikation und Fusion der Beckenkammapophysen (Risser-Stadien)
- Untere LWS-Segmente und ISG bds. unauffällig? (▶ Kap. 5.2.4, ▶ Kap. 5.2.5)
- Beckenform, Mineralisation und Spongiosastruktur regelrecht?
- Periartikuläre Weichteile unauffällig? Symmetrie der Mm. glutei oder fokale Atrophie des M. glutei minimus oder medius?
- Weichteilverkalkungen (z.B. Hydroxylapatit am Trochanter major oder der Linea aspera bei Periarthrosis coxae; ▶ Kap. 13.5.2), Kalziumpyrophosphat im Lig. Iliofemorale oder Hyalinknorpel bei CPPD-verknöcherungen?
- Gelenkspalt konzentrisch (= entzündlich, Koxitis, sensitives und spezifisches und oft lange einziges Zeichen!) oder exzentrisch (= degenerativ, Koxarthrose) verschmälert? (▶ Abb. 7.5)
- Subchondrale Grenzlamellen intakt? – möglicher Nachweis von Erosionen/Destruktionen (bei Arthritis erst sehr spät positiv)
- Zystoide Aufhellungen in den gelenknahen Knochenanteilen? – mit Sklerosesaum = degenerative „Geröllzysten", unscharf begrenzt = entzündliche Destruktionen. DD singulär: Osteolyse/NPL (**Cave:** Der Ausdruck „Zyste" sollte vermieden werden.), multiple zystoide Veränderungen bds. des Gelenkspalts: Arthrose, pigmentierte villonoduläre Synovialitis (PVNS)
- Osteophytäre (= degenerative) Anbauten an Femurkopf, Pfannenrändern, Pfannenboden?
- Positives Plaquezeichen (= Knochenapposition an der Schenkelhalsvorderseite) in der axialen Aufnahme bei Arthrose
- Fibroostosen (scharf begrenzte Sporne an den Trochanter oder der Crista iliaca) bzw. Fibroostitiden (unscharf begrenzte, bogige Anbauten und Defekte bei AS [▶ Kap. 8.2]an den Tubera ischiadica)
- Symphyse degenerativ (scharf begrenzte Sklerose, sklerosierte Erosionen, Osteophyten, Geröllzysten) oder entzündlich verändert (unscharf begrenzte Sklerose, Erosionen)?
- Hüftgelenkpfannen regelrecht oder dysplastisch? – Zentrum-Ecken-Winkel (CE-Winkel) nach Wiberg: normal > 25° bei Erwachsenen, > 20° bei Kindern von 4–13 Jahren (Hüftdysplasie beschreibt eine zu flache Pfanne)
- Projizierter Zentrum-Collum-Diaphysen-Winkel (CCD-Winkel) regelrecht? – normal 120–140° (altersabhängig)
- Femurkopf harmonisch gerundet/deformiert? (Offset-Störung mit verminderter Schenkelhalstaillierung und Abflachung der Kopfrundung nach lat., Pistolgrip-Deformität, Formenkreis des femoroazetabulären Impingement (FAI) mit Nockendeformität, Tiefe der Pfannen (tiefe Pfannen oder verbreiterter hinterer Pfannenrand bei Kneifzangendeformität)

5.2.10 Knie

Röntgen des Kniegelenks in zwei Ebenen

Indikation Lokale Schmerzen und Schwellung, Erguss (V.a. Arthrose, Ausschluss Arthritis) oder Funktionsdefizit.

Aufnahmetechnik a.p. in vollständiger Streckung sowie seitl. in 30°-Beugung (zu starke Beugung führt zu eingeschränkter Beurteilbarkeit von Erguss!). Aufnahme im Stehen zur exakten Beurteilung der Gelenkspaltweite und der Achsen unter Belastung. (Achtung: Bei vielen Röntgengeräten erfordert die Stehend-Aufnahme eine Kletterpartie im Dunkeln, da die Röhre nicht weit genug heruntergefahren werden kann. Der Pat. muss daher also sehr sicher auf den Beinen sein.)

Befundung

- Mineralisation/Knochenstruktur: gelenknahe oder diffuse Demineralisation?
- Architektur: Wachstumsstörung (Verbreiterung der Epiphysen, Rechteckpatella), Dysplasie (z.B. Erlenmeyer-Kolbendeformität)
- Weichteilschwellung? Atrophie der Muskulatur? Gelenkerguss? Verschattung des Recessus suprapatellaris in seitl. Aufnahme, Hinweis auf Baker-Zyste? – dorsale Weichteilverschattung an typischer Stelle im seitl. Bild, nur bei Muskelatrophie gut sichtbar
- Ossikel periartikulär? – bei Arthrose häufig degenerativ entstandene verknöcherte Kapselchondrome oder Kapselosteome, DD Fabella, Reiskornbursitis prätibial
- Verkalkungen? – Hydroxylapatit am medialen Rand des Femurkondylus: Stieda-Pellegrini-Schatten, drei Typen: am Tuberculum adductorium Typ 3, an der flachen Stelle des Kondylus Typ 1, dazwischen Typ 2. – Kalziumpyrophosphat im Meniskus allein: unspezifisch, degenerativ, zusätzlich auch im Hyalinknorpel und dorsaler Kapsel am femoralen Ansatz: CPPD
- Form der Femurkondylen, des Tibiaplateaus, der proximalen Fibula regelrecht? Varus- oder Valgusfehlstellung?
- Gelenkspalt normal weit? – normal bis ~ 4 mm; bei Verschmälerung: med./lat./gleichförmig = konzentrisch: (lat. und med. identische) Gelenkspaltverschmälerung oft über lange Zeiträume einziges und spezifisches Zeichen einer Gonarthritis (▶ Abb. 7.3)
- Gelenkkonturen und subchondrale Grenzlamelle femorotibial intakt?
- Subchondrale bandförmige Sklerosierung in Verbindung mit med. oder lat. betonter Gelenkspaltverschmälerung, Geröllzysten z.B. unter der Eminentia (**Cave:** Ausdruck „Zyste“, singuläre Strukturaufhellung DD Osteolyse) und degenerativen osteophytären Anbauten an lateralen Tibiakanten, lateralen Kondylenrändern und zipfligen Ausziehungen der Kreuzbandhöcker als Hinweise auf Gonarthrose (▶ Kap. 11.3)?
- Zeichen der Femoro-Patellar-Arthrose? – Zipflige Ausziehungen/Anbauten retropatellar an den Patellapolen; im fortgeschritteneren Stadium auch subchondrale Sklerosen retropatellar

Typische Befunde

- Arthritis: Ergusszeichen, subchondrale, gelenknahe oder diffuse Demineralisation, zuerst nur gleichmäßige Gelenkspaltverschmälerung, Erosionen (selten, spät, diskret) zuerst an den lateralen und dorsalen Tibiaplateaukanten (▶ Abb. 7.3).
- Psoriatische Proliferationen (Enthesitis) finden sich oft am proximalen Tibiofibulargelenk, dorsal tibial, an der Patella kranial und kaudal breitflächig, am Tuberculum adductorium.
- CPPD: Pyrophosphatverkalkungen in den Menisken und im Hyalinknorpel (femoral seitl. Aufnahme) und meist in der Kapsel (dorsaler Ansatz), verstärkte Arthrose mit Schliffflächen, ggf. Desintegration.

5.2.11 Sprunggelenke und Fuß

Röntgen des Sprunggelenks in zwei Ebenen

Indikation Lokaler Schmerz und Schwellung oder Bewegungseinschränkung (V.a. Arthrose, Ausschluss Arthritis).

Aufnahmetechnik a.p. mit um 15° innenrotierten Füßen und streng seitl. mit übereinander projizierten Malleolen. Belastungsaufnahmen bei orthopädischer Fragestellung zum Fußgewölbe (Achtung: Bei vielen Röntgengeräten erfordert die Stehend-Aufnahme eine Kletterpartie im Dunkeln, da die Röhre nicht weit genug heruntergefahren werden kann. Der Pat. muss daher also sehr sicher auf den Beinen sein.)

Befundung

- Mineralisation regelrecht? Eine gelenknahe Demineralisation betrifft den spongiösen Knochen, also den Tarsus als Ganzes, Inaktivitätsdemineralisationen: bandförmig metaphysär tibial
- Anatomische Varianten (meist ohne Krankheitswert)? Os trigonum (dorsal des Talus angelagert), akzessorische kleine Knochen kaudal der Malleolen (Os subfibulare, Os subtibiale, Os tibiale externum mit drei Typen) oder im Fußwurzelbereich, mit Krankheitswert: tarsale Koalitionen (wegen Sekundärarthrosen in den mehrbelasteten Nachbargelenken, typischerweise im jungen Erwachsenenalter manifest)
- Weichteilschwellung? Subkutan, diffus; intraartikulär (seitl. Aufnahme, bogenförmige Verschattung vor und hinter dem OSG, hinter USG, am Talonavikulargelenk) Achillobursitisschwellung: spindelige Verschattung dorsal des Kalkaneus in seitl. Aufnahme; der Achillessehne selbst ca. 5 cm proximal des Ansatzes (degenerative Achillopathie)
- Gelenkspaltverschmälerungen? Gleichmäßige (d.h. die meisten intertarsalen Gelenke uniform betreffende) Verschmälerung bei Arthritis, talonavikulare oder anteriore talokrurale Verschmälerung bei Arthrose (▶ Abb. 7.7)
- Erosionen/Destruktionen? (spät positiv und meist im Rö. spärlich) arthritische Erosionen dorsale und laterale talare Gelenkfläche des OSG, zystoid anterior des dorsalen Talokalkaneargelenks im Kalkaneus. Mutilationen insbes. talonavikular mit Fehlstellungen des Talus – neben eigentlichen Gelenkflächen auch auf dorsale Tuber-calcanei-Kante im seitl. Strahlengang achten wegen möglichem knöchern-entzündlichen Achillobursitisdefekt!
- Fibroostosen: degenerative Sporne, z.B. dorsaler oder plantarer Fersensporn (bei Hyperostose ggf. gedoppelt und breitbasig), z.B. am Fußrücken bei Gicht (▶ Kap. 12.1.1) oder DISH (▶ Kap. 11.5.1, ▶ Abb. 13.4)
- Fibroostitiden bei SpA (▶ Kap. 8.2) (Achillesansatz, plantar am Ansatz der Plantarfaszie und dem M. quadratus plantae): unscharf begrenzte, flau wirkende entzündliche knöcherne Anbauten und Defekte, oft mit diskreter flächig sklerosierender Osteitis benachbart (▶ Abb. 13.4)
- Psoriatische Proliferationen (Enthesitis) mit mikropolyzyklischen knöchernen Auflagerungen am Ansatz der Membrana interossea, am Os trigonum, der Metatarsalebasis V
- Osteophytäre (degenerative) Anbauten an Gelenkausläufern? z.B. anterior talokrural

Röntgen des Vorfußes in zwei Ebenen

Indikation Lokale Schmerzen und Schwellung, V.a. entzündliche Gelenkerkrankung. Bei V.a. Gicht, RA oder Psoriasisarthritis zusammen mit den Händen auch ohne fußbezogene Symptomatik bds. röntgen!

Aufnahmetechnik Dorsoplantare Aufnahme und 2. Ebene (Schrägaufnahme) mit um 30° angehobener Fußaußenkante. Differenzialdiagnostisch günstig: Abbildung bis einschließlich der Tarsometatarsalgelenke (TMT)!

Befundung

- Knochenmineralisation und -architektur regelrecht? – auf gelenknahe/generalisierte/fleckige Demineralisation achten. Auffällige Spongiosastruktur?
- Fehlstellungen? – auf Hallux valgus, Spreizfuß usw. achten
- Generalisierte/umschriebene Weichteilschwellungen? – Seitenvergleich! Daktylitis? Gelenkerguss nur an D5 auf Schrägaufnahme gut erkennbar, an D1 mediale Schwellung: DD Gicht, Clavus
- Gelenkspalten der MTP, TMT normal weit?
- Gelenkkonturen harmonisch? – auf Erosionen, Destruktionen, zystoide Läsionen, Mutilationen (▶ Abb. 7.2)
- Osteoproliferationen bei Psoriasisarthritis: mikropolyzyklische Anbauten der Nagelkranzfortsätze, Phalangen und Metatarsalebasis V, z.T. mit zarten osteitischen Sklerosen der Phalangen (insbes. D1) vergesellschaftet oder mit Nagelkranzdefekten; ggf. Morgensternbild. DD: DISH-Syndrom (▶ Kap. 11.5.1) evtl. sehr ähnlich (▶ Abb. 8.11)

Typische Befunde

- RA (▶ Kap. 7.21):
  - Gelenknahe oder diffuse Demineralisation
  - Spindelförmige periartikuläre Weichteilschwellung um die betroffenen Gelenke (= arthritische Weichteilzeichen, insbes. MTP V auf der Schrägaufnahme oder Distanzierung der MT-Köpfchen
  - Typisches Befallmuster: beginnend am MTP V (oft symmetrisch) mit Ausbreitungsrichtung von lat. nach med. (MTP V nach MTP II) und meist mit abnehmendem Schweregrad von lat. nach med. (▶ Abb. 7.2)
  - Frühveränderungen sind Erosionen in den Bare Areas; es kommen aber auch Druckarrosionen durch Spreizfuß vor (laterale Kontur des MT-Köpfchens V, evtl. sehr ähnlich zu arthritischen Erosionen und singulär zurückhaltend zu bewerten), Grenzlammellendefekte, Abschrägung der Grundphalanxbasen
  - Im weiteren Verlauf einer Arthritis Mutilationen, Fehlstellungen mit z.T. groben dorsalen Luxationen der MTP, laterale Achsabweichung

> Bei Gicht umgekehrte Richtung von med. nach lat., meist jedoch ausschließlich MTP 1 und IP 1!

- Arthritis psoriatica (▶ Kap. 8.4, ▶ Abb. 8.11):
  - „Transversaltyp", evtl. „DIP-Prädominanz", „Axialtyp, Strahlbefall": Befall aller Gelenke eines Strahls, Daktylitis = „Wurstzehe" als Weichteilzeichen
  - Kombination von Destruktionen und Osteoproliferationen
  - Akroosteolysen, Ankylosen, Mutilationen (häufig nebeneinander an benachbarten Zehen), „ungeordnete" Fehlstellungen. Besonderheit: Teleskopphänomen: extreme Mutilation mit Zerstörung ganzer Phalangen und Schrumpfung des Zehs mit Michelin-Männchen-artigem Weichteilüberschuss, namensgebend: kann auf ursprüngliche Länge auseinandergezogen werden
- Gicht (▶ Kap. 12.1.1):
  - Tophi (Weichteil: oft med. am 1. Strahl; intraossär mit Randsklerose: übergroße Geröllzysten, insbes. MTP 1 und IP1; subperiostal, überhängender Knochenrand, Tophusstachel; intraartikulär: Becherung der Epiphysen)

  - Kristallarthrose: MTP1-Arthrose bei Männern über 40 J. und gerade Stellung: immer V.a. Gicht! Gelenkspaltverschmälerung, subchondrale Sklerosen, Geröllzysten, Osteophyten
  - Kristallarthritis: insbes. MTP 1: gleichmäßige Gelenkspaltverschmälerung, Erosionen meist zentral, ggf. auch marginal
  - Kristallarthropathie: insbes. MTP 1: Mischung von Arthrose und Arthritiszeichen, oft zentrale Erosionen, Abrasionen und gleichmäßige oder exzentrische Gelenkspaltverschmälerungen, Periostreaktionen, Sklerosen, Osteophyten
- CPPD/Pseudogicht (wichtige DD zur RA!, bei seronegativer anerosiver RA immer wieder ausschließen!): zarte, strichförmige Verkalkungen im Kapselapparat der MTP, kräftige abrasive Arthrose der TMT
- Köhler-II-Krankheit der MT-Köpfchen meist D III und D II (Epiphysennekrose oder seit neuestem eingeordnet als subchondrale Frakturierung): kleine bis erhebliche Konturdefekte der Köpfchenkuppel, im Verlauf evtl. mit groben sekundären degenerativen Anbauten

5.3 Schnittbildverfahren

Corinna Schorn

5

Schnittbildverfahren bieten im Gegensatz zur Projektionsradiografie den großen Vorteil einer überlagerungsfreien Darstellung:

- die CT auf der Basis von Röntgenstrahlen, weswegen viele aus der Skelettradiologie bekannte diagnostische Kriterien mit denen der Röntgenbildanalyse übereinstimmen (Demineralisation, Sklerose, Erosionen, Osteolysen usw.),
- die MRT aufgrund von Protonenspins, was eine Weichgewebsdarstellung ergibt und was bedeutet, dass Aussagen über die Knochenqualität sensu stricto nicht oder nur indirekt möglich sind (z.B. neoplastische oder inflammatorische KM-Infiltration führt nicht immer zu Osteolysen, MR-Erosionen sind nicht immer auch knöcherne Defekte).

Besonderheit und Fallstrick aller Schnittbildverfahren sind die Teilvolumeneffekte: Liegen zwei unterschiedliche Strukturen in einem Pixel, so wird die im Bild erhaltene Graustufe eine Mischung der beiden Strukturen darstellen; z.B. erscheinen schräg durch den Schichtstapel verlaufende Strukturen unscharf und kontrastabgeschwächt, was von echten Konturunschärfen abgegrenzt werden muss; niedrigere Schichtdicken und die zweite Ebene bzw. Beachtung des Verlaufs in den aufeinanderfolgenden Schichten können den Sachverhalt klären (z.B. Gelenkkonturen); Strukturen kleiner als die Ortsauflösung verlieren an Kontrast und Schärfe (z.B. fibrotische Lungenstrukturen wirken in dicken Schichten milchglasartig, weswegen diese Fragestellung ein HRCT erfordert).

5.3.1 Computertomografie

Die CT des Skelettsystems ist wegen ihrer Strahlenbelastung und ihrer unterlegenen Weichteildarstellung Ausnahmen vorbehalten. In Einzelfällen werden vor operativen Maßnahmen knöcherne Darstellungen erforderlich, etwa am Sprunggelenk oder an der WS. Ind. sind Abgrenzung eines sklerotischen oder osteolytischen neoplastischen Skelettbefalls, in der DD der rheumatischen Erkrankungen z.B. bei der Erdheim-Chester-Krankheit oder beim SAPHO-Syndrom (▶Kap. 8.6).

5.3.2 Sakroiliakale CT

Indikation Sensitive und spezifische Methode, etwas später im Krankheitsverlauf positiv als das MRT, heutzutage jedoch grundsätzlich vom MRT abgelöst. Ausnahmen: bei älteren Pat. bei V.a. lange bestehende und übersehene SpA oder bei DD einer Insuffizienzfraktur. Bei ausgeprägten Sklerosen: immer bessere Darstellung der Gelenkkonturen und damit Beurteilbarkeit als in der MRT, trotzdem nur als Ausnahme vertretbar.

Aufnahmetechnik Darstellung LWK 5 bis unterer Gelenkpol, parakoronare multiplanare Rekonstruktion (MPR).

Befundung

- Segmentierung, Varianten: Hemisakralisationen oder -lumbalisationen der Übergangswirbel, breite Querfortsätze des letzten Lumbalwirbels, wenn sie pathologische Kontaktstellen zur Massa lateralis des Os sacrum bilden
- Diffuse Demineralisation: rheumatische Erkrankungen und Steroidtherapien
- Gelenkspalt und -konturen:
  ! **Cave:** Gelenkspalt und retroartikulären Raum unterscheiden! Die diagnostischen Kriterien betreffen den Gelenkspalt selbst! Retroartikulärer Raum kann in parakoronaren Schichten aufgrund der C-Form der Gelenkfläche in der Mitte zwischen zwei Gelenkabschnitten liegen, die Konturen des retroartikulären Raums sind immer bizarr und evtl. asymmetrisch (▶ Abb. 5.5).
  - Glatte Konturen: keine Arthritis
  - Vakuumphänomen: keine Arthritis, Gelenklockerung
  - Erosionen: muldenförmige Gelenkflächendefekte: Arthritis (▶ Kap. 8.2); DD selten: Hyperparathyreoidismus (▶ Kap. 12.2.2); diskret und vereinzelt ggf. bei schweren Arthrosen möglich
  - Gelenkspaltverschmälerung: Arthrose, evtl. auch postarthritisch
  - Gelenkspaltaufweitung mit glatten Konturen: Lockerung
  - Pseudoaufweitung des Gelenkspalts mit perlschnurartigen Erosionen: Arthritis, selten Hyperparathyreoidismus (▶ Kap. 12.2.2)
  - Knochenknospen: kleinbuckelige Anbauten auf der Gelenkfläche; Beginn der Ankylose: Arthritis (▶ Kap. 8.2)
  - Ankylose: Durchbauung der Gelenke bei Arthritis; selten posttraumatisch (Majortrauma); Abgrenzung von nur kapsulären Ankylosen am Rand des Gelenkspalts (Hyperostose)!
- Osteophyten am Gelenkrand: Arthrose
- Kapsuläre Ossifikationen oder Ankylosen: Hyperostosezeichen (DISH, ▶ Kap. 11.5.1)
- Sklerose:
  ! **Cave:** augenfälliges, aber trügerisches Kriterium. Wie im konventionellen Rö. ist nicht die Intensität einer Sklerose, sondern v.a. die Randbegrenzung, außerdem die Ausdehnung, die Form und die Lokalisation diagnostisch. Die Randbegrenzung bezeichnet den Übergang vom gesunden zum pathologisch veränderten Knochen und dieser kann abrupt (von einem Pixel zum nächsten = scharf; meist degenerativ!) oder fließend (über mind. mehrere Millimeter = unscharf; Osteitis, z.B. Sakroiliitis) sein.

Typische Befunde

- Sakroiliitis bei SpA: diffuse Demineralisation gelenkfern, intraartikuläre Erosionen iliakal → sakral (**Cave:** Retroartikulärraum und dessen benachbarte

Schicht abgrenzen), Knochenknospen, Teilankylose, Ankylose, unscharfe Gelenkkonturen mit Auflösung der subchondralen Grenzlamelle, periartikuläre osteitische (d.h. unscharf begrenzte!) Sklerose (▶ Abb. 5.5).

- Hyperostosis triangularis Ossis Ilii (HTI) = Iliitis condensans (Überlastungsphänomen, wichtigste DD der SI-Arthritis, häufig auch im recht jungen Kol-

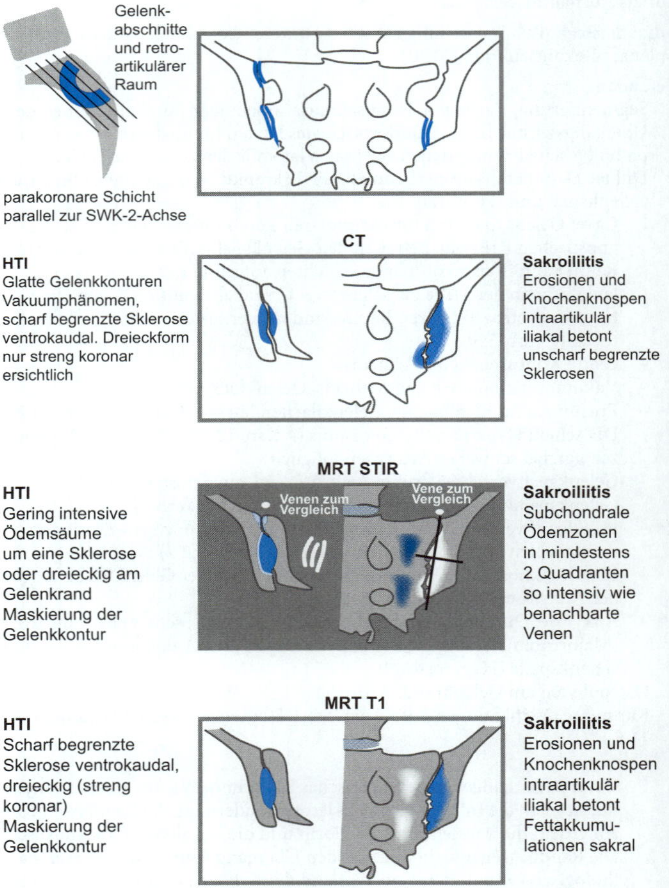

Abb. 5.5 CT und MRT: DD der Sakroiliitis. Schichtführung. Auf einigen parakoronaren Schichten kann retroartikulärer Raum zwischen Gelenkabschnitten abgebildet sein. Blau: Sklerosen. MRT: Hilfslinien zur Bestimmung der Ausdehnung eines Knochenmarködem-Signals in vier Quadranten pro Gelenk. SWK = Sakralwirbelkörper, HTI = Hyperostosis triangularis ilii [P482-1]

lektiv, F > M; postpartal für einige Jahre; oft idiopathisch, oft nicht asymptomatisch, manchmal sehr schmerzhaft und mit klinischen Befunden korrelierbar; innerhalb von mehreren Jahren rückbildungsfähig): scharf begrenzte, koronar betrachtet annähernd dreieckförmige Sklerose am unteren Gelenkpol; gelenkübergreifend iliakal → sakral; glatte Gelenkkonturen; evtl. intraartikuläres Vakuumphänomen oder Gelenkspaltverbreiterung. Sehr unterschiedliche Ausdehnung des Befunds, manchmal sehr intensiv, evtl. vergesellschaftet mit Osteochondrose der Symphyse und Lockerungszeichen auch dort (▶ Abb. 5.5).

- Hyperostose-Syndrom: kapsuläre Anbauten und Ankylose unter Aussparung der zentralen Gelenkflächenabschnitte, die harmonisch, glatt und scharf dargestellt sind (▶ Abb. 5.5).
- Arthrose: subchondrale, bandförmig schmale, scharf begrenzte Skleroselinie; Osteophyten, Geröllzysten, ggf. Vakuumphänomen intraartikulär oder in Geröllzysten.
- Bakterielle Sakroiliitis (▶ Kap. 15.10): oft unilateral oder wenigstens deutlich asymmetrisch. Phasenhaft: zuerst Erosionen mit einem wesentlich dynamischeren Verlauf, erst später evtl. Sklerosen. Flüssigkeitsstraßen um den M. Iliacus, ins Foramen gluteale, retroartikulär.
- Insuffizienzfrakturen: unscharf begrenzte, fleckig bis serpinginöse, paraartikuläre (mit Abstand zur Gelenkkontur) meist sakrale Sklerose; erkennbare Frakturspalten nicht immer assoziiert und wenn, dann oft nicht durchgängig.
- Hyperparathyreoidismus (▶ Kap. 12.2.2): oft diffuse Demineralisation, verwaschene Spongiosastruktur, subperiostale Resorptionen intraartikulär (wie Erosionen) und extraartikulär.

5.3.3 Thorax-CT, HRCT bei rheumatischen Erkrankungen

Indikation V.a. pulmonale Manifestation einer rheumatischen Erkrankung und deren DD, CO-Diffusionseinschränkung, Dyspnoe, Husten. Zur besseren differenzialdiagnostischen klinischen Einordnung des Zeitraums der Crescendophase, Fieber, Auswurf, MTX-Einnahme erfragen. Der Röntgenauftrag sollte Folgendes beinhalten: die Grunderkrankung, die Erkrankungsdauer, die Medikation (insbes. MTX, Leflunomid usw., bei MTX die Therapiedauer), evtl. Raucherstatus und die aktuelle Klinik, (z.B. RA, ED vor 20 J., MTX seit 19 J., 20 PY, trockener Husten und Dyspnoe schleichend seit 1 Jahr; Restriktion: Frage Rheumalunge).

Aufnahmetechnik

- Bei Frage fokaler Befunde (Abklärung Rundherd usw.): Standard-Spiral-CT.
- Bei Frage diffuser interstitieller Befunde: HRCT: d.h., dünne Schichtdicken (≤ 1 mm) und harter Faltungskern.
  - ! **Cave:** Nennschichtdicken von 1 mm mit einem Pitch von über 1 ergeben höhere effektive Schichtdicken und damit keine wirkliche HRCT (Faustregel beim Einzeilen-CT: Schichtdicke x Pitch = effektive Schichtdicke, ergo 1,5 mm-Schichten mit einem Pitch von 2 = > keine HRCT, auch in Nachberechnungen nicht! Mehrzeiler kann beliebige Schichtdicken nachberechnen).
  - Sinn der HRCT: Teilvolumeneffekte minimieren und damit milchglasartige Trübungen von interstitiellen Linienschatten unterscheidbarer machen. Koronare MPR. Bei Mehrzeilen-CT-Geräten: evtl. HRCT nachträglich aus dem gleichen Datensatz einer Routine-CT errechnen.
- Bei Frage Obstruktion: zusätzliche exspiratorische CT Goldstandard zum Nachweis/Ausschluss von Airtrapping, verdoppelt jedoch die Strahlenbelas-

tung, daher nur im Ausnahmefall vertretbar. Ausgeprägte Airtrapping-Zeichen können evtl. im Routine-CT bzw. HRCT gesehen werden.

Befundung

- Pleuraerguss
- Konsolidierungen (Infiltrate mit einer Dichte wie Gefäße)
- Raumforderungen, Rundherde
- Interstitielle Zeichen:
  - Retikulationen: interlobuläre und intralobuläre Septen und Parenchymstränge, Traktionsbronchiektasen und -Bronchiolektasien, Schrumpfungszeichen
  - Honigwaben (kleinzystische **subpleurale** Veränderungen, angeordnet in einer oder mehreren Reihen subpleural)
  - Milchglasverschattungen: Infiltrate von geringerer Dichte als Gefäße, in der Rheumatologie oft schwach getrübt; unscharf begrenzte Zonen (niemals verwackelte Schichten heranziehen! Retrokardiale Pulsationen beachten)
  - Zysten: (luftgefüllte extraanatomische Hohlräume), Bullae (v.a. oft apikal, subpleural)
  - Knötchen, Mikroknötchen: zentrilobuläre, lymphatische oder Zufallsanordnung
  - Überblähung (Dichte < –900 HE, Messung mit an das Areal angepasster, möglichst großer ROI [Region of Interest] unter Aussparung größerer Gefäße. Zum Vergleich: normales Parenchym ca. –800 bis –840 HE bei durchschnittlicher Inspiration; niemals verwackelte Schichten heranziehen!): Airtrapping (geografische Begrenzung, sekundäre Lobuli[-Cluster])
- Mediastinalschatten/Hili: pathologische Lymphknoten, Raumforderungen, luftgefüllter Ösophagus, Gefäße; insbes. Verbreiterung der zentralen Pulmonalgefäße als Hinweis auf Hochdruck im kleinen Kreislauf: Verbreiterung der zentralen Pulmonalarterien, Kalibersprung (▶ Abb. 9.1)
- Skelettsystem
- Oberbauchorgane

Zwischenanalyse interstitieller Zeichen mit Einordnung zu Befundmustern

- Mit Berücksichtigung von Vorhandensein, Mischung, Abwesenheit und Anordnung (apikokaudal und in der transversalen Schicht [zentral < = > peripher]) gelingt die Zuordnung zu Befundmustern der interstitiellen Pneumonitis (IP), die zwar für sich gesehen nicht spezifisch für rheumatische Erkrankungen sind, jedoch diagnostisch, therapeutisch und prognostisch Bedeutung haben.
- UIP-Muster (Usual Interstitial Pneumonia): ausschließlich dorsobasale Retikulationen und typischerweise, aber nicht immer frühzeitig Honigwaben im Randwinkel. Aussparung apikal, zentral. Bei RA (▶ Kap. 7.1), systemischer Sklerose (▶ Kap. 9.4), MCTD (▶ Kap. 9.6), SLE (▶ Kap. 9.2). Keine therapeutischen Möglichkeiten (▶ Abb. 9.3).
- NSIP-Muster (Non-Specific Interstitial Pneumonia): interindividuell vielfältiges Bild dorsobasaler Retikulationen und/oder Milchglasphänomen in beliebiger Mischung; oft frühzeitig Traktionsbronchiektasie, typisch und ca. in 50 % mit schmalem Streifen einer subpleuralen Aussparung: bei RA (▶ Kap. 7.1), systemischer Sklerose (▶ Kap. 9.4), MCTD (▶ Kap. 9.6), SLE (▶ Kap. 9.2), Antisynthetase-Syndrom, MTX. Therapeutisch aussichtsreich bei Milchglas, das als Aktivitätszeichen gilt, insbes. wenn es außerhalb der Fibrosezonen vorliegt (▶ Abb. 9.3).

- OP-Muster (Organizing Pneumonia): grobe Flecken von Milchglasarealen, evtl. Infiltrate peripher und peribronchovaskulär, im Heilungsstadium Atollzeichen (ringförmige Narbenstränge), evtl. migratorisch. DD bakterielle Pneumonie. Bei rheumatischen Erkrankungen und oft medikamentös verursacht durch ein weites Spektrum u.a. von Antirheumatika.
- LIP-Muster (Lymphoid Interstitial Pneumonia): ähnlich NSIP mit (luftgefüllten) Zysten, evtl. geringe Areale von Airtrapping
- DAD-/AIP-Muster (Diffuse Alveolar Damage/Acute Interstitial Pneumonia): alveoläre Infiltrate, Milchglas dorsobasal, nachfolgend narbige Fibrose. Intensivpflichtiges Krankheitsbild (in der Rheumatologie selten, evtl. MTX).
- Follikuläre Bronchiolitis: flaue Milchglasknötchen um die Wände der mittleren Bronchien. Airtrapping: RA (▶ Kap. 7.1), SLE (▶ Kap. 9.2), Sjögren-Syndrom (▶ Kap. 9.7), Vorstadium der LIP.
- Konstriktive Bronchiolitis: Airtrapping: evtl. RA, postinfektiös.
- RB-ILD (respiratorische Bronchiolitis mit interstitieller Lungenerkrankung): Bronchiolitis mit klinischen Symptomen. Raucherassoziierte Erkrankung.
- DIP-Muster (Desquamative Interstitial Pneumonia): RB-ILD + Fibrosierungen/Milchglas, evtl: Emphysemmuster + Retikulation + Milchglas: raucherassoziierte Erkrankung.
- **Chronisches** Hypersensitivitäts-Pneumonitis-Muster (exogen-allergische Alveolitis) (Achtung: chron. und subakutes Muster [zentrilobuläre Milchglasknötchen] unterscheiden sich!): Retikulationen und nennenswert Airtrapping mit Mittelfeldbetonung; mit zentraler Betonung: MTX-Pneumopathie.
- Pulmonaler Embolismus: Mosaikperfusion, PAH; im CE-Spiral-CT: Perfusionsaussparungen der Arterien: SLE (▶ Kap. 9.2), Antiphospholipid-Syndrom (▶ Kap. 9.3).

Typische Befunde

- RA (▶ Kap. 7.1):
  - Pleuraerguss: klinisch relevant bei ~ 1 ‰
  - Rheumaknoten: oligofokal oder multipel, mm–3 cm, rund/oval, peripher(!), evtl. subpleural multipel kleinstknotig; Mittel- und Unterfeld (Lunge); in normalem Parenchym, wenn nicht kaverniert; bei großen Knoten dickwandig kaverniert und dann zarte Umgebungsreaktion möglich; aus dem Rö/CT diagnostizierbar bei RF+ RA **und** Zutreffen **aller** morphologischen Kriterien, sonst Abklärung erforderlich. Vorgehen solitärer Rundherd bei RA: ≤ 0,8 cm Verlaufskontrolle, ≥ 0,8–1 cm je nach Risikofaktoren, Verlaufskontrolle oder Histologie, > 1 cm: Histologie, gemäß Leitlinien der Gesellschaft für Pulmonologie
  - Rheumalunge = Fibrose (bis 5 %): UIP-Muster (keine Therapieoption), meist NSIP-Muster (therapeutische Option bei Milchglasarealen), seltener LIP, OP (**Cave:** oft medikamentenassoziiert). Zeichen der sekundären PAH (spät). Klinisch langsam, unmerkliche Verschlechterung über viele Monate. DD MTX-Pneumopathie: klinisch Verschlechterung über wenige Wochen; DD atypische Infektion: klinisch Verschlechterung über mehrere Tage (anamnestisch nicht Dauer der Symptome, sondern Zeitraum des Crescendo erfragen!). Bei sicherer Rheumalunge MTX nicht unbedingt kontraindiziert
  - MTX-Pneumopathie (80 ± 80 Mon. nach Therapiebeginn, 2/100 Pat.-Jahre): meist chron. Hypersensitivitätsmuster, dann im Setting RA + MTX recht spezifisch; evtl. NSIP-Muster, dann DD Rheumalunge bildgebend nicht möglich (anamnestisch bei MTX-Pneumopathie: Verschlechte-

rungsdynamik über einige Wo., Rheumalunge über viele Mon., Infekt über mehrere Tage). MTX unbedingt absetzen, absolut kontraindiziert, Leflunomid ebenso. Meist nach Absetzen gute Prognose. In Einzelfällen leider Progredienz auch unter anderen Antirheumatika, namentlich TNF-α-Blockern. Ferner DAD/AIP-Muster, dann sehr ernst
  - Luftwegserkrankungen: unklare Prävalenz, häufiger seit konsequenter Immunmodulation, also evtl. auch durch chron. Infekte verursacht: große Bronchien: Wandverdickung, leichte Bronchiektasien: mittlere/kleine Bronchien: Airtrapping, dann erhebliche Luftnot trotz fast normalem inspiratorischem CT, demaskiert im exspiratorischen CT. Ferner selten: follikuläres Bronchiolitismuster: echte rheumatische Erkrankung, Vorläufer der LIP
- Systemische Sklerose (▶ Kap. 9.4):
  - UIP-Muster: keine therapeutische Option
  - NSIP-Muster (häufig): bei Milchglas therapeutische Option
  - PH (primär durch die sklerosierende Vaskulopathie): normales Parenchym, Verbreiterung der zentralen Pulmonalarterien (diskreter Befund!). Prognose sehr ernst
- SLE (▶ Kap. 9.2):
  - Polyserositis
  - Alle IP-Muster, evtl. atypisch verteilte Alveolitis
  - Pulmonale Hämorrhagie
  - Pulmonaler Embolismus insbes. bei assoziiertem Antiphospholipid-Syndrom (▶ Kap. 9.3)
- Antisynthetase-Syndrom
  - UIP-Muster und NSIP-Muster mit grob fibrosierendem Aspekt. Bei Milchglas therapeutische Option
- Overlap-Syndrome zeigen die Einzelzeichen der zugrunde liegenden Erkrankungen
- DD interkurrente Pneumonie, Lungenödem z.B. bei renaler Überwässerung oder kardial
- Emphysem: Überblähung, Airtrapping, Bullae. Zentrilobuläre, subpleurale und panlobuläre Parenchymzerstörung: raucherassoziiert
- Sarkoidose: lymphatisch verteilte Mikronoduli, Retikulationen im Ober- und Mittelfeld, hiläre und mediastinale Lymphadenopathie mit Aussparung des Herzrands; selten, aber typisch: Eierschalenhili
- Langerhans-Zell-Histiozytose: Kleeblattzysten und Knötchen im Oberfeld: raucherassoziierte Erkrankung
- Atypische Infekte: CMV (Milchglas, Konsolidierung), *Pneumocystis jirovecii* (diffuses Milchglasmuster mit subpleuraler Aussparung, später Zysten, Retikulationen), atypische und typische Mykobakteriosen (Nodi und Kavernen, peribronchiale Infiltrate, Oberfeldbetonung), Pilze (Infiltrate, Raumforderungen)

5.3.4 CT sternoklavikular

Indikation V.a. SAPHO-Syndrom, wenn Rö. negativ oder inkonklusiv; wegen krankheitsspezifischem Charakteristikum der Sklerose und pathologischen Weichteilossifikation einfacher zu interpretieren als die MRT! Nicht bei habitueller Subluxation: klinische Diagnose! Bildgebung ist typischerweise nicht in Provokationsstellung, sodass Ergebnis inkonklusiv.

Aufnahmetechnik Feinschichtuntersuchung von 2 cm oberhalb des Jugulum bis sternokostaler Ansatz der 3. Rippe. Koronare MPR.

Befundung

- Sklerose:
  - Osteitische Sklerose: flächenhaft unscharf begrenzt in medialem Klavikulaende, Manubrium, manubriosternal, in den (ehemals) knorpeligen Rippenanteilen – SAPHO-Syndrom (im Gegensatz zur harmonischen peripheren Ossifikation von physiologischen Rippenknorpelanteilen)
  - Degenerative Sklerose: schmal bandförmig am Unterpol des medialen Klavikulaendes, mit Osteophytarthrose
  - Umschriebene, dreieckig schmale Sklerose mit geringem Abstand zum medialen Klavikulaende am Unterpol: Epiphysennekrose – Friedrich-Syndrom
  - Ausschließlich der ganzen Klavikula: Osteitis condensans (selten)
- Erosionen des Sternoklavikulargelenks – SAPHO-Syndrom; Arthritis: nicht ungewöhnlich bei SpA und Psoriasisarthritis
- Manubriosternale leichte Sklerose, Erosionen, ggf. Schwellung, Ankylose – SpA
- Enthesitische Proliferationen sternal, klavikulär – Psoriasisarthritis oder SAPHO-Syndrom
- Weichteilschwellung
  - Gelenkbezogen: Arthritis, Arthrose, SAPHO-Syndrom
  - An der Synchondrosis manubriosternalis: SpA, SAPHO-Syndrom
  - Um kostosternale Verbindungen, Enthesitis: SAPHO-Syndrom
  - ! **Cave:** DD: NPL, bakterielle Infektion
- Pathologische Bandossifikationen in der Umgebung – SAPHO-Syndrom

Typische Befunde

- SAPHO-Syndrom (▶ Kap. 8.6):
  - Osteitische Sklerose (unscharf, breitflächig, in den knorpeligen Rippenanteilen nicht nur randständig, sondern zentral betont), sternoklavikulär
  - Enthesitische Proliferationen: kleinstbogige, evtl. unscharfe, **knöcherne** Appositionen manubrial nach intrathorakal > extrathorakal
  - Pathologische Weichteilossifkation von Bändern sternoklavikulär, sternokostal
  - Ggf. mit sternoklavikulärer erosiver Arthritis
- Arthritis bei anderen rheumatischen Erkrankungen (SpA ▶ Kap. 8.2, Psoriasisarthritis ▶ Kap. 8.4)
  - Leichte Erosionen sternoklavikulär
  - Eher Demineralisation
- Synchondritis manubriosternalis (SpA)
  - Manubriosternale osteitische Sklerose: unscharf begrenzt; eher breit, aber nicht so breit wie bei SAPHO-Syndrom
  - Manubriosternale Erosionen
  - Begleitende fokale Weichteilschwellung
  - Später manubriosternale ankylosesternoklavikuläre Arthrose (häufig, meist klinisch unbedeutend, manchmal sekundär bei sternoklavikulärer habitueller Subluxation, dann schmerzhaft).
  - bandförmige zarte Sklerose klavikulär, Osteophyten, ggf. Geröllzysten
- Sternoklavikuläre habituelle Subluxation (nicht selten, F > M, eher höheres Lebensalter): bildgebend nicht charakteristisch, ggf. Sekundärarthrose, klinische Diagnose

5.3.5 Magnetresonanztomografie (MRT)

Die MRT bietet eine überragende Weichteildarstellung und darüber hinaus die Möglichkeit, frühe Inflammation in einer Phase vor struktureller Knochenzerstörung nachzuweisen. Die Untersuchungen müssen auf die Fragestellung genau zugeschnitten werden. Degenerative Erkrankungen, verschiedene entzündliche Erkrankungen und Traumafolgen erfordern jeweils sehr unterschiedliche Untersuchungsprotokolle, weswegen die Fragestellungen für den Radiologen entsprechend aufschlussreich verfasst werden müssen (z.B. undifferenzierte Arthritis bei 4 Mon., Anti-CCP- und RF-negativ; oder ankylosierende Spondylitis, Aktivität?). Außerdem sind die Untersuchungsprotokolle an die unterschiedlichen Geräte und Gewohnheiten der Befunder angepasst, sodass hier nur ein Hinweis auf die Besonderheiten in der Rheumatologie gegeben werden kann. Die Ärztekammer hat Mindestanforderungen herausgegeben, die einzuhalten sind. Die KM-Gabe ist in der Rheumatologie in der Beurteilung meist sehr hilfreich. Kontraindikationen sind zu beachten, für rheumatologische Fragestellungen besteht meist keine vitale Ind., daher GFR > 60 ml/min einhalten; für zerebrale Gadoliniumablagerungen ist bisher kein Krankheitswert nachgewiesen, vorsichthalber können makrozyklische Präparate eingesetzt werden, für die diese NW nicht beschrieben ist.

5.3.6 MRT der SI-Gelenke

5

Die MRT der SI-Gelenke dient in erster Linie zur Erstdiagnose einer rheumatischen Sakroiliitis und deren MR-tomografischer Nachweis wurde zusammen mit dem radiologischen Nachweis (nach modifizierter New-York-Klassifikation) als Hauptkriterium zur Diagnose einer axialen Spondarthropathie nach ASAS 2009 im sog. bildgebenden Arm definiert. Ursprünglich erhoffte man eine reine Frühdiagnose der Erkrankung, d.h. man erwartete im zeitlichen Verlauf die Ausbildung einer typischen AS mit allen klinischen und radiologischen Kriterien. Das hat sich allerdings nicht grundsätzlich bewahrheitet. Ein Teil der Pat. mit MR-tomografischer Sakroiliitis schreitet auch in längeren Zeiträumen nicht zum klinisch-radiologischen Bild einer AS fort. Ganz aktuell bestehen darüber hinaus erste Hinweise auf eine Überdiagnose durch die MRT der SI-Gelenke. Eine Ursache könnte sein, dass für die Definition des positiven MRT von der ASAS ausschließlich das KM-Ödem-Signaläquivalent als Kriterium festgelegt wurde, das freilich unspezifisch ist. Es ist längst bewiesen, dass das Heranziehen sämtlicher bekannter bildmorphologischer Kriterien eine bessere diagnostische Genauigkeit ergibt.

Die DD einer Sakroiliitis umfasst v.a. und mit allen bildgebenden Verfahren:

- HTI (Hyperostosis triangularis ossis ilii = Osteitis condensans), im jungen und mittleren Erwachsenenalter sehr häufig; F > M; nichtentzündlicher Überlastungsschaden, der manchmal durchaus heftig symptomatisch sein kann
- Bakterielle Sakroiliitis (▶ Kap. 15.10)
- Im höheren Lebensalter Insuffizienzfrakturen des Os sacrum
- Hyperostose-Syndrom (DISH, ▶ Kap. 11.5.1)

Indikation Entzündlicher Rückenschmerz, V.a. Sakroiliitis bei inkonklusivem Röntgenbild (°0, °1 oder °2 unilateral nach mod. New York Klassifikation), also unbedingt vorher röntgen!

Aufnahmetechnik Parakoronare (parallel zur Längsachse d. SWK II) oder koronare und paratransversale (senkrecht zur Längsachse des SWK II) oder transversale Schichtebenen, mind. eine davon STIR (Short Tau Inversion Recovery) und eine T1w, KM-Serien erhöhen die diagnostische Sicherheit gerade in schwierigen Fällen und sind dringend zu empfehlen.

Befundung

! **Cave:** schwarz-weiß gescheckte Signalgebung in der STIR erlauben nicht die Diagnose, es muss eine sorgfältige Analyse der Einzelkriterien erfolgen.

- KM-Ödemsignal (hyperintense [helle] ossäre Areale in der STIR, korrespondierend meist KM-Aufnahme): Osteitis; unspezifischer Befund, der prinzipiell bei Tumor, Entzündung, Überlastung, Trauma usw. zu erwarten ist und mithilfe der Morphologie (Ausdehnung, genaue Lokalisation, Intensität) und des Erscheinungsbilds in anderen Sequenzen entsprechend eingeordnet werden muss! Subchondral, periartikulär, paraartikulär, gelenkfern, iliakal, sakral; mit oder ohne vollständige Fettmarkauslöschung (vollständige Fettmarkauslöschung in Abwesenheit von Sklerose: keine rheumatische Arthritis, sondern sinister: neoplastisch, Eiter! Intensität im Vergleich zu benachbarten Venen festlegen. Bei subchondralen Sklerosezonen liegen Ödemsignalzonen saumförmig peripher davon.
- Erosionen (muldenförmige Gelenkflächendefekte, gut zu sehen in der T1w): Histologisch und radiologisch wichtigstes Kriterium der Arthritis, in der ASAS-Definition von 2009 leider nicht berücksichtigt; aufgrund der Studienlage jedoch wie bei den Rö.-Verfahren diagnostisch logischerweise wegweisend und in Zusammenschau mit allen anderen Kriterien zur Einordnung einer Osteitis höchst wertvoll: nach KM-Applikation meist (bei Aktivität) mit Anreicherung, iliakal > sakral.

  ! **Cave:** Gemeint sind sicher **intraartikulär liegende** Erosionen; Verwechslungsmöglichkeit durch Anschnitt bzw. Rand des retroartikulären Raums, der grundsätzlich bizarre Konturen aufweist; auf parakoronaren Schichten retroartikulärer Raum aufgrund der C-Form des Gelenks manchmal in der Mitte zwischen zwei Gelenkflächenabschnitten dargestellt, in der T1w demaskiert durch das helle Fettsignal; am besten auch erste intraartikuläre Areale in der Nachbarschicht an dieser Stelle nicht zur Erosionsdiagnose heranziehen.
- Sklerosen (in allen Sequenzen stark hypointens [tiefschwarz]), am besten in T1w: trügerisches Zeichen, da im MRT nicht gut definierbar und breite DD: Unterscheidung einer rheumatischen Osteitis von einer Überlastungssklerose durch Randkontur: Signalsprung vom normalen Knochen zum Maximum der Pathologie: von einem Pixel zum nächsten = scharf: degenerativ, Überlastungsreaktion(!) oder fließend über mind. mehrere Millimeter = unscharf: entzündliche Sklerose bei Sakroiliitis (auf Teilvolumen achten!). Bei ausgeprägten Sklerosezonen liegen Ödemzonen peripher davon.

  ! **Cave:** Intensive Sklerosen maskieren die Gelenkkontur, sodass die Erosionsbeurteilung nativ schwerfällt; dann besser in der T1FS KM oder T1FS.
- Fettakkumulationen (ossäre fleckige Areale, T1w hyperintens, bei FS entsprechend hypointens: sakral > iliakal, paraartikulär (also nicht unmittelbar subchondral): Chronizitätsinaktivitätszeichen, jedoch Mischung mit Aktivitätszeichen aufgrund remittierendem rezidivierendem Verlauf möglich und typisch. Unspezifischer Befund, entsteht im Nachgang von allem, was KM-Ödemsignal verursacht, also quasi von allem!
- Backfill-Erosionen (unmittelbar subchondrale strichförmige oder kleinstfleckige in T1w sehr intensiv hyperintense Zonen, entsprechend bei FS stark hypointens): wahrscheinlich Abheilungszustände von Erosionen, allerdings nicht hochspezifisch entzündlich zu werten.

- Enthesitis (Ödemsignal in der STIR und KM-Aufnahme in den ligamentären Weichteilen und insertionell ossär): kapsulär: unscheinbar, umschrieben ventral, dorsal, kranial, kaudal; retroartikulär: meist flau und strichförmig, bei Psoriasis häufiger als bei AS ohne Psoriasis.
- Ankylosen: intraartikuläre Knochenknospen und -Brücken sowie breitflächige Ankylosen. In der T1w bei der heutigen Ortsauflösung durchaus erkennbar und verwertbar. Abgrenzung gegen kapsuläre oder kapselbenachbarte Ankylosen bei Hyperostosesyndrom. Bei vollständiger Ankylose Rückbildung der Sklerose und Osteitiszonen. Fettakkumulationen verbleiben.
- Lavaspaltenphänomen: breiteres extraartikuläres Weichteilödem, Flüssigkeitsstraßen ventral, korrespondierend KM-Aufnahme, evtl. resorbierende Flächen, Abszesse, entlang des M. Iliacus oder kaudal ins Foramen ischiadicum, entlang der glutealen Muskeln: Zeichen einer bakteriellen Sakroiliitis! Rheumatische Sakroiliitis dagegen streng intraartikulär, Enthesitis immer sehr begrenzt.
- Fleckige oder serpinginöse sklerotische oder flüssigkeitshaltige Areale/Linien paraartikulär, meist sakral: Insuffizienzfrakturen, akut mit breitflächigem intensivem KM-Ödem paraartikulär vergesellschaftet.
- Intraartikuläres Vakuumphänomen: zarte, schwarze Linien intraartikulär im Gelenkspalt, am besten auf T1w: Zeichen einer Gelenklockerung, Zeichen der aktuellen Abwesenheit aktiver Inflammation.

Typische Befunde

- Rheumatische Sakroiliitis bei AS, Psoriasis oder anderer Spondarthropathie (▶ Kap. 8, ▶ Abb. 8.5):
  - Meist bilateral und einigermaßen symmetrisch.
  - KM-Ödemsignal (Osteitis): subchondral oder am Rand von Sklerosen, iliakal > sakral! Im Gegensatz zum Überlastungsphänomen, HTI, bei dem es öfter sakral betont ist. In der ASAS-Definition 2009 einziges Kriterium der aktiven Sakroiliitis; zur sicheren Diagnose **unabdingbar** mit typischer Intensität und Ausdehnung: so intensiv wie benachbarte Venen, mind. in zwei Quadranten (Quadranten: im Bild wird eine gerade Linie in etwa gelenkparallel von vorn nach hinten gelegt, in der Hälfte erfolgt die Teilung. Jedes Gelenk hat demnach 4 Quadranten: iliakal vorn und hinten bzw. sakral vorn und hinten) oder in der Originalarbeit in zwei benachbarten Schichten (2009 4–5 mm-Schichten mit Schichtlücken, heute im Zeitalter der lückenlosen Feinschichttechnik besser: > 1,5 cm). Allerdings nachweislich überlegene diagnostische Genauigkeit bei Berücksichtigung aller bekannter Kriterien statt nur Osteitis. Osteitis = Aktivitätszeichen bei rheumatischer Sakroiliitis, mit korrespondierender KM-Aufnahme.
  - ! **Cave:** keine vollständige Fettmarkmaskierung in der T1w bei rheumatischen Arthritiden.
  - Erosionen intraartikulär, iliakal > sakral; KM-Aufnahme in Erosionen und im Gelenkspalt: Aktivitätszeichen.
  - Enthesitis, KM-Aufnahme: Aktivitätszeichen.
  - Fettakkumulationen paraartikulär, Backfill-Erosionen: Chronizitätszeichen, Inaktivitätszeichen, Abheilungszeichen.
  - Sklerosen mit unscharfen Konturen iliakal > sakral, meist breitflächig: Chronizitätszeichen.
  - Ankylosen und Knochenknospen intraartikulär: Chronizitätszeichen.
  - Mischung von Chronizitäts- und Aktivitätszeichen für rheumatische Sakroiliitis typisch im Gegensatz zur bakteriellen mit ihrem phasenhaften Verlauf.

5

- Bakterielle Arthritis (▶ Kap. 15, ▶ Abb. 8.5):
  - Meist unilateral; wenn bilateral, dann oft asymmetrisch.
  - Ausgedehnte KM-Ödem-Signalzonen, evtl. Abschnitte mit vollständiger Maskierung des Fettsignals in der T1w (in diesem Zusammenhang: Eiter), Flüssigkeit im Gelenkspalt, Lavaspaltenphänomen (wichtigstes Zeichen: extraartikuläre Ausdehnung!), Erosionen iliakal > sakral; KM-Aufnahme intraartikulär, periartikulär intraossär, in den Weichteilen randständig an den Flüssigkeitsstraßen.
  - Phasenhafter Verlauf: zuerst nur Aktivitätszeichen, Osteitis lang anhaltend, Auftreten von Fettakkumulationen: Heilungsphase.
- Hyperostosis triangularis ossis ilii (HTI, Iliitis condensans):
  - Wichtigste DD im jungen und mittleren Erwachsenenalter, F > M, z.T. postpartal und dann über viele Jahre nachweisbar; Ausdruck einer Überlastung oder Folge einer Gelenklockerung (intraartikuläres Vakuumphänomen).
  - In koronarer Schicht dreieckförmige, scharf begrenzte Sklerose am kaudalen meist ventralen Gelenkpol, iliakal und sakral.
  - Glatte Gelenkkonturen, die allerdings im Zentrum der Sklerose maskiert sein können, sodass hier ein Erosionsausschluss erschwert ist; besser dann in der T1 FS KM (T1-gewichtete fettgesättigte MR-Sequenz nach i.v. Applikation von Kontrastmittel).
  - KM-Ödemsignal durchaus häufig, in der Intensität geringer als die benachbarten Venen und als schmaler Saum um die Sklerose erkennbar; korrespondierend KM-Aufnahme, meist ebenfalls von geringer Intensität.
  - Fettakkumulationen innerhalb der Sklerosezonen zeigen bereits beginnende Rückbildung an und lassen das Bild einen grob schwarzweiß gescheckten Aspekt annehmen, der evtl. mit der SI-Arthritis verwechselt werden kann.
  - Geringe Überlastungszeichen extrem häufig! Hierbei dann singuläre, kleine subchondrale, angedeutet dreieckige Flecken oft sakraler und/oder auch iliakaler Sklerose **oder** kleine Flecken von sog. Ödemsignalzonen am kaudalen, meist am ventralen Gelenkpol.
- Arthrosen, Kristallerkrankungen (▶ Kap. 12.1):
  - Seltener, höheres Lebensalter.
  - KM-Ödem-Signalzonen bei aktivierten Arthrosen möglich, dann evtl. schwarzweiß scheckiges Bild.
  - Subchondrale bandförmige Sklerosezonen.
  - Osteophyten im MRT schlecht erkennbar.
- Insuffizienzfraktur des Os sacrum (Fallbeispiel ▶ Kap. 19.4):
  - Höheres Lebensalter, ggf. Osteoporose, kann aber auch bei Osteopenie vorkommen.
  - Serpinginöse Frakturlinien.
  - Umgebendes, im akuten Stadium intensives KM-Ödemsignal.

5.3.7 MRT der WS: HWS/BWS/LWS

Indikation (in der Rheumatologie)

- Zervikalarthritis bei RA bei radiologisch VAAD (ventrale atlantoaxiale Distanz) > 5 mm, bei Aufwärtsdislokation, bei subaxialer Ventrolithese > 5 mm und Kyphose > 5° oder bei therapieresistenten Beschwerden/bei Neurologie (z.B. Parästhesien der Ohrmuscheln, Schwäche der Beine, exazerbierten the-

rapieresistenten Nacken-Hinterkopf-Schmerzen), Verlaufs-MRT bei VAAD bei radiologischer Verschlechterung in Inklination oder klinischer Verschlechterung sowie bei Aufwärtsdislokation alle 2 Jahre oder bei radiologischer/klinischer Verschlechterung
- SpA zur Aktivitätsbeurteilung

Untersuchungstechnik (Vorschläge für wichtige rheumatologische Fragestellungen)
- Bei V.a. auf SpA (▶ Kap. 8.2): sagittale oder evtl. koronare STIR sollte enthalten sein. KM-Serien erleichtern die Erkennbarkeit inflammatorischer Prozesse; an der BWS sagittales Schichtpaket wenigstens in einer Sequenz (im Allgemeinen STIR) weit genug lat. ausdehnen, um kostovertebrale und kostotransversale Gelenke (!) mit zu erfassen. Transversale Schichten in Höhe von dorsalen Eckenläsionen und Ödemsignal in den Rippenköpfchen
- Bei V.a. zervikalen Befall bei RA: sagittale T1- und T2-TSE, transversale (z.B.) T2*-GE unter Einschluss C0-C3, koronare Sequenz z.B. T1 FS KM oder STIR; KM-Serien zeigen aktive Arthritis der Kopfgelenke deutlicher, z.B. sagittal und koronar

Befundung
- Alignment, Segmentierung
- KM-Signal der dargestellten Skelettabschnitte: KM-Ödemsignal zeigt Pathologie an und muss weiter differenziert werden (Trauma, NPL, Degeneration, Entzündung usw.), in der Rheumatologie Aktivitätszeichen des entzündlichen Prozesses, der Osteitis; Fettakkumulationen: ebenfalls allgemein vieldeutig, bei Spondarthropathien als Zeichen eines alten, inaktiven Prozesses. Lokalisation bewerten: subdiskal, Eckenläsionen, an den kleinen Wirbelgelenken, an den Kostovertebral- und Kostotransversalgelenken, kraniozervikal
- Ergüsse der kleinen Wirbelgelenke, Erosionen, Anbauten, subchondrale KM-Ödem-Signalzonen oder Fettakkumulationen

  ! **Cave:** Erguss und KM-Ödemsignal heißt nicht Arthritis, sondern Aktivität von Arthritis oder Arthrose
- Kraniozervikal: VAAD (im Liegen immer geringer, was **nicht** heißt, dass der im Rö gemessene Wert widerlegt wäre), Duralsackdurchmesser in Höhe von HWK 1, Myelon- oder Medulla-oblongata-Kompression oder -Läsion, Aufwärtsdislokation (Densspitze in/oberhalb der Foramen-magnum-Ebene, zervikomedullärer Winkel (zwischen Tangente an Ponswölbung bis zum zervikomedullären Übergang und Halsmarkparallele, normal > 155°, pathologisch < 135°); epidentales Fettpolster erhalten oder entzündlich infiltriert; synoviale Anreicherung oder Erguss der Densgelenke ventral, dorsal, der Kopfgelenke, Erosionen, Mutilationen, Sekundärarthrosen, subchondrale Signalalterationen, Anbauten; raumfordernder Pannus mit vs. ohne Aktivität (T2 oder STIR hyperintens, KM-aufnehmend vs. STIR-hypointens und ohne KM-Aufnahme) (▶ Abb. 7.9)
- Degenerative Veränderungen: Höhenminderung der Bandscheibenfächer mit Signalminderung in T2w, Bulging, Protrusio, Extrusio, subdiskale Signalalterationen (Modic I: Ödem, Modic II: Fett, Modic III: Sklerose); Spondylarthrosen, transversale Spinalkanaleinengung, Lig.-flavum-Hypertrophie; an der HWS Unkarthrosen, Neuroforameneinengungen diskoligamentär oder knöchern

5

Typische Befunde

- RA (▶ Kap. 7.1, ▶ Abb. 7.9):
  - Atlantodentale Arthritis: VAAD, Synovitis mit bandförmiger KM-Anreicherung im vorderen und/oder hinteren Densgelenk, raumfordernder Pannus, Erosionen (Prädilektionsstellen früher Erosionen: dorsal an Denshals, Densspitze), Spinalkanaleinengung, Myelonkompression, -läsion: Bei prekären Platzverhältnissen kann in Abh. der Klinik eine OP-Ind. bestehen (transpedikuläre Verschraubung) mit postoperativ guter Prognose. Aktivität: Osteitis, KM-aufnehmende Erosionen, aktiver Pannus: Therapieziel muss die Aktivitätsunterdrückung sein, um Progredienz zu verhindern. Myelonläsionen bedeuten eine schlechte Prognose, subaxiale zusätzliche Stenosen erhöhen das Risiko für Myelonläsionen erheblich, wobei diese im Allgemeinen an der kaudalen Engstelle voraneilen.
  - Aufwärtsdislokation: Arthritis der atlantoaxialen und atlantookzipitalen Gelenke mit Höhenminderungen/Mutilation der Massa lateralis atlantis und konsekutiv Aufsteigen des Dens in/über die Foramen-magnum-Ebene mit prognostisch ungünstiger Verkleinerung des zervikomedullären Winkels (< 135°): Aufwärtsdislokation ist prognostisch ungünstiger als die VAAD, die OP aufwendiger (kraniozervikale Spondylodese), die Bewegungseinschränkung danach gravierender.
  - Subaxiale Gefügestörungen mit Kyphose und Ventrolisthese durch Arthritis der kleinen Wirbelgelenke, oft spät; zusätzlicher Risikofaktor für Myelopathie durch Kettenstenosen.
- SpA (▶ Kap. 8.2, ▶ Abb. 8.3)
  - Romanus-Läsionen: WK-Eckenläsionen mit Signalalteration. Laut ASAS 2012 ist die Diagnose einer SpA allein aus dem Vorliegen einer fetthaltigen WK-Eckenläsion (inaktive Romanus-Läsion) oder 3 entzündlicher Eckenläsionen (Osteitis, aktive Romanus-Läsion), laut S3-Leitline ab 3 WK-Ecken mit Fettsignal möglich.
    Cave: Die Definition gilt für Pat. ≤ 30 Jahre in einem präselektionierten Kollektiv mit hoher Prävalenz einer Spondarthropathie. Eine Verallgemeinerung auf Pat. im gesamten Rückenschmerzkollektiv ohne Altersbegrenzung führt zu einer erheblichen Überdiagnose, da degenerative Eckenläsionen mit zunehmendem Alter sehr häufig (~ 50 % der Pat.) werden. Die Diagnose einer SpA sollte im Hinblick auf die eingreifenden und kostspieligen Therapien und die erheblichen psychosozialen Folgen für den Pat. unbedingt so spezifisch wie möglich erfolgen, d.h. mit bildgebendem Nachweis einer Sakroiliitis (und im MRT aufgrund mehrerer Kriterien) und bei entsprechenden klinischen und laborchemischen Kriterien. Bildgebende Kriterien für entzündliche Eckenläsionen: ≤ 30 Jahre, insbes. thorakolumbal, selten tieflumbal oder zervikal, **sehr zahlreiches** Vorkommen ohne benachbarte degenerative oder Belastungszeichen (d.h. ohne Skoliose, Kyphose, BS-Hernierung, beginnende Spondylose, Osteochondrose), dorsale Eckenläsionen, Kostovertebral- oder Transversalarthritis/-enthesitis (transversale Schichten in Höhe dorsolateraler Signalalterationen anfertigen!).
    Besonderheit: Neben fetthaltigen (STIR hypointens, T1w hyperintens) und osteitischen (STIR hyperintens, T1w hypointens) gibt es auch dimorphe Eckenläsionen durch chron.-remittierende und rezidivierende Entzündung: Fettsignal an der Ecke, Ödemsignalsaum peripher davon, schließlich bei radiologisch erkennbarer Romanus-Läsion auch dreieckige

Sklerosezonen (die meisten MRT-Eckenläsionen sind radiologisch nicht erkennbar, da eben keine ausreichende Sklerose und/oder Erosion vorliegt.) Auch dimorphe und sklerotische Ecken können (wie fetthaltige oder ödemähnliche) im degenerativen Formenkreis vorkommen und sollten nicht monosymptomatisch bewertet werden.

- Entzündliche Bandscheibenfachveränderungen: Andersson-Läsionen Typ A (▶ Abb. 8.3a, b): Erosionen, subdiskale schmale Osteitiszonen, Fettakkumulationen (DD erosive Osteochondrose: Vakuumphänomen, Spondylosen, bandförmige Sklerosen), KM-Anreicherung subdiskal, intradiskal, (DD Spondylitis: bei rheumatischer Diszitis: keine Flüssigkeitsstraßen intradiskal, perivertebral, subdural, Osteitis schmal, über Mon./Jahre befundkonstant); im Ausheilungsstadium Knochenknospen und transdiskale Ossifikationen, Fettakkumulationen subdiskal, intradiskale Hyperintensität in T1w.
- Arthritis und Enthesitis der Kostovertebral- und -transversalgelenke (▶ Abb. 8.3h–j; transversale Schichten in Höhe dorsolateraler Signalalterationen der BWS anfertigen!): Osteitis der dorsolateralen Ecke der BWK, Bogenwurzeln, Rippenköpfchen bzw. Tubercula costarum und Querfortsätze, umgebendes Ödem der Weichteile (Enthesitis), KM-Anreicherung der Kapsel- und synovialen Strukturen an den Kostovertebralgelenken in der sagittalen Schicht ringförmig, im chron. inaktiven Stadium ossäre Fettakkumulationen ebendort.
- IVG-Arthritis/-Enthesitis: Erguss, Erosionen, subchondrale Osteitis in den Gelenkfortsätzen, Kapselödem, Umgebungsödem, synovitische und osteitische bzw. enthesitische KM-Aufnahme bei Aktivität; Fettakkumulationen, evtl. transartikuläre oder kapsuläre Ankylosen bei chron. Inaktivität: DD Facettenarthrose (**Cave:** auch diese kann Gelenkerguss aufweisen).
- Dornfortsatzenthesitis: Osteitis, Weichteilödem benachbart, KM-Aufnahme.
- Andersson-Läsion Typ B (▶ Abb. 8.3c, d): Insuffizienzfraktur einer langstreckig ankylosierten WS, meist ungefähr am Kyphosescheitel/thorakolumbal, transdiskal oder transvertebral oder schräg; Frakturierung auch der ankylosierten hinteren Wirbelelemente transartikulär oder translaminär; im Sinne einer Pseudarthrose sekundär weitere Sinterung und Reaktion der wackelstabilen Fragmentränder mit Osteitis, Sklerose, Höhenminderung, Listhese. Platzverhältnisse des Spinalkanals/Myelons herausarbeiten.

5.3.8 MRT der Gelenke

Die MRT bietet eine hervorragende Darstellung von Arthritiden und ihrer Aktivität. Der Stellenwert der MRT der Hände wurde von der EULAR 2010 deklassifiziert als Tool zum Zählen geschwollener Gelenke. Dieses Statement bezog sich auf Veröffentlichungen von 2009 und früher, als eine Vielzahl von heute bekannten Einzelkriterien noch nicht erarbeitet worden waren und die heute übliche Ortsauflösung noch nicht erreicht wurde. Dennoch ist die DD von Arthritiden zu Kristallerkrankungen u.a. im MRT auch heute noch schwierig; d.h., dass die Methode gerade in komplizierten Fällen leider keine überragende Spezifität erreicht.

Indikation Wenn der US nicht ausreicht: Diagnose von frühen Arthritiden und Enthesitiden, Aktivitätsbestimmung, DD zu degenerativen und Kristallerkrankungen. Empyemarthritis.

Aufnahmetechnik Oft kann die STIR als Suchsequenz durch eine (hochauflösendere) PD-FS ersetzt werden. T2-gewichtete Sequenzen sind nicht immer erforderlich. Grundsätzlich erleichtert die KM-Gabe die Befundung erheblich.

Befundung
- KM-Signal der dargestellten Skelettabschnitte: KM-Ödemsignal zeigt Pathologie an und muss weiter differenziert werden (Trauma, NPL, Degeneration, Entzündung usw.). Vollständige Fettsignalmaskierung (NPL/Eiter) vs. unvollständige (Osteitis): rheumatische Arthritiden und Kristallarthropathien sowie aktivierte Arthrosen, Bone Bruise, Frakturödem. Lokalisation und Ausdehnung aufschlussreich: subchondral, erosionsbezogen, epiphysär, metaphysär, diaphysär, enthesenbezogen, periostal, kleinfleckig, breitflächig, Weichteilödem in der Umgebung.
- Weichteilzeichen:
  - Diffuse Ödeme: subkutan, epifaszial, tiefe intermuskuläre Schichten, kapsulär, peritendinös, diffus in allen Schichten, enthesitisch: in den Ligamenten, Sehnen, Kapseln und evtl. kombiniert mit Ödem in den insertionellen ossären Strukturen.
  - Ergüsse in Gelenken, Sehnenscheiden, Bursen, synovialen Zysten, Ganglien.
- Erosionen (T1w, muldenförmige Gelenkflächendefekte, die in zwei Ebenen erkannt werden können) bei Arthritis in den Bare Areas im Kapselzwickel (z.B. an den MCP: Seitenflächen), bei Kristallerkrankungen zentral.

  ! **Cave:** in der Schnittbildgebung sind physiologische Mulden und Varianten, kleinzystisch imponierende intraossäre Ganglien, Herniation Pits, Traktionszysten und Gefäßkanäle noch häufiger zu erkennen als in der Projektionsradiologie – und das in zwei Ebenen! Leider liegen frühe Erosionen oft in physiologischen Mulden. Hinweis auf eine entzündliche Genese ist die entzündliche Umgebungsreaktion in den Weichteilen und im benachbarten Knochen.
- Pannus: synoviale Proliferationen (breit bandförmige oder knotige Wucherung) bei Aktivität hyperintens in STIR, T2 (nicht in PD-FS) und mit kräftiger KM-Aufnahme: typisch für die Arthritiden, ursächlich für die Knochenzerstörung verantwortlich, daher benachbart von Erosionen, evtl. mit tiefer Knocheninvasion („intraossäre synoviale Zyste" mit Weichteilanteil).
- Zystoide Läsionen: ubiquitärer, vieldeutiger Befund: Varianten, Herniation-Pit (karpal, MC-Köpfchen! Schenkelhals), Traktionszysten (Lunatum am SL-Bandansatz, Humeruskopf am Infraspinatusansatz, Tibiakopf am hinteren Kreuzbandansatz), Nutritialkanäle (Capitatum, Lunatum), Geröllzysten, Geoden (arthritisch), Tophi, NPL. Einordnung im Kontext der übrigen Befunde: Erguss, synoviale Anreicherung, weitere Strukturdefekte? Gefügestörungen? Binnenstruktur flüssig? KM-Aufnahme randständig, knotig? Randbegrenzung beachten: erkennbare Sklerose (T1, DD Chemical Shift!) spricht gegen Arthritis. Zweite Ebene kann evtl. Oberflächenkontakt demonstrieren, dadurch keine Änderung der DD. Umgebendes, zartes KM-Ödemsignal: keine Änderung der DD, zeigt nur Reizzustand an.
- Sklerosen (in allen Sequenzen hypointens, besser in T1w; **Cave:** DD Chemical Shift): subchondral bandförmig: Arthrose, Kristallerkrankung, eingestreute Geröllzysten, Erosionen möglich (marginal oder zentral, Randsklerose), Osteophyten.
- Strukturschädigung der Kapseln, Sehnen, Bänder, Menisken, Disci: jeweils vollschichtige oder Teilläsionen beschreiben, Dehiszenzen, sekundäre Gefügestörungen.

Typische Befunde

- RA (▶ Kap. 7.1): Befallmuster beachten: kleine Gelenke, Carpus, MCP > PIP; MTP und IP1
  - Ergüsse, Synovitis der Gelenke, Sehnenscheiden und Bursae mit proliferativer Komponente/Pannus (Aktivitätszeichen). Streng intrasynoviale Erkrankung mit wenig Umgebungsreaktion in den Weichteilen und auch eher umschriebenen, vorwiegend erosionsbezogenen subchondralen KM-Ödem-Signalflecken (Aktivitätszeichen, prognostisch ungünstig für den weiteren erosiven Verlauf); Erosionen primär in den Bare Areas; später Mutilationenfehlstellungen; Knorpelzerstörung: gleichmäßige Ausdünnung
- Psoriasisarthritis (▶ Kap. 8.4): Befallmuster beachten (Endgelenke, Strahlbefall, irregulärer Befall, Transversalbefall)
  - Enthesitiszeichen: Ödem der Nagelbetten, Ödem in Gelenkkapseln und im Extensorenhut der PIP und MCP bzw. MTP. Insertionelle Ödeme in Weichteil- und in Knochenstrukturen (Tarsus insbes.: Springligament, Tibialis-posterior-Insertion; prinzipiell aber ubiquitär möglich). Enthesitis im Allgemeinen vor der Arthritis vorhanden
    – Daktylitis mit Ödem aller Schichten von der Cutis bis intraossär einschließlich Tenosynovitis, Artikulosynovitis. Mit oder ohne erosive Arthritis
  - Arthritiszeichen ähnlich RA: Erguss, pannöse und proliferative Synovialitis, Erosionen, erosionsbezogenes KM-Ödemsignal, Mutilationen, Fehlstellungen, Teleskopphänomen
- Arthrose: Erguss und KM-Ödemsignal epiphysär, bandförmige Synovitis nach KM, kapsuläre Ödeme (jeweils Aktivitätszeichen); exzentrischer Knorpelabschliff, subchondrale Sklerosen (**Cave:** nicht mit Chemical Shift verwechseln, der an der einen Seite der knöchernen Strukturen schwarze Linien verursachen kann, dazu benachbarte Knochen und gegenüberliegende Seite bzw. fettgesättigte Sequenzen beachten), Geröllzysten, Osteophyten
  - Ulnokarpale Impaktion: wichtige DD zu einer klinischen „Carpitis", oft bds.): bei Ulna + Variante: TFC-Läsionen nach Palmer-Klassifikation Gruppe B; Ödem und zystoide Läsionen im Lunatum und zentrale Erosionen am Ulnaköpfchen, Erguss im distalen Radioulnargelenk, ulnokarpal, radiokarpal, Gefügestörung. Kräftige KM-Aufnahme synovial bandförmig und intraossär evtl. bis in die Metaphyse und ganze Carpalia sowie in den Erosionen/Zysten. DD zur Arthritis: Zentrierung der Befunde ulnokarpal, im Gegensatz zur Arthritis: alle Kompartimente gleichmäßig
- SLAC (skapholunärer Kollaps bei SL-Dissoziation, wichtige DD zur klinischen „Carpitis", ggf. bds.!): SL-Bandruptur und Dissoziation, ggf. mit Zysten im Lunatum in der radialen Ecke, ggf. mit KM-Ödemsignal umgebend. Gelenkerguss. Proximierung des Capitatum mit Knorpelabschliff, Sklerosen, Geröllzysten lunokapital
- CPPD: vier mögliche Befundmuster oder deren Mischung
  - Anerosive Polysynovitis der Gelenke und Sehnenscheiden der Hände: DD zur Polyarthritis dann nicht möglich, Rö.-Aufnahme wegweisend mit typischen Verkalkungen im TFC!
  - Aktivierte Arthrose z.B. am Knie, DD im MRT nicht möglich, Rö.-Aufnahme wegweisend!
  - Kristallarthropathie (▶ Kap. 12.1) insbes. karpal oder tarsal: zentrale Erosionen und zahlreiche Geröllzysten; deutliche subchondrale, bandförmige Sklerosen; oft breitflächiges KM-Ödem periartikulär und paraartikulär; kleine Gelenkergüsse; evtl. gravierender Abschliff mit ausgeprägtem Subs-

tanzverlust und schweren Gefügestörungen, karpal: Schwerpunkt skapho-trapezio-trapezoidal; tarsal: OSG < USG, intertarsal, tarsometatarsal. Projektionsradiologisch tarsal meist keine Verkalkungen nachweisbar
  - Pseudogichtanfall: ausgedehntes Weichteilödem sämtlicher Schichten und ausgedehntes KM-Ödemsignal, Gelenkergüsse, Erosionen zentral
- Gicht (▶ Kap. 12.1.1): vier mögliche Befundmuster oder deren Mischung
  - Synovitis, aktivierte Arthrose ohne bildgebende Hinweiszeichen auf die Grunderkrankung
  - Kristallarthropathie: zentrale Erosionen und zahlreiche, auch zentrale Geröllzysten; deutliche bandförmige subchondrale Sklerosen; oft breitflächiges KM-Ödem periartikulär und paraartikulär; Gelenkergüsse, Osteophyten, Fibroostosen
  - Gichtanfall: ausgedehntes Weichteilödem sämtlicher Schichten und ausgedehntes KM-Ödemsignal; Gelenk- und Sehnenscheidenergüsse mit synovialer bandförmiger Anreicherung; Erosionen zentral
  - Tophi: T2 hyperintens, aber nicht wie Wasser, T1 minimal hyperintens oder isointens; geringe, bandförmige periphere KM-Aufnahme; Lokalisation: insbes. Großzehe, Grundphalanxmetaphyse 1; potenziell überall: subchondral metaphysär, periostal, in den Weichteilen. Bei intraossärer Lage oft auch im MRT sichtbarer (T1w) Sklerosesaum (DD Chemical Shift), muldenförmige Arrosion und überhängender Knochenrand
- SLE (▶ Kap. 9.2): Polysynovitis, Sehnenrupturen, KM-Infarkte (serpinginös umrandete metaphysäre Areale mit zentralem Fettmark, ggf. wenn akut mit KM-Ödemsignal); ggf. multiple Epiphysennekrosen an typischen und atypischen Lokalisationen, gemäß ARCO Stadien: I sektorales Ödem, II Demarkation mit Crescent-Zeichen, III Fragmentierung, IV Sekundärarthrose. Myositis
- Insuffizienzfrakturen: diaphysäre oder metaphysäre, anfangs auch periostal begrenzte KM-Ödem-Signalzonen, später breitflächiger. Serpinginöse Linienschatten oder Flecken bei beginnender Kontinuitätstrennung. Kallusformationen mit periostaler Auftreibung mit Ödemsignal. Perifokal Weichteilödem
- KM-Ödemsignal-Syndrom (unklares Krankheitsbild, fraglich mit Beziehung zu Epiphysennekrosen, heftig schmerzhaft, langsame Heilung, evtl. migratorisch, früher nach dem radiologischen Befund: transitorische Osteoporose): Hüfte: Femur und Schenkelhals; tarsal: ein einzelner Fußwurzelknochen betroffen; Knie: eine oder beide Femurkondylen: flaues, diffuses, homogenes KM-Ödemsignal ohne vollständige Fettmarkauslöschung, den gesamten spongiösen Knochen bzw. die Epimetaphysen der Röhrenknochen betreffend. Keine begleitenden Gelenkläsionen, höchstens leicht vermehrte Flüssigkeit im benachbarten Gelenk
- Subchondrale Infraktion (DD kleinste Epiphysennekrosen, KM-Ödemsignal-Syndrom): linsenförmige Läsion subchondral, epiphysäre KM-Ödem-Signalzone begleitend möglich, kein Crescent-Zeichen

5.3.9 MRT der Muskulatur bei Myositis

Die autoinflammatorische Myositis bei Poly- und Dermatomyositis (▶ Kap. 9.5) umfasst meist in symmetrischer Weise die Muskeln der Oberschenkel und Hüften → Unterschenkel → Oberarme. Zur Diagnose ist die Muskelbiopsie erforderlich und die MRT eröffnet die Möglichkeit, die Lokalisation größter Aktivität zu bestimmen, sodass die Biopsie an der erfolgversprechendsten Stelle vorgenommen werden kann. Myositiden kommen auch bei SLE (▶ Kap. 9.2) und Mischkollage-

nosen (▶ Kap. 9.6) vor. Bei diesen Erkrankungen muss keine Muskelbiopsie erfolgen, wenn die Grunddiagnose gesichert ist und Labor oder Klinik zum MR-Bild der Myositis passen. Abgesehen davon können Myositiden sporadisch – im Rahmen einer Einschlusskörperchen-Myositis (▶ Kap. 9.5) –, ferner medikamentös (Statine) vorkommen. Das Muster der Bildgebung ist nicht spezifisch. Außerdem DD Einschlusskörperchen-Myositis, Denervierungsödeme, DOMS (Delayed Onset Muscle Soreness), Muskelfaserrisse, Myonekrosen.
Bei der Muskeldarstellung werden große Areale ins Bild gebracht, was zwangsläufig die Ortsauflösung senkt. Eine Gelenkfeindiagnostik ist dann nicht möglich.

Indikation Bei Kollagenosen (▶ Kap. 9), V.a. Poly-/Dermatomyositis und entsprechender Klinik oder Labor.

Aufnahmetechnik Koronare und transversale STIR, mind. transversale T1w. KM-Serien meist nicht erforderlich.

Befundung
- Muskelsignal: mysiale, evtl. epimysiale Ödemzonen: Aktivitätszeichen bei Myositis; Symmetrie der Muskelbäuche. Fiedrige Fettvakatatrophie, Einteilung nach Goutallier: Grad 1: im MR nicht wirklich erkennbar, Grad 2: Fett < Muskel, Grad 3: Fett = Muskel, Grad 4: Fett > Muskel
- Ferner Routinebefundung: KM-Signal, Gelenkergüsse, Gelenkläsionen, Sehnen, Ligamente

5

5.3.10 MRT der Sternoklavikulargelenke

Indikation V.a. SAPHO-Syndrom (▶ Kap. 8.6), wenn CT aufgrund des jungen Alters der Pat. nicht infrage kommt. Krankheitscharakteristikum der pathologischen Ossifikation besser in der CT sichtbar und beurteilbar. Wenn auf CT verzichtet wird, wenigstens Rö.-Aufnahme machen lassen, um Sklerosen darzustellen. MRT zeigt besser Inflammation, die aber eine breite DD hat.

Aufnahmetechnik Drei Ebenen, STIR, T1 und KM-Serien.

Befundung
- Gelenkstellung: keine Provokationshaltung für die habituelle Subluxation, daher unsensitiv
- Weichteilschwellungen und Ödeme: subkutan, paraossal, periartikulär, Gelenkerguss
- KM-Ödemsignal: Intensität im Vergleich zu benachbarten Venen, mit oder ohne Fettmarkmaskierung, breitflächig oder schmalbasig, gelenkbezogen, erosionsbezogen, an der Synchondrosis manubriosternalis, enthesitisch, mediales Klavikulaende, Manubrium, knöcherne Rippenanteile, ehemals knorpelige Rippenanteile
- KM-Anreicherung: synovitisch, enthesitisch, diffus in den Weichteilen, osteitisch, erosionsbezogen
- Strukturelle Schäden: Erosionen, Osteophyten, Geröllzysten
- Pathologische Ossifikationen
- Discus articularis

Typische Befunde
- Arthrose, mit oder ohne habituelle Subluxation: Weichteilschwellung gering, evtl. Gelenkerguss, KM-Ödemsignal gelenkbezogen, Diskusschaden, evtl. kleine Erosionen oder Geröllzysten, bandförmige Sklerose und Osteophyten am Unterpol des med Klavikulaendes

- Arthritis (SpA > Psoriasisarthritis): Gelenkerguss und Erosionen, KM-Ödemsignal gelenk- und erosionsbezogen, enthesische Ödeme möglich, begleitend evtl. Synchondrosis manubriosternalis
- Friedrich-Syndrom: Epiphysennekrose des medialen Klavikulaendes (am Unterpol, wenige Millimeter lat. des medialen Klavikulaendes): kleines, gelenkbezogenes Sklerosedreieck mit Umgebungsödem, evtl. Crescent-Zeichen, Gelenkerguss
- SAPHO-Syndrom (▶ Kap. 8.6): breites Weichteilödem; breites, nicht gelenkbezogenes KM-Ödemsignal im medialen Klavikulaende, Manubrium, ehemals knorpeligen Rippenanteile; in T1 Sklerosezonen intraossär breitflächig und unscharf begrenzt; pathologische Weichteilossifikationen, Gelenkerguss, evtl. Erosionen

5.4 Nuklearmedizinische Untersuchungen

Corinna Schorn

5.4.1 Skelettszintigrafie

Die Szintigrafie mit 99m Tc-Diphosphonaten ist eine unspezifische, aber hochsensitive Ganzkörperuntersuchung mit relativ geringer Strahlendosis. Sie zeigt Zonen vermehrten Knochenumbaus bzw. vermehrter Osteoblastenaktivität durch entsprechende Mehrbelegung an. Die Ortsauflösung bleibt dabei gering. Eine Ergänzung durch die SPECT (Single Photon Emission Computed Tomography), die Schnittbilder erzeugt, erlaubt eine bessere räumliche Zuordnung von stoffwechselaktiven Skelett-Foci in der dritten Ebene. Eine SPECT-CT bzw. geräteaufwendigere SPECT-MRT ermöglicht die Fusion der Aktivitätsbilder mit den räumlichen Informationen der CT bzw. MRT, was dann die räumliche und morphologische Information des pathologischen Bereichs bereitstellt; bei der Kombination mit der CT ist die Strahlenexposition jedoch erheblich erhöht (wegen der Ganzkörpertechnik, die sonst in der CT eher ungewöhnlich ist).

Indikation In der Rheumatologie bestehen potenzielle Anwendungsmöglichkeiten bei der Beurteilung der Floridität der Inflammation und der Lokalisationsbestimmung von entzündlichen Foci, z.B. beim SAPHO-Syndrom oder im Zweifel zur Bestimmung der Frische der Frakturen bei Osteoporose. Schwerpunkt der Methode liegt in der Onkologie zur Metastasensuche. In vielen Ind. der Rheumatologie ist sie von der MRT abgelöst worden: z.B. bei Epiphysennekrosen, Osteomyelitis, Empyemarthritis.
Die Qualität der Aussage der Szintigrafie steigt erheblich mit der Präzision der übermittelten Fragestellung und klinischen Information.

Aufnahmetechnik Mehrphasentechnik:
- Angiografische oder Perfusionsphase unmittelbar nach Tracer-Injektion mit grob orientierender Darstellung der Gefäße (nicht routinemäßig)
- Blutpoolphase 2 min p.i.: Anreicherung in gut durchblutetem Gewebe, z.B. auch in der entzündlich veränderten Synovialmembran
- Spätstatisch 2 h p.i.: Anreicherung im Knochen

Projektionsaufnahmen werden in Rücken- und Bauchlage angefertigt sowie bei entsprechender Mehrbelegung in den interessierenden Bereichen als (vergrößernde) Ausschnittsaufnahme. Ggf. Kombination mit der SPECT zur räumlichen Zuordnung der Mehrbelegung insbes. am Körperstamm.

5

Auswertung

- Mehrbelegungen sind vieldeutig. Sie können z.B. Frakturzonen, OP-Folgen, Degenerationen und Überlastungsschäden, Inflammationen oder Neoplasien entsprechen. Die Interpretation erfordert die Berücksichtigung aller vorliegenden Informationen des Pat., weswegen bei der Anordnung einer Skelettszintigrafie die Formulierung der Fragestellung an den Nuklearmediziner von größter Bedeutung ist.
- Am besten ist die Methode geeignet, bisher unbekannte Foci einer bekannten Erkrankung aufzufinden, z.B. beim SAPHO-Syndrom. In dieser Ind. ist sie erheblich sensitiver als alle Konkurrenzverfahren. Das entbindet nicht davon, die erkannten Foci dann mit einer morphologischen Methode abzuklären, mind. mit einem Rö.-Bild, oft mit dem MRT.
- Außerdem kann die Aktivität von bekannten Erkrankungen bestimmt werden. Die Szintigrafie liefert dabei die Stoffwechselinformation, die keine andere Methode in dieser Weise liefern kann. Die Erkennung frischer Frakturen bei Osteoporose z.B. ist dabei auch der MRT überlegen.
- Besondere Vorsicht ist geboten bei der Interpretation von Mehrbelegungen der SI-Gelenke. Lediglich eine asymmetrische Anreicherung kann dabei als Hinweis auf Arthritis herangezogen werden. Die Genauigkeit bleibt dabei sehr begrenzt.

5.4.2 Positronen-Emissions-Tomografie (PET)

Die 18F-FDG-PET bzw. PET-CT ist eine funktionelle, nichtinvasive (jedoch insbes. in Kombination mit der CT recht strahlenintensive) Untersuchungstechnik, die Zonen erhöhten Stoffwechsels darstellt und in der Onkologie fest etabliert ist. In diesem Jahrzehnt wurde sie auch bei entzündlich-rheumatischen Erkrankungen zur Aktivitätsbestimmung eingesetzt, wobei es sich meist um ein Work-in-Progress handelt und der Stellenwert im diagnostischen Ablauf keineswegs geklärt ist. Lediglich bei den Großgefäßvaskulitiden (extrakranielle Riesenzellarteriitis [RZA, ▶ Kap. 10.2] und Takayasu Arteriitis [TA, ▶ Kap. 10.3]) ergaben sich insbes. wegen einer spezifischen Frühdiagnose (über 90 %) sehr vielversprechende Ergebnisse. Die Sensitivität für eine Gefäßwandinflammation ist wahrscheinlich höher als in der MRT oder CT (50–85 % bei nicht Immunsupprimierten). Aussagen über die entzündliche Aktivität und den unmittelbaren Therapieerfolg sind möglich. Für das Monitoring einer TA scheint es Einsatzmöglichkeiten zu geben. Noch sind allerdings keine abschließenden Empfehlungen (z.B. EULAR) und auch keine verbindlichen Festlegungen für Auswerteverfahren erfolgt. Für die Riesenzellarteriitis konkurriert die Methode in der zervikalen Lokalisation mit dem (Doppler-) Ultraschall, für die TA und RZA am Körperstamm mit der MRT und CT – Methoden, die heute wesentlich besser verfügbar und kostengünstiger sind. Erste Therapiestudien haben bei der RZA obendrein nur einen geringen diagnostischen Zugewinn durch die PET-CT gezeigt.

Aufnahmetechnik

- Low-Dose-CT vor FDG-Scan; evtl. KM-CT
- Nach 4-stündigem Fasten, 60 ± 5 min nach i.v. Injektion von 3 MBq/kg FDG: Scan Kopf bis Knie
- FDG-Uptake-Berechnung: SUV_{max} (Maximal Standard Uptake Value)

Befundung für Vaskulitisfragestellung

- Visuelle Methode: höherer Gefäß-Uptake als Leber; Belegungsmuster: diffus-homogen, glatt linear, langstreckig-segmental oder fokal-inhomogen; Lokalisation und Ausdehnung der betroffenen Gefäßsegmente bestimmen

  - Grad 0: kein vaskulärer Uptake; Grad 1: vaskulärer Uptake < Leber-Uptake; Grad 2: vaskulärer Uptake = Leber-Uptake; Grad 3: vaskulärer Uptake > Leber-Uptake, wobei nur Grad 3 eine hohe diagnostische Genauigkeit erlaubt, bei Grad 2 sinkt die Spezifität auf ca. 50 %.
- Semiquantitative Methode:
  - SUV_{max} Aorta: Cut-off-Wert von 3; alternativ Hintergrundnormalisierung: SUV_{max} Aorta/Leber: Cut-off von 1,03 oder evtl. SUV_{max} Aorta/Vena cava superior oder SUV_{max} Aorta/Vena cava inferior oder vorteilhaft SUV_{max} Aorta/Lunge
- DD Arteriosklerose bei der visuellen Methode schwierig, Belegungsmuster (Vaskulitis: diffus-homogen), Uptake-Grad und -Ratios und in der CT gesehene Plaques zur DD heranziehen
- Beurteilung in der Region einer Gefäßprothese eingeschränkt

5.5 Arthrosonografie

Horst Sattler

Die Darstellung von Gelenk- und Weichteilstrukturen mit Ultraschall hat einen festen Platz im diagnostischen Spektrum von rheumatologischen Erkrankungen. Erste, oft „flüchtige" Exsudationen, die nur in Bewegung auftauchen, zeigen den Beginn einer Erkrankung am Bewegungsapparat an: Frühharthritis oder frühe Ergüsse bei aktivierter Arthrose. Ein überragender Vorteil der Arthrosono ist die statische und/oder dynamische Darstellung.

5

5.5.1 Grundlagen

Sowohl Arthritis als auch Arthrose beginnen nicht mit der Zerstörung knöcherner Strukturen, sondern haben ihren Ursprung im Bereich der intra- und extraartikulär gelegenen Weichteilstrukturen (Synovialmembran, Knorpel). Diese beginnenden Veränderungen in einem bildgebenden Verfahren festzuhalten und im Verlauf zu beobachten, ist das Haupteinsatzgebiet der Arthrosono. Dank der großen Vorteile ist diese Untersuchungsmethode inzwischen in vielen Kliniken und Praxen als erstes bildgebendes Verfahren nach Anamneseerhebung und klinischer Untersuchung etabliert.

Vor- und Nachteile der Arthrosonografie

Vorteile:
- Darstellung des entzündlichen Substrats
- Teilweise Miterfassung ossärer Veränderungen
- Darstellung der Gelenkkinetik
- Problemlose Verlaufsbeobachtung
- Uneingeschränkte Ausdehnung der Diagnostik auf weitere Gelenke
- Hohe Akzeptanz bei Pat.
- Kostengünstig, nebenwirkungsfrei

Nachteile:
- Nicht alle Gelenkkompartimente sind frei einsehbar.
- Begrenzte Aussagefähigkeit zu Gelenkbinnenschäden (Kreuzbänder, Meniskus).
- Mangelhafte Differenzierungsmöglichkeiten des entzündlichen Prozesses.
- Die Diagnostik ossärer Veränderungen ist begrenzt.
- Die Einsatzmöglichkeit an der WS ist stark limitiert.

Je nach notwendiger Eindringtiefe werden unterschiedliche Schallfrequenzen genutzt (vorzugsweise Curved-Array-Scanner):

- Hüfte: 3,5–8 MHz.
- Knie: 5–12 MHz.
- Schulter, Ellenbogen, OSG, Hand, Fuß, AC- und SC-Gelenk: 7–14 MHz.
- Hand und Fingergelenke: 7–22 MHz je nach Fragestellung.
- Standardmäßig werden multiple Frequenzen eines bestimmten Bereichs (Multifrequenzverfahren) und „kontinuierliche" Fokussierung genutzt.
- Je höher die Frequenz, desto besser ist die Auflösung, desto schlechter ist aber die Eindringtiefe. Die benutzte Frequenz ist ein Kompromiss zwischen bestmöglicher Auflösung und notwendiger Eindringtiefe.
- Eine Vorlaufstrecke ist heute nur noch im Einzelfall erforderlich. Schmale Applikatoren machen sie entbehrlich.
- Elektronische Bildspeicherung hat den Printer abgelöst und zu kostengünstigerer Dokumentation geführt. Die Aufzeichnung von Bewegungssequenzen (Videoclips) ist obligat.

Hauptindikationen

- **Schulter:** Omarthritis, Bursitis, Tenosynovitis der langen Bizepssehne, RM-Defekte, Schulterinstabilität, AC-Arthritis, Verkalkungen der Bursen und Sehnen
- **Knie:** Gonarthritis, Baker-Zyste, aktivierte Gonarthrose, Osteochondrosis dissecans, Bandinstabilität, Tumoren
- **Hüfte:** Koxitis, Bursitis trochanterica und iliopectinea, Koxarthrose, M. Perthes, Epiphysenlösung.
- **Ellenbogen:** Kubitalarthritis, aktivierte Kubitalarthrose, periartikuläre Verkalkungen (Epicondylus humeri medialis und lateralis), Tumoren
- **Hand:** Karpalarthritis radiokarpal, ulnokarpal, distal radioulnar, Tenovaginitis, Ganglion
- **Finger:** MCP-Arthritis, aktivierte Arthrose, Beugesehnenknoten, Verkalkungen
- **Sprunggelenk:** Artikulosynovitis, Tenosynovitis, Bursitis prä- und postachillea, Achillessehnendefekte
- **Zehen:** Arthritis, Tenovaginitis, Bursitis

Score (US 7-Score)

Der Grad von Synovialitis, Tenosynovialitis und Erosionen kann mit einem Score für sieben häufig betroffene Gelenke erfolgen:

- Handgelenk
- MCP II/III
- PIP II/III
- MTP II/V

> Dieser Score korreliert gut mit Klinik (DAS28) und Serologie (BSG, CRP). Ein hoher Score ist Prädiktor für spätere radiologische Erosionen.

Artefakte

Die Arthrosono ist belastet durch die Tatsache der Artefaktbildung, die zur Fehlbeurteilung führen kann:

- Reverberationsartefakte (Wiederholungsechos): parallel verlaufende Grenzflächen " „fangen" Ultraschallwellen „ein". Dies führt zur Mehrfachdarstellung auf dem Monitorbild.

5

- Bogenartefakte: bogenförmige Ausläufer der Schallkeule werden – von starken „Reflektoren“ produziert – im echofreien umgebenden Areal sichtbar.
- Kometenschweifartefakte: Cholesterinkristalle und Metall führen zu sehr hellen Reflexbändern in Form eines Kometenschweifs.
- Laufzeitfehler: Mehrfachreflexionen an ungünstigen knöchernen Konturen (z.B. Gelenkspalt) führen zu „geometrischer Verzerrung“.

Besonderheiten der Arthro- und Weichteilsonografie:

- Anisotropie an Sehnen: Sehnen sind nur dort echoreich, wo sie vom Schallstrahl orthograd getroffen werden. Werden sie schräg getroffen, sind sie echoarm.
- „Pseudoläsionen“ beim schrägen Eintreffen von Ultraschallwellen auf Knochenoberflächen.
- Muskeln zeigen nur dort eine echoreiche Septierung, wo Septen orthograd getroffen werden.

> **!**
> - Ungünstig getroffene Muskulatur kann so „echofrei“ erscheinen, dass sie einen Pseudoerguss vortäuscht! Abhilfe: Nachweis von Muskelsepten im „Pseudoerguss“ durch Veränderung des Schallwinkels.
> - Der M. supraspinatus erscheint im dorsalen Längsschnitt so echofrei, dass eine „Pseudo“-Bursitis subdeltoidea und im ventralen Längsschnitt ein „Pseudo“-Erguss vorgetäuscht wird!
> - Die Kombination von statischer und dynamischer Gelenkuntersuchung erhöht die diagnostische Aussagekraft!

5

Untersuchungstechniken

- Zweifelsohne hat das Fortschreiten der technischen Entwicklung zu weiteren Verbesserungen geführt, wie auch die Verwendung hochfrequenter schmaler Applikatoren an kleinen Gelenken.
- Die Nutzung der farbkodierten Duplexsonografie ist heute fester Bestandteil der Diagnostik, weil eine entzündliche Aktivität bei Arthritis und Arthrose mit einer darstellbaren Hyperperfusion korreliert.
- Auch die Verwendung von KM, die in der Abdomensono einen festen Stellenwert hat, ist in der Arthrosonografie interessant. Erste vielversprechende Ergebnisse liegen bei der Diagnostik der Koxitis, bei Pseudarthrosen und bei der Darstellung der Endoprothesen vor.

> **!** Alle Gelenkuntersuchungen brauchen ein Konzept. Die mentale Leistung des Untersuchers liegt in der Abarbeitung einer „Checkliste“, die alle Befunde beinhaltet!

5.5.2 Schulter

Indikationen

- Unklare Omarthralgie
- Funktionsstörung
- Nachweis/Ausschluss eines RM-Defekts
- Nachweis/Ausschluss einer Bursitis subdeltoidea mit/ohne ultraschallgeführte Punktion
- Nachweis einer Kapselschwellung im Bereich der Fossa axillaris

- Nachweis von Ergussbildung im Bereich der Bizepssehne (Tenovaginitis)
- Entzündliche Veränderungen im Bereich des AC-Gelenks
- Schulterinstabilität
- Hinweis auf chron. Luxation (Nachweis einer Hill-Sachs-Delle)
- Nachweis eines periartikulären Kalkherds

Schnittführungen und Leitstrukturen
- Posteriorer Horizontalschnitt: Humeruskopf quer, Skapularand, M. infraspinatus, M. deltoideus
- Posteriorer Längsschnitt: Akromion, Humeruskopf, Collum und Humerusschaft, Längsachse
- Lateraler Längsschnitt (= Frontalschnitt): Darstellung einer „Vogelkopf"-Formation mit RM als „Vogelschnabel", Akromion, Humeruskopf, Collum, Humerusschaft, M. deltoideus
- Anteriorer Querschnitt: Humeruskopf mit Tuberculum majus und minus, Sulcus intertubercularis und langer Bizepssehne quer als echoreiche, runde Struktur
- Längsschnitt über dem Sulcus: Humeruskopf, -schaft und lange Bizepssehne längs
- Längsschnitt über dem Tuberculum majus: Humeruskopf mit Tuberculum majus, Humerusschaft, M. deltoideus
- Längsschnitt über dem Tuberculum minus: Humeruskopf, Tuberculum minus, Humerusschaft, M. deltoideus
- Fornix-paralleler Schnitt: Akromion, Korakoid mit Lig. coracoacromiale, Verlagerung nach kaudal in Richtung Tuberculum majus, bis die RM als „Rad" oder „Reifen-Muster" erscheint
- Längsschnitt in der Fossa axillaris: Humeruskopf, Collum, Humerusschaft, M. latissimus dorsi (dorsalseitig), A. axillaris. Bei Kompression Darstellung der V. axillaris
- Querschnitt in der Fossa axillaris: Humeruskopf als Halbkreis mit darüberliegendem, echofreiem hyalinem Knorpel

Untersuchungstechnik
- Pat. auf Drehstuhl mit frei hängendem, angewinkeltem Arm, sodass dieser gut bewegt werden kann.
- Untersucher leicht erhöht hinter dem Pat. positioniert.
- Seitenvergleich beider Schultern bei grenzwertigen Befunden erforderlich.

> Mit steigendem Alter werden Zufallsbefunde häufiger: RM-Ruptur, AC-Arthrosen!

Sonografische Kriterien Veränderungen an der RM und ihre Folgeerscheinungen stehen im Vordergrund.

Rotatorenmanschette:
- Form: reifenähnliches Muster im Fornix-parallelen Schnitt und lateralen. Transversalschnitt. Vogelschnabelähnliches Bild im lateralen Längsschnitt.
- Größe: stark schwankend (3–6 mm), abhängig vom Funktionszustand.
- Architektur: Gefäße im Peritendineum externum werden nur mit sehr sensiblen Applikatoren erfasst. Eine kleine Zone im M. supraspinatus ist avaskulär.
- Kontur: glatte und scharf begrenzte Oberfläche.
- Textur (Echomuster): normales Reflexbild mit heterogenen, fein verteilten schwachen Einzelreflexen. Die Beurteilung der Echogenität muss eine ortho-

grade Anschallung der Sehne berücksichtigen. Am besten ist dies im lateralen Längsschnitt möglich, weil hier die RM am ehesten noch homogen ist. Medialseitig verstärken Bänder die RM, sodass sie immer heterogen ist.

- **Sichere Rupturzeichen:**
  - Fehlende Darstellung der RM, sog. „Humeruskopfglatze“: Der Humerus ist direkt unter dem M. deltoideus im Frontalabschnitt zu erkennen. Tritt bursen- oder kapselseitig Synovialflüssigkeit in die durch Ruptur eröffneten „Höhlen“, können sie bei günstiger Konstellation in dynamischer Untersuchung gesehen werden = sichere Rupturzeichen.
  - Pathologische Ausdünnung (Taillierung): spindelförmige Ausdünnung im Fornix-parallelen Schnitt des sog. „Rad- oder Reifenmusters“. Reduktion des „Vogelschnabels“ (▶ Abb. 5.6).
  - Nachweis einer Diskontinuität: fast völliges Fehlen der RM an der Rupturstelle („Vogelkopf ohne Schnabel“). Rudimentäre Anteile der RM sind noch darstellbar (▶ Abb. 5.7).
- **Unsichere Rupturzeichen:**
  - Umschriebene echoreiche Herde, auch echoreiches Band
  - Konturveränderungen der Oberfläche mit Konturunterbrechung
  - Inhomogenität der RM mit echoarmer Struktur

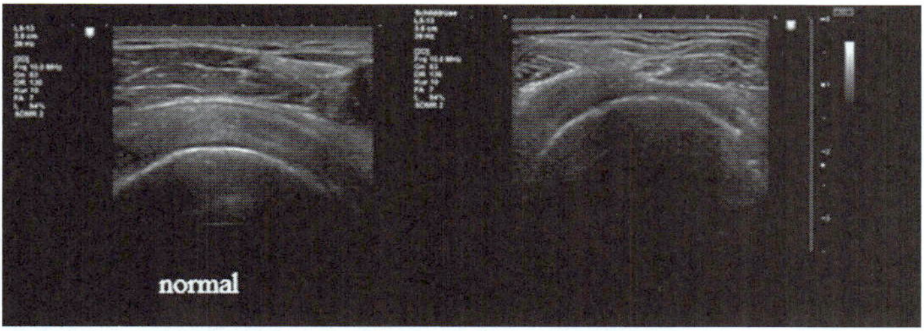

Abb. 5.6 Arthrosono Schulter: Rotatorenmanschetten-Syndrom mit Teilruptur; spindelförmige Ausdünnung [P481]

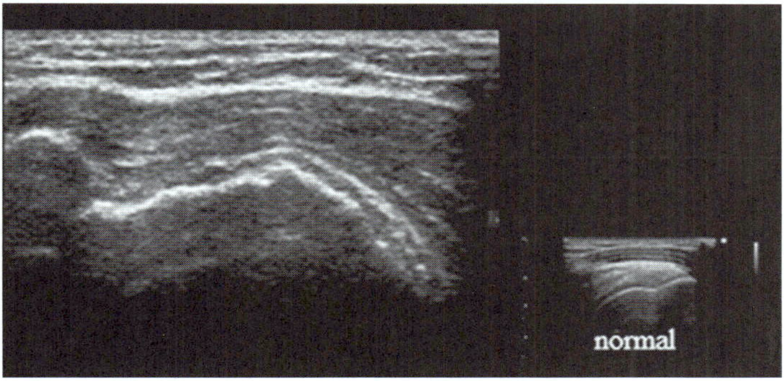

Abb. 5.7 Arthrosono Schulter: Totalruptur der Rotatorenmanschette mit „Vogelkopf ohne Schnabel“ (aus Rabenschnabel wird ein Möwenschnabel) [P481]

Bursitis subdeltoidea, subcoracoidea und subacromialis:
- Echoarme Formationen ventral, dorsal oder lat.
- Kalkherde mit Schallschatten.
- Je frischer eine Bursitis, desto eher hat sie eine echofreie Binnenstruktur.
- Chron. Bursitiden enthalten in der Regel viele Fibrinzotten und sind daher überwiegend echoarm mit echoreichen Binnenstrukturen.

Omarthritis: (▶ Abb. 5.8)
- Umsäumende Synovialitis perikapital anterior, posterior und axillär.
- Gelenkspalt echofrei bzw. echoarm mit entzündlichem Substrat ausgefüllt.
- Erosionen am Caput und/oder Collum humeri: Nachweis in zwei Ebenen.
- Gesteigerte Perfusion in einem der Doppler-Verfahren (FKDS oder Power Mode).
- Ventrale Exsudation im Bereich des Sulcus intertubercularis.
- Dorsale Exsudation im Bereich des eigentlichen Gelenkspalts: am ausgedehntesten zu sehen im dorsalen Transversalschnitt in Aro.
- Direkte echoarme Kapselverdickung insbes. perikapital im axillären Schnitt: oft frühzeitig erkennbar.
- Echoarme, tropfenförmige Ausweitung des axillären Recessus: besonders wichtig, da dort frühzeitige Ergussbildung.
- Flüssigkeiten um die lange Bizepssehne: Tenovaginitis als echofreie bzw. echoarme liquide Formationen, die die lange Bizepssehne halb oder komplett umsäumen. Quer- und Längsschnitte sind erforderlich. Flüssigkeitssaum bis zum Recessusfußpunkt des synovialen Schlauches, ca. 6–8 cm unterhalb des Humeruskopfes in etwa an der Stelle, an der die Bizepssehne vom Humerusschaft „wegläuft".
- Erosive Defekte der Sehnenoberfläche oder echoarme Binnenareale: pannöse Destruktion.

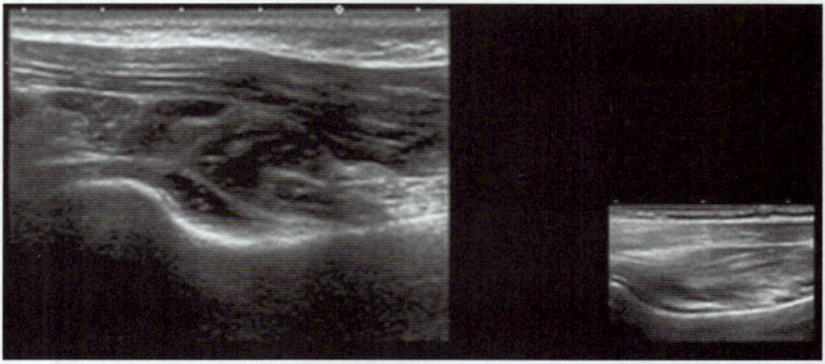

Abb. 5.8 Arthrosono Schulter: Omarthritis perikapital im axillären Recessus. Links: periaxilläre exsudative Synovialitis mit Dehiszenz der Kapsel im axillären Recessus. Rechts: Normalbefund [P481]

Tenosynovitis der langen Bizepssehne:
- Echoarmer/echofreier Saum
- Partielle oder komplette Umsäumung
- Erosive Defekte an der Sehnenoberfläche
- Echoarme Binnenareale als Hinweis auf Destruktion
- Hyperperfusion im Doppler-Verfahren

Omarthrose
- Erguss, Bursitis, Tenovaginitis: Hinweis auf entzündliche Mitreaktion
- Einzelne oder mehrere ossäre Appositionen: Kanten, Stufen und Entrundung des Humeruskopfes; mehrere osteophytäre Appositionen nebeneinander („Burgzinnenphänomen")
- Schwere Destruktion des Caput humeri.

Mischbilder Omarthritis mit Omarthrose
- Nebeneinander von Destruktionen und ossären Proliferationen: bei Arthritis „Minusdefekt", bei Arthrose „Plusdefekt".
- Dynamische Untersuchung: reine Exsudationen lassen sich verlagern. Pannöses Gewebe lässt sich nur „schwammartig" ausdrücken.

Schulterluxation: Verschieblichkeit des Humeruskopfes im lateralen Längsschnitt; Seitenvergleich zur normalen Schulter. Durch Luxation des Humerus nach frontal kommt es zur Impression der dorsalen Zirkumferenz des Humeruskopfes. DD stärker ausgeprägtes Collum anatomicum.

!
- Die dynamische Untersuchung der Schulter liefert wertvolle Hinweise zur Funktion der RM!
- Kalzifikationen sind besser zu erfassen, wenn Frequenz so weit wie möglich erhöht wird und Fokussierung auf die Herde ausgerichtet wird. Farbwinkling kann ersatzweise zur Detektion von Kalkherden eingesetzt werden: Hierzu muss eine möglichst niedrige Grundfrequenz genutzt und die Pulswiederholungsfrequenz (PRF) erhöht werden!

5.5.3 Ellenbogen

Indikationen
- Unklare Kubitalarthritis
- Unklare Funktionseinschränkung, zweifelhafte Befunde an Hand oder Schulter
- Nachweis und Verlaufsbeobachtung einer Kubitalarthritis
- Nachweis einer entzündlichen Mitbeteiligung bei Kubitalarthrose
- Darstellung einer Bursitis olecrani, evtl. ultraschallgeführte Punktion
- Nachweis/Darstellung eines Rheumaknotens bei unklarem Palpationsbefund
- Nachweis/Darstellung eines Gichttophus
- Ausmessung/weitere Klärung eines pathologisch unklaren Tumors (z.B. Lipom, Fibrom, Neurinom)

Schnittführungen und Leitstrukturen
- Posteriorer Längsschnitt: Humerusschaft, Fossa olecrani, Trochlea, Olekranon
- Posteriorer Querschnitt: Humerusschaft, Fossa olecrani, Trochlea mit Knorpelsaum, M. trizeps brachii
- Anteriorer Längsschnitt radialseitig: Humerusschaft, Capitulum humeri, Radiusköpfchen, Fossa radii, M. brachioradialis
- Anteriorer Längsschnitt ulnarseitig: Humerusschaft, Trochlea, Proc. coronoideus, Fossa coronoidea
- Anteriorer Querschnitt über der Trochlea: Doppel-U-förmige Knorpeldarstellung der ventralen Trochlea
- Anteriorer Querschnitt über dem Radiusköpfchen: halbkreisförmige Darstellung des höher liegenden Knorpelüberzuges am Radiusköpfchen
- Lateraler Längsschnitt über dem Epicondylus radialis
- Lateraler Längsschnitt über dem Epicondylus medialis

Sonografische Kriterien Trotz seines komplizierten Aufbaus ist das Ellenbogengelenk rasch und leicht zu untersuchen.

Kubitalarthritis: (▶ Abb. 5.9, ▶ Kap. 13.6.3)

- Echoarme Verbreiterung der Synovialmembran, insbes. in der Fossa olecrani von dorsal, Fossa radii von ventral radialseitig oder Fossa coronoidea von ventral ulnarseitig.
- Echoarme Verbreiterung der Synovialmembran über dem ventralen Abschnitt der Trochlea.
- Nachweis von Erosionen: am distalen Humerus, Radius und Ulna (Nachweis in zwei Ebenen).
- Gesteigerte Perfusion in einem der Doppler-Verfahren (FKDS oder Power Mode).
- Prädilektionsstellen: Fossae olecrani, radii und coronoidea.
- Mituntersuchung der Enthesen am Epicondylus radialis und medialis: Erfassung intratendinöse und/oder peritendinöse Vaskularisation. Eine intratendinöse Hyperperfusion deutet auf einen destruierenden Prozess in der Sehne hin, während die peritendinöse als begleitende Entzündung gedeutet wird. Nur sichere Gefäßsignale zählen; sie müssen von Artefakten getrennt werden.
- Synovialzyste: typischerweise distal des Radiusköpfchens (Ausfüllung des präformierten Recessus sacciformis).

Abb. 5.9 Arthrosono Ellenbogen: Kubitalarthritis bei RA; Vaskularisation Grad 1 [P481]

Kubitalarthrose:

- Knöcherne Veränderung mit osteophytärer Randzackenbildung in Verbindung mit Ergussbildung im Bereich des Gelenkspalts und im Bereich der Umschlagsfalten der Kapsel an Fossa radii, Fossa olecrani und Fossa coronoidea.
- Durch die Schallschatten entstehen Bilder von Kanten und Stufen.
- Mehr oder minder ausgeprägte echoarme Verbreiterung der Synovialmembran; Synovialisproliferation bei Chronifizierung mit Zunahme der Perfusion im Doppler-Verfahren.

Rheumaknoten (▶ Kap. 6.3.3):Tubuläre, runde oder oväre echoarme Formationen im Bereich der dorsalen Ulnakante bis zum Olekranon mit homogenem Reflexbild.

Gichttophi (▶ Kap. 12.1.1): Echoreiche, „feinkörnige" Strukturierung meist im Bereich der Fossa olecrani mit mehr oder minder ausgeprägter Schallschattenbildung (Schattensuche mit höchster Frequenz erforderlich!).

Bursitiden:

- Verdickung im Bereich des Olekranons mit „chaotischem" Reflexbild
- Echoreiche und echoarme Areale in ungeordneter Zusammensetzung, Einzelreflexe mit oder ohne Schallschattenbildung als Hinweis auf mögliche Kristallherde

! Eine sichere arthrosonografische Differenzierung einer Synovialitis bei aktivierter Arthrose zur Kubitalarthritis ist aus dem Einzelbefund nicht möglich!

5.5.4 Hand und Fingergelenke

Indikationen

- Unklare Handgelenkschmerzen
- Unklare Funktionseinschränkung von Hand und Schulter
- Nachweis/Darstellung einer Karpalarthritis
- Nachweis/Darstellung einer Tenosynovitis der Flexoren bzw. Extensoren
- Raumforderungen im Karpalkanal bei Karpaltunnelsyndrom (▶ Kap. 13.6.1)
- Nachweis/Darstellung einer beginnenden Synovialitis der Fingergelenke und Verlaufsbeobachtungen (US 7-Score)
- Nachweis/Suche nach Muskelhypoplasie/-atrophie des Thenars bzw. Hypothenars
- Nachweis/Suche nach palpatorisch unklarer Raumforderung

Schnittführungen und Leitstrukturen

- Posteriorer Querschnitt: Radius, Ulnaköpfchen, distaler Schwenk mit Carpalia
- Posteriorer Längsschnitt über Radius/Ulna: Darstellung mit Discus ulnaris
- Palmarer Querschnitt über Karpaltunnel: Darstellung der Flexorensehnen und des N. medianus
- Palmarer Längsschnitt radial/ulnar: Discus ulnaris, Radius/Ulna distal, Flexorensehnen

Sonografische Kriterien

Karpalarthritis (▶ Abb. 5.10, ▶ Kap. 13.6.1):

- Echoarme Erweiterung der Gelenkkapsel im Karpalbereich: beginnend an den Umschlagsfalten. Echoarme Ausfüllung des Gelenkspalts, singuläre oder multiple Erosionen, Hyperperfusion der synovitischen Gefäße
- Differenzierung der verschiedenen Kompartimente: radiokarpal, ulnokarpal, distal radioulnar
- Darstellung des N. medianus im Karpaltunnel und Aufsuchen von echoarmen (Arthritis, Tenosynovitis) oder echoreichen (Lipom, Lipofibrom) Strukturen

Tenosynovitis:

- Partieller oder kompletter echoarmer Hof um die betroffene Sehnenstruktur
- Manchmal nur umschriebene Tenosynovitis mit echofreien (liquiden) Strukturen im jeweils betroffenen Sehnenanteil mit zarter angedeuteter Schallverstärkung
- Erosive Defekte an der Sehnenoberfläche als Hinweis auf pannöse Destruktion
- Hyperperfusion im Doppler-Verfahren

Fingergelenkarthritis:

- Frühestmögliche Erfassung einer Synovialitis der Fingergelenke mit Verdickung der Synovialmembran.
- Hypervaskularisation mit dem Doppler-Verfahren lässt sich von dorsal besser als von palmar abbilden, weil die Gefäße von dorsal weniger komprimiert werden.

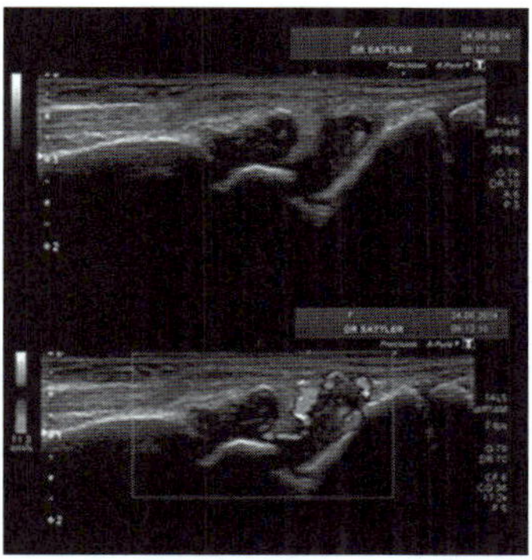

Abb. 5.10 Arthrosono Hand: Karpalarthritis bei RA; Vaskularisation Grad 2 [P481]

5

Ganglien:
- Glatt begrenzte, gut konturierte, echofreie, rundliche oder ovaläre Formationen, die sich mit der Sehne nicht mitbewegen.
- Homogenes Binnenmuster, dahinterliegende sog. „Schallverstärkung“, evtl. zarter „Randschatten“, keine Binnenvaskularisation.

Verkalkungen: echoreiche Formationen mit unterschiedlicher Form und Struktur und unterschiedlich intensiven Schallschatten. DD Fremdkörper.

!
- Die Arthrosono des Karpaltunnels hat einen hohen Stellenwert in der Abklärung des Karpaltunnelsyndroms: Erstmanifestation einer RA durch Tenosynovitis der Flexoren!
- Differenzierung von Artikulosynovitis, Tenosynovitis und Raumforderungen (Ganglion) mit Arthrosono möglich!

5.5.5 Hüfte

Indikationen
- Erfassung eines ventralen und/oder dorsalen Ergusses bei entzündlich-rheumatischer Grunderkrankung, aktivierter Koxarthrose, Epiphyseolyse
- Sonografisch geführte Punktion zur Optimierung des Punktionsergebnisses
- Erfassung ossärer Veränderungen im Bereich des Caput femoris
- Erfassung weiterer entzündlicher Weichteilveränderungen, z.B. Bursitis iliopectinea, Bursitis trochanterica.

Schnittführungen und Leitstrukturen
- Anteriorer Längsschnitt: ventraler Pfannenrand, Hüftkopf, Oberschenkelhals längs mit Kapselumschlag, M. iliopsoas
- Anteriorer Querschnitt: Oberschenkelhals senkrecht mit Schwenk nach proximal und distal
- Posteriorer Schnitt: Hüftkopf mit Glutealmuskulatur in mehreren Ebenen

Sonografische Kriterien
Koxitis: (▶ Abb. 5.11)
- Echoarme Verbreiterung der perikapitalen Synovialmembran und Verbreiterung des Recessus auf > 8–10 mm gemessen am Umschlagpunkt.

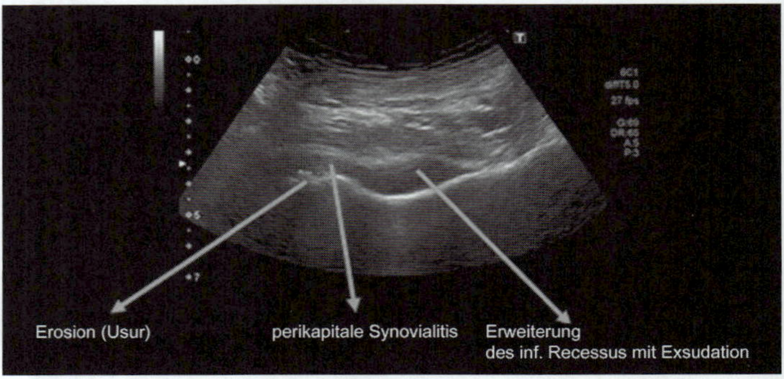

Abb. 5.11 Arthrosono Hüfte: Koxitis bei RA mit Erosion [P481]

- Bei chron. Koxitis echoreiche, verdickte Gelenkkapsel.
- Erosionen des Caput oder Collum (nachzuweisen in zwei Ebenen).
- Die Hyperperfusion im Doppler-Verfahren gelingt wegen der notwendigen Eindringtiefe nur selten.

Bursitis iliopectinea: echoarme, liquide Raumforderung zwischen dem Lig. iliopubicum und dem Lig. iliofemorale unter dem M. iliopsoas; kann sich weit nach kranial erstrecken
Bursitis trochanterica: echoarme Raumforderungen mit echofreien, teils echoarmen Binnenstrukturen und angedeuteter dahinterliegender Schallverstärkung unter den Muskelansätzen am Trochanter major
Koxarthrose: Strukturveränderungen des Caput femoris mit Stufen- und Kantenbildungshinweise auf ossäre Appositionen

> **!** Da eine Kapselschwellung der Hüfte dem klinischen Nachweis oft entgeht, ist bei geringstem klinischen Verdacht auf eine Koxitis (Kapselmuster) die Arthrosono unerlässlich!

5.5.6 Knie

Indikationen

- Unklare Gonarthralgien
- Unklare Funktionseinschränkung des Knies
- Sonografisch geführte Punktion zur Optimierung des Punktionsergebnisses
- Erfassung/Verlauf von ossären und entzündlichen Veränderungen, insbes. Gonarthritis
- Nachweis entzündlicher Weichteilveränderungen
- Erfassung von Bursitiden
- Erfassung von Zystenbildung (Baker-Zyste)
- Erfassung und Darstellung der Menisken und Kreuzbänder (mit Einschränkung)

Schnittführungen und Leitstrukturen

- Anteriorer Längsschnitt suprapatellar: Patella, medialer oder lateraler Kondylus und Femurschaft.
- Anteriorer Querschnitt suprapatellar: Femurschaft und Querschnitt über den beiden Kondylen mit der Fossa intercondylaris.
- Anteriorer Längsschnitt infrapatellar: Patellaunterrand, medialer oder lateraler Kondylus, Hoffa-Fettkörper, Tibiavorderkante mit Tibiaplateau.
- Anteriorer Querschnitt infrapatellar: beide Femurkondylen mit Fossa intercondylaris.
- Anteriorer Längsschnitt über med. Gelenkspalt: med. Epicondylus femoris und mediale Tibia.
- Anteriorer Längsschnitt über lateralem Gelenkspalt: lateraler Epicondylus femoris und laterale Tibia.
- Posteriorer Längsschnitt über Fossa intercondylaris: A. femoralis und A. poplitea. Bei Kompression der Wade Darstellung der V. poplitea. Knöcherne Leitstrukturen sind Femurschaft im Bereich der Fossa intercondylaris und mediale Hinterfläche der Tibia.
- Posteriorer Querschnitt: dorsale Zirkumferenz des medialen und lateralen Kondylus sowie der Fossa intercondylaris mit A. poplitea quer getroffen.

Sonografische Kriterien

Gonarthritis: (▶ Abb. 5.12)

- Ausgeprägte perikondyläre echoarme synoviale Schwellung, oft beginnend im Bereich des oberen oder unteren Recessus, in der sog. „ossären Gelenktasche" im medialen oder lateralen Kondylus
- Echoarme Ausfüllung des Gelenkspalts
- Kleine erosive oder größere usurähnliche Destruktionen an Femur oder Tibia (sollte unbedingt in zwei Ebenen nachweisbar sein)
- Gesteigerte Perfusion in einem der Doppler-Verfahren (FKDS oder Power Mode)
- Nachweis einer Mitbeteiligung von Bursa gastrocnemica, semimembranosa oder Bursa m. biceps femoris
- Nachweis und Darstellung der Ausdehnung einer poplitealen Synovialzyste, die sich im Extremfall bis weit in die Wade hinein erstrecken kann

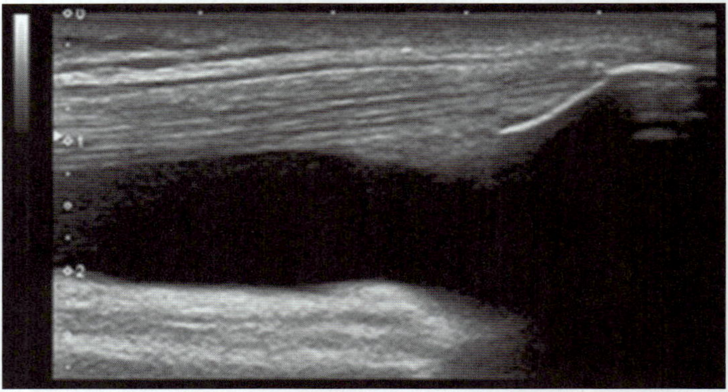

Abb. 5.12 Arthrosono Knie: Gonarthritis oder aktivierte Gonarthrose – suprapatellarer maximaler Erguss [P481]

Bursitiden: Auftreten auch ohne direkte Gelenkaffektion als entzündliche Veränderungen im periarthritischen Weichteilmantel

- Bursa semimembranosa: echoarme, irreguläre Formation unter dem M. semimembranosus
- Bursa gastrocnemica: echoarme, irreguläre Formation im Längsverlauf des medialen Gastrognemiuskopfes
- Bursa m. biceps femoris: echoarme, irreguläre Formation unter dem M. biceps femoris, oft bis weit nach kranial sich erstreckend
- Bursa anserina: echoarme Raumforderung mit angedeuteter Schallverstärkung im Bereich des Pes anserinus

Baker-Zysten:

- Echoarm, gemischt echoarm/echoreich oder echofrei. Teilweise solide erscheinend, intensiv echoreich durch extreme Fibrinfüllung
- Lokalisation typischerweise in der medialen Fossa poplitea
- Ausdehnung sehr häufig weit nach kaudal in die Wade, seltener nach kranial
- Im Querschnitt kommaförmige Struktur mit direktem Verbindungskanal zum Gelenk (in 50 % nachweisbar).

Ossäre Veränderungen (Gonarthrose): (▶ Kap. 11.3)
- Stufen-/Kantenbildung, insbes. am medialen oder lateralen Kondylus
- Ausgeprägte Deformierung mit sog. „Sprungschanzenbildung"
- Verschmälerung des intraossären Gelenkspalts im Seitenvergleich
- Fehlende hyaline Knorpeldarstellung, sog. „Knochenglatze"

Entzündliche Veränderungen (aktivierte Gonarthrose):
- Nachweis von supra- und/oder parapatellarem Erguss oder Erguss im Recessus dorsalis
- Perikondyläre synoviale Kapselschwellung
- Beteiligung von Bursitiden, insbes. Bursa gastrocnemica medialis
- Erfassung und Nachweis von synovialen Zystenbildungen, insbes. sog. „Baker-Zyste"

! Nahezu pathognomonisch für den Nachweis einer Gonarthritis ist die echoarme Verbreiterung der Synovialmembran unterhalb der Patella dorsal des Hoffaschen Fettkörpers als perikondyläre, echoarme Kapselverbreitung!

5.5.7 Sprunggelenk

Indikationen
- Unklare Sprunggelenksarthralgien
- Unklare Funktionseinschränkung des Fußes bzw. Kniegelenks
- Zweifelhafter Palpationsbefund
- Nachweis und Ausdehnung einer Sprunggelenkarthritis
- Nachweis und Ausdehnung einer entzündlichen Veränderung bei Arthrose
- Erfassung von Veränderungen der Achillessehne, insbes. Tenosynovitis, Kristallablagerungen, Xanthome, Ruptur
- Nachweis einer Bursitis prä- oder postachillea
- Knotige Veränderungen, z.B. Fibromatosis plantae (Ledderhose-Syndrom)

Schnittführungen und Leitstrukturen
- Anteriorer Längsschnitt: Tibiavorderkante, Talus, Navikulare
- Anteriorer Querschnitt: kranialwärts Tibiavorderkante, kaudalwärts Talusrolle quer
- Posteriorer Längsschnitt: Tibiahinterkante, Talus dorsalseitig, Kalkaneus mit Achillessehne
- Posteriorer Querschnitt: Talus mit quergetroffener Achillessehne und darunterliegendem Kager-Dreieck (Fettkörper)

Sonografische Kriterien
Sprunggelenkarthritis: (▶ Abb. 5.13)
- Echoarme Verbreiterung der Synovialmembran ventral im oberen und unteren Sprunggelenk sowie dorsal zwischen Talus und der Tibia. Oft erstreckt sich der ventrale Erguss weit nach kranial.
- Recessi abgerundet, erweitert, mit echoarmem/freiem Substrat gefüllt.
- Gelenkspalt: gut kontrastiert mit echoarmem/freiem Substrat gefüllt.
- Erosionen der Talusrolle (nachzuweisen in zwei Ebenen).
- Hyperperfusion des entzündlichen Substrats mit dem Doppler-Verfahren.

Bursitis subachillea: echoarme, liquide Raumforderung unterhalb der Achillessehne, deren Inhalt durch Palpation unter die Achillessehne verlagert werden kann. Die postachilläre Bursitis (Bursitis subcutanea calcanei) zeigt sich subkutan

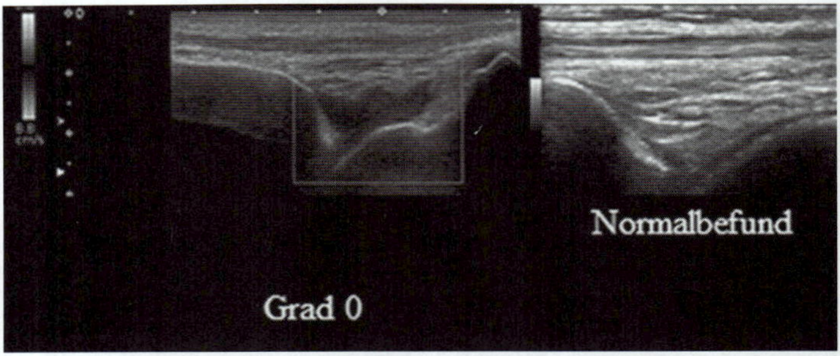

Abb. 5.13 Arthrosono Sprunggelenk: Sprunggelenkarthritis. Links: Arthritis im tibiotalaren Gelenk; Vaskularisation Grad 0. Rechts: Normalbefund [P481]

vor der Achillessehne von dorsal und ist nur begrenzt palpatorisch zu verlagern, sog. „pump bumps".

Xanthelasmen: irreguläre, meist echoarme umschriebene Raumforderungen in Projektion auf die Achillessehne.

> ! Die arthrosonografische Differenzierung von Artikulosynovitis und Tenosynovitis (klinisch selten möglich) hat große therapeutische Relevanz!

5.5.8 Zehengelenke

Indikationen

- Arthralgien und Funktionseinschränkungen des Fußes
- Palpatorisch unklare Befunde
- Mitbeteiligung des Fußes bei fehlender Klinik (US 7-Score)
- Vorfußarthritis
- Aktivierte Arthrose des Großzehengrundgelenks
- Arthritis urica des Großzehengrundgelenks
- Bursitiden an Ferse und Vorfuß

Schnittführungen und Leitstrukturen

- Diagonalschnitt vom medialen Rand des Kalkaneus zu den MTP-Köpfchen IV und V: Tendo des M. flexor digitorum longus, M. flexor digitorum brevis und M. quadratus plantae.
- An den Zehengelenken ist es häufig notwendig, durch Plantarflexion „Ankopplungsfähigkeit" herzustellen.
- Längsschnitt über den Metatarsalen I–V: knöcherne Kontur der Metatarsalköpfchen. Bei Gicht (▶ Kap. 12.1.1) ist MTP I, bei RA (▶ Kap. 7.1) MTP II und V wichtig.
- Querschnitt über dem Mittelfuß in Höhe der Kuneiformen: knöcherne Kontur der Ossa cuneiforme mediale, intermedium und laterale. Metatarsalköpfchen IV und V.
- Querschnitt über den Metatarsalköpfchen: halbkreisförmige Reflexion über den Metatarsalköpfchen I–V.
- Längsschnitt über den Zehengrundgelenken: Metatarsalia und entsprechende Grundglieder der Zehengrundgelenke.

Sonografische Kriterien

Arthritis:

- Echoarme Umsäumung der MTP mit Exsudation
- Synovialitis umsäumend dorsal und plantar
- Recessi abgerundet, erweitert, ausgefüllt mit echoarmem/freiem Substrat
- Gelenkspalt gut kontrastiert mit echoarmem/freiem Substrat
- Erosionen des Caput und/oder Basis (nachzuweisen in zwei Ebenen)
- Hyperperfusion des entzündlichen Substrats im Doppler-Verfahren

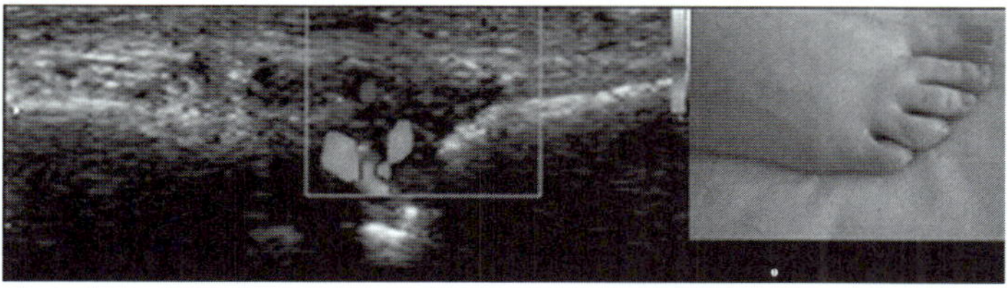

Abb. 5.14 Arthrosono Zehengelenke: Vorfußarthritis am MTP V bei einer 53-jährigen Patientin mit RA; Vaskularisation Grad 2–3 [P481]

Aktivierte Arthrose: echoarme Verbreiterung der Kapsel mit Stufen- und Kantenbildung als Hinweis auf knöcherne Veränderungen.
Arthritis urica: Nachweis von schattengebenden Kristallen im Bereich des Gelenkraums.
Bursitiden: echoarme Formation unterhalb des Kalkaneus oder zwischen MTP-Köpfchen.

> ! Auch bei Schmerzlosigkeit, aber fraglichem Palpationsbefund kann arthrosonografisch eine Synovialitis nachgewiesen werden, z.B. bei RA!

6 Leitsymptome

Thomas Bitsch

6.1 Anämie

- Aktivitätsparameter der entzündlich-rheumatischen Erkrankung:
  - RA (▶ Kap. 7.1), LORA (Late Onset Rheumatoid Arthritis) (▶ Kap. 7.2.2)
  - Polymyalgia rheumatica, Riesenzellarteriitis (▶ Kap. 10.2)
  - Kollagenosen (▶ Kap. 9)
  - Vaskulitiden (▶ Kap. 10)
  - familiäres Mittelmeerfieber (▶ Kap. 7.2.4)
- Myelosuppression unter Basistherapeutika: Sulfasalazin, MTX, Leflunomid (▶ Kap. 16.4)
- Gastrointestinale Blutung unter NSAR (▶ Kap. 16.2) und GK (▶ Kap. 16.3)

> !
> - Oft Überlagerung von Entzündungsanämie und Blutungsanämie bei entzündlich-rheumatischen Erkrankungen!
> - Bei einer NSAR-Medikation nicht nur an gastroduodenale Blutung, sondern auch an Kolonerosionen/-ulzerationen, die oft dem koloskopischen Nachweis entgehen, denken!

6.2 Arthritis: Mon-, Oligo-, Polyarthritis

Monarthritis

- Kristallarthropathien: Gicht (▶ Kap. 12.1.1), Chondrokalzinose (▶ Kap. 12.1.2)
- Spondyloarthritis: reaktive Arthritis (▶ Kap. 8.3), AS (▶ Kap. 8.2), Psoriasisarthritis (▶ Kap. 8.4)
- Borreliose (▶ Kap. 15.3)
- Aktivierte Arthrose: Gonarthrose (▶ Kap. 11.3), Koxarthrose (▶ Kap. 11.4), OSG-Arthrose
- Osteochondrosis dissecans
- Pigmentierte villonoduläre Synovialitis, Hämangiom
- Septische Arthritis, Osteomyelitis (▶ Kap. 15.11)
- Hämophilie (▶ Kap. 12.3.1)
- Malignome: Ewing-Sarkom, Neuroblastom, Metastase
- Sarkoidose
- Posttraumatische Arthritis

Oligoarthritis

- Reaktive Arthritis (▶ Kap. 8.3)
- Psoriasisarthritis (▶ Kap. 8.4)
- Poststreptokokkenrheumatismus (▶ Kap. 15.5)
- RA und Sonderformen (▶ Kap. 7)
- Gicht (▶ Kap. 12.1.1), Chondrokalzinose (▶ Kap. 12.1.2)
- Löfgren-Syndrom
- Thalassämie, Sichelzellanämie (▶ Kap. 12.3.2)

Polyarthritis

- RA und Sonderformen (▶ Kap. 7)
- Kollagenosen (▶ Kap. 9)
- Infektassoziierte Polyarthritis: Parvovirus-B19-Arthritis (▶ Kap. 15.7)
- Paraneoplastische Arthritis

> **!** Bei klinisch imponierender Monarthritis (z.B. Gonarthritis) immer kompletten Gelenkstatus erheben (Hüfte, MTP, ulnokarpal)! Arthrosono dazu nehmen, oft besteht dann doch eine Polyarthritis!

6.3 Beckenschiefstand

- Beinlängendifferenz
  - Entzündlich-rheumatische Erkrankung: RA (▶ Kap. 7.1), JIA (▶ Kap. 7.2.4), SLE (▶ Kap. 9.2)
  - Fußdeformität: Pes planovalgus
  - Osteomyelitis (▶ Kap. 15.11), infektiöse Arthritis (▶ Kap. 15.1)
  - Perthes-Calvé-Legg-Krankheit, Epiphyseolysis capitis femoris
  - Posttraumatische Epiphysenschädigung
  - Fehlverheilte Fraktur mit Knochensubstanzdefekt
  - Poliomyelitis
- Koxitis oder Koxarthrose (▶ Kap. 11.4) mit Flexions-Adduktions-Kontraktur
- Gonarthritis oder Gonarthrose (▶ Kap. 11.3) mit Beugekontraktur
- ISG-Blockierung, Beckenverwringung
- Muskuläre Verkürzungen: M. iliopsoas, ischiokrurale Muskulatur, Adduktoren
- OP: Arthrodese, Entfernung von Gelenkendoprothese, Z.n. Varisierungsosteotomie

6.4 Diarrhö

Rheumatologische Ursachen

- Reaktive, parainfektiöse (▶ Kap. 8.3) Arthritis: Yersiniose, Campylobacter-Enteritis, Salmonellose, Lambliasis, Kryptosporidiose
- Kollagenosen: SLE (▶ Kap. 9.2), systemische Sklerose (▶ Kap. 9.4), Mischkollagenose (▶ Kap. 9.6)
- Vaskulitiden: Polyarteriitis nodosa (▶ Kap. 10.4)
- Enteropathische Spondyloarthritis bei Crohn-Krankheit, Colitis ulcerosa (▶ Kap. 8.5)
- Whipple-Krankheit (▶ Kap. 15.6)
- Kollagene Kolitis: Assoziation zu Autoimmunerkrankungen (?)
- Amyloidose (▶ Kap. 12.2.5): langjähriger Verlauf einer entzündlich-rheumatischen Erkrankung
- Medikamente: Leflunomid (▶ Kap. 16.4.4), Antimalarika (▶ 16.4.1), Agranulozytose unter Basistherapeutika

> **!** Unter einer immunsuppressiven Therapie immer an opportunistische Infektionen denken!

6.5 Dysphagie

Rheumatologische Ursachen Ösophagusmotilitätsstörung, Reflux, Spasmus, Soorösophagitis, Erosionen und Ulzerationen, Sicca-Symptomatik, vegetativ

- Kollagenosen: systemische Sklerose (▶ Kap. 9.4), CREST-Syndrom (▶ Kap. 9.4), Mischkollagenose (▶ Kap. 9.6), Sjögren-Syndrom (▶ Kap. 9.7)
- Fibromyalgie (▶ Kap. 13.2)
- Kopfgelenkfunktionsstörungen
- Medikamente: GK (▶ Kap. 16.3), NSAR (▶ Kap. 16.2), Bisphosphonate

> **!** Dysphagie kann Erstsymptom einer Sklerodermie sein (Ösophagusmanometrie veranlassen)!

6.6 Dyspnoe

Rheumatologische Ursachen Pneumonitis, Lungenfibrose, Pneumonie, Amyloidose (▶ Kap. 12.2.5), eingeschränkte Atemexkursion, Myokardfibrose, Endo-, Myo-, Perikarditis, Aorteninsuffizienz

- Vaskulitiden: GPA (▶ Kap. 10.5), eGPA (▶ Kap. 10.7), Polyarteriitis nodosa (▶ Kap. 10.4)
- Kollagenosen: SLE (▶ Kap. 9.2), systemische Sklerose (▶ Kap. 9.4), Polymyositis (▶ Kap. 9.5)
- RA und Sonderformen (▶ Kap. 7)
- Rheumatisches Fieber (▶ Kap. 15.5)
- Medikamente: Cyclophosphamid (▶ Kap. 16.4.8), MTX (▶ Kap. 16.4.3), Leflunomid (▶ Kap. 16.4.4)

6

> **!** Im rheumatologischen Alltag ist die wichtigste DD bei der RA unter MTX- bzw. Leflunomid-Therapie: Pneumonitis (▶ Abb. 6.1) – Lungenfibrose!

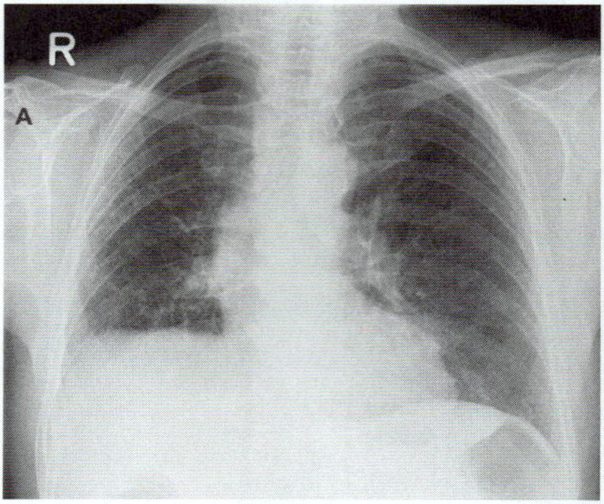

Abb. 6.1 Röntgen-Thorax mit interstitiellen Zeichen bei MTX-Pneumopathie: Vermehrte interstitielle Zeichnung basal und im Mittelfeld [P482]

6.7 Erythema nodosum

2–5 cm große subkutane hellrote bis livide Knoten bevorzugt an Unterschenkelstreckseiten, seltener an Beugeseiten der Arme.

- Akute Sarkoidose: Löfgren-Syndrom
- Reaktive Arthritis (▶ Kap. 8.3): insbes. Yersinien-, Salmonellen-, Campylobacter-assoziiert
- Rheumatisches Fieber (▶ Kap. 15.5)
- Enteropathische Arthritis: Crohn-Krankheit, Colitis ulcerosa (▶ Kap. 8.5)
- Vaskulitis: Behçet-Krankheit (▶ Kap. 10.10)
- Medikamente: NSAR (▶ Kap. 16.2), Sulfonamide, hormonelle Kontrazeptiva, Impfstoffe

!
- Erythema nodosum im rheumatologischen Alltag: am häufigsten Löfgren-Syndrom, selten ohne initiale bihiläre Lymphadenopathie!
- Erythema nodosum ist ein monomorphes Symptom unterschiedlicher Pathogenese – Biopsie trägt nicht zur DD bei!

6.8 Fieber unklarer Genese (FUO)

Fieberpersistenz > 3 Wo., das mehrmals > 38 °C hinausgeht und dessen Ursache nach 1 Wo. stationärer Diagnostik oder intensiver ambulanter Abklärung nicht gefunden wurde.

Ätiologie Häufigste infektiöse Ursachen sind Tbc, Endokarditis, Abszesse (intraabdominal, ossär) und Harnwegsinfekte. Bei Tropenrückkehrern: Malaria, Arboviren, Rickettsien und enterale Erreger. Häufigste maligne Ursachen sind Non-Hodgkin-Lymphome und Leukämie.

Häufigste Ursachen entzündlich-rheumatischer Grunderkrankung

- Still-Syndrom (AOSD [Adult-Onset Still's Disease]) (▶ Kap. 7.2.1)
- Kollagenosen: SLE (▶ Kap. 9.2), systemische Sklerose (▶ Kap. 9.4), Mischkollagenose (▶ Kap. 9.6), Polymyositis (▶ Kap. 9.5)
- Vaskulitiden: Polymyalgia rheumatica/Riesenzellarteriitis (▶ Kap. 10.2)
- Autoinflammatorische Syndrome: z.B. Schnitzler-Syndrom
- IgG4-assoziierte Erkrankungen
- Löfgren-Syndrom
- Virale Arthritis: z.B. Parvovirus-B19 (▶ Kap. 15.7)
- Antiphospholipid-Syndrom mit Lungenembolien (▶ Kap. 9.3)
- Paraneoplastisches Syndrom mit rheumatischen Beschwerden (▶ Kap. 13.6.3)
- Whipple-Krankheit (▶ Kap. 15.6)
- Familiäres Mittelmeerfieber (▶ Kap. 7.2.4)
- AIDS (▶ Kap. 15.9)
- Arzneimittelnebenwirkung

6.8.1 Stufendiagnostik bei Fieber unklarer Genese

I. Stufe: Routinediagnostik

- Entzündungsparameter (▶ Kap. 4.2) (CRP, BSG), BB, Differenzial-BB, E'phorese, E'lyte, Leber- und Nierenwerte

- RF, ANA, dsDNS-AK, ENA, C3, C4, Streptokokken- und Staphylokokkenexotoxine (ASL, Streptozym, Antihyaluronidase, Anti-DNAse), Kryoglobuline
- Serodiagnostik auf Toxoplasmen, Gonokokken, CMV, Hepatitis A–E, EBV, Coxsackie, Adenoviren, Arboviren, Parvovirus B19, Chlamydien, Mykoplasmen, Leptospiren, Bruzellen, Salmonellen, Yersinien
- Rö.-Thorax, EKG, Abdomen-Sono, Echo
- Gelenkpunktion: Synoviaanalyse (▶ Kap. 4.6), Direktnachweis (Gonokokken) und Kultur (Tbc)
- Blutkulturen: je drei aerobe und anaerobe im Abstand von 24 h, idealerweise beim Fieberanstieg
- Urinkulturen: mind. zwei Kulturen auch auf Tbc
- Stuhl auf pathogene Keime: Salmonellen, Shigellen, Yersinien, Campylobacter, Wurmeier
- Sputum auf Tbc, Pilze, Bakterien
- Magensaft auf Tbc
- Tine-Test oder Multitest Merieux
- TSH basal, fT4, Schilddrüsen-AK (TPO)
- Hämoccult: drei Proben

II. Stufe: erweiterte Diagnostik
- Wiederholung der kompletten körperlichen Untersuchung
- 10 Blutkulturen aerob und anaerob möglichst im Fieberanstieg (Endokarditis!)
- Blutausstriche: mind. 10 mit Versand zum Tropeninstitut (Malaria!)
- Hb-E'phorese, Erythrozytenenzyme, Haptoglobin, Gerinnungsstatus
- Porphyrine im Urin
- Szinti: Knochen-, Lungen-Ventilations-Perfusions-, Leukozyten-Szinti
- CT-Thorax, CT-Abdomen, ggf. MRT und PET-CT
- Biopsien: Knochenmark, Haut-Muskel, Leber, Niere, Lunge

6

III. Stufe: invasive Diagnostik
- Gastroduodenoskopie
- Koloskopie
- Bronchoskopie
- Magen-Darm-Passage
- Lymphknotenexstirpation
- Laparoskopie, Laparotomie

IV. Stufe: Ultima-ratio-Therapie Abwägen der Therapieversuche nach einer Wahrscheinlichkeitsdiagnose:
- Endokarditis: Penicilline parenteral hochdosiert
- Sepsis: Antibiotika/Antimykotika-Kombination parenteral hochdosiert
- Tbc: Vierfachkombination der Tuberkulostatika
- Riesenzellarteriitis: GK parenteral hochdosiert
- Medikamentenfieber: Auslassversuch und evtl. **(Cave!)** Reexpositionsversuch

!
- Entzündlich-rheumatische Erkrankung (SLE) und Immunsuppressiva: Unterscheidung opportunistische Infektionen oder Krankheitsschub gelegentlich schwierig!
- Hoher diagnostischer Wert des PET-CT bei FUO: 60 % Diagnosestellung aller Pat., bei denen Labor und herkömmliche Bildgebung nicht zielführend waren (Fallbeispiel ▶ Kap. 19.7)!

6.9 Fußschmerzen

- Rheumatischer Vorfuß: RA (▶ Kap. 7.1), SLE (▶ Kap. 9.2), Psoriasisarthritis (▶ Kap. 8.4) mit Arthritis, Bursitis und Enthesitis
- Fußdeformität: Platt-, Senk-, Spreiz-, Hohl-, Klump-, Sichel-, Spitzfuß
- Zehendeformität: Hallux valgus, Krallen- und Hammerzehen, Digitus-V-superductus
- Morton-Metatarsalgie (▶ Kap. 13.6.10)
- Fraktur der Metatarsalia, insbes. Ermüdungsfraktur Metatarsale II oder III (▶ Abb. 6.2)
- Aseptische Knochennekrose: Köhler-I- und -II-Krankheit
- Algodystrophie (Sudeck-Syndrom, ▶ Kap. 6.13, Fallbeispiel ▶ Kap. 19.12): Z.n. Hallux-valgus-OP, Trauma
- Coalitio tarsi: Verschmelzung der Fußwurzelknochen (kalkaneonavikular, talokalkaneal)
- Hallux rigidus
- Fersensporn
- Ledderhose-Syndrom
- Tarsaltunnelsyndrom (▶ Kap. 13.6.9)
- Achillodynie
- Arthrose von OSG, subtalar, talonavikular, kuneonavikular
- Peronealsehnenluxation
- Haglund-Ferse
- Polyneuropathien

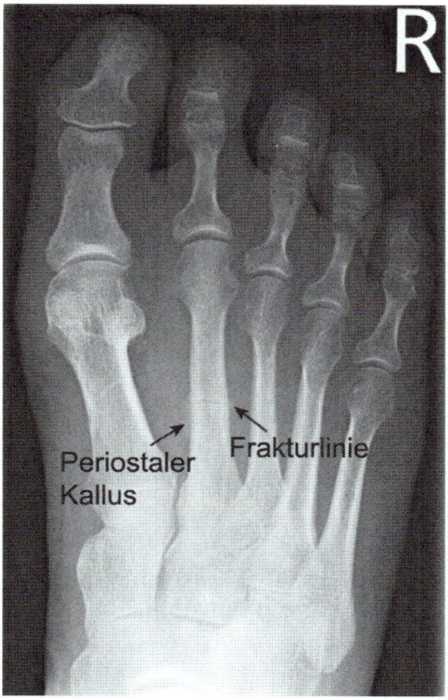

Abb. 6.2 Röntgen Vorfuß mit Zeichen der Ermüdungsfraktur Metatarsale II [P482]

> **!**
> - Hartnäckige Fußschmerzen sind oft Zeichen der Calcaneopathia rheumatica: Arthrosono zum Nachweis der Enthesitis!
> - Ermüdungsfraktur der Metatarsalia auch schon bei jungen Frauen durch Tragen hoher Absätze!

6.10 Haarausfall

- Kollagenosen, insbes. SLE (▶ Kap. 9.2)
- Hyper- und Hypothyreose (▶ Kap. 12.2.1)
- Eisenmangel bei entzündlich-rheumatischer Erkrankung: RA (▶ Kap. 7.1), SLE (▶ Kap. 9.2), Polymyalgia rheumatica (▶ Kap. 10.2)
- Stresssituation bei rheumatischer Erkrankung: Erstdiagnose, Konflikte im Alltag, Beruf und Familie
- Medikamente: Sulfasalazin (Kap. ▶ 16.4.2), MTX (▶ Kap. 16.4.3), Leflunomid (▶ Kap. 16.4.4), Cyclophosphamid (▶ Kap. 16.4.8), Biologika (▶ Kap. 16.5), GK (▶ Kap. 16.3). Thyreostatika, Antibiotika
- Zink- und Selenmangel bei entzündlich-rheumatischer Manifestation
- Vitamin-H-Mangel

> **!**
> - Haarausfall kann der Manifestation einer Kollagenose Monate vorausgehen!
> - Alopecia areata ist ein Hinweis auf SLE!

6.11 Hämarthros

- Gerinnungsstörung (Thrombozytopenie) bei entzündlich-rheumatischer Erkrankung: SLE (▶ Kap. 9.2)
- Hämophilie-Arthropathie (▶ Kap. 12.3.1)
- Pigmentierte villonoduläre Synovialitis (80 % am Kniegelenk)
- Postpunktionell: diagnostische und therapeutische Punktion (GK, RSO)
- Medikamente:
  - Thrombopenie unter Basistherapeutika: Sulfasalazin (▶ Kap. 16.4.2), MTX (▶ Kap. 16.4.3), Leflunomid (▶ Kap. 16.4.4), Cyclophosphamid (▶ Kap. 16.4.8)
  - Antikoagulanzien: Phenprocumon und NOAK, hochdosierte Heparintherapie
- Patellaluxation
- Trauma: Kreuzbandruptur, Meniskusruptur, Hoffa-Einriss, Tibiakopffraktur bei Osteoporose (▶ Kap. 14.1)

> **!** Hämorrhagischer Kniegelenkerguss mit Kapselschwellung, Überwärmung und Bewegungseinschränkung ist verdächtig auf eine pigmentierte villonoduläre Synovialitis!

6.12 Handschmerzen

- Arthritis bei entzündlich-rheumatischer Erkrankung, insbes. RA, Psoriasisarthritis (▶ Kap. 8.4) und Kristallarthropathien (▶ Kap. 12.1)
- Tenosynovitis bei entzündlich-rheumatischer Erkrankung, insbes. RA, Kollagenosen (▶ Kap. 9)
- Karpaltunnelsyndrom (▶ Kap. 13.6.1), Loge-du-Guyon-Syndrom (▶ Kap. 13.6.4), Pronator-teres-Syndrom
- Arthrose: radiokarpal, CMC I, Trapez-Skaphoid
- Algodystrophie (Sudeck-Syndrom, ▶ Kap. 6.13), Schulter-Hand-Syndrom bei PHS (▶ Kap. 13.4)
- Funktionsstörung Capitatum/Lunatum, Lunatum/Radius, ulnokarpal mit Diskus ulnaris
- Handgelenkganglion
- Intraossäre Ganglien
- Lunatummalazie: insbes. bei SLE (▶ Kap. 9.2)
- Skaphoidpseudarthrose
- Fibromyalgie (▶ Kap. 13.▶ 2)

> **!** Bei Handschmerzen immer auch an Überlastungsreaktion denken!

6.13 Handschwellung

Artikulosynovitis (Handgelenk, MCP, PIP), Tenosynovitis (Streck- und Beugesehnen), Haut- und Weichteilentzündung, neurovegetativ, vaskulär, lymphatisch, metabolisch

- RA und Sonderformen (▶ Kap. 7)
- Kollagenosen: SLE (▶ Kap. 9.2), Frühsymptom von systemischer Sklerose (▶ Kap. 9.4) und Mischkollagenose (▶ Kap. 9.6)
- Vaskulitiden (▶ Kap. 10)
- Psoriasisarthritis(▶ Kap. 8.4) : Beugesehnen- und Weichteilbeteiligung stehen oft im Vordergrund
- Algodystrophie: Stadium I des komplexen regionalen Schmerzsyndroms, Schulter-Hand-Syndrom bei PHS (▶ Kap. 13.4)
- Kristallarthropathie: Chondrokalzinose (▶ Kap. 12.1.2), Gicht (▶ Kap. 12.1.1)
- Ganglion
- Karpaltunnelsyndrom (▶ Kap. 13.6.1)
- Thorakale Engpasssyndrome (▶ Kap. 13.6): Halsrippe, Skalenus-, Hyperabduktions-, kostoklavikuläres Syndrom
- Autoimmunthyreoiditis (Basedow-Krankheit), Hyper- und Hypothyreose (▶ Kap. 12.2.1)
- Radiusfraktur: Bagatelltrauma bei Osteoporose (▶ Kap. 14.1) wird leicht übersehen
- Antiphospholipidsyndrom (▶ Kap. 9.3): Armvenenthrombose!
- Thrombophlebitis, Lymphadenitis: Zeckenbiss, Insektenstich, peripherer Zugang
- Lymphödem
- Prämenstruelles Syndrom

Algodystrophie (komplexes regionales Schmerzsyndrom, Sudeck-Syndrom)

Stadium I (Stadium der Hyperämie): Hyperämie, ödematöse Schwellung, starke diffuse Schmerzen

- Rö.: diffuse, manchmal schon fleckige, gelenknahe Osteoporose (▶ Abb. 6.3)
- Ther.: Calcitonin 100 IE tägl. für 6 Wo., NSAR, GK 20–50 mg/d für 1–2 Wo. Sedativa oder schmerzdistanzierende Medik. mit Pregabalin oder Gabapentin. Konsensuelle Reflexther. (Iontophorese, Galvanisation), vorsichtige Bewegungsther. Stellatumblockaden. Spiegeltherapie

Stadium II (Stadium der Dystrophie): Haut- und Muskelatrophie, Rückbildung der Schwellung

- Rö.: ausgeprägte fleckige Entkalkung, Grenzlamellenschwund, Usurierungen, Erosionen
- Ther.: Medik. wie Stadium I, Intensivierung der Übungstherapie, dosierte Thermotherapie (Peloide, Armbäder, Bewegungbad)

Stadium III (Stadium der Atrophie): Muskelatrophie, Kapselschrumpfung, Kontrakturen, Pigmentveränderungen, Nagelwachstumsstörungen

- Rö.: diffuse Osteoporose mit „glasartigem“ Knochen und Bälkchenvergröberung
- Ther.: KG, Ergo und Reflextherapien intensiviert (Gelenkmobilisation, Kontrakturdehnung)

6

> **!** Bei Handschwellung immer an Algodystrophie (Sudeck-Syndrom) denken! Bagatelltraumen werden oft übersehen (handgelenkeinschnürende Einkaufstüte, Handprellung)!

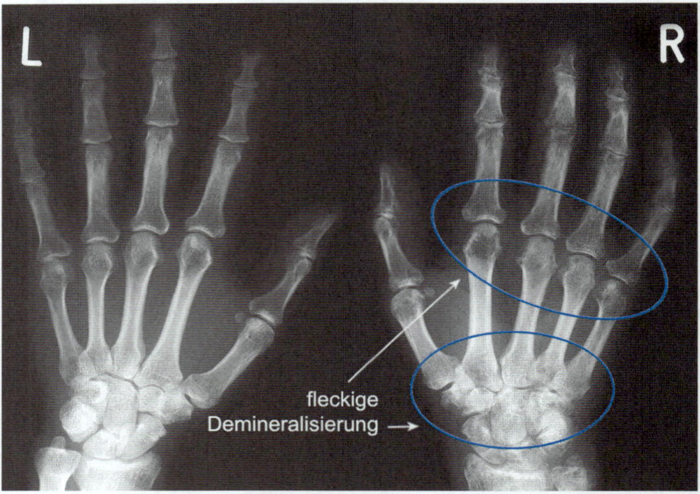

Abb. 6.3 Röntgen Algodystrophie rechte Hand [M113]

6.14 Heiserkeit

Rheumatologische Ursachen

- Arthritis der Krikoarythenoidgelenke bei RA (▶ Kap. 7.1)
- Kollagenosen: systemische Sklerose (▶ Kap. 9.4), Mischkollagenose mit Refluxsymptomatik (▶ Kap. 9.6)
- Myasthenia gravis (▶ Kap. 13.6.3)
- Hypo- und Hyperthyreose (▶ Kap. 12.2.1)
- Medikamente: GK, (insbes. inhalative Steroide) (▶ Kap. 16.3), Antidepressiva, Neuroleptika, Antihistaminika, Metoclopramid, Antibiotika
- Kopfgelenkfunktionsstörungen
- Stress: psychische Belastung bei rheumatischer Grunderkrankung, oft versagt auch die Stimme!

> **!** Jede Heiserkeit, die länger als 3 Wo. fortbesteht, muss HNO-ärztlich abgeklärt werden!

6.15 Hepatosplenomegalie

Rheumatologische Ursachen

- Zeichen der Aktivität der Grunderkrankung: RA (▶ Kap. 7.1), JIA (▶ Kap. 7.2.4), Felty-Syndrom (▶ Kap. 7.2.3), systemische Sklerose (▶ Kap. 9.4), Vaskulitiden (▶ Kap. 10), SLE (▶ Kap. 9.2), Sjögren-Syndrom (▶ Kap. 9.7)
- Opportunistische Infektionen unter immunsuppressiver Therapie: Sepsis, Tbc (▶ Kap. 15.4)
- Hämochromatose (▶ Kap. 12.1.4)
- Sarkoidose
- Infektassoziierter Rheumatismus: EBV, Parvovirus B19 (▶ Kap. 15.7), HIV (▶ Kap. 15.9), Hepatitis B und C (▶ Kap. 15.8), Toxoplasmose, Brucellose, Listeriose
- Liposomale Speicherkrankheiten: Gaucher-Krankheit

6.16 Hüft- und Oberschenkelschmerz (Erwachsene)

- Koxitis bei entzündlich-rheumatischen Erkrankungen: RA (▶ Kap. 7.1), reaktive Arthritis (▶ Kap. 8.3)
- Spondylitis/Sakroiliitis (▶ Kap. 15.10)bei entzündlich-rheumatischen Erkrankungen: Spondyloarthritis (▶ Kap. 8)
- Periarthropathie bei Koxarthrose (▶ Kap. 11.4), Gonarthrose (▶ Kap. 11.3)
- Femoroazetabuläres Impingement (▶ Kap. 11.4)
- Lokalisierte Tendomyopathie (▶ Kap. 13.3): M. tensor fasciae latae, M. sartorius, M. quadriceps femoris, Adduktoren, M. piriformis
- Generalisierte Tendomyopathie: Fibromyalgie (▶ Kap. 13.2)
- Bursitis subtrochanterica und iliopectinea
- Osteoporose (▶ Kap. 14.1)
- Osteomalazie (▶ Kap. 14.2)
- Paget-Krankheit (▶ Kap. 14.3)
- Oberschenkelhalsfraktur: Spontanfraktur bei Osteoporose (▶ Kap. 14.1)
- Hüftkopfnekrose (▶ Kap. 11.4)
- Hypo- und Hypermobilität der unteren LWS und des ISG
- NPP (▶ Kap. 11.5.4), Osteochondrose (▶ Kap. 11.5), Spinalkanalstenose (▶ Kap. 11.5.5)
- Beinlängendifferenz (▶ Kap. 6.3)
- Infektiöse Koxitis, Gonarthritis: Tbc (▶ Kap. 15.4), Gonorrhö (▶ Kap. 15.2)
- Coxa saltans: Hüftschnappen durch Springen des Tractus iliotibialis über den Trochanter major
- Engpasssyndrome (▶ Kap. 13.6): N. cutaneus femoris lateralis, N. ilioinguinalis, N. iliohypogastricus, N. genitofemoralis, N. obturatorius

! Bei geringstem Verdacht auf Koxitis oder Hüftkopfnekrose sofortige apparative Diagnostik: Arthrosono, MRT!

6.17 Hüft- und Oberschenkelschmerz (Kinder)

- Koxitis/Gonarthritis bei entzündlich-rheumatischen Erkrankungen: JIA (▶ Kap. 7.2.4)
- Koxitis fugax
- Infektiöse Koxitis
- Osteomyelitis
- Perthes-Calvé-Legg-Krankheit
- Epiphyseolysis capitis femoris
- Coxa saltans: Hüftschnappen durch Springen des Tractus iliotibialis über Trochanter major
- Hüftdysplasie, Hüftluxation
- Ewing-Sarkom, Osteosarkom

> **!** Koxitis im Kindesalter kann Erstmanifestation einer JIA sein!

6.18 Hustenreiz

Rheumatologische Ursachen
- Sjögren-Syndrom (▶ Kap. 9.7)
- Sicca-Symptomatik bei entzündlich-rheumatischer Erkrankung: RA (▶ Kap. 7.1), Kollagenosen (▶ Kap. 9)
- Sarkoidose
- Frühsymptom bei interstitieller Lungenbeteiligung bei Kollagenosen wie SLE (▶ Kap. 9.2), systemische Sklerose (▶ Kap. 9.4), Mischkollagenose (▶ Kap. 9.6) und Vaskulitiden wie GPA (▶ Kap. 10.5), eGPA (▶ Kap. 10.7)
- Medikamente: Psychopharmaka, Betablocker, Pneumonitis unter MTX (▶ Kap. 16.4.3) oder Leflunomid (▶ Kap. 16.4.4)
- Psychische Belastungssituation
- Ösophagusmotilitätsstörung (Verschlucken) bei Kollagenosen (▶ Kap. 9)

> **!** Hustenreiz unter MTX-Therapie kann auf bronchiale Irritation und Pneumonitis hinweisen!

6.19 Hypermobilität

Vergrößerung der aktiven und passiven Beweglichkeit eines Gelenks durch verlängerte (überdehnte) Ligamente, Lockerung der Gelenkkapsel, Schwäche und/oder Koordinationsstörung der das Gelenk stabilisierenden Muskeln.
- Hypermobilitätssyndrom/Marfan-Syndrom: Bindegewebserkrankung unterschiedlichen Ausmaßes (Störung des Kollagenstoffwechsels) mit generalisierter Bindegewebsschlaffheit
  - Gelenküberstreckbarkeit: Hände, Ellenbogen, Genua recurvata und valga
  - Knick-Senk-Füße
  - Habituelle Schulter- und Patellaluxation
  - Skoliose, Kyphoskoliose, Trichter- und Kielbrust
  - Mitralsegelprolaps-Syndrom, Aortenaneurysma
  - Myopie, Augenlinsen(sub)luxation

- Nach Abklingen der entzündlich-rheumatischen Krankheitsaktivität
- Segmentale Hypermobilität bei Hypomobilität benachbarter Strukturen
  - Z.n. Spondylitis, Spondylodiszitis, Sakroiliitis
  - AS (▶ Kap. 8.2) mit ossärer bzw. ligamentärer Ossifikation
  - Scheuermann-Krankheit
  - Synostosierende Osteochondrose
  - Angeborener Blockwirbel
  - Funktionsstörung der vertebralen Übergangsregionen
- Sport: Kunstturnen, Trampolinspringen, Speerwerfen, (Stab-)Hochsprung, Ringen
- Muskuläre und ligamentäre Insuffizienz nach Beendigung des Leistungssports
- Hormonelle Veränderungen: Schwangerschaft (ISG!), Klimakterium, Kontrazeptiva
- Posttraumatisch: HWS-Schleudertrauma
- Hyperparathyreoidismus (▶ Kap. 12.2.2)
- Akromegalie (▶ Kap. 12.2.7)
- Paresen

!

- Eine persistierende Entzündung (z.B. Sakroiliitis) kann zur Hypomobilität (knöcherne Durchbauung) oder auch Hypermobilität (Dehnung der Band-Kapsel-Strukturen) führen!
- Die vertebralen Übergangsregionen sind „anfällig“ für funktionelle Störungen!

Therapie bei Hypermobilität

- Stabilisation durch Muskeltraining: Kraft und Ausdauer
- Verbesserung der Koordination: Bewegungsmuster
- Mobilisation hypomobiler Gelenke zur Beseitigung der kompensatorischen Hypermobilität
- Taping
- Bandagen: Kniegelenke, Sprunggelenke
- Orthesen: Knie-Brace, halb elastische Mieder
- Sklerosierung: Infiltrationen mit Glukose 40 %/LA intraartikulär (Facettengelenke) oder ligamentär (ISG, Kollateralband)

6.20 Hypomobilität

Einschränkung der aktiven und passiven Beweglichkeit in einem Gelenk durch strukturelle oder funktionelle Veränderungen an den Gelenkflächen oder im Weichteilmantel (Gelenkkapsel, Ligamente, Muskulatur). Durch Verlagerung der physiologischen Umdrehungsachse kommt es zur eingeschränkten Gleitbewegung mit Kippbewegungen und somit zur Kompression bestimmter Gelenkflächen.

- Arthritis
- Arthrose (▶ Kap. 11)
- Weichteilrheumatismus: lokalisierte (▶ Kap. 13.3) und generalisierte (▶ Kap. 13.2) Tendomyopathien muskuläre Dysbalance, sternosymphysale Belastungshaltung, Fibromyalgie (▶ Kap. 13.2)
- Enthesiopathien
- Muskelkontrakturen
- Myositis (▶ Kap. 13.6.4)

Therapie der Hypomobilität

- Weichteiltechniken
  - Massagen: Muskel-, Quer-, Marnitz-, Bindegewebs-, Periostmassage
  - Postisometrische Relaxation
  - Muskel-Energie-Techniken
  - Muskeldehnung
  - Stretching
- Gelenktechniken
  - Mobilisation: Traktion, Gleitmobilisation, Manipulation
  - Automobilisation
  - Koordinationstraining: PNF, Trainingstherapie
  - Muskelkräftigung

6.21 ISG-Symptomatik

Lumbalgien und Lumboischialgien mit pseudoradikulärer Schmerzausstrahlung: degenerativ, entzündlich, angeboren, neoplastisch, traumatisch.

- Spondyloarthritiden: AS (▶ Kap. 8.2), Psoriasisarthritis (▶ Kap. 8.4), reaktive Arthritis (▶ Kap. 8.3), darmassoziierte Arthritis (▶ Kap. 8.5)
- SAPHO-Syndrom (▶ Kap. 8.6)
- ISG-Arthrose (▶ Kap. 11.5.6)
- Spondylosis hyperostotica Forestier-Krankheit (▶ Kap. 11.5.1)
- Hypomobilität (sog. Blockierung) und Hypermobilität des ISG, Beckenverwringung
- RA und Sonderformen (▶ Kap. 7), JIA (▶ Kap. 7.2.4)
- Kristallarthropathie: Gicht (▶ Kap. 12.1.1)
- Tbc (▶ Kap. 15.4), Brucellose, bakterielle Sakroiliitis (▶ Kap. 15.10)
- Ostitis condensans ilii
- Osteoporose (▶ Kap. 14.1)
- Osteomalazie (▶ Kap. 14.2)
- Hyperparathyreoidismus (▶ Kap. 12.2.2)
- Paget-Krankheit (▶ Kap. 14.3)
- Plasmozytom
- Knochenmetastasen, insbes. Prostatakarzinom
- Sportliche Fehlbelastung: Weitsprung, Dreisprung
- Beckenringlockerung in der Schwangerschaft

!

- Zur Beurteilung einer ISG-Symptomatik ist die Differenzierung von Hypomobilität und Hypermobilität unerlässlich!
- Immer an sog. „entzündlichen Rückenschmerz" denken, der auf eine Sakroiliitis hinweist!

6.22 Knie- und Unterschenkelschmerz (Erwachsene)

- Gonarthritis bei entzündlich-rheumatischer Erkrankung: RA (▶ Kap. 7.1), SLE (▶ Kap. 9.2), reaktive Arthritis (▶ Kap. 8.3)
- Gicht (▶ Kap. 12.1.1)
- Borreliose (▶ Kap. 15.3)

- Bakterielle Gonarthritis bei Gonorrhoe (▶ Kap. 15.2)
- Iatrogene septische Gonarthritis, z.B. nach Punktion
- Poplitealzyste: Baker-Zyste
- Gonarthrose (▶ Kap. 11.3), Periarthropathia genu
- Chondrokalzinose (▶ Kap. 12.1.2)
- Koxarthrose (▶ Kap. 11.4), Periarthropathia coxae mit typischer Schmerzausstrahlung ins Knie
- Femoropatellares Schmerzsyndrom: Chondropathia patellae
- Bursitis supra-, prä-, infrapatellaris
- Meniskopathie, Meniskusganglion
- Hämophilie-Arthropathie (▶ Kap. 12.3.1)
- Osteoporose (▶ Kap. 14.1), Osteomalazie (▶ Kap. 14.2), Paget-Krankheit (▶ Kap. 14.3)
- Osteonekrose, Osteomalazia patellae
- Algodystrophie (Sudeck-Syndrom, ▶ Kap. 6.13)
- Pigmentierte villonoduläre Synovialitis
- Kompartment-Syndrom nach ungewohnter Belastung
- Osteomyelitis (▶ Kap. 15.11)
- Osteosarkom, Riesenzelltumor, synoviales Sarkom
- Beinvenenthrombose bei Antiphospholipid-Syndrom (▶ Kap. 9.3), RA (▶ Kap. 7.1), SLE (▶ Kap. 9.2)
- Durchblutungsstörung bei Vaskulitis (▶ Kap. 10)
- Lokalisierte Myositis bei Polymyositis (▶ Kap. 9.5)

!
- Bei Kniegelenkschmerzen an Koxitis und Periarthropathia coxae denken!
- Rupturierte Baker-Zyste imponiert klinisch wie tiefe Unterschenkelvenenthrombose: diagnostisch Abklärung mit Arthrosono!

6

6.23 Knie- und Unterschenkelschmerz (Kinder)

- Gonarthritis bei entzündlich-rheumatischer Erkrankung: JIA (▶ Kap. 7.2.4), infektiöse (▶ Kap. 15) und reaktive Arthritis (▶ Kap. 8.3), Gicht (▶ Kap. 12.1.1), Kollagenosen (▶ Kap. 9)
- Femoropatellares Schmerzsyndrom: Chondropathia patellae
- Osteomyelitis (▶ Kap. 15.11)
- Perthes-Calvé-Legg-Krankheit
- Epiphyseolysis capitis femoris
- Hüftgelenkdysplasie
- Osgood-Schlatter-Krankheit: aseptische Nekrose der Tibiaapophyse
- Sinding-Larsen-Johansson-Krankheit: Osteonekrose des distalen Patellapols
- Osteochondrosis dissecans: aseptische Nekrose überwiegend lateraler Rand des medialen Femurkondylus, seltener lateraler Kondylus und Patellarückfläche
- Meniskopathie: Scheibenmeniskus, Meniskusganglion
- Beinlängendifferenz (▶ Kap. 6.3)
- Hämophilie-Arthropathie (▶ Kap. 12.3.1)
- „Wachstumsschmerzen" = Ausschlussdiagnose!

! Bei Kniegelenkschmerzen an die Hüfte (Perthes-Calvé-Legg-Krankheit, Epiphyseolysis capitis femoris, Dysplasie) denken!

6.24 Kokzygodynie

Sammelbegriff für Beschwerden im Steißbeinbereich.

- Lokalisierte Tendomyopathie: Beckenbodenmuskulatur (▶ Kap. 13.3)
- Generalisierte Tendomyopathie: Fibromyalgie (▶ Kap. 13.2)
- Fehlstellung des Os coccygis nach Sturz, chron. Druckeinwirkung (sitzen), Geburt
- Subluxation/Luxation des Os coccygis im Sitzen nach dorsal
- Hypermobilität des Os coccygis im Sitzen
- NPP (▶ Kap. 11.5.4), Diskusverschmälerung
- Gynäkologische Affektionen

Die Kokzygodynie bedarf eines multimodalen Therapiekonzepts!

- Psychosomatik: Entspannungstechniken, analytisches Gespräch
- KG, Ergo: Beseitigung der muskulären Dysbalance am Beckenboden mit Dehnung und Querfriktionen von M. gluteus maximus (unterer Anteil), M. levator ani und M. coccygeus. Arbeitsplatzgestaltung, Sitzring
- Infiltrationen der ventrolateralen Bandinsertionen, der Synchondrosis sacrococcygialis und des Hiatus sacralis mit LA, ggf. mehrfach wiederholen
- Akupunktur
- Steißbeinmobilisationen und Steißbeinmanipulation

6.25 Kopf- und Nackenschmerz

Rheumatologische Ursachen

- Riesenzellarteriitis (▶ Kap. 10.2)
- Polymyalgia rheumatica (▶ Kap. 10.2)
- Zervikalarthritis, segmentale Instabilität bei entzündlich-rheumatischen Erkrankungen: RA (▶ Kap. 7.1), Psoriasisarthritis (▶ Kap. 8.4), AS (▶ Kap. 8.2)
- Kollagenosen: SLE (▶ Kap. 9.2) mit zerebraler Vaskulitis
- Osteochondrose (▶ Kap. 11.5), Unkovertebralarthrose (▶ Kap. 11.5.7), NPP (▶ Kap. 11.5.4)
- Spannungskopfschmerz bei lokalisierter Tendomyopathie (▶ Kap. 13.3) von kurzen Nackenmuskeln, M. semispinalis cervicis, M. splenius capitis, M. sternocleidomastoideus, Kaumuskulatur
- Spannungskopfschmerz bei generalisierter Tendomyopathie: Fibromyalgie (▶ Kap. 13.2), sternosymphysale Belastungsreaktion
- Kraniomandibuläre Dysfunktion
- Hypo- und Hypermobilität der Kopfgelenke und HWS
- HWS-Tumor, Abszess, Hämatom, Aneurysma
- Migräne (begleitend bei SLE ▶ Kap. 9.2, Antiphospholipid-Syndrom, ▶ Kap. 9.3): klopfend, Halbseitenkopfschmerz mit Übelkeit, Erbrechen, Lichtscheu, Geräuschempfindlichkeit. Vegetative Begleitsymptome (Schwitzen, Durchfall, Tachykardien). Auslöser: Schokolade, Käse, orale Kontrazeptiva, Angstzustände, körperliche Anstrengungen, Reisen
- Neuralgie des N. occipitalis major

> **!**
> - Bei RA mit Nackenschmerzen immer an Zervikalarthritis denken: MRT HWS!
> - Im Verlauf einer PMR jederzeit Assoziation mit Riesenzellarteriitis möglich!

6.26 Kreuz- und Rückenschmerz (Erwachsene)

- Osteochondrose (▶ Kap. 11.5), Spondylose, Spondylarthrose, Rezessusstenose (▶ Kap. 11.5.5)
- Spondyloarthritiden: Spondylitis, Spondylodiszitis, ISG-Arthritis
- Polymyalgia rheumatica (▶ Kap. 10.2)
- Generalisierte (▶ Kap. 13.2) und lokalisierte (▶ Kap. 13.3) Tendomyopathie, Fibromyalgie (▶ Kap. 13.2)
- Hypomobilitäten (▶ Kap. 6.20): thorakolumbal, kostotransversal, ISG
- Hypermobilitätssyndrom (▶ Kap. 6.19), iliosakrale Bandinsuffizienz, Beckenverwringung
- Hyperostosis triangularis ossis ischii
- Engpasssyndrom: kutaner Ramus dorsalis von L1 und L2 (Kreuzung an Crista iliaca dorsal), N. ilioinguinalis, N. iliohypogastricus, N. genitofemoralis
- Osteoporose (▶ Kap. 14.1), Osteomalazie (▶ Kap. 14.2)
- Baastrup-Syndrom (▶ Kap. 11.5.3)
- Kyphose, Skoliose, Beinlängendifferenz (▶ Kap. 6.3), Vorfußdeformität
- Spondylolisthese, Spondylolyse
- Trauma, posttraumatisch
- Koxarthrose (▶ Kap. 11.4), Gonarthrose (▶ Kap. 11.3) mit Fehlbelastung der WS
- Borreliose (▶ Kap. 15.3)
- Herpes zoster: im Akutstadium noch keine Hautzeichen, jedoch heftige Schmerzen

> **!** Immer auch an extravertebrale Ursachen der Rückenschmerzen denken: z.B. Nephrolithiasis bei Gicht, Pankreatitis unter GK, Magenulkus unter NSAR, KHK bei entzündlich-rheumatischer Grunderkrankung!

6.27 Kreuz- und Rückenschmerz (Kinder)

- Spondylarthritiden: Spondylitis, Spondylodiszitis
- JIA (▶ Kap. 7.2.4) mit Sakroiliitis
- Scheuermann-Krankheit
- Spondylolisthese, Spondylolyse
- Statischer Rückenschmerz, Haltungsschwäche
- Hypermobilitätssyndrom (▶ Kap. 6.19)
- Osteomalazie (▶ Kap. 14.2)
- Osteomyelitis (▶ Kap. 15.11)

> **!** Bei anhaltenden heftigen Kreuzschmerzen im Kindesalter an Osteomyelitis denken!

6.28 Leistenschmerz

- Koxitis
- Koxarthrose (▶ Kap. 11.4)
- Schenkelhalsfraktur bei Osteoporose (▶ Kap. 14.1)
- Bursitis iliopectinea
- Insertionstendopathie des M. iliopsoas (▶ Kap. 13.3.2)
- N.-ilioinguinalis-Syndrom
- Lymphadenopathie beim Still-Syndrom (▶ Kap. 7.2.1)
- Maigne-Syndrom: thorakolumbale Funktionsstörung

! Bei Leistenschmerzen immer an Koxarthrose, Koxitis und Hüftkopfnekrose denken!

6.29 Lymphknotenschwellung

Rheumatologische Ursachen

- Kollagenosen: SLE (▶ Kap. 9.2), Sjögren-Syndrom (▶ Kap. 9.7)
- Still-Syndrom (▶ Kap. 7.2.1)
- Vaskulitiden: GPA (▶ Kap. 10.5), eGPA (▶ Kap. 10.7), Kawasaki-Syndrom (▶ Kap. 7.2.4)
- Löfgren-Syndrom, Sarkoidose
- AIDS (▶ Kap. 15.9)

! Lymphknotenschwellung beim Sjögren-Syndrom ist verdächtig auf Lymphom!

6

6.30 Mundtrockenheit

- Sjögren-Syndrom (▶ Kap. 9.7)
- Medikamente: Antihistaminika, Betablocker, Anticholinergika, Antidepressiva
- Hyperthyreose (▶ Kap. 12.2.1)
- Flüssigkeitsmangel, erhöhter Salzkonsum, Gewürze

! Bei Xerostomie immer an Sjögren-Syndrom denken!

6.31 Muskelschwäche, -schmerzen, -atrophie

- Kollagenosen: SLE (▶ Kap. 9.2), Poly-/Dermatomyositis (▶ Kap. 9.5), systemische Sklerose (▶ Kap. 9.4), Mischkollagenose (▶ Kap. 9.6), Sjögren-Syndrom (▶ Kap. 9.7)
- Vaskulitiden: Polymyalgia rheumatica (▶ Kap. 10.2)
- RA und Sonderformen (▶ Kap. 7): insbes. bei sog. autoimmuner Prägung, LORA (▶ Kap. 7.2.2)
- Autoimmunthyreoiditis, Hypo- und Hyperthyreose (▶ Kap. 12.2.1)
- Sarkoidose
- Überbeanspruchung: sternosymphysale Belastungshaltung, Übertraining

- Osteomalazie (▶ Kap. 14.2), Vitamin-D-Mangel
- Vitamin-E-Mangel
- Borreliose (▶ Kap. 15.3)
- Eosinophilie-Myalgie-Syndrom, Shulman-Syndrom
- Katabolie: konsumierende Erkrankungen
- Hyper- und Hypoparathyreoidismus (▶ Kap. 12.2.2)
- Addison-Krankheit, Conn-Syndrom, Cushing-Syndrom
- Metabolische Myopathien: Defekt im Kohlenhydrat-, Lipid-, Purin-, Mitochondrienstoffwechsel, Coenzym-Q10-Mangel
- Paraneoplastisches Syndrom (▶ Kap. 13.6.3)
- Parainfektiöser Rheumatismus: Coxsackie-B (Bornholm-Epidemie), Influenza, Echo, EBV, VZV
- AIDS (▶ Kap. 15.9)
- Fibromyalgie (▶ Kap. 13.2)
- Polyneuropathie, Mononeuritis multiplex, Stiff-Man-Syndrom
- Myositis ossificans progressiva
- Muskeldystrophie
- Alkohol
- Medikamente: GK (▶ Kap. 16.3), Antimalarika, Statine
- Fischvergiftung: Ciguatera-Toxin bei z.B. Red Snapper
- Myasthenia gravis

!
- Immer an medikamentös assoziierte Myopathie denken: exakte Medikamentenanamnese, insbes. Statine, PPI!
- Bei unklarer Muskelschwäche Behandlungsversuch mit Vitamin D!

6.32 Raynaud-Syndrom

Anfallsartig auftretende Vasospasmen im Bereich der peripheren Gefäße der Finger und Zehen, die durch Kälte, emotionalen Stress und lokale Kompressionsphänomene induziert und unter Wärmeeinfluss oder medikamentös wieder gelöst werden können.

- Primäres Raynaud-Syndrom: anfallsartig auftretende Vasospastik, die weder auf Fingerarterienverschlüsse noch auf eine Grunderkrankung (z.B. Kollagenose, ▶ Kap. 9) zurückgeführt werden kann.
- Sekundäres Raynaud-Syndrom: vasospastische Phänomene bei gleichzeitigem Nachweis von Fingerarterienverschluss oder Grunderkrankung.

Häufigkeit

- Prävalenz: 5 % in Deutschland
- F : M = 4 : 1
- Hauptmanifestationsalter: 20.–50. LJ

Pathogenese

- Generalisierte Konstriktion der kleinen Gefäße durch erhöhten Sympathikotonus
- Hypothalamische Dysregulation
- Synapsenstörung im Bereich der Fingerarterien
- Fehlerhafte Übertragung oder Verarbeitung von Neurotransmittern/biogenen Aminen
- Änderung der Fließfähigkeit des Blutes mit Viskositätserhöhung, z.B. durch Kälteagglutinine oder Paraproteinämie

Ätiologie des sekundären Raynaud-Syndroms

- Rheumatologische Erkrankungen: systemische Sklerose (▶ Kap. 9.4), SLE (▶ Kap. 9.2), Poly-/Dermatomyositis (▶ Kap. 9.5), Sjögren-Syndrom (▶ Kap. 9.7), Antiphospholipid-Syndrom (▶ Kap. 9.3), Vaskulitiden (▶ Kap. 10), RA (▶ Kap. 7.1)
- Neurologische Erkrankungen: multiple Sklerose
- Schultergürtelsyndrome
- Hämatologische Erkrankungen: Kälteagglutinine, Kryoglobuline, Paraproteinämie
- Endokrinologische Erkrankungen: Hypothyreose, Phäochromozytom
- Intoxikationen: PVC, Schwermetalle, Pilze, Ergotamin
- Medikamentöse NW: Betablocker, Clonidin, hormonelle Kontrazeptiva
- Traumen: Presslufthammer, Kettensäge
- Paraneoplastisches Syndrom (▶ Kap. 13.6.3)
- Thesaurismosen (Fabry-Syndrom)
- Lymphatische Abflussstörungen (Yellow Nail Syndrome)
- Bakterielle Infektionen: *Entamoeba histolytica*
- Arterielle Gefäßdysplasien
- Nicolau-Syndrom = Embolia cutis medicamentosa

Klinik

- Initiale Zyanose – ausgeprägte Weißverfärbung – überschießende Rötung.
- Ein Drittel aller Pat. zeigt nur Weißverfärbung oder nur Zyanose der Finger.
- Oft bilateral und symmetrisch am II.–V. Finger, fast nie am Daumen; 2 % an Füßen.
- Handrücken und Handinnenflächen sind nicht mitbetroffen.
- Induktion durch kritische Umgebungstemperatur von 15–20 °C, emotionaler Stress.
- Dauer: wenige min bis zu 1 h (im Mittel 25 min).

Diagnose

- Ursachenabklärung eines sekundären Raynaud-Syndroms
- Angiologische Untersuchung:
  - Dynamische Kapillarmikroskopie
  - Thermografie mit Kältereiz: verlängerte Wiedererwärmungszeit
  - Elektrooszillografie
  - Rheografie
  - Venenverschlussplethysmografie
  - Ultraschall-Doppler
  - Standardisierte Kälte- und Wärmeprovokationstests

> **!** Das Raynaud-Syndrom kann der Manifestation von Kollagenosen um Monate bis Jahre vorausgehen: Klinische Untersuchung, Kapillarmikroskopie und Immunserologie nicht versäumen!

6.33 „Rheumaknoten"

- Rheumaknoten im engeren Sinne (subkutan, derb; über Streckseiten, z.B. Ellenbogen, Handrücken, Finger): seropositive RA
- Rheumaknoten im weiteren Sinne: SLE (▶ Kap. 9.2), systemische Sklerose (▶ Kap. 9.4), Polyarteriitis nodosa (▶ Kap. 10.4), Streptokokkenrheumatismus (▶ Kap. 15.5)

- Heberden-Knoten (bilateral DIP; initial weich und druckdolent; im Verlauf knochenhart): Fingerendgelenkpolyarthrose (▸ Kap. 11.2)
- Bouchard-Knoten (bilateral PIP; initial weich und druckdolent; im Verlauf knochenhart): Fingermittelgelenkpolyarthrose (▸ Kap. 11.2)
- Knuckle Pads (MCP, subkutane Streckseiten; weich, flach, linsengroß): unspezifisch, Zehen-Fingergelenkpolster-Syndrom
- Gichtknoten (subkutan an Gelenkstreckseite, Ohrmuschel, Sehnenscheiden mit weißer, pastöser Konsistenz): Gicht (▸ Kap. 12.1.1)
- Kalkknoten (subkutan an Finger, Sehnen und in Weichteilen; hart und indolent): Mischkollagenose (▸ Kap. 9.6), systemische Sklerose (▸ Kap. 9.4)
- Synovialprolaps oder sog. Arthrozele (dorsolateral an MCP, PIP; weich): unspezifisch, bei Arthritis
- Ganglion (Hand- und Fußrücken; gelenk- und sehnenscheidenbezogen; weich bis hart): unspezifisch, postarthritisch, Fehlbelastung
- Sarkoidoseknoten
- Borrelioseknoten (▸ Kap. 15.3)

> **!** Nicht jeder Rheumaknoten ist gleich eine RA, immer an DD wie Gicht denken!

6.34 Sehnenschmerz

- Entzündlich-rheumatische Grunderkrankung: RA (▸ Kap. 7.1), JIA (▸ Kap. 7.2.4), Spondyloarthritis (▸ Kap. 8), reaktive Arthritis (▸ Kap. 8.3), Psoriasisarthritis (▸ Kap. 8.4), SLE (▸ Kap. 9.2), systemische Sklerose (▸ Kap. 9.4), Mischkollagenose (▸ Kap. 9.6)
- Metabolische Arthropathie: Gicht (▸ Kap. 12.1.1), Chondrokalzinose (▸ Kap. 12.1.2)
- Endokrine Arthropathie: Hyper-, Hypothyreose (▸ Kap. 12.2.1)
- Fibromyalgie (▸ Kap. 13.2)
- Insertionstendopathie (▸ Kap. 13.3.2): Fehl- und Überbelastung
- Medikamentöse NW: Tamoxifen, Statine, Gyrasehemmer
- Sehnenruptur: rheumatische Grunderkrankung, medikamentös (GK ▸ Kap. 16.3, Gyrasehemmer)

> **!** Sehnenschmerzen immer differenzieren nach Enthesitis und Tenosynovitis: hoher Stellenwert der Arthrosonografie!

6.35 Schulter-Arm-Schmerz

- Degenerativ: Osteochondrose (▸ Kap. 11.5), Spondylarthrose, Unkovertebralarthrose (▸ Kap. 11.5.7) mit/ohne radikuläre Symptomatik
- RA (▸ Kap. 7.1), JIA (▸ Kap. 7.2.4), AS (▸ Kap. 8.2), Psoriasisarthritis (▸ Kap. 8.4): Spondylitis, Spondylodiszitis, atlantoaxiale Instabilität, basiläre Impression
- Polymyalgia rheumatica (▸ Kap. 10.2)
- Poly-/Dermatomyositis (▸ Kap. 9.5)
- Myalgiformer Beginn einer RA (▸ Kap. 7.1), LORA (▸ Kap. 7.2.2)

- Blockierungen (C0/C1, C1/C2, zervikothorakaler Übergang)
- Fibromyalgie (▶ Kap. 13.2)
- Kettentendomyosen, sternosymphysale Belastungshaltung
- Insertionstendopathien (▶ Kap. 13.3.2): M. supraspinatus, M. levator scapulae, M. trapezius
- Chondrokalzinose (▶ Kap. 12.1.2)
- PHS (▶ Kap. 13.4)

> **!** Schulter-Arm-Schmerzen können Zeichen einer viszerovertebralen Manifestation sein (▶ Abb. 6.4)!

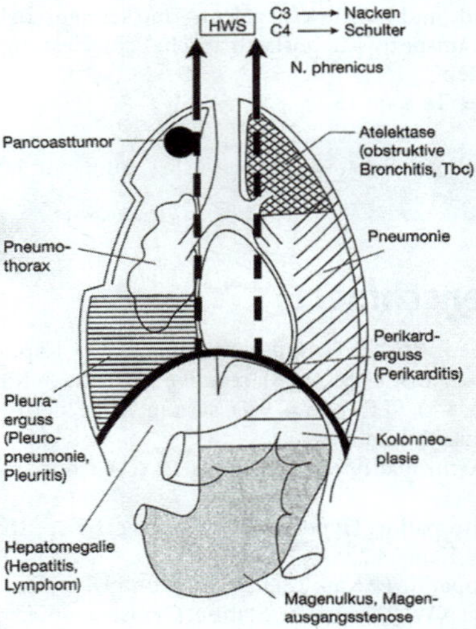

Abb. 6.4 Schulterschmerzen als Ausdruck viszerovertebraler Manifestation (Auswahl) [M113]

6.36 Schulterschmerz

- Omarthritis, AC-Arthritis, Sternoklavikulararthritis bei entzündlich-rheumatischen Erkrankungen: Spondyloarthritis (▶ Kap. 8), RA (▶ Kap. 7.1), Polymyalgia rheumatica (▶ Kap. 10.2)
- Kristallarthropathien: Chondrokalzinose (▶ Kap. 12.1.2), Gicht (▶ Kap. 12.1.1)
- PHS (▶ Kap. 13.4), Omarthrose, AC-Arthrose, Sternoklavikulararthrose
- Lokalisierte Tendomyopathie (▶ Kap. 13.3): M. supraspinatus, M. deltoideus, Mm. pectoralis major und minor, Mm. scalenii, M. trapezius, M. levator scapulae, M. splenius cervicis
- Generalisierte Tendomyopathie: Fibromyalgie (▶ Kap. 13.2)
- Engpasssyndrome (▶ Kap. 13.6): N. suprascapularis-, Karpaltunnel-, Sulcus ulnaris-, Supinator-Logen-, Pronator teres-, Skalenus-, Hyperabduktons- und kostoklavikuläres Syndrom

- Zervikalarthritis bei entzündlich-rheumatischen Erkrankungen: RA (▶ Kap. 7.1), AS (▶ Kap. 8.2), Psoriasisarthritis (▶ Kap. 8.4)
- Spondylose, Osteochondrose (▶ Kap. 11.5), NPP (▶ Kap. 11.5.4)
- HWS-Schleudertrauma, posttraumatisch
- Algodystrophie (Sudeck-Syndrom, ▶ Kap. 6.13), Schulter-Hand-Syndrom
- Infektiöse Omarthritis

> **!** Schulter-Arm-Schmerzen können Zeichen einer Organmanifestation sein: Dermatom C3 und C4 über Beteiligung des N. phrenicus: Magenulkus, Cholelithiasis, Römhild-Syndrom!

6.37 Schwindel

Rheumatologische Ursache

- Hypo- (▶ Kap. 6.20) und Hypermobilität (▶ Kap. 6.19)/Instabilität der Kopfgelenke und obere HWS
- Unkovertebralarthrose (▶ Kap. 11.5.7) mit Einengung der A. vertebralis
- RA (▶ Kap. 7.1) mit Beteiligung der sog. 5. Extremität
- Vaskulitiden mit ZNS-Beteiligung: Riesenzellarteriitis (▶ Kap. 10.2), GPA (▶ Kap. 10.5)
- Kollagenosen mit ZNS-Beteiligung: SLE (▶ Kap. 9.2), Antiphospholipid-Syndrom (▶ Kap. 9.3)
- Komorbiditäten bei entzündlich-rheumatischen Erkrankungen: Arteriosklerose mit Karotisstenose, KHK, arterielle Hypertonie, Diabetes mellitus (▶ Kap. 12.2.3)
- Medikamentöse NW: GK (▶ Kap. 16.3), NSAR (▶ Kap. 16.2), MTX (▶ Kap. 16.4.3), Leflunomid (▶ Kap. 16.4.3)

> **!** Bei Kollagenosen und Vaskulitiden zerebrale Vaskulitis ausschließen: MRT!

6.38 Thoraxschmerz

Endo-, Myo-, Perikarditis, Koronaritis, Aortitis, Aortenaneurysma, Pleuritis, Lungenembolie, Wirbelkörperimpression, Spondylitis, Diszitis, Sternoklavikulararthritis, Manubriosternalarthritis, Neuritis

- Kollagenosen: SLE (▶ Kap. 9.2), systemische Sklerose (▶ Kap. 9.4)
- Vaskulitiden: Takayasu-Arteriitis (▶ Kap. 10.3), Riesenzellarteriitis (▶ Kap. 10.2)
- SAPHO-Syndrom (▶ Kap. 8.6)
- Hypomobile Rippenfunktionsstörung, sog. Kostovertebralgelenk-Blockierung
- Spondyloarthritis (▶ Kap. 8)
- Tietze-Syndrom
- Tendomyopathie (sternokostal)
- Manifeste Osteoporose (▶ Kap. 14.1)
- Spondylodiszitis, Osteomyelitis (▶ Kap. 15.11)

> **!**
> - Der Thoraxschmerz ist bei der Takayasu-Arteriitis führendes Symptom und zugleich Alarmzeichen: Aneurysmaruptur!
> - Thoraxschmerzen bei Riesenzellarteriitis können eine Beteiligung der Aorta sein: PET-CT!

6.39 Waden- und Knöchelschwellung

- Poplitealzysten: Aussackung der dorsalen Kniegelenkkapsel (sog. Baker-Zyste) bzw. Bursa des M. gastrocnemius und M. semimembranosus. Rupturierte Baker-Zyste
- Gonarthritis, OSG-Arthritis bei entzündlich-rheumatischen Erkrankungen: RA (▶ Kap. 7.1), Löfgren-Syndrom, Kristallarthropathien (▶ Kap. 12.1), Kollagenosen (▶ Kap. 9)
- Ganglion, Synovialom
- Tenosynovitis: Mm. tibialis anterior und posterior, M. extensor digitorum, M. peroneus
- Tendomyopathie der Unterschenkelstrecker
- „Lokalisierte" Vaskulitis: Polyarteriitis nodosa (▶ Kap. 10.4), Urtikaria-Vaskulitis
- Tibiafraktur: insbes. unteres Drittel unter Fluoridtherapie bei Osteoporose (▶ Kap. 14.1) (Bagatelltrauma)
- Osteomalazie (▶ Kap. 14.2)
- Kompartment-Syndrom: Weichteilschwellung, Muskelschmerz und Sensibilitätsstörung durch interstitielles Ödem mit erhöhtem Logendruck im vorderen (M.-tibialis-anterior-Loge), fibularen (M.-peroneus-Loge), oberflächlich dorsalen (M. triceps surae) und tiefen dorsalen (M. tibialis posterior, Zehenbeuger) Kompartment durch Muskelüberlastung (Sport, Schuhwerk), Fraktur, OP (Umstellungsosteotomie), einschnürende Verbände und Gips
- Osteochondrosis dissecans
- Kapselaussackung bei Hypermobilitätssyndrom (▶ Kap. 6.19)
- Lymphödem
- Lipödem

! Bei unklaren starken Unterschenkelschmerzen immer an Kompartment-Syndrom denken!

7 Rheumatoide Arthritis und Sonderformen

Thomas Bitsch, Christoph Fiehn und Anja Sonnenschein

7.1 Rheumatoide Arthritis (RA)

Thomas Bitsch und Christoph Fiehn

Häufigste entzündlich-systemische Bindegewebserkrankung mit überwiegender Manifestation an den Gelenken sowie extraartikulärer Einbeziehung von Schleimbeutel, Sehnenscheiden, Gefäße, Augen, seröse Häute und innere Organe. Neben direkter kardialer Manifestation geht die RA mit einem erhöhten kardiovaskulären Risiko und einer entsprechend erhöhten Mortalität einher.

Ätiologie

Früh in der Erkrankung: Bildung von Autoantikörperbildung gegen citrullinierte Peptide (ACPA) durch den Verlust der Toleranz gegen Selbstpeptide, bei denen posttranslational die Aminosäure Arginin in Citrullin umgewandelt worden ist. Die ACPA-Bildung wird teilweise genetisch determiniert, darüber hinaus sind Umweltfaktoren für die RA bekannt, am stärksten davon das Rauchen (ca. 2-faches Risiko der Entwicklung einer RA bei Rauchern).

Pathogenese

- Exsudation (Ergussbildung) und Zellrekrutierung.
- Zelldifferenzierung und Proliferation (tumorähnliches Wachstum).
- Gelenkdestruktion.
- Fibrosierung und Reparation.
- Die lokale Immunreaktion wird in Anwesenheit proinflammatorischer Zytokine (IL-1, IL-6, TNF-alpha usw.) von endogenen Antigenen (Immunglobulin G und Spaltprodukte, Kollagene, Proteoglykane) unterhalten.
- Präsentation der Antigene gegenüber krankheitsspezifischen $CD4^+$-T-Zellen in Anwesenheit bestimmter MHC-Klasse-II-Antigene mit deren Aktivierung.
- Aktivierung weiterer Zelltypen (Makrophagen, B- und T-Zellen, Synovialzellen).
- Freisetzung von Wachstumsfaktoren, AK und Enzymen.
- Daraus resultiert die Synovialitis und letztlich die Gelenkdestruktion.

Histopathologie

- Villöse Hypertrophie der Synovialmembran
- Proliferation der oberflächlichen Synovialzellen
- Lymphoplasmazelluläre Infiltration mit Tendenz zur Bildung lymphoider Knötchen
- Fibrinablagerung an der Oberfläche oder innerhalb von Mikrovilli, Herde von Zellnekrose
- Rheumaknoten: zentrale fibrinoide Nekrose, palisadenartige Zone von Epitheloidzellen, Lymphozyten und Plasmazellen (nekrotisierende Vaskulitis)

Epidemiologie

- Weltweit homogen verbreitet (Umgebungsfaktor weltweit)
- Prävalenz 1 %; nimmt mit steigendem Alter zu (> 55. LJ. 2 %). F : M = 3 : 1
- Hauptmanifestationsalter: 35.–45. LJ
- Lebenszeitrisiko für Entwicklung einer RA: 2 % für Männer und 4 % für Frauen

7.1.1 Klinik und Befund

Prodromalstadium

- Sehr häufig: rasche körperliche und geistige Ermüdbarkeit, allgemeines Krankheitsgefühl, neu aufgetretene Hyperhidrosis palmaris, anamnestisch Sehnenscheidenentzündungen ohne Grund (Strecksehnen der Hände, M.-tibialis-anterior-Sehne). Karpaltunnelsyndrom bei Karpalarthritis
- Häufig: flüchtige Arthralgien, flüchtige Temporomandibulararthralgien, Parästhesien, Morgensteife, positives Gaenslen-Zeichen, Akrozyanose, Cutis marmorata, Appetitlosigkeit
- Seltener: Blasswerden einzelner Finger, flüchtige Myalgien, Gewichtsabnahme ohne Grund

Frühstadium

- Morgensteifigkeit (> 60 min)
- Kraftlosigkeit der Hände
- Symmetrische Polyarthritis kleiner Gelenke (MCP, MTP, Hand) mit positivem Gaenslen-Zeichen („Begrüßungsschmerz") und palmarem Flexionsschmerz
- Monarthritischer Beginn in 20 % der Fälle
- Palindromer Rheumatismus: rezidivierende, anfallsartige akute Arthritis ohne dauerhafte Gelenkschädigung bei fehlendem Hinweis auf Haut-, Augen- und darmassoziierte Symptome. Meist mit Anti-CCP-Antikörper und/ oder Rheumafaktor assoziiert.
- Anfallsartiger Charakter mit Weichteilschwellung wie Gichtanfall. Schwellung von Handrücken, Unterarmstreckseite und Achillessehne. Dauer 1–14 Tage. Beschwerdefreie Intervalle von Wochen bis Monate

> Der palindrome Rheumatismus muss als potentielle RA angesehen werden. Deshalb regelmäßig klinische, laborchemische und radiologische Kontrollen. Häufig auch schon in diesem Stadium DMARD-Therapie gerechtfertigt.

Vollbild

Hände

- Kompressionsschmerz aller MCP: Gaenslen-Zeichen als diagnostischer Händedruck!
- Kapselschwellung: weich-fluktuierend (Erguss, Synovialitis) oder pannös-federnd (Synovialitis)
- Sehnenschwellung: Handrücken (M. extensor digitorum communis, M. extensor carpi ulnaris), oft auch mit spontaner Strecksehnenruptur. Proximal des Karpaltunnels (Beugesehnen). Hohlhand, insbes. 2., 3. und 4. Beugerfach (Mm. flexor digitorum superficialis und profundus)
- Druckschmerz: Proc. styloideus radii (Kollateralbandläsion), Pisiformestern (Ligg. pisohamatum und pisometacarpeum), Proc. styloideus ulnae (Kollateralband, Discus und M.-extensor-carpi-ulnaris-Sehne)
- Engpasssymptome: Karpaltunnel (▸ Kap. 13.6.1), Loge du Guyon (▸ Kap. 13.6.4)
- Subluxation der MCP: Verlust des Handgewölbes mit flacher Hand. Asymmetrische Beschwielung der Handinnenfläche
- Muskelatrophie: Thenar, Interdigitalmuskulatur
- Inkompletter kleiner (DIP, PIP) und großer (MCP) Faustschluss: Fingerkuppen-Hohlhand-Abstand notieren! (▸ Kap. 2.3.1)

- Reduktion der Handkraft: oft nur 0–10 KPa möglich (Vigorimeter)! Alternative: aufgerollte, auf 30 mmHg aufgepumpte RR-Manschette drücken lassen (▶ Kap. 2.3.1)

Deformitäten oft im weiteren Verlauf der Erkrankung:

- Handskoliose: Radialabduktion und Palmarflexion der Handwurzel mit Ulnardeviation der Langfinger (50 % der Pat. nach 5–10 Jahren)
- Caput-ulnae-Syndrom: Dorsalluxation des destruierten Caput ulnae mit überbeweglichem Ulnaköpfchen (Klaviertastenphänomen)
- Knopflochdeformität: Beugestellung der PIP, Überstreckung der DIP
- Schwanenhalsdeformität: Überstreckung der PIP, Beugestellung der DIP
- 90°/90°-Deformität des Daumens: Beugestellung im MCP, Überstreckung im IP

Füße

- Kompressionsschmerz aller MTP: Gaenslen-Zeichen am Vorfuß oft richtungsweisend für RA. DD vertikaler Druckschmerz der MTP-Köpfchen II–IV bei Morton-Neuralgie (▶ Kap. 13.6.10)
- Kapselschwellung: MTP-V-Beginn mit Ausbreitung nach med. MTP oft asymptomatisch
- Sehnenschwellung: Streckseite (M. tibialis anterior, Mm. extensor digitorum longus und extensor hallucis longus). Retromalleolär med. (M. tibialis posterior, Mm. flexor digitorum longus und flexor hallucis longus). Retromalleolär lat. (Mm. peroneus longus und brevis)
- Druckschmerz: MTP-I-Köpfchen med. und MTP-I–V-Köpfchen plantar (Bursitis)
- Engpasssymptome: Tarsaltunnel (▶ Kap. 13.6.9)
- Subluxation der MTP: Verlust des Fußgewölbes mit charakteristischer Fußsohlenbeschwielung über MTP-II-, -III- und -IV-Köpfchen

Deformitäten oft im weiteren Verlauf der Erkrankung:

- Hallux valgus: Zehendeformität mit Lateralabweichung der Großzehe im MTP I und Iro. bei evtl. zusätzlichem Metatarsus primus varus. Meist mit Spreizfuß, Pseudoexostose, Hammer- und Krallenzehen II–IV
- Hallux rigidus: Arthrose von MTP I mit schmerzhaft eingeschränkter Dorsalext. und evtl. kompensatorischer Überstreckung im IP (Abrollen schmerzhaft)
- Hammerzehen: Beugekontraktur der DIP
- Dreieckiger Spreizfuß: Hallux valgus und/oder rigidus mit Digitus quintus varus. Charakteristische rheumatische Vorfußdeformität
- Windmühlenvorfuß: Lateraldeviation aller Zehen
- Pes planovalgus: Platt-Knick-Fuß mit Schmerzen beim Barfußgehen (Arthritis des subtalaren Gelenks!)

Knie

- Kapselschwellung (▶ Kap. 2.3.1): Synovialitis und Erguss ventral (prä-, infra-, parapatellar), insbes. oberer medialer und lateraler Recessus und dorsal (sog. Baker-Zyste). Tanzende Patella bei Kompression des oberen Recessus
- Streckdefizit und Beugekontraktur: Kissen unter dem Knie zur Schonhaltung?
- Muskelatrophie: M. quadriceps femoris, insbes. M. vastus medialis
- Instabilität mit Fehlstellungen: Schwierigkeiten beim Gehen Treppen abwärts (Kreuzbänder, Kollateralbänder). Sekundäre Valgusfehlstellung
- Pseudothrombose: Unterschenkel-Knöchel-Ödem mit vermehrter Venenzeichnung, Schwellung, Rötung, Überwärmung und extremer Berührungs-

empfindlichkeit durch Absacken und Ruptur der Poplitealzyste = sog. Baker-Zyste (oft zwischen medialem Kopf des M. gastrocnemius und Sehneninsertion des M. biceps femoris)

Schulter

- Kapselschwellung (▶ Kap. 2.3.1): ventral am besten palpabel (dorsal kräftiger Muskelmantel)
- Druckschmerz (▶ Kap. 2.3.1): glenohumeraler Gelenkspalt, Sulcus intertubercularis (Tenosynovialitis der langen Bizepssehne), Tuberculum majus und minus (RM), AC-Gelenk, Sternoklavikulargelenk
- Muskelatrophie: Abflachung der Schulterkonturen und Humeruskopfhochstand
- Globale Funktionseinschränkung: Nackengriff, Schürzengriff, Abd. und Elevation

Hüfte

- Kapselmuster: Einschränkung Iro./Ext./Abd., Kapselschwellung meist nicht palpabel! (▶ Kap. 2.3.1)
- Schmerzen über Trochanter major und Oberschenkelaußenseite: Bursitis trochanterica
- Anlaufschmerz, Bewegungsschmerz, Ruheschmerz: rasche Progredienz einer Sekundärarthrose, da Gewicht tragendes Gelenk (▶ Kap. 11.4)

Ellenbogen

- Kapselschwellung: Palpation des humeroradialen Gelenkspalts zeigt oft eine Synovialitis. Streckdefizit oft versteckt (zuvor hypermobil?). Weich- oder prallelastisches Endgefühl weist auf Synovitis hin (DD Verkürzung der Beugemuskulatur)
- Streckdefizit, Einschränkung der Unterarmdrehung: oft werden deutliche Bewegungseinschränkungen vom Pat. nicht beobachtet, da Kompensation von Schulter und Hand
- Tischtennisballgroße, fluktuierende Schwellung über Olekranon: Bursitis. DD Rheumaknoten mit weicher Konsistenz und fehlender Druckdolenz

Besondere Gelenke

- Temporomandibulargelenk: Kopf- und Gesichtsschmerz, manchmal nur Ohrenschmerzen. Schwellung vor dem äußeren Gehörgang. Palpation des Mandibulaköpfchens. Funktionsprüfung: Abstand zwischen oberer und unterer Zahnreihe > 40 mm
- Krikoarytaenoidgelenk: Heiserkeit, inspiratorischer Stridor
- Sternomanubrialgelenk: Häufig asymptomatisch. Schwellung und Druckdolenz

HWS (sog. 5. Extremität) Entzündliche Zerstörung von Dens axis, der Ligg. alaria, transversum und apicis dentis führen zur Bandinstabilität der Kopfgelenke C0/C1/C2. Gelenk- und Ligamententzündung in mittlerer und unterer HWS führen zur Dislokation der Wirbelkörper untereinander:

- Atlantoaxiale Dislokation (Insuffizienz des Lig. transversum atlantis): nach mehrjährigem Verlauf häufig befallen (bis 40 %)
- Laterale und dorsale Atlasdislokation (Denserosionen mit Bandinsuffizienz): selten
- Pseudobasiläre Impression (vertikale Densimpression bei lateraler atlantoaxialer Arthritis): nicht häufig, jedoch Gefahr der Bulbärsymptomatik!
- Stufenleiterdislokation (Spondylodiszitis): chron. Instabilität der HWS, bevorzugt C3–C7, relativ häufig (20 %)
- Erosion, Destruktion, Osteolyse der Dornfortsätze: C7 am häufigsten

Klinische Hinweiszeichen für eine Zervikalarthritis:
- Nackenschmerzen mit Ausstrahlung nach frontal (Schläfenschmerz)
- Zeichen der vertebrobasilären Insuffizienz: Schwindel, Übelkeit, Nystagmus
- Zeichen der zervikalen Myelopathie: Parästhesien der Extremitäten, Paresen, Muskelschwäche, Hyperreflexie, Inkontinenz
- Zeichen einer bulbären Störung: Dyspnoe, Dysphagie, Dysphonie
- Lhermitte-Zeichen: plötzliche elektrisierende Missempfindungen der gesamten WS oder Extremitäten bei abrupter Flexion der HWS
- Druckdolenz der Dornfortsätze: Lokalschmerz über C7

Osteoporose Allein die entzündlich-rheumatische Grunderkrankung führt zur Osteopenie. Medikamentöse (GK), hormonelle (Wechseljahre) und lokale Faktoren (Immobilisation) begünstigen einen verminderten Knochenanbau bzw. einen vermehrten Knochenabbau.
Klinik und Befund, Diagnose und Therapie ▶ Kap. 14.1

Rheumaknoten (▶ Kap. 6.3.3)
- Zeichen der extraartikulären Manifestation bei seropositiver RA.
- Prädilektionsstellen: subkutan an Streckseiten der Arme, Ellenbogen (Olekranon), Handgelenke, Sprung-, Zehen- und Kniegelenke.
- Selten in Skelettmuskulatur, Wirbelkörper, Herz, Lunge, Pleura, Peritoneum, Milzkapsel, Ohrmuschel, Nasenrücken, Larynx, Augenlid, Auge, Sklera, Kopfhaut, Stimmbänder, Dura mater, Penis.
- Rheumaknoten sind nur bei RF-positiven Pat. zu erwarten.

Organmanifestation (▶ Kap. 2.4) 2–5 % aller RA-Pat. zeigen klinisch eine extraartikuläre Manifestation im Sinne einer Vaskulitis (rheumatoide Vaskulitis).
- Haut: Rheumaknoten, Nagelfalzläsionen, Nekrose der Finger und Zehenkuppen (stecknadelkopfgroß). Selten Gangrän, Ulcus cruris
- Nervensystem: sensorische Neuropathie. Selten Mononeuritis multiplex, ZNS
- Lunge: Pleuritis, interstitielle Lungenfibrose, pulmonale Rheumaknoten. Selten Bronchiolitis, pulmonale Hypertonie, Kaplan-Syndrom (Bildung von intrapulmonalen Rheumaknoten bei bekannter Pneumokoniose bzw. Silikose
- Herz: Perikarditis mit Erguss. Selten Myokarditis, Endokarditis, koronare Angiitis, leicht erhöhtes Risiko für Vorhofflimmern
- Augen: selten Episkleritis, Skleritis.
- Niere: Amyloidose. Selten Papillennekrose. DD Medikamenten-NW
- Gastrointestinaltrakt: selten Ulzerationen, Kolitis
- Muskulatur: Myositis
- Sekundäres Sicca-Syndrom: bis zu 30 % der RA-Pat. entwickeln Xerophthalmie/Xerostomie

Funktionelle Vasopathien
- Palmarerythem
- Akrozyanose
- Livedo racemosa
- Raynaud-Syndrom (▶ Kap. 6.3.2)

!
- Hände und Füße sind die Visitenkarte des Rheumatikers: Handveränderungen werden früher beobachtet als Fußveränderungen! Immer auch Untersuchung der (asymptomatischen) MTP!
- Die Zahl der geschwollenen Gelenke korreliert mit der radiologischen Progression!

- Eine fixierte Schwanenhalsdeformität bedeutet eine Katastrophe für die Handfunktion: Faustschluss, Spitzgriff und das Ergreifen von Gegenständen werden unmöglich! Deshalb frühzeitiges Erkennen!
- Bei eingeschränkter Unterarmdrehung immer proximales und distales Radioulnargelenk testen!
- Kniegelenksschmerzen können auf Koxitis hinweisen! Kapselmuster überprüfen! Gefahr der raschen Arthrose bzw. Hüftkopfnekrose dieses Gewicht tragenden Gelenks!
- Bei Heiserkeit und/oder inspiratorischem Stridor an Krikoarytaenoidgelenk-Arthritis denken!
- Nackenschmerzen bei RA nicht als degenerative Veränderungen abwerten! Zervikalarthritis! Bei längerem Verlauf der RA HWS-Beteiligung regelmäßig überprüfen!

7.1.2 Diagnose

- Arthritis von drei oder mehr Gelenken, die > 6 Wo. andauert und entweder radiologische Veränderungen (alternativ: Schwellung der MCP) oder einen RF (alternativ: Schwellung der Handgelenke) zeigt.
- Die Frühdiagnose ist eine Ausschlussdiagnose, insbes. gegenüber SLE (▶ Kap. 9.2), Mischkollagenose (▶ Kap. 9.6), virusassoziierter Polyarthritis (Parvovirus B19, ▶ Kap. 15.7), reaktiven Arthritiden (▶ Kap. 8.3).
- Klassifikationskriterien: Die neuen ACR/EULAR-Kriterien (▶ Tab. 7.1) erlauben eine frühere Klassifizierung der RA bei ähnlicher Spezifität wie die ACR-Kriterien (1987; ▶ Tab. 7.2); die ACR-Kriterien bewerten das klinische Bild stärker. Die Klassifikationskriterien sind keine Diagnosekriterien und setzen klinische und apparative DD voraus. Außerdem sind sie nur anzuwenden, wenn zumindest einmal sicher eine Synovitis nachgewiesen wurde (im Zweifelsfall Bildgebung benutzen!).

Tab. 7.1 ACR/EULAR-Klassifikationskriterien der RA (2010)

Voraussetzungen	
(1)	gesicherte Synovitis in mindestens einem Gelenk
(2)	keine anderen Erklärung für die Symptome des Pat.
(3)	keine RA-typischen Erosionen im Rö.
Gelenkbeteiligung	
(0)	1 mittleres bis großes Gelenk
(1)	2–10 mittlere bis große Gelenke
(2)	1–3 kleine Gelenke
(3)	4–10 kleine Gelenke
(4)	mehr als 10 kleine Gelenke
Serologie	
(0)	RF und CCP-AK negativ
(2)	RF oder CCP-AK niedrigtitrig positiv
(3)	RF oder CCP-AK hochtitrig positiv

Tab. 7.1 ACR/EULAR-Klassifikationskriterien der RA (2010) *(Forts.)*

Symptomdauer	
(0)	< 6 Wochen
(1)	> 6 Wochen
Akute-Phase-Parameter	
(0)	CRP und BSG normal
(1)	CRP oder BSG erhöht
Bei mind. 6 Punkten mit höchstem Wert aus jeder Domäne kann Pat. als RA klassifiziert werden. Bei Patienten mit radiologisch erosiven Veränderungen einer RA (Definition: mind. 3 konventionell radiologisch sichtbare Erosionen) gelten die Kriterien als erfüllt.	

Die älteren Klassifikationskriterien sind im rheumatologischen Alltag immer noch eine wertvolle Hilfe.

Tab. 7.2 Klassifikationskriterien der RA (ACR, 1987)

1.	Morgensteifigkeit (mind. 1 h Dauer) > 6 Wochen
2.	Arthritis in 3 oder mehr Gelenkregionen (fluktuierende Kapselschwellung) > 6 Wochen
3.	Arthritis an Hand- oder Fingergelenken (Hand, MCP, PIP) > 6 Wochen
4.	symmetrische Arthritis (gleichzeitig, beidseits dieselbe Gelenkregion) > 6 Wochen
5.	Rheumaknoten (subkutane Knoten, gelenknahe Streckseiten, Knochenvorsprünge)
6.	RF-Nachweis (Methode mit positivem RF-Nachweis < 5 % der normalen Kontrollgruppe)
7.	radiologische Veränderungen (gelenknahe Osteoporose und/oder Erosionen)
4 der 7 Kriterien müssen zur Klassifikation erfüllt sein.	

7

Bei Frühfällen exakte Dokumentation der klinischen Befunde (DAS28), die zur Diagnose führten, um spätere Unsicherheiten zu vermeiden!

Röntgen

- Die Rö.-Untersuchung (▶ Kap. 5.2) hat für Diagnose und Verlaufsbeobachtung immer noch einen Stellenwert.
- Nach radiologischen Frühzeichen muss mit der Lupe gesucht werden.
- Kontrolluntersuchungen sollten in den ersten Jahren jährlich, bei aggressiven Verlaufsformen alle 6 Mon. erfolgen, da die radiologische Progression in den ersten beiden Jahren am stärksten ausgeprägt ist. 70 % der Pat. entwickelten früher Erosionen im ersten Jahr, 90 % innerhalb der ersten 2 Jahre! 30 % der Verläufe sind nichterosiv über Jahre hinweg. Durch moderne Therapiestrategien hat sich die Rate an Pat. mit erosiven Verläufen sowie deren Progredienz stark verringert.

- Röntgengraduierung in Studien meist nach dem modifizierten van-der-Heijde/Sharp-Score (▶ Kap. 5.2). Im klinischen Alltag Graduierung in „Frühzeichen – mäßig – ausgeprägt“ sinnvoll.
- Rö.-Kontrollen helfen, den Effekt der Basistherapie unter Zugrundelegung der Progressionsgeschwindigkeit und Reparationsphänomene zu überprüfen und den optimalen Zeitpunkt für eine rheumachirurgische Intervention festlegen.
- Für den Verlauf sind als Minimalprogramm Rö.-Aufnahmen der Hände/Vorfüße am besten geeignet. Radiologische Hinweise auf eine Heilung:
  - ossäre Wiederauffüllung einer Usur
  - Entwicklung einer Randsklerose im Bereich einer vorher unscharf begrenzten Usur
  - Wiederaufbau einer unscharfen oder verlorengegangenen Grenzlamelle
  - Wiederauffüllung von Signalzysten

Mehrere Therapiemonate müssen vergehen, bis unter einer erfolgreichen Basistherapie die Röntgenprogression zur Ruhe kommt. Deshalb darf bei Verschlechterung radiologischer Einzelphänomene im ersten Behandlungsjahr nicht auf die Unwirksamkeit geschlossen werden. Im zweiten oder dritten Behandlungsjahr sollten jedoch weniger osteodestruktive Veränderungen hinzukommen als im ersten und sich Reparationsphänomene einstellen.

Hand

- Frühzeichen: Weichteilzeichen, bandförmige Demineralisierung, gelenknahe fleckige Demineralisierung (gesprenkeltes, marmoriertes Aussehen), Grenzlamellenschwund, -verdünnung, Signal-, Begleitzysten. Arrosionen und Erosionen insbes. MCP II, MCP III (dorsoradiale Norgaard-Erosionen), PIP III,

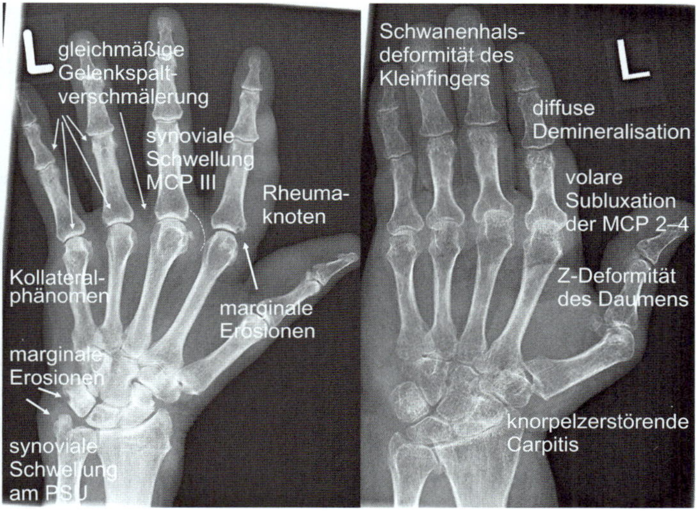

Abb. 7.1 Röntgenzeichen der RA: Hand. Frühe Erosionen und Verlauf. PSU = Proc. styloideus ulnae, MCP = Metakarpophalangealgelenk [P482]

Procc. styloideus ulnae und radii, Os scaphoideum, Os pisiforme und Os triquetrum. Scheinbare Diaphysensklerose (Diaphysenverdichtung) der Röhrenknochen durch gelenknahe Entkalkung (▶ Abb. 7.1)

- Verlauf: Gelenkspaltverschmälerungen, tiefergreifende Usuren und Destruktionen, Mutilationen, Ankylosen, Gelenkfehlstellungen wie Deviation und Subluxation. Verschmelzung der Carpalia (Os carpale), osteolytische Zuspitzung der distalen Ulna, muschelförmige Ausfräsung des Radius ulnarseits (Scalop Sign) (▶ Abb. 7.2, ▶ Abb. 7.3)

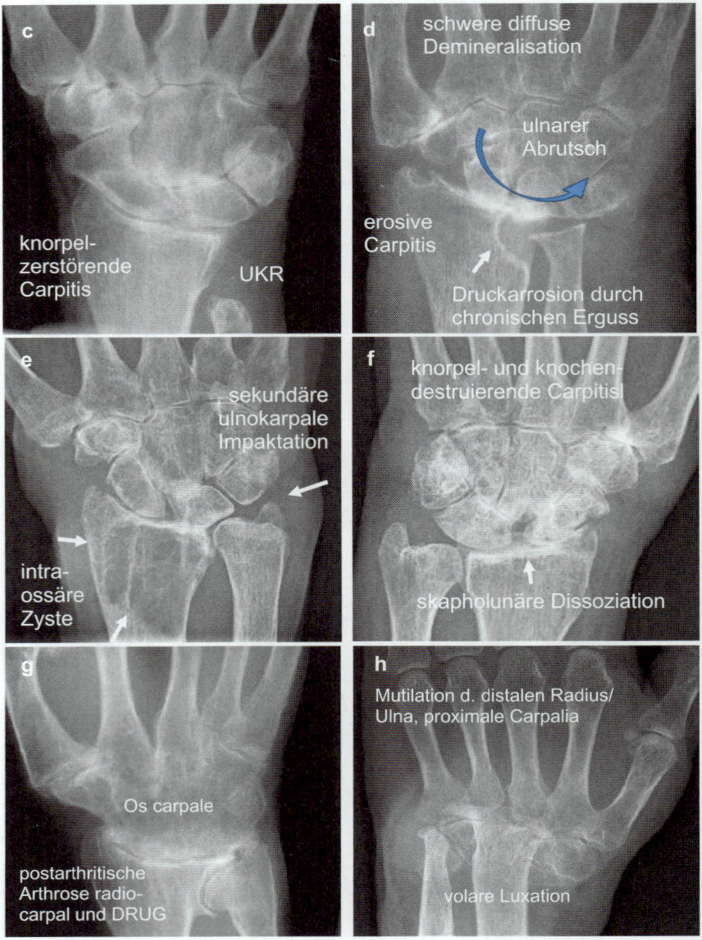

Abb. 7.2 Röntgenzeichen der RA: Hand. Carpitis. UKR = Ulnarköpfchen-Resektion, DRUG = distales Radioulnargelenk [P482]

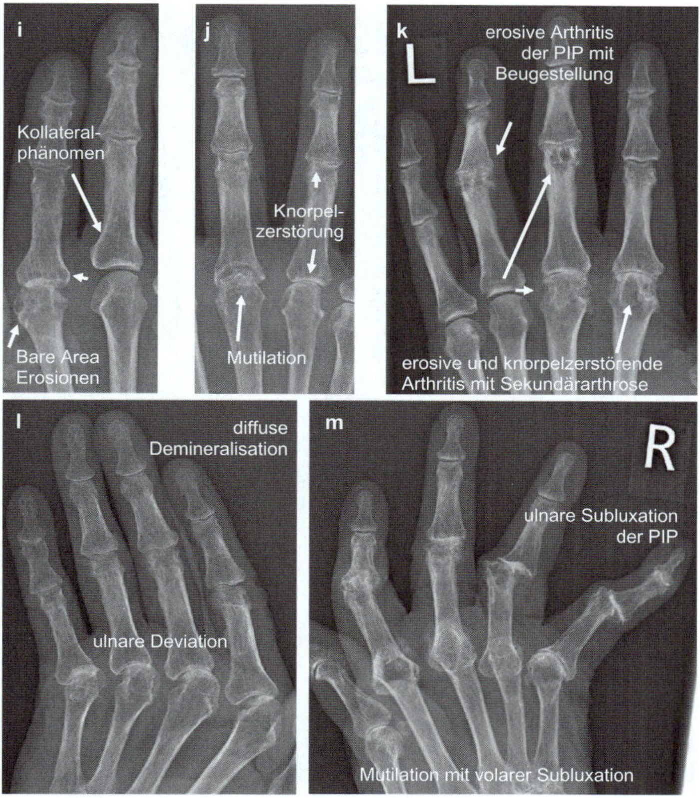

Abb. 7.3 Röntgenzeichen der RA: Hand. Erosive Arthritis und Mutilation. PIP = proximales Interphalangealgelenk [P482]

7

Fuß

- Frühzeichen: Weichteilzeichen, Arrosionen und Erosionen an MTP V med. und lat., MTP I–IV med. sowie mediales Köpfchen der Grundphalanx I (IP). Kleinfleckige Demineralisierung und Fibroostitis-Zeichen der Sesambeine (▶ Abb. 7.4a)
- Verlauf: MTP-Destruktionen und Mutilationen. Hallux valgus und Pes quintus varus. Sekundärarthrose talokrural, subtalar, talokalkaneonavikular, zwischen Os cuneiforme III und Os cuboideum (▶ Abb. 7.4b, c)

Knie

- Frühzeichen: subchondrale Demineralisierung der Femurkondylen, insbes. ventral. Erosionen und subchondrale Zysten med. und lat.
- Verlauf: Gelenkspaltverschmälerung, Valgusfehlstellung (▶ Abb. 7.5)

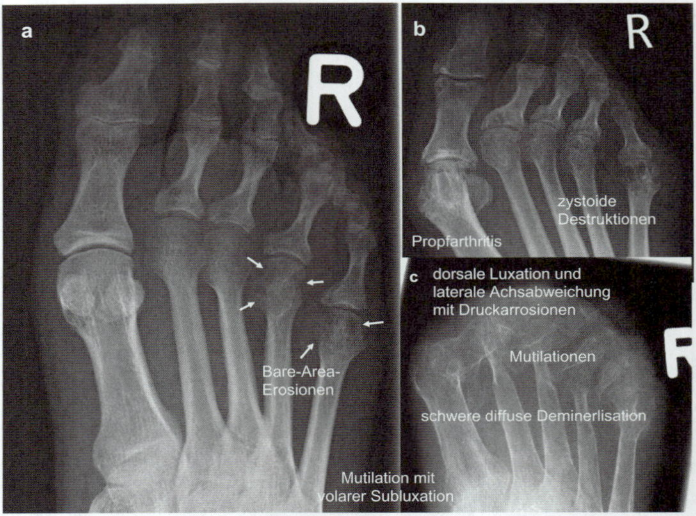

Abb. 7.4 Röntgenzeichen der RA: Vorfuß [P482]
a) Frühzeichen
b), c) Verlauf

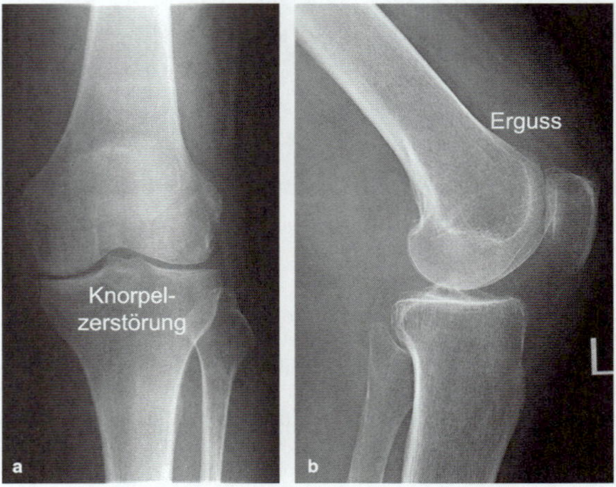

Abb. 7.5 Röntgenzeichen der RA: Knie [P482]

Schulter

- Frühzeichen: Randusuren an der oberen Kontur des Collum anatomicum, Erosionen und subchondrale Demineralisierung (glenohumerale Arthritis). Erosion am distalen Klavikulaende mit klaffendem Gelenkspalt (AC-Arthritis)

- Verlauf: tiefgreifende, schüsselförmige Substanzverluste am Humeruskopf, insbes. kraniolateral. Humeruskopfhochstand mit kranialer Subluxation. Flache Erosionen an der Unterseite des lateralen Klavikulaendes 2–4 cm vom Ende entfernt (Bursitis subacromialis und Zerstörung des Lig. coracoacromiale) (▶ Abb. 7.6)

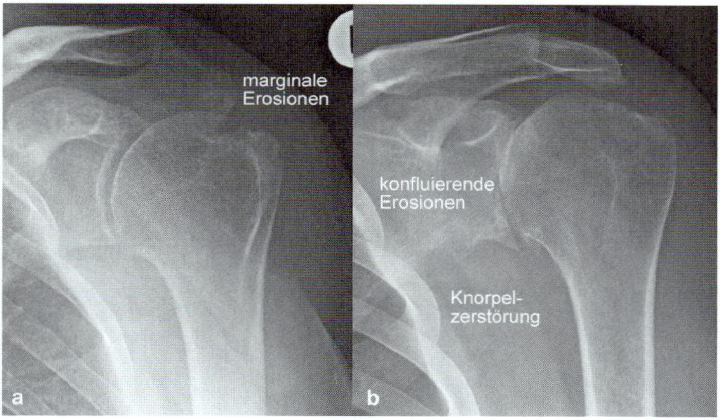

Abb. 7.6 Röntgenzeichen der RA: Schulter [P482]

Hüfte

- Frühzeichen: konzentrische Gelenkspaltverschmälerung, Femurkopferosionen, partieller Schwund der subchondralen Grenzlamelle am Femurkopf. Fehlen von Osteophyten. Zystoide Aufhellungen an der Knorpel-Knochen-Grenze. Arthritische Begleitzyste im Azetabulum
- Verlauf: Konzentrische Gelenkspaltverschmälerung, Abplattung des Femurkopfes, Hüftkopfnekrose, Protrusio acetabuli mit Fraktur (▶ Abb. 7.7)

Ellenbogen

- Frühzeichen: rarefizierende Fibroostitis (▶ Kap. 13.3.2) an Olekranon, Humerusepikondylen. Gelenknahe Demineralisierung und lamelläre periostale Knochenneubildungen
- Verlauf: Osteophyten an Radiusköpfchen, Proc. coronoideus. Subluxation des Radiusköpfchens (Zerstörung des Lig. anulare radii). Gelenknahe zystoide Osteolysen, insbes. des Humeroradialgelenks (▶ Abb. 7.8)

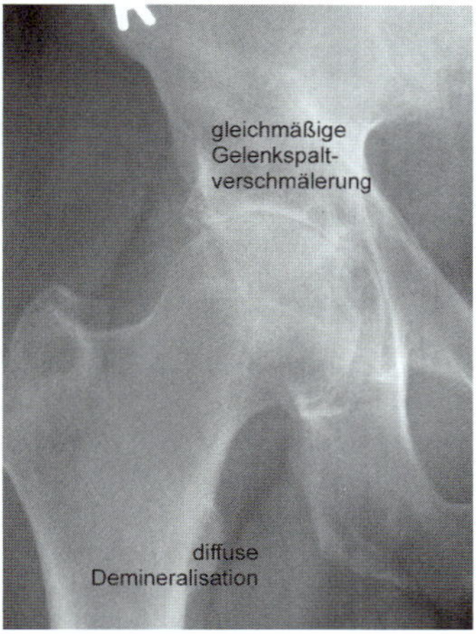

Abb. 7.7 Röntgenzeichen der RA: Hüfte [P482]

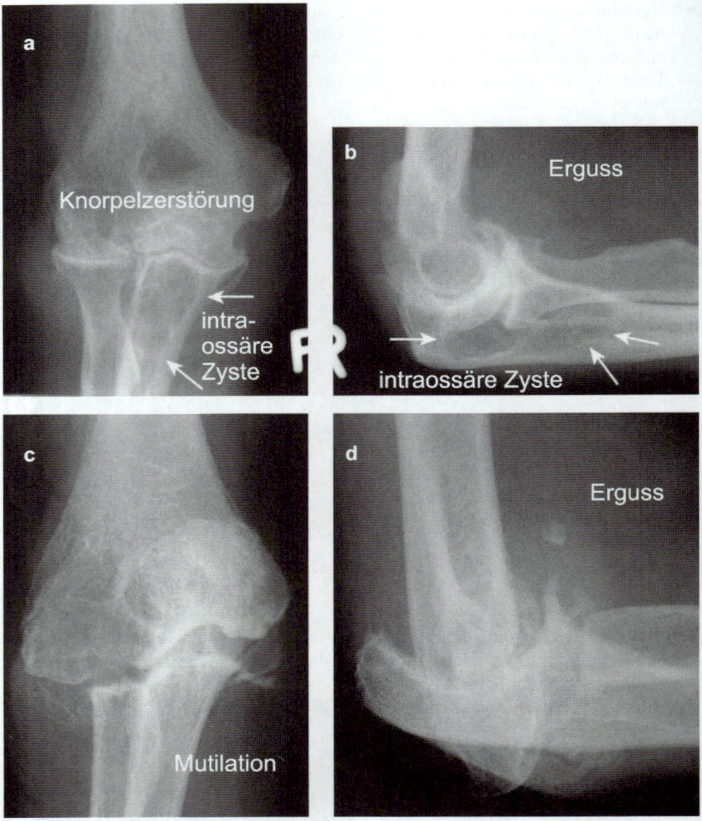

Abb. 7.8 Röntgenzeichen der RA. Ellenbogen: Verlauf [P482]

Sprunggelenk

- Frühzeichen: gelenknahe Demineralisierung, Erosionen, Gelenkspaltreduktion
- Verlauf: tiefergreifende Substanzdefekte mit Usuren und Destruktion des Gelenks (▶ Abb. 7.9)

Temporomandibulargelenk Gelenkspaltverschmälerung, Erosion des Mandibulaköpfchens, Abflachung der Fossa glenoidalis. Beurteilung anhand Schüller-Stenvers-Aufnahmen bei geöffnetem und geschlossenen Mund, ggf. DL mit Zielaufnahmen.

HWS Konventionelle Aufnahmen (p.a., seitlich) reichen zur Beurteilung einer atlantoaxialen Manifestation nicht aus. Dens a.p.-Zielaufnahme, Anteflex. und Retroflex. seitlich sowie ggf. Tomo C0/C1/C2 p.a. und seitlich dienen zur Ergänzung.

- Denserosionen zwischen vorderem Atlasbogen und der Facies articularis anterior des Dens, an der Facies articularis posterior des Dens und an der Densspitze (▶ Abb. 7.10b)
- Densosteolyse
- Densfraktur
- Ventrale atlantodentale Dislokation, vertikale und laterale Subluxation/Luxation
- Diszitis mit subaxialer Dislokation einzelner bzw. mehrerer Segmente (Stufenleiterphänomen), insbes. C3/C4 und C4/C5 (▶ Abb. 7.10a)

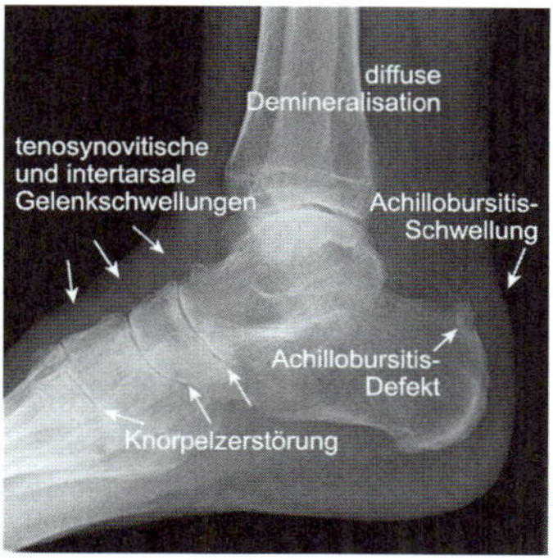

Abb. 7.9 Röntgenzeichen der RA: Sprunggelenk [P482]

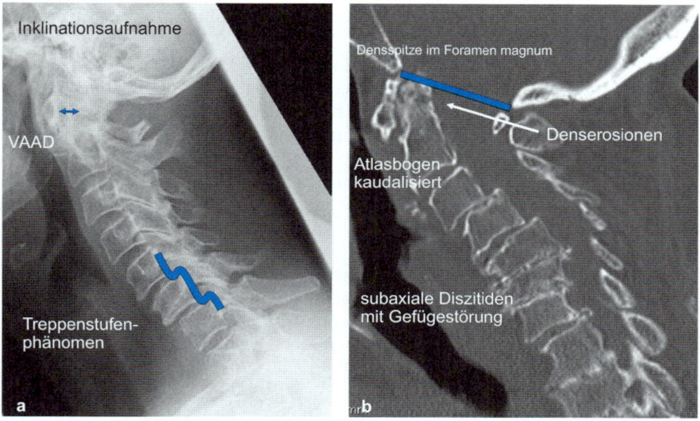

Abb. 7.10 Röntgenzeichen der RA: HWS [P482]
a) Röntgen. VAAD = ventrale atlantoaxiale Distanz
b) CT

!
- Radiologische Frühzeichen der RA zeigen sich an (asymptomatischen) MTP oft vor Veränderungen an den Hand- und Fingergelenken!
- Zystoide Aufhellungen am Humeruskopf können sich in der Rö.-Axialaufnahme als Erosionen entpuppen!
- Manchmal geringe Entzündungsaktivität und deutliche radiologische Progression: Entkopplungsphänomene!

7

Sonografie

Zur Diagnose und Quantifizierung des Entzündungsprozesses (Proliferation – Exsudation) wie auch dem frühen Nachweis von Erosionen besitzt die Arthrosonografie (▶ Kap. 5.5) bei RA einen hohen Stellenwert an folgenden Gelenken:

- Handgelenke, MCP- und MTP-Reihe: Artikulosynovitis, Tenosynovitis, US-7-Score
- Hüfte: Koxitiszeichen mit abgehobener/verdickter Gelenkkapsel und/oder Erguss
- Schulter: Bursitis subacromialis, Kapselschwellung, Erguss, Tenosynovialitis der langen Bizepssehne, Rotatorenmanschettenruptur
- Knie: Baker-Zyste mit/ohne Ruptur
- Ellenbogengelenk: abgehobene Gelenkkapsel von ventral, Erguss und Synovitis in der Fossa olecrani von dorsal (fast immer mit Streckdefizit vergesellschaftet)
- OSG: Artikulosynovitis oder Tenosynovitis

Labor

- Unspezifische Entzündungszeichen: BSG mäßig (< 40 mm/h) bis deutlich beschleunigt (> 50 mm/h), CRP (> 1 mg/dl), Eisenerniedrigung, Hyperferritinämie, Dysproteinämie, Anämie (normochrom und normozytär), Thrombozytose.
- Rheumafaktoren (▶ Kap. 4.4.1): Frühformen 40–50 % positiv, im Verlauf 70–80 % positiv (RF entwickeln sich in den ersten Jahren der RA). Hohe RF-Titer bei extraartikulärer Manifestation (rheumatoide Vaskulitis, Felty-Syndrom [▶ Kap. 7.2.3], sekundäres Sjögren-Syndrom [▶ Kap. 9.7], Rheumaknoten [▶ Kap. 6.3.3])
- CCP-AK (▶ Kap. 4.4.1): Sensitivität mit 50–70 % gleich, Spezifität mit 97 % deutlich höher als RF. Hilfe bei der Unterscheidung einer Frühform der RA zur unspezifischen Polyarthritis (Parvovirus-B19-Polyarthritis [▶ Kap. 15.7], Kollagenosen [▶ Kap. 9])
- ANA (▶ Kap. 4.4.2): niedrige Titerstufen (1 : 160) in 20–40 % ohne Relevanz, hohe Titerstufen bei Überlappungssyndromen. Zur DD (Kollagenosen) wichtig
- HLA-Antigene unnötig (▶ Kap. 4.5): evtl. „Risikokonstellationen“ für die Schwere des Verlaufs (HLA-DR4), engmaschige Überwachung der RA-Pat. erfolgt ohnehin

> **!**
> - Bei hohem RF-Titer immer an extraartikuläre Manifestationen denken!
> - Hochpositive ACPA (z.B. Anti-CCP-Antikörper) zeigen schwereren Verlauf an!

Synoviaanalyse

(▶ Kap. 4.6)

- Zur Aktivitätsbeurteilung und DD (entzündlich/nichtentzündlich bzw. DD septische Arthritis) evtl. erforderlich.
- Es gibt keinen pathognomonischen Befund für RA, auch Rhagozyten sind relativ unspezifisch. Evtl. RF-Nachweis früher als im Serum.

Magnetresonanztomografie

In der MRT (▶ Kap. 5.3) früher und sehr sensitiver Nachweis der Synovitis (z.B. im Hüft- oder Schultergelenk) und Quantifizierung der Entzündungsaktivität möglich. Ergänzt Sonografie, aber z.B. für Kiefergelenk oder Sternoklavikulargelenk einzige Möglichkeit der Bildgebung der Synovitis. Erosionen werden früher erfasst als im Rö. Knöcherne Veränderungen (z.B. Knochenödem als präerosive Veränderung oder Knochennekrosen) gut sichtbar. Unverzichtbar zur DD von Insuffizienzfrakturen, z.B. des Metatarsale (im konventionellen Rö. nicht sichtbar) von aktiver Arthritis. Der gute Kontrast zwischen knöchernem und Weichteilgewebe bei der MRT ist eine große Hilfestellung zur Darstellung der HWS, insbes. der Kopfgelenke (▶ Abb. 7.11).

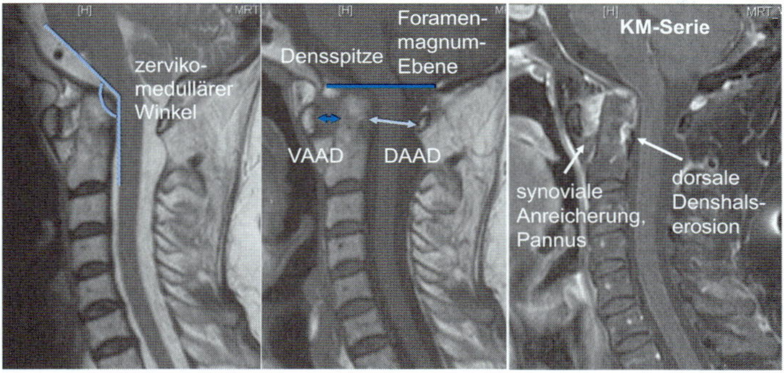

Abb. 7.11a MRT der HWS: Zervikalarthritis. VAAD = ventrale atlantoaxiale Dislokation. DAAD = dorsale atlantoaxiale Dislokation. [P482]

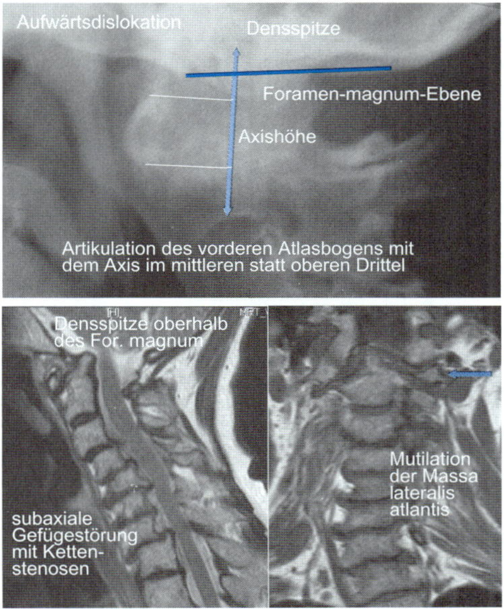

Abb. 7.11b MRT der HWS: Zervikalarthritis. Aufwärtsdislokation [P482]

Computertomografie

Die CT (▶ Kap. 5.3) eignet sich zur Darstellung von Krikoarytaenoid- und Iliosakralgelenken (zur DD). Ebenfalls zur Diagnose der Insuffizienzfrakturen geeignet. Wichtig v.a. als High-Resolution-CT (HR-CT) zur Diagnose der interstitiellen Lungenmitbeteiligung der RA.

Szintigrafie

(▶ Kap. 5.4.1) Domäne der Untersuchung in der Frühphase zur Differenzierung Polyarthritis – Polyarthralgie und zur Darstellung „versteckter Gelenke" (sog. 5. Extremität, Hüfte, ISG). Der große Vorteil ist die gute Übersicht über viele Gelenke. Die Registrierung des Speichermusters kann dabei auf eine RA hinweisen, jedoch muss zur Vermeidung von Fehlinterpretationen (aktivierte Polyarthrose) Klinik und Rö. immer hinzugezogen werden. Nachteil ist u.a. der fehlende Nachweis von Weichteilveränderungen, z.B. Tenosynovitiden.

Histologie

- Rheumaknotenexstirpation: DD Gicht (▶ Kap. 12.1.1), Sarkoidose, unklare Bursitis olecrani
- Muskel-/Haut-/Nervenbiopsie: zur DD (Kollagenose, Überlappungssyndrom), evtl. zum Nachweis vaskulitischer Veränderungen
- Synoviahistologie: zur DD, werden häufig bei Arthroskopien mit Synovektomien unklarer Monarthritiden veranlasst, dann mit Arthritis-Score nach Krenn Unterscheidung zur Arthrose (nicht jedoch der RA zu anderen Arthritiden) möglich

7.1.3 Differenzialdiagnose

Viele entzündlich-rheumatische Erkrankungen können ähnlich einer RA beginnen:
- Kollagenosen und Vaskulitiden, insbes. SLE (▶ Kap. 9.2), Mischkollagenose (▶ Kap. 9.6) und Polymyalgia rheumatica (▶ Kap. 10.2)
- Infektassoziierte Polyarthritis: Parvovirus B19 (▶ Kap. 15.7), Hepatitis B und C (▶ Kap. 15.8), HIV (▶ Kap. 15.9)
- Spondyloarthritis: Psoriasisarthritis (▶ Kap. 8.4) und reaktive Arthritis (▶ Kap. 8.3)
- Metabolische Arthropathien, insbes. Gicht (▶ Kap. 12.1.1) und Hämochromatose (▶ Kap. 12.1.4) (selten)
- Degenerativer Rheumatismus, insbes. (erosive) Fingerpolyarthrose
- Extraartikulärer Rheumatismus, insbes. Periarthropathien und Fibromyalgie (▶ Kap. 13.2)

DD Manifestationsalter:
- Jüngeres LJ.: JIA ((▶ Kap. 7.2.4)), reaktive Arthritis (▶ Kap. 8.3), Psoriasisarthritis (▶ Kap. 8.4), rheumatisches Fieber (▶ Kap. 15.5), Gicht (▶ Kap. 12.1.1)
- Älteres LJ.: Polymyalgia rheumatica (▶ Kap. 10.2), LORA (▶ Kap. 7.2.2), RS-3PE-Syndrom, erosive Fingerpolyarthrose, Chondrokalzinose (▶ Kap. 12.1.2), Gicht (▶ Kap. 12.1.1), paraneoplastische Arthritis

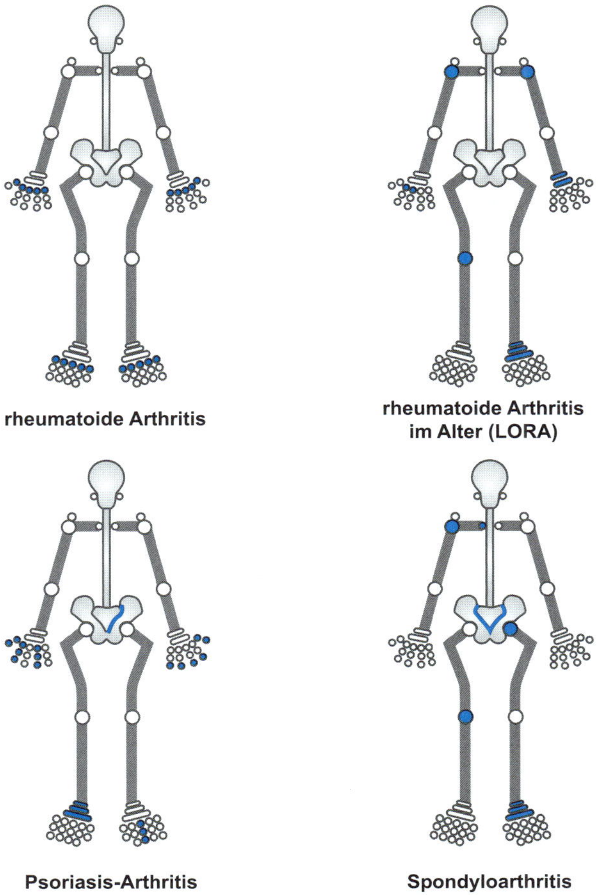

Abb. 7.12 Gelenktopologie der Arthritis. LORA = Late Onset Rheumatoid Arthritis [L157]

DD Gelenktopologie der Arthritis:
Anhand des Befallmusters der Arthritis am ganzen Körper kann oft schon eine Eingruppierung der entzündlich-rheumatischen Erkrankung erfolgen (▶ Abb. 7.12).

Gelenktopologie an der Hand:
Anhand des Befallmusters der Hand ist eine Eingruppierung der rheumatischen Grunderkrankung oft möglich (▶ Abb. 7.13).

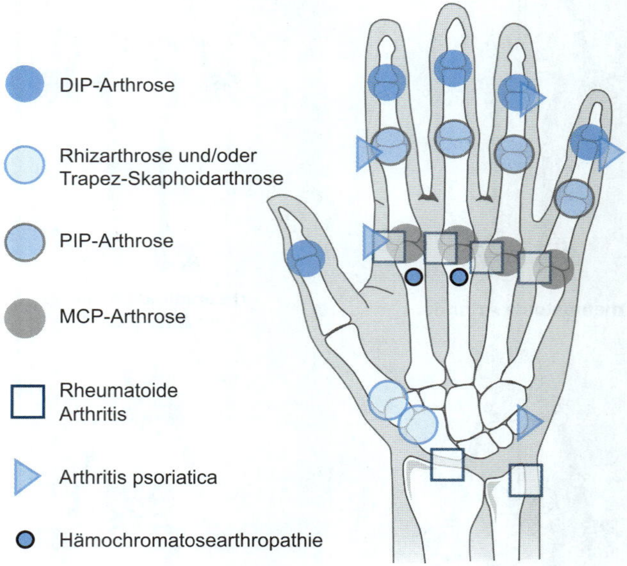

Abb. 7.13 Manuelles Befallmuster polyartikulärer Erkrankungen. DIP = distales Interphalangealgelenk, PIP = proximales Interphalangealgelenk [E140]

DD Mon-, Oligo-, Polyarthritis:
- Monarthritis: Gicht (▶ Kap. 12.1.1), Chondrokalzinose (▶ Kap. 12.1.2), reaktive Arthritis (▶ Kap. 8.3), aktivierte Arthrose, posttraumatische Arthritis, akute Sarkoidose, villonoduläre Arthritis, Polymyalgia rheumatica (▶ Kap. 10.2), septische Arthritis (bakteriell, viral), hämophile Arthropathie (▶ Kap. 12.3.1)
- Oligoarthritis: reaktive Arthritis (▶ Kap. 8.3), Psoriasisarthritis (▶ Kap. 8.4), SLE (▶ Kap. 9.2), Kollagenosen (▶ Kap. 9), Vaskulitiden (▶ Kap. 10), Poststreptokokkenrheumatismus (▶ Kap. 15.5), Sonderformen der RA (▶ Kap. 7.2)
- Polyarthritis: SLE (▶ Kap. 9.2), Mischkollagenose (▶ Kap. 9.6), virusassoziierte Polyarthritis, paraneoplastische Arthritis, Sonderformen der RA (▶ Kap. 7.2)

DD Akuität des Krankheitsbeginns:
- Akut (in Stunden): Gicht (▶ Kap. 12.1.1), Chondrokalzinose (▶ Kap. 12.1.2), reaktive Arthritis (▶ Kap. 8.3), infektiöse Arthritis (▶ Kap. 15), akute Sarkoidose, villonoduläre Arthritis

- Subakut (in Tagen): reaktive Arthritis (▶ Kap. 8.3), SLE (▶ Kap. 9.2), Mischkollagenose (▶ Kap. 9.6), Kollagenosen (▶ Kap. 9), Sarkoidose, Sonderformen der RA (JIA, ▶ Kap. 7.2.4), Psoriasisarthritis (▶ Kap. 8.4), Polymyalgia rheumatica (▶ Kap. 10.2)
- Schleichend (in Wo.): Sonderformen der RA (Felty-Syndrom, ▶ Kap. 7.2.3), Spondyloarthritis, alle Kollagenosen (▶ Kap. 9)

DD Verlaufsform:
- Selbstlimitierend (3, 6 Mon.): Löfgren-Syndrom, reaktive Arthritis (▶ Kap. 8.3)
- Chron.-rezidivierend: SLE (▶ Kap. 9.2), Kollagenosen (▶ Kap. 9), Psoriasisarthritis (▶ Kap. 8.4), Sonderformen der RA (▶ Kap. 7.2)
- Chron.-migratorisch: Spondyloarthritis, Sarkoidose, Gicht (▶ Kap. 12.1.1)

DD Systemische Mitreaktion:
- Haut: Psoriasisarthropathie (▶ Kap. 8.4), Vaskulitiden (▶ Kap. 10), Kollagenosen (▶ Kap. 9), reaktive Arthritis (▶ Kap. 8.3), Sarkoidose
- Schleimhaut: Behçet-Krankheit (▶ Kap. 10.10), Kollagenosen (▶ Kap. 9)
- Augen: Spondyloarthritis, Sjögren-Syndrom (▶ Kap. 9.7), JIA (▶ Kap. 7.2.4), Kollagenosen (▶ Kap. 9), Vaskulitiden (▶ Kap. 10)
- Lunge: Sarkoidose, Kollagenosen (▶ Kap. 9), Vaskulitiden(▶ Kap. 10); seltener Spondyloarthritis
- Niere, Herz: Kollagenosen (▶ Kap. 9) und Vaskulitiden (▶ Kap. 10)

DD „Rheumaknoten":
- Rheumaknoten im weiteren Sinne: SLE (▶ Kap. 9.2), Polyarteritis nodosa (▶ Kap. 10.4), Streptokokkenrheumatismus (▶ Kap. 15.5), Borreliose (▶ Kap. 15.3)
- Heberden-Knoten (bilateral DIP; initial weich und druckdolent; im Verlauf knochenhart): Fingerendgelenkpolyarthrose
- Bouchard-Knoten (bilateral PIP; initial weich und druckdolent; im Verlauf knochenhart): Fingermittelgelenkpolyarthrose
- Knuckle Pads (MCP, subkutane Streckseiten; weich, flach, linsengroß): unspezifisch, Zehen-Fingergelenkpolster-Syndrom
- Gichtknoten (subkutan an Gelenkstreckseite, Ohrmuschel, Sehnenscheiden mit pastöser Konsistenz): Gicht (▶ Kap. 12.1.1)
- Kalkknoten (subkutan an Finger, Sehnen und in Weichteilen; hart und indolent): Mischkollagenose (▶ Kap. 9.6), systemische Sklerose (▶ Kap. 9.4)
- Xanthome (subkutan, Achilles- und Patellarsehne, Finger, Ellenbogen; weich): Hypercholesterinämie
- Synovialprolaps (dorsolateral an MCP, PIP; weich): bei allen chron. Arthritiden
- Ganglion (Hand- und Fußrücken; über Gelenken und Sehnenscheiden; weich bis hart): unspezifisch, postarthritisch, Fehlbelastung

> **!**
> - Überlappungssyndrome von RA und SLE sind möglich!
> - Bei einer chron. Polyarthritis mit Tendenz zur Luxation (z.B. Ulnardeviation, Zick-Zack-Daumen) ohne erosive Röntgenzeichen immer an SLE denken!
> - An Sonderformen der RA (Propfarthritis, LORA, myalgiformer onset, Still-Syndrom) denken!

7.1.4 Therapie

Die Ther. orientiert sich an der individuellen Krankheitsaktivität, dem Verlauf und der Bereitschaft des Pat. zur jeweiligen Ther. unter Abwägung der Risiken. Die Basis ist ein vertrauensvolles Verhältnis zwischen dem Pat., seiner Familie und dem Arzt.

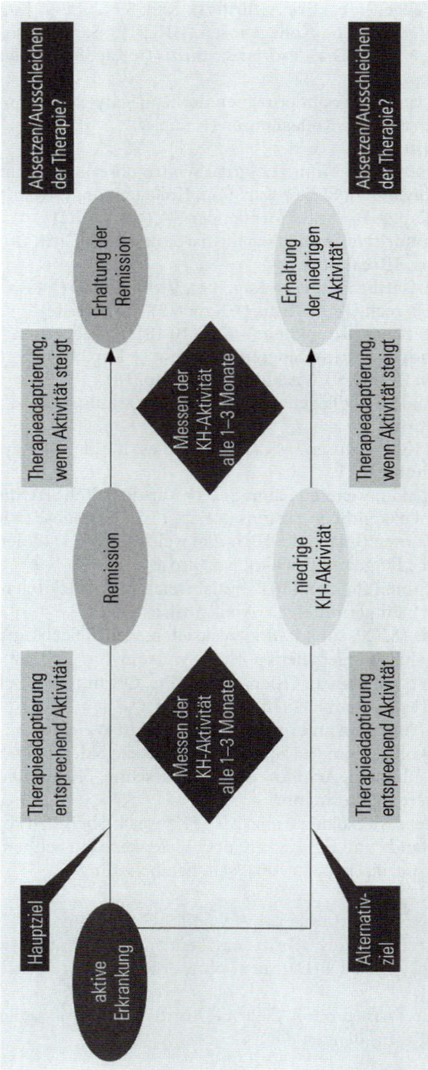

Abb. 7.14 Therapieziel der RA: Treat-to-Target. KH-Aktivität = Krankheitsaktivität [F867-013]

Therapieziele

- Hauptziel ist möglichst geringe Krankheitsaktivität, am besten Remission (▶ Abb. 7.14)
- Verlangsamung des entzündlichen Krankheitsprozesses
- Verbesserung der Lebensqualität (Schmerzlinderung, Aktivitäten des tägl. Lebens)
- Erhalten von Funktion und Kraft der Gelenke, insbes. der Hände
- Stabilisierung der psychosozialen Situation

Nach gesicherter Diagnose ist die Ther. immer multimodal: KG, Ergo, physik. Ther., Psychosomatik, medikamentöse systemische und lokale Ther., OP.
Neben der konsequenten Bekämpfung der chron. Entzündung muss auf klassische Risikofaktoren wie arterielle Hypertonie und Hyperlipoproteinämie geachtet werden. Antihypertensiva und evtl. Statine sollten zur Primärprophylaxe mit dem Pat. besprochen werden.
Die Aktivität der RA wird durch einen Score gemessen, der klinische und laborchemische Parameter kombiniert und die Einschätzung der Krankheitsaktivität durch den Pat. enthält. Am gebräuchlichsten ist der DAS28 (Disease Activity Score der 28 Gelenke; ▶ Tab. 7.3; ▶ Kap. 1.3.1). Auf einem grafischen Gelenkmännchen oder am PC wird dafür zunächst die Anzahl der schmerzhaften und geschwollenen Gelenke bestimmt.

Tab. 7.3 Berechnung des DAS28

Parameter	Anzahl der schmerzhaften Gelenke (TJC 0–28)[a]
	Anzahl der geschwollenen Gelenke (SJC 0–28)[a]
	BSG (ESR mm/h)[b]
	Allgemeinurteil des Pat. über seine globale Krankheitsbeeinträchtigung in der vergangenen Woche (visuelle Analogskala [VAS] 0–100 mm)
Berechnung	$DAS28 = 0,56 \times \sqrt{(TJC28)} + 0,28 \times \sqrt{(SJC28)} + 0,70 \times \ln(ESR) + 0,014 \times VAS$ (digitaler Rechner oder Tabellen!)
Bewertung	hohe Krankheitsaktivität: > 5,1 mittlere Krankheitsaktivität: 3,2–5,1 niedrige Krankheitsaktivität: < 2,6

[a] Bewertet werden jeweils bds. die Fingermittel- und Grund-, Hand-, Ellenbogen-, Schulter- und Kniegelenke.
[b] Die Berechnung des DAS28 ist auch mit dem C-reaktiven Protein statt der Blutsenkungsgeschwindigkeit möglich.

Eine Alternative zum DAS28 ist der SDAI (Simplified Disease Activity Score), bei dem keine Berechnung der Formel erfolgen muss, sondern die Parameter (mit dem CRP als Laborparameter) nur addiert werden. Dieser wird v.a. zur Bestimmung der Remission (< 3,3) verwendet.

Krankengymnastik, Ergotherapie

Die rheumatische Hand- und Vorfußdeformität erlaubt einen gezielten Einsatz der manuellen Ther. (▶ Kap. 18.2, ▶ Kap. 18.7) Die Traktionsmobilisationen der Langfinger und Weichteiltechniken in Kombination mit der manuellen Lymphdrainage sind ideale Behandlungstechniken zur Funktionsverbesserung. Dabei steht nicht nur die Verbesserung der Gelenkmechanik, sondern auch eine Beein-

flussung der Trophik mit Abtransport der Stoffwechselprodukte im Vordergrund. Eine mögliche Instabilität nach abgeklungenem Rheumaschub muss stets berücksichtigt werden.
Häufige Indikationen an verschiedenen Gelenken:

- Schulter: Verklebungen des unteren Recessus, ein Humeruskopfhochstand und glenohumerale Funktionsstörung sind Folgen einer abgelaufenen rheumatischen Schulterentzündung. Funktionsverbesserung über mobilisierendes Kaudalgleiten glenohumeral
- Fuß: Funktionsstörungen des OSG, Subtalargelenks und Talonavikulargelenks. Verbesserung des Gangbilds über Traktionsmobilisationen des OSG, Subtalargelenks und Talonavikulargelenks
- Knie: Streckdefizit nach abgelaufener Gonarthritis. Verbesserung des Gangbilds und Schmerzlinderung der Lenden-Becken-Bein-Region über Traktionsmobilisationen
- Hohe Krankheitsaktivität: Traktion zur Schmerzlinderung, insbes. Schulter, Hüfte, Knie, ggf. im Schlingentisch. Lagerung in schmerzarmer Position, „Durchbewegen“ der Gelenke
- Niedrige Krankheitsaktivität: Mobilisierung, Stabilisierung, Ausgleich der muskulären Dysbalancen
- Körperliche Übungen (50 % der Zeit für Hände, 50 % für den gesamten Körper)
- Schienenversorgung
- Gelenkschutz

Physikalische Therapie

- Schmerzlinderung und Einsparung von Medikamenten ist in deutlichem Maße möglich.
- Akutes Stadium: Reize abbauen. Kurze und gering dosierte Anwendungen. Kryotherapie.
- Chron. Stadium: Reize setzen. Längere und intensive Anwendungen. Milde Wärmetherapie.

Psychosomatik

7

- Vorbereiten auf ein Leben mit der Krankheit
- Patientenschulung: Verbesserung der Compliance (Deckungsgleichheit zwischen ärztlichen Vorstellungen und der Bereitschaft des Pat. zur Mitarbeit) führt zum Einsparen der Medikamente
- Information als Motivation
- Information erhöht die Akzeptanz von Medikamenten, KG, physik. Ther., Ergo
- Erlernen von Schmerz- und Krankheitsbewältigungsstrategien: Körperwahrnehmungsübungen, Stressbewältigung, sexuelle Probleme. Vermittlung zur Rheumaliga
- Entspannungsverfahren: PMR nach Jakobson

Patientenschulung

In Deutschland hat der Arbeitskreis Patientenschulung der Deutschen Gesellschaft für Rheumatologie (DGRh) spezielle diagnosespezifische Schulungsprogramme entwickelt: für RA, SLE, Spondyloarthritis, Fibromyalgie.

- Die Patientenschulung geht davon aus, dass ein Pat. mit seiner Erkrankung nur dann leben kann, wenn er weiß, womit er leben soll.

- Die Pat. werden in ambulanten Kleingruppen mit folgenden Themen geschult:
  - Krankheitsbild
  - medikamentöse Therapie
  - psychologische Schmerzbehandlung
  - Ergo und Physiother.
  - Krankheitsbewältigung
- Die Effektivitätsstudien zeigen:
  - Erhöhung des Wissens
  - Reduktion der Schmerzen um 25 %
  - Reduktion der Depressivität und Hoffnungslosigkeit
  - Reduktion der Ängste und muskulärer Verspannungen
  - Erhöhung der Funktionskapazität und der Lebenszufriedenheit
- Durch die Schulung kommt es zur Abnahme der Arztbesuche, da zwischen relevanten und irrelevanten Symptomen unterschieden werden kann, sowie zur Abnahme der Nutzung institutioneller Hilfen, da physiotherapeutische Übungen in den Tagesablauf bewusst einbezogen werden können.
- Die Krankheit wird in den Lebensplan integriert.

Seit Kurzem steht auch die sog. strukturierte Patienteninformation (StruPI), ein modulares Schulungsseminar für ambulante Patienten mit rheumatoider Arthritis, zur Verfügung. In diesem besonders praxisnahen Programm der DGRh können Patienten mit RA jeweils von Praxisteams (rheumatologische Fachassistenten und internistischer Rheumatologe) an je 3 Abenden für jeweils 1,5 h über den Umgang mit ihrer Erkrankung sowie die Möglichkeiten der Diagnostik und Ther. geschult werden.

Medikamentöse systemische Therapie

- Nach Diagnosestellung sollte der erste Schritt die Einleitung einer Basistherapie (DMARD) sein.
- GK (lokal, systemisch) sind bis zum Wirkungseintritt der DMARD wichtige Bausteine.
- NSAR nur soweit nötig

! **Cave:** gehäufte unerwünschte Wirkungen insbes. in Kombination mit GK und bei Älteren.

NSAR

(▶ Kap. 16.2) Im Gegensatz zu den Spondyloarthritiden haben NSAR bei der RA des Erwachsenen heutzutage keine feste Rolle im Therapieschema mehr. Eine DMARD-Therapie nach den Regeln des Treat to Target (Therapieziel Remission; ▶ Abb. 7.14) macht bei frühem Beginn normalerweise die länger anhaltende Schmerztherapie überflüssig. Angesichts der potenziellen Toxizität von NSAR auf Niere und Gastrointestinaltrakt sowie der Erhöhung des Risikos für kardiovaskuläre Ereignisse sollte diese Substanzklasse nur noch in Ausnahmefällen eingesetzt werden. Dazu gehören z.B. fortgeschrittene Destruktionen der Gelenke mit starken Schmerzen.

In solchen Fällen sollte die Dosis so gering wie möglich gewählt werden (z.B. Diclofenac 75 mg/d) und die Ther. insbes. bei Patienten, die auch GK erhalten, unter Magenschutz mit Protonenpumpenhemmer (PPI) erfolgen.

Besonderheiten:

- Einnahmeintervalle an Halbwertszeit des NSAR anpassen.
- Unzureichende Wirkung: Änderung der NSAR-Gruppe (Ansprechen individuell).

- NSAR mit langer Halbwertszeit (Piroxicam) verbessern zwar die Compliance, erlauben jedoch keine rasche Dosisanpassung an eine wechselnde Schmerzsymptomatik. Deshalb im instabilen Zustand kurzwirksame NSAR (Diclofenac oder Acemetacin), im stabilen Zustand langwirksame NSAR (Celecoxib).

Glukokortikoide

(▶ Kap. 16.3) Langzeit-GK-Gaben sind der wichtigste Risikofaktor für Infektionen wie auch andere unerwünschte Arzneimittelwirkungen (UAW), z.B. Osteoporose. In den aktuellen Leitlinien werden GK daher nur zur Überbrückung der Zeit bis zum Wirkeintritt der DMARD-Therapie empfohlen. GK sollten bei der initialen Ther. ergänzend zu csDMARD gegeben werden. Empfehlenswert ist eine Startdosis bis 30 mg Prednisolonäquivalent/Tag mit Reduzierung auf Low Dose innerhalb von 8 Wochen. Die GK-Therapie sollte auf 3–6 Mon. beschränkt werden. Eine zusätzliche intraartikuläre GK-Gabe kann sinnvoll sein.

Langzeitgaben niedrigdosierter GK haben zwar einen positiven Effekt auf den radiologischen Nachweis erosiver Veränderungen, sollen aber wegen der Toxizität nur in Ausnahmefällen gegeben werden. Dabei gilt eine Dosis von 5 mg/d Prednisolon als Obergrenze, die auf Dauer nicht überschritten werden soll.

- Geringe Krankheitsaktivität: evtl. Low-Dose-Therapie 2–4 mg Prednisolon tägl. Dosisanpassung „von unten“: Beginn mit 1–2 mg, Erhöhung in 1- bis 2-mg-Schritten bis zur deutlichen Schmerzlinderung bzw. Besserung der Morgensteifigkeit
- Mittlere Krankheitsaktivität: Stoßtherapie 20–30 mg/d Prednisolon für 1–2 Wo., dann schrittweise Dosisreduktion bis zur Low-Dose-Therapie (max. 5 mg/d Prednisolon) bzw. – wenn möglich – dem kompletten Absetzen
- Hochakute Krankheitsaktivität, viszerale Manifestation: Pulstherapie, z.B. 500–1.000 mg an 3 aufeinanderfolgenden Tagen

Besonderheiten:

- Niedrige Dosen können das Beschwerdebild günstig beeinflussen (2–5 mg/d Prednisolon).
- Niedrige GK-Dosis anstreben: max. 5 mg/d Prednisolon.
- Frühmorgendliche Gabe (6:00 bzw. 7:00 Uhr).
- Ausgeprägte Morgensteifigkeit: Aufsplitten der Gesamtdosis auf zwei Drittel morgens und ein Drittel abends.
- Alternative Modyfied-Release-Prednison = „Abendkortison“ um 22:00 Uhr: verzögerte Wirkstofffreisetzung (ca. 2:00 Uhr nachts) und dadurch deutliche Reduktion der Morgensteifigkeit.
- Stresssituationen (OP): kurzfristige Dosiserhöhung um 10–50 mg/d.
- Kombination von GK mit NSAR sollten vermieden werden: Potenzierung der Ulkusgefahr.
- Bei erhöhter Entzündungsaktivität der RA und notwendiger GK-Medikation > 6 Wo.: Osteoporoseprophylaxe mit Vitamin D 1.000–1.500 IE/d plus ca. 1.500 mg Kalzium alimentär oder durch orale Kalziumgabe.
- Bei deutlich erhöhtem Frakturrisiko: Bisphosphonate bzw. Denosumab.
- Ein oligoartikulärer Befall kann unter Umständen durch niedrigdosierte GK, lokale Steroide, RSO und physik. Ther. beherrscht werden. Immer wieder ist jedoch die Krankheitsaktivität zu überprüfen, um den Einsatz der DMARD-Therapie nicht zu verpassen.

DMARD (früher: Basistherapeutika)

Disease Modifying Antirheumatic Drugs (DMARD) oder Basistherapeutika (▶ Kap. 16.4) sind Medikamente, die mehr oder weniger stark in den Krankheitsverlauf eingreifen und eine Teil- oder Vollremission bewirken. Der Wirkungseintritt erfolgt erst nach Wochen und Monaten kontinuierlicher Behandlung.

Bei gesicherter RA ist die Indikation zur DMARD-Therapie gegeben. Frühzeitiger Therapiebeginn ist erforderlich, denn die strukturellen Schäden entstehen größtenteils in den ersten Jahren der chron. Erkrankung („therapeutisches Fenster").

Die Wahl der DMARD-Therapie orientiert sich an der Krankheitsaktivität, der Prognose und der individuellen Situation des Pat. (Grunderkrankungen, Infektionsrisiko, Begleitmedik.). Die Prüfung der Indikation und der Kontraindikationen bei Einleitung einer DMARD-Therapie ist schwierig und erfordert viel Erfahrung und internistische Kenntnisse.

Die eingehende Information des Pat. und dessen Hausarztes ist unerlässlich. Wird diese unterlassen, kommt es häufig zu nicht notwendigen Therapieabbrüchen (Merkblatt DGRh). Eine Überwachung durch klinische Untersuchungen und regelmäßige Laborkontrollen sind Voraussetzung für eine Basistherapie. Die Mitbehandlung durch einen internistischen Rheumatologen ist bei der Langzeitbetreuung wichtig. Er sollte optimalerweise in 3-, 6- oder 12-monatigen Intervallen für die folgenden Maßnahmen konsultiert werden:

- Indikationsstellung
- Wirksamkeitskontrollen
- NW-Überwachung
- Bei einschneidenden Dosisänderungen
- Beurteilung evtl. Komplikationen der Grunderkrankung
- Planung von Abbruch, Unterbrechung oder Beendigung der Basistherapie
- Abstimmung medikamentöser mit rheumachirurgischen Maßnahmen

Eine fachgerechte Dokumentation aller Befunde und Entscheidungen durch den Arzt ist für einen optimalen Therapieerfolg unerlässlich. Nur so kann in einem jahrelangen Krankheitsverlauf jede Entscheidung auch später nachvollzogen werden. Gründe zum Abbruch einer bestimmten Ther. und die Dauer der Einnahme müssen detailliert und differenziert festgehalten werden, damit in der Zukunft nicht noch einmal ein vergeblicher Versuch mit dem gleichen Medikament gemacht werden muss. Die Verlaufsbeurteilung erfolgt anhand des DAS28.

> **!** Nicht erst auf Röntgenveränderungen warten, da die Schäden nur bedingt reversibel sind. Idealerweise Beginn so frühzeitig, dass gar keine Röntgenveränderungen entstehen („aggressive Frühtherapie").

Therapieleitlinie nach DGRh und EULAR (2017)

(▶ Abb. 7.15)

- MTX sollte als Startmedikament bei Erstmanifestation der RA erfolgen, sofern keine Kontraindikationen vorliegen. Die s.c.-Gabe ist ca. 40 % wirksamer im Vergleich zur p.o. Insbesondere bei milderen Erkrankungen oder Spritzenangst kann aber auch erst p.o. begonnen werden.
- Therapiebeginn mit MTX bei sicherer RA mit nachweisbarer Krankheitsaktivität, aber auch bei Anti-CCP-positiven Pat. mit Oligoarthritis oder palindromen Arthritiden.
- Bei Kontraindikationen gegen MTX (z.B. Niereninsuffizienz): Leflunomid (**Cave:** Auslösung von Polyneuropathien, Vorsicht bei Diabetikern; Auslö-

sung von Blutdruckentgleisungen möglich), Sulfasalazin, Hydroxychloroquin (als Monotherapie wahrscheinlich nur geringe Wirkung).

- Bei fehlendem Ansprechen nach 6 Wo. Dosiserhöhung auf 20–25 mg/Wo. bzw. Wechsel auf s.c.-Applikation. Parenterale MTX-Dosierung vor einem Wechsel auf ein Biologikum voll ausschöpfen.

! Die Remission ist das eigentliche Therapieziel. Früher wurde ein DAS28 < 2,6 als Remission definiert. Die neue Definition ist ein SDAI (Simplified Disease Activity Index) < 3,2 oder wenn jeder der folgenden Parameter ≤ 1 ist (Boole-Definition):

1. Anzahl schmerzhafter Gelenke
2. Anzahl geschwollener Gelenke
3. Patient Global Assessment (0–10 Skala)
4. CRP (mg/dl)

- Falls nach 12 Wo. kein Ansprechen (Definition: Reduktion des DAS28 um 50 %) oder nach 24 Wo. das Therapieziel einer niedrigen Krankheitsaktivität (DAS28 < 2,6) oder die Remission nicht erreicht wird, stehen folgende Optionen offen:
  - Bei Fehlen von prognostisch ungünstigen Parametern (hochpositive Anti-CCP-AK, hochaktive Erkrankung, frühe Erosivität): Kombination mit oder Wechsel auf Leflunomid 20 mg/d bzw. Kombinationstherapie MTX mit Hydroxychloroquin und Sulfasalazin (Triple-Therapie) (▶ Tab. 7.4). Kombination von MTX mit Ciclosporin A heute nur noch selten angewandt.
  - Beim Vorhandensein prognostisch ungünstiger Faktoren: Beginn mit einem biologischen (▶ Tab. 7.5) oder tsDMARD (targeted synthetic; JAK-Inhibitor; ▶ Tab. 7.6), in der Regel in Kombination mit MTX.
  - Bei Versagen eines biologischen DMARD (wieder gilt die Regel: 12 Wo. mit Ansprechen > 50 % DAS-Reduktion und 24 Wo. Erreichen des Therapieziels Remission oder zumindest niedrige Krankheitsaktivität) sollte auf ein anderes bDMARD oder ein JAK-Inhibitor umgestellt werden. Daten sprechen dafür, dass es am besten ist, dabei das Wirkprinzip (also z.B. von TNF-Inhibitor auf anderes bDMARD) zu wechseln.

Tab. 7.4 Konventionelle DMARD („Basismedikamente")

Medikament	Dosierung	Zu beachten
DMARD		
MTX	15–30 mg 1×/Woche p.o. oder s.c.	Dosisanpassung und relative Kontraindikation bei Niereninsuffizienz Die Gabe von Folat 5–10 mg p.o. 24 h nach MTX-Gabe wird zur Verhinderung von Transaminasenanstieg empfohlen.
Leflunomid	1 × 20 mg/d p.o.	ggf. Dosiserhöhung auf 30–40 mg/d möglich RR-Anstieg und Polyneuropathien möglich
Sulfasalazin	2 × 1 g/d p.o.	
Hydroxychloroquin	200–400 mg/d	

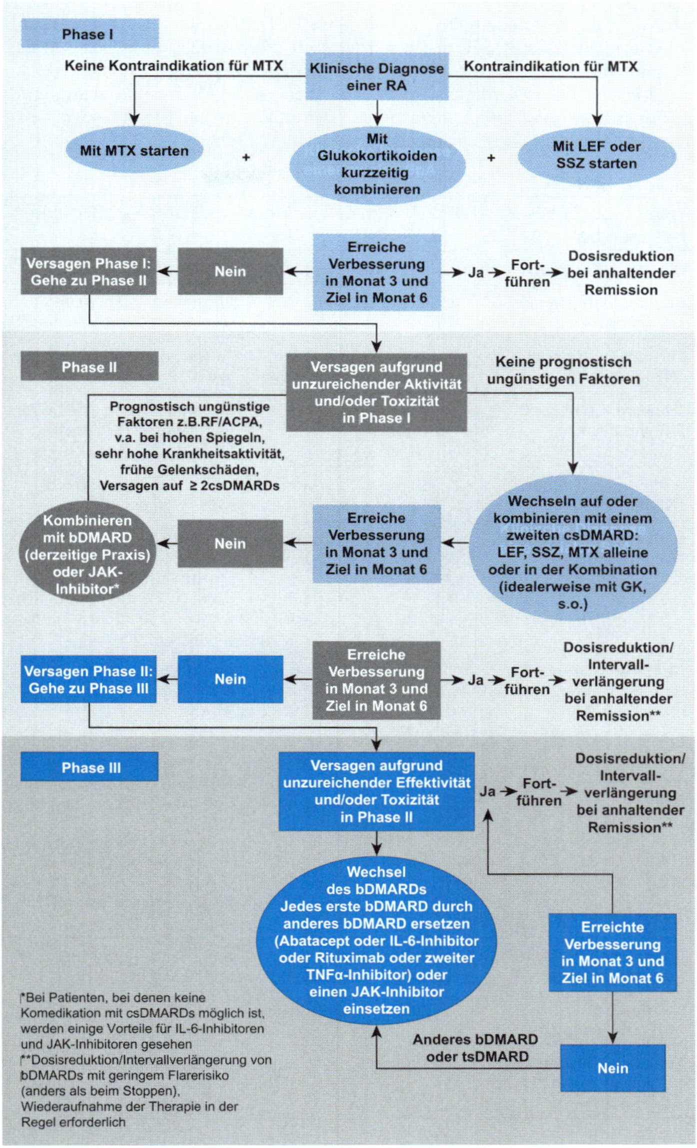

Abb. 7.15 Therapiealgorithmus der medikamentösen Behandlung der RA nach EULAR 2017. [F867-015]

! Nach Diagnosestellung der RA sollte eine DMARD-Therapie rasch erfolgen und nicht erst mit „alternativen Therapien" Zeit verschwendet werden. Es gibt Daten, dass die Art der DMARD-Therapie zweitrangig ist, Hauptsache es erfolgt eine! Allerdings wird als erste Ther. immer MTX empfohlen, wenn nicht Kontraindikationen existieren oder andere Gründe (z.B. Schwangerschaftswunsch) dagegen sprechen.

Tab. 7.5 Zur Behandlung der RA zugelassene biologische DMARD („Biologika"; Stand: Nov. 2017)

Wirkstoff/Wirkmechanismus	Regeldosierung	Bemerkungen
Adalimumab (Humira®) TNF-Inhibitor	40 mg s.c. alle 2 Wo.	Biosimilars in Zulassung (Amgevita® und Solymbic®)
Certolizumab-pegol (Cimzia®) TNF-Inhibitor	Aufsättigung, dann 200 mg s.c. alle 2 Wo.	Aufsättigung: 400 mg s.c. in Wo. 0, 2, 4
Etanercept (Enbrel ®) TNF-Inhibitor	50 mg s.c. 1 x/Wo.	Biosimilars zugelassen oder in Zulassung (Benepali®, Erelzi®)
Golimumab (Simponi®) TNF-Inhibitor	50 mg s.c. 1 x/Mon.	nur in Kombination mit MTX zugelassen
Infliximab (Remicade®) TNF-Inhibitor	3 mg/kg als Infusion in Wo. 0, 2, 6, dann alle 8 Wo.	nur in Kombination mit MTX zugelassen schrittweise Dosiserhöhung bis max. 7,5 mg/kg möglich Biosimilars zugelassen (Inflectra®, Remsima®)
Abatacept (Orencia®) Hemmstoff der T-Zell-Aktivierung CTLA-4-Ig	125 mg s.c./Wo. oder 10 mg/kg als Infusion Wo. 0, 2, 4, dann 4-wöchentl.	nur in Kombination mit MTX zugelassen
Rituximab (MabThera®) B-Lymphozyten-Depletor Anti-CD20	Infusion mit 1.000 mg i.v. an Tag 0 und 14, dann jeweils 2 Gaben alle 6 Mon.	nur in Kombination mit MTX und nach Versagen eines TNF-Inhibitors zugelassen Prämedikation vor Infusion mit 100 mg Methylprednison Biosimilar zugelassen (Truxima®)
Tocilizumab (Ro-Actemra®) Anti-IL-6-Rezeptor-AK	162 mg s.c./Wo. oder 8 mg/kg i.v. alle 4 Wo.	ohne Wirkungsverlust auch ohne MTX möglich
Sarilumab (Kevzara®) Anti-IL-6-Rezeptor-AK	200 mg s.c. alle 2 Wo.	ohne Wirkungsverlust auch ohne MTX möglich
Anakinra (Kinaret®) IL-1-Rezeptor-Antagonist	100 mg/d s.c.	bei RA wegen geringerer Wirksamkeit nur noch selten eingesetzt

7

Tab. 7.6 Übersicht über die beiden inzwischen in Deutschland zugelassenen JAK-Inhibitoren zur Behandlung der RA (nach Fachinformation). Neue Gruppe der tsDMARD (targeted synthetic)

Substanz	Zugelassene Indikation	Kombination	Dosierung	Kontraindikationen
Barcitinib (Olumiant®)	Behandlung mittelschwerer bis schwerer aktiver rheumatoider Arthritis bei erwachsenen Pat., die auf eine vorangegangene Behandlung mit einem oder mehreren DMARD unzureichend angesprochen oder diese nicht vertragen haben.	als Monotherapie oder in Kombination mit MTX	4 mg p.o. 1x tägl.	Krea-Clearance < 30 ml/min schwere Leberfunktionsstörung Zytopenie (Hb < 8 g/l, Lymphozyten < 0,5 x 10^9/l, Neutrophile < 1 x 10^9/l)
Tofacitinib (Xeljanz®)	wie oben	in Kombination mit MTX als Monotherapie, wenn MTX nicht vertragen wird oder wenn eine Behandlung mit MTX ungeeignet ist	5 mg p.o. 2 x tägl.	schwere Leberfunktionsstörung Zytopenie (Hb < 9 g/l, Lymphozyten < 0,75 x 10^9/l, Neutrophile < 1 x 10^9/l)

Dosisreduktionen:
Barcitinib: 2 mg/d bei Pat. über 75 Jahre, Krea-Clearance von 30–60 ml/min oder gleichzeitige Gabe von Probenicid
Tofacitinib: 5 mg 1 x tägl. bei Krea-Clearance < 30 ml/min oder gleichzeitige Gabe von Medikamenten mit mittelstarker Hemmung des Cytochroms P450 3A4 oder starker Hemmung von CYP2C19 (z.B. Fluconazol oder Ketoconazol)

Bei Einhaltung einer Therapiestrategie nach dem Therapieprinzip des Treat to Target (▶ Abb. 7.14) mit dem Ziel Remission unter evtl. Einbeziehung von biologischen DMARD ist sehr gut belegt, dass die Prognose der RA deutlich gebessert ist. Erosivität und Gelenkdestruktion sowie Behinderung und Arbeitsunfähigkeit wird meist verhindert. Die ansonsten erhöhte Sterblichkeit wird reduziert.
Insbesondere MTX und die TNF-Inhibitoren haben gezeigt, dass sie das Risiko für kardiovaskuläre Ereignisse deutlich senken.

Häufige Behandlungsfehler sind Therapieabbruch vor Wirkbeginn, zu niedriger Dosierung oder Fehleinschätzung von NW.

Eine Ther. abseits der Leitlinien kann für Pat. hilfreich sein, wenn eine individuelle Ther. von Pat. und Arzt gewünscht und auf Bewährtes Wert gelegt wird: Bei der Entscheidung, mit welchem DMARD begonnen wird, ist zu berücksichtigen, dass die zuerst eingesetzte Ther. keine ausreichende Wirkung haben kann. Dies hat einen Einfluss auf den Langzeiterfolg. Unter Berücksichtigung des Wirkungs- und NW-Profils ist gemeinsam mit dem Pat. die jeweilige Stufe des DMARD festzulegen.

- Geringe Krankheitsaktivität: Chloroquin 250 mg/d oder Hydroxychloroquin 200–400 mg/d
- Mittlere Krankheitsaktivität: Sulfasalazin 2–3 g/d, MTX 15–20 mg/Wo. p.o., Leflunomid 20 mg/d

- Hohe Krankheitsaktivität: MTX 20–25 mg/Wo. s.c., Leflunomid 30 mg/d, Azathioprin 100–150 mg/d, Ciclosporin A 100–200 mg/d
- Hochakute Krankheitsaktivität: klassische Kombinationstherapien, MTX mit Biologika, JAK-Inhibitoren

In der Folgetherapie der RA gibt es mehrere Wege:

- „Treppe-rauf-Konzept": Nach erfolglosem Einsatz eines DMARD niedriger Intensität ist ein Wechsel innerhalb derselben Stärke (Malariamittel, Sulfasalazin) möglich. Um keine Zeit zu verlieren, bietet sich dann jedoch sofort eine **Eskalation** an. Auch innerhalb dieser Stufe kann bei Bedarf gewechselt werden: MTX-Versager können auf Leflunomid reagieren und umgekehrt!

Der Vorteil dieses Verfahrens beruht in der Vermeidung eines unnötigen NW-Risikos, sofern ein ausreichender Therapieerfolg zu erzielen ist. Von Nachteil ist der Zeitverlust, der durch eine evtl. erfolglose Behandlung in niedriger Stufe hingenommen werden muss. Dann kann das „therapeutische Fenster" nicht mehr ausgenutzt werden.

- „Treppe-runter-Konzept": Nach Erreichen einer Remission auf einer höheren Stufe des Stufenschemas wird zunächst die Dosis des Medikaments reduziert. Bleibt der Therapieerfolg erhalten, ist eine **Deeskalation** in Richtung der nächst niedrigen Stufe möglich.

Hiermit wird versucht, das NW-Risiko der Behandlung zu reduzieren. Der Vorteil dieses Vorgehens liegt im Beginn mit einem potenten DMARD bereits in der Frühphase der Erkrankung, sodass eine frühzeitige Progressionshemmung in Aussicht steht. Allerdings nimmt man ein höheres NW-Risiko in Kauf.

Medikamentöse Lokaltherapie

- Akutstadium: kühlschrankkalte NSAR-Salben mehrmals tägl.
- Intraartikuläre Injektionen: Synoviorthesen, LA/Steroide
- Periartikuläre Injektionen/Infiltrationen: Sehneninsertionen, Sehnenscheiden

Orthopädietechnik

(▶ Kap. 18.8)

- Handlagerungsschienen: Nachtschiene Unterarm-Hand
- Dynamische Schienen: Ein- bzw. Zweigelenk-Handschienen
- Schwanenhalsringe
- Gehhilfen: Kniegelenkbandage, Unterarmgehstütze, Fritz-Stock
- Schuhversorgung: Einlage mit Vorfußpelotte und Weichbettung, Schmetterlingsrolle
- Schuhanfertigung nach Maß
- Sonstige Hilfsmittel: Witschi-Kissen, Zervikalstütze, Sitzkeil

Operative Therapie

OP-Indikationen

(▶ Kap. 17)

- Starke Gelenkschmerzen bei anderweitig nicht zu beherrschender Synovialitis, Tenosynovitis oder Gelenkdestruktion
- Sehnenruptur
- Nervenkompression
- Instabile HWS mit drohender oder vorhandener neurologischer Störung
- Reduzierte Gelenkfunktion und Gelenkfehlstellung
- Rheumaknoten an störenden Stellen (Ellenbogenstreckseite, Finger, Zehen)

Erfolgschancen bei OP

- Sehr gute Erfolgschancen: Hüft- und Knie-TEP, Ellenbogen-TEP, Vorfußkorrektur, Handgelenkarthrodese, Spondylodese der HWS
- Gute Erfolgschancen: Synovektomie Hand, Knie und Ellenbogen, Schulter-TEP
- Mäßige Erfolgschancen: Synovektomie Schulter, MCP und PIP

Operationsverfahren

(▶ Kap. 17.3)

- **Synovektomie, Tenosynovektomie:** Entfernung der entzündlich hypertrophierten Synovia bzw. Sehnenscheide.
- **Resektions-Interpositions-Arthroplastik:** Resektion und Neuformung der Gelenkanteile. Als Interponat und Gelenkflächenersatz dienen lokal einwachsendes Bindegewebe, Gelenkkapsel oder Faszientransplantate.
- **Sehnenrekonstruktionen:** End-zu-End-Naht, Sehnentransfer oder freies Transplantat.
- **Arthrodesen:** Ind. bei Destruktion und Instabilität an Hand, OSG und Tarsalia.
- **Endoprothesen:** Hüft- und Kniegelenke mit gutem funktionellen Ergebnis, Schmerzfreiheit und hoher Mobilität.
- **Osteotomien:** Ind. sind Fehlstellungen an Hüfte und Kniegelenke oder bei Bajonettstellung des Handgelenks.

7.1.5 Verlauf und Prognose

Wenn die RA-Symptome länger als 3–6 Mon. andauern, wird die Erkrankung mit hoher Wahrscheinlichkeit progressiv chron.

Verlaufsformen

Der Verlauf der RA ist unberechenbar und kann nicht vorhergesagt werden.

- Pseudo-linear-progressiv (50–70 %): ein Viertel rapid, drei Viertel schleichend progredient mit nur kurzen Teilremissionen
- Mäßig-mild-progredient (15–30 %): chron.-rezidivierend mit längeren Teil- und kurzen Vollremissionen
- Nicht progredient (< 10 %): unregelmäßig rezidivierend mit längeren Vollremissionen. Palindromer, atypischer Verlauf. Selbstlimitierung (?)
- Rasch destruierend: innerhalb kurzer Zeit (ca. 1 Jahr) progrediente Handdeformität mit tiefergreifenden Usuren und Subluxationen der MCP-Reihe (▶ Abb. 7.16)

Risikofaktoren für schlechte Prognose mit rascher Progression

- Hohe Krankheitsaktivität (DAS28, BSG, Anzahl der geschwollenen und/oder schmerzhaften Gelenke)
- RF hochtitrig
- CCP-Ak hochtitrig
- HLA-DR4 positiv
- Früherosionen im Rö.
- Weibliches Geschlecht
- Niedriger Bildungsstand (inkonsequente Ther. wegen schlechter Compliance)
- Initial schlechte Therapieantwort auf GK
- Nikotinabusus: ist nicht nur per se ein Risikofaktor für rasche Progression, sondern auch ein Risiko für Basistherapie-NW (Pneumonie) und schlechtes Ansprechen auf MTX und TNF-Inhibitoren

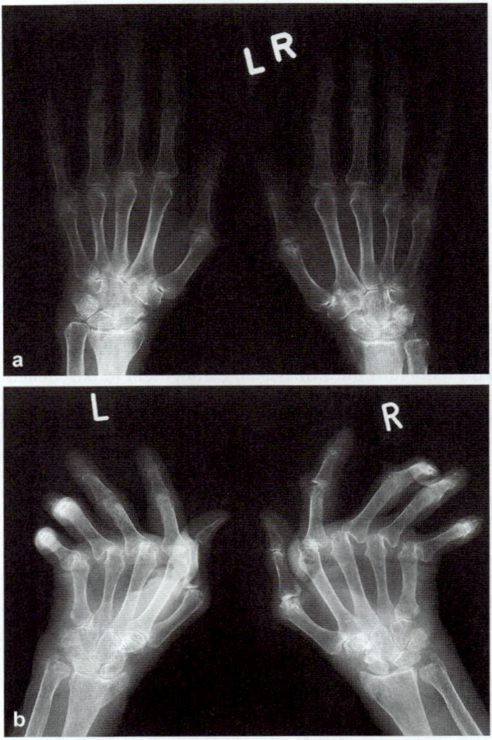

Abb. 7.16 Röntgen Hände im Abstand von 1 (!) Jahr: Jaccoud-ähnlicher Verlauf mit Luxationen und Ulnardeviation der Finger [M113]

Der Erfolg der Basistherapie ist nicht an einem einzelnen Parameter, sondern nur an der klinischen Gesamtsituation abzulesen. Anspruchvollstes Kriterium ist dabei der Stillstand der entzündlichen Progression im Rö., auch eine Rückbildung der entstandenen Schäden ist möglich. Bei einer Teilremission kommt es nur zu einer partiellen Besserung. Die Kriterien des Therapieerfolgs nach den sog. ACR-20-, -50- und -70-Kriterien werden bei klinischen Studien angewendet und eignen sich weniger für den Therapieverlauf des einzelnen Pat.

> **!** Sekundärarthrotische Veränderungen sowie tendomyopathische und fibromyalgische Reaktionen können auch in der Vollremission Schmerzen verursachen. Diese Unterscheidung ist aus differenzial-therapeutischen Gründen extrem wichtig.

Remissionskriterien der ACR/EULAR von 2011

Folgende vier Kriterien dürfen einen Wert von 1 nicht übersteigen:
- Anzahl schmerzhafter Gelenke (DAS28)
- Anzahl geschwollener Gelenke (DAS28)
- CRP (in mg/dl)
- Gesamtbewertung des Pat. (VAS 0–10) oder aber SDAI von < 3,2

Über das Ausschleichen einer DMARD-Therapie gibt es keine Langzeituntersuchungen. Nach heutiger Lehrmeinung soll eine DMARD-Therapie bei erosivem, progredientem Verlauf lebenslang verabreicht werden. Nach Eintreten einer Remission kann jedoch bei mindestens 6-monatiger Remission und abgesetztem Prednison mit der ursprünglichen Dosis eine Deeskalation versucht werden. Dies bedeutet langsames Reduzieren bzw. Spreizen der Applikationsintervalle (MTX, biologische DMARD), später evtl. auch ein Wechsel zur nächst niedrigeren Stufe des Stufenschemas. Ein komplettes Absetzen eines biologischen DMARD ist selten möglich, wohl aber die Dosisreduktion (z.B. Etanercept 25 mg/Wo. statt 50 mg) oder die Verlängerung der Applikationsintervalle (z.B. Adalimumab alle 3 Wo. anstelle von 2 x/Wo.). Es muss jedoch jederzeit – auch nach längerer Remission ohne Medik. – mit Wiederaufflammen der RA gerechnet werden. Im „ausgebrannten Stadium" der RA (ob es das gibt, ist fraglich), wenn keine Entzündungsaktivität mehr nachweisbar ist, sollte keine Basistherapie mehr erfolgen. In diesem Fall Schwerpunkt auf KG und Hilfsmittelversorgung legen.

Rheumaschub

- Floride Arthritis mehrerer Gelenke mit Überwärmung
- Neu aufgetretene Arthralgien: springende, wandernde Gelenkschmerzen
- Zunahme systemischer Allgemeinsymptome: Müdigkeit, Abgeschlagenheit, Inappetenz, Frösteln
- Verlängerung der Gelenksteife: Morgensteife – Mittagssteife – Ganztagessteife
- Arthritiszunahme: Überwärmung, Ergussbildung

Mortalität

- 2-fach erhöht gegenüber Gesunden, insbes. Frauen
- Verkürzung der Lebenserwartung bei Männern bis zu 5 J., bei Frauen bis zu 15 J.
- Hauptursachen: KHK und andere kardiovaskuläre Ereignisse, Infektionen, renale und pulmonale Erkrankungen (Vaskulitis, Amyloidose). Sehr selten: Myelokompression nach Bagatelltrauma bei HWS-Instabilität
- Funktionskapazität ist gutem Voraussageparameter für frühe Mortalität

Um das kardiovaskuläre Risiko zu reduzieren, soll v.a. die Krankheitsaktivität der RA reduziert werden. MTX und TNF-Inhibitoren haben gezeigt, dass sie das kardiovaskuläre Risiko deutlich senken. Zusätzlich sollen aber auch die traditionellen Risikofaktoren (Rauchen, arterielle Hypertonie, Diabetes, Cholesterin) beachtet werden.

EULAR-Empfehlungen zum Management kardiovaskulärer Komorbiditäten (Auszug)

- Die Krankheitsaktivität sollte optimal kontrolliert werden, um das kardiovaskuläre Risiko so weit wie möglich zu minimieren.
- Eine Evaluation des kardiovaskulären Risikos sollte bei allen Pat. wenigstens einmal im Zeitraum von 5 Jahren erfolgen. Bei erheblichen Veränderungen der antirheumatischen Ther. muss ggf. eine erneute Risikobewertung erfolgen.

- Die Bestimmung des Gesamt- oder HDL-Cholesterins sollte durchgeführt werden, wenn die Krankheitsaktivität der Pat. niedrig ist oder wenn die Pat. in Remission sind. Postprandiale Bestimmungen können bei der Risikoeinschätzung ebenfalls in die Bewertung einbezogen werden.
- Screening-Methoden, wie Sono der Karotiden auf das Vorhandensein von atherosklerotischen Plaques, können in die Risikoabschätzung einfließen.
- Empfehlungen zur Veränderung des Lebensstils sollten allen Pat. in Bezug auf gesunde Ernährung, Nikotinkarenz und regelmäßige Übungs- bzw. Sportprogramme verfügbar gemacht werden.
- Die Verschreibung von NSAR sollte, v.a. bei Pat. mit erhöhtem kardiovaskulärem Risiko oder bereits etablierter kardiovaskulärer Erkrankung, vorsichtig, d.h. nach sorgfältig abgewogener Indikationsstellung, erfolgen.
- Falls eine längerfristige Behandlung mit GK erforderlich sein sollte, ist immer die niedrigste Dosis anzustreben und im Falle von Remission oder geringer Krankheitsaktivität die Dosis adäquat zu reduzieren. Die Gründe für eine dauerhafte GK-Therapie sollten regelmäßig überprüft werden.

Funktionskapazität

- Enge Korrelation von Funktionsverlust und Entzündungsaktivität in den ersten 5 Krankheitsjahren: Mit jedem Rheumaschub verschlechtert sich die Funktion.
- Im späteren Verlauf wird die Funktion weniger durch die Entzündung beeinflusst.

Heute wird vor allem der HAQ-Fragebogen (Health Assessment Questionaire; ▸Kap. 1.3.1) zur Funktionseinschätzung verwendet (▸Tab. 7.7).

Tab. 7.7 ACR-Klassifikationskriterien (1991) zur globalen Funktionseinschätzung

Stadium I	Die Aktivitäten des tägl. Lebens (Beruf, Freizeit, Selbstversorgung) sind uneingeschränkt durchführbar.
Stadium II	Selbstversorgungs- und berufliche Aktivitäten sind uneingeschränkt, Freizeitaktivitäten nur eingeschränkt möglich.
Stadium III	Berufliche und Freizeitaktivitäten sind eingeschränkt, die Selbstversorgung ist noch uneingeschränkt möglich.
Stadium IV	Alle Aktivitäten sind eingeschränkt.
Selbstversorgung	Anziehen, Essen, Baden, Haarpflege, Toilette
Berufliche und Freizeitaktivitäten	patientenspezifisch, alters- und geschlechtsabhängig

- Die Gelenkdestruktion ist individuell sehr unterschiedlich: Einzelne Gelenke können mutilieren (z.B. Finger und Zehen), andere bleiben unverändert (z.B. Carpalia, Schulter, Knie)!
- Eine Remission ist sehr selten und nur von kurzer Dauer! Weniger als 2 % aller Pat. erleben auch unter einer Basistherapie eine Remission von 3-jähriger oder längerer Dauer!
- Die vom Pat. festgelegte Funktionsfähigkeit hat einen hohen Stellenwert, da sie nicht der subjektiven ärztlichen Interpretation unterliegen!
- 10 Jahre nach Krankheitsbeginn sind über 50 % der Pat. arbeitsunfähig!

7.2 Sonderformen der rheumatoiden Arthritis

Thomas Bitsch, Christoph Fiehn und Anja Sonnenschein (Kap. 7.2.4)

7.2.1 Adultes Still-Syndrom (AOSD)

Sonderform der rheumatoiden Arthritis (AOSD = Adult-Onset Still's Disease), bei der systemische Begleitsymptome und viszerale Komplikationen im Vordergrund stehen, sodass eine Polyarthritis oft nur Nebenschauplatz ist.

Epidemiologie

Beginn im Erwachsenenalter sehr selten. Höchstwahrscheinlich hohe Dunkelziffer (milde Verlaufsformen, Fehldiagnosen).

Klinik und Befund

- Fieberschübe mit septischem Charakter: septisch, remittierend mit abendlichen Spitzen. Häufig > 3 Wo. Dauer
- Hepatosplenomegalie
- Lymphknotenvergrößerungen: zervikal, nuchal, inguinal, abdominal
- Polyarthritis: Hand-, Ellbogen- und Kniegelenke bevorzugt, jedoch sämtliche Gelenke möglich. (Sub-)Luxationen und Ankylosen möglich. Häufig Karpalarthritis
- Cephalgien: HWS-Befall. Auf sog. „5. Extremität" achten!
- Makulopapulöses Exanthem: rumpfbetont, fein- bis grobfleckig, hellrot, konfluierend
- Kachexie bei chron. Verlauf: AZ widerspiegelt den konsumierenden Entzündungsprozess
- Zeichen der Niereninsuffizienz bei chron. Verlauf: Amyloidose (▶ Kap. 12.2.5)

Symptome des Still-Syndroms im Erwachsenenalter (adulter M. Still)

Fieberschübe	95 %
Synovitiden	95 %
Exanthem	70 %
Pharyngitis	60 %
Lymphome	60 %
Splenomegalie	50 %
Hepatomegalie	40 %
Gewichtsverlust	35 %
Pleuritis, Perikarditis	20 %
Pneumonitis	10 %
Nephropathie	5 %

Diagnose

- **Anamnese:** Fieberschübe mit Kachexie, Polyarthritis (insbes. Karpalarthritis mit eingeschränkter Dorsalext.) und Tenosynovitis, Hepatosplenomegalie, Lymphome, Pleuritis, Karditis, Neuropathie

- **Labor:** Entzündungszeichen (▶ Kap. 4.2.1) (BSG ↑↑, CRP ↑↑↑, Leukozytose bis 30.000/µl, Anämie). GOT ↑, GPT ↑, γ-GT ↑. Urinstatus, 24-h-Sammelurin auf Krea-Clearance und Eiweiß, ggf. Diskelektrophorese (glomeruläre oder tubuläre Proteinurie?). Zur DD Blutkulturen, ANA, HLA-B27. RF und ANA sind negativ!
- **Rö.:** (▶ Kap. 5.2) Hände, Füße, betroffene Gelenke (Hüfte, Knie, Schulter), ISG, HWS. Arthritische Weichteil-, Direkt- und Kollateralphänomene, insbes. CMC II und III, interkarpal. MCP fast immer unauffällig. Zervikalarthritis mit (partieller) Blockwirbelbildung. Sakroiliitis. Thorax zur DD
- **Szinti:** (▶ Kap.5.3.1) Aktivitätsanreicherung an asymptomatischen Gelenken (Zervikalarthritis, Sakroiliitis, Koxitis). Nach Vorliegen des Szinti gezieltes Rö.
- **Sono:** Abdomen-Sono, Echo, Arthro- und Weichteilsono unerlässlich
  - Hepatosplenomegalie, Lymphome, Pleuraerguss. Konsumierende Erkrankung (Tumor?)
  - Perikarderguss
  - Koxitis, Radiokarpalarthritis/Tenosynovitis
- **KM-Punktion:** Histologie und Zytologie zur DD (Leukämie?)
- **Lymphknotenbiopsie:** evtl. zur DD

Differenzialdiagnose

DD ist schwierig! Infektiöse und neoplastische Erkrankungen müssen ausgeschlossen werden!

- Infektiöse Erkrankungen: Pneumonie, Pyelonephritis, Otitis media, Myokarditis.
- Lymphatische Leukämie, Lymphome und andere hämatologische Erkrankungen.
- Reaktive Arthritis (▶ Kap. 8.3), insbes. Poststreptokokkenrheumatismus (▶ Kap. 15.5).
- SLE (▶ Kap. 9.2) und andere Kollagenosen (▶ Kap. 9) im Kindesalter.
- Kawasaki-Syndrom und andere Vaskulitiden (▶ Kap. 10).
- Schnitzler-Syndrom: autoinflammatorisches Syndrom des Erwachsenen mit Kombination von chron. Urtikaria und monoklonaler Gammopathie. Übergänge in ein malignes Non-Hodgkin-Lymphom werden beobachtet.

Klassifikationskriterien des Schnitzler-Syndroms
(Strasbourg-Kriterien, 2013)
Obligate Kriterien:
- Chron. Urtikaria
- IgM- oder IgG-Paraprotein

Minor-Kriterien:
- Rezidivierendes Fieber
- Abnormes Knochenremodelling ± Knochenschmerzen
- Leukozytose und/oder CRP-Erhöhung
- Leukozyteninfiltration der Dermis in der Hautbiopsie

Definitive Diagnose:
- IgM + 2 Minor-Kriterien
- IgG + 3 Minor-Kriterien

Wahrscheinliche Diagnose:
- IgM + 1 Minor-Kriterium
- IgG + 2 Minor-Kriterien

Therapie

- **KG, Ergo, phys. Therapie:** ▶ Kap. 7.1.4
- **Medik. Ther.:**
  - Hohe Krankheitsaktivität: GK 100 mg/d für 1–2 Wo., dann Reduktion auf Erhaltungsdosis. Bei Kindern nur kurze GK-Therapie anstreben. Pulstherapie bei Karditis. 7S-Immunglobuline. IL-1-Antagonisten Anakinra 100 mg/d s.c. oder Canakinumab 4 mg/kg KG (bis zum Maximum von 300 mg) alle 4 Wo. s.c. (Zulassung bei Kindern)
  - Mittlere Krankheitsaktivität: Low-Dose-GK 5 mg/d, DMARD wie z.B. MTX 10–30 mg/Wo. oder Azathioprin 100–150 mg/d
  - Niedrige Krankheitsaktivität: NSAR bedarfsorientiert
- **Injektionen:** GK großzügig intraartikulär soviel wie möglich und früh mit Triamincolonhexacetonid. Ind. zur Synoviorthese sehr selten bei therapierefraktärer Oligoarthritis bzw. dominierendem größerem Gelenk (Gonarthritis, Omarthritis)
- **OP:** Synovektomie bei Therapieresistenz. Achsenkorrektur bei schweren Deformitäten und Kontrakturen

Prognose

30 % schwere Schübe mit Karpalarthritiden, die zu Ankylosen führen. Auch Ankylosen der HWS.

> **!**
> - Bei Fieber unklarer Genese immer an Still-Syndrom denken!
> - RF und ANA sind beim Still-Syndrom nicht nachweisbar!
> - Eine Pharyngitis ist charakteristisch für ein adultes Still-Syndrom!

7.2.2 Alters-RA (LORA)

Eine nach dem 60. LJ. auftretende RA (Late Onset Rheumatoid Arthritis [LORA]), die eine modifizierte Symptomatik zur früher beginnenden Verlaufsform aufweist. Überlappungen bzw. Sonderform zur Polymyalgia rheumatica (▶ Kap. 10.2) werden diskutiert.

Klinik und Befund

- Häufig akute Mon- oder Oligoarthritis, große Gelenke (Schulter, Knie, Hüfte) dominieren
- Häufig klinisch aggressiver Verlauf
- Ausgeprägte Allgemeinsymptome: Fieber, Gewichtsabnahme, Mattigkeit
- Rasche Muskelatrophie
- Häufig extraartikuläre Manifestationen

Diagnose

- **ACR-Kriterien:** ▶ Kap. 7.1.2
- **Labor:** Entzündungsparameter erhöht (BSG, CRP)
- **Rö.:** arthritische Weilteil-, Direkt- und Kollateralzeichen an den klinisch befallenen Regionen

Therapie

- Oft gutes Ansprechen auf Low-Dose-GK-Therapie: Prednisolon 2,5 mg/d..
- DMARD (▶ Kap. 16.4) ist nur bei persistierend hoher Entzündungsaktivität, höherem GK-Bedarf und extraartikulärer Manifestation indiziert.

- Oft ist eine Unterscheidung von Alters-RA und Polymyalgia rheumatica insbes. initial nicht möglich!
- RS3PE-Syndrom (Remitting Seronegative Symmetrical Synovitis with Pitting Edema): symmetrische ödematöse Handgelenkschwellung mit Arthritis und Tenosynovitis der Hände als Variante der LORA oder der Polymyalgia rheumatica.

7.2.3 Felty-Syndrom

Variante einer seropositiven, nodösen RA mit Splenomegalie und Leukozytopenie.

Epidemiologie

- 1 % aller RA-Pat., die schon seit > 10 J. an einer RA leiden.
- Zwei Drittel aller Pat. sind postmenopausal.

Pathogenese

- Leukopenie: zytotoxische AK, Destruktion von Granulozyten, Immunkomplexe, gesteigerte Sequestration in der Milz. KM: hyperplastische Granulopoese
- Splenomegalie: ungeklärt

Klinik und Befund

- RA: seit > 10 J. schwere, progredient-destruierende Verlaufsform (▶ Kap. 7.1.1)
- Rheumaknoten: oft knollenartig an Ellenbogenstreckseite
- Extraartikuläre Manifestationen: Unterschenkelulzerationen (Vaskulitis!), Perikarditis, Mononeuritis multiplex, Episkleritis
- Sekundäres Sjögren-Syndrom (▶ Kap. 9.7)
- Eingeschränkte Immunabwehr mit rezidivierenden Infektionen: eitrige Bronchitis, Laryngitis, Sinusitis. Furunkulose, Harnwegsinfekte, Endokarditis
- Gewichtsverlust: oft sehr rasch auftretend
- Leberzirrhose-Zeichen: Hautpigmentierungen
- Zunahme des Bauchumfangs: Hepatosplenomegalie

Extraartikuläre Manifestationen bei Felty-Syndrom

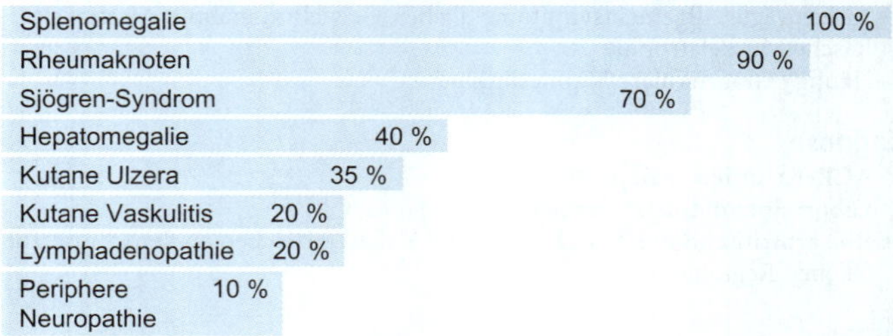

Diagnose

- **Anamnese:** langjährige RA mit nodöser, extraartikulärer Verlaufsform
- **Labor:** Leukopenie (500–4500 Leukozyten/µl), Granulozytopenie, Thrombopenie (selten), AP ↑, GOT ↑, GPT ↑, γ-GT ↑. RF deutlich erhöht, ANA ↑ mit Anti-Histon-AK, pANCA (bis 40 % positiv). Zur DD Hepatitisserologie (A–E, Zytomegalie, Epstein-Barr), AMA (primär biliäre Zirrhose). Cholinesterase-Erniedrigung bei Zirrhose
- **Rö.:** destruierende Verlaufsform mit größeren Substanzdefekten, Fehlstellungen und Ankylosen (Larsen IV–V)
- **Sono:** Hepatosplenomegalie, Leberzirrhose-Zeichen, Perikarderguss, Pleuraerguss, Endokarditis
- **KM-Punktion:** zentrale oder periphere Leukopenie (toxische Schädigung, Osteomyelofibrose, lymphoproliferative Erkrankungen)
- **Leberbiopsie:** chron. aktive/persistierende Hepatitis. Leberzirrhose

Differenzialdiagnose

- Medikamentös induzierte Leukopenie: Sulfasalazin, MTX, Leflunomid
- Leberzirrhose: postinfektiös, primär biliär, Hämochromatose (▸ Kap. 12.1.4), Wilson-Krankheit
- Vaskulitis: SLE (▸ Kap. 9.2) (Leukopenie ist die Folge der Lymphopenie), Polyarteriitis nodosa (▸ Kap. 10.4)
- Lymphome, Leukämie: Verdrängung der weißen Reihe im KM

Therapie

- Grundsätzlich wie aggressive Verlaufsform der RA (▸ Kap. 7.1.4). MTX 10–25 mg/Wo. mit guten Therapieerfolgen. GK bessern Leukopenie (Markausschwemmung)
- Bei aggressiven Verläufen mit extraartikulärer Beteiligung: GK-Stoßtherapie z.B. 500–1.000 mg für 3 Tage oder Cyclophosphamid 100 mg/d oder als Stoßtherapie unter BB-Kontrollen

> **!** Häufigste Fragestellung einer langjährigen RA, die eine Leukozytopenie entwickelt: Felty-Syndrom? Medikamentös-toxische Schädigung? Leberzirrhose? KM- und evtl. Leberbiopsie sind unerlässlich!

7.2.4 Juvenile idiopathische Arthritis (JIA)

Klassifikationskriterien der ILAR

(ILAR = International League of Associations for Rheumatology)

- Beginn vor dem 16. LJ
- Persistenz > 6 Wo.
- Arthritis eines oder mehrerer Gelenke charakterisiert durch Schwellung und/oder Erguss, Bewegungseinschränkung, Schmerzhaftigkeit, Rötung und/oder Überwärmung
- Ausschluss anderer Ursachen einer Arthritis

Nach den Klassifikationskriterien (ILAR 2001) wird eine juvenile idiopathische Arthritis (JIA) definiert bei einer Arthritis vor dem 16. Geburtstag und > 6 Wo. Dauer nach Ausschluss anderer Ursachen. Nach dem Befund in den ersten 6 Behandlungsmon. erfolgt die Zuordnung in einer der sieben Subtypen (▸ Tab. 7.8).

Tab. 7.8 Sieben Subtypen der JIA entsprechend der ILAR-Kriterien

Subtyp	Kriterien
systemische JIA (sJIA) (5–10 %)	schwere Erkrankung mit hohem Fieber, Exanthem und Mitbeteiligung innerer Organe. Bei Neigung zu bakteriellen Infektionen schwierige DD. Arthritis an Hand-, Knie- und Sprunggelenken, Hüfte, HWS, Schulter, Ellenbogen und Finger ! **Cave:** Destruktion der Hand- und Hüftgelenke! • Arthritis (mind. 1 Gelenk) • Initial Fieber (> 14 Tage) + mind. 1 Kriterium: – erythematöses Exanthem – Lymphadenopathie – Hepato-/Splenomegalie – Polyserositis Komplikationen: • Makrophagenaktivierungssyndrom (MAS) mit ausgeprägter Aktivierung der Makrophagen und konsekutiver Freisetzung von Zytokinen (TNF-α oder IFN-γ). Persistierendes Fieber, Lymphadenopathie, Hepatosplenomegalie, zerebrale Auffälligkeiten und Panzytopenie, PTT-Verlängerung • Amyloidose
oligoartikuläre JIA (50 %) Initial 1–4 Gelenke betroffen • persistierend: < 5 Gelenke in 6 Mon. (70 %) • erweitert: ≥ 5 Gelenke in 6 Mon. (30 %)	häufigste Subgruppe mit Beteiligung von großen Gelenken der unteren Extremität (Knie und OSG). Oft bei erweiterter Form Mitbeteiligung der oberen Extremität ! **Cave:** asymmetrisches Knochenwachstum, konsekutiv Muskelatrophie und Wachstumsstörung. Iridozyklitis (30 % der Fälle). Regelmäßige augenärztliche Vorstellungen (alle 8–12 Wo.)
RF-negative polyartikuläre JIA (13 %)	Polyarthritis mit hoher Einsteifungstendenz der Gelenke bei jungen Pat. oft schleichender Beginn, „trockene Synovitis", zunehmende Bewegungseinschränkung. Symmetrische Polyarthritis (meist Hand-, Finger-, Ellenbogen-, Knie- und Sprunggelenke) ! **Cave:** Tenosynovitis der Handgelenke, Beugekontrakturen, Einsteifungstendenz der Gelenke • Initial ≥ 5 Gelenke betroffen
RF-positive polyartikuläre JIA (2 %)	Polyarthritis mit rasch destruierender Verlaufsform wie die RA bei Erwachsenen • Oft Rheumaknoten • Chron. Iridozyklitis (5–10 %) • Initial ≥ 5 Gelenke betroffen
enthesitisassoziierte JIA	Sakroiliitis mit Rückenschmerzen, Insertionstendopathien und Oligoarthritis • Arthritis und Enthesitis oder Enthesitis/Arthritis + mind. 2 Kriterien: – Sakroiliitis – HLA-B27 positiv – HLA-B27-bedingte Erkrankungen bei Familienmitgliedern – akute Iridozyklitis – Jungen > 8. LJ. • Arthritis überwiegend der unteren Extremität, Enthesitis an Füßen und Knien • Akute schmerzvolle anteriore Uveitis mit konjunktivaler Reizung und Lichtscheuheit (5–10 %)

Tab. 7.8 Sieben Subtypen der JIA entsprechend der ILAR-Kriterien *(Forts.)*

Subtyp	Kriterien
juvenile Psoriasisarthritis (5 %)	Oligoarthritis mit Daktylitis und sehr variablem Verlauf Arthritis und Psoriasis oder Arthritis + mind. 2 Kriterien: • Daktylitis • Tüpfelnägel/Onycholyse • Psoriasis bei Verwandten 1. Grades Breites Spektrum: Oligoarthritis, Polyarthritis, große Gelenke untere Extremität, kleine Fingergelenke (DIP), asymmetrisch, Daktylitis, Tenosynovitis
unklassifizierbare Form	nicht näher klassifizierbare Arthritis

Epidemiologie

- Inzidenz: 5–7 Erkrankungen/100.000 Kinder
- Prävalenz: 30 von 100.000 Kindern unter 16 Jahre erkranken im Durchschnitt an einer Gelenkentzündung – bei einem dieser Kinder verläuft die Gelenkentzündung chron.
- Ca. 1.000 Neuerkrankungen/Jahr in Deutschland

Klinik und Befund

- Oligo-/Polyarthritis: meist asymmetrisch
- Morgensteifigkeit: Polyarthritis der MCP und PIP ähnlich der Erwachsenenform eher selten
- Systemische Begleitsymptome: Fieber, Hepatosplenomegalie, Lymphome, pulmonale und kardiale Symptome. Amyloidosezeichen (Niereninsuffizienz)
- Iridozyklitis: Augenlicht in Gefahr! Engmaschige augenärztliche Kontrollen
- Tiefsitzender Kreuzschmerz: Sakroiliitis
- Kopfschmerzen, zervikale Myelopathie: Zervikalarthritis (häufiger als bei Erwachsenen)
- Daktylitis: „Wurstzeh/-finger“, Endgelenkbefall
- Insertionstendopathien: Enthesitis

Symptome der systemischen JIA (Still-Syndrom im Kindesalter)

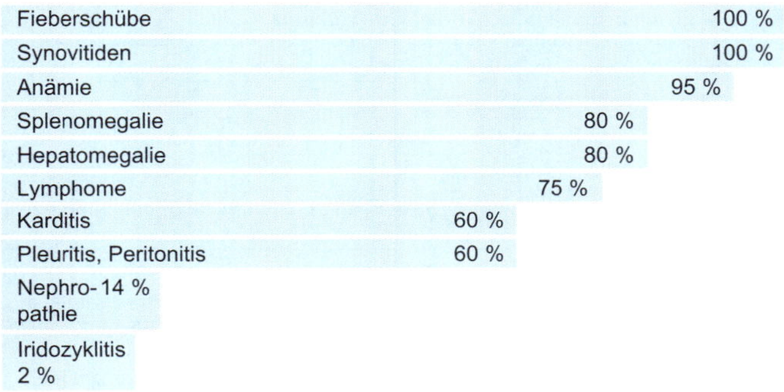

Diagnose

- **Anamnese:** Polyarthritis, Oligoarthritis, Sakroiliitis, systemische Manifestation. Beinlängen-/Armdifferenz durch beschleunigtes Knochenwachstum des entzündeten Gelenks oder Wachstumsretardierung
- **Labor:** BSG-Erhöhung, Anämie, ANA häufig niedrigtitrig. HLA-B27
- **Rö:** arthritische Weichteil-, Direkt- und Kollateralzeichen. Oft frühzeitiger Schluss der Wachstumsfuge im entzündeten Gelenk. Rö.-Minimalprogramm bei JIA
  - Hände beidseits dv.
  - Knie beidseits a.p. und seitlich.
  - OSG beidseits a.p.
  - HWS in Anteflexion seitlich
  - Beckenübersicht
- **Sono:** Nachweis eines Gelenkergusses bzw. Synovialisverdickung. Hüftsono ist wichtig

Differenzialdiagnose

- Reaktive Arthritis (▶ Kap. 8.3): Poststreptokokkenrheumatismus (▶ Kap. 15.5), parainfektiös (Hepatitis B, CMV, Röteln, Parvovirus B 19)
- Infektiöse Arthritis (▶ Kap. 15), Osteomyelitis (▶ Kap. 15.11)
- Hereditäre periodische Fiebersyndrome: CAPS, HIDS, TRAPS
- Mukokutanes Lymphknotensyndrom (Kawasaki-Syndrom: hochfieberhafte Erkrankung mit Haut- und Schleimhautbeteiligung, Lymphknotenschwellung und Organbeteiligungen mit kardiovaskulären Komplikationen
  - Durchschnittsalter betroffener Kinder: 1,5 Jahre
  - Fieber bis 40 °C mehrere Tage
  - Konjunktivitis, gerötete Lippen und „Erdbeerzunge“
  - Schuppende, desquamierende Haut der Finger und Zehen, Palmar- und Plantarerythem
  - Polymorphes Erythem am Körperstamm
  - Lymphadenopathie, insbes. zervikal
  - Enteritis, abdominale Schmerzen, Erbrechen, Ileus, Urethritis
  - Arthritis, Pneumonitis selten. Keine Nierenbeteiligung

7

Klassifikationskriterien des Kawasaki-Syndroms

1	antibiotikaresistentes Fieber > 5 Tage Dauer
2	polymorphes Exanthem
3	Hautveränderungen an den Extremitäten
4	bilaterale, nichteitrige Konjunktivitis
5	Veränderungen im Mundbereich: Pharyngitis, Enanthem, Erdbeerzunge, rissige Lippen
6	akute, nichteitrige zervikale Lymphadenopathie
5 der 6 Kriterien müssen zur Klassifikation erfüllt sein, wobei das Fieber obligat ist.	

  - **Labor:** Entzündungsparameter massiv erhöht. Anämie, Leukozytose, Thrombozytose. ANCA und Anti-Endothelzell-AK sind oft positiv. Zirkulierende Immunkomplexe. Kollagenose-Screening negativ
  - **Echo:** Nachweis von Aneurysmen

- **Angiografie:** Nachweis von Aneurysmen
- Therapie: Acetylsalicylsäure (ASS) hochdosiert (30–100 mg/kg KG/d/4 ED) und/oder hochdosiert Immunglobuline (2 g/kg KG/d/12 h). Bei Koronarbeteiligung ASS in thrombozytenaggregationshemmender Dosis (3–5 mg/kg KG/d)
- Verlauf und Prognose: akute fieberhafte Phase 10 Tage, subakute Phase 2–4 Wo., Rekonvaleszenz Mon. bis Jahre. Verläufe ohne Herzbeteiligung sind günstig. 2,5 % erleiden einen Myokardinfarkt.

> **!** Die gefährlichsten Manifestationen des Kawasaki-Syndroms sind die Koronaritis mit Aneurysmen und die Myokarditis!

- Juvenile Kollagenosen: SLE (▶ Kap. 9.2), Poly-/Dermatomyositis (▶ Kap. 9.5)
- Coxitis fugax: Entzündung der Hüftgelenkkapsel, häufig im Anschluss an einen (grippalen) Infekt auftretend, reversibel nach 1–2 Wo.
- Arthralgien bei hämatologischen Erkrankungen: Leukämie, Thalassämie (▶ Kap. 12.3.2), Hämophilie (▶ Kap. 12.3.1)
- Malignome: Ewing-Sarkom, Neuroblastom
- Perthes-Calvé-Legg-Krankheit: ischämische Nekrose des Hüftkopfes im Kindesalter (3.–12. LJ., m → w)
- Epiphyseolysis capitis femoris: Gleiten bzw. Kippen über Wo. und Mon., selten akute Lösung der proximalen Femurkopfepiphyse während der Pubertät (Jungen 12–16 J., Mädchen 10–14 J.)
- Osteochondrosis dissecans
- Osteoidosteom
- Sarkoidose: infantile Form im Säuglings- und Kleinkindesalter
- Trauma
- Familiäres Mittelmeerfieber: seltene, zyklisch verlaufende entzündliche Erkrankung unbekannter Pathogenese bei Menschen bestimmter ethnischer Herkunft mit rezidivierenden Fieberschüben, Hauterscheinungen, Gelenk-, Bauch- oder Thoraxschmerzen

Symptome des familiären Mittelmeerfiebers

Fieberschübe	100 %
Bauchschmerzen	95 %
Arthritis	74 %
Thoraxschmerzen	46 %
Niereninsuffizienz	27 %

- **Labor:** Entzündungsparameter deutlich erhöht. Krea, Harnstoff und Harnsäure erhöht. Beta-2-Mikroglobulin erhöht. Erhöhtes S-Amyloid-A. Dysproteinämie (nephrotisches Syndrom), Urinstatus (Proteinurie). 24-h-Sammelurin auf Krea-Clearance und Eiweiß
- **Sono:** Pleuraerguss, Perikarderguss, abdominale Serositis
- **Nierenbiopsie:** in bis zu 60 % Nierenamyloidose
- **Rektumbiopsie:** Amyloidosenachweis

Therapie

> **!** Colchicin ist Therapie der Wahl zur Verhinderung der Amyloidose (0,5–1 mg/d) lebenslang. Die Amyloidose lässt sich durch eine Colchicinprophylaxe verhindern!

Behandlungsziel der JIA

- Schmerzminderung und möglichst rasche Schmerzfreiheit durch eine Reduktion der Entzündungsaktivität und damit die Wiederherstellung der normalen Gelenkfunktionen
- Asymmetrischer Gelenkbefall: Wachstumsnormalisierung (keine Arm- und Beinlängendifferenz)
- Polyarthritischer Befall: Reduzierung der Wachstumshemmung
- Systemische Verlaufsform: Risiko einer Organbeteiligung (u.a. Amyloidose) minimieren

Aufgrund der differenzierten diagnostischen und therapeutischen Überlegungen sollte die Betreuung der Kinder und Jugendlichen durch eine erfahrene Abteilung für pädiatrische Rheumatologie erfolgen. Neben den ganztags geführten Zentren für Kinder- und Jugendrheumatologie gibt es an zahlreichen Universitätskinderpolikliniken kinderrheumatologische Sprechstunden (▶ Kap. 20.3).

Subtypen der JIA

Oligoartikuläre Form

- Niedrige Entzündungsaktivität: Oligoartikuläre Verläufe mit geringen Schüben können fast immer mit lokalen Therapien (Kryopack, Salbenumschlägen, gelegentlich Steroide intraartikulär) behandelt werden. Schulter- und Hüftgelenk sind physikalischen Maßnahmen schwer zugänglich und oft sehr schmerzhaft eingeschränkt, sodass eine sofortige GK-Injektion Mittel der Wahl ist. Ein Hüftgelenkerguss (▶ Kap. 5.5.5) ist sofort zu versorgen.

! **Cave:** Hüftkopfnekrose, destruierende Koxitis und Koxarthrose

- Hohe Entzündungsaktivität: Oligoarthritiden mit rezidivierender Ergussbildung und Synovialisproliferationszeichen (▶ Kap. 5.5.5) sprechen gut auf intraartikuläre Steroide an. Eine zusätzliche Schmerzlinderung kann durch kontinuierliche NSAR-Therapie erzielt werden. Bei drohender Funktionsstörung wichtiger Gelenke (Handgelenk, Hüfte, Knie, Sprunggelenk) ist bei unzureichendem Ansprechen auf lokale Steroide (rezidivierender Erguss nach mehrmaliger Punktion) und Ausschöpfen anderer lokaler Therapien (Synoviorthese, Synovektomie) die Indikation zur Basistherapie gegeben.

Polyartikuläre Form mit Gelenkdestruktion, Gelenkumbau und -synostosierung

- Niedrige Entzündungsaktivität: Niedrig dosierte Steroide sind bis zum Wirkungseintritt einer Basistherapie Mittel der Wahl. In der Initialphase kann für einige Tage eine mittelhohe GK-Medik. erforderlich sein.
- Hohe Entzündungsaktivität: Zur Vermeidung einer hohen systemischen GK-Medik. über mehrere Wochen bis Monate sind aggressivere Basistherapie in höherer Dosierung, Biologika und Kombinationstherapien indiziert. Oft ist eine GK-Stoßtherapie anfangs nicht zu umgehen.

Systemische Verlaufsform Zur Vermeidung einer Organschädigung (Nierenamyloidose, Lungenfibrose, Herzklappendestruktion, Iridozyklitis) ist eine GK-Stoßtherapie oder eine mittelhohe Kortikoidtherapie Mittel der Wahl. Kortisoneinsparung und Minimierung des schubartigen Verlaufs kann oft nur mit hochpotenten Basistherapie (Biologika) erzielt werden. Die extraartikulären Symptome (Fieber, Exanthem, Hepatosplenomegalie, Lymphadenopathie) sind oft Leitsymptome und müssen mit aggressiven Therapien behandelt werden.

Spondyloarthritis mit einsteifender Verlaufsform und Fehlstellungen

- Niedrige Entzündungsaktivität: Fast immer kann mit einer bedarfsorientierten bzw. kontinuierlichen NSAR-Gabe Schmerzlinderung und Beweglichkeitsverbesserung erzielt werden. Lokale GK-Injektionen in die ISG führen oft zur Funktionsverbesserung und Schmerzlinderung der gesamten Wirbelsäule.
- Hohe Entzündungsaktivität: Nach Ausschöpfen aller anderen Therapiekonzepte kann bei persistierend erhöhter Entzündungsaktivität, v.a. bei der enteropathischen Spondyloarthritis, eine Basistherapie diskutiert werden. Biologika zeigen dabei ein gutes Ansprechen.

Medikamentöse Therapie

„Stufentherapie", Dosisanpassung je nach Körpergewicht!

NSAR (▶ Kap. 16.2) Symptomatische analgetische, antiphlogistische und antipyretische Wirkung mit raschem Wirkungseintritt. Bei kurzer HWZ können NSAR dem Bedarf rasch angepasst werden. Vorteile: bedarfsorientierte Medikation durch bessere Steuerbarkeit, weniger NW.

- Naproxen 10–15 mg/kg KG/d in 2 ED (max. 2 x 375mg/d)
- Diclofenac 2–3 mg/kg KG/d in 2–3 ED
- Ibuprofen 20–40 mg/kg KG/d in 3 ED
- Indometacin 1–3 mg/kg KG/d in 2-3 ED

NW:

- Gastrointestinale Störungen: Übelkeit, Erbrechen, Appetitlosigkeit, Blutungen sind selten und fast nie lebensbedrohlich. Eine Prophylaxe der NSAR-Gastropathie mit Misoprostol oder Protonenpumpenhemmern ist nicht empfohlen.
- Allergische Reaktionen: Asthma (**Cave:** allergisches Asthma in der Anamnese?). Oft leichte bronchiale Hyperreagibilität mit Reizhusten in der 2. Nachthälfte oder Dyspnoe bei Wetterwechsel mit hoher Luftfeuchtigkeit. Bei nicht zu umgehender NSAR-Medik. sind additiv inhalative Steroide Mittel der Wahl.
- ZNS-Störungen: insbes. unter Indometacin mit Kopfschmerzen, Schwindel, Konzentrationsstörungen (Schulleistungen?).
- Leberschädigung: Ein Anstieg der Leberwerte (GOT, GPT) bis zum 3-fachen der Norm kann toleriert werden.
- Nierenschädigung: jede Mikrohämaturie ist nephrologisch abzuklären. Im Zweifelsfall immer NSAR absetzen.

! **Cave:** Mikrohämaturie.

> **!** Indometacin führt bei Kindern häufig zu zentralnervösen NW wie Konzentrationsstörungen und Schwindel, deshalb zurückhaltende Verordnung!

GK (▶ Kap. 16.3) Sehr gute antiphlogistische Wirkung mit sofortigem Wirkungseintritt, jedoch auch katabole Wirkung. Einfluss auf den Krankheitsverlauf im Gegensatz zu den Basistherapeutika fraglich. Intraartikuläre Dosierung ▶ Tab. 7.9, systemische Medik. ▶ Tab. 7.10.

Tab. 7.9 Intraartikuläre Dosierung von GK im Kindesalter

Gelenk	Triamcinolonhexacetonid	Triamcinolonacetonid
große Gelenke (Knie, Hüfte, Schulter)	10–20 mg	20–40 mg
mittelgroße Gelenke (OSG, Ellenbogen, Hand)	5–10 mg	10–20 mg
kleine Gelenke (MCP, MTP, Kiefer)	2–5 mg	5–10 mg

Tab. 7.10 Systemische Medikation mit Prednison/Prednisolon

oral Niedrig-Dosis-Therapie	< 0,2 mg/kg KG/d
oral Mittel-Dosis-Therapie	0,2–1 mg/kg KG/d
oral Hoch-Dosis-Therapie	1–2 mg/kg KG/d
Pulstherapie	> 5–10 mg/kg KG oder 10–30 mg/kg KG Methylprednisolon i.v. 1–3 Tage

NW: unter mehrmonatiger GK-Therapie zu erwarten:

- Cushing-Syndrom: fast nur bei mittelhoher Dosierung.
- Stiernacken oder adipöse Bauchschürze: selten.
- Wachstumsstörungen.
- Diabetische Stoffwechsellage: sehr selten, evtl. passager und bei Stoßtherapie
- Nebennierenrinde-Insuffizienz: selten. Auf Müdigkeit und Adynamie nach Absetzen der GK achten!
- Menstruationsstörungen.
- Osteonekrose: Jeder Hüft-Knie-Schmerz beim Kind/Jugendlichen muss sofort wegen der DD einer Hüftkopfnekrose abgeklärt werden. Arthrosono, ggf. Punktion, MRT und Rö. Bei JIA und SLE ist das Risiko einer Hüftkopfnekrose unter GK deutlich erhöht.

! **Cave:** destruierende Koxarthrose!

- Osteoporose mit WK-Impressionen: Risiko bei Immobilität und Entzündungsaktivität deutlich erhöht. Osteoprotektion mit Kalzium und Vitamin D3 empfehlenswert. Langzeitergebnisse und Studien mit Bisphosphonaten am wachsenden Knochen gibt es nicht und Gefahr der Mineralisationsstörung, deshalb Zurückhaltung mit Bisphosphonaten.
- Myopathie: sehr oft bei mehrmonatiger Therapie. Dosisreduktion führt ohne Zunahme der Entzündungsaktivität zu Schmerzen in Oberschenkel und Oberarmen. Dosisreduktion in 1-mg-Schritten empfehlenswert.

! **Cave:** Nichterkennen von SLE oder Poly-/Dermatomyositis.

- Striae: Mädchen mit weichem Bindegewebe und generalisierter Hypermobilität entwickeln fast immer Striae distensae an Oberschenkeln, Gesäß und Bauch. Bei dieser Konstitution möglichst zurückhaltende Verordnung.
- Akne: Verschlimmerung meist unter mittlerer bis hoher Dosierung. Zurückbildung nach GK-Reduktion. Aufklärung, ggf. Ther. mit Retinoiden.
- Hirsutismus: selten bei alleiniger GK-Gabe, oft in Kombination mit Ciclosporin.
- Pergamenthaut mit Einblutungen: oft spontan ohne Traumatisierung auch bei niedriger Dosierung. Trockene Haut vermeiden, ggf. Einfetten mit Dexpanthenol oder Jojobaöl.

- Haarausfall: diffuse Alopezie oft bei zusätzlicher Basistherapie (MTX, Leflunomid). Auch leichter Haarausfall führt bei Mädchen oft zu Compliance-Störungen. Manchmal ist die Substitution mit Vitamin H 5 mg/d hilfreich.
- Gastrointestinale Störungen: selten Gastritis, evtl. Antazida.
- Okuläre Störungen: selten Katarakt oder Glaukom.

! **Cave:** Schub der JIA mit „Rheumaauge".

- Neurologische Störungen: fast immer Schlafstörungen mit Unruhe und Kopfschmerzen bei hoher und mittelhoher Dosierung, aber nur passager. Falls möglich, auf abendliche Dosierung verzichten, rasche Dosisreduktion und ggf. Sedativa kurzfristig.
- Infektanfälligkeit: unter zusätzlicher DMARD-Therapie deutlich erhöht.

DMARD (▶ Kap. 16.4) Der Einsatz der DMARD und der Biologika erfordern spezielle kinderrheumatologische Erfahrung (▶ Abb. 7.17).

- Sulfasalazin 30–50 mg/kg KG/d 2–3 ED (Zulassung ab 6 Jahre) bei erhöhter Entzündungsaktivität
  - **NW:** häufig Kopfschmerzen, Schwindel und Konzentrationsstörungen, die zum Absetzen zwingen. Eine Dosisreduktion führt selten zum Rückgang der ZNS-Störungen, depressive Stimmungslagen sind zu beachten! Leichtes Exanthem oder die sehr häufigen gastrointestinalen NW (Meteorismus, Völlegefühl) verschwinden oft nach einigen Wo. Generalisierte Effloreszenzen mit Juckreiz und lästiges Unwohlsein erfordern oft das Absetzen. Bei einschleichender Dosierung können schwerwiegende NW an Leber, BB und Immunsystem rechtzeitig erkannt werden. Bei Dyspnoe immer an interstitielle Pneumonitis denken: Absetzen und GK hochdosiert!
- MTX 10–20 mg/m^2 KO/Wo. mit ausgezeichnetem Effekt und wenig NW (Zulassung ab 2 Jahre). Lebendimpfungen vor Therapiebeginn. Sichere Kontrazeption
  - **NW:** Kinder vertragen vergleichbare Dosierung meist besser als Erwachsene. Übelkeit, allgemeines Unwohlsein (Katerstimmung) und Völlegefühl 24–48 h nach Einnahme sind mit Ingwertee oder Kauen von frischem Ingwer zu lindern. Dosisaufteilung innerhalb 12 h oder abendliche Einnahme können die NW reduzieren. Besserung durch Umstellung auf s.c.-Gabe und supportive Substitution von Folsäure 5 mg 24 h nach MTX Einnahme. Vermehrter Haarausfall spricht oft gut auf die Substitution mit Vitamin H 5 mg/d an. Lebensbedrohliche NW wie bei Erwachsenen (Pneumonitis, BB-Veränderungen, Infekte, Niereninsuffizienz) sind selten.
- Azathioprin 1,5-3 mg/kg KG/d 1–2 ED bei systemischen Verlaufsformen mit Zeichen der autoimmunen Prägung oder Kollagenosen (keine Zulassung für Kinder!) → Vor Therapiebeginn Bestimmung der Thiopurin-Methyltransferase-Aktivität (TPMT)
  - **NW:** Haarausfall und BB-Störungen (Leukopenie, Thrombopenie) führen oft zum Absetzen. Die mögliche mutagene Wirkung von Azathioprin ist nicht endgültig geklärt; junge Patientinnen mit multipler Sklerose und langjähriger Azathioprinmedik. zeigen kein erhöhtes Risiko für hämatologische Tumoren.
- Leflunomid 10–20 mg/d als Alternative zu MTX (keine Zulassung für Kinder!)
  - **NW:** Diarrhöen und weicher Stuhlgang sind auch bei Jugendlichen sehr häufig. Juckendes Exanthem führen zum Absetzen. Bei Kopfschmerzen an hypertensive Krise denken: engmaschige RR-Kontrollen! NW sind noch nicht ganz überschaubar (Einzelfälle von Nierenversagen), deshalb Zurückhaltung mit der Verordnung.

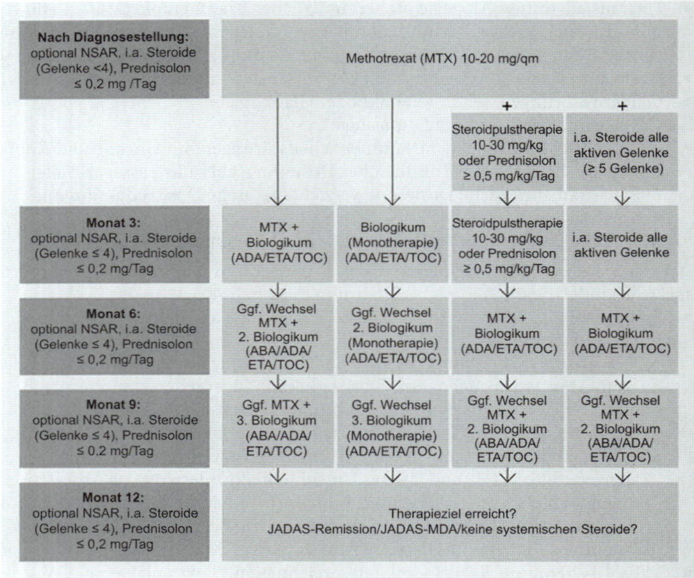

Abb. 7.17 Therapiealgorithmus für JIA (PRO-KIND). i.a. = intraartikulär, ADA = Adalimubab, ETA = Etanercept, TOC = Tocilizumab, ABA = Abatacept, JADAS = Juvenile Arthritis Disease Activity Score, MDA = Minimal Disease Activity [T970]

Biologika (▶ Kap. 16.5) Vor Therapiebeginn Ausschluss chron. Infektionen (Tbc, Hepatitis B und C).

! **Cave:** erhöhtes Risiko für Auftreten von Lymphomen.

- Etanercept (Zulassung ab 2 Jahre für Polyarthritis und enthesitisassoziierte Arthritis [EAA]; ab 12 Jahre für Psoriasisarthritis)
  - 0,8 mg/kg KG 1 Injektion/Wo. oder 0,4 mg/kg KG 2 Injektionen/Wo.
- Adalimumab (Zulassung ab 2 Jahre für Polyarthritis; ab 6 Jahre für EAA)
  - 24 mg/m² KOF/2 Wo. s.c. (2.–12. LJ)
  - 40 mg/m² KOF/2 Wo. s.c. (ab 30 kg KG; > 13. LJ., max. 40 mg/2 Wo.
- Infliximab (keine Zulassung für JIA, ab 6 Jahre Zulassung für Crohn-Krankheit)
- Anakinra (keine Zulassung für Kinder mit JIA; „off-label-use" erfolgreich, insbes. therapierefraktäre sJIA; Zulassung für cryopyrinassoziierte periodische Syndrome [CAPS]
  - 1–2 mg/kg KG/d s.c.
- Canakinumab (Zulassung für sJIA ab 2. LJ.; ab 2. LJ. für CAPS)
  - 4 mg/kg KG/4 Wo. s.c. (max. 150 mg)
- Tocilizumab (Zulassung für sJIA, Polyarthritis und EAA ab 2. LJ.)
  - 8 mg/kg KG/2 Wo i.v. Kurzinfusion (< 30 kg KG)
  - 12 mg/kg KG/2 Wo. i.v. Kurzinfusion (> 30 kg KG)
- Abatacept (Zulassung ab 6 Jahre für Polyarthritis)
  - 10 mg/kg KG/4 Wo. i.v. nach Aufdosierung Woche 0 und Woche 2

NW: akute oder chron. Infektionen, deshalb zuvor Ausschluss eines Infekts, insbes. Tbc, Hepatitis B und C. Bei Auftreten einer „Lupus-Like Disease" muss die Ther. abgebrochen werden.

Weitere Therapiemaßnahmen

- KG (▸ Kap. 18.2), Ergo (▸ Kap. 18.7) und Hilfsmittel: Kindergarten bzw. schulische Betreuung, Ausbildungs-, Arbeitsplatzgestaltung. Erlernen von sportlicher Aktivität und Bewegung
- Physik. Ther. (▸ Kap. 18): Anpassung an Krankheitsaktivität, lokale Therapien (Kryopack, Salbenumschläge, Kältekammer). Elektrotherapie, Ultraschall, Massage, manuelle Lymphdrainage
- Psychologische und soziale Interventionen
- Operative Ther. (▸ Kap. 17): Synovektomien selten, da Steroide guten Erfolg zeigen. Umstellungsosteotomien. Endoprothetik nach Abschluss des Knochenwachstums
- Orthopädietechnik (▸ Kap. 18.8): Handschienenversorgung, Schuhversorgung, Korsett
- Sozialpädagogische Betreuung
- Eltern- und Patientenschulung

8 Spondyloarthritiden

Uta Kiltz, Jürgen Braun und Thomas Bitsch

8.1 Definition

Chron.-entzündliche, HLA-B27-assoziierte Krankheitsbilder, die entweder mit überwiegend axialem Befall (axiale Spondyloarthritis [SpA] einschließlich ankylosierender Spondylitis [AS]und nichtröntgenologischer SpA [nr-axSpA]) oder überwiegend peripherem Gelenkbefall (reaktive Arthritis, Psoriasisarthritis, enteropathische SpA) einhergehen und früher in der Gruppe der seronegativen SpA zusammengefasst wurden.
Gemeinsamkeiten der SpA sind:

- Genetische Disposition: HLA-B27, familiäre Häufung
- Variable Manifestation an Achsenskelett und peripheren Gelenken
- Achsenskelett mit Sakroiliitis, Syndesmophyt, paraspinale Ossifikation
- Arthritiden: asymmetrische Oligo-/Polyarthritis (früher seronegativ genannt, da keine RF und Rheumaknoten vorhanden sind)
- Enthesiopathien
- Symptomüberlappung an Haut, Nägeln, Augen, Magen-Darm- und Urogenitaltrakt
- Chronizität

8.2 Axiale SpA einschließlich ankylosierender Spondylitis (Morbus Bechterew) und nichtröntgenologischer axialer SpA

SpA mit den wesentlichen Leitsymptomen „entzündlicher Rückenschmerz" sowie zunehmende Steifheit der Wirbelsäule (WS), Schmerzen und Bewegungseinschränkung in der WS und im Thorax. Weitere mögliche Symptome sind eine akute anteriore Uveitis und periphere Arthritiden.
Entzündlicher Rückenschmerz (verschiedene Kriterien-Sets sind publiziert):

- Alter bei Symptombeginn < 40 J.
- Schleichender Beginn
- Besserung bei Bewegung
- Keine Besserung in Ruhe
- Nächtlicher Schmerz (mit Besserung durch Aufstehen)
- Wechselnder Gesäßschmerz

Je mehr Kriterien in einem individuellen Pat. vorhanden sind, umso höher ist die diagnostische Aussagekraft.

Ätiologie

- Ätiopathogenese: genetische und umweltbedingte Komponente wie bakterielle Infektionen und Zusammensetzung der Darmflora (Mikrobiom).
- Grundlage der in dieser Form einzigartigen Assoziation mit HLA-B27 ist bisher unklar. Etwa 80–90 % der Pat. mit ankylosierender Spondylitis (AS) und 60–70 % mit nichtröntgenologischer axialer Spondyloarthritis (nr-axSpA) sind HLA-B27 positiv (▶ Kap. 4.5.1).

Epidemiologie

- In Deutschland sind etwa 8 % der Bevölkerung HLA-B27 positiv. An einer SpA erkranken 0,1–0,5 % der gesamten und 2–5 % der HLA-B27-positiven Bevölkerung.
- Mehr als 90 % der HLA-B27-positiven Menschen bleibt gesund!

- Wenn ein Verwandter 1. Grades an einer SpA erkrankt ist, beträgt das Risiko einer SpA 20 %, bei eineiigen Zwillingen 60 %.

Nachdem für die SpA früher ein Verhältnis betroffene M : F von 16 : 1 angegeben wurde, geht man heute eher von 1–2 : 1 aus, wobei zu berücksichtigen ist, dass Frauen insgesamt mildere Verläufe haben, seltener geröntgt werden und damit häufiger der Diagnose entgehen. Wichtig in diesem Zusammenhang ist auch, dass schwere Fälle von radiologisch evidenter Sakroiliitis klinisch asymptomatisch verlaufen können.

Das mittlere Alter bei Symptombeginn ist 26 Jahre, die Krankheit beginnt selten vor dem 16. und nach dem 45. LJ.

Einteilung

Die Einteilung in eine überwiegend axiale Verlaufsform und in jene mit überwiegend peripherem Gelenkbefall ist sinnvoll, da die medikamentösen Therapiekonzepte (Basistherapie, Biologika) verschieden sind.

Klinik und Befund

Die Pat. leiden sowohl an spinalen und extraspinalen Manifestationen als auch an extraartikulären Manifestationen (Fallbeispiel ▶ Kap. 19.8).

- Skelettmanifestationen
  - Sakroiliitis
  - Spondylitis
  - Spondylodiszitis
  - Stammnahe Arthritis (Schulter-, Hüftgelenke)
  - Periphere Arthritis
  - Enthesitis
  - Osteoporose (▶ Kap. 14.1)
- Extraskeletale Manifestationen
  - Anteriore Uveitis (Iridozyklitis)
  - Psoriasis vulgaris
  - Kardiovaskuläre Beteiligung
  - Pulmonale Beteiligung
  - Cauda-equina-Syndrom
  - Kolitis
  - Amyloidose (▶ Kap. 12.2.4)

Bei Diagnosestellung ist die klinische Untersuchung ein wesentlicher Baustein. Außer der Sakroiliitis ist ein Augenmerk auf periphere Arthritis und Enthesitis zu legen. Zur Erfassung der Krankheitsaktivität eignen sich CRP, BSG und der BASDAI (Bath Ankylosing Spondylitis Disease Activity Index; Selbstauskunftsfragebogen mit sechs Fragen; ▶ Kap. 1.3.1). Die Erhebung des funktionellen Status mit BASFI (Bath Ankylosing Spondylitis Functional Index; ▶ Kap. 1.3.1) oder BASMI (Bath Ankylosing Spondylitis Metrology Index; ▶ Kap. 1.3.1) geschieht meist in klinischen Studien.

ASDAS-Krankheitsaktivitätsindex nach ASAS

- Rückenschmerzen (0–10)
- Globale Krankheitsaktivität Pat. (0–10)
- Periphere Gelenkschmerzen (0–10)
- Dauer der Morgensteifigkeit (0–10)
- CRP (mg/l) oder BSG (mm/h)

Berechnung: www.asas-group.org/asdas _calculator/asdas.html
Beurteilung:

ASDAS < 1,3	inaktive Erkrankung
ASDAS > 1,3 und < 2,1	moderate Krankheitsaktivität
ASDAS > 2,1 und < 3,5	hohe Krankheitsaktivität
ASDAS > 3,5	sehr hohe Krankheitsaktivität

Einen Überblick über den Funktionszustand des Pat. gewinnt der erfahrene Rheumatologe über die Anamnese und die gezielte Funktionsuntersuchung (Schober, Finger-Boden-Abstand [FBA; ▶ Abb. 2.9], Hinterkopf-Wand-Abstand, HWS-Rotation und Seitneigung, LWS-Seitneigung, Thoraxexkursion ▶ Kap. 2.3.3).

- In Frühstadien sind Anamnese (entzündlicher Rückenschmerz?, Schmerzen, Einschränkung der Beweglichkeit der WS?, andere SpA-Symptome?) und Familienanamnese (spezifische Symptome oder Diagnose einer SpA?) wegweisend. Die körperliche Untersuchung kann auch gänzlich unauffällig sein. Insbes. junge Frauen werden oft fehleingeschätzt.
- In späteren Stadien kann die Diagnose oft schon vom Aspekt durch die fixierte Stellung (z.B. Aufhebung der Lendenlordose oder Brustkyphose) der Wirbelsäule gestellt werden.

Die körperliche Untersuchung sollte umfassen:

- Lokaler Druckschmerz Sakroiliakalgelenke (SIG)
- Mennell-Zeichen
- Hinterkopf zu Wand-Distanz (normal < 5 cm)
- Schober (normal > 5 cm)
- Thoraxexkursion (normal > 2,5 cm)
- Finger-Boden-Abstand (normal und ausreichend trainiert < 5 cm)
- Enthesiopathien: Gelenke, Knorpel-Knochen-Grenzen, Syndesmosen, extraartikuläre Strukturen (Becken, Tuberositas ischii, Spina iliaca, Trochanter, Tuberositas tibiae, Patellaoberrand, Schlüsselbeinunterkante, Kalkaneus, Malleolen, Wirbelfortsätze)

Denken an:

- Herzbeteiligung: Aortenklappeninsuffizienz, Aortitis, AV-Überleitungsstörungen → EKG
- Lungenbeteiligung: restriktive Lungenfunktionseinschränkung, Lungenfibrose → Lungenfunktionsprüfung

Diagnose

Durch den Einsatz der MRT und die Anwendung der ASAS-Klassifikationskriterien (Assessment of Spondyloarthritis International Society) der axialen SpA ist frühzeitige Diagnosestellung möglich. Die Sensitivität der Kriterien liegt bei 82,9 %, die Spezifität bei 84,4 %. Der Nachweis einer Sakroiliitis in der Bildgebung beinhaltet entweder eine aktive entzündliche Läsion in der MRT der Sakroiliakalgelenke mit definitivem Knochenmarködem bzw. Osteitis oder die definitive röntgenologische Sakroiliitis gemäß den modifizierten New-York-Kriterien. Damit ist auch eine Klassifikation der axialen SpA in frühen präradiografischen Stadien möglich.

ASAS-Klassifikationskriterien der axialen Spondyloarthritis (2009)

Eingangskriterium:

- Pat. mit ≥ 3 Mon. Rückenschmerzen und Alter bei Beginn der Rückenschmerzen < 45 J.
  - Sakroiliitis in der Bildgebung plus ≥ 1 SpA-Parameter oder
  - HLA-B27 plus ≥ 2 andere SpA-Parameter

Definition der SpA-Parameter:

- Arthritis: aktuell vorliegende aktive Arthritis oder frühere Arthritis
- Enthesitis: aktuell oder früher bestehender spontaner Schmerz oder Druckschmerz am Ansatz der Achillessehne oder der Plantarfaszie am Kalkaneus
- Uveitis: aktuell vorliegende oder frühere anteriore Uveitis
- Daktylitis: aktuell vorliegende aktive Daktylitis oder frühere Daktylitis
- Psoriasis: aktuell vorliegende oder frühere Psoriasis
- Chron.-entzündliche Darmerkrankung (CED): aktuell vorliegende oder frühere CED (Crohn-Krankheit oder Colitis ulcerosa)
- Gutes Ansprechen auf NSAR: deutliche Besserung der Rückenschmerzen 24–48 h nach Einnahme einer adäquaten NSAR-Dosis
- Positive Familienanamnese für SpA: Vorliegen einer der folgenden Erkrankungen bei Verwandten 1. oder 1. Grades:
  - Ankylosierende Spondylitis (AS)
  - Psoriasis
  - Akute Uveitis
  - Reaktive Arthritis
  - Chron.-entzündliche Darmerkrankung (CED)
- Erhöhtes C-reaktives Protein (CRP): CRP oberhalb des oberen Normwerts bei Vorliegen von Rückenschmerzen und Ausschluss anderer Ursachen
- HLA-B27: positiver Test von HLA-B27 nach Standardlaborverfahren

Die meiste Zeit bis zur Diagnosestellung vergeht jedoch durch das „Nicht-daran-Denken" eines entzündlichen Kreuzschmerzes. Nach > 1-jährigem Krankheitsverlauf ist mit röntgenologischen Veränderungen zu rechnen, sodass die modifizierten New-York-Kriterien nach wie vor aktuell sind.

Modifizierte New-York-Kriterien für die AS (1984)

Klinische Kriterien:

- Tiefsitzender Rückenschmerz und Steifigkeit länger als 3 Mon., gebessert durch Bewegung, aber nicht durch Ruhe
- Eingeschränkte Beweglichkeit der Lendenwirbelsäule in sagittaler und frontaler Ebene
- Eingeschränkte Thoraxexkursion auf < 2,5 cm (korrigiert für Alter und Geschlecht)

Radiologisches Kriterium: Sakroiliitis → Grad II bilateral oder Grad III–IV unilateral (▶ Tab. 8.1)

! Eine sichere AS liegt vor, wenn eine bilaterale Sakroiliitis Grad II oder Grad III unilateral und mindestens ein klinisches Kriterium erfüllt sind.

8

Tab. 8.1 Graduierung radiologischer Veränderungen der Sakroiliakalgelenke nach dem „Atlas of Standard Radiographs"	
Grad 0	Normalbefund, keine Veränderungen
Grad I	verdächtiger Befund, mögliche Veränderungen
Grad II	milde, aber definitive Veränderungen, z.B. umschriebene Erosionen oder Sklerosierung ohne wesentliche Gelenkspalterweiterung oder -einengung
Grad III	eindeutige Veränderungen (Erosionen, Pseudodilatation, deutliche Sklerosierungen, partielle Ankylose)
Grad IV	totale Ankylose

Rö., MRT:
- WS: Andersson-Läsion, Romanus-Läsion, Syndesmophyten, Bambusstab, Ankylose der Wirbelbogengelenke (▸ Abb. 8.1, ▸ Abb. 8.2, ▸ Abb. 8.3)
- SIG: Frühzeichen einer aktiven Sakroiliitis im MRT ist das eindeutige Vorhandensein eines KM-Ödems im subchondralen Knochen. Destruktions-, Sklerose- und Ankylosezeichen mit unterschiedlichem Nebeneinander der einzelnen Reaktionsmöglichkeiten (sog. buntes Bild der Sakroiliitis) sind Spätzeichen (▸ Abb. 8.4, ▸ Abb. 8.5)
- Rippen-Wirbelgelenke: Verknöcherungen des Lig. costotransversarium laterale, intraartikuläre Verknöcherungen, Kapselossifikationen, Totalankylose des Gelenks, unscharf begrenzter und erweiterter Gelenkspalt als Hinweis auf entzündliche Erosion
- Hüfte: Zeichen der chron. Koxitis mit geringer paraarthritischer Sekundärarthrose, knöcherne Ankylose und Kapselossifikationen

Osteodensitometrie:
- Bei fortgeschrittener Überbauung der LWS durch Syndesmophyten und SIG-Ankylosen: keine zuverlässige Aussage der lumbalen DXA, nicht wegen sklerotischer Überlagerung, sondern aufgrund der strukturell veränderten Anatomie und Mechanik einer ankylosierten WS, da die aus den Messwerten abzuleitenden Frakturrisiken eine segmental mobile Wirbelsäulenmechanik voraussetzen.
- Bei Bambusstab-WS (▸ Abb. 8.1) bestehen andere Frakturwahrscheinlichkeiten, andere Frakturtypen und andere Frakturlokalisationen als bei beweglicher WS.
- Hüftmessung – soweit keine schwere Coxitis vorliegt – mit guter Abschätzung der Frakturwahrscheinlichkeit.
- Eine ankylosierte WS hat einen tiefgreifenden Strukturumbau des gesamten Wirbels durchgemacht, sodass die Kortikalis verstärkt ist und die Spongiosa, die bei der mobilen WS die Kraft aufnimmt, abgebaut wird. Hier werden oft negative Messwerte im spongiösen Raum erreicht, die in keiner Weise die Frakturwahrscheinlichkeit wiedergeben. Eine Abschätzung der Demineralisation erfolgt beim AS-Pat. am besten mit der Hüftmessung der DXA.
- Spondylodese: Nachbarwirbel einer Spondylodese können unmaßgebliche Demineralisationen aufweisen, da die Kraftübertragung bei Spondylodese in größerem Maße über die hinteren Wirbelelemente erfolgt.

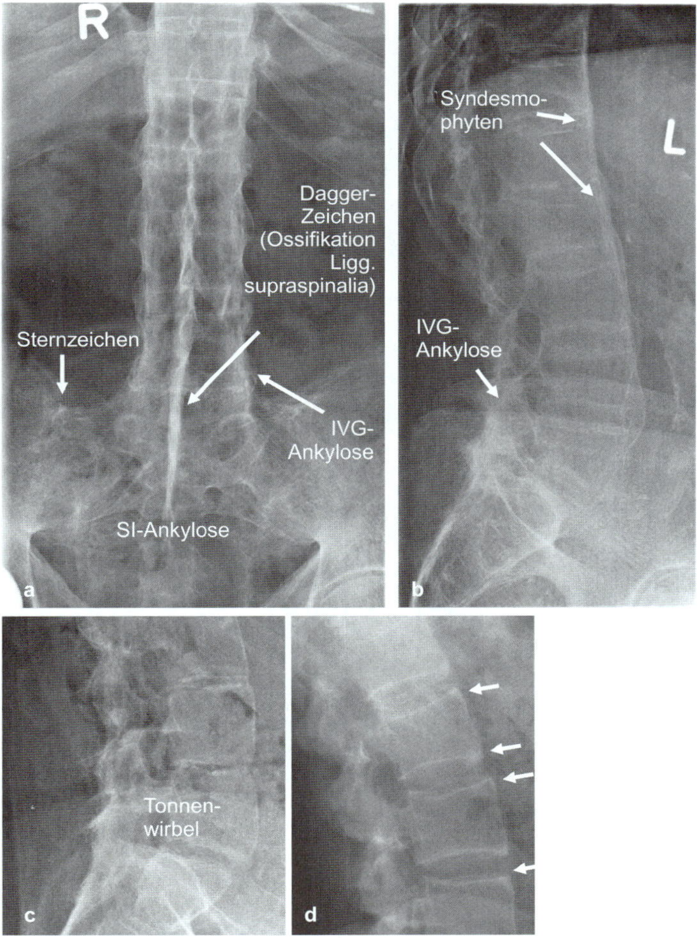

Abb. 8.1 Röntgenzeichen der SpA [P482]
a) Bambusstab. IVG = Intervertebralgelenk, SI = sakroiliakal
b) Syndesmophyten
c) Tonnenwirbel
d) Scheinende Ecken (Pfeile)

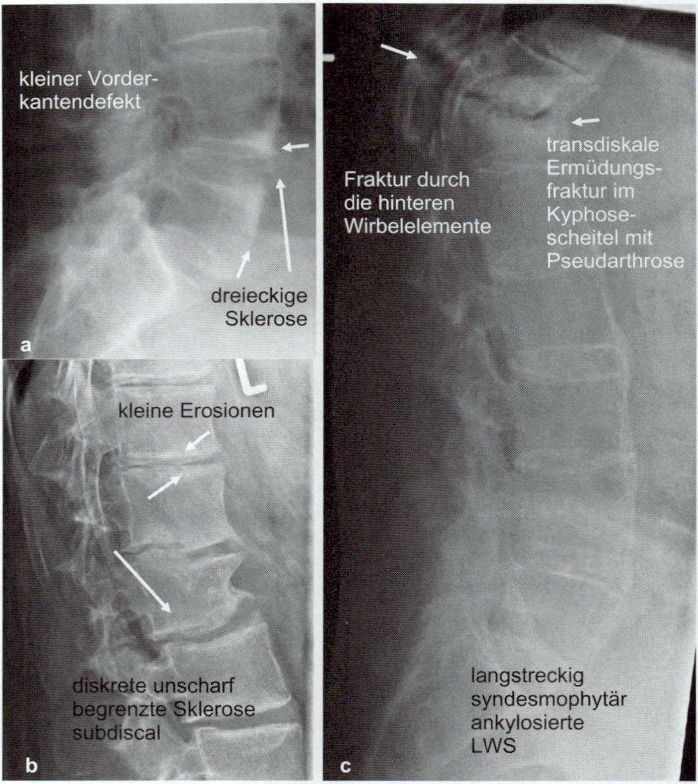

Abb. 8.2 Röntgenzeichen der SpA [P482]
a) Romanus-Läsion
b) Andersson-Läsion Typ A (entzündliche Bandscheibenfachläsionen)
c) Andersson-Läsion Typ B (Ermüdungsfraktur mit Pseudarthrose)

8

Stadieneinteilung der axialen SpA nach den ASAS-Kriterien

- Stadium I: nichtröntgenologische axiale SpA (nr-axSpA) mit Nachweis einer akuten Entzündung (Sakroiliitis) im MRT bei fehlendem Nachweis von definitiven Rö.-Veränderungen
- Stadium II: definitive röntgenologische Sakroiliitis bei fehlendem Nachweis röntgenologischer Veränderungen der WS (Syndesmophyten)
- Stadium III: röntgenologischer Nachweis einer Sakroiliitis und Nachweis von WS-Syndesmophyten

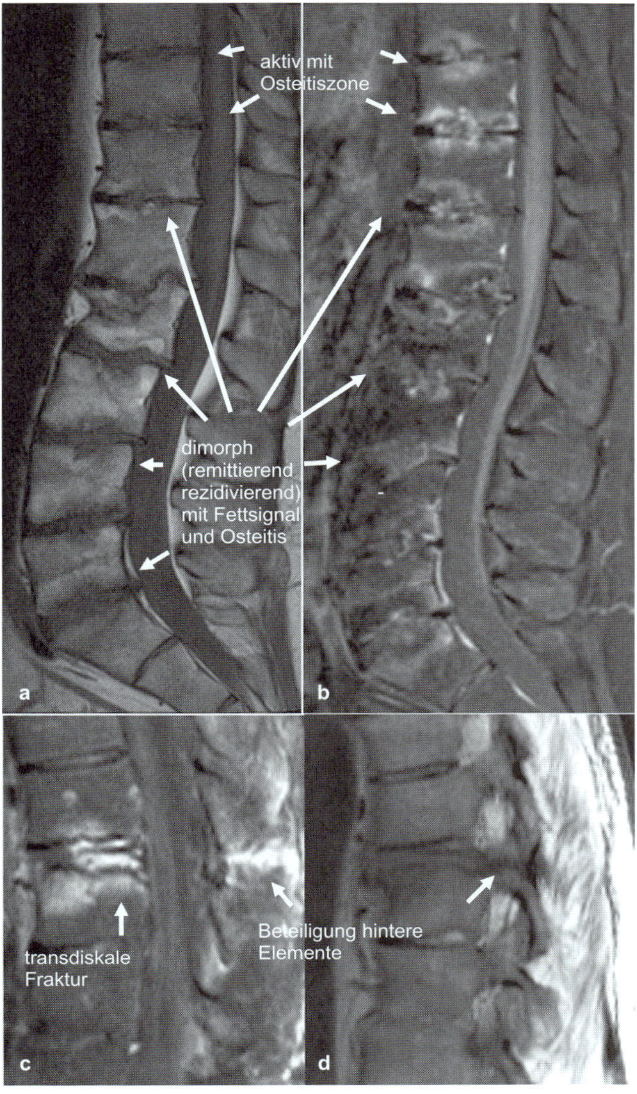

Abb. 8.3a MRT der SpA [P482]
a) und **b)** Andersson-Läsion Typ A
c) und **d)** Andersson-Läsion Typ B

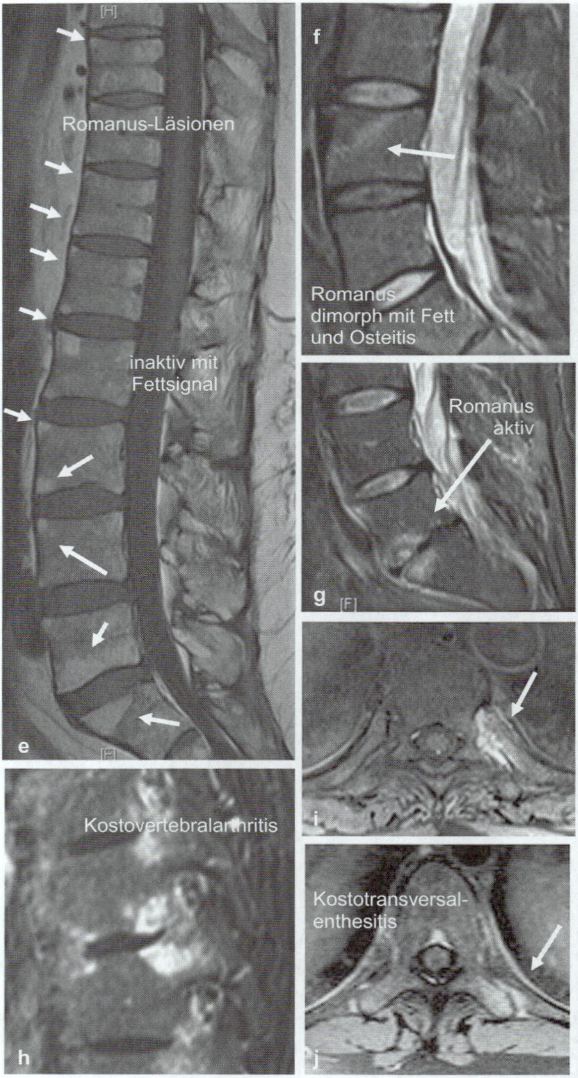

Abb. 8.3b MRT der SpA [P482]
e)–g) Romanus-Läsion
h)–j) Kostovertebralarthritis und Kostotransversalenthesitis (Pfeile)

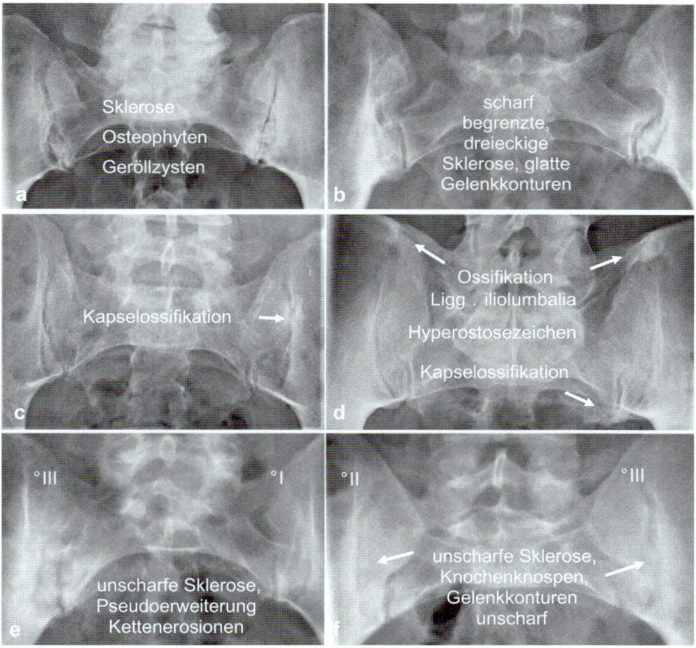

Abb. 8.4 Röntgenbefunde am SIG [P482]
a) Sakroiliakalarthrose
b) Hyperostosis triangularis ossis ilii (Überlastungsreaktion)
c) und **d)** Disseminierte idiopathische Skeletthyperostose (DISH)
e) und **f)** Sakroiliitis

Differenzialdiagnose

DD Rückenschmerz

- Spondylosen: degenerativ, diskogen, traumatisch, entzündlich, metabolisch, infektiös, neoplastisch
- Sonstiges: neurologisch, muskulär, vaskulär, viszerogen, psychogen

DD Entzündlicher Rückenschmerz/Sakroiliitis/Spondylitis:

- Entzündlich: infektiöse Sakroiliitis durch Staphylokokken, Streptokokken usw., tuberkulöse Spondylitis, chron. Brucellose, Sarkoidose, Spondylodiszitis (Behçet-Krankheit, ▶ Kap. 10.10)
- Metabolisch: Gicht (▶ Kap. 12.1.1), Hypo-, Hyperparathyreoidismus (▶ Kap. 12.2.2)
- Osteomalazie (▶ Kap. 14.2), Paget-Krankheit (▶ Kap. 14.3)
- Osteitis condensans ilii
- „Mechanisch“: unspezifischer Rückenschmerz („Lumbago“), Diskusprolaps, degenerative WS-Veränderungen, juvenile Osteochondritis (Scheuermann-Krankheit, ▶ Abb. 8.6), Kyphoskoliose, Hypermobilität (▶ Kap. 6.19)

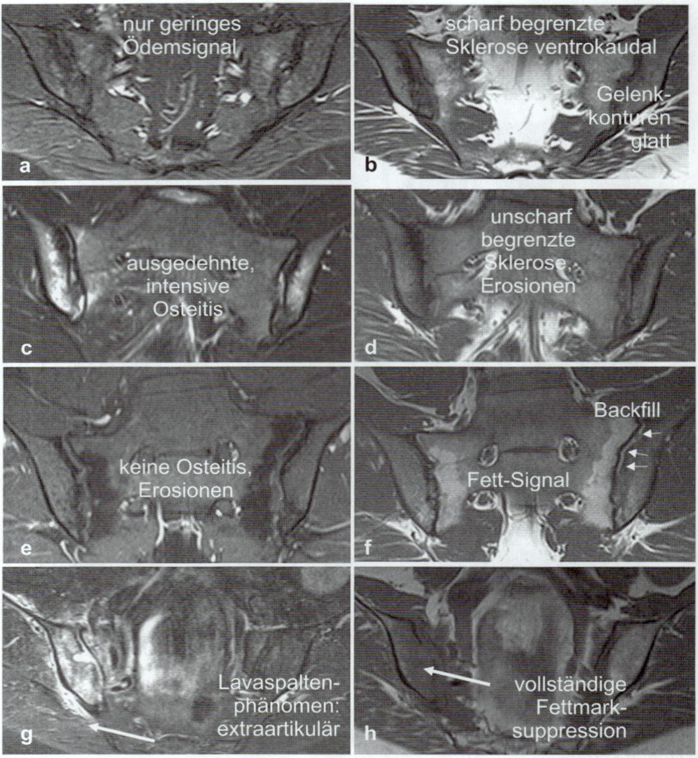

Abb. 8.5 MRT-Befunde am SIG [P482]
a) und **b)** Hyperostosis triangularis ossis ilii (Überlastungsreaktion)
c) und **d)** Aktive Sakroiliitis
e) und **f)** Inaktive, chronische Sakroiliitis
g) und **h)** Empyemarthritis

8

DD der Ankylose/Syndesmophytenbildung:

!
- Bei der SpA: Syndesmophyten!
- Bei der Spondylarthrose: Spondylophyten!
- Differenzierung: Syndesmophyten wachsen nach kranial, Spondylophyten nach lateral, nichtmarginale Syndesmophyten bei sekundärer SpA

DD vertebraler Ossifikationen:
- Diffuse idiopathische skeletale Hyperostose (DISH, Forestier-Krankheit, ▶ Kap. 11.5.1)
- Baastrup-Syndrom (▶ Kap. 11.5.3)
- Chondrokalzinose (▶ Kap. 12.1.2)
- Ochronose (▶ Kap. 12.2.6)

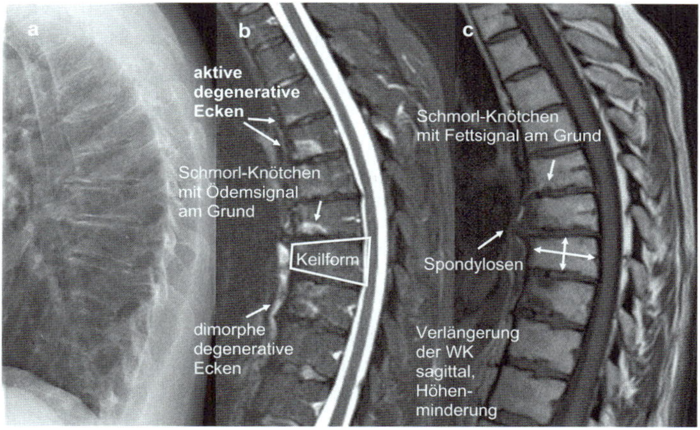

Abb. 8.6 Röntgen und MRT-Zeichen bei der Scheuermann-Krankheit: Spondylosen und degenerative Eckenläsionen [P482]

- Fluorose
- Dialysearthropathie mit WS-Beteiligung

DD Enthesiopathie:

- Degenerative Enthesiopathie (Risiko: Arthrosen, Adipositas, Diabetes)
- Metabolisch bedingte Enthesiopathien
- Diabetes mellitus (▶ Kap. 12.2.3)
- Akromegalie (▶ Kap. 12.2.7)
- Fibromyalgie (▶ Kap. 13.2)
- Polymyalgia rheumatica (▶ Kap. 10.2)
- POEMS-Syndrom (Plasmazelldyskrasie, Polyneuropathie, Organomegalie, Endokrinopathie, M-Protein, Hautveränderungen)
- Neoplasien

!

- Die alleinige Bestimmung von HLA-B27 eignet sich nicht als Screening-Untersuchung für die SpA!
- Bei langjährigem entzündlichem Rückenschmerz ist mit röntgenologischen Veränderungen zu rechnen – ansonsten Diagnose zweifelhaft!
- Die Schmerzlokalisation der Sakroiliitis bei AS ist im Verlauf fast immer beidseitig!

8

Krankheitsaktivität

Erfassung der Krankheitsaktivität: Da im Wesentlichen durch die Entzündung bestimmt, eignen sich Labor (CRP), Bildgebung (Knochenmarködem?) und Fragebögen/Indices (BASDAI (▶ Kap. 1.3.1), Selbstauskunft zu Schmerz, Berührungsempfindlichkeit und Morgensteifigkeit, 6 Fragen).

Der BASDAI ist eine subjektive Patientenbewertung, die von vielen Faktoren abhängt (andere Schmerzursachen, sekundärer Krankheitsgewinn, Wunsch nach Fortsetzung der teuersten Therapie mit Biologika)!

Therapie

KG, Ergo: (▶ Kap. 18.2, ▶ Kap. 18.7) Bewegungsübungen konsequent durchführen, KG allein, in Gruppen und in der physiotherapeutischen Praxis allein kann bei vielen Pat. zu einer deutlichen Besserung der klinischen Symptomatik führen. Dies wurde v.a. in kurzfristigen Verlaufsstudien gezeigt. Schon in frühen Krankheitsphasen sollten regelmäßig, d.h. mindestens täglich, spezielle KG-Übungen erlernt und v.a. durchgeführt werden.

Physik. Ther. und Balneother.: (▶ Kap. 18.5) Mehrmonatige Schmerzlinderung durch multimodales Therapiekonzept in rheumatologischer Schwerpunktklinik. Hydrotherapie kann v.a. initial bei starker Bewegungs- und Funktionseinschränkung hilfreich sein. Wärmeanwendungen, Eisbehandlung, Kurzwellentherapie, Interferenzstrombehandlung, Ultraschall, transkutane Nervenstimulation können zu subjektiven und funktionellen Verbesserungen führen.

Patientenschule:

- Erlernen der KG-Übungen für zu Hause (stadienadaptiert!)
- Vermeiden von längerem Verharren in ungünstigen Haltungen (Schreibtischarbeit)
- Verbessern der Atemtechnik
- Vermeiden von Nikotin
- Ermutigen zu körperlichen Aktivität (empfohlene Sportarten sind Schwimmen, Aquajogging, Volleyball oder auch Badminton
- Berufsberatung
- Hinweis auf Selbsthilfeorganisationen

Nikotinstopp: Rauchen ist nicht nur Risikofaktor für die SpA, sondern verschlimmert auch den Krankheitsverlauf, und das Ansprechen auf Biologika ist vermindert.

Medik. Ther.: (▶ Abb. 8.7)

- NSAR (▶ Kap. 16.2): Bei Schmerzen, Steifheit und zur Verbesserung der krankengymnastischen Möglichkeiten. Bei hoher Krankheitsaktivität sind z.T. max. Dosierungen erforderlich, z.B.: Indometacin 200 mg/d, Diclofenac 150 mg/d, Ibuprofen 1.800 mg/d, Phenylbutazon 400–600 mg/d (kurzzeitige Akuttherapie).
  Klinisches Ansprechen der jeweiligen NSAR-Gruppen ist sehr unterschiedlich, deshalb mind. zwei NSAR ausprobieren! Oft ist nur eine Abendmedik. zur nächtlichen Schmerzlinderung und Besserung der Morgensteife erforderlich!
- GK (▶ Kap. 16.3): Bei reiner Achsenskelettmanifestation nicht empfehlenswert, jedoch zeigen Studien, dass in Phasen hoher Krankheitsaktivität eine Steroid-Stoßtherapie wirksam sein kann. Bei Zervikalarthritis 50–100 mg/d für 3–5 Tage. Eine Low-Dose-Steroidtherapie bringt selten Beschwerdelinderung, kann aber bei manchen Pat. eine Alternative zu NSAR sein.
  GK intraartikulär in periphere Gelenke und peritendinös an Sehnenansätze: SIG sprechen sehr gut auf GK-Injektionen an (z.B. CT-gesteuert, mittlere Beschwerdebesserung 4–9 Mon.). Interspinöse Infiltrationen sind unter Berücksichtigung der Aktualitätsdiagnose (Pat. kann Stelle an WS genau lokalisieren) und des klinischen Befunds (Verquellungen des Bindegewebes an Dornfortsätzen) sehr hilfreich. Bei Uveitis intraokuläre Steroidinjektion (Augenkonsil).
- Basistherapeutika (▶ Kap. 16.4): Helfen nur bei peripherer Arthritis: Sulfasalazin 2–3 g/d (MTX nur mit sehr geringer Datenbasis). Bei überwiegend axialer Verlaufsform sind die klassischen Basistherapeutika wirkungslos und so-

mit ist nach Ausschöpfen der NSAR die Ind. zur Ther. mit Biologika gegeben (▶ Abb. 8.8). Mittel der Wahl sind TNF-Antagonisten (AS und nr-axSpA) oder IL-17-Blocker (nur AS) (▶ Tab. 8.2).

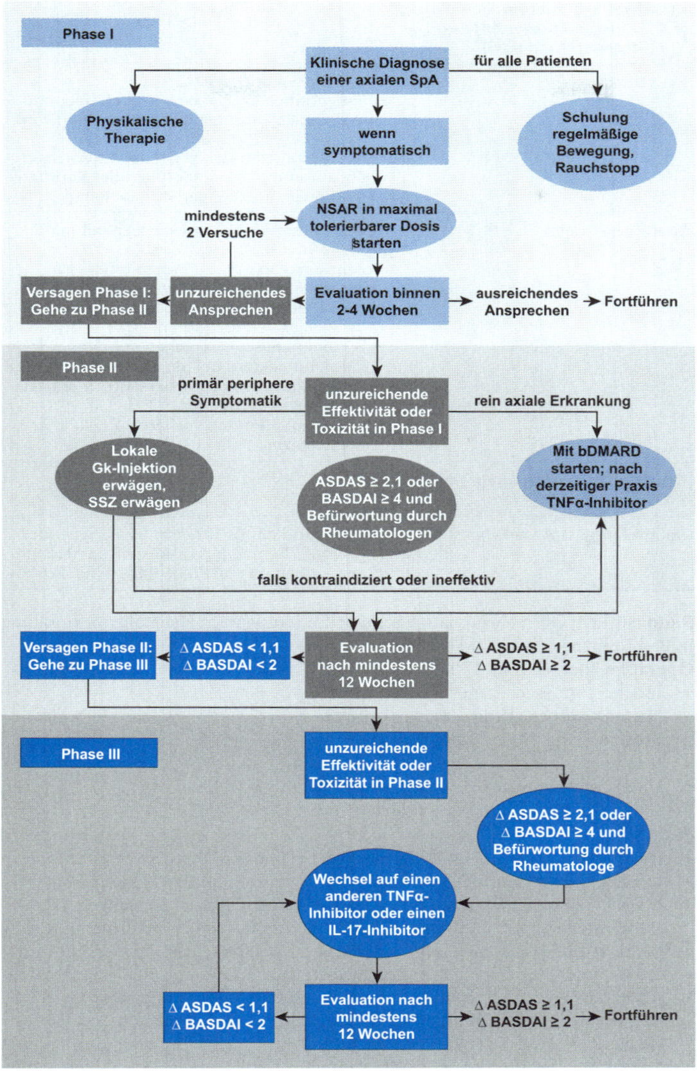

Abb. 8.7 ASAS/EULAR-Therapiealgorithmus für die axiale Spondyloarthritis (2017) [F867-016]

Tab. 8.2 ASAS-Empfehlungen zur Anwendung von TNF-Antagonisten bei axialer Spondyloarthritis

Diagnose einer axialen SpA (ASAS-Klassifikationskriterien für die axiale SpA oder modifizierte New-York-Kriterien für die AS)	
aktive Erkrankung	• BASDAI ≥ 4 oder ASDAS ≥ 2.1 • Eine positive Expertenmeinung (Rheumatologe mit Erfahrung in der Anwendung von Biologika) • Bei Pat. nr-axSpA muss ein objektivierbarer Entzündungsparameter (CRP oder Knochenmarködem im MRT der SIG) vorliegen
Therapieversagen	• Angemessener Therapieversuch mit mind. 2 NSAR • Zeitraum von mind. 4 Wo. mit maximal empfohlener oder tolerierter Dosis • Vorbehandlung mit Basistherapeutika ist bei axialer Verlaufsform nicht erforderlich • Ungenügendes Ansprechen auf mind. 1 lokale GK-Injektion bei peripherer Arthritis • Ungenügendes Ansprechen auf Sulfasalazin bei peripherer Arthritis • Ungenügendes Ansprechen auf Lokalther. bei symptomatischer Enthesitis
Beurteilung der Krankheitsaktivität BASDAI oder ASDAS	
Beurteilung des Ansprechens	• Reduktion des BASDAI um ≥ 2 Punkte oder ASDAS ≥ 1.1 und positive Expertenmeinung • Zeitpunkt der Beurteilung nach mind. 12 Wo.

Radonstollen: Oft mehrmonatige Schmerzlinderung nach Heilstollenbehandlung in Bad Kreuznach oder Bad Gastein.

Operative Ther. (▶ Kap. 17):
- Ind. bei fortgeschrittener AS
- Haltungsverbesserung → Keilosteotomie
- Erosive Arthritis des Hüftgelenks → TEP
- Atlantoaxiale Dislokation → zervikale Fusion
- Syndrom des „letzten" Gelenks → spinale Fusion

8

Prognose

- Der Verlauf der SpA ist sehr variabel und geht meist über Jahrzehnte.
- Die Erkrankung kann in jedem Stadium völlig zum Stillstand kommen.
- Etwa 10–20 % der Fälle verlaufen progredient und führen zu weitgehender Einsteifung der WS und schweren Behinderungen. Insbes. bei frühem Beginn vor dem 18. LJ. kommen sehr schwere und rasch progrediente Verläufe vor.
- 80–90 % der SpA-Pat. bleiben bei eingeschränkter Beweglichkeit erwerbsfähig.
- AS-Pat. mit einem langen Krankheitsverlauf entwickeln häufig eine Osteoporose (Folge der Entzündung und der Einsteifung und damit Immobilität des einzelnen Wirbelsäulenkompartiments).

! **Cave:** Osteodensitometrie der WS kann durch das Vorhandensein von Syndesmophyten falsch positive Befunde liefern!

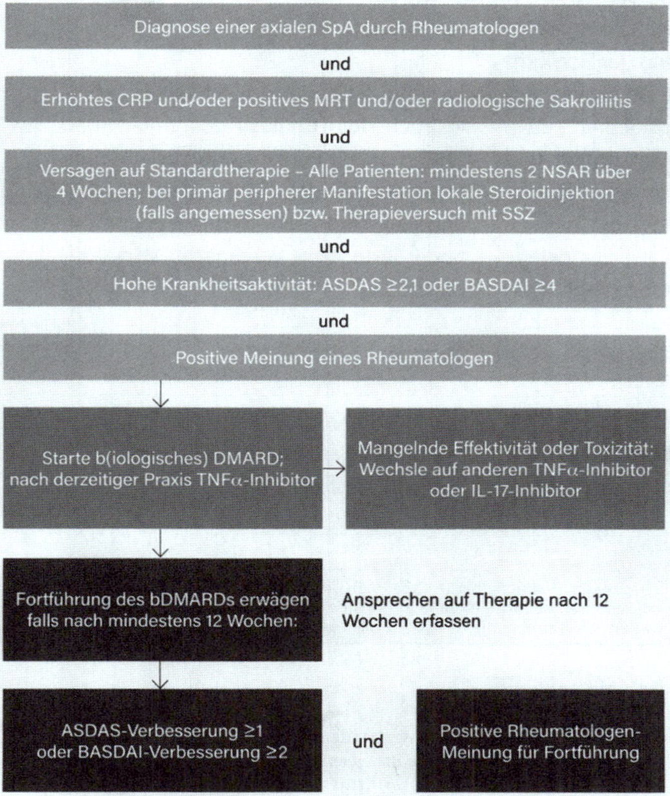

Abb. 8.8 ASAS/EULAR-Empfehlungen zur Therapie der axialen SpA: Kriterien für die Verordnung von Biologika [F867-016]

! Bei einer akuten Änderung der Rückenschmerzen muss bei AS-Pat. an eine Fraktur der WS gedacht werden!

Die Überwachung der Erkrankung sollte neben der Krankheitsaktivität auch andere Aspekte (definiert im ASAS Core Set) beinhalten:

- Körperliche Funktion (BASFI; ▶ Kap. 1.3.1)
- Schmerzen allgemein und nächtliche Schmerzen (letzte Wo.) wegen SpA (VAS/NRS)
- Objektivierbare Funktionseinschränkungen (BASMI; ▶ Kap. 1.3.1)
- Allgemeines Patientenurteil zur Krankheitsaktivität der letzten Wo. (VAS/NRS)
- Anzahl der geschwollenen Gelenke (44 Joint Count)
- Validierter Enthesitis-Score (MASES, LEI oder SPARCC)

- Dauer der Morgensteifigkeit in der letzten Wo. (VAS/NRS)
- CRP oder BSG
- Fatigue-Symptomatik (VAS/NRS)

8.3 Reaktive Arthritis

Reaktive Arthritiden treten wenige Tage bis Wo. nach einer triggernden, primär gelenkfernen Infektion im Urogenital-, Enteral- oder Respirationstrakt auf (▶ Tab. 8.3). Definitionsgemäß lässt sich der Erreger aus der Synovialflüssigkeit nicht kultivieren. Als Leitsymptom steht eine asymmetrische Mon-/Oligoarthritis mit Betonung der unteren Extremität im Vordergrund.

Tab. 8.3 Erregerspektrum der reaktiven Arthritis bei triggernder Ausgangsinfektion im Urogenital-, Enteral-, Respirationstrakt[a]

Urogenitaltrakt	Enteraltrakt	Respirationstrakt
Chlamydia trachomatis	*Yersinia enterocolitica*	Streptokokken
Ureaplasma urealyticum (?)	*Yersinia pseudotuberculosis*	*Chlamydia pneumoniae*
Mycoplasma hominis (?)	*Shigella flexneri*	
	Campylobacter jejuni	
	Salmonella enteritidis	
	Clostridium difficile	

[a] Das rheumatische Fieber (▶ Kap. 15.5), die Lyme-Arthritis (▶ Kap. 15.3) und die durch Viren bedingten reaktiven Arthritiden (▶ Kap. 15, ▶ Kap. 15.7, ▶ Kap. 15.8, ▶ Kap. 15.9) sind in dieser Tabelle nicht berücksichtigt.

Ätiologie

- Noch nicht völlig geklärt.
- Die Bakterien, die die vorausgehende triggernde Infektion bedingen, gelangen auf nicht geklärte Weise ins Gelenk, persistieren dort und lösen eine Immunantwort aus, die für die Arthritis verantwortlich ist.
- Die Rolle von HLA-B27 besteht möglicherweise in der Präsentation bakterieller Peptide.

Epidemiologie

8

- Prävalenz ca. 0,05 %.
- M : F etwa gleich häufig. Alter eher < 50. LJ.
- Anamnestisch erfragbare vorhergehende Infektion in 50–70 % der Fälle. Chlamydieninfektionen häufig asymptomatisch. Neuinfektionen nicht selten nach kürzere Zeit zurückliegendem Wechsel des Sexualpartners.

Klinik und Befund

Anamnese: Ist für die Diagnose meist entscheidend!

- Vorausgegangene symptomatische Infektion: Bronchitis, atypische Pneumonie, Urethritis, Gastroenteritis (Campylobacter jejuni, Salmonellen, Yersinien)

! **Cave:** Zervizitis kann asymptomatisch verlaufen!

- Wechsel des Sexualpartners
- Evtl. nur geringe Stuhlgangabnormität mit flüchtiger Diarrhö

Untersuchung:
- Geschwollene, sehr schmerzhafte, meist funktionseingeschränkte periphere Gelenke der unteren Extremität. Häufig Gonarthritis und/oder OSG-Arthritis mit Schonhinken und ausgeprägter Gangstörung (Pat. betritt mit Gehhilfen die Praxis).
- Enthesiopathie: Sehnenansatzschwellung, am häufigsten Achillessehne, Plantarfaszie
- Daktylitis: häufig Zehen
- Sakroiliitis: meist asymmetrisch
- Keratoderma blenorrhagicum (psoriasiforme Hauteffloreszenz, v.a. plantar)
- Balanitis circinata (Entzündung der Glans penis)
- Konjunktivitis
- Uveitis
- Erythema nodosum

Diagnose

Diagnosekriterien:
- Asymmetrische Oligoarthritis mit Betonung der unteren Extremitäten **und**
- symptomatische Ausgangsinfektion im Urogenital- oder Enteraltrakt **oder**
- Erregerdirektnachweis im Urethral- oder Zervixabstrich, Stuhlkultur, Rachenabstrich **oder**
- Vierfacher Antikörpertiterverlauf.

Mikrobiologie:
- Urethra-/Zervixabstrich bei peripherer Arthritis der unteren Extremitäten
- Stuhlkultur bei Diarrhö
- Rachenabstrich bei Pharyngitissymptomatik

Serologie: Die Durchführung wird wegen falsch positiver Befunde nicht empfohlen.

Jede Bewertung eines positiven serologischen Ergebnisses verlangt die Kenntnis über die Durchseuchung der Normalbevölkerung mit diesem AK. So ist z.B. die serologische Durchseuchung mit AK gegen Chlamydien sehr hoch, dies betrifft meist Chlamydia pneumoniae. Ein positiver AK-Titer allein kann ohne passende Klinik nicht die Diagnose einer reaktiven Arthritis stellen. Beweisend ist nur ein Titerverlauf, der in der täglichen Praxis aber in der Regel aus Praktikabilitätsgründen nicht geführt wird und auch nicht geführt werden muss, da der Befund keine therapeutischen Konsequenzen hat (▶ Kap. 4.3).

> **!** Häufig werden serologische Untersuchungen unkritisch eingesetzt und unkritisch bewertet!

Der MIFT, der spezifischste Test für Chlamydieninfektionen, ist aufwendig und wird nur in wenigen Speziallabors angeboten. Bei Yersinieninfektionen ist die konventionelle Agglutinationsreaktion (IgM-AK) spezifisch, aber nicht sehr sensitiv. ELISA und Immunoblot sind sensitiver, aber ziemlich unspezifisch. Die PCR-Diagnostik wird nur zu wissenschaftlichen Untersuchungen eingesetzt, da sie sehr aufwendig, störanfällig und noch nicht standardisiert ist.

> **!**
> - Zur Routinediagnostik ist die PCR auf z.B. Chlamydien nicht geeignet!
> - Der Nachweis eines positiven Tests erlaubt noch keine Diagnose!
> - Bei jeder reaktiven Arthritis an sexuell übertragbare Erkrankungen denken (insbes. HIV, Gonokokken und Treponema-Infektion)!

Differenzialdiagnose

- Infektiöse Arthritis (▶ Kap. 15): Borreliose, Tbc, Yersiniose
- Rheumatisches Fieber (▶ Kap. 15.5), Poststreptokokkenarthritis (▶ Kap. 15.5)
- Sarkoidose, insbes. Löfgren-Syndrom:
  - Oligoarthritis, oft beidseitige OSG-Arthritis
  - Erythema nodosum, oft bilateral an den Streckseiten der Tibia und perimalleolär
  - Pulmonale Symptomatik mit trockenem Reizhusten
  - Rö.: bihiläre Lymphadenopathie zum Zeitpunkt der Arthritis (▶ Abb. 8.9)
    - Stadium I: polyzyklische Verbreiterung beider Hili
    - Stadium II: feinstreifige Zeichnungsvermehrung und bihiläre Lymphome
    - Stadium III: Lungenfibrose
  - Histologischer Nachweis von Granulomen
  - Bronchoskopie mit bronchoalveolärer Lavage (BAL): lymphozytäre Alveolitis
  - Labor: Erhöhung von Angiotensin-I-Converting-Enzym (ACE), Interleukin-2-Rezeptor, Ca und Harnsäure

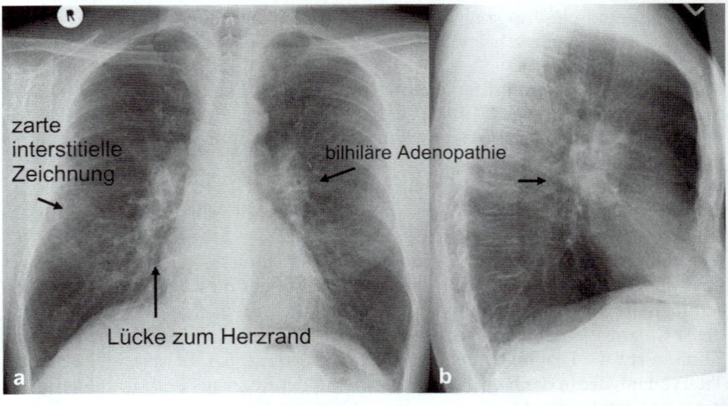

Abb. 8.9 Röntgen-Thorax mit bihilärer Lymphadenopathie bei akuter Sarkoidose. **a)** p.a. **b)** seitlich [P482]

Therapie

KG, Ergo: (▶ Kap. 18.2, ▶ Kap. 18.7) Funktionelle Übungsbehandlung. Traktion im Schlingentisch und manuelle Ther. im Akutstadium. Dosierte Mobilisation im subakuten und chron. Stadium.

Physik. Ther.: Kryotherapie (▶ Kap. 18.6.3), Ultraschall (▶ Kap. 18.3.5), Iontophorese (▶ Kap. 18.3.2).

Medik. Ther.

- NSAR (▶ Kap. 16.2): anfangs hochdosiert, später nur bedarfsorientiert.
- GK (▶ Kap. 16.3): höhere Dosierung 25–50 mg/d fast immer zur raschen Beschwerdelinderung über Wo. erforderlich.
- Basistherapeutika (▶ Kap. 16.4): nur bei chron. Verlaufsform (> 3 Mon.) oder bei anhaltend hohem GK-Bedarf: Sulfasalazin 3 g/d, MTX 15–25 mg/Wo. über 6–12 Mon. Bei hochakuten Verläufen und chron. Manifestation der Ar-

thritis ist zur Schmerzlinderung der Einsatz von Biologika (▶ Kap. 16.5) mit zu erwägen.

- Antibiose: Ind. bei positivem Erregernachweis im Urogenital-, Enteral- bzw. Respirationstrakt.
  - Chlamydien: Doxycyclin 2 × 100 mg/d, Erythromycin 4 × 500 mg/d, Ciprofloxacin 2 x 500 mg/d für 10–14 Tage. Ggf. Azithromycin 1 × 500 mg/d für 3 Tage.
  - Enterale Erreger: Ciprofloxacin 2 × 500 mg/d für 2 Wo.
  - *Clostridium difficile:* Vancomycin 3 × 500 mg/d für 2 Wo.
  - Streptokokken: Penicillin 3 × 1 Mega/d für 2 Wo.
- **Injektionen:** lokale GK intraartikulär, peritendinös oder sogar intraokulär (Augenkonsil).

!
- Hochakutes Krankheitsbild mit der DD der septischen Arthritis und sofortigem Handlungsbedarf!
- Zurückhaltung mit der Antibiose mit Gyrasehemmern (Ciprofloxacin) wegen des erhöhten Risikos der Sehnenrupturen und schweren Arthralgien und Myalgien (siehe Black Box in US-Beipackzettel). In Deutschland wird diese schwere NW nicht deutlich genug deklariert!

Prognose

- Die meisten reaktiven Arthritiden heilen innerhalb von 1–2 Jahren ad integrum aus.
- Rezidivierende Oligoarthritiden und die mit anderen Zeichen von SpA einhergehenden Formen neigen zur Chronifizierung (20–30 %).

8.4 Psoriasisarthritis

Entzündlich-rheumatische Erkrankung in Assoziation mit einer Psoriasis vulgaris: etwa 15–30 % der Psoriatiker haben auch einen Gelenkbefall (häufig assoziiert mit Fingernagelbeteiligung: Onychodystrophie). Dabei geht die Psoriasis der Arthritis in der Regel um Jahre voraus.

Formen der Psoriasisarthropathie
(nach Moll und Wright, 1973)

I	DIP- und PIP-Befall wie Heberden- und Bouchard-Polyarthrose (ca. 5 % der Pat.)
II	Deformierende mutilierende Polyarthritis (ca. 5 % der Pat.)
III	Symmetrische Polyarthritis, wie RA (ca. 50 % der Pat.)
IV	Asymmetrische Oligoarthritis, häufig HLA-B27-assoziiert (ca. 35 % der Pat.)
V	Arthritis mit Achsenskelettbefall wie Sakroiliitis, Spondylitis und Assoziation mit HLA-B27 (ca. 5 % der Pat.)

In den letzten Jahren zeichnet sich eine Häufigkeitsänderung der symmetrischen Polyarthritis mit > 60 % als häufigste Verlaufsform ab. Im Patientengut von älteren Rheumatologen wird noch eine Häufigkeit von ca. 25 % angegeben.

CASPAR-Klassifikationskriterien
(Classification of Psoriatic Arthritis)

Aktuell bestehende Psoriasis (alternativ dazu Psoriasis in der persönlichen oder Familienanamnese	2 Punkte 1 Punkt
Psoriatische Nagelbeteiligung (Tüpfelung, Onycholyse, Hyperkeratose)	1 Punkt
Rheumafaktor negativ	1 Punkt
Aktuelle Daktylitis (alternativ anamnestische Daktylitis	1 Punkt 1 Punkt
Radiologische gelenknahe Knochenneubildung (Osteoproliferation)	1 Punkt

Eine Psoriasisarthritis liegt vor, wenn beim Vorliegen einer entzündlichen muskuloskeletalen Erkrankung (Gelenk, Achsenorgan, Sehnen/Sehnenansätze) ein Score von mind. 3 erreicht wird.

Ätiologie

Genetische Prädisposition:

- Psoriasis: HLA-B13, HLA-B17, CW6
- Psoriasisarthritis mit Achsenskelettbefall: HLA-B27, HLA-B17, Cw6
- Psoriasisarthritis mit peripherer Arthritis: HLA-B27, HLA-B38, HLA-B39, DR7a

Für die Diagnostik der Psoriasisarthritis ist keine HLA-Typisierung außerhalb von wissenschaftlichen Fragestellungen indiziert.

Epidemiologie

- Die Psoriasis ist eine der häufigsten Hauterkrankungen überhaupt (1–2 % der Bevölkerung betroffen).
- M : F = 1 : 1.
- Manifestationsgipfel 15.–30. LJ. und um das 55. LJ.
- Traumatische, chemische, bakterielle und virale Irritationen sowie Medikamente (Betablocker, Antibiotika) können schubauslösend sein.
- Häufig sind anhaltende psychische Konfliktsituationen und psychischer Stress schubauslösend.

Klinik und Befund

Oft jahrelang Arthralgien mit Schmerzverstärkung in den Herbst-Winter-Monaten. Der häufigste Beginn ist die asymmetrische Oligoarthrits. Morgensteifigkeit oft nur gering und steht im Missverhältnis zur Schwellung. Arthritis häufig begleitet von Enthesitiden.

Eine hohe Druckdolenz des arthritischen Gelenks in Zusammenhang mit ödematöser Weichteilschwellung und derbe Kapselschwellung ist charakteristisch für die Psoriasisarthritis.

Die pseudoguttöse Fingerendgelenkarthritis und die Asymmetrie des Gelenkbefalls stellen Charakteristika der Psoriasisarthritis dar!

- Arthritis:
  - Schleichende und subakute Schwellung.
  - Asymmetrische Oligoarthritis: zu 60 % oft Erstsymptom, Monarthritis zu 20 % seltener.
  - Strahlbefall oder Transversalbefall: Charakteristikum der Psoriasisarthritis mit deutlichem Unterschied zur RA. Der Fingerendgelenkbefall ist sehr

häufig und damit auch typisch für die Psoriasisarthritis, Zehenendgelenkbefall deutlich seltener.
- Daktylitis (Wurstfinger): subakut beginnende, teilweise hochentzündliche und gerötete Weichteilschwellung des gesamten Fingers oder Zehs. Schmerzhafte Rötung klingt nur sehr langsam ab und kann noch nach Mon. eine blasse glatte Haut hinterlassen.

Bei „pseudoguttöser" Verlaufsform Verwechslung mit Gicht möglich.

- Mutilierende Verlaufsformen mit Operngläshand und Teleskopfinger: dramatische Verlaufsform bei Polyarthritis (zu 20 % Polyarthritis als Erstsymptom und damit ungünstige Prognose).
- Sakroiliitis, SC-Gelenk-Arthritis und Synchondrosis manubriosternalis: oft nur flüchtige Manifestation.
- Versteifungstendenz.

- Enthesiopathien: 50 % aller Pat. haben Sehnenansatzschmerzen. Fersenschmerzen bei 30 % mit dem typischen Bild der Calcaneopathia rheumatica mit hochakuten Schmerzen am Kalkaneus plantar, dorsal und oft auch lateral und medial. Fingerbeugen, Phalangen, Trochanter major, Patella, distale Klavikula und MTP I sind seltene Lokalisationen.
- Psoriasis der Haut und Nagelveränderungen:
  - Erythematöse, scharf begrenzte runde schuppende Plaques, z.T. juckend. Prädilektionsstellen: Ellenbogen, Knie, Analfalte, Kopfhaut, Umbilikalregion.
  - Charakteristische Psoriasisphänomene: punktförmige Blutung, letztes Häutchen, Kerzenphänomen. Bei blanden Verläufen können die psoriatischen Läsionen sehr versteckt sein und müssen bei der klinischen Untersuchung gesucht werden (siehe Prädilektionsstellen ▶ Kap. 2.3.1).
  - Nageltüpfelung, Krümelnagel, partielle/totale weiße Nagelflecken (Leukonychie), Beau-Reil-Querfurchen. Punktförmige subunguale Hyperkeratose der oft verdickten Fingernägel. Gelb-grüne Nagelbettveränderungen. Ablösung der Nagelplatte vom Nagelbett (Onycholyse).

Diagnose

Oft kann die Diagnose bereits schon aus dem arthritischen Gelenkbefall mit pseudoguttöser Endgelenkarthritis und der asymmetrischen Oligoarthritis in Verbindung mit dem charakteristischen Haut- und Nagelbefall gestellt werden. Dies setzt eine genaue klinische Untersuchung voraus.

- **Anamnese:** Das klinische Bild ist oft diagnostisch (DD seborrhoisches Ekzem, Mykosen).
- **Labor:** Keine diagnostischen Parameter. BSG und CRP sind oft normal, bei hochfloriden Verlaufsformen unspezifische Entzündungszeichen.
- **Rö.:** Bindegewebsschwellung, Gelenkspaltverschmälerung, subchondrale Zysten, Erosionen, Ankylose, keine gelenknahe Osteoporose im Gegensatz zur RA.
  Die Röntgenmorphologie ist geprägt von dem charakteristischen Nebeneinander einerseits abbauender und andererseits anbauender und durchbauender Prozesse. An derselben Hand oder Fuß sind sowohl bis zur Mutilation destruierende Osteolysen als auch Gelenke, die partiell oder total synostosiert sind, zu sehen.

- **Typische Röntgenbefunde:**
  - Hände und Füße: stachel- oder wollartige Knochenproliferation am Ansatz der Gelenkkapsel und am Periost (Protuberanzen). Erosionen von DIP-Gelenken (DD Polyarthrose und Gicht!), tassenförmige Erosionen der distalen Phalanx, Osteolyse der terminalen Phalanx, Knochenproliferation neben Erosionen, Verschiebung von Knochenfragmenten ineinander (▶ Abb. 8.10, ▶ Abb. 8.11).

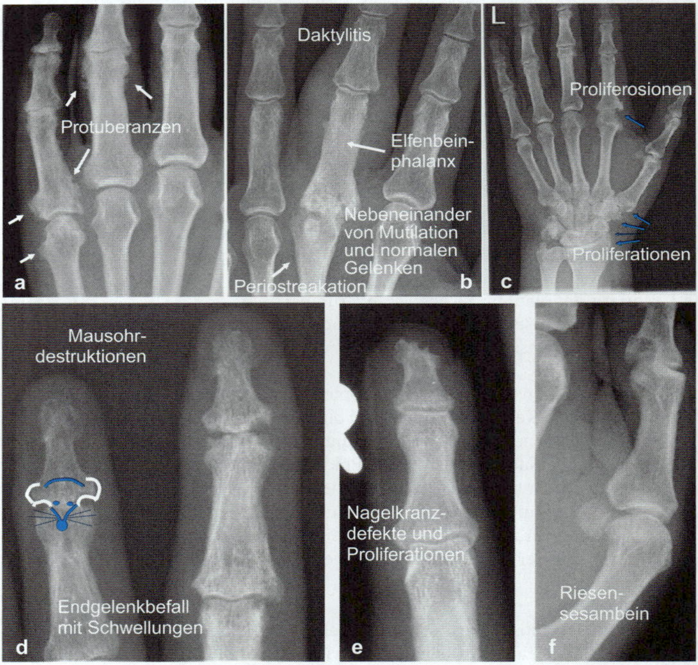

Abb. 8.10 Röntgenzeichen der Psoriasisarthritis an der Hand [P482]

  - SIG: ca. 60 % asymmetrische und/oder unilaterale Sakroiliitis mit überwiegend sklerosierenden Umbauelementen. Das sog. „bunte Sakroiliakalbild“ mit der Trias von Destruktions-, Sklerose- und Ankylosezeichen kommt so gut wie nicht vor. Das Rö.-Bild gleicht manchmal einer ausgeprägten Arthrose mit unregelmäßigen Gelenkkonturen und schmalem, irregulärem Sklerosesaum wie bei Osteitis condensans ilii.

8

> Bei der psoriatischen Spondyloarthritis tritt bei mind. einem Drittel der Pat. der Iliosakralumbau später als die Wirbelsäulenveränderungen ein, was ein wichtiges Unterscheidungsmerkmal gegenüber der AS ist!

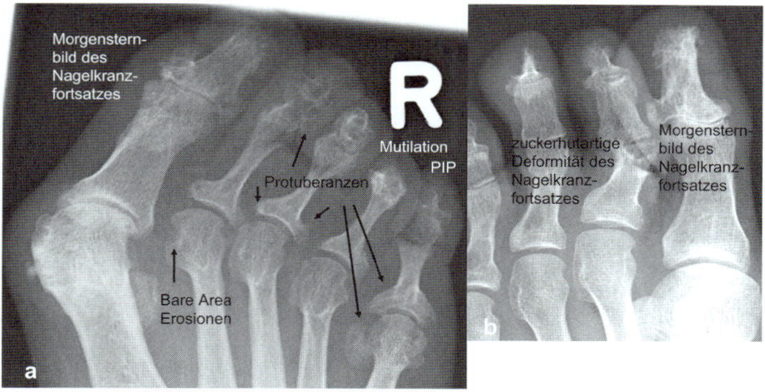

Abb. 8.11 Röntgenzeichen der Psoriasisarthritis am Vorfuß [P482]

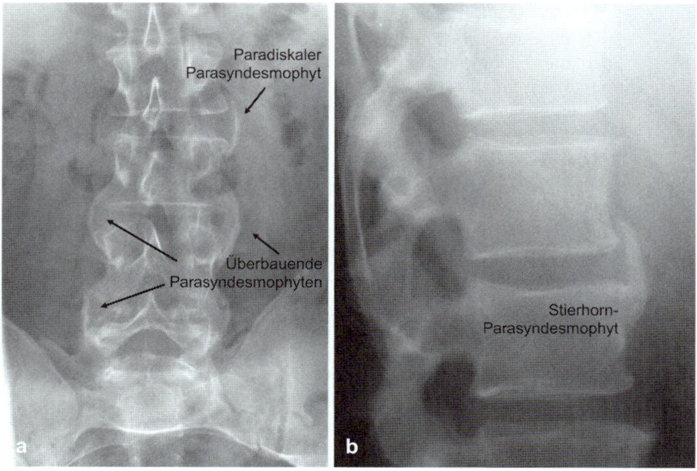

Abb. 8.12 Röntgenzeichen der Psoriasisarthritis an der Wirbelsäule [P482]

- Wirbelsäule: Ossifizierende Veränderungen gehen häufig dem iliosakralen Umbau voraus. Paravertebrale Ossifikationen (Parasyndesmophyten), häufig vermischt mit Syndesmophyten, sind charakteristisch für die psoriatische Spondyloarthritis. Parasyndesmophyten können Stierhornformen annehmen. Längliche, paradiskal/paravertebral sich ausdehnende Knochenspangen oder paradiskale zarte Ossikel haben nur teilweise Kontakt zum Wirbelkörper (▶ Abb. 8.12).
- Enthesiopathie: (▶ Kap. 13.3.2) Ossifikationen der Ansätze von Sehnen, Bändern und Kapseln an Phalangen, Handwurzel, Schulter, Ellenbogen, Beckenkamm, Sitzbein, Trochanter major und minor und v.a. am Kalkaneus sind charakteristische Merkmale der Psoriasisarthritis (ca. 20 % der

Pat). Zunächst rarefizierende Fibroostitis durch erosive Substanzdefekte und dann überwiegend produktive Fibroostitis mit borsten- oder stachelartigen Ossifikationen. Fiborostitiszeichen am Becken werden als „Stachelbecken" bezeichnet.

- Radiologische Läsionen der Psoriasiarthritis:
  - Produktive und arrosive Kapselansatzläsion
  - Spikulöse Ossifikation mit „Protuberanzen"
  - Bild wie „Wollkragen" mit „Protuberanzen"
  - Diaphysäre Periostossifikation bei Daktylitis
  - Unscharfe Gelenkflächenarrosion
  - Späte, mutilierend zuspitzende Osteolyse („pencil in cup")
  - Synostosierung
- Lokalisation der rarefizierenden und produktiven Fibroostitis bei Psoriasisarthritis:
  - Carpalia
  - Epicondylus humeri radialis und ulnaris
  - Olekranon
  - Kalkaneus dorsal und plantar
  - Malleolus medialis und lateralis
  - Patellapol kranial und kaudal
  - Trochanter major und minor
  - Spina ossis ischii
  - Tuber ossis ischii
  - Dornfortsätze
- **Charakteristische Röntgenbefunde:**
  - Nebeneinander von produktiven und unscharf destruierenden Veränderungen
  - Ossifikationen: ossifizierende „Kapsulitis", spikulöse Kapselansatzläsionen, diaphysäre Periostossifikationen, Synostosierung
  - Detruktionen: Arrosion bis Osteolyse, unscharfe Gelenkflächenarrosion, zuspitzende Osteolyse, Mutilation
  - Enthesiopathie: ossifizierende Tendoostitis

> - Das Fehlen der paraartikulären Osteoporose und der Marginalusuren wie bei der RA stellt ein wichtiges Differenzialdiagnostikum dar.
> - Rö.-DD der Primärläsionen: proliferativer Anbau ist „psoriatisch", Randusuren sind „rheumatoid".
> - Die IP-I-Arthritis an Daumen und Großzehe sind typisch für Psoriasisarthritis und unterscheidet sich somit von der oft schwierigen DD der erosiven Fingerpolyarthrose.
> - Paraspinale Ossifikationen bei freien SIG sind hinweisend auf eine psoriatische Spondylitis.

8

- **Arthrosono:** Mittel der Wahl zur Aktivitätsbestimmung der Synovitis. Oft erstaunliche entzündliche Veränderungen bei nur geringem klinischen Befund. Diagnosestellung mit osteodestruktiven und osteoproliferativen Veränderungen sowie Periostreaktionen und dem Nachweis einer Enthesitis ist möglich.
- **Szinti:** zur Entdeckung subklinischer Arthritiden (SC-Gelenk, SIG, Spondylitis, Synchondrose Manubrium – Corpus sterni) ist das Szinti u.a. zur DD indiziert (SAPHO-Syndrom ▶ Kap. 8.6, chron. rekurrierende multifokale Osteomyelitis [CRMO] ▶ Kap. 8.6).

Differenzialdiagnose

- RA (▶ Kap. 7.1) ist wichtigste und oft schwierigste DD: Das Nebeneinander von osteodestruktiven und osteoproliferativen Veränderungen im Rö. bzw. Arthrosono ist pathognomonisch für die Psoriasisarthritis!
- Metabolische Arthropathien, insbes. Gicht (▶ Kap. 12.1.1).
- Sarkoidose: Arthritis der kleinen Gelenke, manchmal auch Fingergrundgelenke oder Daktylitis, selten Knochensarkoidose (Ostitis cystoides multiplex Jüngling) mit Osteolysen und Osteosklerosen.
- Erosive Polyarthrose: Nachweis von Osteophyten.
- SAPHO-Syndrom (▶ Kap. 8.6), CRMO (▶ Kap. 8.6).
- HIV-Infektion (▶ Kap. 15.9) mit Schub einer Psoriasis.

Therapie

Schubauslösende Faktoren sollten immer berücksichtigt werden, insbes. Konfliktsituationen und psychischer Stress. Psychotherapie und psychosomatisch orientierte Therapiekonzepte sind hilfreich.
Überprüfung des Medikamentenplans: Betablocker, ACE-Hemmer, NSAR, Sulfasalazin, Chloroquin/Hydroxychloroquin können schubauslösend sein.
Ernährungsumstellung, Balneotherapie mit Soleheilbäder (Adressenverzeichnis ▶ Kap. 20.2) und Kurorttherapie sind bei der launischen Erkrankung flankierende Therapiekonzepte.
KG, Ergo: ähnlich wie RA (▶ Kap. 7.1.4) an das jeweilige Krankheitsstadium angepasst.
Physik. Ther.: Ultraschall, Iontophoresen.
Medik. Ther.: (▶ Abb. 8.13)

- NSAR (▶ Kap. 16.2): bedarfsorientiert oder regelmäßig je nach Aktivität Diclofenac 75–150 mg/d, Indometacin 150 mg/d
- GK (▶ Kap. 16.3): deutlich weniger effektiv auf die Gelenksymptomatik als bei der RA. Lokale Injektionen bei Daktylitis, Oligoarthritis oder Sakroiliitis Mittel der Wahl und oft besser wirksam als NSAR.
- Basistherapeutika (DMARD) (▶ Kap. 16.4)
  - MTX 15–25 mg/Wo., Azathioprin 100–150 mg/d, Ciclosporin A 2,5 mg/kg KG/d, Sulfasalazin 2–3 g/d, allerdings weniger wirksam auf die Haut, teilweise Auslösung von Psoriasiseffloreszenzen! Leflunomid 20 mg/d
  - PDE4-Hemmer: Apremilast 30 mg 2 x/d. (nach einschleichender Dosierung), zugelassen nach MTX-Versagen, gutes Ansprechen der oft hartnäckigen Enthesitis

  ! **Cave:** häufig gastrointestinale Symptome durch Apremilast
- Biologika (▶ Kap. 16.5)
  - TNF-Antagonisten wie z.B. Etanercept 25–50 mg/Wo. s.c., Adalimumab 40 mg/2 Wo. s.c., Golimumab 50 mg/4 Wo. s.c., Infliximab 5 mg/kg KG i.v. alle 6–8 Wo. (Aufdosierung in Wo. 0, 2 und 6), Certolizumab 200 mg/2 Wo. s.c. (nach Aufdosierung mit 400 mg in Wo. 0, 2 und 4)
  - IL-12/-23-Blocker: Ustekinumab 45 oder 90 mg (körpergewichtsadaptiert) alle 8 Wo. s.c.
  - IL-17-Blocker: Secukinumab 150 mg (Biologika naive Pat.) oder 300 mg (TNF-Versager) alle 4 Wo. s.c. (nach einer initialen Aufdosierung)
  - Abatacept 125 mg/Wo. s.c.

Therapie der Psoriasiseffloreszenzen: Hautkonsil veranlassen und Gesamtkonzept besprechen. Pat. ist evtl. vom Dermatologen schon mit Biologika vorbehandelt!

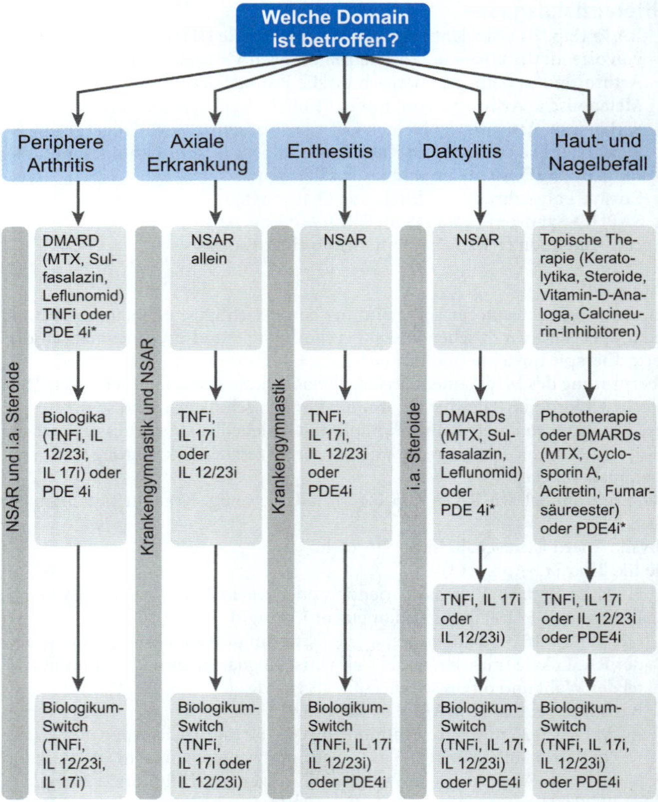

Abb. 8.13 Schema der Therapieempfehlungen der GRAPPA-Gruppe (Group for Research and Assessment of Psoriasis and Psoriatic Arthritis) für Pat. mit aktiver Psoriasisarthritis nach verschiedenen Krankheitsdomänen. i = Inhibitor, i.a. = intraartikulär. * Der Phosphodiesterase-4-Inhibitor Apremilast ist in Deutschland nicht als Erstlinientherapie zugelassen. [F723-014]

8

Prognose und Verlauf

Die Psoriasisarthritis verläuft in 25 % der Fälle als destruierende Arthritis und verursacht bleibende Behinderungen. Die große Variabilität des Verlaufs hängt vom Verlaufstyp ab. Die Remissionsphasen können im Vergleich zu anderen entzündlich-rheumatischen Erkrankungen mehrere Monate betragen. Der fibrös-deformierende Verlaufstyp ist durch eine Versteifungstendenz bei Beugesehnenbeteiligung charakterisiert. Die Prognose ist bei den meisten Verläufen zwar günstiger als bei der RA, die schwersten Verläufe aber mit den schlimmsten spondylarthritischen Verkrüppelungen und Behinderungen, die es in der Rheumatologie überhaupt gibt, werden bei den Psoriasispat. gefunden.

Zeichen einer ungünstigen Prognose:

- Unzureichendes Ansprechen auf NSAR und DMARD
- Hohe Anzahl befallener Gelenke
- Früher Nachweis von Gelenkerosionen im Rö. und progredienter Verlauf
- Schlechter Funktionsstatus (Health Assessment Questionnaire [HAQ])
- Weibliches Geschlecht
- Beginn im Kindes- oder jungen Erwachsenenalter

Die kardiovaskuläre und zerebrovaskuläre Mortalität ist bei Psoriasisarthritispat. signifikant erhöht: 43 % bzw. 22 % im Vergleich zur Allgemeinbevölkerung. Das metabolische Syndrom mit Adipositas und Diabetes mellitus findet sich bei sehr vielen Pat. mit Psoriasisarthritis. Depressive Symptome (insbes. bei starkem Hautbefall) können zur Rückziehungstendenz und sozialen Isolation der Pat. führen.

8.5 Arthritis bei chronisch entzündlichen Darmerkrankungen (CED)

Epidemiologie

- Prävalenz der Colitis ulcerosa: 70–150/100.000 Einw.
- Prävalenz der Crohn-Krankheit: 20–40/100.000 Einw., beide Geschlechter gleich häufig.
- Prävalenz der Pat. mit enteropathischer Spondyloarthritis: 12 %, Altersgipfel 15–35 J.
- 15 % der Colitis-ulcerosa-Pat. bekommen eine Arthritis (meist kurz nach Colitis-Schub, selten vor Auftreten der Darmsymptomatik).
- 15 % der Colitis-ulcerosa-Pat. haben radiologisch eine Sakroiliitis.
- 5 % erleiden einen SpA.-ähnlichen WS-Befall.
- 20 % der Pat. mit Crohn-Krankheit bekommen eine Arthritis, 20 % eine Sakroiliitis, 6 % eine Spondylitis.

Klinik und Befund

(▶ Tab. 8.4)

- Periphere Arthritiden Typ I: schubweise pauciartikulär (< als 5 Gelenke) der großen Gelenke, meist selbstlimitierend, eher mit Krankheitsaktivität des Darms assoziiert
- Periphere Arthritiden Typ II: chron. polyartikulär (> 5 Gelenke), symmetrischer Befall
- Asymmetrische Mon-/Oligoarthritis (häufig Kniegelenk und OSG beteiligt), Sakroiliitis (Fallbeispiel ▶ Kap. 19.5), Spondylitis
- Extraintestinale Begleitsymptomatik: Erythema nodosum, Pyoderma gangraenosum, Episkleritis, Uveitis

Diagnose

In der Frühform oft oligosymptomatische Verlaufsform. Durch fehlende klinische Symptomatik (Stuhlunregelmäßigkeiten, Diarrhö, Fieberschübe, abdominale Beschwerden) ist ein Ein- oder Ausschluss bei Oligoarthritis oft schwer zu stellen. Eine ätiologisch unklare Osteoporose v.a. bei jungen Menschen ist als möglicher Hinweis auf eine enteropathische Spondyloarthritis zu werten. Empfehlung zur frühzeitigen Endoskopie mit Histologie und evtl. Leukozytenszinti zur Früherkennung.

Tab. 8.4 Unterscheidungskriterien von Colitis ulcerosa und Crohn-Krankheit

	Colitis ulcerosa	Crohn-Krankheit
Klinik		
Diarrhö	++	++
rektale Blutung	++	+
Bauchschmerzen	+	++
palpable Masse	0	++
Fisteln	+/-	++
Strikturen	+/-	++
Dünndarmbefall	+/-	++
Rektumbefall	++	++/+
extrakolonischer Befall	+	+
toxisches Megakolon	+	+/-
Rezidiv nach Kolektomie	0	+
Malignomentwicklung	+	+/-
Pathologie		
segmental	0	++
transmural	+/-	++
Granulome	0	++
Kryptenabszesse	++	+/-
Fibrose	+	++
Fisteln, Fissuren	+/-	++
Befall des mesenterialen Fett- und Lymphknotengewebes	0	++

- **Anamnese:** Meist beginnt die chron.-entzündliche Darmerkrankung vorher mit chron. Diarrhö, veränderter Stuhlkonsistenz und extraintestinalen Manifestationen (Erythema nodosum). Oft nur migratorische Gelenkattacken mit Oligoarthritis. Gonarthritis ist Hauptlokalisation (ca. 80 %). Sakroiliitiszeichen (ca. 20 %).
- **Labor:** Unspezifische Entzündungszeichen (BSG, CRP). HLA-B27 bei 50 % der Pat. mit Achsenskelettbefall positiv, jedoch ohne diagnostische Bedeutung. Calprotectin im Serum und Stuhl erhöht bei 75 % aller SpA-Pat. mit mikroskopischer Darmentzündung. Prokalzitonin als Serummarker für bakterielle und Pilzinfektionen zur DD Infektion.
- **Rö.** (▶ Abb. 19.9), **MRT und ggf. 3-Phasen-Skelettszinti**
- **Koloskopie, Gastroduodenoskopie:** Koloskopie mit Nachweis von Granulomen, Kryptenabszessen und Lokalisationsdiagnostik.

8

Differenzialdiagnose

Bakterielle Enteritis (Yersinien, Salmonellen, Campylobacter, Shigellen), insbes. wenn ein Erythema nodosum vorliegt. Enteritis durch andere Erreger (Amöben, Lamblien, Würmer).

Prognose

Meist günstig, oft schnelle Remissionen, selten Gelenkdestruktionen.

Therapie

Im Vordergrund steht immer die Behandlung der Darmerkrankung.

- **KG, Ergo:** wie SpA (▶ Kap. 8.2) bzw. reaktive Arthritis (▶ Kap. 8.3), je nach Verlaufsform.
- **Physik. Ther.:** wie SpA (▶ Kap. 8.2)
- **Medik. Ther. der Arthritis:** Sulfasalazin 3 g/d. Steroide systemisch 20–40 mg/d initial mit Dosisreduktion auf Low-Dose-Erhaltungstherapie. Biologika unter gastroenterologischem Monitoring.

!
- Die Ind. zur Darmdiagnostik ist immer bei persistierender Gelenksymptomatik ungeklärter Genese und auffälliger Stuhlfrequenz gegeben!
- Der Verlauf der Arthritis ist in bis zu 70 % der Pat. parallel zur Darmsymptomatik! Immer auch an Diskrepanz zwischen Arthritis/Spondylitis und Kolitis denken!

8.6 SAPHO-Syndrom

Gruppe der pustulösen Arthroosteitiden mit charakteristischem Befallsmuster (SAPHO-Syndrom, CRMO) in Assoziation mit palmoplantarer Pustulosis (PPP).

SAPHO-Syndrom ist das Akronym folgender charakteristischer Symptome:
S = Synovitis
A = Akne
P = Psoriasis pustolosis palmaris et plantaris
H = Hyperostose
O = Osteitis

- Das Krankheitsbild zeichnet sich durch osteoartikuläre und dermatologische Manifestationen aus. Die Hauterscheinungen fehlen insgesamt bei etwa einem Drittel der Pat.
- CRMO: chron. rekurrierende multifokale Osteomyelitis, pädiatrische Variante des SAPHO-Syndroms
- WS-Befall mit multifokaler Spondylitis, Oligoarthritis mit Beteiligung der langen Röhrenknochen und der Beckenknochen
- Synonyme: sternoklavikuläre Hyperostose, akquiriertes Hyperostose-Syndrom, pustulöse Arthroosteitis, Spondarthritis hyperostotica pustulopsoriatica

Epidemiologie

Die Prävalenz wird wegen der variablen Klinik und möglicherweise fehlender Hautsymptome vermutlich unterschätzt. Beginn meist im Jugendalter oder mittleren Lebensalter. Prävalenz des SAPHO-Syndroms wird auf 1/10.000 bis 4/10.000 bei Kaukasiern geschätzt.

Ätiologie

Die Ätiologie des SAPHO-Syndroms ist ungeklärt. Es ist ein eigenständiges Krankheitsbild, hat aber Ähnlichkeiten zur Spondyloarthritis und zur Psoriasisarthritis.

Klinik, Befund und Diagnose

- Schmerzen in der WS, an Gelenken und Knochenschmerzen, teilweise mit Überwärmung (Periostitis der Tibia mit Schwellung an Tibiavorderkante).
- Charakteristisches Befallsmuster mit Auftreibung des SC-Gelenks, des Sternums in Verbindung mit Sakroiliitis, Symphysitis oder Spondylitiszeichen.
- Die Knochenmanifestationen sind mit 65–90 % am häufigsten im Bereich der vorderen Thoraxwand lokalisiert, meist sternokostoklavikular, in einem Drittel der Fälle ist die WS, in 13–52 % das Becken einschließlich der SIG betroffen. Etwa 30 % der Pat. zeigen Krankheitsherde im Bereich der langen Röhrenknochen und ca. 10 % in der Mandibula.
- Psoriasis inversa bzw. palmoplantare Pustulosis (PPP): Fußsohlen immer mituntersuchen, d.h. Schuhe und Strümpfe ausziehen!
- Die Knochenmanifestation treten vor den Hautmanifestationen in 32–60 % auf, die Haut- vor den Knochenerscheinungen hingegen in 15–39 %.
- Venenthrombosen (Subklaviathrombose, Thoracic-Outlet-Syndrom) können das SAPHO-Syndrom komplizieren.
- Die Kombination der klinischen Symptome und die apparative Diagnostik (Rö., MRT, Szinti, Arthrosono) führen zur Diagnose: Charakteristisch sind WK-Veränderungen mit kurvenförmigem (halbkreisförmigem) Muster an zwei oder mehr benachbarten WK.

> Es gibt keine für das SAPHO-Syndrom pathognomonischen Röntgen-, CT- oder MRT-Veränderungen. Der Goldstandard der bildgebenden Diagnostik ist die Tc-99m-Skelettszinti. Bei > 93 % der Pat. mit SAPHO-Syndrom fällt das Skelettszinti pathologisch aus. Das Verfahren eignet sich besser zur Frühdiagnostik als alle anderen bildgebenden Verfahren und stellt nebenbei auch klinisch asymptomatische Knochenherde dar.

- MRT-Befunde der WS: Diszitis, Hyper- oder Hypointensitäten in T1- oder T2-Sequenz, Signalalteration fokal oder diffus.

Differenzialdiagnose

- SpA (▶ Kap. 8.2)und Varianten
- Tietze-Syndrom: isolierte druckdolente Schwellung parasternal, am häufigsten 2. und 3. Rippenknorpel
- Infektiöse Osteomyelitis (▶ Kap. 15.11)
- Infektiöse Spondylodiszitis (▶ Kap. 15.10)
- Knochentumoren
- Paget-Krankheit (▶ Kap. 14.3)
- Friedrich-Syndrom: aseptische Knochennekrose des sternalen Klavikulaendes

Therapie

Die Behandlung des SAPHO-Syndroms ist eine empirische Therapie.

- **KG, Ergo:** wie SpA (▶ Kap. 8.2)
- **Physik. Ther.:** wie SpA
- **Medik. Ther.**
  - NSAR (▶ Kap. 16.2): Mittel der Wahl.
  - GK (▶ Kap. 16.3): Prednisolon 10-20 mg/d für einige Wo. mit Dosisanpassung je nach klinischem Bild. Lokalversorgung von SIG, SC-Gelenk und peripheren Gelenken oft hilfreich mit lang anhaltender Wirkung.
  - Basistherapeutika (▶ Kap. 16.4) mit wechselndem Erfolg: Sulfasalazin 3 g/d, Azathioprin 50–150 mg/d oder MTX 15–25 mg/Wo.
  - Biologika (▶ Kap. 16.5) wie Etanercept 50 mg/Wo. s.c. oder Adalimumab 40 mg/2 Wo. s.c. wirken gut. Einige Pat. sind erfolgreich mit Anakinra therapiert worden.
  - Bisphosphonate: z.B. Pamidronat 3 mg alle 3 Mon. als Kurzinfusion (**Cave:** Vorhofflimmern!) mit guter Effektivität. Hierunter oft Schmerzlinderung möglich, kein einheitliches Dosierungsschema in der Literatur.

9 Kollagenosen

Christof Specker und Thomas Bitsch

9.1 Definition

Sammelbegriff für chron.-rheumatische Erkrankungen mit dem gemeinsamen pathomorphologischen Korrelat der fibrinoiden Nekrose. Unter Aussparung der RA versteht man heute unter „Kollagenosen":

- Systemischer Lupus erythematodes (SLE)
- Systemische Sklerose (SSc)
- Dermato-/Polymyositis
- Mischkollagenose (MCTD)
- Sjögren-Syndrom

Gemeinsamkeiten dieser Erkrankungen sind zahlreiche Immun- und Autoimmunphänomene, klinische und serologische Überlappungen und eine hohe Variabilität der Krankheitsausprägung und des Krankheitsverlaufs. Die Prognose ist vom Organbefall abhängig; die Gelenkbeteiligung steht oft im Hintergrund.

Diagnostisches Kollagenose-Screening

- BSG, CRP (▶ Kap. 4.2.1)
- BB, Diff.-BB, Krea, Harnstoff, Harnsäure, GOT, GPT, AP, γ-GT, LDH, CK
- INR (Quick), PTT
- Gesamteiweiß und E'phorese
- Urinstatus mit Urinsediment (▶ Kap. 4.7.1)
- 24-h-Sammelurin auf Krea-Clearance, Eiweißausscheidung, ggf. Diskelektrophorese (▶ Kap. 4.7.2, ▶ Kap. 4.7.3)
- ANA-Titer und ANA-Fluoreszenzmuster (homogen, gesprenkelt, nukleolär usw.) (▶ Kap. 4.4.2)
- dsDNS-AK (▶ Kap. 4.4.3)
- ENA: U1-RNP, Sm, SS-A/Ro, SS-B/La, Scl 70, Jo 1 (▶ Kap. 4.4.3)
- C3, C4, CH50, zirkulierende Immunkomplexe (▶ Kap. 4.2.6)
- Kardiolipin-AK, Lupusantikoagulans (▶ Kap. 4.4.5)
- Kryoglobuline (▶ Kap. 4.2.7)
- Rö.-Thorax p.a. und seitlich
- Sono Abdomen und Pleura
- EKG und Echo
- Kapillarmikroskopie

9.2 Systemischer Lupus erythematodes (SLE)

Immungenetisch prädisponierte systemische Autoimmunerkrankung mit potenziellem Befall zahlreicher Organe und sehr variabler Verlaufsform.

Ätiologie

- Genetische Prädisposition: HLA-A1, B8, DRW3. Familiäre Häufung
- Störung der Immunregulation: Hyperreaktivität der B-Zellen, Störung der T-Zell-Aktivität, Apoptosedefekt
- Th17-Regulationsdefekt
- Angeborene Komplementdefekte
- Induktion durch Umweltfaktoren: Viren, Bakterien
- Hormonelle Faktoren: Östrogene
- UV-Strahlen: verstärkte Sonnenexposition in den Sommermonaten
- Medikamente

Epidemiologie

- Inzidenz: 6–7 Neuerkrankungen/100.000 Einw./J.
- Prävalenz: unterschiedlich in Abhängigkeit von Rasse und Geschlecht. Familienangehörige von SLE-Pat. zeigen stark erhöhte Prävalenz.
- F : M = 10 : 1. Im Kindesalter Mädchen : Jungen 2 : 1.
- Prädilektionsalter: um das 30. LJ.
- Erstmanifestation: häufig im Frühjahr/Sommer.

Klinik und Befund

Häufig:

- Allgemeinsymptome: Müdigkeit, Abgeschlagenheit, Leistungsknick, Gewichtsabnahme, Fieber
- Arthritis, Tenosynovitis: Knie, Handgelenke, MCP, PIP. Seltener Ellenbogen, OSG, Schulter. Symmetrische Polyarthritis (PIP-Dominanz) am häufigsten, auch Oligo- und Monarthritis möglich. Tenosynovitis der Strecksehnen der Hand. Schwanenhalsdeformität, Ulnardeviation der Langfinger durch (Sub-) Luxation ohne Destruktion (Lupus-Arthropathie). Breites Spektrum von leichten Arthralgien bis exsudativ-proliferativer Synovitis. Myalgien und tendomyotische Symptomatik
- Hautveränderungen mit deutlicher Sonnenempfindlichkeit
- Lymphknotenschwellungen
- Pulmonale Symptome: Dyspnoe, Husten, Auswurf, pleuritische Thoraxschmerzen
- Kardiale Symptome: Angina pectoris, Dyspnoe
- Renale Symptome: Ödeme, arterielle Hypertonie, schäumender Urin
- Neurologische Symptome: Kopfschmerzen, Migräne, Psychose, epileptischer Anfall, Konzentrationsschwäche, Antriebsschwäche, Depression, Chorea
- Sicca-Symptomatik: Xerophthalmie, Xerostomie

Selten:

- Abdominale Symptome: Bauchschmerzen, Koliken, Durchfälle, Übelkeit
- Parotisschwellung
- Konjunktivitis, Episkleritis
- Hirnnervenstörung, Trigeminusneuralgie, periphere Neuropathie
- Enantheme, Mundulzerationen, Aphten
- Menstruationsanomalien

Hautveränderungen bei SLE

- Schmetterlingserythem an Nasenrücken und beiden Wangen
- Morbilliformes Exanthem wie Arzneimittelexanthem
- Konfluierende Plaques an Armstreckseiten und Rumpf
- Diskoide Exantheme mit Vitiligo und Hyperpigmentierungen
- Hautulzerationen mit Gangrän
- Subkutane Knoten und Verkalkungen
- Livedo reticularis
- Blasenbildungen
- Nagelfalzveränderungen: Einrisse, Rötungen, Teleangiektasien, akrale Nekrosen
- Raynaud-Syndrom
- Haarausfall: oft diffus, seltener zirkumskript

Diagnose

Klassifikationskriterien des SLE (ACR 1982/1997)

1. Schmetterlingserythem
2. Diskoider Lupus
3. Fotosensitivität
4. Mundschleimhautulzerationen
5. Arthritis
6. Serositis
7. Nephritis: anhaltende Proteinurie > 0,5 g/d oder Zylindurie
8. ZNS-Beteiligung
9. Hämatologische Befunde: hämolytische Anämie, Leukopenie, Lymphopenie, Thrombopenie
10. Immunologische Befunde: dsDNS-AK-, Sm-AK-, Antiphospholipid-AK
11. ANA: abnorm hoher ANA-Titer bei fehlender Einnahme von Medikamenten, die zu einem "„drug-induced SLE“ führen können

4 oder mehr der 11 Kriterien müssen während eines beliebigen Beobachtungszeitraums (gleichzeitig oder seriell) zur Klassifikation erfüllt sein (Sensitivität 83 %, Spezifität 89 %).

Im Vergleich zu den alten Klassifikationskriterien von 1982 und 1997 weisen die SLICC-Kriterien von 2012 eine bessere Sensitivität (92–97 % vs. 77–90 %), aber eine schlechtere Spezifität auf (74–88 % vs. 91–96 %) (▶ Kap. 1.3.1).

Klassifikationskriterien des SLE (SLICC-Gruppe 2012)
Klinische Kriterien:

1. Akuter kutaner Lupus erythematodes (LE)
2. Chron. kutaner LE
3. Orale Ulzera
4. Nichtvernarbende Alopezie
5. Synovitis (≥ 2 Gelenke) oder Druckschmerz (≥ 2 Gelenke) und Morgensteife (≥ 30 min)
6. Serositis
7. Nierenbeteiligung (Tageseiweißausscheidung ≥ 500 mg oder Erythrozytenzylinder)
8. Neurologische Beteiligung
9. Hämolytische Anämie
10. Leukopenie (< 4.000/ml)
11. Thrombozytopenie (< 100.000/ml)

Immunologische Kriterien:

1. ANA-Titer oberhalb des Laborreferenzwerts
2. Anti-dsDNA-AK
3. Anti-Sm-AK
4. Anti-Phospholipid-AK
5. Erniedrigtes Komplement
6. Direkter Coombs-Test (ohne hämolytische Anämie)

Klassifikation des SLE ist erfüllt, wenn mind. 4, davon mind. je 1 klinisches und 1 immunologisches Kriterium vorliegt.

Klassifikationskriterien des SLE (EULAR/ACR 2018)
Klinische Domänen und Kriterien und Wichtung

konstitutionelle Symptome	Fieber	2
Haut	nicht vernarbende Alopezie orale Ulzera subakut-kutaner oder diskoider LE akuter kutaner LE	2 2 4 6
Arthritis	Synovitis in ≥ 2 Gelenken oder Druckschmerz in ≥ 2 Gelenken mit Morgensteife ≥ 30 min	6
Neurologie	Delirium Psychose Anfälle	2 3 5
Serositis	Pleura- oder Perikarderguss akute Perikarditis	5 6
Hämatologie	Leukopenie Thrombopenie Autoimmunhämolyse	3 4 4
Nieren	Proteinurie > 0,5 g/24 h Lupusnephritis (histol.) Typ II, V Lupusnephritis (histol.) Typ III, IV	4 8 10

Immunologische Domänen und Kriterien und Wichtung

Antiphospholipid-AK	aCL > 40 GPL oder aβ2GPI > 40 GPL oder LA +	2
Komplement	C3 oder C4 vermindert C3 und C4 vermindert	3 4
hochspezifische Auto-AK	Anti-dsDNS-AK Anti-Sm-AK	6 6

Voraussetzungen:

- ANA-Titer im Immunfluoreszenztest auf HEp2-Zellen ≥ 1 : 80.
- Kriterium ist erfüllt, wenn es dokumentiert vorgekommen ist.
- Kriterien müssen nicht gleichzeitig vorliegen.
- Mind. 1 Kriterium muss aktuell vorhanden sein.
- Innerhalb jeder Domäne geht nur der höchste Score in den Gesamtscore ein.

Ab 10 Punkte kann ein SLE klassifiziert werden.

Vorteile der neuen SLE-Klassifikationskriterien sind die Wichtung und die bessere Integration der immunologischen Parameter. Nachteile sind die höhere Komplexität, die Beachtung der Voraussetzungen und der sehr niedrige Grenztiter für den ANA-Nachweis als Eingangskriterium.

- **Anamnese:** siehe klinische Befunde des SLE.

Klinische Befunde des SLE

Arthralgien, Arthritis, Tenosynovitis	90 %
Allgemeinsymptome (Fieber, Mattigkeit)	90 %
Hautausschläge (alle)	70 %
Schmetterlingserythem	50 %
Lymphadenopathie	50 %
Haarausfall	40 %
Nierenbeteiligung	35 %
Pleuritis, Perikarditis	35 %
ZNS-Beteiligung	30 %
Leberbeteiligung	30 %

!
- Immer an breites klinisches Spektrum des SLE denken (von mäßigen Arthralgien bis Exitus letalis bei Multiorganbefall)!
- Bei Fieber unklarer Genese immer auch an SLE denken!
- Erhöhtes Infektionsrisiko (Pneumonie, Pyelonephritis) unter immunsuppressiver Therapie, deshalb bei SLE-Pat. eingehende Anamnese!

- **Labor:**
  - Entzündungsparameter (▶ Kap. 4.2.1): BSG ↑↑, CRP meist nur leicht erhöht (deutlich bei Serositis), normochrome Anämie, Gesamtkomplement (CH 50) ↓ oder einzelne Komplementfraktionen (C3, C4) ↓. Polyklonale γ-Globulin-Erhöhung, Blutkulturen im Fieberschub (Ausschluss Sepsis)

!
- Eine CRP-Erhöhung ist beim SLE immer verdächtig auf eine Infektion (Sepsis)!
- Im SLE-Schub steigt häufig nur die BSG an!
- dsDNS-AK-Titer und Complementabfall korreliert mit Krankheitsaktivität, ANA-Titer nicht!

  - Leukopenie (< 4.000/µl) oder Lymphopenie, Thrombopenie (100.000–150.000/µl), Coombs-positive hämolytische Anämie (LDH ↑, Haptoglobin nicht messbar niedrig), Kryoglobulinämie (IgG- und IgM-Typ), zirkulierende Immunkomplexe. Hepatitisserologie zur DD
  - Urinstatus, 24-h-Sammelurin auf Krea-Clearance und Eiweiß, Protein-Kreatinin-Ratio im Spontanurin, ggf. Diskelektrophorese (glomeruläre/tubuläre Störung) (▶ Kap. 4.7.2)

! 50 % der SLE-Pat. zeigen klinische Hinweise auf Nierenbeteiligung: Nierenfunktionsparameter und Urinsediment kontrollieren!

  - ANA: in über 98 % positiv im Immunfluoreszenztest (homogenes oder fein gesprenkeltes Muster) (▶ Kap. 4.4.2)

! Ein aktiver SLE ist bei fehlendem ANA ausgeschlossen (siehe auch Klassifikations-Kriterien oben).

  - dsDNS-AK (diagnostischer Marker, praktisch spezifisch), ssDNS-AK (unspezifisch), Histon-AK (häufiger bei medikamentös induziertem SLE), Sm-AK (spezifisch), SS-A/Ro-AK, SS-B/La-AK (spezifisch für SLE und Sjögren-Syndrom) (▶ Kap. 4.4.2)
  - ANA-negativer Lupus erythematodes: < 2 % der SLE-Pat. erfüllen die ACR-Klassifikationskriterien, sind jedoch ANA-negativ (was meist an den verwendeten HEp2-Zellen für den IFT liegt). Dann fast immer anti-SS-A/Ro, -SS-B/La positiv
  - Phospholipid-AK: Antikardiolipin-AK bei thromboembolischen Komplikationen (▶ Kap. 4.4.5)
- **Rö.:** Hände und Füße zeigen eine nichtdestruierende Arthritis mit Subluxationen, Luxationen (selten) und ausgeprägter Hand- und Fußdeformität (sog. Jaccoud-Arthropathie). Thorax p.a. und seitlich (Lungeninfiltrate), Serositis.
- **Sono:** Abdomen, Pleura, Echo (bei unklaren Befunden oder V.a. Endokarditis transösophageal), Gelenke und Weichteile, Schilddrüse.
  - Hepatosplenomegalie, Lymphome, Nierenparenchymveränderung
  - Pleuraerguss, basale Lungenfibrose
  - Perikarderguss, Endokarditiszeichen, Vitium
  - Artikulosynovitis, Tenosynovitis
  - Thyreoiditiszeichen: Überlappung mit Autoimmunthyreoiditis
- **EKG:** Zeichen der Myokarditis, Perikarditis, Herzrhythmusstörungen, ggf. 24-h-Langzeit-EKG.
- **Kapillarmikroskopie:** (▶ Abb. 9.1) Zunahme der Länge der Kapillarschlinge, dilatierte Kapillaren an beiden Schenkeln, korkenzieherartige Torquierungen, Büschel langer Kapillaren, Lichthöfe und Kapillarblutungen (sehr vielfältige morphologische Veränderungen).

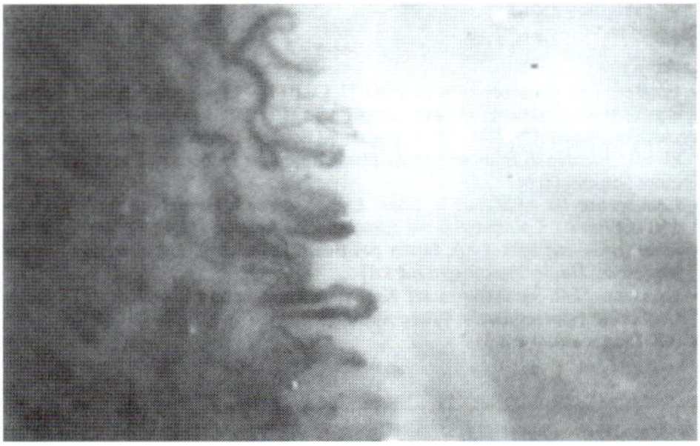

Abb. 9.1 Kapillarmikroskopie bei SLE [M113]

- **CT, MRT:** Ind. bei V.a. ZNS-Befall (NPSLE).
- **Nierenbiopsie:** Bei neu aufgetretener, „großer" Proteinurie (> 500 mg/24 h), in Kombination mit Erythrozyturie (sog. nephritisches Sediment) und unklarer, progredienter Niereninsuffizienz (▶ Tab. 9.1).
- **KM-Biopsie:** DD Leukopenie.
- **Hautkonsil:** SLE-Exanthem, evtl. Haut-Biopsie (Lupus-Bandtest = Immunkomplexablagerung in Subkutis) zur DD Vaskulitis.
- **Augenkonsil:** Konjunktivitis, Sicca-Symptomatik.
- **Neurokonsil:** Hinweis für Krampfanfälle (EEG), Psychosen, Hirnnervenbeteiligung, periphere Neuropathie (NLG, EMG).

Tab. 9.1 ISN/RPS (2003) Klassifikation der Lupusnephritis (LN)

LN-Klasse	Strukturelle Veränderungen
Klasse I	minimale mesangiale LN
Klasse II	mesangioproliferative LN
Klasse III III (A) III (A/C) III (C)	**fokale LN** (< 50 % der Glomeruli betroffen) aktive Läsionen aktive und **c**hron. Läsionen **c**hron. Läsionen mit %-Angabe aktiver und chron. (sklerotischer) Glomeruli
Klasse IV IV-S IV-G	**diffuse LN** (≥ 50 % der Glomeruli betroffen) diffuse **s**egmental LN diffuse **g**lobale LN jeweils mit aktiven (A) und chron. (C) Läsionen (s.o.) und %-Angabe von fibrinoiden Nekrosen und zellulären Halbmonden
Klasse V	membranöse LN
Klasse VI	fortgeschrittene, sklerosierende Lupusnephritis (> 90 % der Glomeruli sind sklerosiert ohne residuelle Aktivität)
Jeweils mit Angabe und Graduierung (mild, moderat, schwer) einer evtl. Tubulusatrophie, interstitiellen Entzündung, Fibrose und Arteriosklerose oder anderer Gefäßveränderungen. Klasse V kann in Verbindung mit Klasse III und IV auftreten (dann wird beides angegeben).	

Differenzialdiagnose

- Maligne Lymphome
- Infektionen
- Andere Kollagenosen
- Pannikulitis: Fettgewebsentzündung mit knotigen, oft schmerzhaften Hautinfiltraten, DD auch Sarkoidose, Tbc, chron. Pankreatitis, Pankreaskarzinom, Autoimmunthyreoiditis
  - Sehr schmerzhafte, aber auch schmerzlose Knoten an Stamm und Oberschenkeln
  - Rötung der frischen Entzündungsherde, ältere Herde braun pigmentiert
  - Begleitsymptome: Abgeschlagenheit, Fieberschübe, Arthralgien, Gewichtsverlust
  - Histologie von frischen Herden mit Entzündungszeichen
- Medikamentös induzierter LE: Durch Medikamente ausgelöster ANA-positiver LE, der nach Absetzen der Medikation reversibel ist.
  - Antibiotika: Penicillin, Streptomycin, Tetrazyklin
  - Chemotherapeutika: INH, Sulfonamide, Griseofulvin, Nitrofurantoin
  - Antiepileptika: Phenytoin, Hydantoine, Primidon, Trimethadion, Ethosuximid
  - Antiarrythmika: Procainamid, Practolol, Acebutolol, Metoprolol
  - Antihypertensiva: Reserpin, α-Methyldopa, Hydralazin, Captopril
  - Psychopharmaka: Chlorpromazin
  - Thyreostatika: Thiouracilderivate
  - Antirheumatika: Phenylbutazon (▶ Kap. 16.2)
  - Basistherapeutika (▶ Kap. 16.4): früher Gold und D-Penicillamin, heute Biologika

- Urikostatika: Allopurinol
- Kontrazeptiva
- TNF-Blocker

Therapie

- **Prävention:** Vermeiden von UV-Exposition (Lichtschutzcreme) und lupusinduzierenden Medikamenten.
- **KG,** (▶ Kap. 18.2) **Ergo** (▶ Kap. 18.7): Atemtherapie, Thromboseprophylaxe, funktionelle Bewegungstherapie mit Hand- und Fingerübungen, Haushaltstraining.
- **Psychosomatik:** Krankheitsbewältigung, Bewältigung der Alltagsprobleme, Schwangerschaft.
- **Physik. Ther.:** Kryotherapie (▶ Kap. 18.6), Ultraschall (▶ Kap. 18.3), Iontophorese, lokale Externa bei Arthralgien.
- **Medik. Ther.:** Sie richtet sich nach klinischer und immunologischer Aktivität sowie Art und Ausmaß eines Organbefalls (ZNS, Niere). Lokaltherapie der Haut in Zusammenarbeit mit Dermatologen.
  - **Geringe Krankheitsaktivität** (keine Organbeteiligung):
    - NSAR bei Bedarf (▶ Kap. 16.2)
    - GK: Prednisolon 5–20 mg/d (▶ Kap. 16.3.1)
    - Hydroxychloroquin 200–400 mg/d (▶ Kap. 16.4.1)
  - **Mittlere Krankheitsaktivität** (ohne ZNS-, Nieren-, Herzbeteiligung):
    - NSAR kontinuierlich bei dominierender Gelenksymptomatik) (▶ Kap. 16.2)
    - GK: Prednisolon 0,25–0,5 mg/kg KG/d (⅔ der Dosis morgens, ⅓ abends) (▶ Kap. 16.3.1)
    - Hydroxychloroquin 200–400 mg/d (≤ 5 mg/kg KG) oder Chloroquin 250 mg/d (≤ 4 mg/kg KG) (▶ Kap. 16.4.1)
    - Bei höherem GK-Bedarf und/oder Organbefall Azathioprin 100–150 mg/d (~2 mg/kg KG), bei Versagen MTX 15–25 mg/Wo.
  - **Hohe Krankheitsaktivität** (Polyserositis und/oder ZNS-, Nieren-, Herzbeteiligung):
    - GK-Stoßtherapie 500(–1.000) mg/d an 3 aufeinanderfolgenden Tagen (▶ Kap. 16.3)
    - Cyclophosphamid als Stoßtherapie 500–1.000 mg/m² alle 4 Wo. für 6–9 (max. 12) Mon., oder 6 × 500 mg alle 14 Tage (EURO-Lupus-Protokoll). Nach nationalen und internationalen Empfehlungen gilt die Off-Label-Therapie mit Mycophenolatmofetil (MMF) (2 × 1 g bis 2 × 1,5 g tgl.) bei der LN als gleichwertig zur CYC-Therapie und bietet einige Vorteile (LZ-Toxizität, Fertilität, geringere Auswirkung auf BB).Danach **immer** remissionserhaltende IS (siehe mittlere KHA) für mind. 2 J. nach klinischer Remission.
  - Alternativen:
    - Belimumab 200 mg s. c. wöchentlich
    - Ciclosporin A 3–5 mg/kg KG/d
    - Tacrolimus
    - Rituximab

In Anbetracht der differenzierten diagnostischen und therapeutischen Fragestellungen sollte die Behandlung eines SLE in entsprechend erfahrenen Zentren bzw. durch Rheumatologen mit entsprechender Erfahrung in der Behandlung von Kollagenosen erfolgen.

EULAR-Empfehlungen zum Monitoring des SLE
- Anamnese und körperliche Untersuchung
- Überwachung der Organfunktionen
- Dokumentation der Krankheitsaktivität (BILAG, ECLAM, SLAM)
- Erfassung kardiovaskulärer Risikofaktoren (z.B. auch Bewegungsmangel)
- Untersuchung auf chron. Virusinfektionen und Tbc
- Erfassung des Impfschutzes
- AK-Bestimmung

Prognose
- 10-Jahres-Überlebenszeit: ≥ 80 % durch verbesserte Diagnose und Therapie.
- Schlechtere Prognose bei ZNS-Beteiligung und Nierenbefall.
- Häufigste Todesursache sind im akuten Stadium Lupusaktivität und Infektionen (Sepsis), im Verlauf kardiovaskuläre (Sekundär-)Komplikationen mit Perikarditis, Myokarditis und rasch progredienter Arteriosklerose mit Myokardinfarkt.
- Häufig rasche Verschlechterung der Handfunktion mit Ulnardeviation der Finger und Schwanenhalsdeformität bei Subluxationen der Gelenke ohne radiologische Destruktion, sog. Jaccoud-Arthropathie.

SLE und Schwangerschaft
- Kontrazeptiva können einen SLE-Schub auslösen.
- Kontrazeptiva haben ein zusätzliches Thrombembolierisiko.
- 50 % der Pat. zeigen während der Schwangerschaft und im Wochenbett keine Verschlechterung, bei 50 % tritt eine Verschlechterung ein.
- Schwangerschaft am besten zum Zeitpunkt der kompletten/stabilen Remission.
- Bei aktiver Nieren- und ZNS-Beteiligung von Schwangerschaft abraten, da hoch komplikativ.
- Erhöhte Fehlgeburtsrate und perinatales kindliches Risiko.
- Bei SLE-Müttern mit SS-A-/Ro-AK-Risiko des kongenitalen AV-Block (ca. 1–2 % aller SS-AK-positiver Schwangerschaften, ca. 20 % wenn schon ein Kind mit cAVB geboren wurde). Selten (mit schlechter Prognose) dabei auch angeborene DCM.
- 6 Mon. vor Konzeption Umstellen der Immunsuppression von Medikamenten, die in der Schwangerschaft nicht erlaubt sind (wie z. B. MTX, MMF) auf Azathioprin, HCQ und GK, wenn es die Krankheitsaktivität erlaubt.
- Beste Ergebnisse unter vorheriger Beratung und Planung sowie stabilem Verlauf von mind. 6 Mon. unter oben aufgeführter medikamentöser Einstellung.
- Bei SLE-Exazerbation während der Schwangerschaft kurzfristig GK erhöhen.

9.3 Antiphospholipid-Syndrom (APS)

Eigenständig als primäre Form (40–60 % aller APS-Pat.) und sekundär in Zusammenhang mit Kollagenosen (dann fast immer SLE oder „lupus-like disease"). Durch rezidivierende Thrombosen und Embolien, zerebrale Ischämien und andere neurologische Symptome und Spontanaborte gekennzeichnet.

Ätiologie
AK gegen Phospholipide (PL) führen zu einer Aktivierung von Endothelzellen und Thrombozyten (→ Mikroaggregate, Thromben). Die durch diese Antiphos-

pholipid-AK (aPL) verursachte Hemmung der Bildung des Prothrombin-Aktivatorkomplexes (durch Mangel an PL) führt zu dem Paradoxon eines positiven Lupusantikoagulans (= schlechtere Gerinnbarkeit des Patientenplasma im Labor, ablesbar an der verlängerten PTT, KCT, DRVVT im Vergleich mit der klinisch gesteigerten Thromboseneigung).

Epidemiologie

Bis 25 % aller SLE-Pat. (ca. 30 % haben aPL, davon weisen aber nicht alle auch ein APS auf).

Klinik und Befund

- Thrombembolien: Beine, Arme am häufigsten. Retina, Leber, Milz, Mesenterialgefäße, Koronarien seltene
- Neurologische Symptome: Krampfanfälle, Migräne, zerebrale Insulte, Amaurosis fugax, Myelopathie, Guillain-Barré-Syndrom, Chorea
- Hautveränderungen: Livedo racemosa, Pyoderma-gangraenosum-ähnliche Hautnekrosen, nekrotisierende Purpura, periphere Gangrän
- Habituelle Aborte

Klinische Befunde des APS

Tiefe Beinvenenthrombosen	30 %
Livedo reticularis	20 %
Apoplexien	15 %
Lungenembolien	10 %
Oberflächliche Venenthrombosen	10 %
Fehlgeburten	8 %
TIA	7 %
Hämolytische Anämie	7 %

Diagnose

- **Anamnese:** Thrombembolien, neurologische Symptome, Fehlgeburten, Hautveränderungen.
- **Labor:** Antiphospholipid-AK vom IgG- (spezifischer) und IgM-Typ gegen Kardiolipin und β2-Glykoprotein 1 (spezifisches AG). AK-Titer von mind. 40 U/ml gelten erst als Risikofaktor (und Klassifikationskriterium) beim APS. Das Lupusantikoagulans (PTT-Verlängerung, Mischversuch) ist der stärkste einzelne Risikofaktor, die Bestimmung ist aber störanfällig (z.B. oft falsch positiv durch Vitamin-K-Antagonisten, Heparine und auch die neuen direkten oralen Antikoagulanzien). Praktisch hat sich die Stratifizierung nach der sog. Triple Positivity bewährt (gleichzeitiger und mehrfacher Nachweis von AK gegen Cardiolipin, β2-GP-1 und eines LA), das die höchste Risikogruppe kennzeichnet.

Therapie

- Indiziert prinzipiell nur bei klinischer Symptomatik (sonst ist die Diagnose eines APS auch nicht erfüllt).
- Therapie der Grunderkrankung SLE (▶ Kap. 9.2) mit GK und Basistherapie

Sydney-Klassifikationskriterien für das APS (2004/2006)

Klinisch:

- Thrombosen: ≥ 1 arterielle oder venöse Thrombose ohne andere Ursache
- Schwangerschaftskomplikationen
  - Sonst ungeklärter Tod eines normal entwickelten Feten ab der 10. SSW
  - Eine oder mehr Frühgeburten vor der 34. SSW aufgrund einer Eklampsie, Präeklampsie oder Plazentainsuffizienz
  - 3 oder mehr Aborte vor der 10. SSW ohne chromosomale, anatomische oder hormonelle Ursachen

Serologisch:

- Mittelhohe (> 40 IE/ml) bzw. hohe (> 99. Perzentile des Labortests) Titer von IgG- oder IgM-Anti-Kardiolipin-AK.
- IgG- oder IgM-AK gegen beta2-Glykoprotein-1 (> 99. Perzentile des Labortests).
- Positiver Lupus-Antikoagulans-Test nach internationalen Richtlinien.
- Ein serologischer Test wird erst positiv gewertet, wenn er mind. 2 × im Abstand von mind. 3 Mon. eindeutig positiv war.
- Mehr als 5 J. vor einem klinischen Ereignis durchgeführte Testergebnisse werden nicht berücksichtigt.

Diagnose eines APS bei mind. einem klinischen und einem serologischen Kriterium.

Empfehlungen zur Primärprophylaxe bei Pat. mit positiven Anti-Phospholipid-AK:

- Primärprophylaxe (positive Anti-Phospholipid-AK, keine thrombembolische Komplikationen) nur bei SLE mit Low Dose ASS (LDA), sonst keine Therapie. Ausnahme bei Schwangerschaft und eindeutigen aPL oder auch bei Triple-Positivität (siehe oben Diagnose/Labor)
- Sekundärprophylaxe (eindeutige Anti-Phospholipid-AK und thrombembolische Komplikationen) mittels oraler Antikoagulation (INR-Zielwert 2,0–3,0), in bestimmten Fällen auch in Kombination mit LDA, in ausgesuchten Fällen auch nur mit LDA
- Abortprophylaxe mit LDA (bereits vor Konzeption) und zusätzlich Heparin (LMWH) bei eingetretener Schwangerschaft

9.4 Systemische Sklerose (SSc)

Multisystemerkrankung mit Verdickung und Verhärtung der Haut und auch Fibrosierung der innerer Organe.

Klassifikation der systemischen Sklerodermien:

- Limitiert-kutane systemische Sklerose (lcSSc): akraler Befall, geringe Beteiligung innerer Organe, z.B. CREST-Syndrom
- Diffus-kutane systemische Sklerose (dcSSc): Beginn zentral oder proximal, ausgeprägte innere Organbeteiligung und rasche Progression, meist Scl70+
- Pseudosklerodermien
  - Morphea
  - Eosinophile Fasziitis
  - Chemisch induzierte Formen (PVC, Bleomycin, Silikon)
  - Graft-versus-Host Disease

Ätiologie

- Genetische Prädisposition
- Toxische oder immunologische Schädigung des Gefäßendothels
- Gestörtes zelluläres Immunsystem?
- Erhöhte humorale Immunaktivität?
- Gesteigerter Kollagenstoffwechsel: Defekt in der Kollagensynthese?

Epidemiologie

- Weltweit ohne Bevorzugung einer Rasse
- F : M = 4 : 1
- Hauptmanifestationsalter: 30.–50. LJ.

Klinik und Befund

Häufig:

- Allgemeinsymptome: Müdigkeit, Abgeschlagenheit (sog. Kollagenoseschlappheit), Anämie
- Raynaud-Syndrom (▶ Kap. 6.32): Früh- und Erstsymptom, oft Jahre vor dem „eigentlichen" Krankheitsbeginn
- Hautveränderungen:
  - Sklerodaktylie: Wurstfinger am Anfang, dann „Madonnenfinger" mit Kontrakturen, Zuspitzung und Nekrosen der Fingerkuppen
  - „Engerwerden" der Haut: Atrophie und zunehmende Fibrosierung, Hautfalten schlecht abhebbar. Hyper- und Hypopigmentierungen
  - Gesichtsveränderungen: „Tabaksbeutelmund", Mikrostomie, maskenhafter Gesichtsausdruck (Fotos von früher mitbringen lassen!), Verkürzung des Zungenbändchens
  - Subkutane Verkalkungen: stippchenförmige, teilweise durch die atrophierte Haut hindurchschimmernde Kalkspritzer
- Arthralgien, Myalgien, selten Arthritis: Handschwellung ist fast immer Zeichen der ödematösen Hautbeteiligung und nicht Zeichen einer Synovitis
- Ösophagussymptome: Globus, Dysphagie, Retrosternalschmerz, Refluxsymptomatik.

> **!** Schluckstörungen sind häufig erste Zeichen einer Sklerodermie (▶ Abb. 9.5)!

- Pulmonale Symptome: Dyspnoe, trockener Husten, pleuritischer Thoraxschmerz
- Kardiale Symptome: Dyspnoe, Herzpalpitationen, Angina pectoris

Selten:

- Gastrointestinale Symptome: Völlegefühl, Übelkeit, Krämpfe, Malabsorptionszeichen
- Renale Symptome: Hämaturie, Proteinurie, Niereninfarkte, arterielle Hypertonie, Insuffizienzzeichen
- Sicca-Symptomatik: Keratokonjunktivitis sicca, Xerostomie
- Hypothyreose: Müdigkeit, Adynamie, Überlappung mit Kollagenoseschlappheit

Diagnose

EULAR/ACR-Klassifikationskriterien der systemischen Sklerose: ▶ Tab. 9.2. Bei einem Score ≥ 9 beträgt die Sensitivität 91 % und die Spezifität 92 % für Sklerodermie. Bei Vorhandensein einer Sklerodaktylie und Fingerfibrose distal der MCP-Reihe kann die Diagnose bereits gestellt werden.

Tab. 9.2 Klassifikationskriterien der systemischen Sklerose (EULAR/ACR 2013) [F779-006]	
Kriterien	**Punkte**
symmetrische Sklerodermie der Finger proximal der MCP	9
Hautverdickung Finger (geschwollene Finger)	2
Hautverdickung Finger (ganzer Finger distal MCP betroffen)	4
Läsion Fingerkuppe (digitales Ulkus)	2
Läsion Fingerkuppe (Rattenbissnekrose)	3
Teleangiektasie	2
abnorme Kapillarmikroskopie	2
Lungenbeteiligung (pulmonal-arterielle Hypertonie)	2
Lungenbeteiligung (interstitielle Lungenerkrankung)	2
Raynaud-Syndrom	3
sklerodermieassoziierte AK (Zentromer, Scl-70, RNA-Polymerase III)	3

Diese Kriterien sind nicht anwendbar bei (sog. Pseudosklerodermien):

- Pat. mit Hautverdickung, die Finger aussparend
- Nephrogener Sklerose
- Generalisierter Morphea
- Eosinophiler Fasziitis
- Graft-versus-Host Disease
- Diabetischer Cheiroarthropathie
- Diabetisches Sklerödem
- Skleromyxödem
- Erythromyalgie
- Porphyrie
- Lichen sclerosus

Anamnese: siehe klinische Befunde der SSc.

Klinische Befunde der systemischen Sklerose

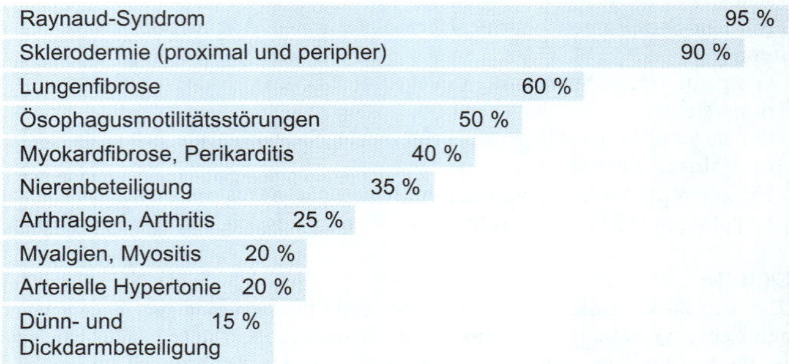

Labor:

- Entzündungsparameter: BSG ↑ und CRP ↑, Anämie, Hypergammaglobulinämie (▶ Kap. 4.2.1)
- Erhöhung von GOT, GPT, AP bei Leberbeteiligung
- Veränderung von Krea, Harnstoff, Harnsäure, Urinstatus mit Sediment, 24-h-Sammelurin auf Krea-Clearance und Eiweiß bei Nierenbeteiligung (▶ Kap. 4.7.2)
- NT-proBNP erhöht bei pulmonal-arterieller Hypertonie
- T3, T4, TSH basal verändert bei Hypothyreose
- ANA mit unterschiedlichem Muster: in > 90 % positiv
  - Zentromer-AK: CREST-Syndrom (limitiert-kutane SSc) in ca. 30 % der SSc-Pat. positiv. Charakteristisches Fluoreszenzmuster mit Anfärbung der Chromosomenkreuzungen in ruhenden HEp2-Zellen bzw. der Chromosomenanordnung in der Äquatorialplatte bei Zellteilung der HEp2-Zellen (▶ Kap. 4.4.2)
  - Scl70-AK in ca. 30 % positiv: diffus-kutane Form der SSc, homogen und nukleoläres Muster (▶ Kap. 4.4.3)
- Weitere AK mit nukleolärem Muster: gegen Pm-Scl, Fibrillarin, NOR, RNA-Polymerase 3 (ca. 30 % der SSc Fälle) (▶ Kap. 4.4.3)
  - zur DD (Überlappungssyndrom): U1-RNP, SS-A/Ro, SS-B/La, Jo-1

Rö. Hände und Füße: Akroosteolysen, subkutane Verkalkungen (Thiebièrge-Weissenbach-Syndrom), Weichteilkalzifikationen periartikulär, die meist schon klinisch sichtbar sind. Ind. zur DD und Frage der Osteomyelitis.

Rö. Thorax, HRCT: pulmonal-arterielle Hypertonie (▶ Abb. 9.2), Lungenfibrose (▶ Abb. 9.3, ▶ Abb. 9.4), Infiltrate, Zeichen der interstitiellen Lungenerkrankung (ILD).

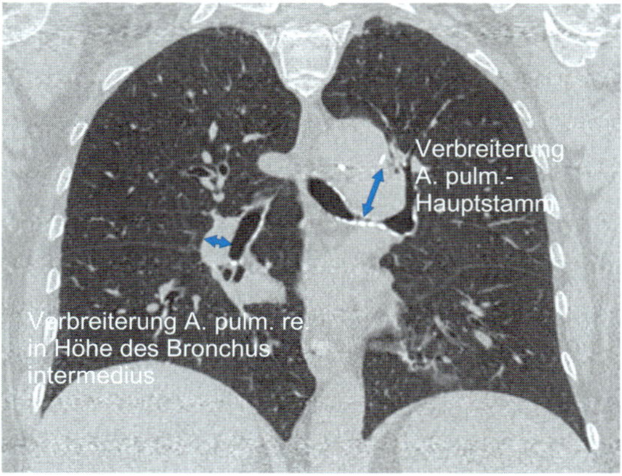

Abb. 9.2 HRCT der Lunge: Sklerodermie mit Zeichen der pulmonal-arteriellen Hypertonie [P482]

Sono

- Abdomen: Hepatomegalie, Splenomegalie
- Pleura: Pleuraerguss, basale Lungenfibrose

Arthrosono: Artikulosynovitis, Tenosynovitis zur DD der ödematösen Hautveränderung (▶ Kap. 5.5).

9

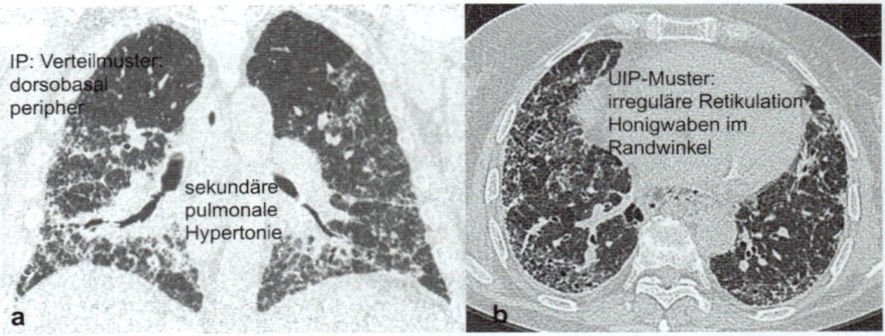

Abb. 9.3 HRCT: Sklerodermie mit Zeichen der Fibrosierung mit UIP-Muster [P482]

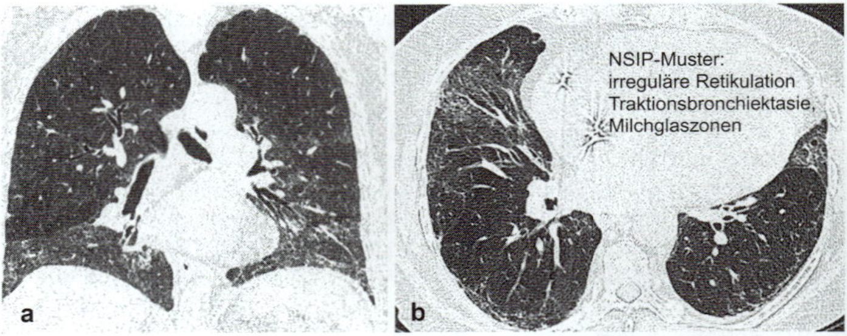

Abb. 9.4 HRCT: Sklerodermie mit Zeichen der Fibrosierung mit NSIP-Muster (CS) [P482]

Echo: Perikarditis, Myokardfibrose, diastolische Dysfunktion und Rechtsherzbelastung, pulmonal-arterielle Hypertonie (PAH), Klappensklerose mit Vitium.

EKG, Spätpotenziale, 24-h-LZ-EKG: Herzrhythmusstörungen.

Ösophagusmanometrie, -pH-Metrie, Rö.-Breischluck: Motilitätsstörung, Reflux, Spasmus, Ösophagusstarre und Dilatation (▶ Abb. 9.5).

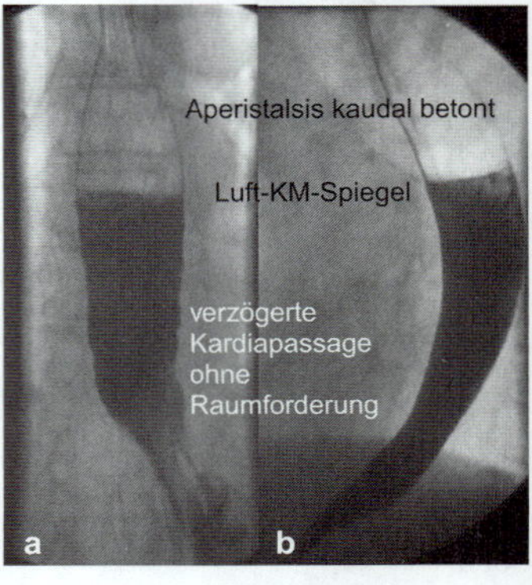

Abb. 9.5 Rö.-Breischluck bei Sklerodermie: Ösophagusstarre und Dilatation [P482]

Lungenfunktionsuntersuchung: Restriktion, CO-Diffusionskapazität eingeschränkt.

Kapillarmikroskopie:

- Stadium I (▶ Abb. 9.6): Kapillardystrophie mit Aneurysmen der Schlingenscheitel. Kurze, u-förmig geöffnete Schlingen und Stase der befallenen Kapillaren
- Stadium II (▶ Abb. 9.7): Megakapillaren mit unförmigem Aussehen, Stase und granuläre Blutströmung. Perlmuttartiger Hintergrund (Watteschleier)

- Stadium III (▶ Abb. 9.8): Hautsklerose mit stark verminderter Kapillardichte, Megakapillaren mit Zunahme der Unförmigkeit und regressiv veränderten Kapillaren. Pigmentdepots im Hintergrund
- Stadium IV (▶ Abb. 9.9): Rarefizierung der Megakapillaren und der regressiv veränderten Kapillaren, ausgedehnte gefäßfreie Zonen. Perlmuttartiger, sehr blasser Hintergrund mit Pigmentdepots

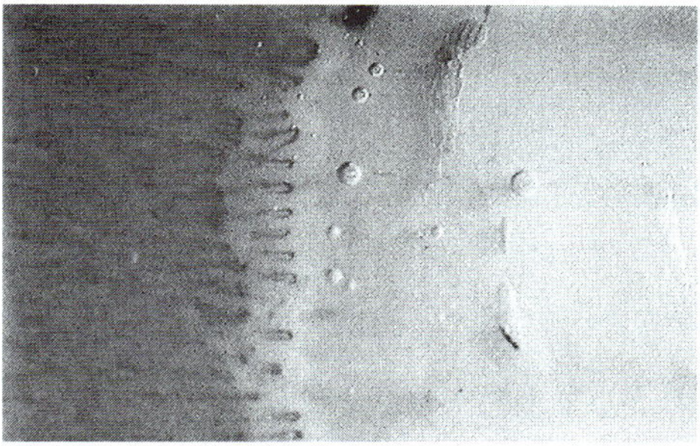

Abb. 9.6 Kapillarmikroskopie bei Sklerodermie I [M113]

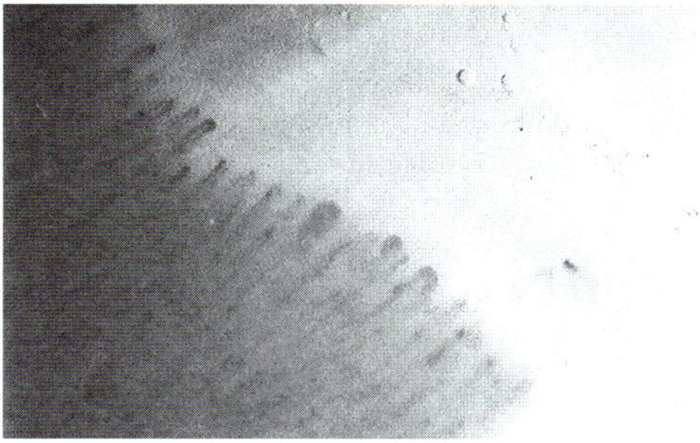

Abb. 9.7 Kapillarmikroskopie bei Sklerodermie II [M113]

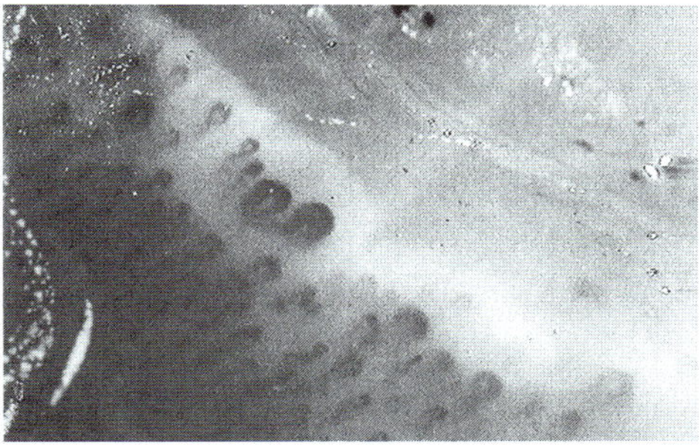

Abb. 9.8 Kapillarmikroskopie bei Sklerodermie III [M113]

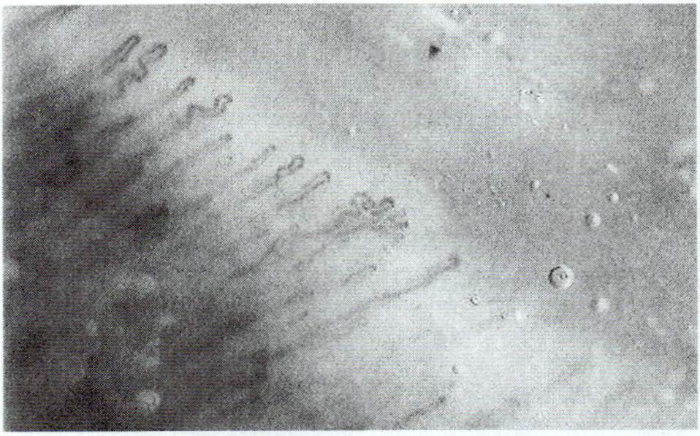

Abb. 9.9 Kapillarmikroskopie bei Sklerodermie IV [M113]

Hautkonsil: zur DD der Sklerodermie, ggf. Hautbiopsie.
Neurokonsil (EMG): Myopathie.

Differenzialdiagnose

- Andere Kollagenosen: SLE (▶ Kap. 9.2), Dermato-/Polymyositis (▶ Kap. 9.5), Sjögren-Syndrom (▶ Kap. 9.7)
- Disseminierte zirkumskripte Sklerodermien
- Mischkollagenose (▶ Kap. 9.6)
- CREST-Syndrom (siehe unten: Sonderformen)
- Eosinophile Fasziitis
- Pseudosklerodermien (siehe unten: Sonderformen)
- Sarkoidose: insbes. zur DD einer Lungenfibrose
- Amyloidose (▶ Kap. 12.2.5)
- Acrodermatitis chronica atrophicans (▶ Kap. 15.3)
- Porphyria cutanea tarda

Therapie

KG, Ergo: (▶ Kap. 18.2, ▶ Kap. 18.7) Dosierte Gelenk- und Weichteilmobilisation, Kontrakturprophylaxe, manuelle Lymphdrainage, Bindegewebsmassage. Haushaltstraining, insbes. Vermeiden von kaltem Wasser.
Physik. Ther.: (▶ Kap. 18.5, ▶ Kap. 18.3) CO_2-, Schwefel-, Radon-, Stangerbad. Interferenzstrom, stabile Galvanisation, Kurzwellendurchflutung, Infrarotkabine. Paraffinbäder der Hände.
Medik. Ther.:

- Therapie der Grunderkrankung: Ein gesichertes Therapiekonzept gibt es nicht!
  - GK (▶ Kap. 16.3): Ind. nur bei ödematöser Schwellung, kardialer, pulmonaler und/oder renaler Beteiligung mit Prednisolon 20–50 mg/d
  - Basistherapeutika (▶ Kap. 16.4): Azathioprin 100–150 mg tägl.; MTX 15–25 mg/Wo.; Mycophenolatmofetil oder Cyclophosphamid bei aktiver Lungenbeteiligung, insbes. Fibrosierung im HRCT mit sog. NSIP-Muster. Kleinere Studien mit Tocilizumab 162 mg/Wo. s.c. und Rituximab mit Besserung von Haut-Score und interstitieller Lungenbeteiligung
- Therapie des Raynaud-Syndroms (▶ Kap. 6.32):
  - Durchblutungsfördernde Externa
  - Systemisch Kalziumantagonisten (Nifedipin) 3 × 5 mg/d oder Umstellung einer RR-Medikation auf hochdosierte Kalziumantagonisten mit z.B. Verapamil 2 × 120 mg ret./d

  - Absetzen einer Betablocker-Medikation
  - Phosphodiesterasehemmer wie Sildenafil 3 × 20 mg/d
- Therapie der Hautulzera und Rattenbissnekrosen:
  - Prostazyklin- oder Prostaglandininfusionen unter entsprechendem Monitoring
  - Bosentan unter Beachtung der KI
  - Bei Superinfektion Antibiotika
  - Wundbehandlung mit 4-prozentiger Lidocainlösung
  - Phosphodiesterase-III-Hemmer mit antithrombotischen und vasodilatativen Eigenschaften wie Cilostazol 2 × 100 mg/d
- Therapieversuche der Kalzinose (sehr schwierig, fehlende Evidenz):
  - Bisphosphonate
  - Colchicum
  - Thiosulfatinjektionen
  - Extrakorporale Stoßwellen
- Therapie der Darmmotilitätsstörung:
  - Domperidon
  - Cisaprid 3 × 10 mg/d
- Therapie der Refluxerkrankung:
  - Antazida
  - H_2-Blocker
  - Protonenpumpenhemmer bis 2 ×/d
  - 5-HT_{1A}-Rezeptorantagonist Buspiron 20 mg/d
- Therapie des Ösophagusspasmus:
  - Nitroglycerinspray
  - Nifedipin 10 mg (Kapsel zerbeißen und schlucken) bedarfsorientiert
  - Autologe Stammzelltransplantation (ASCT): eine der effektivsten Therapien derzeit in der Behandlung der Sklerodermie (Verbesserung der Lungenfunktion und HRCT), jedoch sehr nebenwirkungsreich

Prognose

- Aufgrund fehlender Aktivitäts- und Verlaufsparameter ist der Therapieerfolg sowie der Verlauf der Erkrankung nicht vorhersehbar.
- Bei Herz-, Nieren- und Lungenbeteiligung beträgt die 5-Jahres-Überlebensrate 35–70 %.
- Bei Nierenbeteiligung Gefahr einer hypertensiven Krise.
- Vielversprechende Ergebnisse über eine Stabilisierung der Lungenfibrose unter Mycophenolatmofetil und Tocilizumab (IL-6 spielt nachweislich eine Rolle bei der Lungenfibrose).

Sonderformen

CREST-Syndrom

Limitierte Verlaufsform der SSc mit der Symptomkonstellation Kalzinose (C), Raynaud-Syndrom (R), Ösophagus-Motilitätsstörung (E), Sklerodaktylie (S) und Teleangiektasie (T).

Epidemiologie

- Erstmanifestation: 50. LJ.
- F : M = 8 : 1

Klinik und Befund

- Kalzinose: weißliche, kutane Knoten an Fingerspitzen und druckbelasteten Stellen
- Raynaud-Syndrom: sehr ausgeprägt als Frühsymptom
- Ösophagusmotilitätsstörung: sehr häufig nachweisbar
- Sklerodaktylie: Fingerkuppennekrosen, Hand- und Gesichtsbefall. Aussparung von Ellenbogen und Stamm
- Teleangiektasie: am gesamten Körper und Schleimhäuten
- Wichtigster Prognosefaktor: Entwicklung einer PAH (ohne ILD wie bei der diffus-kutanen SSc) in ca. 10–15 % der Pat.

Diagnose

- **Anamnese:** siehe klinische Befunde des CREST-Syndroms (limitiert-kutane SSc).

Klinische Befunde des CREST-Syndroms

Raynaud-Syndrom	100 %
Sklerodermie (Gesicht und peripher)	100 %
Sklerodaktylie	100 %
Rattenbissnekrosen	60 %
Ösophagusmotilitätsstörungen	60 %
Akroosteolysen, Kalzinose	50 %
Teleangiektasien	50 %
Lungenfibrose	20 %
Nierenbeteiligung	5 %
Herzbeteiligung	5 %

- **Labor:** Anti-Zentromer-AK auf HEp2-Zellen in > 90 % positiv (hochcharakteristisch). Entzündungsparameter wie SSc.
- **Kapillarmikroskopie:** Megakapillaren mit unförmigen Schlingen und granulärer Strömung wie bei Sklerodermie. Gefäßektasien und perlmuttartiger Schleier (▶ Abb. 9.10).
- **Organdiagnostik und Therapie:** wie SSc.

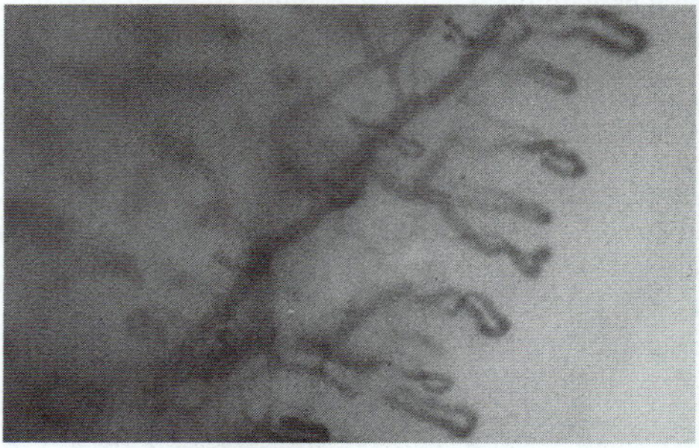

Abb. 9.10 Kapillarmikroskopie bei CREST-Syndrom [M113]

9

Prognose

- Deutlich günstiger als bei diffus-kutanen SSc.
- Assoziation des CREST-Syndroms mit primär biliärer Zirrhose.
- Hautverkalkungen können auch bei anderen Kollagenosen (Dermatomyositis) vorkommen.

Eosinophile Fasziitis (Syn.: Shulman-Syndrom)

Sonderform der Sklerodermie mit dominierender Beteiligung der Muskelfaszien und fehlender Organbeteiligung.

Klinik und Befund

- Allgemeinsymptome: Fieber, Abgeschlagenheit, Gewichtsverlust, Lymphome
- Arthralgien, Myalgien: myalgiformer Druckschmerz an oberer und unterer Extremität mit progredienter Bewegungseinschränkung der Hände und Füße
- Karpaltunnelsyndrom, Flexionskontraktur der Hände
- Kein Raynaud-Syndrom, kein Hinweis für Beteiligung innerer Organe

Diagnose

- **Anamnese:** myalgiformer Druckschmerz bei SSc sollte daran denken lassen.
- **Labor:** eosinophilie, polyklonale γ-Globulin-Erhöhung, zirkulierende Immunkomplexe. ANA und RF negativ.
- **Haut-Muskel-Biopsie:** Rundzellinfiltrate, Fibrose, Eosinophilie. Die Haut-Muskel-Biopsie muß zur Diagnosesicherung Faszienanteile enthalten!
- **Neoplasiesuche:** Rö.-Thorax, Abdomen-Sono, KM-Biopsie, Gastroskopie, Koloskopie. Koinzidenz mit malignen Tumoren möglich! Bei Eosinophilie immer an Tumor denken!

Therapie

- Zurückhaltend, da Spontanremissionen vorkommen!
- GK (▶ Kap. 16.3): Prednisolon 20–50 mg/ führen zur raschen Besserung

Pseudosklerodermien

Sklerodermieartige Krankheitsbilder, die durch verschiedene Chemikalien verursacht werden:

- **Polyvinylchlorid-Erkrankung:** Polyvinylchloriddämpfe am Arbeitsplatz. Zusammenarbeit mit Arbeitsmediziner
- **Toxisches Speiseölsyndrom:** Verunreinigung von Rapsöl (Südspanien 1981)
- **Eosinophilie-Myalgie-Syndrom:** Verunreinigung in der Herstellung von L-Tryptophan
- **Silikonarthropathie:** Silikon- oder Paraffininstillation von Mammaplastiken. Latenzzeit sehr unterschiedlich (bis zu 20 J.)

9.5 Polymyositis/Dermatomyositis

Heterogene Gruppe erworbener entzündlicher Muskelerkrankungen mit charakteristischer Klinik (Muskelschmerzen, -schwäche, -atrophie) und histologischem Korrelat (Entzündungsinfiltrate).
Klassifikation der „myositischen Syndrome" in Hauptgruppen:

- Polymyositis
- Dermatomyositis
- Einschlusskörperchenmyositis
- Nekrotisierende Myositis

Jede Gruppe zeigt charakteristische klinische, immunologische und histologische Befunde. Überlappungen (Poly-/Dermatomyositis) und Assoziationen mit anderen entzündlich-rheumatischen Erkrankungen (RA, Kollagenosen) sind möglich.

Ätiologie

- Unbekannt.
- Kreuzreaktion zwischen bakteriellen und viralen Antigenen und körpereigenen Strukturen.
- Störung der Immuntoleranz?
- Bei der nekrotisierenden Myositis besteht ein Zusammenhang mit der Einnahme von Cholesterinsenkern.

Epidemiologie

- Seltene Erkrankung: Prävalenz 0,5–1 pro 100.000
- Hauptmanifestationsalter: Polymyositis > 20. LJ:, jedoch in jedem Alter möglich, auch Kinder. Einschlusskörperchenmyositis > 50. LJ.
- Polymyositis F : M = 2 : 1. Einschlusskörperchenmyositis F : M = 1 : 3

Klinik und Befund

(Fallbeispiel ▶ Kap. 19.1)

- Allgemeinsymptome: Müdigkeit, Abgeschlagenheit, Fieber, Gewichtsverlust
- Leitsymptom Muskelschwäche: Schwäche beim Treppensteigen, Aufstehen vom Sitzen und Liegen, beim Hochheben der Arme. Symmetrische Schwäche, relativ langsam (Wo.-Mon.), selten akut. Betonung der proximalen Muskulatur, häufiger untere Extremität als obere Extremität
- Muskelschmerzen: muskelkaterähnlich, druckempfindlich
- Muskelatrophie: wird oft übersehen, z.B. Glutealmuskulatur
- Muskelkontrakturen: Gelenkfehlstellungen, Bewegungseinschränkungen
- Dysphagie: Beteiligung der Ösophagusmuskulatur
- Dysphonie: nasale Stimme bei Beteiligung der Kehlkopfmuskulatur
- Polyarthritis, Polyarthralgien: meist symmetrische, nichterosive Arthritis großer und kleiner Gelenke
- Kardiale Symptome: Herzstolpern, Insuffizienzzeichen
- Raynaud-Syndrom
- Hautbeteiligung: blauviolettes (heliotropes) Erythem an Augenlider, Wangen und Stirn, Schultern, Rücken, Oberarmstreckseite. Ödematöse Schwellung der Oberlider: weinerlicher Gesichtsausdruck. Fleckförmige, schuppende Erytheme an Stamm, Streckseiten von Ellenbogen- und Kniegelenken sowie Fußknöcheln. Schmerzhafte Hyperkeratosen und Teleangiektasien am Nagelfalz. Sog. Kollodiumflecken an Fingerstreckseiten (Gottron-Zeichen). Atrophien, Pigmentverschiebungen, sklerodermieartige Verhärtungen, Hauteinrisse
- Haarausfall

- Mundschleimhautulzera
- Intestinale und pulmonale Symptome selten

Diagnose

Klassifikationskriterien der Poly-/Dermatomyositis
(Bohan und Peter 1975)
1. Symmetrische proximale Muskelschwäche: Schulter- und Beckengürtel, Halsflexoren
2. Muskelbiopsie: Myositiszeichen
3. CK- und/oder Myoglobinerhöhung
4. EMG: Myositiszeichen
5. Dermatomyositistypische Hautveränderungen

Polymyositis-Klassifikation gesichert: Kriterium 1–4 positiv
Dermatomyositis gesichert: 3 der Kriterien 1–4 positiv in Verbindung mit typischen Hautmanifestationen

- **Anamnese:** siehe klinische Symptome der Poly-/Dermatomyositis.

Klinische Symptome der Poly-/Dermatomyositis

Muskelschwäche der unteren Extremität	100 %
Muskelschwäche der oberen Extremität	80 %
Muskelschwäche der Nackenbeuger	70 %
Muskelschmerzen	60 %
Muskelatrophie	50 %
Dysphagie	50 %
Typische Dermatomyositis	40 %
Muskelkontrakturen	30 %
Arthralgien	30 %
Raynaud-Syndrom	30 %
Atypische Dermatomyositis	20 %
Schwäche der Gesichtsmuskulatur	10 %
Intestinale Beteiligung	10 %
Pulmonale und kardiale Beteiligung	5 %

!
- Bei V.a. Myopathie immer nach Alltagsbewegungen fragen: Treppensteigen, Haare kämmen, Gegenstände anheben!
- Muskelschwäche der distalen Extremitätenmuskulatur (Fußstrecker, Fingerbeuger) und Störung bei Schwäche der äußeren Augenmuskeln kann eine Myasthenie imitiert werden!
- Störungen der Feinkoordination (Nähen, Schuhe zubinden, Knopf zumachen) sind verdächtig auf eine Einschlusskörperchenmyositis!

- **Labor:** BSG ↑↑, CRP ↑↑, CK ↑↑, LDH ↑, GOT ↑. ANA (30–60 % positiv), RF (30–50 % positiv), Jo-1-AK (40 % positiv), Mi-1-AK (30 % positiv). Myoglobinurie.
  Zur Aktivitätsbeurteilung sind Entzündungsparameter (BSG, CRP, ▶ Kap. 4.2.1) und CK geeignet (Kap. 4.2.1)!
- **Muskelbiopsie:**
  - Polymyositis: Rundzellinfiltrate im Endomysium, Nekrose, atrophe und regenerierende Muskelfasern
  - Dermatomyositis: Rundzellinfiltrate perivaskulär und interfaszikulär. Hyperplasie des Endothels, Fibrinthromben und obliterierte Kapillaren. Perifaszikuläre Atrophie
  - Einschlusskörperchenmyositis: Entzündungsinfiltrate im Endomysium, sog. umrandete Vakuolen, eosinophile zytoplasmatische Einschlüsse. Zur Diagnosesicherung Elektronenmikroskopie: filamentöse Einschlüsse im Zytoplasma oder Myonuklei in Umgebung der sog. umrandeten Vakuolen
- **EMG:** Ausschluss einer neurogenen Erkrankung. Myopathische Aktionspotenziale (kurze polyphasische Potenziale und niedrige Amplitude), pseudomyotonische repetitive Entladungen, Fibrillationspotenziale (nicht beweisend!). Bei Einschlusskörperchenmyositis Zeichen einer axonalen Schädigung in bis zu 30 %
- **Myosonografie** (▶ Abb. 19.1): verminderte Echogenität und verwaschene Darstellung der Muskelstrukturen.
- **MRT der Muskulatur** (▶ Abb. 19.2): Lokalisierung der Myositis, Festlegung des Biopsieareals.
- **Kapillarmikroskopie:** Dilatation der Kapillarschlingen mit Hyperämie und periungualen Mikroteleangiektasien, Kapillarblutungen, Anomalien mit Farnblatt- und Garnknäuelformen, insbes. bei Dermatomyositis (▶ Abb. 9.11).

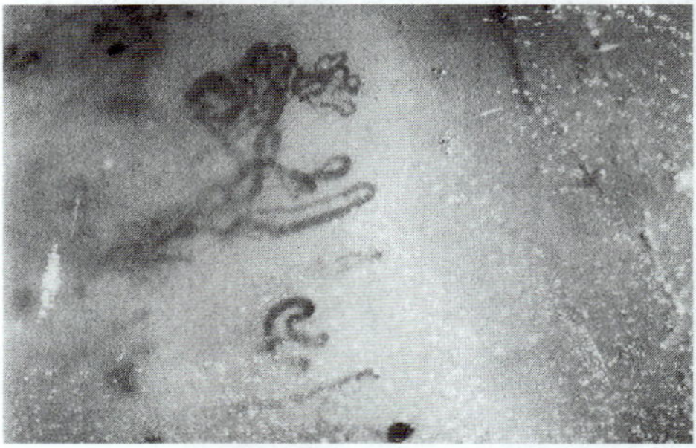

Abb. 9.11 Kapillarmikroskopie bei Poly-/Dermatomyositis [M113]

- **Organ-Screening:** Rö.-Thorax, Abdomen-Sono, Echo, EKG (Rhythmus- und Reizleitungsstörungen bis zu 70 %) (▶ Kap. 5).

Differenzialdiagnose

- Polymyalgia rheumatica (▶ Kap. 10.2)
- Kollagenosen: SLE (▶ Kap. 9.2), SSc (▶ Kap. 9.4)
- Progressive Muskeldystrophie: kein Befall von Larynx-, Pharynx- und Halsmuskulatur
- Infektiöse Myositis: Hepatitis B und C, Borrelien, Parasiten (▶ Kap. 13.5.4)
- Medikamentös induzierte Myopathie: Statine, GK, Antimalarika, Azathioprin (▶ Kap. 16.4.5), Chinolone
- Sarkoidose
- Myasthenia gravis (▶ Kap. 13.5.3)
- Metabolische und endokrine Myopathien: Vitamin D-Mangel, Coenzym-Q10-Mangel, Phosphorylasemangel, Hypokaliämie, Hyper- und Hypothyreose (▶ Kap. 12.2.1)
- Paraneoplastische Myositis (▶ Kap. 13.5.3)
- Begleitmyositis vaskulitischer Genese bei Vaskulitiden

Therapie

- **KG, Ergo:** (▶ Kap. 18.2, ▶ Kap. 18.7) Kontrakturprophylaxe, funktionelle Bewegungsübungen, Trainingstherapie, Atemtherapie, Haushaltstraining, Hilfsmittelversorgung
- **Physik. Ther.:** (▶ Kap. 18.4, ▶ Kap. 18.5) Dosierung an Krankheitsaktivität anpassen. Salhuminbad, Stangerbad, Dezimeterwelle, Massage, Bindegewebsmassage
- **Psychosomatik:** Krankheitsbewältigung (oft junge Frauen), Entspannungstechniken
- **Medik. Ther.:**
  - GK (▶ Kap. 16.3): Therapie der Wahl. Initial 1–1,5 mg/kg KG Prednisolon tägl. mit schrittweiser Dosisreduktion bis zur noch wirksamen Minimaldosis
  - Basistherapie (▶ Kap. 16.4): Ind. bei persistierend hohem GK-Bedarf. Azathioprin 100–150 mg/d; MTX 15–25 mg/Wo.; Cyclophosphamid 100 mg/d (Kumulativdosis beachten!) oder als Stoßtherapie (0,5–1,0 g/m^2) alle 4 Wo. in Kombination mit Plasmapheresen
  - Alternativen: Mycophenolatmofetil 2–3 g/d
  - 7S-Immunglobuline: Studien sind positiv zu werten bei Dermatomyositis. Initial 1 g/kg KG an 2 aufeinanderfolgenden Tagen alle 4–6 Wo. (3–6 Zyklen), dann 1 g/kg KG alle 6 Wo. als Erhaltungstherapie

! Keine Therapie der CK, sondern der Aktivitäten des tägl. Lebens!

Prognose

- Spontanverlauf unbekannt, da Therapie fast immer mit GK erfolgt.
- Einschlusskörperchenmyositis ist therapierefraktär.
- 5-Jahres-Überlebensrate > 80 %.
- Dermatomyositis kann paraneoplastisches Syndrom sein: Tumorsuche!

9.6 Mischkollagenose (MCTD)

Syn.: Mixed Connective Tissue Disease (MCTD), Overlap-Syndrom. Überlappungssyndrom, das Symptome von SLE, SSc, Poly-/Dermatomyositis und Sjögren-Syndrom aufweist und mit einem hochtitrigen AK gegen ein 68-kD-Protein (U1-RNP) assoziiert ist.

Ätiologie

- Unbekannt. Diskutiert werden retrovirale Antigene, die zu einem „molekularen Mimikry" führen.
- Genetische Prädisposition: HLA-DR4.
- Eigenständiges Krankheitsbild oder Variante einer anderen Kollagenose?
- Histopathologische Befunde zeigen Charakteristika von SLE und SSc.

Epidemiologie

- Prävalenz 10 von 100.000 Einw. geschätzt, etwas häufiger als SSc, seltener als SLE
- F : M = 7 : 1 bis 9 : 1

Klinik und Befund

Häufig:

- Allgemeinsymptome: Müdigkeit, Abgeschlagenheit, Fieber, Gewichtsverlust, Lymphome
- Polyarthralgien, Polyarthritis: MCP, PIP, Hand, Knie mit Symmetrie (RA-ähnlich)
- Arthralgien, Synovitiden und Deformitäten der Langfinger wie bei „Jaccoud-Arthritis"
- Finger-/Handschwellungen: Wurstfinger, ödematöse Hand wie initiale Sklerodermie („puffy hands")
- Sklerodaktylie: Madonnenfinger, Einrisse an Fingerkuppen
- Raynaud-Syndrom: Symptomatik sehr ausgeprägt, teilweise akrale Nekrosen
- Muskelschwäche, Muskelschmerzen: Betonung der proximalen Extremitäten
- Haarausfall
- Pulmonale Beteiligung: Dyspnoe, trockener Husten, pleuritischer Thoraxschmerz. Oft jahrelang nur leichte Belastungsdyspnoe bei interstitieller Fibrose, dann fibrosierende Alveolitis und pulmonal-arterieller Hypertonie mit häufiger Todesursache
- Ösophagusmotilitätsstörungen: Globus, Dysphagie, Reflux

Selten:

- Hauterscheinungen: SLE-ähnlich
- Kardiale Symptome: Perikarditiszeichen, Myokarditis, Rechtsherzbelastung
- Renale Symptome: Hämaturie, Proteinurie. Nur selten membranöse Glomerulonephritis mit nephrotischem Syndrom
- Sicca-Symptome: Keratokonjunktivitis sicca, Xerostomie
- Neurologische Symptome: Trigeminusneuralgie, Epilepsie, Psychosen, periphere Neuropathie

! Gefürchtetste Manifestation und häufige Todesursache der MCTD sind die fibrosierende Alveolitis und pulmonal-arterielle Hypertonie!

Diagnose

- **Anamnese:** siehe klinische Befunde bei Mischkollagenose.

Klinische Befunde bei Mischkollagenose

Allgemeinsymptome	100 %
Polyarthralgien, Polyarthritis	90 %
Finger-/Handschwellung, Sklerodaktylie	90 %
Raynaud-Syndrom	90 %
Pulmonale Beteiligung	70 %
Ösophagusmotilitätsstörungen	60 %
Myositis	50 %
Hauterscheinungen	40 %
Trigeminusneuralgie	25 %
Lymphknotenschwellung	20 %
Periphere Neuropathie	10 %
Zerebrale Symptomatik	10 %

> ACR-Diagnosekriterien der RA und des SLE werden bei der Mischkollagenose oft auch erfüllt!

- **Labor:** BSG ↑, CRP ↑, Anämie, Leukopenie, Thrombozytopenie (bei Kindern), Hypergammaglobulinämie, C3 und C4 häufig normal oder erhöht (bei SLE erniedrigt). Hoher ANA-Titer (> 1 : 640), gesprenkeltes Fluoreszenzmuster, U1-RNP-AK (hoher Titer relativ spezifisch), RF (60 % positiv). Fehlen von AK gegen dsDNS, Sm, Scl-70, PM/Scl, SS-A/Ro, SS-B/La.
- **Kapillarmikroskopie:** Mischbild von SSc-typischen ektatischen Kapillardystrophien und Megakapillaren.
- **Organscreening:** siehe Kollagenose-Screening ▸ Kap. 9.1.
- **Rö.-Thorax:** Lungenfibrose, fibrosierende Alveolitis (▸ Abb. 9.12).

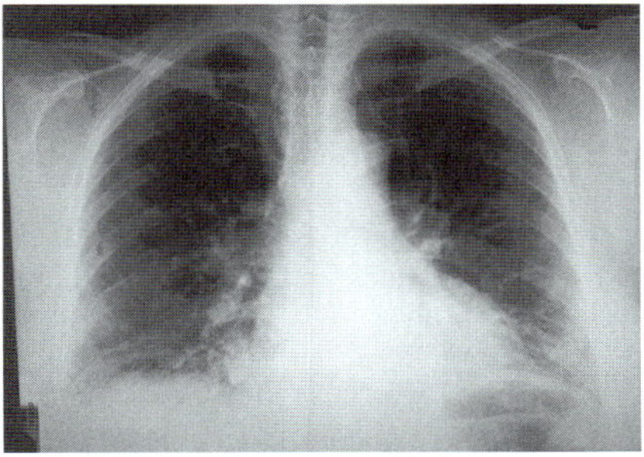

Abb. 9.12 Rö.-Thorax mit Zeichen der Lungenfibrose bei MCTD [M113]

- **HRCT Thorax:** pulmonal-arterielle Hypertonie, Lungenfibrose, fibrosierende Alveolitis wie bei SSc (▶ Kap. 9.2).
- **Bronchoskopie mit bronchoalveolärer Lavage (BAL):** fibrosierende Alveolitis.
- **Ösophagus-Breischluck:** Dilatation des Ösophagus.
- **Echo:** Perikarderguss, pulmonal-arterielle Hypertonie.

Differenzialdiagnose

- Kollagenosen: SLE (▶ Kap. 9.2), SSc (▶ Kap. 9.4), Poly-/Dermatomyositis (▶ Kap. 9.5), Sjögren-Syndrom (▶ Kap. 9.7)
- Undifferenzierte Kollagenose (UCTD): Krankheitsbild mit unklarer Zuordnung, oft im weiteren Verlauf dann SLE oder MCTD

Therapie

Je nach dominierender Symptomatik lehnt sich die Therapie an SLE bzw. SSc an.

Prognose

- Ein Teil entwickelt im Verlauf das Vollbild eines SLE oder SSc.
- Aufgrund häufiger Organbeteiligung (Herz, Niere, Lunge) höhere Letalität als beim SLE.

9.7 Sjögren-Syndrom

Autoimmune Exokrinopathie mit Sicca-Syndrom:

- Primäres Sjögren-Syndrom: Autoimmunerkrankung der exokrinen Drüsen mit extraglandulärer Beteiligung
- Sekundäres Sjögren-Syndrom: Assoziation mit RA (50–60 %), anderen Kollagenosen (SLE, SSc, Poly-/Dermatomyositis), Vaskulitiden (Polyarteriitis nodosa), Autoimmunthyreoiditis, primär biliärer Zirrhose (50 %) und chron. aktiver Hepatitis (35 %)

Ätiologie

- Virusinduktion: EBV, Retroviren
- Genetische Prädisposition: F: HLA-B8 und HLA-DR3. M: HLA-DRw52
- Pseudolymphom: B-Zellproliferation

Epidemiologie

- Primäres Sjögren-Syndrom: wie RA (▶ Kap. 7.1)
- 90 % Frauen
- Hauptmanifestationsalter: 30.–60. LJ.

Klinik und Befund

- Keratokonjunktivitis sicca: Fremdkörpergefühl wie Sandkorn. Augenbrennen, Trockenheitsgefühl. Ermüden der Augen: Lesen erschwert, Einschlafen beim Fernsehen und Autofahren. Augenrötung bei Konjunktivitis. Fotosensitivität: Lichtreflexionen an Windschutzscheibe, Neonlicht. Sehminderung bei Korneaulzerationen
- Mundtrockenheit (Xerostomie): Schwierigkeiten beim Kauen und Schlucken. Globus, Dysphagie. Essen bleibt zwischen Zähnen kleben. Kekse essen nicht möglich. Schwierigkeiten beim Sprechen: Zunge bleibt am Gaumen kleben.

Mundwinkelrhagaden und Fissuren, teilweise superinfiziert (Soor). Lippen- und Zungenulzerationen, Aphten an Wangenschleimhaut. Karies
- Trockenheit der Haut: Hautschuppungen. Rhagaden
- Trockenheit der Vagina: Schmerzen beim Geschlechtsverkehr, Soor
- Trockenheit der Nasenschleimhäute: Einrisse mit Blutungen
- Speicheldrüsenschwellung: oft rezidivierend und symmetrisch (wie Mumps)
- Polyarthralgien, Myalgien: chron.-rezidivierend, mild. Seltener Arthritis/ Myositis
- Neurologische Symptome: Bewegungs- und Koordinationsstörungen, Schlaganfall, periphere sensomotorische Polyneuropathie, Trigeminusneuralgie
- Nierenbeteiligung: meist blande. Interstitielle Nephritis mit tubulärer Azidose
- Lungenbeteiligung: blande interstitielle Pneumonitis

Diagnose

Klassifikationskriterien des Sjögren-Syndroms
(amerikanisch-europäische Klassifizierung)

1. Augensymptome	• > 3 Mon. anhaltendes tägl. Trockenheitsgefühl • > 3 Mon. wiederkehrendes Sandkorngefühl • > 3 Mon. Benutzung von künstlicher Tränenflüssigkeit (> 3 x/d)
2. Mundsymptome	• > 3 Mon. anhaltende tägl. Mundtrockenheit • Wiederholt Schwellung der Speicheldrüsen • Schluckstörung, häufiges Trinken
3. Augenbefunde	• Pathologischer Schirmer-Test (< 5 mm/5 min) • Pathologischer Score in der Bengalrotfärbung
4. Lippenbiopsie (histopathologischer Befund)	• Biopsie der Speicheldrüsen der unteren Lippenschleimhaut • Fokus-Score ≥ 1 (mind. 1 Fokus > 50 Lymphozyten/4 mm^2 am Rande normaler Azini)
5. Speicheldrüsenbefall	• Speicheldrüsenszinti • Sialografie der Parotis • Speicheldrüsenfluss reduziert (< 1,5 ml/15 min)
6. Autoantikörper	• Anti-SS-A/Ro oder Anti-SS-B/La • ANA • RF (aber keine CCP-AK!)
Ausschlusskriterien: Lymphom, AIDS, Sarkoidose, Graft-Versus-Host-Erkrankung • Sicheres primäres Sjögren-Syndrom: 4 von 6 Kriterien erfüllt • Mögliches Sjögren-Syndrom: 3 von 6 Kriterien erfüllt • Sekundäres Sjögren-Syndrom: Kriterien 1. oder 2. plus zwei der Kriterien 3., 4. oder 5.	

- **Anamnese:**
  - Leitsymptome Keratokonjunktivitis sicca und Xerostomie
  - Grunderkrankung: RA (▶ Kap. 7.1), SLE (▶ Kap. 9.2), primär biliäre Zirrhose
- **Labor:** BSG ↑, CRP ↑, Anämie, Leukopenie, Eosinophilie, deutliche Hypergammaglobulinämie, zirkulierende Immunkomplexe. ANA (> 70 % positiv), SS-A/Ro (70 % primär), SS-B/La (50 % primär), RF (90 % positiv), Kryoglobulinämie. Durchflusszytometrie: Lymphozytensubpopulationen mit deutlich erhöhter CD4/CD8-Ratio.

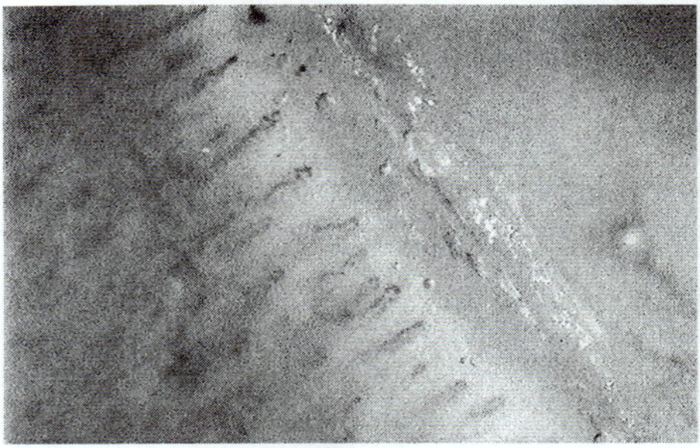

Abb. 9.13 Kapillarmikroskopie bei Sjögren-Syndrom [M113]

- **Kapillarmikroskopie:** Dysmorphien, Elongationen, Knäuelbildungen, granuläre Strömung (▶ Abb. 9.13).
- **Schirmer-Test:** Benetzung eines Papierstreifens im unteren lateralen Augenlid. Verringerung der Tränensekretion < 5 mm/5 min ist pathologisch (Norm: > 15 mm/5 min).
- **Saxon-Test:** Kauen einer sterilen Wundkompresse. Gewichtsdifferenz < 1,5 g/2 min ist pathologisch (Norm: > 2,5 g/2 min).
- **Zuckerwürfeltest:** Zeit bis zum Auflösen eines Stück Würfelzuckers im Mund. Richtwert zur asymptomatischen Vergleichsperson.
- **Sialografie:** Darstellung der Drüsengänge mit Lumeneinengungen und Rarefizierungen.
- **Speicheldrüsenszinti:** Aufnahme, Konzentration und Ausscheidung eines Radionuklids.
- **Lippenbiopsie:** Histologische Sicherung der kleinen Speicheldrüsen in der Unterlippe. Massive lymphozytäre periduktale Infiltration. Myoepitheliale Inseln mit Verschluss eines Ausführungsgangs. Atrophie und Fibrose.
- **Speicheldrüsenbiopsie:** Ind. bei V.a. Malignität.
- **Sono:** Oberflächendarstellung der Parotis noch nicht standardisiert.

Differenzialdiagnose

- Speicheldrüsentumor: Neoplasie, Parotisgangkonkremente, Sarkoidose, Tuberkulose, Gonorrhö, Mumps, infektiöse Mononukleose, Aktinomykose.
- Sicca-ähnliches Syndrom: AIDS, Amyloidose, Medikamente (Antidepressiva), altersentsprechend reduzierte Tränenflüssigkeit.

! Die neurologische Begleitsymptomatik des Sjögren-Syndroms kann einer multiplen Sklerose sehr ähnlich sein!

Therapie

- Therapie der Grunderkrankung: RA (▶ Kap. 7.1), SLE (▶ Kap. 9.2)
- Arthralgien: symptomatisch NSAR bedarfsorientiert (▶ Kap. 16.2). Bei Progredienz Einleitung einer Basistherapie mit Hydroxychloroquin 200–400 mg/d (▶ Kap. 16.4.1)
- Klinisch relevante Organbeteiligung: Azathioprin 100–150 mg/d (▶ Kap. 16.4.5)

- Keratokonjunktivitis sicca: Künstliche Tränen aus Methylzellulose, Hyaluronsäure, weiche Kontaktlinsen oder am besten Brille, Luftbefeuchtung. Augenärztliche Mitbehandlung
- Xerostomie: häufiges Trinken, zuckerfreier Kaugummi, sorgfältige Zahnpflege nach jeder Mahlzeit, Vermeiden von Zucker, künstlicher Speichel. Bananen essen
- Trockene Scheide: Vaginalgleitgel
- Pat.-Schulung: Erfahrungsaustausch in der Kleingruppe

Prognose

Das Risiko, ein B-Zell-Lymphom zu entwickeln, ist im Langzeitverlauf deutlich erhöht! Deshalb Kontrolluntersuchungen durchführen:

- Generalisierte Lymphadenopathie?
- Hepatosplenomegalie?
- Lungeninfiltrate?
- Leukopenie?
- Hypogammaglobulinämie?
- Erhöhung von Beta-2-Mikroglobulin im Serum?

10 Vaskulitiden

Matthias Braun, Wolfgang A. Schmidt und Thomas Bitsch

10.1 Einteilung

Matthias Braun und Thomas Bitsch

Entzündliche Erkrankungen der Blutgefäße mit heterogenem Krankheitsbild und unbehandelt ungünstiger Prognose. Man unterscheidet primäre Vaskulitiden und sekundäre Vaskulitiden in Assoziation mit einer anderen Grunderkrankung (z.B. SLE, RA).

Einteilung der Vaskulitiden (revidierte Nomenklatur der Chapel Hill Consensus Conference [CHC] 2012 , ▸ Abb. 10.1):

Primäre Vaskulitiden:

- Vaskulitis der großen Gefäße
  - Riesenzellarteriitis (▸ Kap. 10.2)
  - Takayasu-Arteriitis (▸ Kap. 10.3)
- Vaskulitis der mittelgroßen Gefäße
  - Polyarteriitis nodosa (▸ Kap. 10.4)
  - Kawasaki-Syndrom (▸ Kap. 7.2.4)
- Vaskulitis der kleinen Gefäße
  - Kleingefäßvaskulitis (ANCA-assoziiert)
    - Mikroskopische Polyangiitis (▸ Kap. 10.6)
    - Granulomatose mit Polyangiitis (GPA; Wegener-Granulomatose) (▸ Kap. 10.5)
    - Eosinophile Granulomatose mit Polyangiitis (eGPA; Churg-Strauss-Syndrom) (▸ Kap. 10.7)
- Kleingefäßvaskulitis (Immunkomplexvaskulitis)
    - Anti-GBM-Erkrankung
    - Kryoglobulinämische Vaskulitis
    - IgA-Vaskulitis
    - Hypokomplementämische Urtikariavaskulitis (Anti-C1q-Vaskulitis)

Sekundäre Vaskulitiden (▸ Kap. 10.9):

- Autoimmunerkrankungen: Kollagenosen (▸ Kap. 9), RA (▸ Kap. 7.1), chron.-aktive Hepatitis, primär biliäre Zirrhose, Sarkoidose, Crohn-Krankheit
- Infektionen: Streptokokken, Borrelien, Mykobakterien, Hepatitisviren, HIV, VZV, Coxsackie-Viren, Pilze, Parasiten
- Medikamente: Antibiotika, NSAR (▸ Kap. 16.2), Basistherapeutika (▸ Kap. 16.4), Biologika (▸ Kap. 16.5), Thyreostatika, Zytostatika

Es existiert keine Klassifikation, die allen pathophysiologischen, autoimmunologischen oder klinischen Gesichtspunkten gerecht wird. Mögliche Einteilungen wie nekrotisierend/nichtnekrotisierend, granulomatös/nichtgranulomatös, mit/ohne Immunkomplexablagerungen, ANCA-assoziiert/ANCA-negativ oder nach befallenem Gefäßtyp erfassen nur Teilaspekte der Erkrankungen. Die einzelnen Vaskulitisentitäten sind inzwischen klassifiziert (ACR 1990). Diese Kriterien dienen hauptsächlich zur Abgrenzung der Vaskulitiden gegeneinander, weniger zur Diagnose eines individuellen Pat. Zu den ANCA-assoziierten Vaskulitiden zählt man primäre Vaskulitiden mit vorwiegendem Befall kleiner Gefäße: die GPA, die typischerweise mit dem durch AK gegen Proteinase 3 (PR3) induzierten cANCA, die mikroskopische Polyangiitis mit dem durch AK gegen Myeloperoxidase induzierten pANCA und die eGPA, die – wenn überhaupt – sowohl cANCA- als auch pANCA- assoziiert sein kann. Den ANCA-assoziierten Vaskulitiden ist gemeinsam, dass sie peripher ohne Komplementverbrauch einhergehen und immunhistologisch keine oder nur wenige Immunkomplexe in situ zeigen („pauci-immune" Vaskulitis).

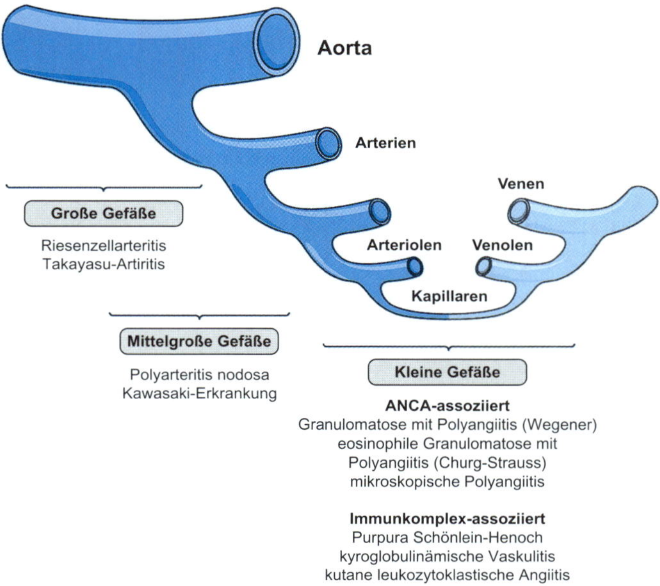

Abb. 10.1 Einteilung der Vaskulitiden nach der Chapel Hill Consensus Conference 2012 [L106]

Aufgrund des unterschiedlichen Gefäßbefalls haben die Krankheitsbilder eine große Variabilität. Multiorganbeteiligung, Überlappung der Krankheitsbilder und schubweiser Verlauf erschweren die Diagnose. Nach uncharakteristischen Initialsymptomen (Adynamie, Fieber, Nachtschweiß, Gewichtsverlust, Arthralgien) treten Leitsymptome auf, die sich im Laufe der Erkrankung ändern können (Entzündung eines anderen Organsystems) (▶ Tab. 10.1).

Tab. 10.1 Leitsymptome der Vaskulitiden

Auge	Episkleritis, Amaurosis
HNO	Sinusitis, Hörsturz, Vertigo
Niere	Mikrohämaturie, Proteinurie, Niereninsuffizienz
Haut	Purpura, Ulzerationen, Livedo reticularis
Nervensystem	Mono-/Polyneuritis, Hirninfarkt
Lunge	Hämoptysen, Knoten, Fibrose
Herz	Perimyokarditis, Rhythmusstörungen

Diagnostisches Vaskulitis-Screening
- BSG, CRP (▶ Kap. 4.2.1)
- BB, Diff, insbes. eosinophile Granulozyten (▶ Kap. 4.2.2)
- Krea, Harnstoff, Harnsäure (▶ Kap. 4.7.2)
- GOT, CK, Myoglobin
- Immunglobuline quantitativ (▶ Kap. 4.2.4)
- Urinstatus mit Urinsediment (▶ Kap. 4.7.1)
- 24-h-Sammelurin auf Clearance, Eiweißausscheidung und Diskelektrophorese (▶ Kap. 4.7.2)
- ANA-Titer und ANA-Fluoreszenzmuster (▶ Kap. 4.4.2)
- ANCA, Basalmembran-AK (▶ Kap. 4.4.4)
- RF (▶ Kap. 4.4.1), Komplement (▶ Kap. 4.2.5)
- Kryoglobuline (▶ Kap. 4.2.7), zirkulierende Immunkomplexe (▶ Kap. 4.2.6)
- Virusserologie (Hepatitis B und C)
- Rö.-Thorax p.a. und seitlich (▶ Kap. 5.2.3)
- Sono Abdomen, einschließlich Pleura
- EKG und Echo

10.2 Polymyalgia rheumatica und Riesenzellarteriitis

Wolfgang A. Schmidt und Thomas Bitsch

Hochentzündliches Krankheitsbild älterer Pat. mit promptem Ansprechen auf Glukokortikoide (GK).
- Polymyalgia rheumatica (PMR): ausgeprägte myalgiforme Symptomatik der Hals-Schulter-Arm- und der Lenden-Becken-Hüft-Region
- Riesenzellarteriitis (RZA): Vaskulitis mittelgroßer bis großer Arterien, insbes. bei Befall der Temporalarterien (Arteriitis temporalis) Kopf- und Kauschmerz sowie Erblindung, häufig auch Vaskulitis der Aorta, der supraortalen Arterien und der proximalen Armarterien

RZA und PMR können gemeinsam oder einzeln auftreten.

Differenzialdiagnose

Die schwierigste DD der PMR ist eine Alters-RA (LORA, ▶ Kap. 7.2.2) mit myalgiformen Beschwerden, die oligoartikulär beginnen kann. Das gute Ansprechen auf GK (15–25 mg/d) kann nicht grundsätzlich als Entscheidungskriterium hinzugezogen werden. Bei der LORA treten typischerweise Arthritiden der Hand- und Fingergelenke auf, bei der PMR nicht. Manchmal gelingt die Unterscheidung dieser Erkrankungen erst im weiteren Verlauf. Bei Ödemen der Hände mit Synovitiden spricht man vom RS3PE-Syndrom, das als Variante der RA oder PMR angesehen werden kann. DD-Übersicht der PMR ▶ Tab. 10.2.

Ätiologie

Nach wie vor ungeklärt, Hinweise auf vermehrte Infekte in der Vorgeschichte und genetische Disposition (u.a. HLA-DR4 und HLA-DRB1). Anscheinend kein gehäuftes Auftreten von Neoplasien oder Zeichen eines paraneoplastischen Syndroms. Fraglich, ob PMR und Riesenzellarteriitis eine Entität darstellen.

Tab. 10.2 DD der Polymyalgia rheumatica

Krankheitsbild	Unterscheidungskriterien/Anmerkungen
Alters-RA (LORA, ▶ Kap. 7.2.2)	symmetrische Polyarthritis symmetrische radiologische erosive Arthritis RF- und ACPA-Nachweis Sono: Synovitis kleiner Gelenke
Polymyositis (▶ Kap. 9.5)	Muskelschwäche dominierend CK, ANA, ENA ggf. Muskelbiopsie, EMG
andere Vaskulitiden	Vaskulitis-Screening, ANCA, Urinstatus, Gefäßsono
parainfektiöse Myalgien	Virusinfekte Serologie (Parvovirus B19, Influenza-, Hepatitisvirus usw.)
Fibromyalgie (▶ Kap. 13.2)	„Tender Points", vegetative Symptome Entzündungsparameter normal
andere entzündliche Erkrankungen	BSG-Erhöhung anderer Ursachen
endokrine Myopathie	Schilddrüsenhormone, Vitamin-D-Spiegel
medikamentöse Myopathie	GK-Langzeittherapie
Neoplasie, Plasmozytom	Meist fehlender Schultergürtelschmerz. Nur bei Tumorverdacht gezielte Diagnostik (Fallbeispiel ▶ Kap. 19.6)
Omarthrose	BSG, CRP niedriger, Sono, Rö.
Peritendinitis calcarea der Schulter	Arthrosono

Epidemiologie

- Inzidenz: ca. 20–50 Neuerkrankungen pro 100.000 Einwohner/Jahr.
- Betroffen sind ältere Pat. > 50. LJ.
- F : M = 2–3 : 1.

Klinik und Befund

Die Pat. fühlen sich plötzlich schwerkrank, können ihren gewohnten Tätigkeiten in Arbeit und Hobby nicht mehr nachkommen und sind durch Mattigkeit, Abgeschlagenheit und Depression gekennzeichnet. Der klinische Zustand erinnert an eine konsumierende Grunderkrankung (Neoplasie, Infekt) (▶ Abb. 10.2).

- Allgemeinsymptome: starkes Krankheitsgefühl, Mattigkeit, Abgeschlagenheit, Gewichtsabnahme, Nachtschweiß, subfebrile Temperaturen
- Myalgien und Muskelschwäche: Betonung des Schultergürtels sowie gluteal und Oberschenkel mit deutlicher Druckschmerzhaftigkeit. Schmerzhafte Kaumuskulatur
- Morgensteifigkeit
- Gelenkregionen: meist bilaterale Bursitis subdeltoidea und/oder Tenosynovitis der langen Bizepssehne, seltener Bursitis trochanterica. Flüchtige Mon- oder Oligoarthritis mit Bevorzugung großer Gelenke (Schulter, Knie, Hüfte)
- Kopfschmerzen temporal und frontal, selten okzipital (Hinweis auf Riesenzellarteriitis)

- Verdickung der Temporalarterien: sichtbare Verdickung des ventralen Astes, bei Palpation harter Strang mit Druckschmerzhaftigkeit und verminderter Pulsation
- Augensymptome: Amaurosis fugax, Doppelbilder, unbehandelt häufig komplette Erblindung durch anteriore ischämische Optikusneuropathie
- Befall extrakranieller Gefäße: Aortenbogen und proximale Armarterien mit RR-Differenz an den Armen, im Langzeitverlauf Aortenaneurysmen möglich

Diagnose

Die Diagnose der PMR wird klinisch (typische Anamnese) und durch Befund (schmerzhaft eingeschränkte Beweglichkeit im Schultergürtel, ggf. auch im Beckengürtel) in Zusammenhang mit erhöhtem CRP (BSG) gestellt. Die Diagnose „Riesenzellarteriitis" soll bildgebend (Doppler-Sono, alternativ MRT, CT, PET-CT) oder histologisch bestätigt werden. Klassifikationskriterien nennen wichtige Befunde der PMR (▶ Tab. 10.3). Bei den neueren Klassifikationskriterien wurde der hohe Stellenwert der Arthrosono (▶ Kap. 5.5) berücksichtigt (▶ Tab. 10.3).

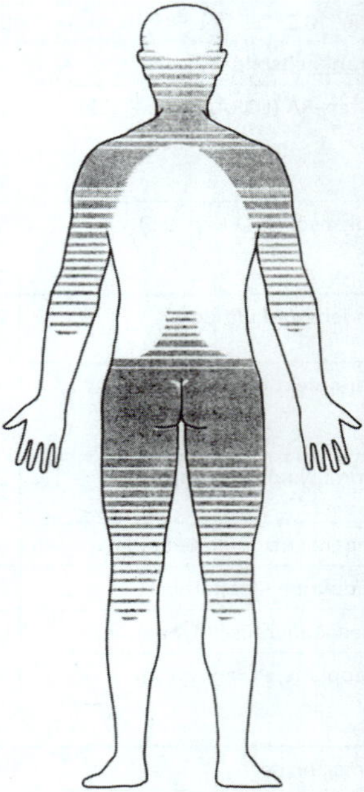

Abb. 10.2 Schmerzlokalisation der Polymyalgia rheumatica: Schmerzen oder Steifigkeit im Schultergürtel-, Nacken- und Beckengürtelbereich [M113]

Tab. 10.3 Klassifikationskriterien der Polymyalgia rheumatica (ACR/EULAR 2012)

Kriterium		Punkte
1	Morgensteifigkeit > 45 min	2
2	Hüftschmerz, eingeschränkte Beweglichkeit	1
3	negativer RF, ACPA	2
4	keine Arthritis kleiner Gelenke	1
5a	sonografisch zumindest eine Schulter mit • Bursitis subdeltoidea und/oder • Tenosynovitis der Bizepssehne und/oder • Erguss des Schultergelenks (posterior oder axillär)	1
5b	sonografisch mind. • einseitiger Hüftgelenkerguss und/oder • Bursitis trochanterica	1
Bei einem Score > 4 (bei Sono > 5) kann bei einem Pat. ≥ 50. LJ. mit beidseitigem Schulterschmerz und erhöhtem CRP/BSG eine PMR klassifiziert werden.		
Anmerkung: Diese Klassifikationskriterien sind weniger hilfreich für die Diagnostik!		

Die folgenden Diagnosekriterien sind im Alltag sehr brauchbar und werden v.a. im niedergelassenen Bereich (Hausärzte und Orthopäden) nach wie vor als Orientierungshilfe angewandt. Bei klinischem Verdacht sollte die Vorstellung bei einem internistischen Rheumatologen erfolgen.

1. Beidseitige Schulterschmerzen und/oder beidseitige Steifigkeit (alternativ auch Schmerzen in Nacken, Oberarme, Gesäß, Oberschenkel)
2. Akuter Krankheitsbeginn in weniger als 2 Wo.
3. Initiale BSG-Erhöhung > 40 mm in der ersten Stunde
4. Morgensteifigkeit > 1 Stunde
5. Alter > 50. LJ.
6. Depression und/oder Gewichtsverlust
7. Beidseitiger Oberarmdruckschmerz

Die Klassifikationskriterien der ACR für die Arteriitis temporalis (RZA) benennen einige wesentliche Befunde.

Klassifikationskriterien für die Riesenzellarteriitis (ACR 1990)

1. Alter zum Krankheitsbeginn ≥ 50. LJ.
2. Neu aufgetretener bilateraler Kopfschmerz
3. Druckdolenz oder Pulsabschwächung der Temporalarterien
4. Initiale BSG-Erhöhung ≥ 50 mm in der ersten Stunde
5. Arterienbiopsie mit charakteristischen Vaskulitiszeichen

Zur Klassifikation sollen mind. 3 der 5 Kriterien erfüllt sein. Heutzutage werden für Studien CRP und positive Befunde der Bildgebung (Sono, MRT, CT, PET) in die Klassifikation der Riesenzellarteriitis mit einbezogen.

Die Duplexsonografie kann die Biopsie der Arteriitis temporalis ersetzen!

- **Anamnese:** siehe klinische Symptome der PMR/RZA.
  - Etwa 50 % der Pat. mit RZA haben Symptome einer PMR.
  - Etwa 20 % der PMR-Pat. haben eine RZA.

Klinische Symptome und Befunde der PMR

Myalgien im Schultergürtel	100 %
Myalgien im Beckengürtel	90 %
Krankheitsgefühl	90 %
Morgensteifigkeit	90 %
Gewichtsverlust	80 %
Schulter-Bursitis/Tenosynovitis	80 %
Hüft-Erguss/Bursitis	60 %

Klinische Symptome der RZA

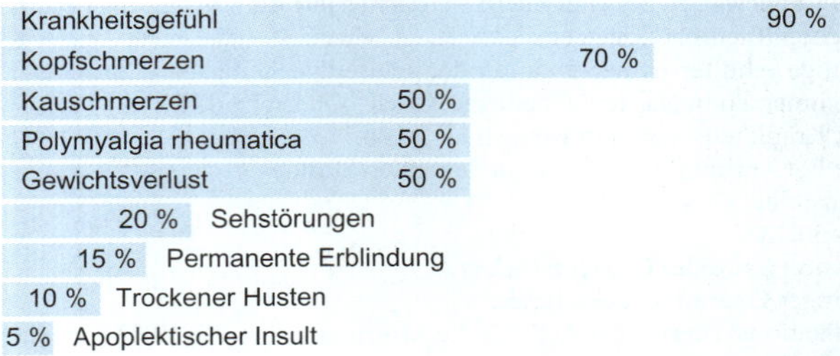

- **Labor:** Entzündungsparameter erhöht, insbes. oft Sturzsenkung mit BSG > 50 mm/h und CRP-Erhöhung. In seltenen Fällen normale BSG. CK normal. Auto-AK-Screening negativ.
- **Doppler-Sono Temporalarterien, Karotiden, A. axillaris, Aorta abdominalis, A. ilieca + femoralis (▶ Abb. 18.11):** Wandverdickung und echoarmer, nicht komprimierbarer Saum (Halo) finden sich in > 90 % der Pat. mit RZA.
- **Temporalarterienbiopsie:** sollte im Zweifel angestrebt werden, wenn Klinik und Sono-Befund nicht eindeutig, da auch eine klinisch unauffällige Temporalarterie befallen sein kann, was therapeutische Konsequenzen hat. Nachweis mononukleärer Zellinfiltrate. Riesenzellen sind charakteristisch, aber nicht bei jedem Pat. nachweisbar. Ein negatives Ergebnis schließt eine Riesenzellarteriitis jedoch nicht aus, da häufig ein segmentaler, multilokulärer Gefäßbefall besteht. Deshalb sollte die Biopsie mind. 2 cm lang sein.
- **MRT:** falls hochauflösendes MRT für die Diagnostik kleiner kranieller Gefäße verfügbar bei klinischem V.a. Arteriitis oder falls Doppler-Sono nicht verfügbar.
- **PET-CT:** (▶ Kap. 5.4.2) bei hochgradigem V.a. RZA ohne typische Arteriitis temporalis kann zur Diagnosesicherung entzündlicher Veränderungen großer Arterien (Aorta und deren Seitenäste) die Untersuchung hilfreich sein, auch um andere entzündliche Erkrankungen nachzuweisen (▶ Abb. 19.12)
  ! **Cave:** hohe Kosten und hohe Strahlenexposition
- **Augenkonsil:** Nachweis einer ischämischen Optikusneuropathie, Augendruck bei GK-Therapie.

Therapie

GK sind Mittel der Wahl und in jedem Fall nach Diagnosestellung bzw. bei hochgradigem Verdacht auf PMR und/oder RZA unumgänglich (▶ Kap. 16.3).

- PMR (▶ Tab. 10.4): Initialtherapie mit Prednisolon 15–25 mg/d, dann Dosisreduktion je nach Klinik und Entzündungsparameter (BSG und CRP). Ausschleichen bei einigen Pat. ggf. in 0,5-mg-Schritten notwendig.
- RZA (▶ Tab. 10.5): Initialtherapie mit Prednisolon 40–70 mg/d
- Bei ischämischen Komplikationen (z.B. ischämische Optikusneuropathie, Doppelbilder): Methylprednisolon 250–1.000 mg/d für 3–5 Tage, gefolgt vom Schema in ▶ Tab. 10.5. ASS 75–150 mg/d nur bei ischämischen Komplikationen, nicht bei jedem Pat.
- Tocilizumab 162 mg/Wo. s.c. ist seit 2017 für die Therapie der RZA zugelassen (▶ Kap. 16.5.9). Ein GK-sparender Effekt konnte nachgewiesen werden. Es wird v. a. bei Pat. mit GK-Risikofaktoren und Rezidiven eingesetzt.

Tab. 10.4 Startdosis und Reduktionsschritte bei Polymyalgia rheumatica

Prednisolon	Standard	Niedrige Dosis*
Startdosis	25 mg/d	15 mg/d
Reduktion	2,5 mg/Wo.	1 mg/Wo.
Reduktion ab 10 mg/d	1 mg/Mon.	1 mg/Mon.
* Pat. mit GK-Risikofaktoren wie Osteoporose oder Diabetes mellitus		

Tab. 10.5 Startdosis und Reduktionsschritte bei Riesenzellarteriitis

Prednisolon	Standard	Niedrige Dosis*
Startdosis	70 mg/d	40 mg/d
Reduktion	10 mg/Wo.	5 mg/Wo.
Reduktion ab 20 mg/d	2,5 mg/Wo.	2,5 mg/Wo.
Reduktion ab 10 mg/d	1 mg/Mon.	1 mg/Mon.
* Pat. mit GK-Risikofaktoren wie Osteoporose oder Diabetes mellitus		

- Prednisolon wird für 6 Mon. gegeben: Beginn 40–60 mg/d, wöchentl. Reduktion auf (50-40)-35-30-25-20-17,5-15-12,5-10-9-8-7 mg/d, dann alle 2 Wo. um 1 mg bis zum Absetzen).
- Ein geringer GK-sparender Effekt wurde auch für MTX nachgewiesen (empfohlene Dosis 10–25 mg/Wo.; Off-Label). Für andere Substanzen besteht kein seriöser Wirkungsnachweis.
- Osteoporoseprophylaxe: bei zu erwartender GK-Medikation > 6 Mon. wird Vitamin D 1.000 IE/d empfohlen. Bei Nachweis einer Osteoporose in der Knochendichtemessung (DEXA) oder sogar manifester Osteoporose zusätzlich Bisphosphonate (▶ Kap. 14.1).

Prognose und Verlauf

- Nach Diagnosestellung und Therapieeinleitung fast immer sehr gute Prognose
- Rückschläge oft durch eigenmächtiges Absetzen des GK (Pat. fühlt sich gesund)
- Erkrankungsdauer: 1–4 Jahre, selten mehrere Jahre mit niedrig dosierter GK-Therapie
- Chron. rezidivierende Verläufe mit Schüben, mittelhoher GK-Therapie, Assoziation mit plötzlicher Riesenzellarteriitis und deutlich erhöhtem Risiko eines Rezidivs nach GK-Pause möglich
- Verlaufskontrolle der PMR mit BSG und CRP, der RZA größere Gefäße ggf. zusätzlich mit Farbdoppler-Sono der Temporalarterien, Karotiden und A. axillaris

!

- Gefahr der Erblindung bei Befall der A. ciliaris posterior – hochdosierte GK-Therapie bei Verdachtsdiagnose!
- Pat. über Notwendigkeit der mehrmonatigen GK-Therapie aufklären.
- Die Reduktion der GK-Dosis wird unter Beachtung von Klinik und Entzündungsparametern vorgenommen!
- Rechtzeitige Osteoporoseprophylaxe durchführen!

10.3 Takayasu-Arteriitis

Matthias Braun und Thomas Bitsch

Seltene granulomatöse Arteriitis der großen Gefäße unbekannter Ätiologie mit Bevorzugung des Aortenbogens und deren Abgänge. Syn.: entzündliches Aortenbogensyndrom, Pulseless Disease.

Ätiologie

Ungeklärt, evtl. Spirochäten, Tuberkelbakterien, Streptokokken.

Epidemiologie

- Fast ausschließlich junge Frauen betroffen: 10.–40. LJ. F : M = 8 : 1
- Inzidenz: 1,2–2,6 pro 1 Mio. Einwohner/Jahr

Klinik und Befund

Häufig:

- Allgemeinsymptome: Abgeschlagenheit, evtl. subfebrile Temperaturen
- Thorakalsyndrom: Angina pectoris, Interskapularschmerz mit Ausstrahlung in Arme
- Claudicatio-Symptomatik der Arme und Beine: Taubheit, Schmerzen, Schwäche, Abkühlung
- RR-Differenz an Armen, seltener Beine, evtl. Pulslosigkeit
- Arterielle Hypertonie bei Befall der A. renalis
- Schwindel, Sehstörungen bei Befall der A. carotis
- Kardiopulmonale Symptome bei Mitbefall der Aortenklappe

Selten:

- Arthritis
- Hautbefall: Erythema nodosum, Ulzerationen der Beine

Diagnose

Klassifikationskriterien der Takayasu-Arteriitis
(ACR 1990, Chapel Hill 2012)

1. Alter < 40 Jahre
2. Claudicatio-Symptomatik speziell der oberen Extremitäten unter Belastung
3. Pulsabschwächung/Pulslosigkeit einer der Armarterien
4. RR-Differenz der Arme > 10 mmHg
5. Stenosegeräusche auskultatorisch über einer der beiden Aa. subclaviae oder der Aorta
6. Bildgebung (Angio-MRT, PET-CT, Angiografie): Verengung oder Verschluss der Aorta, ihrer Hauptäste oder von großen Arterien der oberen und unteren Extremität ohne sonstige Ursache

3 von 6 Kriterien müssen zur Klassifikation erfüllt sein (Sensitivität 90 %, Spezifität 98 %).

- **Anamnese:** angiologische Symptomatik und Strömungsgeräusche über betroffene Gefäßabschnitte sind Leitbefunde.
- **Labor:** (▶ Kap. 4.2) Entzündungsparameter erhöht. ANCA, ANA, ENA negativ.
- **Echo:** Mitbeteiligung der Aortenklappe, Aortendilatation, ggf. transösophageales Echo.

- **Doppler-Sono Aorta und deren Abgänge:** Wandverdickung und Halo.
- **Angiografie, Angio-MRT und PET-CT:** diagnostische Sicherung der Gefäßwandentzündung und Nachweis von Stenosen (85 %) und zusätzlich Dilatationen/Aneurysmen (15 %) der Aorta einschließlich ihrer Abgänge.

Therapie

- GK (▶ Kap. 16.3): Initialtherapie mit Prednisolon 60 mg/d für 1 Mon. mit langsamer Dosisreduktion unter klinischer und serologischer Kontrolle auf 10–15 mg nach 3 Mon. Unter der Therapie sind Gefäßstenosen reversibel.
- Basistherapie: Ind. bei fulminanten Verläufen und erhöhtem persistierendem GK-Bedarf. Keine etablierte Therapie, evtl. MTX 15–25 mg/Wo., Cyclophosphamid Bolus oder 100 mg/d, Azathioprin 100–150 mg/d oder auch Biologika (▶ Kap. 16).
- Evtl. gefäßdilatierende chirurgische Verfahren oder Gefäßersatz.

Prognose

- Erkrankungsdauer: wenige Jahre bis > 20 Jahre
- 5-Jahres-Überlebensrate ca. 80 %

10.4 Polyarteriitis nodosa (Syn.: Panarteriitis nodosa)

Matthias Braun und Thomas Bitsch

Systemische nekrotisierende Entzündung aller Wandschichten (pan = ganz) der kleinen und mittleren Arterien mit fibrinoider Nekrose. An den betroffenen Arterien bilden sich in 20 % der Fälle perlschnurartige Knoten und Aneurysmen, die der Erkrankung ihren Namen geben. Sehr variables Krankheitsbild mit schwieriger Diagnose bei Befall von Niere, Darm, Gelenken und Haut sowie Nerven.

Epidemiologie

- Prävalenz: 0,5–0,9 pro 100.000 Einwohner
- M : F = 3 : 1
- Erkrankungsgipfel 40.–50. LJ.

Ätiologie

- Unbekannt.
- Die Tatsache, dass bis zu 30 % der Pat. HBsAg-positiv sind (Nachweis serologisch, als zirkulierende Immunkomplexe und in Zellwänden abgelagert), spricht für eine pathogenetische Bedeutung der Hepatitis B.

Klinik und Befund

Häufig:

- Schweres Krankheitsgefühl: Fieber, Schwäche, Gewichtsverlust
- Kopfschmerzen
- Nierenbefall: arterielle Hypertonie, Niereninsuffizienz, Nephritiszeichen
- Symptome des vaskulitischen Organbefalls wie z.B. Darmkoliken

Selten:

- Herz: Infarkt, Perikarditis, dilatative Kardiomyopathie
- Testes oder Ovarien: Epididymitis, Adnexitis

Diagnose

Klassifikationskriterien der Polyarteriitis nodosa
(ACR 1990)

1. Gewichtsverlust > 4 kg
2. Livedo reticularis
3. Hodenschmerz
4. Myalgien oder Muskelschwäche oder Druckschmerzhaftigkeit der Beinmuskulatur
5. Mononeuropathie oder Polyneuropathie
6. Diastolischer Blutdruck > 90 mmHg
7. Kreatininerhöhung (> 1,5 mg/dl) oder Harnstofferhöhung (> 40 mg/dl)
8. Hepatitis-B-Nachweis (HBsAg-positiv, Antikörpernachweis)
9. Angiografie: Verschlüsse oder Aneurysmen viszeraler Arterien
10. Histologie: Granulozyten und mononukleäre Leukozyteninfiltration kleiner oder mittelgroßer Arterien

3 von 10 Kriterien müssen zur Klassifikation erfüllt sein (Sensitivität 82 %, Spezifität 87 %).

- **Anamnese:** siehe klinische Befunde der Polyarteriitis nodosa.

Klinische Befunde der Polyarteriitis nodosa

Allgemeinsymptome (Fieber)	70 %
Niereninsuffizienz	70 %
Neuropathie, Mononeuritis multiplex mit Paresen	60 %
Arterielle Hypertonie und Herzbeteiligung	50 %
Übelkeit, Erbrechen, abdominelle Koliken	40 %
Arthralgien, Arthritis, Myalgien, Myositis	30 %
Livedo reticularis, Hautulzerationen, Erytheme	30 %
ZNS-Störungen mit Synkopen und Psychosen	20 %

- **Labor:** (▶ Kap. 4.2) erhöhte Entzündungsparameter. Bei > 60 % Nachweis von zirkulierenden Immunkomplexen und Komplementerniedrigung. Hepatitis-B-Serologie in 30 % positiv, häufig HBsAg positiv (infektös!). cANCA in 25 % positiv, jedoch selten PR3-AK. ANA und RF sind negativ. Kryoglobuline können positiv sein.
- **Sono:** Abdomenstatus, Echo, Arthrosono (▶ Kap. 5.5) zum gezielten Nachweis einer Arthritis.
- **Rö.:** (▶ Kap. 5.2)Thorax zur DD, insbes. bei dominierender B-Symptomatik.
- **EKG, Echo:** Perimyokarditis.
- **Histologie:** Muskel-, Nerv- (N. suralis), oder Hautbiopsie zur Diagnosesicherung. Nachweis von peri- und intravaskulären Leukozyteninfiltraten mit Intimaproliferation und fibrinoider Nekrose (Gefäßokklusion).

- **Angiografie:** Nachweis von Aneurysmen der mesenterialen und renalen Gefäße. Charakteristisch sind bis 1 cm große Aneurysmen der betroffenen Arterien, bevorzugt an Gefäßverzweigungen, daneben Gefäßverschlüsse.

Therapie

- Therapie der Wahl im Schub: GK hochdosiert 50–100 mg/d
- Schwere Verläufe oder Verschlechterung unter GK: Cyclophophamid Bolustherapie 15–20 mg/kg KG i.v. oder 2 mg/kg KG/d und Prednisolon 1,5 mg/kg KG/d mit stufenweiser Reduktion je nach Klinik und Serologie. Nach Remission Azathioprin oder MTX (▸ Kap. 16)

Prognose

- Unbehandelt sehr schlechte Prognose: 5-Jahres-Überlebensrate 10 %.
- Unter Cyclophosphamid-Therapie und GK-Stoßtherapie dramatische Besserung. Überlebensrate > 80 %.
- Therapie zum Remissionserhalt noch umstritten.
- Langzeitprognose hängt entscheidend von der Nierenfunktion und den daraus resultierenden kardiovaskulären Komplikationen (z.B. arterielle Hypertonie) ab.

!
- Eine tiefe Haut-Muskel-Biopsie erhöht die „Trefferquote“ bei Polyarteriitis nodosa!
- Allgemeines Krankheitsgefühl, Bauchschmerzen und eine Neuropathie sollten an eine Polyarteriitis nodosa denken lassen!

10.5 Granulomatose mit Polyangiitis (Wegener-Granulomatose)

Matthias Braun und Thomas Bitsch

Hauptvertreter der ANCA-assoziierten, nekrotisierenden und granulomatösen Vaskulitis mit Befall kleiner bis mittelgroßer Gefäße, z.B. der Kapillaren, Venolen, Arteriolen und Arterien (CHC 1992). Primäre Manifestation ist der HNO-Trakt und die oberen Luftwege (Initialstadium); später kommt es zu einer vaskulitischen Systemerkrankung mit der klassischen Trias des HNO-, Lungen- und Nierenbefalls (Generalisationsstadium).

Ätiologie

- Unbekannt: Hypersensitivität gegen ein bakterielles/virales Antigen der Schleimhäute des HNO- und Lungenbereichs? Auslöser evtl. inhalative Allergene oder *Staphylococcus aureus.*
- Charakteristisch sind cANCA mit Spezifität gegen das granulozytäre Enzym PR3, die in vitro eine Degranulation der Granulozyten auslösen können mit Endothelzellschädigung, verstärkt durch Zytokine (TNFα und Il-6).
- Immunkomplexe spielen eine untergeordnete Rolle.

Klinik und Befund

Der blanden Initialphase mit Begrenzung auf den oberen Respirationstrakt folgt in den meisten Fällen die gefürchtete Generalisationsphase mit der systemischen Vaskulitis. Die rheumatischen Beschwerden sind vielfältig und nicht selten Erstsymptom. Die klinischen Leitsymptome im Vollbild der generalisierten Vaskulitis finden sich im Bereich des gesamten Respirationstrakts, der Lunge und der Nieren (Fallbeispiel ▶ Kap. 19.9).

- Initialphase:
  - „Therapierefraktäre" Sinusitis: Nase chron. verstopft mit Borkenbildung, blutige Rhinitis, Ulzerationen
  - Otitis, Taubheit, Mastoiditis
  - „Therapierefraktäre" Bronchitis: Dyspnoe, Hämoptoe, subglottische Stenose
- Generalisationsphase:
  - Allgemeinsymptomatik: Fieber, Gewichtsverlust, Abgeschlagenheit
  - Arthralgien, Arthritis, Myalgien, Myositis
  - Konjunktivitis, Episkleritis mit Ulzerationen, Protrusio bulbi
  - Palpable Purpura, Ulzerationen
  - Polyneuropathie, Hirnnervenneuritis, Mononeuritis multiplex
  - Perikarditis, Koronaritis

! Die rheumatischen Symptome erinnern an eine Polymyalgia rheumatica mit Muskelschmerz, die nicht immer auf GK ansprechen!

Diagnose

Klassifikationskriterien der Granulomatose mit Polyangiitis (ACR 1990)

1. Entzündung im Nasen-Mund-Bereich: ulzerierend – hämorrhagisch – purulent
2. Lungeninfiltrat: Rundherd, Kaverne, Verschattung (sog. „fixe" Infiltrationen)
3. Nephritisches Urinsediment: Erythrozyturie, Erythrozytenzylinder
4. Histologie: granulomatöse Entzündung in der Gefäßwand, peri- und extravaskulär

2 von 4 Kriterien müssen zur Klassifikation erfüllt sein (Spezifität 92 %, Sensitivität 88 %).

! **Cave:** Voraussetzung ist primär der Nachweis einer Vaskulitis!

- **Anamnese:** siehe klinische Befunde der Granulomatose mit Polyangiitis. Häufig sind die ersten Symptome uncharakteristisch und lassen mit der Anamnese, den klinischen Allgemeinsymptomen („constitutional symptoms") wie Adynamie, Fieber, Nachtschweiß und Gewichtsverlust zunächst einen infektiösen oder neoplastischen Prozess vermuten. Ein typisches Spätsymptom ist die Bildung einer Sattelnase.

Klinische Befunde der Granulomatose mit Polyangiitis

HNO-Trakt (Sinusitis, blutige Rhinitis)	> 90 %
Arthralgien/Arthritis, Myalgien	60–80 %
Lungeninfiltrate (mit blutigem Husten)	50–70 %
Glomerulonephritis	50–70 %
Skleritis/Episkleritis	30–50 %
Neuropathie (Polyneuropathie, Mononeuritis multiplex)	40 %
Haut-ulzerationen, Purpura	20–30 %
Myokarditis, Perikarderguß	5–20 %
Gastrointestinal (Ulzera, Blutungen, Perforation)	10 %
ZNS (Vaskulitis mit Ischämie / Blutung)	10 %

- **Labor:** Entzündungsparameter erhöht (▶ Kap. 4.2). Von hoher diagnostischer Spezifität sind cANCA (bei ca. 60 % im Initialstadium und > 95 % im Generalisationsstadium). Zusätzlich PR3-AK nachweisbar (▶ Kap. 4.4.4). Nephritisches Urinsediment mit > 5 Erythrozyten pro Gesichtsfeld und Erythrozytenzylinder, Proteinurie (▶ Kap. 4.7).
- **Rö.-Thorax:** (▶ Abb. 19.15) In bis zu 70 % der Fälle initial bilaterale, interstitielle, retikuläre oder multiple noduläre Verschattungen vornehmlich an den Lungenbasen (mit Aussparung der Apices). Im weiteren Verlauf bei 25–50 % der Fälle dickwandige Kavernen mit typischerweise irregulären inneren Wandungen. Weitläufige bilaterale Verschattungen sollten an diffuse alveoläre Hämorrhagien denken lassen. Pleuraergüsse in 20–50 %. Rö. Nasennebenhöhlen mit Nachweis einer Sinusitis.
- **MRT:** Schleimhautschwellung und Granulome der NNH.
- **HRCT der Lunge:** (▶ Kap. 5.3.3) zum Nachweis pulmonaler Krankheitsmanifestation. Nachweis von intrapulmonalen Rundherden mehr als doppelt so häufig wie im Rö.-Thorax. Noduli kommen bereits ab einem Durchmesser von ca. 3 mm zur Darstellung, ferner Kavernen, Lymphadenopathie und pleurale Verdickungen (▶ Abb. 19.16).
- **Typische Befunde:** Bronchiektasen, verdickte interlobuläre Septen, milchglasartige Infiltration (Ground Glass), pleurale Verdickung, Granulome mit Einschmelzungen (▶ Tab. 10.6), Infiltration (Opacity) und zystische Läsionen.
- **EKG und Echo:** Perikarditisnachweis.
- **Histologie:** Biopsie der Sinus maxillares mittels Sinuskopie oder aus den oberen Luftwegen mittels Bronchoskopie. Nachweis von perivaskulären Infiltraten, vorwiegend aus neutrophilen Granulozyten, sowie Granulome aus palisadenförmig angeordneten mononukleären Zellen, Epitheloidzellen und fibrinoiden Nekrosen. Nierenbiopsie mit fokal segmental nekrotisierender Glomerulonephritis und häufig auch extrakapillärer Proliferation. Da sich keine oder nur unspezifische Immunglobulin- und Komplementablagerungen in den nekrotischen Arealen finden, spricht man auch von einer „pauci-immunen" Glomerulonephritis.

Tab. 10.6 DD zur Einschmelzung neigende pulmonale Infiltrationen

aerobe Kokken	Pneumokokken, Staphylokokken
Gram-negative Keime	*Haemophilus influenzae* (bis 10 %) *Klebsiella pneumoniae* (bis 50 %) Proteus *Pseudomonas aeruginosa* *Escherichia coli*
Anaerobier	Peptostreptokokken Fusobakterien *Bacteroides* *Actinomyces*
andere Erreger	Legionellen
Helminthosen	*Entamoeba histolytica* perforierte Echinokokkuszyste
granulomatöse Erkrankungen	Mykobakteriosen nekrotisierende sarkoide Granulomatose (lokale Vaskulitis!)
Diverse	sekundäre Bronchiektasen Bronchozele Tumorkaverne Lungeninfarkt Bulla Bronchialzyste Pleuraempyem silikotische Schwielen (Phthisis atra) Pseudoabszesse (z.B. Zwerchfellhernien)

Klinische Stadien- und Aktivitätsbestimmung der ANCA-assoziierten Vaskulitiden:

- Initialphase (lokalisiert): Erkrankung beschränkt auf oberen und unteren Respirationstrakt
- Frühe Generalisierungsphase: nicht lebens- oder organbedrohende Manifestationen
- Generalisiert: nieren- oder andere organbedrohende Erkrankung, Krea < 5,6 mg%
- Schwer: akutes Nierenversagen oder Befall anderer lebensnotwendiger Organe
- Refraktär: progrediente Erkrankung unter GK- und Cyclophosphamid-Therapie

Differenzialdiagnose

- Andere ANCA-assoziierte Vaskulitiden
- Kollagenosen: SLE (▶ Kap. 9.2), systemische Sklerose (▶ Kap. 9.4)

Eine Übersicht der Merkmale ANCA-assoziierter Vaskulitiden bietet ▶ Tab. 10.7

Therapie

Kein starres Vorgehen, da sehr variabler Verlauf.

Das initiale Überleben der Pat. ist heute, auch bei schweren Verläufen, mittels der immunsuppressiven Therapie meist kein Problem mehr. Allerdings werden schwerwiegende medikamentös-induzierte Komplikationen beobachtet und die initial remissionsinduzierende Therapie ist in der Regel nicht kurativ, sodass we-

Tab. 10.7 Vergleichende Merkmale der Granulomatose mit Polyangiitis (GPA), mikroskopischen Polyangiitis (MPA; ▸ Kap. 10.6) und der eosinophilen Granulomatose mit Polyangiitis (eGPA; ▸ Kap. 10.7)[a]

Symptom	GPA	MPA	eGPA
Asthma	0	0	++++
Eosinophilie (Blut, Gewebe)	+/–	0	++++
Allergien anamnestisch	0	0	++++
oberer Respirationstrakt	+++	+	++
unterer Respirationstrakt	+++	+++	+++
Glomerulonephritis	++	++++	+
Gastrointestinaltrakt	+/–	++	+++
Hautläsionen	++	++	+++
Mononeuritis multiplex	++	+	+++
Augenläsionen	++	+	0
Gelenkbeschwerden	++	++	++
Herzbeteiligung	+/–	+/–	++

[a] Nach Rheum Dis Clin North Am. 1990; 16: 377–397.

niger aggressive Therapiemodalitäten angewandt werden. Bei der chron.-rezidivierenden Erkrankung finden neben dem etablierten Therapieprotokoll zunehmend alternative Behandlungsformen in einem der Krankheitsaktivität und Ausdehnung adaptierten Therapiekonzept ihren Platz. Für einen kleinen Teil der Pat. mit therapierefraktärem Verlauf müssen Therapiestrategien gefunden werden.
Zudem rücken heute mehr und mehr Fragen des Langzeitverlaufs, therapiebedingter Morbidität und Mortalität dieser chron.-rezidivierenden, nicht heilbaren Erkrankung in den Vordergrund.
EULAR-Empfehlungen zum Management der ANCA-assoziierten Vaskulitiden (AAV; 2016) (▸ Abb. 10.3):

- Die Ther. der AAV-Pat. sollte in enger Zusammenarbeit mit oder an einem vaskulitiserfahrenen Zentrum erfolgen.
- Eine positive Biopsie ist diagnostisch. Eine histologische Krankheitssicherung wird für alle neu erkrankten Pat. empfohlen.
- Bei neu auftretenden organ- oder lebensbedrohlichen AAV sollte die Remissionsinduktion mit Prednisolon plus entweder Cyclophosphamid oder Rituximab als gleichwertige Alternativen erfolgen.
- Bei nicht organ- oder lebensbedrohlichen Verläufen kann die Remissionsinduktion mit Prednisolon und MTX 20–25 mg/Wo. erfolgen; Mycophenolatmofetil ist ebenfalls in dieser Situation möglich.
- Major-Rezidive sollten mit Prednisolon und Cyclophosphamid oder Rituximab behandelt werden.
- Eine zusätzliche Plasmapherese kann bei rapid progressiver Glomerulonephritis mit einem Krea > 500 µmol/l additiv zur oben genannten Therapie eingesetzt werden. Eine weitere mögliche Indikation könnte eine schwere pulmonale Hämorrhagie sein.

- Eine Remissionserhaltung sollte mit Low-Dose-Prednisolon und entweder Azathioprin, Rituximab, MTX oder Mycophenolatmofetil erfolgen.
- Die Dauer der Remissionserhaltung sollte mind. 24 Mon. betragen, sonst Therapieintensivierung.
- Refraktäre AAV-Pat. können von Cyclophosphamid auf Rituximab wechseln oder umgekehrt.
- Es sollte ein regelmäßiges strukturiertes klinisches Assessment erfolgen. Die Wertigkeit regelmäßiger ANCA-Kontrollen ist ungewiss.
- Eine persistierende, nicht erklärbare Hämaturie (Ausschluss einer renalen Vaskulitisaktivität) bei Pat., die mit Cyclophosphamid behandelt wurden, muss zystoskopisch abgeklärt werden. An Urothelkarzinom als NW von Cyclophosphamid denken!
- Es ist mit einem Abfall der Immunglobuline bei AAV-Pat. nach Rituximab zu rechnen, deshalb sollte vor jeder erneuten Therapie eine Bestimmung der Immunglobuline erfolgen.
- Es sollte ein regelmäßiges Screening auf kardiovaskuläre Risikofaktoren erfolgen.
- Pat. mit AAV sollten umfänglich informiert werden über Krankheit, Therapie, Prognose usw.
- Es sind dauerhaft Kontrollen hinsichtlich krankheits- oder therapieassoziierter Komorbidität zu empfehlen.
- Initialstadium (ohne schwere Organmanifestation):
  - Immunsuppression mit MTX 15–25 mg/Wo., alternativ Mycophenolat, begleitende GK.
- Generalisationsstadium:
  - Hochdosiert GK 1 mg/kg KG, bei akutem Organversagen evtl. Pulstherapie mit 3 × 500–1.000 mg i.v.
  - Standardimmunsuppression mit Cyclophosphamid i.v. als Bolus (15–20 mg/kg KG alle 3–4 Wo.), wegen der höheren Toxizität nur im therapierefraktären Fall oral.
  - Die Blasentoxizität des Cyclophosphamid-Metaboliten Acrolein muss durch reichliche Flüssigkeitszufuhr und Uromitexan-Gabe reduziert werden.
  - Alternativ Rituximab 4 × 375 mg/m² im Wochenabstand.

> **!** Bei Immunsuppression mit Cyclophosphamid und höheren GK-Dosen (> 20 mg/d) ist zur *Pneumocystis-jirovecii*-Prophylaxe die Sulfamethoxazol-/Trimethoprim-Gabe (3 × wöchentl. 960 mg) notwendig!

- Remissionserhalt: Eine Remission kann meist erzielt werden, dann ist eine Umstellung auf ein weniger aggressives Regime zum Remissionserhalt möglich.
  - Ist eine Remission erreicht, wird zum Erhalt eine Therapie mit Azathioprin 2 mg/kg KG/d oder Methotrexat 20–25 mg/Wo. durchgeführt.
  - Als Reservemittel dienen Leflunomid 20 mg/d oder Mycophenolat 2 g/d
  - Die GK-Dosis soll auf < 10 mg/d reduziert werden.

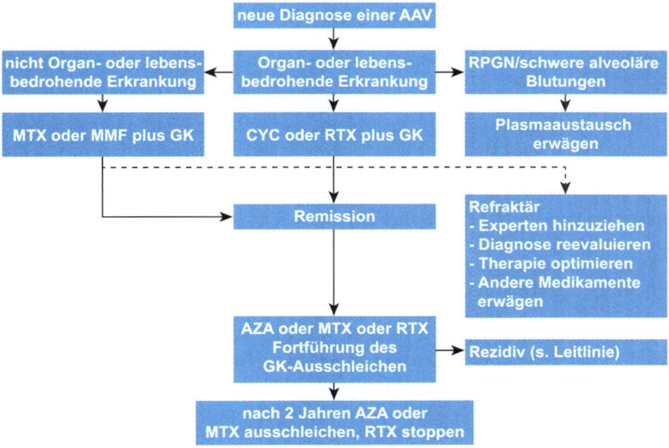

Abb. 10.3 EULAR-Therapiealgorithmus zu ANCA-assoziierten Vaskulitiden (AAV) (2016). MTX = Methotrexat, MMF = Mycophenolatmofetil, GK = Glukokortikoide, CYC = Cyclophosphamid, RTX = Rituximab, AZA = Azathioprin, RPGN = rasch progressive Glomerulonephritis [F867-017]

S1-Leitlinie der DGRh zu Diagnostik und Therapie der ANCA-assoziierten Vaskulitis (2017)

- Diagnostik und Therapie durch interdisziplinäres Team in einem erfahrenen Zentrum
- Remissionsinduktion bei schwerem Verlauf mit Cyclophosphamid und Rituximab mit GK
- Remissionsinduktion bei leichtem Verlauf Mycophenolat als Alternative zu Methotrexat
- Remissionserhaltung ≥ 24 Mon.
- Remissionserhalt Vorrang von Methotrexat und Azathioprin gegen Rituximab

Vollremission: keinerlei Aktivitätszeichen bei klinischer, serologischer und bildgebender Diagnostik (unabhängig vom ANCA-Befund).
Teilremission: Progressionsstopp oder partielle Rückbildung der Krankheitsaktivität.
Stabile Teilremission: deutlich gebesserter Krankheitszustand mit nur noch lokal begrenzten Aktivitätszeichen.

Prognose

Alarmierend hohe Rate therapiebedingter Morbidität und Mortalität durch die kontinuierliche Cyclophosphamidmedikation.: hämorrhagische Zystitis (Präkanzerose!), Blasenkarzinom, schwere hospitalisierungsbedürftige infektiöse Komplikationen und sogar Todesfälle.
Infektiöse Komplikationen sind mit der Dosis und der Dauer der GK-Therapie assoziiert.

Ein Blasenkarzinom entwickelt sich ausschließlich aus einer vorherigen hämorrhagischen Zystitis. Das Blasenkarzinomrisiko steigt kontinuierlich mit der kumulativen Cyclophosphamidmenge (in der Regel über 100 g) und mit der Dauer der Einnahme (über 2 Jahre).
Unter einer Cyclophosphamid-Dauertherapie besteht im Vergleich zur Normalbevölkerung ein 31-fach erhöhtes Blasenkarzinomrisiko, bei Pat. unter dem 65. LJ. steigt das Risiko sogar auf das 51-Fache. Eine hämorrhagische Zystitis bzw. Blasenkrebs können auch Jahre nach Beendigung der Cyclophosphamidtherapie auftreten. Ein myelodysplastisches Syndrom wird bei 8 % aller mit Cyclophosphamid behandelten Pat. beobachtet, bei 5 % aller Pat. führte dies ad exitum.

- Beurteilung der Stadien bzw. Krankheitsausdehnung: ELK-Klassifikation und Disease Extension Index (DEI)
- Beurteilung der Krankheitsaktivität: Birmingham Vasculitis Activity Score (BVAS)
- Unbehandelt führt die GPA rasch zum Tode (5 Mon.), insbes. bei Nierenbeteiligung mit rapid progressiver Glomerulonephritis.
- Langjährige limitierte Formen (z.B. nur HNO-Befall) haben eine bessere Prognose.
- Die Langzeitprognose hat sich dramatisch verbessert: > 90 % der Pat. überleben in einer mittleren Beobachtungszeit von 4 Jahren.
- Trotz erfolgreicher Therapie kommt es nach Therapieende bei 50 % der Pat. innerhalb von Mon. bis Jahren zum Rezidiv.

!

- Die Klinik im Initialstadium wird leicht mit chron.-infektiösen HNO-Erkrankungen verwechselt – erst die Antibiotikaresistenz weist auf eine Granulomatose mit Polyangiitis (GPA) hin!
- Ein Pat. mit cANCA und PR3-AK hat zu 95 % eine GPA!
- Bei isolierter Erhöhung von Nierenwerten (Kreatinin und Harnstoff) unklarer Genese ist immer an eine Vaskulitis, z.B. GPA, zu denken!
- Ausschließliche ANCA-Titerveränderungen sollten nicht zur Therapieänderung führen!

10.6 Mikroskopische Polyangiitis

Matthias Braun und Thomas Bitsch

ANCA-assoziierte, nekrotisierende Vaskulitis der kleinen Gefäße (Kapillaren, Arteriolen und Venolen) mit keinen oder minimalen Immunablagerungen ohne Granulombildung. Die dominierende Manifestation ist die Glomerulonephritis.

Epidemiologie

- Nicht abschätzbar, da bisher unter der sog. mikroskopischen Polyarteriitis nodosa subsummiert.
- Hauptmanifestationsalter: 40–60 J.

Klinik und Befund

- Glomerulonephritis: obligat. Gefürchtete Komplikation ist die rapid progressive Glomerulonephritis (Fallbeispiel ▶ Kap. 19.10).
- Kapillaritis der Lunge: Hämoptoe, Dyspnoe. Bei schweren Verläufen pulmorenales Syndrom.
- Allgemeinsymptome: Fieber, Krankheitsgefühl, Abgeschlagenheit.

- Arthritis, Arthralgien, Myositis, Myalgien.
- Hautbefall: Ulzerationen, palpable Purpura.
- Neuropathie: sensomotorische Polyneuropathie, Mononeuritis multiplex.

Symptome der mikroskopischen Polyangiitis

Glomerulonephritis	80 %
Arthritis / Arthralgien, Myalgien	80 %
Dyspnoe	50 %
Neuropathie	40 %
Hautbefall	20 %

Diagnose

- **Anamnese:** Im Vordergrund steht das pulmorenale Syndrom mit der Gefahr des Multiorganversagens. Die rheumatologischen Symptome stehen oft im Hintergrund.
- **Labor:** pANCA in 80 % positiv, hiervon bis 80 % Myeloperoxidase-positiv. Krea-Anstieg, Hämaturie, Proteinurie. Erhöhung der Entzündungsparameter.
- **Histologie:** Nierenbiopsie zur DD bei drohendem Nierenversagen. Fokal segmental nekrotisierende Glomerulonephritis mit extrakapillärer Proliferation (sog. Halbmondbildung). Fehlender Nachweis von Immunkomplexablagerungen (sog. „pauci-immune" Glomerulonephritis) und Granulomen (▶ Abb. 19.17).

Differenzialdiagnose

- GPA (▶ Kap. 10.5): cANCA, PR3-AK. Histologie: granulomatöse Veränderungen (Niere, Lunge, HNO).
- Goodpasture-Syndrom: Anti-Basalmembran-AK.
- Kollagenosen: SLE (▶ Kap. 9.2), systemische Sklerose (▶ Kap. 9.4); ANA-Nachweis.
- Sweet-Syndrom: akutes Fieber, Hautveränderungen: pustulös, bullös, erythematös an Kopf, Nacken, Armen. Hyperpigmentierung bei Abheilung. Arthralgien. Aphtöse Stomatitis. F > M, 30.–60. LJ. Neutrophilie. Neutrophile Zellinfiltrate der Haut.
- Tumorsuche: akute myeloische Leukämie, 15 % der Pat. leiden an maligner Grunderkrankung.

Therapie

Die Therapie orientiert sich an dem Organbefall und entspricht weitgehend den Konzepten der Granulomatose mit Polyangiitis (▶ Kap. 10.5).

Prognose

- Frühe Todesfälle im Rahmen pulmonaler Komplikationen: Pneumonie, Blutungen.
- 5-Jahres-Überlebensrate ca. 70 %.
- Rezidive können auch nach Mon. und Jahren auftreten.

! Eine rapid progressive Glomerulonephritis spricht für eine mikroskopische Polyangiitis oder eine GPA!

10.7 Eosinophile Granulomatose mit Polyangiitis (eGPA)

Matthias Braun und Thomas Bitsch

Seltene, ANCA-assoziierte, granulomatöse, eosinophilenreiche Entzündung und nekrotisierende Vaskulitis der kleinen bis mittelgroßen Gefäße unbekannter Ätiologie mit Bevorzugung des Respirationstrakts in Assoziation mit Asthma bronchiale und einer Bluteosinophilie (früher Churg-Strauss-Syndrom).

Epidemiologie

- Keine gesicherten epidemiologischen Daten, Prävalenz 17,8/1.000.000 Einwohner
- M : F = 1 : 1.
- Manifestationsalter von 15–70 Jahre

Klinik und Befund

Krankheitsverlauf oft in drei Phasen:

- 1. Phase: monate- bis jahrelange Prodromalphase mit allergischen Reaktionen im Respirationstrakt (allergische Rhinitis, Polyposis nasi, im Verlauf Asthma bronchiale bei 90 %) und selten an Haut (Urtikaria, Quincke-Ödem).
- 2. Phase: Bluteosinophilie im Diff-BB bei meist 30–50 % der Pat. und Erhöhung des Serum-IgE. Histologisch eosinophile Infiltrate in Lunge, gastrointestinal.
- 3. Phase: Vollbild der Vaskulitis, wobei das Asthma bronchiale in den Hintergrund tritt und die vaskulitischen Manifestationen in den Vordergrund.
- Vaskulitische Manifestationen: pulmonale (Infiltrate, Pleuritis), kutane (subkutane Knoten, Erythem) und neurologische Symptomatik (Mononeuritis multiplex, PNP).
  Seltener: Perikarditis, teilweise schwergradige Myokarditis, restriktive oder dilatative Kardiomyopathie, Glomerulonephritis, blutige Diarrhöen.
- Schweres Krankheitsgefühl.
- Nichterosive Arthritis.

Diagnose

Klassifikationskriterien der eGPA
(ACR 1990)

1. Asthma bronchiale
2. Bluteosinophilie (> 10 % im Diff.-BB)
3. Mononeuropathie oder Polyneuropathie
4. Lungeninfiltrate wandernd oder flüchtig im Rö.-Thorax
5. Nasennebenhöhlenveränderungen anamnestisch oder manifest
6. Histologie: extravaskuläre Eosinophileninfiltrate um Arteriolen oder Venolen

4 von 6 Kriterien müssen zur Klassifikation erfüllt sein (Sensitivität 85 %, Spezifität 100 %).

Die Differenzierung zu anderen ANCA-assoziierten systemischen Vaskulitiden erfolgt anhand klinischer und serologischer Kriterien.

Symptome der eGPA

Asthma	90 %
HNO (Rhinitis, Sinusitis)	90 %
Neuropathie (PNP, Mononeuritis multiplex)	75 %
Lunge (Infiltrate, alveoläre Hämorrhagie)	60 %
Arthralgien/Arthritis, Myalgien	60 %
Herz (Perikarditis, Perikarderguss)	45 %
Haut (Purpura, Ulzerationen)	40 %

- **Anamnese:** allergische Diathese und klinische Vaskulitiszeichen.
- **Labor:** Eosinophilie (5.000–20.000/µl), IgE ↑ ↑. Entzündungsparameter erhöht. ANCA in ca. 50 % positiv, meist p-ANCA und MPO-AK positiv, aber keine PR3-AK.
- **Rö.-Thorax, HRCT:** (▶ Kap. 5.3.3) Nachweis von Lungeninfiltraten. Ergänzende Diagnostik mit BAL (eosinophile Alveolitis).
- **EKG, Echo:** Extrasystolie, Erguss, Kardiomyopathie.
- **Histologie:** z.B. N.-suralis-PE, chirurgische Lungenbiopsie. Granulomnachweis gelingt nur bei < 20 % der Pat., häufiger eosinophile Infiltrate und nekrotisierende Vaskulitis.

Therapie

- Milde Verlaufsform: GK 60 mg/d, dann absteigend.
- Vaskulitischer Befall (Herz, Lunge): Therapie wie bei GPA (▶ Kap. 10.5) mit Cyclophosphamid und GK 1 mg/kg KG/d oral für mehrere Wo. bis Mon.; bei akutem Multiorganbefall GK-Pulstherapie 3 x 500–1.000 mg i.v.
- Gelegentlich muss bei schwerer Herzmanifestation nach dem modifizierten Fauci-Schema vorgegangen werden (Cyclophosphamid 2 mg/kg KG/d).
- Möglicherweise können therapieresistente Pat. – ähnlich wie das Hypereosinophilie-Syndrom – auch von einer Interferon-alpha-Behandlung profitieren.

Prognose

- Günstigere Prognose als andere systemische Vaskulitiden aufgrund selteneren Nierenbefall.
- Die kardiale Beteiligung ist höchstwahrscheinlich höher als bisher angenommen: lebensbedrohliche Rhythmusstörungen (plötzlicher Herztod) werden beschrieben.
- 5-Jahres-Überlebensrate ca. 90 %.

> **!**
> - Bei allergischer Rhinitis, Asthma bronchiale und Bluteosinophilie immer an eGPA denken!
> - Kardiale Beteiligung am häufigsten verantwortlich für Todesfälle!

10.8 Purpura Schönlein-Henoch

Matthias Braun und Thomas Bitsch

Syn.: Leukozytoklastische Vaskulitis, Vasculitis allergica. Allergische, nichtnekrotisierende Vaskulitiden unterschiedlicher Ätiologie mit Befall kleiner Hautgefäße (Arteriolen, Kapillaren, Venolen) und seltener Organbeteiligung. Die Purpura Schönlein-Henoch ist der klassische Vertreter der Hypersensitivitätsvaskulitis.

Ätiologie

- Unbekannt, ausgelöst durch Medikamente (Antibiotika, ASS), Infekte (Streptokokken, Mykoplasmen, Legionellen, Yersinien, Hepatitis B).
- Im Kindes- und Jugendalter gehen häufig Infektionen des Respirationstrakts voraus.
- Sekundäre leukozytoklastische Vaskulitis bei entzündlich-rheumatischen Erkrankungen, Vaskulitiden, Kollagenosen und Neoplasien

Klinik und Befund

- Dem vaskulitischen Befund geht zu > 50 % ein bronchopulmonaler Infekt voraus.
- Haut: petechiale Blutungen, palpable Purpura, hämorrhagische Ulzerationen, Urtikaria. Bevorzugung der unteren Extremität.
- Arthritis: Mon- bzw. Oligoarthritis mit flüchtiger Kapselschwellung.
- Organmanifestation: Nephropathie (Hämaturie), abdominale Schmerzen, Karditis. Organbeteiligung insgesamt selten und blande Verläufe.

Symptome der Purpura Schönlein-Henoch

Kutane Vaskulitis (Purpura an Beinen und Gesäß)	100 %
Arthritis (Knie- und Sprunggelenke)	70 %
Fieber	70 %
Gastrointestinale Symptome (Bauchschmerzen)	70 %
Nierenbeteiligung	40 %
Arterielle Hypertonie	10 %

Diagnose

Klassifikationskriterien der Purpura Schönlein-Henoch
(ACR 1990)

1. Palpable Purpura (ohne Thrombozytopenie)
2. Manifestationsalter vor dem 20. LJ.
3. Angina abdominalis mit diffusen Bauchschmerzen, die nach den Mahlzeiten zunehmen, oder Hinweise auf Darmischämien einschließlich blutiger Diarrhöen
4. Leukozytoklastische Vaskulitis: bioptisch gesichert in Arteriolen oder Venolen

2 von 4 Kriterien müssen zur Klassifikation erfüllt sein (Sensitivität 87 %, Spezifität 88 %).

- **Anamnese:** sorgfältige Medikamentenanamnese. Vorausgegangener Infekt, Vorerkrankungen.
- **Rumpel-Leede-Test:** RR-Manschette 5 min über diastolischem RR führt zu Petechien.
- **Labor:** zirkulierende Immunkomplexe. Keine AK, Komplement normal. BB normal.
- **Histologie:** Hautbiopsie mit dem Nachweis von nekrotischen Leukozyteninfiltraten der Gefäßwand (leukozytoklastisch), Eosinophilie und extravasalen Erythrozyten. In der Immunfluoreszenz Komplement- und Immunglobulinablagerungen. Die Biopsie ist anzustreben zur Diagnosesicherung und Abgrenzung anderer Vaskulitisformen (insbes. nekrotisierende Systemvaskulitiden).

Therapie

Abwartendes Vorgehen, da günstige Prognose. Bei Nierenbeteiligung GK.

Prognose

- Günstige Prognose, da Remission nach 1–2 Wo.
- Rezidive und schwerwiegende Organbeteiligungen sind sehr selten.
- Die Erkrankung ist meist selbstlimitierend.

!
- Petechien bei normaler Thrombozytenzahl sprechen für eine Hypersensitivitätsvaskulitis!
- Purpura Schönlein-Henoch im Erwachsenenalter ist verdächtig auf Paraneoplasie!

10.9 Sekundäre Vaskulitiden

Matthias Braun und Thomas Bitsch

10.9.1 Vaskulitiden bei RA

Nekrotisierende Vaskulitis mit Befall kleiner und mittelgroßer Gefäße von Extremitäten und peripheren Nerven. Bei extraartikulärer Manifestation der RA (▶ Kap. 7.1) mit hoher Entzündungsaktivität und hochtitrigen RF ist mit einer Vaskulitis zu rechnen.

Klinik und Befund

- Arterielles Unterschenkelulkus: Pyoderma gangraenosum
- Livedo reticularis
- Skleritis
- Raynaud-Syndrom (▶ Kap. 6.32)
- Purpura
- Gangrän größerer Extremitätengefäße
- Neuropathie: Mononeuritis multiplex
- Viszerale Beteiligung an Herz, Lunge (Perikard-Pleuraerguss)

Diagnose

- Klinisches Bild
- Labor: Rheumaserologie (▶ Kap. 4.4.1)
- Histologie: z.B. Nervenbiopsie, Hautbiopsie

Therapie

- GK: hochdosiert Prednisolon 100 mg/d, ggf. Stoßtherapie mit 500–1.000 mg/d für 3–5 Tage
- Cyclophosphamid 500 mg/m² pro Mon. bis zu 6 Mon.
- Biologika bzw. Januskinase-Hemmer

10.9.2 Vaskulitiden bei SLE

Meist Vaskulitis der kleinen Gefäße mit Hautbeteiligung, selten Vaskulitis wie bei Polyarteriitis nodosa mit Beteiligung großer Gefäße mit Gangrän der Extremitätenarterien oder ZNS-Beteiligung (SLE ▶ Kap. 9.2).

Klinik und Befund

- Raynaud-Syndrom mit schweren Durchblutungsstörungen/Nekrosen bis zur Extremitätenamputation (▶ Kap. 6.32)
- Purpura
- Chron. Ulzerationen an Fingerkuppen
- Infarkte an Finger und Gangrän
- Mononeuritis multiplex
- Mesenterialarterienverschlüsse
- ZNS-Beteiligung mit zerebralen Krampfanfällen, Psychosen, Wesensänderungen
- Thrombosen und Embolien bei Antiphospholipid-Syndrom (▶ Kap. 9.3)

Diagnose

- Klinisches Bild des SLE (▶ Kap. 9.2)
- Labor: SLE-Serologie (▶ Kap. 4.4), Antiphospholipid-AK (Cardiolipin-AK) (▶ Kap. 4.4.5)
- Bildgebende Diagnostik: digitale Subtraktionsangiografie (DSA), MRT Schädel

Therapie

- Vasodilatanzien (Kalzium-Antagonisten, Prostaglandininfusionen, Phosphodiesterase-Hemmer)
- Cyclophosphamid: Bolustherapie 500 mg/m² 1 x/Mon. (bis zu 6 Mon.)

10.9.3 Vaskulitiden bei Kryoglobulinämie und Kryofibrinogenämie

Vaskulitis kleiner Gefäße durch Ablagerung zirkulierender Immunkomplexe, die im abgekühlten Serum präzipitieren (Kryoglobuline, Kryofibrinogen) und die mit akral-betonten kutanen und systemischen vaskulitischen Läsionen einhergeht. Assoziation mit Hepatitis B und C, Sjögren-Syndrom und hämatologischen Erkrankungen (z.B. Hodgkin-Lymphom, Plasmozytom).

Klinik und Befund

- Makulopapulöses Exanthem, Purpura
- Arthralgien
- Lymphadenopathie, Hepatosplenomegalie
- Raynaud-Syndrom (▶ Kap. 6.32)
- Selten sind Glomerulonephritis und Mononeuritis multiplex

Diagnose

Klinische Klassifikationskriterien
1. Akral betonte leukozytoklastische und/oder nekrotisierende kutane Läsionen
2. Provokation der Symptome durch Kälte oder Wind
3. Vaskulitisnachweis der Arteriolen, Kapillaren oder Venolen
4. Nachweis eines kältelabilen Serum- oder Plasmaeiweißes (Kryoglobulin, Kryofibrinogen)

Alle 4 Kriterien müssen zur Klassifikation erfüllt sein.

- **Anamnese:** Kombination von Hauterscheinungen mit Raynaud-Syndrom sollten an dieses Krankheitsbild denken lassen.
- **Labor:** (▶ Kap. 4.2.7) Kryoglobulinnachweis (Trübung des Serums nach 48 h bei 4 °C). Einteilung des Kryoglobulinpräzipitats in der Immunfixation (Typ 1, 2, 3). Immunkomplexe bestehend aus IgM-RF und polyklonalem IgG (Typ 2). Komplementerniedrigung. RF häufig positiv. Bis zu 66 % HBsAg-positiv und Hepatitis B-AK positiv.
- **Histologie:** Hautbiopsie mit Nachweis von granulozytendurchsetzten Arteriolen und Venolen (wie Hypersensitivitätsvaskulitis) sowie auch Immunkomplexablagerungen.

Differenzialdiagnose
- Abgrenzung zum SLE (▶ Kap. 9.2) durch negative ANA und dsDNS-AK, zur Hypersensitivitätsvaskulitis durch Kryoglobulinnachweis und Komplementverbrauch
- DD des Raynaud-Syndroms (▶ Kap. 6.32)
- DD der Kryofibrinogenämie bei Karzinomen, hämatopoetischen und lymphatischen Neoplasien, Infektionen, Medikamenten (Kontrazeptiva) und Kollagenosen (▶ Kap. 9)

Therapie
- GK
- Bei ausgedehntem Befall Cyclophosphamid wie bei Polyarteriitis nodosa (▶ Kap. 10.4) oder Plasmapherese (Reduktion der Immunkomplexe!) mit/ohne anschließendem Cyclophosphamidstoß

10.10 Behçet-Krankheit

Matthias Braun und Thomas Bitsch

Systemische Vaskulitis kleiner und großer Gefäße (Arterien und Venen!) mit sehr variablem Organbefall. Häufige Trias: aphtöse Ulzerationen der Mundschleimhaut – genitale Ulzerationen – Uveitis. Höchste Prävalenz der Erkrankung bei Südeuropäern, Mittelmeeranrainern und Japanern.

Ätiologie
- Unbekannt. Hypothese: allergische Reaktion vom verzögerten Typ (gegen Streptokokken?) führt zu Hyperfunktion der Thrombozyten/Granulozyten
- Assoziation mit HLA-B51

Klinik und Befund

- Schmerzhafte Aphten und Ulzerationen der Mund- und Genitalschleimhaut
- Uveitis anterior: Iritis, Hypopyoniritis
- Oligoarthritis: Dominanz der unteren Extremität (OSG, MTP)
- Selten: Hautbefall (Erythema nodosum, Pyoderma), ZNS (Meningoenzephalitis, Vaskulitis), Herz (Perikarditis), Kolonulzerationen

Diagnose

Diagnostische Kriterien der Behçet-Krankheit
(International Study Group for Behçet's Disease 1990)

- Obligates Syndrom: rezidivierende orale Aphten (mind. 3 ×/Jahr)
- Zusätzlich 2 von 4 der folgenden Kriterien:
  - Genitale Ulzerationen
  - Uveitis/Iritis mit Hypopyon, Retinitis
  - Hautveränderungen: Erythema nodosum, Follikulitis, sterile Pusteln
  - Pathergie-Test positiv: Auftreten einer papulopustulösen Effloreszenz an der Stelle eines einfachen Nadelstiches in die Haut oder einer intrakutanen Injektion von NaCl nach einer Latenzzeit von 24–48 h

- **Anamnese:** Trias Mund-, Genital- und Augenaffektionen
- **Labor:** Entzündungsparameter erhöht. Kein AK-Nachweis
- **Rö.:** nichterosive Arthritis
- **Histologie:** Hautbiopsie zum Nachweis von granulozytären Infiltraten der Gefäßwand und perivaskulär
- **Augen-, Gyn-, Neurokonsil:** Bestätigung der Verdachtsdiagnose. Lumbalpunktion bei Vaskulitisverdacht und ggf. MRT (sog. „white matter"-Läsionen)

Therapie

- Topische Steroide bei genitalen/oralen Ulzerationen und bei Uveitis/Iritis.
- Blande Verläufe: NSAR, Colchizin 0,5–1 mg/d
- Systemischer Verlauf (▶ Kap. 16): Immunsuppressiva wie Azathioprin 2,5 mg/kg KG/d, Chlorambucil 2–4 mg/d, Ciclosporin initial 5 mg/kg KG/d und als Erhaltungsdosis 2–3 mg/kg KG/d (insbes. bei Uveitis). Bei therapierefraktärem Verlauf Cyclophosphamid 50–150 mg/d oder auch Thalidomid 100–300 mg/d insbes. bei drohender Erblindung und ZNS-Vaskulitis.
- Systemische GK sind wenig effektiv und gehen bei höherer Dosierung mit Augen-NW einher: Katarakt, Glaukom.

! Die drohende Erblindung bei der Behçet-Krankheit kann durch Immunsuppressiva verhindert werden!

10.11 Polychondritis

Matthias Braun und Thomas Bitsch

Entzündung des Knorpels (Ohren, Trachea, Nase) mit vaskulitischer Systembeteiligung großer, mittlerer und kleiner Gefäße unbekannter Ätiologie bei einem Prädilektionsalter von 40.–60. LJ.

Klinik und Befund

- Knorpelmanifestation: entzündlich-schmerzhafte Schwellung des Ohr-, Nasen- oder Trachealknorpels. Sattelnase, „Blumenkohlohr", Stridor bei Trachealkollaps
- Arthritis: nichterosive asymmetrische Oligo-/Polyarthritis
- Konjunktivitis, Skleritis/Episkleritis, Iritis/Uveitis
- Aorteninsuffizienz, Aortitis mit Thrombose
- Hauterytheme, Erythema nodosum, Livedo reticularis

Diagnose

- **Anamnese:** Knorpelveränderungen, Polyarthritis und Augenentzündungen
- **Labor:** Entzündungsparameter erhöht. Kein AK-Nachweis
- **Histologie:** Ohren- und Nasenknorpelbiopsie zum Nachweis von Knorpelinfiltraten mit vorwiegend Lymphozyten und Granulozyten zur Diagnosesicherung

Therapie

- GK: Prednisolon initial 30–60 mg/d
- Es gibt keine etablierte Therapie. Schwere Verläufe mit im Vordergrund stehender Vaskulitis (Aortitis, Haut, Auge) oder Knorpelzerstörung (Ohr, Trachea): Immunsuppressiva wie Azathioprin, Dapsone, Cyclophosphamid, Chlorambucil oder auch Ciclosporin und Biologika.
- Einen „Goldstandard" gibt es nicht.

Prognose

- Verlauf: ausgeprägt schubartig, intermittierend längerfristige Vollremissionen
- Mittlere Überlebenszeit 11 Jahre.

11 Degenerativ-rheumatische Erkrankungen

Anke Eckardt, Wolfgang F. Beyer und Thomas Bitsch

11.1 Grundlagen degenerativer Gelenkerkrankungen (Arthrosen)

Anke Eckardt und Thomas Bitsch

Pathologischer polyätiologischer Gelenkzustand einzelner oder mehrerer Gelenke durch fokale Läsionen und Degeneration des hyalinen Knorpels mit sekundärer Umbildung des subchondralen Knochens, der mit Schmerzen, Muskelverspannungen, Bewegungseinschränkung, Schwellung und zunehmender Deformität einhergeht.

Pathologie

- Demaskierung der Kollagenfibrillen durch Missverhältnis zwischen Belastung und Belastbarkeit
- Veränderung der Chondrozytenfunktion: erhöhte Syntheseaktivität, Bildung von „Brutnestern", Chondrolyse durch Proteasen, Produktion veränderter Matrixbestandteile
- Auffaserung des Knorpels mit Rissen und Abrieb
- Bildung einer „Knochenglatze"
- Eröffnung des Markraums
- Sekundärveränderungen: Detritus-Synovialitis, Chondrokalzinose, Knochendeformierung mit Geröllzystenbildung

Risikofaktoren

- Korrelation mit Lebensalter: 20. LJ. 4 %, 70. LJ. über 80 %
- Erhöhte Inzidenz bei Frauen über 50–60 Jahre
- Genetische Disposition: insbes. Koxarthrose, Fingergelenkpolyarthrose
- Mechanische Überlastung: Fehlstellungen, Adipositas, Trauma, metabolische und endokrine Störungen, Entzündungen

Ätiologie

- Mechanische Überlastung: Gelenkdysplasie, Perthes-Calvé-Legg-Krankheit, Epiphyseolyse, Osteonekrose, Achsenfehlstellung, Instabilität, Übergewicht
- Trauma: Luxation, Fraktur der Gelenkflächen
- Metabolisch: Gicht (▸ Kap. 12.1.1), Chondrokalzinose (▸ Kap. 12.1.2), Ochronose (▸ Kap. 12.2.6), Hämochromatose (▸ Kap. 12.1.4)
- Entzündung: bakteriell, reaktiv, autoimmun
- Endokrin: Diabetes, Hyperparathyreoidismus , Hypothyreose
- Neural: Tabes dorsalis, diabetische Neuropathie
- Vaskulär/hämatologisch: Varikosis, Hämophilie

Klinik

- Prodromi: Steifigkeit, Kälteempfindlichkeit, Wetterfühligkeit
- Leitsymptom Schmerz: initial Anlaufschmerz, Ermüdungsschmerz, Belastungsschmerz; später Dauerschmerz, Nachtschmerz, Muskelschmerz
- Bewegungseinschränkung, Krepitation
- Fortgeschrittenes Stadium: Fehlstellung, knöcherne Verdickung und Deformierung, Instabilität, Muskelatrophie, Kontraktur, Versteifung in Fehlstellung mit Wackelbewegungen
- Aktivierte (= sekundär entzündliche) Arthrose mit Entzündungssymptomen

Diagnose

Obligatorische Untersuchungen

- **Klinik und Befund:** sorgfältige Schmerzanalyse (Anlaufschmerz!), Funktionsprüfung des Gelenkspiels mit Krepitation und Bewegungseinschränkung, muskuläre Dysbalance. Check-up der sekundären Arthroseformen!
- **Labor:** Ausschluss systemisch-entzündlicher Erkrankungen (BSG, CRP, E'phorese, ANA), metabolischer (Harnsäure) und endokriner (T4, TSH basal) Störungen. Bei aktivierter Arthrose passager leichte BSG-Erhöhung.
- **Synoviaanalyse** (▶ Kap. 4.6): Viskosität erhöht, leichte Erhöhung der Leukozytenzahl (bis 2.000/µl).
- **Rö.:**
  - Aufnahmen immer im Seitenvergleich in zwei Ebenen, ggf. Funktionsuntersuchungen in mehreren Ebenen; bei tragenden Gelenken (Knie) Aufnahme unter Belastung (Stand)
  - Röntgenzeichen (▶ Kap. 5.2.1): asymmetrische (exzentrische) Gelenkspaltverschmälerung, subchondrale Sklerosierung, Osteophyten, Geröllzysten, Deformierung, sekundäre Chondrokalzinose

Fakultative Untersuchungen

- **Arthrosono** (▶ Kap. 5.5): Nachweis von Ergüssen, Synovitis mit Synovialisverdickung, Osteophytenlokalisation, Kristalle in Knorpel oder periartikulär
- **Szinti** (▶ Kap. 5.4.1): 3-Phasen-Szintigramm zum Nachweis entzündlicher Veränderungen. Bei Aktivitätsanreicherung gezielte Aufnahmen der Gelenke und nicht zuerst „Ganzkörper-Rö."
- **MRT** (▶ Kap. 5.3): Differenzierung struktureller, entzündlicher und nekrotischer Veränderungen artikulär, periartikulär und ossär. Differenzierung von Meniskusläsionen und DD Osteonekrose

Differenzialdiagnose

Alle Arthritiden, insbes. Kristallarthropathien (▶ Kap. 12.1), inzipiente RA (▶ Kap. 7.1), Kollagenosen (▶ Kap. 9)

Therapie

Eine symptomorientierte Therapie steht im Vordergrund:

- Belastungsschmerz: Entlastung durch Alltagsverhalten, tägliches Durchbewegen des Gelenks ohne Belastung, Korrektur von Achsenfehlstellungen, Abbau von Übergewicht und Korrektur metabolischer Störungen. KG, lokale physik. und medik. Ther. (▶ Kap. 18)
- Bewegungsschmerz: zusätzlich Bandagen- und Schienenversorgung. Intensivierung der physik., medik. und lokalen Ther. (mehrfach Gelenkpunktionen mit großvolumiger NaCl-Spülung)
- Ruheschmerz: zusätzlich mehrfache Gelenkpunktionen zur Entlastung des Binnendrucks sowie LA/GK intraartikulär. Systemisch NSAR (▶ Kap. 16.2). Radiotherapie (Entzündungsbestrahlung). Operative Ther. (Pridie-Bohrung, arthroskopische Gelenkspülung, Umstellungsosteotomie, Resektionsarthroplastik, Gelenkersatz [partiell/total])

> **!**
> - Der morgendliche Anlaufschmerz ist besonders charakteristisch für die Arthrose: Morgensteifigkeit unter 30 min!
> - Eine Arthrose kann entzündlich dekompensieren (Osteoarthritis) mit rascher Progredienz der Destruktion!

- Verwechslung einer erosiven Fingergelenkpolyarthrose mit RA möglich!
- Erfolgreiche Behandlung der Arthrose ist nur möglich durch Differenzierung des Arthroseschmerzes!
- Ein Großteil der Schmerzbehandlung kann nur der Patient selbst leisten, deshalb dem Patienten individuelle Verhaltensregeln mitgeben!

11.2 Fingerpolyarthrose

Anke Eckardt und Thomas Bitsch

Arthrose der DIP (Heberden-Arthrose), der PIP (Bouchard-Arthrose), des CMC I (Rhizarthrose), der Karpometakarpalgelenke und des Trapez-Skaphoid-Gelenks.

Sonderformen

- **Aktivierte Polyarthrose:** sekundär entzündlich
- **Erosive (destruierende) Polyarthrose:** schwere Verlaufsform einer aktivierten Arthrose mit radiologischen Destruktionszeichen und somit schwierige Abgrenzung gegenüber RA bzw. Psoriasisarthritis
- Kombination mit Rhizarthrose und Trapez-Skaphoid-Arthrose

Ätiologie

- Meist primär, insbes. Frauen in der Menopause
- Lockerung des Kapselbandapparats mit Subluxation/Luxation bei mechanischer Überlastung

Klinik und Befund

- Anlaufschmerz (Morgensteifigkeit unter 30 min), Bewegungsschmerz, manchmal Ruheschmerz nachts
- Knötchenbildung dorsolateral über DIP mit Schmerzen und teilweise fluktuierenden Zystchen (Heberden-Arthrose). Derbe Knotenbildung über PIP (Bouchard-Arthrose). Konturveränderungen an MCP (Karpometakarpalarthrose)
- Schmerzen beim festen Zupacken, Drehen von Griffen, Schlüsseldrehen, Lappenauswringen, bei Opposition und Abd. (Rhizarthrose)
- Verstärkte Krepitation unter Kompression des ersten Strahls gegen die Handwurzel (positiver Grind-Test)

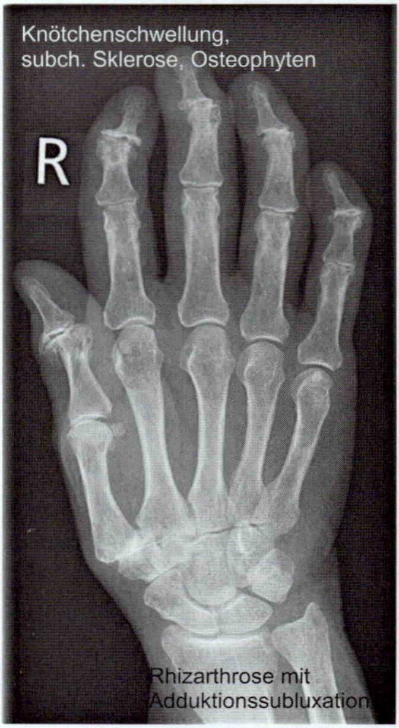

Abb. 11.1 Röntgen Hand mit Zeichen der deformierenden Polyarthrose [P482]

Diagnose

- **Labor:** BSG normal, bei aktivierter Arthrose passager erhöht.

- **Rö.:** verschmälerter Gelenkspalt, Osteophytenbildung mit ausladenden Gelenkflächenverbreiterungen und Gelenkflächenbegradigungen und paraartikulären Ossikeln. Deviation bis Subluxationsstellung. Bei Rhizarthrose sehr häufig Kapselosteome (▶ Abb. 11.1). Bei Heberden-Knoten oft erst nach mehreren Jahren röntgenpositiver Osteophyt! Bei erosiver (destruierender) Polyarthrose (▶ Abb. 11.2) subchondrale Spongiosadefekte, Osteolysen und Reparaturvorgängen, jedoch im Gegensatz zu Arthritiden keine gelenknahe Osteoporose!

Differenzialdiagnose

- RA, insbes. LORA (▶ Kap. 7.2.2) mit plötzlichem Krankheitsbeginn
- Gicht (▶ Kap. 12.1.1), Chondrokalzinose (▶ Kap. 12.1.2)
- Psoriasisarthritis sine psoriase, oft schwierige DD

Therapie

- **Aufklärung:** Pat. über „Harmlosigkeit" der „Abnutzungserscheinung" aufklären und somit von Angst über entzündlich-rheumatische Erkrankung (RA) befreien.
- **Physik. Ther.:** Kneten in warmer Fango, Lehm oder Vogelsand (im Backofen anwärmen). Warme Handbäder, Paraffinbad, Zweizellenbad. Ultraschall im Wasserbad (0,3 W/cm^2) mit aufsteigender Tendenz bis 0,4 W/cm^2 für 3–5 min unter wechselnden Gelenkstellungen. Laser an Knötchen von DIP- und PIP-Gelenken. Bei aktivierter Arthrose Kneten in kühlem Fango, Kryotherapie (Eisbeutel, Kaltluft).
- **Medik. Ther.:** NSAR (▶ Kap. 16.2) als Externa mit milder Wärme; bei aktivierter Polyarthrose kühlende Gelapplikationen. NSAR systemisch nur bedarfsorientiert.
- **Ergo** (▶ Kap. 18.7): funktionelle Bewegungsübungen auch bei Alltagsbelastungen (Flasche öffnen).

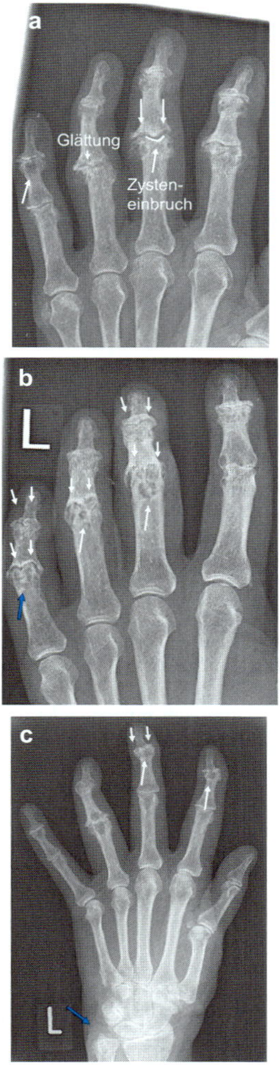

Abb. 11.2 Röntgen Hände mit Zeichen der erosiven Fingerpolyarthrose [P482]
a), b) Charakteristisch: an DIP und PIP zentrale große Zyste im Köpfchen und zwei parazentrale Erosionen gegenüber. Stadienhaft: Zysteneinbruch, Glättung oder weitere, z.T. tiefgreifende Destruktion (blauer Pfeil)
c) Sekundär bei Kristallarthropathie: hier CPPD (blauer Pfeil)

- **RSO, Röntgenreizbestrahlung:** manchmal hilfreich bei Rhizarthrose.
- **Operative Ther.** (▶ Kap. 17): Ind. bei Rhizarthrose manchmal in besonders therapierefraktärer Situation:
  - Sattelgelenkarthrodese
  - Resektion des Trapeziums mit und ohne Interposition
  - Trapeziumresektion mit „Fesselung" der MC-I-Basis
  - Totalendoprothetischer Ersatz

! Polyarthrose kann mit entzündlichen Schüben einhergehen: aktivierte und erosive Polyarthrose!

11.3 Gonarthrose

Wolfgang F. Beyer und Thomas Bitsch

Häufige Arthrose der Extremitätengelenke. Zwischen 30–50. LJ. bei 50 % der Bevölkerung Arthrosezeichen, ab 70. LJ. bei jedem Menschen arthrotische Kniegelenkveränderungen. Bevorzugung des medialen Kompartments (Varusgonarthrose), des lateralen Kompartments (Valgusgonarthrose), des femoropatellaren Gelenkanteils (Retropatellararthrose) oder alle drei Gelenkabschnitte (Panarthrose). Phleboarthrotischer Symptomenkomplex: gemeinsames Vorkommen von Gonarthrose und Varikosis.

Ätiologie

Missverhältnis zwischen Belastung und Belastbarkeit des Gelenks. Bei den strukturellen Arthrosen geht man von einer primär verminderten Belastbarkeit des Gelenkknorpels aus, bei den mechanisch bedingten Arthrosen von einer vermehrten Belastung des normalen Knorpels.

- Primär: idiopathisch
- Sekundär:
  - Veränderte Statik (Achsenfehlstellungen nach Meniskusverletzungen und -schäden, Überlastung, lange Immobilisation)
  - Posttraumatisch (Frakturen, Kapsel-Band-Verletzungen, habituelle Patellaluxation)
  - Entzündungen (rheumatisch, unspezifisch, spezifisch)
  - Kongenitale Entwicklungsstörungen (Patelladysplasien, Scheibenmeniskus)
  - Stoffwechselstörungen (Gicht, Chondrokalzinose, Diabetes mellitus, Hämophilie, Ochronose)
  - Durchblutungsstörung (aseptische Knochennekrose)
- Erhöhte Prävalenz bei Übergewicht mit erhöhtem Risiko bilateraler Gonarthrose und rascheres Fortschreiten bei Übergewicht
- F > M: gehäuft in der Menopause und nach Hysterektomien

Klinik und Befund

- Anlauf- und Belastungsschmerz im Kniegelenk (▶ Tab. 11.1), Steifigkeitsgefühl, Schwellneigung. Dauer- und Nachtschmerz im späteren Stadium. Ruheschmerz ca. 50 % der Pat., Nachtschmerz ca. 30 % der Pat.
- Verminderte Gehleistung
- Verlauf meist langsam progredient, oft wetterabhängig

- Krepitationen
- Patellaanpress- und -verschiebeschmerz (Zohlen-Zeichen)
- Achsenfehlstellung (physiologisch 7° Valgus im Erwachsenenalter)
- Unsicherheits- bzw. Instabilitätsgefühl bei muskulärer Insuffizienz
- Atrophie der Oberschenkelmuskulatur
- Druckschmerz in Höhe des Gelenkspalts, am Pes anserinus, den Kollateralbändern und der benachbarten Muskulatur
- Druckschmerzhaftigkeit der Gelenkkapsel
- Schwellung, Erguss und Überwärmung bei aktivierter Arthrose
- Bewegungseinschränkung mit Kapselmuster nach Cyriax: Flex. stärker eingeschränkt als Ext.

Schmerzen, die überwiegend bei Kniebeugung auftreten, sprechen für Femoropatellar-Arthrose.

Tab. 11.1 Korrelation zwischen Knieschmerzen und dem Grad der im Rö.-Bild nachweisbaren Arthrosezeichen (Lawrence 1989)

Grad der radiologischen Veränderungen	Häufigkeit von Knieschmerzen
ausgeprägt	50 %
mäßig	60 %
gering	40 %
fraglich	20 %
normal	10 %

- Häufig Diskrepanz zwischen Beschwerdebild und Röntgenbefund!
- 20 % der Pat. mit Hüftgelenkerkrankungen geben primär Knieschmerzen an!

Diagnose

- **Rö. a.p.:** stehend oder Einbeinstand, seitlich in 30°-Kniebeugung, Rosenberg-Aufnahme, Patella tangential:
  - Achsenfehlstellung, Osteophyten (Rauber-Zeichen = Ausziehung der Tibiakonsolen), spitzzipflige Ausziehungen der Eminentia intercondylaris, Gelenkspaltverschmälerung, subchondrale Sklerose (▶ Abb. 11.3), Geröllzysten und Subluxation des Tibiakopfes.
  - Der sagittale Längsdurchmesser des Tibiaplateaus ist medial größer als lateral, deshalb findet sich aufgrund des Summationseffekts medial immer eine gegenüber dem lateralen Tibiaplateau vermehrte subchondrale Sklerosierung, die nicht unbedingt als pathologisch zu verwerten ist.
  - Der Befund der bildgebenden Diagnostik lässt in der Regel keinen Rückschluss auf die bestehende Beschwerdesymptomatik zu. Bei radiologisch ausgeprägtem Befund treten häufiger Beschwerden auf, ein linearer Bezug besteht jedoch nicht.

Radiologische Einteilung der Gonarthrose ▶ Tab. 11.2.

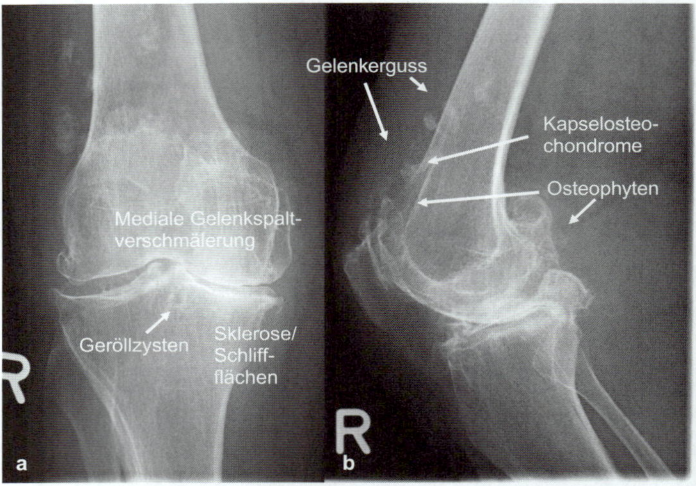

Abb. 11.3 Röntgen Knie mit Zeichen der Gonarthrose [P482]

Tab. 11.2 Klassifikationssystem zur radiologischen Einteilung der Gonarthrose nach Kellgren und Lawrence (1957) [F867-018]

Grad 0	keine röntgenologischen Veränderungen
Grad 1	initiale Gonarthrose mit angedeuteten Ausziehungen an der Eminentia intercondylaris und den gelenkseitigen Patellapolen
Grad 2	mäßige Gonarthrose mit Ausziehungen auch an den Tibiakonsolen, mäßiger Verschmälerung des Gelenkspalts und beginnender Abflachung der Femurkondylen. Mäßige subchondrale Sklerosierung
Grad 3	mittelgradige Gonarthrose mit hälftiger Verschmälerung des Gelenkspalts, deutlicher Entrundung der Femurkondylen, osteophytärer Randwulstbildung an den Tibiakonsolen, der Eminentia intercondylaris, den Innenkanten der Femurkondylen und den gelenkseitigen Patellapolen. Ausgeprägte subchondrale Sklerosierung
Grad 4	ausgeprägte Gonarthrose. Gelenkdestruktion mit ausgeprägter Verschmälerung bis Aufhebung des Gelenkspalts und unruhiger Randkontur. Zystische Veränderungen an Tibiakopf, Femurkondylen und Patella. Subluxationsstellung des Femurs gegenüber der Tibia

- **MRT:** Vollschichtdefekte bis auf den subchondralen Knochen lassen sich mit hoher Zuverlässigkeit diagnostizieren. Die diagnostische Wertigkeit bei oberflächlichen Knorpelläsionen (Fibrillationen und Einrissen), die nicht bis an den darunterliegenden Knochen reichen, ist deutlich eingeschränkt: Sensitivität und Spezifität 40–100 % je nach Anlagen- und Spulentechnik, gewählter Sequenz, Patientenkollektiv und Referenzmethode.
- **Synoviaanalyse** (▶ Kap. 4.6): Zellzahl < 2.000/µl, bei aktivierter Gonarthrose bis 10.000/µl.

Differenzialdiagnose

- Entzündlich-rheumatische Erkrankung: RA (▶ Kap. 7.1), reaktive Arthritis (▶ Kap. 8.3), Psoriasisarthritis (▶ Kap. 8.4)
- Kristallarthropathie (▶ Kap. 12.1)
- Ahlbäck-Krankheit: spontane Osteonekrose des Kniegelenks meist am medialen Femurkondylus im 60.–70. LJ.
- Algodystrophie (Sudeck-Syndrom, Complex Regional Pain Syndrome [CRPS])
- Meniskusschädigung: Meniskusganglion, Meniskuseinriss, Scheibenmeniskus
- Osteochondrosis dissecans
- Synovialchondromatose (Reichel-Syndrom)
- Hüftgelenkerkrankungen: Koxarthrose (▶ Kap. 11.4), Koxitis

Therapie

Wichtige Therapieziele sind:

- Reduktion der Schmerzen
- Erhalt oder Verbesserung der Gelenkfunktion und insbes. der Beweglichkeit
- Beeinflussung der fortschreitenden Gelenkdestruktion
- Erhalt der Selbstständigkeit bei Minimierung von Behinderung, funktioneller Einschränkung und sozialen Beeinträchtigungen

Pat.-Info und Pat.-Schulung: nachweisbarer Effekt auf Schmerz und Behinderung. Gleichzeitige Unterweisung von Bezugspersonen und Lebenspartnern bringt zusätzliche Vorteile in Bezug auf Schmerzreduktion und Vermeidung von Behinderung.

- Gewichtsreduktion und sportliche Betätigung mit rhythmischen, gleichförmigen Gelenkbewegungen
- Möglichst viel Bewegung mit möglichst wenig Belastung

KG, Ergo: (▶ Kap. 18) Entlastungsübungen, Bewegungstherapie (Fahrrad, Laufband, Schwimmbad). Manuelle Therapie mit Traktion, translatorische Mobilisation, Querfriktion, Patellamobilisation, muskuläre Stabilisierung (M. quadriceps femoris). Bindegewebsmassage

Physik. Ther.: (▶ Kap. 18) milde Wärme (Fango, Lehm) im nicht akuten Stadium; Kryotherapie bei aktivierter Arthrose. Ultraschall örtlich auf- und absteigend von 0,5–0,4 W/cm^2; Schmerzpunkte in Wadenmuskulatur und M. quadriceps. Kein Ultraschall in Kniekehle und auf Varizen! Kurzwelle zur Analgesierung. Phonophorese. Sandsackauflage 3 × 20 min tägl. bei beginnender Beugekontraktur. Bewegungsbad mit ggf. Aquajogging

Akupunktur: „Knieauge" (Ma 35, Ex 31, 32); M-P 9, 10; Le 8; Gb 34; Bl 40, 58, 60, 62; Ma 34, 35, 36; 3-E 5

Medik. Ther.: NSAR (▶ Kap. 16.2) systemisch und lokal mehrmals tägl.

Injektionen: Gelenkspülungen (NaCl), ggf. LA/GK. Hyaluronsäuresubstitution. Neuraltherapie nach Bachmann-Schema mitten auf Kniescheibe, lat. und med. der Unterkante der Kniescheibe, 2 QF oberhalb kranialer Patellaspitze

Orthopädietechnik: Schuhaußenranderhöhung bei Varusgonarthrose bzw. Innenranderhöhung bei Valgusgonarthrose. Alternative ist langsohlige Einlage mit durchgehendem Pronations- oder Supinationskeil. Diese Art der Versorgung bietet dem Pat. die Möglichkeit des Wechsels in verschiedene Schuhe. Kniegelenkbandagen und Orthesen. Pufferabsätze, Unterarmgehstützen und Gehstock zu verwenden auf der nicht betroffenen Seite

Operative Ther.

- **Gelenktoilette:** Durch die arthroskopische Gelenktoilette können befristet Schmerz und Symptome der Gonarthrose gelindert werden. Osteophytenabtragung, Pridie-Bohrung, Synovektomie, Resektion degenerierter Meniskusanteile, Glättung chondromalazischer Herde mechanisch oder Oberflächenbearbeitung mit dem Laser.
- **Autologer Knorpel-Knochen-Transfer und autologe Chondrozytentransplantation:** Ind. bei umschriebenen, tieferen Knorpeldefekten. Bei primären Gonarthrosen handelt es sich meist um einen eher flächenhaften Knorpelschaden, sodass diese Verfahren dann nur sehr eingeschränkt oder gar nicht indiziert sind.
- **Gelenknahe Osteotomien:** Hinausschieben oder Vermeiden der Prothesenimplantation bei nicht zu stark fortgeschrittener unikompartimenteller Gonarthrose ohne multiple Bandinstabilitäten mit suprakondylärer Osteotomie (Valgusfehlstellung) oder Tibiakopf-Umstellungsosteotomie mit Fibulaosteotomie (Varusfehlstellung). Da sich bei der Varusgonarthrose häufig eine relative Bandinstabilität findet, ist die Achskorrektur auch bei einer sorgfältigen präoperativen Planung nicht immer sicher. Anzustreben ist eine Überkorrektur ins Genu valgum mit einem femorotibialen Winkel von 165°–170°.
  Voraussetzungen für eine valgisierende Tibiakopfosteotomie:
  - Unikompartimentelle Arthrose
  - Bewegungsumfang von 90°
  - Streckdefizit < 15°
  - Ausreichend fester Bandhalt (Instabilität < ++)
  - Keine chron. synovialen Reizzustände
- **Arthroplastik:** (▶ Kap. 17.3.7) achsengeführte Knieendoprothese, ungekoppelte kondyläre Prothese, unikondyläre Schlittenprothese. Die Verwendung nichtgekoppelter Prothesen setzt voraus, dass der mediale und laterale Bandhalt bei der Operation symmetrisch balanciert werden kann. Die Beinachse muss rekonstruiert werden und die Kniebasislinie soll horizontal verlaufen. Über 90 % der Kniegelenke können mit derartigen Prothesen versorgt werden. Kniegelenke mit extremen Achsfehlstellungen und einem destruierendem Bandhalt erfordern eine Koppelung zwischen der femoralen und der tibialen Komponente. Da bei diesen Prothesentypen stärkere Kräfte auf die Verankerung der Prothese im Knochen auftreten, sind die femorale und tibiale Komponente jeweils mit langen Stielen versehen, die teilweise weit in die Meta- und Diaphyse reichen. Von einer vollständigen Kopplung, z.B. durch eine starre Scharnierachse, ist man weitgehend abgekommen.
  Schmerzen im Bereich des femoropatellaren Gelenks sind eine häufige Ursache persistierender Beschwerden nach dem künstlichen Gelenkersatz. Das femorale Gleitlager der Kniescheibe ist bereits durch die femorale Komponente der Knieprothese ersetzt. Der Ersatz der Kniescheibenrückfläche ist nicht zwingend erforderlich, da die Kniescheibe auch ohne einen künstlichen Oberflächenersatz auf der Metalloberfläche der femoralen Komponente gleiten kann. Von großer Bedeutung ist, dass die Kniescheibe nach der Protheseimplantation wieder gut geführt in der neu geschaffenen Rinne zwischen den Femurkondylen gleiten kann. Dies setzt die korrekte Rotation der femoralen und tibialen Komponente voraus, kann aber auch ein zusätzliches laterales parapatellares „release" erfordern. Die Standzeit von Knie-TEP liegt bei 15 Jahren. Hauptgründe für frühzeitigen Wechsel sind Infektionen, Patellakomplikationen, Fehlpositionierung der Endoprothese sowie Endoprothesenlockerung.

> **!**
> - Infektionen gehören zu den gefürchtesten Komplikationen nach Implantation einer Knieprothese.
> - Die Häufigkeit tiefer Infektionen wird auf ca. 2 % geschätzt.

- **Hinweise auf eine Infektion:**
  - Überwärmung
  - Schwellung
  - Erguss
  - Schmerz
  - Bewegungseinschränkung
- Schlüssel zur Diagnose ist die Gelenkpunktion mit Synoviaanalyse (▶ Kap. 4.6) und bakteriologischem Abstrich.
  Tiefe Infektionen erfordern ein operatives Vorgehen. Ein konservatives Vorgehen unter antibiotischer Therapie kann nur ausnahmsweise bei unmittelbar postoperativer Frühinfektion gerechtfertigt werden und hat Erfolgsaussichten von 6–10 %. Die Erfolgsaussichten eines offenen Debridements mit Synovektomie liegen bei ca. 25 %. Oft kann die Prothese nicht erhalten werden und ein Prothesenwechsel wird erforderlich, der von den meisten Operateuren zweizeitig durchgeführt wird.

- **Arthrodese:** Kompressionsosteosynthese durch Fixateur externe/Plattenosteosynthese werden funktionell nur schlecht toleriert und spielen in der Ära der Endoprothetik als primäres Vorgehen bei Arthrosen so gut wie keine Rolle. Infrage kommen sie noch als „salvage procedure" beim Versagen von Knieprothesen, z.B. bei rekurrenten Infektionen.

11.4 Koxarthrose

Anke Eckardt und Thomas Bitsch

Degenerative Veränderung des Hüftgelenks mit schmerzhafter Funktionsminderung.

Ätiologie

- Primär (idiopathisch), ca. 25 % aller Koxarthrosen. Beginn nach 50.–60. LJ.
- Sekundär:
  - Angeborene Hüftluxation
  - Hüftdysplasie, Coxa profunda, Coxa valga und Torsionsfehler, Offsetstörung
  - Femoroazetabuläres Impingement: Impingement zwischen proximalem Femurende und Pfannenrand (Pincer- oder Cam-Impingement)
  - Epiphyseolysis capitis femoris
  - Rheumatische (RA, JIA) und bakterielle Koxitis
  - Perthes-Calvé-Legg-Krankheit
  - Trauma
- Seltener: Gelenkchondromatose, idiopathische Hüftkopfnekrose, metabolische Arthropathien, Osteoradionekrose

Klinik und Befund

- **Anamnese:**
  - Familienanamnese: rheumatische Erkrankungen? frühzeitige Arthrosen in Familie?

- Eigenanamnese: Unfälle? Stoffwechselerkrankungen? kindliche/jugendliche Hüfterkrankungen?
- Schmerzen: Leiste, Ausstrahlung über den Oberschenkel bis ins Knie. Anlaufschmerz, Belastungsschmerz, Nachtschmerz bei Ruhe. Kreuzschmerz (kompensatorische Hyperlordose durch Flexionskontraktur der kranken Hüfte). Oft langsam progredienter Verlauf mit jahrelanger Schmerzfreiheit
- Bewegungseinschränkung: Sport, Treppensteigen, Schuh-und Strumpfanziehen, maximale Gehstrecke, Gehhilfen

- **Gangbild:**
  - Verkürzungshinken, Schmerz- und Schonhinken
  - Außenrotationsstellung des Fußes
  - Trendelenburg-Zeichen
  - Duchenne-Zeichen
  - Beinlängendifferenz
- **Palpation:**
  - Kapseldruckschmerz, Trochanterklopfschmerz
  - Muskelatrophie
- **Bewegungsprüfung Hüftgelenk:**
  - Frühzeitig Einschränkung von Iro., Abd. und Ext.: sog. Kapselmuster nach Cyriax
  - Wackelbewegungen: auf frühzeitiges Mitgehen des Beckens in Iro. achten, deshalb Fixation der kontralateralen SIAS
  - Bewegungsschmerz
  - Hüftkontraktur in Flex.-, Add.-, Aro.-Stellung
  - Scheinbare oder echte Beinlängendifferenz
  - Kompensatorische LWS-Hyperlordose
  - Viererzeichen: Messung des Abstands Kniegelenk → Unterlage bei Abd./Aro. des kranken Beins nach Aufsetzen der Ferse des kranken Beins auf das Knie des gesunden Beins
  - Thomas-Handgriff des Hüftgelenks: durch passive max. Beugung der Gegenseite wird eine LWS-Hyperlordose aufgehoben; bei Extensionseinschränkung kommt der Oberschenkel der erkrankten Seite in Beugestellung = Kontrakturausmaß
  - FADIR-Impingement-Test: bei 90° flektiertem Hüftgelenk wird eine Add. und Iro. zur Schmerzprovokation durchgeführt, meist in Rückenlage

Diagnose

Nach den Klassifikationskriterien des ACR kann bei einem Hüftschmerz bei folgender Röntgen- und Laborkonstellation die Diagnose der Koxarthrose gestellt werden.

ACR-Klassifikation Koxarthrose
Hüftschmerz und mind. zwei der nachfolgenden drei Punkte:
- BSG < 20/h
- Radiologisch Osteophyten an Femur und/oder Acetabulum
- Radiologisch Gelenkspaltverschmälerung

- **Rö.:** in Beckenübersicht (▶ Kap. 5.2.9) 60 % aller Koxarthrosen bilateral (▶ Abb. 11.4)
  - Leitbefund Gelenkspaltverschmälerung: Beginn exzentrisch, am häufigsten „superior“, seltener „zentral“ sowie „inferior“

- Subchondrale Sklerosierung, osteophytäre Randzackenbildung, Geröllzysten, Kapselosteome, Synovialchondrome
- Dezentrierungszeichen: Wiberg-Zeichen = „Hängematte", Pfannenbodendoppelung, subfovealer Osteophyt
- Kopfdeformierung und Stellungsanomalie, Kopfdestruktion
- Pseudofrakturlinie bei stark gewulstetem Pfannenrand
- Hinweise für sekundäre Koxarthrose: konzentrische Gelenkspaltverschmälerung bei Koxitis im Rahmen von RA, JIA. Malum coxae senile: geringe osteophytäre Reaktion
  - Zusatzaufnahmen: axial, Funktionsaufnahmen für OP-Planung

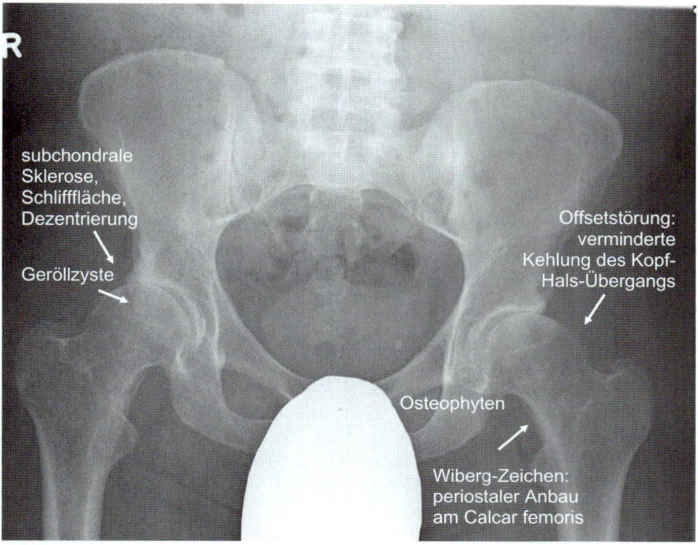

Abb. 11.4 Röntgen Hüfte mit Zeichen der Koxarthrose [P482]

- **Labor:** Entzündungsparameter (BSG, CRP), Stoffwechselparameter (Harnsäure, BZ), RF, ANA im Normbereich. Beachte: Häufigkeit des RF nimmt mit dem Alter zu!
- **Arthrosono:** (▶ Kap. 5.5.5) Zur Quantifizierung des Gelenkergusses, der auch bei aktivierter Koxarthrose vorkommen kann, und zur Einordnung des Hüftschmerzes (Koxitis, Lymphadenopathie, Aneurysma) ist die Arthrosono der ventralen und dorsalen Kapselstrukturen erforderlich.
- **MRT:** (▶ Kap. 5.3.8) zur DD früher Stadien einer Hüftkopfnekrose, transitorischer Osteoporose, Infekt und zum Ausschluss von Metastasen und anderer Knochen-/Weichteilpathologien.
- **Szinti:** (▶ Kap. 5.4.1) DD, insbes. entzündliche/neoplastische Grunderkrankung, Osteonekrose.

Differenzialdiagnose

Hüftkopfnekrose Gravierendste Lokalisation aller Osteonekrosen, da bei 50 % der Pat. innerhalb von 3 Jahren Gelenkdestruktion. Da radiologische Veränderungen erst in späteren Stadien des Krankheitsverlaufs auftreten, hat die MRT in Frühphase hohen Stellenwert. Asymptomatische Erkrankung der kontralateralen Hüfte bei 30–70 % der Pat. Auch Humeruskopf, Tibia, Femurkondylen, Handwurzelknochen und Talus können befallen sein!

Stadien der Hüftkopfnekrose nach Ficat/Arlet

- Stadium 0: keine Symptome
- Stadium 1: Leistenschmerz, geringe Bewegungseinschränkung, Rö. o.B., MRT sektorenförmige Signalanhebung
- Stadium 2: erste Rö.-Veränderungen, Sklerosierung, Zystenbildung im Hüftkopf
- Stadium 3: Sequestrierung des Knorpels
- Stadium 4: Zusammenbruch des Hüftkopfs

Die Klassifikation erfolgt gemäß der Association Research Circulation Osseous (ARCO).

ARCO-Klassifikation der nichttraumatischen Hüftkopfnekrose

- Stadium O: keine radiologischen Veränderungen, alle bildgebenden Verfahren einschließlich MRT negativ, lediglich positive Histologie
- Stadium I: Rö. negativ, MRT positiv (▶ Abb. 11.6a, b)
- Stadium II: Rö. und MRT positiv, Hüftkopfkontur erhalten (▶ Abb. 11.5a, ▶ Abb. 11.6c)
- Stadium III: subchondrale Fraktur im Rö. (▶ Abb. 11.5b, ▶ Abb. 11.6c)
- Stadium IV: Abflachung des Femurkopfes, noch annähernd normal weiter Gelenkspalt (▶ Abb. 11.5c)
- Stadium V: Abflachung des Femurkopfes mit Sekundärarthrose
- Stadium VI: vollständige Gelenkdestruktion

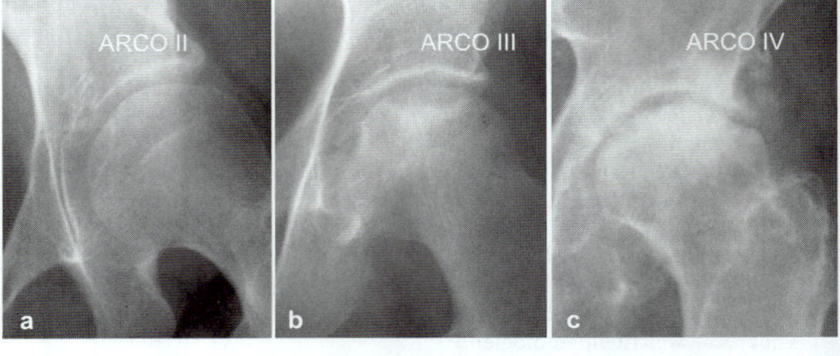

Abb. 11.5 Röntgen Hüfte mit Zeichen der Hüftkopfnekrose [P482]
a) ARCO II: initiale Abflachung, subchondrale Fraktur
b) ARCO III: Defekt durch Fragmentierung der Nekrosezone
c) ARCO IV: Deformität mit Sekundärarthrose

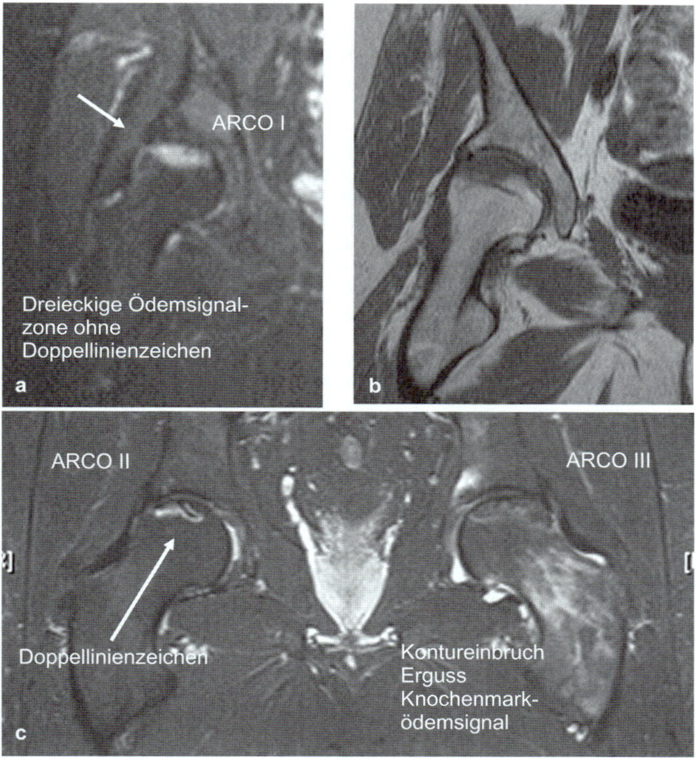

Abb. 11.6 MRT Hüfte mit Zeichen der Hüftkopfnekrose [P482]
a), b) ARCO I
c) ARCO II und III

Lokalisation: med., zentral, lat.
Ausdehnung:

- Nekroseanteil des Femurkopfes (% des Gesamtvolumens):
  - A < 15 % (geringfügig)
  - B 15–30 % (mittlere Größe)
  - C > 30 % (ausgedehnte Läsion)
- Länge der subchondralen Fraktur (% der Kopfoberfläche):
  - A < 15 %
  - B 15–30 %
  - C > 30%
- Kalottenimpression:
  - A < 2 mm
  - B 2–4 mm
  - C > 4 mm
- Fraktur: Ermüdungsfraktur bei Osteoporose, oft Bagatelltrauma oder spontan.

- Femoroazetabuläres Impingement (FAI): Durch „Anschlagen" aufgrund eines mechanischen Konflikts des Schenkelhalses mit dem vorderen oder hinteren Pfannenrand/Labrum wird das physiologische Bewegungsspiel im Hüftgelenk gestört. Beim Cam-Impingement entsteht ein sog. Bumb-Osteophyt am ventralen Schenkelhals durch repetitives Anschlagen desselben an den Pfannenerker. Diskutiert wird auch ein unerkannt abgelaufener leichter Hüftkopfabrutsch im Wachstumsalter als Ursache für die Deformität. Taucht der Kopf zu tief in das Acetabulum, so handelt es sich um das sog. Pincer-Impingement. Auch hier schlägt der Schenkelhals an das Labrum, es können Knorpel- und Labrum-Läsionen, Gelenkentzündung und Schmerzen entstehen. Auf Dauer kann eine Koxarthrose durch chron. Entzündungsreiz entstehen.
  Typischer Untersuchungsbefund sind Schmerzen in der Leiste bei kombinierter forcierter Beugung/Iro. und Add. der Hüfte. Diagnosesicherung über Rö. und MRT.
  - Cam-Impingement: Behinderung der Beugung durch nichtsphärischen Kopf oder zu geringes Offset. Folge sind Labrumdegeneration und azetabulärer Knorpelschaden mit sog. präarthrotischer Deformität.
  - Pincer-Impingement: anteriore Über-Überdachung mit Labrumläsion mit langsam verlaufender Koxarthrose.
- Algodystrophie der Hüfte (transitorische Osteoporose): Pat. im mittleren Lebensalter. Hüftschmerzen und Schonhinken mit gutartigem Krankheitsverlauf über 6 Mon.
  - Rö.: lokalisierte Demineralisation des Hüftkopfes (evtl. auch Acetabulum und Schenkelhals)
  - Szinti: vermehrte Anreicherung in der Frühphase
  - MRT: diffuse bis fleckige Hypodensität in T1-gewichteten Bildern in der Frühphase
- Rheumatische Koxitis: RA (▶ Kap. 7.1), reaktive Arthritis (▶ Kap. 8.3), JIA (▶ Kap. 7.2.4), Psoriasisarthritis (▶ Kap. 8.4)
- Bakterielle Koxitis: Z.n. Punktion?
- Coxa saltans: oft hörbares Springen des Tractus iliotibialis über den Trochanter major beim Gehen („schnappende Hüfte")
- Bursitis subtrochanterica und iliopectinea: Reizung oder Überlastung mit Schmerzausstrahlung
- Insertionstendopathie: Adduktoren, M. piriformis, M. iliopsoas
- Lumbalsyndrom: Nucleus-pulposus-Prolaps (NPP; ▶ Kap. 11.5.4), enger Spinalkanal, Spondyloarthritis, Sakroiliitis
- Villonoduläre Synovitis: tumorähnliche Wucherung der Synovialmembran
- Nervenkompressionssyndrom: Meralgia paraesthetica (▶ Kap 13.6.6), Ilioinguinalis-Syndrom, Piriformis-Syndrom (▶ Kap 13.6.7)
- Knochenmetastasen Becken.
- Extraartikulär: periphere arterielle Verschlusskrankheit (pAVK), Leistenhernie, Appendizitis, Hodentorsion, Divertikulitis, Tumor wie z.B. Sigma-NPL

Therapie

Allgemeine Maßnahmen: Belastungsregulation, d.h. so wenig Belastung und so viel Bewegung wie möglich. Reduktion des Übergewichts. Umstellung im Beruf (Arbeitsplatzergonomie, Wechsel zwischen Sitzen, Gehen und Stehen) und Sport (geeignet sind Schwimmen, Radfahren, Gymnastik). Vermeidung von Kälte und Nässe.

Verhaltensregeln für Koxarthrose-Patienten:

- Übergewicht reduzieren
- Überlastungen vermeiden
- Tägliches Übungsprogramm nach KG-Anleitung: Erhaltung der Beweglichkeit und häufiges teilbelastetes Bewegen im schmerzfreien Bewegungsausmaß
- Tiefe Sitzmöbel meiden
- Kein längeres Sitzen in zwanghafter Haltung (Autofahrten)

KG, Ergo: Behandlungsziele sind Linderung der Schmerzen und Verbesserung der Funktion. Es wird gefordert, mind. 60°-Flex. und eine komplette Ext. in der Hüfte zu erhalten und dabei die Hüftabduktoren und Extensoren zu kräftigen. Dehnung verkürzter Muskeln mit Querfriktionen, Kräftigung insuffizienter atrophischer Muskeln, Entspannung von hypertonen Muskeln (Schlingentisch) mit reflektorischen Maßnahmen (Massagen). Dosierte Traktion und intermittierende Extension (Schlingentisch). Erlernen von selbstständigen Bewegungsübungen. Unterwassergymnastik. Gangschule. Bindegewebsmassage

Anwendungen während eines akuten Reizzustands:

- Gehen im 3-Punkt-Gang unter Abrollen des betroffenen Beins. Die richtige Höhe ist für den Erfolg ausschlaggebend: der Griff der Gehstütze muss bei aufrechtem Stand mit fast durchgedrückten Armen die proximale Karpalreihe erreichen.
- Traktionsbehandlung in Ruhestellung (ca. 30° Abd., 30° Flex. und leichte Aro.). Der Effekt der Traktionsbehandlung scheint sich bei oszillierender Durchführung in wechselnden Frequenzen zu intensivieren.
- Entlastende passive/aktiv-assistive Bewegungen im schmerzfreien Bewegungsausmaß, evtl. unter Traktion (auch Schlingentisch und Bewegungsbad). Rotationen haben sich in der Praxis als besonders schmerzlindernde Bewegungen gezeigt.
- Dämpfung der sympathischen Hyperaktivität auch durch reflektorische Maßnahmen: Massagen, Entspannungstherapie, Mobilisation der unteren BWS

! Kräftigung insuffizienter atrophischer Muskeln ist hier kontraindiziert!

Anwendungen während eines subakuten oder chron. Reizzustands: Die Verbesserung der Belastbarkeit des Gelenks rückt in den Vordergrund. Die Anwendungen werden dazu teilbelastet und damit im Liegen unter Kompression (!) durchgeführt. Im Rahmen der Mobilisation ist das Erreichen der Schmerzgrenze und im besonderen Fall auch das Arbeiten in der Schmerzzone erlaubt, sofern der neu entstandene Reiz schnell wieder abklingt.

- Schmerzabhängig teilbelastetes (im 2-Punkt-Gang oder mit Handstock)/vollbelastetes Gehen.
- Große Bewegungen unter reduzierter Belastung. Im Liegen auf der Therapieliege werden die therapeutischen Übungen unter Kompression ausgeführt, was gegenüber dem Stehen und Gehen die gewünschte Reduzierung der Belastung darstellt. Kompression sollte nur appliziert werden, wenn durch sie kein Schmerz bewirkt wird, da lediglich schmerzfreie Belastungsreize die Belastbarkeit weiter erhöhen dürften.
- Mobilisation des Gelenks mit Kapsel-, Muskel- und Weichteilkomponenten. Zum Gehen ist die freie Extensionsbeweglichkeit besonders entscheidend. Die Mobilisation der kombinierten Flex.-/Add.-Bewegung hat großen mobilisierenden Einfluss auf alle anderen Bewegungskomponenten und ist daher unverzichtbar.
- Entspannung hypertoner Muskeln (Dehnung, Wärme) auch mit reflektorischen Maßnahmen (Massagen).

- Querfriktionen.
- Teilbelastetes/vollbelastetes Propriozeptionstraining im Stand.
- Koordination des physiologischen Gangablaufs.
- Kräftigung abgeschwächter Muskulatur ist ausschließlich in einer stabilen reizfreien Phase zu empfehlen. Auch hier sollte jedoch lediglich Kraftausdauer mit kurzen Hebeln und geringem Gewicht (Schwerkraft) trainiert werden.
- Erlernen von selbstständigen Bewegungsübungen.
- Unterwassergymnastik mit Aquajogging und Wanderungen verbessern die aerobe Kapazität und körperliche Aktivität, Ängstlichkeit und Depression.

Physik. Ther.: Ultraschall örtlich in Seitenlage (oben liegendes Bein der Hüfte ist 90° flektiert) mit Umkreisen des Trochanter major 0,4 W/cm²; Erhöhung der Tiefenwirkung mit Impulsschall 0,3 W/cm² für 3 min zusätzlich zum Gleichschall; verspannte Muskelgruppen (M. semitendinosus, M. semimembranosus, M. tensor fasciae latae, M. quadriceps femoris) mit motorischen Reizpunkten in entsprechender Dehnlagerung 0,2 W/cm² für 2 min. Kurzwellendurchflutung, Stangerbad-Querduchflutung, Hydrotherapie.

Akupunktur: Gb 30, 34; Bl 36, 62; M-P 6; 3-E 5.

Medik. Ther.: bei geringer Schmerzintensität Paracetamol, NSAR und Analgetika im Schmerzstadium. Bei unzureichender Schmerzlinderung NSAR-Wechsel!

Injektionen: LA/GK mehrfach. LA periartikulär (Kapsel von ventral und lat., Trochanter major, Adduktorenursprung). Obturatoriusblockade.

Orthopädietechnik: Gehhilfen (Stock auf gesunder Seite benutzen!), Pufferabsätze, elastischer Fersenkeil, Toilettensitzerhöhung, Strumpfanziehhilfe.

Operative Ther.:

! Konservatives Repertoire voll ausschöpfen!

- Indikation zur Operation sollte vom Leidensdruck des Pat. abhängig gemacht werden.

Bei bestimmten biomechanisch-anatomischen Ursachen für die Arthrose sind Femurumstellungs-OP möglich, ungleich häufiger fällt heute jedoch die Entscheidung für den endoprothetischen Gelenkersatz. Bei Dysplasie mit präarthrotischer Deformität im jungen Erwachsenenalter, wenn noch keine wesentlichen Arthrosezeichen vorliegen, immer die Ind. zur Beckenosteotomie prüfen!

Hüftnahe Femurkorrekturosteotomien: Varisierung, Valgisierung, Derotation, Distalisierung je nach röntgenologischem und klinischem Erscheinungsbild.

- Voraussetzungen: kooperativer Pat. (lange postoperative Entlastung, Gefahr der Pseudarthrose), Lebensalter < 55 J., später ist die Umstellung der anatomischen Strukturen auf die veränderte Biomechanik nicht mehr gut möglich, Osteoporose und Knorpeldegeneration sind weiter fortgeschritten.
- Ind. nur bei leichten bis mittleren Arthrosegraden, ausreichender Gelenkbeweglichkeit und zu erwartender verbesserter Gelenkkongruenz (präoperativ durch Abduktions- oder Adduktionsaufnahmen simuliert).
- Kontraind.: schlechte Beweglichkeit, fortgeschrittene Arthrose, Übergewicht, Arthritis. Bei zweifelhaftem Erfolg eher abwarten, die Implantation einer Endoprothese durch die vorangegangene Osteotomie ist darüber hinaus erschwert.

Endoprothetischer Gelenkersatz: TEP, zementverankert, zementfrei oder Hybridprothese (zementfreie Pfanne, zementierter Schaft) bei therapieresistenter fortgeschrittener Koxarthrose mit hohem Leidensdruck.

- In Deutschland werden pro Jahr knapp 250.000 Hüftprothesen implantiert, davon sind 44.000 Wechseloperationen. Pro 100.000 Einwohner sind das 287 Implantate. Die Haltbarkeit bewährter Implantate ist sehr gut. Insgesamt sind nach 15 Jahren noch über 90 % der Implantate nicht ersetzt. Leider sind die

Ergebnisse umso schlechter, je jünger (und aktiver) die Pat. zum Zeitpunkt der Implantation sind.

- Die Pfanne sitzt durch Presssitz oder wird mit einer dünnen Knochenzementschicht im Acetabulum verankert. Der Schaft ist aus Titan, wenn ohne Zement fixiert wird, oder aus einer Edelstahllegierung gefertigt, wenn die Fixierung mittels Knochenzement erfolgt. Die Form ist gerade oder der anatomischen Krümmung des Femurs angepasst.
  - Zementiertechnik am Schaft: nach Spülung der Markraumhöhle Einbringen eines distalen Zementstoppers. Der Zement wird retrograd in die Femurmarkraumhöhle eingefüllt, der Prothesenschaft sollte vollständig von einem ausreichend dicken (2 mm) Zementmantel umgeben sein. Moderne Zementiertechnik unter Anwendung der pulsierenden Lavage zur Reinigung des Implantatlagers, Einbringen eines Zementstoppers und Verwendung eines Siegels bei Einbringen des Schafts verringern das Risiko einer Schaftlockerung um 20 %. Das Risiko für eine kreislaufmäßig relevante Fettembolie ist extrem gering.
- **Zementfreie Prothesen:** Eine auf der Oberfläche grobgestrahlte Titanlegierung gewährleistet ein bindegewebsfreies Anwachsen von Knochen. Bei verschiedenen Implantattypen vorhandene Profilierung der Oberfläche (Metallkügelchen, Tetrapodenstruktur, Titangitter) gestatten dem Knochen, in die Hohlräume zwischen dem Metall einzuwachsen und so einen besonders engen Verbund mit dem Implantat herzustellen. Bioaktive Keramikbeschichtungen kommen ebenfalls zum Einsatz.
- **Hybrid-TEP:** Fixierung des Schafts in konventioneller Weise mit Knochenzement, als Pfanne wird jedoch ein zementfreies Implantat gewählt. Grund hierfür ist die im Vergleich zum Schaft eher schlechtere Haltbarkeit zementierter Pfannen, man erhofft sich durch die Kombination der Methoden eine längere Standzeit der Implantate.
- **Gleitpaarung:** Prothesenkopf aus Keramik, da sich hierdurch im Vergleich zu Metallköpfen der Abrieb des Polyethylens der Pfanne noch reduzieren lässt. Da aber gerade dem Polyethylenabrieb eine entscheidende Rolle bei der Entstehung von Osteolysen durch Fremdkörpergranulome und dadurch bedingte Lockerungen der Implantate beigemessen wird, versucht man durch Optimierung der Polyethylene durch höheren Vernetzungsgrad den Abrieb weiter zu minimieren.
- **Patientenaufklärung über periartikuläre Ossifikationen:** Durch das intraoperative Ausschwemmen pluripotenter Knochenmarkstammzellen in die Weichteile um das Hüftgelenk können meist innerhalb eines Jahres postoperativ oft nur radiologisch nachweisbare, manchmal jedoch auch mit Schmerzen, Bewegungseinschränkung bis zur Ankylose einhergehende Verknöcherungen um das Gelenk herum entstehen.
- **Prophylaxe heterotoper Ossifikationen:** NSAR für 7–10 Tage postoperativ beginnend am 1. postoperativen Tag, z.B. Ibuprofen 3 x 600 mg/d oder Celecoxib 200 mg/d.
- **Nachbehandlung:** in der Regel Mobilisation am 1. postoperativen Tag an 2 Unterarmgehstützen möglich. Zementierte Prothesen und primär stabil eingebrachte zementfreie Implantate sind in der Regel sofort belastbar, der Operateur legt die Nachbehandlung (Belastbarkeit) im Einzelfall fest. Zur Luxationsprophylaxe Vermeiden von Add. und Aro. sowie starker Beugung und Iro. im Bett Lagerung des Beins mit Kissen oder in einer Schaumstoffschiene in Abd., Toilettensitzerhöhung, Keilsitzkissen für die ersten postoperativen Wochen. Postoperative KG einmal wöchentl. empfohlen.

11

Besonderheiten bei Rheumapat.

- In der Regel jüngeres Alter als Koxarthrosepat.
- Da das gesamte Gelenk durch den Entzündungsprozess betroffen ist, meist keine Ind. für eine Korrekturosteotomie
- Mit einer oder mehreren Wechseloperationen muss gerechnet werden
- Die Grunderkrankung, Inaktivität durch die Vielzahl der betroffenen Gelenke und die häufig erforderliche GK-Therapie bedingen eine Osteoporose, die bei der Planung mitberücksichtigt werden muss: größere Gefahr intraoperativer Frakturen des Femurs, Limitation für den Einsatz von Schraubpfannen (Gefahr der Zerschneidung/Perforation des Acetabulums beim Eindrehen der Pfanne)
- Häufig liegt eine Protrusion des Acetabulums vor, ggf. Ind. zur Spongiosaplastik
- Durch die immunsuppressive Therapie und Anämie ggf. Abwehrschwäche und höheres Infektrisiko

!

- Bei frühem Auftreten und monartikulärem Befall an sekundäre Koxarthrose denken: JIA? RA? Spondyloarthritis?
- An Koxarthrose und Zweiterkrankung (pAVK, Sigma-NPL, Knochenmetastasen, NPP) denken! Deshalb nicht nur Befund am Hüftgelenk erheben, sondern allgemeine klinische Untersuchung!
- Keine Korrelation zwischen Rö.-Bild und Klinik!
- Sonderform der Koxarthrose: Malum coxae senile = rasch destruierende Koxarthrose mit ungewöhnlich starken Schmerzen und geringer Osteophytenbildung!
- Konservatives Repertoire voll ausschöpfen – Indikation zur OP vom Leidensdruck des Patienten abhängig machen!

11.5 Degenerative Wirbelsäulenerkrankungen

Anke Eckardt und Thomas Bitsch

Häufigste Ursache von Rückenbeschwerden jenseits des 30. LJ. Große sozialmedizinische Relevanz (50 % der Rentenanträge wegen bandscheibenbedingter Erkrankungen).

- **Chondrose:** regressive Veränderungen an der Bandscheibe. Instabilität im Bewegungssegment. Verlust der Pufferfunktion.
  - Rö.: reaktionslose Höhenabnahme des Zwischenwirbelraums (reaktionslos = Fehlen von Spongiosasklerose und marginalen Osteophyten). Diskale Vakuumphänomene, jedoch nicht nur bei Diskusdegeneration, sondern auch bei Ochronose (▶ Kap. 12.2.6), bakterieller Spondylitis, metastatisch bedingtem Wirbelkollaps
- **Osteochondrose:** Einbeziehen der angrenzenden Grund- und Deckplatten der Wirbelkörper in den degenerativen Prozess (▶ Abb. 11.7).
  - Rö.: Diskushöhenabnahme plus vermehrte subchondrale Sklerosierung der benachbarten Grund- und Deckplatten (bandförmig) plus exophytäre Randzackenbildung. Einbruch des subdiskal sklerosierten Knochens = erosive Osteochondrose (DD Spondylodiszitis). Verwachsung benachbarter WK = synostosierende Osteochondrose (DD Blockwirbel)

- **Spondylose:** Gefügelockerung mit vermehrter Zugbeanspruchung der Bänder (▶ Abb. 11.7).
  - Rö.: submarginaler (= dicht unterhalb des Wirbelkörperrands) Spondylophyt an Vorder- und Seitenfläche der WK zuerst horizontal, dann kranial- oder kaudalwärts (Henkelform); in ausgeprägten Fällen Fusion von Spondylophyten mit überbrückender Spangenbildung. Spondylotischer Schaltknochen: knöcherne Metaplasie im vorderen WS-Längsband
  - Rö.-Begleitbefunde: Spondyloretrolisthesis, segmentäre Streckstellung, Streckstellung der WK oberhalb der degenerativ veränderten Zwischenwirbelscheibe (Güntz-Zeichen). Bewegungseinschränkungen, Hypermobilität und Gleitinstabilität bei Funktionsaufnahmen (Anteflex./Retroflex.)
- **Spondylarthrose:** Inkongruenz der kleinen Wirbelgelenke mit vermehrter Belastung (▶ Abb. 11.7).
  - Rö.: Gelenkspaltverschmälerung, subchondrale Sklerosierung der kleinen Wirbelgelenke

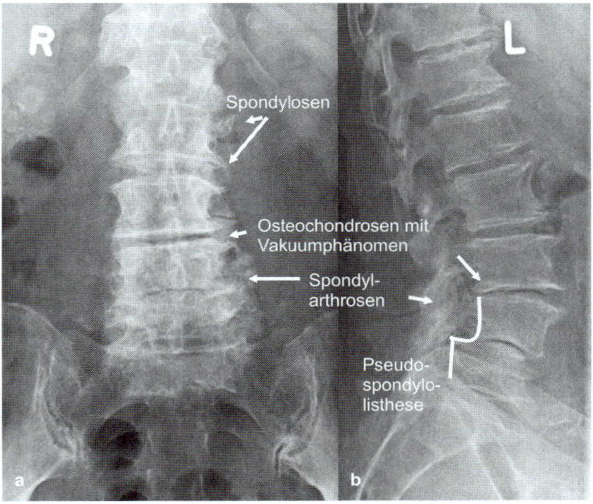

Abb. 11.7 Röntgen LWS mit Zeichen der Spondylose, Osteochondrose, Spondylarthrose und Pseudospondylolisthese [P482]

> **!**
> - Röntgenmorphologische DD von Diskushöhenabnahme ist wichtig für DD und somit auch Therapie!
>   - Spondylophyten (marginal, submarginal, hyperostotisch)
>   - Syndesmophyten, Parasyndesmophyten
>   - Mixtaosteophyten
> - Bei den submarginalen Spondylophyten der Spondylosis deformans und den hyperostotischen Spondylophyten der Spondylosis hyperostotica ist der benachbarte Diskusraum in der Regel normal hoch. Bei der Spondylosis hyperostotica hängt dies allerdings davon ab, wann der Befund entsteht (je früher, desto häufiger werden Diskushöhen normal sein)!

11.5.1 Spondylosis hyperostotica

Senile ankylosierende Hyperostose der WS mit breiter und langer Spangenbildung zwischen den Wirbelkörpern mit Versteifung überwiegend der BWS und Enthesiopathien. Die entzündungsfrei proliferative und osteoplastische Systemerkrankung des periossären und inserierenden straffen Bindegewebes ist vorwiegend perivertebral lokalisiert, deshalb auch der Terminus der diffusen idiopathischen Skeletthyperostose (DISH).

Assoziation mit pyknischem Habitus, Adipositas, Diabetes mellitus, Gicht und arterieller Hypertonie als Merkmal einer osteoplastischen Diathese (▶ Tab. 11.3).

Prädilektionsalter:

- Männer im 60.–70. LJ.; unterhalb des 45. LJ. ist die Skeletthyperostose eine Ausnahme.
- Hauptmanifestation um das 65. LJ.
- Pykniker.

Tab. 11.3 Konstitutionspanorama der Spondylosis hyperostotica

männliches Geschlecht	70 %
pyknischer Habitus	80 %
Übergewicht	60 %
Adipositas permagna	22 %
Stoffwechselstörung	40 %
Fettleber	> 20 %
arterielle Hypertonie	> 30 %

Ätiologie

- Osteoplastische Diathese mit metabolische Faktoren (Hyperinsulinämie, Vitamin-A-Erhöhung), die Bildung von neuem Knochen stimulieren.
- Assoziation mit Diabetes mellitus, Hyperlipidämie, Gicht, Arteriosklerose, arterieller Hypertonie.

Die Frühveränderungen bei der Ossifikation bestehen aus Bindegewebsproliferationen mit Bildung einzelner Inseln der fibrokartilaginären Metaplasie. Die Ossifikation entwickelt sich innerhalb des Knorpels mit einer irregulären Mineralisationsfront zwischen kalzifiziertem und unkalzifiziertem Bereich am Sehnen-Knochen-Ansatz. So entsteht die überwiegende Ossifikation in der Nähe der Insertion, was röntgenologisch als ossifizierende Enthesiopathie erkennbar ist.

Klinik und Befund

Das klinische Bild ist sehr uncharakteristisch, die Anamnese entweder stumm oder unscheinbar, unscharf und weit in die Vergangenheit zurückgreifend. Häufig geklagte Beschwerden sind WS-Schmerzen vom Ermüdungstyp (morgendlich kurz andauernde Steifigkeit, Belastungsabhängigkeit); jegliche Hinweise auf systemische Entzündung fehlen.

- Steifigkeit an HWS, BWS und LWS mit Steife peripherer Gelenke und degenerativer Enthesiopathiezeichen.
- Uncharakteristische, schleichende Schmerzen mit vertebragenem BWS-Syndrom.
- Nervenirritationen zervikozephal und zervikobrachial selten.

- Lumboischialgie und ISG-Symptomatik.
- Großbogig fixierte Kyphose.
- Enthesiopathien: Sehnenansatzschmerzen werden subjektiv zu 35 % geschildert, objektiv kristallisieren sich ca. 80 % der Pat. mit Spondylosis hyperostotica heraus. Belastungsabhängige Schmerzen an Becken, Ellenbogen, Knie und Ferse. Reflektorische Veränderungen der Muskulatur führen zu einem Triggerpunkt-Syndrom mit entsprechender Schmerzausstrahlung. Symptome der diabetischen Arthropathie (▶ Kap. 12.2.3) und einer Gicht (▶ Kap. 12.1.1) können sich überlagern.

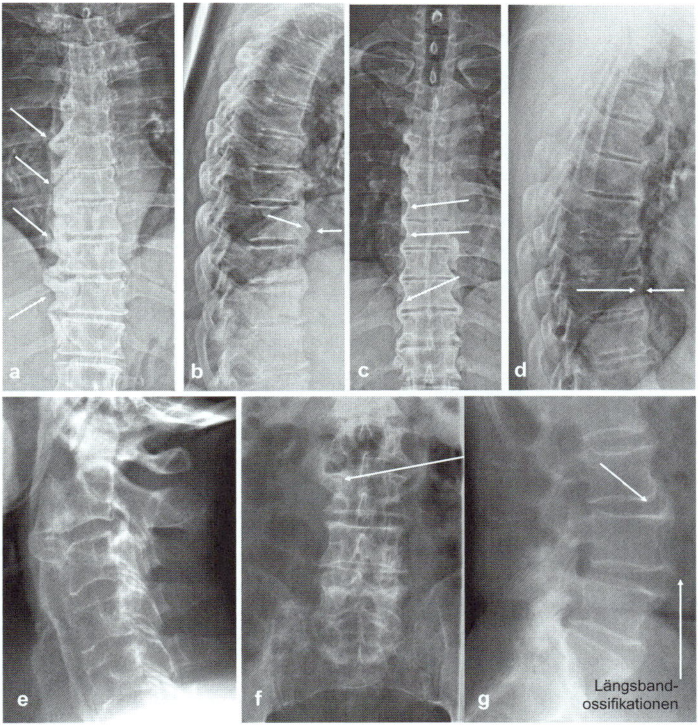

Abb. 11.8 Röntgen HWS, BWS und LWS mit Zeichen der Spondylosis hyperostotica [P482]

a) Hyperostotische Spondylosen (breitbasig), insbes. rechts (Pfeile oben). Hyperostotische Längsbandossifikation (Pfeil unten)
b) Längsbandossifikation: Wachstum vertikal, Auflagerung (Pfeile)
c) Spondylose: Beginn Seitenfläche, Wachstum primär horizontal (Pfeile)
d) Auflagerung auf die Wirbelvorderfläche (Pfeile)
e) Zuckergussartige Längsbandossifikationen
f) Hyperostotische Spondylosen (breitbasig, Pfeil)
g) Hyperostotische Spondylosen (breitbasig, oberer Pfeil), Längsbandossifikationen (unterer Pfeil)

- Pat. sind bei tiefsitzendem Kreuzschmerz und der ausgeprägten Bewegungseinschränkung im Alltag, Sport und Autofahren sehr besorgt, da sie eine Spondylitis ankylosans vermuten!
- WS-Schmerzen vom Entzündungstyp sprechen gegen eine Spondylosis hyperostotica!
- Diskrepanz von Klinik und Röntgenbefund!

Diagnose

- **Rö.:** überbrückende Ossifikationen des Längsbands in gesamter BWS mit Bevorzugung der ventralen und rechten Seite (▶ Abb. 11.8). Zum Zeitpunkt der Thorakalsymptome sind meist schon mehr als zwei Drittel der BWS ossifiziert.
  - Charakteristische Ossifikationen der BWS mit ventralen Bandossifikationen über mind. drei Bewegungssegmente hinweg bei fehlendem Hinweis auf degenerative BS-Veränderung und entzündlich-rheumatische Systemerkrankung (Spondyloarthritis). Hyperostotische Spondylophyten („Zuckerguss") mit Dominanz der unteren BWS; ventral, überwiegend rechtsseitig. Verkalkungen des vorderen und hinteren Längsbands und der Rippenwirbelgelenke (Hyperostose der Rippenköpfe)
  - Ossifizierende Fibroostosen an Becken und Fersenbein: oft sehr mächtige Fibroostosen (▶ Tab. 11.4)
  - „Auslöschung" des sakroiliakalen Gelenkspalts durch dicke Verknöcherung der vorderen Kapsel vom ISG und der Verstärkungsbänder
  - LWS und HWS meist weniger befallen („einfache" Spondylose)

Tab. 11.4 Enthesiopathie (ossifizierende Fibroostose) der Spondylosis hyperostotica (nach Schilling)

Beckengürtel	> 80 %
Trochanter major und minor	> 50 %
Epicondylus humeri medialis und lateralis	< 50 %
Patella	< 25 %
Kalkaneus plantar und dorsal	< 75 %
Hand und Fuß	selten

Radiologische Kriterien zur Diagnose einer Spondylosis hyperostotica (nach Schilling)

- Kalzifikationen und ligamentäre Ossifikationen prävertebral von vier benachbarten WK
- Normale Höhe der WK und Fehlen von Bandscheibendegeneration in den betroffenen Segmenten und Fehlen einer Spondylose sowie von Syndesmophyten
- Keine Ankylosen in den kleinen Wirbelgelenken und keine Sakroiliitis des Typs „buntes Bild"
- An der BWS nur rechtsseitige seitliche Brückenbildung

3 Kriterien müssen zur Diagnose der Spondylosis hyperostotica erfüllt sein.

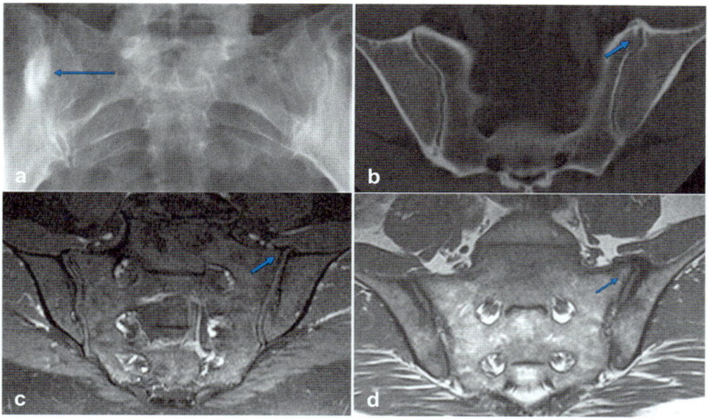

Abb. 11.9 Röntgen, CT und MRT der SI-Gelenke mit Zeichen der Hyperostose bei der Spondylosis hyperostotica [P482]
a) Röntgen: kapsuläre Sklerose (Pfeil)
b) CT: kapsuläre Ankylose, Gelenkkonturen glatt (Pfeil)
c) MRT: kapsuläre Ankylose (hypointens; Pfeil)
d) MRT: kapsuläre Ankylose (hypointens; Pfeil)

- **CT und MRT:** DD der Ossifikationen der ventralen sakroiliakalen Bandverbindungen (▶ Abb. 11.9).
- **Labor:** keine Entzündungszeichen. Harnsäure, BZ, HbA_{1c} und Fette oft erhöht.

Differenzialdiagnose

- Spondyloarthritis mit allen Sonderformen, insbes. Spätmanifestation der AS (▶ Tab. 11.5, ▶ Kap. 8.2).
- Spondylarthrose und Osteochondrose (▶ Kap. 11.5.1)
- Spondylolisthesis
- Spätzustände nach Scheuermann-Krankheit
- Fluorose
- Vitamin-A-Intoxikation unter Retinoiden
- Akromegalie (▶ Kap. 12.2.7)
- Ochronose (▶ Kap. 12.2.6)
- Ossifikation des hinteren Längsbands (OPLL)

Therapie

- KG, Sport und Bewegungstherapie sind Mittel der Wahl. Physikalische Therapie mit wärmebetonten Anwendungen und Balneotherapie sind schmerzlindernd.
- Enthesiopathien sprechen gut auf Ultraschall, Laser und Stoßwelle an.

Verlauf und Prognose

Der Verlauf ist nach aller Erfahrung von dem Konstitutionspanorama abhängig. Das klinische Bild wird von Arthrose, Periarthropathie und Enthesiopathien bestimmt. Vertebragene Schmerzen sind oft Nebenschauplatz, und nur selten kommt es zur Versteifung der gesamten WS.

Tab. 11.5 DD zwischen Spondylitis ankylosans und Spondylosis hyperostotica

	Spondylitis ankylosans	Spondylosis hyperostotica
Manifestationsalter (Gipfel)	30. LJ.	60. LJ
Geschlechtsverteilung M : F	7 : 3	6 : 4
HLA-B27	> 90 %	< 10 %
Konstitutionstypus	leptosom	pyknisch
Schmerz	+++	+
Wirbelsäulenversteifung	+++ LWS > BWS	+ BWS > LWS
systemische Entzündung	+++	–
Stoffwechselstörungen	–	+++
periphere Gelenkbeteiligung	-itis +	-ose +
Rö.-Prädilektion	LWS/ISG	BWS
Rö.-Morphologie	Syndesmophyt	hyperostotische Spondylophyten
Rö.-Sakroiliitis	+++	–
Rö.-Enthesiopathie	Tendoostitis	Tendoostose

! Ausschließlich röntgenologische Unterscheidung zwischen Spondylosis hyperostotica und seniler AS oft nicht möglich!

11.5.2 Facettensyndrom

Pseudoradikuläres Schmerzsyndrom ausgehend von den Wirbelgelenken. Häufig mit anderen Erkrankungen vergesellschaftet: Spondylolisthese, Osteoporose, segmentale Instabilität.

Ätiologie Bandscheibenlockerung mit verstärkter Belastung der Wirbelgelenke und Kapselreizung.

Klinik und Befund

- Tiefsitzender, diffuser, belastungsabhängiger Kreuzschmerz mit Ausstrahlung in untere Extremität sowie Gesäß, Leiste, Hoden und Unterbauch
- Abendliche Schmerzzunahme, Besserung im Liegen
- Rüttel- und Klopfschmerz positiv
- Viererzeichen (▶ Kap. 11.4) positiv
- Schmerzerleichterung bei Entlordosierung
- Schmerzpunkte über Mm. gluteus maximus und medius, LWS-Dornfortsätze, Trochanter major

Diagnose

- **Rö.:** LWS in zwei Ebenen, ggf. Schrägaufnahmen. Spondylarthrosezeichen. Ausschluss von Spondylolysis, Interartikulardysplasie und Spondylolisthesis.
- **Diagnostische LA.:** Facetteninfiltration mit LA bringt prompte Schmerzlinderung.

Differenzialdiagnose

- Radikuläres Syndrom (NPP; ▶ Kap. 11.5.4)
- Claudicatio spinalis
- ISG-Alterationen
- Polyneuropathie
- Abdominale Erkrankungen

Therapie

- **KG:** Kräftigung der Rücken- und Bauchmuskulatur und Ausgleich der muskulären Dysbalance, Rückenschulung, Vermeidung einer Hyperlordose in Alltagsbewegungen
- **Physik. Ther.:** Interferenzstrom, Dezimeterwelle tief lumbal und Gesäß.
- **Akupunktur:** LG 28; Dü 3; Bl 23, 25, 26, 31-33, 40, 60; Ni 3; Gb 30, 34.
- **Injektionen:** mehrfache Facetteninfiltrationen mit LA ggf. unter Durchleuchtung (DL). Bei Therapieresistenz Sklerosierung der Facettengelenke mit Glukose 40 % unter DL.
- **Orthopädietechnik:** halbelastisches Mieder (HE-Mieder) zur Entlordosierung.
- **Operative Ther.:**
  - **Facettendenervation:** Thermokoagulation mit kurzfristigem Erfolg
  - **Spondylodese:** nach Ausschöpfen aller konservativen Maßnahmen und Nachweis einer Instabilität monosegmentale Spondylodese

> **!** Wegen der Vergesellschaftung des Facettensyndroms mit anderen LWS-Erkrankungen ist die diagnostische Infiltration mit LA zur DD sehr wichtig!

11.5.3 Baastrup-Syndrom

Pseudoradikuläres LWS-Schmerzsyndrom bei sich berührenden Dornfortsätzen.

Ätiologie

- Höhenabnahme der Zwischenwirbelräume: Osteochondrose, Z.n. Spondylitis bei RA, Spondyloarthritis, bakterielle Spondylodiszitis, Tbc
- Hyperlordose
- Hypermobilität
- Verbreiterung der Dornfortsätze in sagittaler Ausdehnung: Insertionstendopathie

Klinik und Befund

- Pseudoradikuläres Lumbalsyndrom
- Isolierter Druckschmerz der betreffenden Dornfortsätze bzw. der interspinösen Bänder durch Schmerzprovokation

Diagnose

- **Rö.:** Nachweis des „kissing spine"-Phänomens mit Kontaktsklerose und Zeichen der Fibroostose/Fibroostitis in LWS-Seitaufnahme an Dornfortsätzen.
- **Diagnostische LA:** LA-Infiltration interspinös führt zur Beschwerdefreiheit.

Therapie

- **KG:** entlordosierende Bewegungstherapie, dosierte Mobilisation der LWS in Flex. mit Behandlung der Grunderkrankung (Rumpfstabilisierung bei Instabilitäten), Schlingentisch, Rückenschulung.
- **Physik. Ther.:** Dezimeterwelle und Interferenzstrom paravertebral, Ultraschall interspinös und supraspinös (0,4 W/cm² als Impulsstrom).

- **Injektionen:** LA interspinös. Bei häufiger Mitbeteiligung der supraspinösen Bänder mit Druckdolenz auf den Dornfortsätzen auch hier mehrfach LA-Infiltrationen.
- **Orthopädietechnik:** HE-Mieder zur Entlordosierung.
- **Operative Ther.:** keilförmige Verkleinerung der Dornfortsätze nur selten indiziert bei Therapieresistenz.

! Nicht jede radiologische Kontaktsklerose (kissing spine) führt zur Schmerzsymptomatik; Diagnosesicherung eines Baastrup-Syndroms mit LA!

11.5.4 Diskushernie (Nucleus-pulposus-Prolaps)

Neurologische Reiz- und Ausfallserscheinungen durch Bandscheibendegeneration bei chron. Strukturveränderung und mechanischen Stressfaktoren im Bewegungssegment.

- Häufigste Lokalisation L4/5 und L5/S1, seltener HWS, sehr selten BWS
- Prädilektionsalter: 30–45 Jahre

Formen der Diskushernie

- **Protrusio:** beginnende Degeneration des Faserrings und Vorwölbung des Nucleus pulposus noch im intradiskalen Raum.
- **Prolaps:** Faserring zerrissen, Nucleus pulposus tritt aus dem intradiskalen Raum aus.
- **Gedeckter Prolaps:** Längsband erhalten.
- **Sequestrierter Prolaps:** durch oder neben dem Längsband tretender Vorfall.
- **Massenprolaps:** massives Austreten von Diskusmaterial durch schwere Degeneration.

Klinik

- Radikuläres Syndrom: lateraler und dorsolateraler Prolaps
- Lumbago und radikuläres Syndrom: mediolateraler Prolaps in ca. 90 % der Fälle
- Lumbago, radikuläres Syndrom und Kaudasyndrom: medialer Prolaps
- Plötzlich einsetzender Schmerz
- Verhebetrauma und Bagatellbelastung häufig
- Pflichtfragen: Schmerzausstrahlung? Sensibilitätsstörung? Lähmung? Schmerzverstärkung bei Husten, Niesen, Pressen? Blasen-Mastdarm-Störung?

Radikuläre Schmerzen: segmentale Schmerzausbreitung entsprechend sensiblem Dermatom; eindeutig einer Nervenwurzel zuzuordnender Schmerz durch mechanische Kompression (Nucleus-pulposus-Prolaps) (▶ Tab. 11.6, ▶ Tab. 11.7).

Pseudoradikuläre Schmerzen: Schmerzausstrahlung ohne segmentale Zuordnung (Brügger) durch Irritation von Ligamenten, Facettengelenken, Muskeln, Bandscheiben.

Vegetative Schmerzen: Kopfschmerzen, Schwindel, Sehstörungen, Übererwärmung, Hyperhidrosis durch fortgeleiteten Schmerz vom sympathischen Nervengeflecht.

Befund

- Zwangshaltung („Ischiasskoliose“)
- Lendenstrecksteife mit fixierter Verspannung der paravertebralen Muskulatur: Hartspann, FBA erhöht (oft > 50 cm)

Tab. 11.6 Synopsis der zervikalen Wurzelsyndrome[a]

Wurzel	Dermatom	Kennmuskeln	Reflexe
C3/4	Schmerz bzw. Hypalgesie im Schulterbereich (C3 – Fossa supraclavicularis, C4 – Akromioklavikulargelenk)	Abschwächung der Schulterhebung	keine fassbaren Reflexstörungen
C5	Schmerz bzw. Hypalgesie etwa unter dem Ansatz des M. deltoideus	M. biceps brachii (Flex. im Ellenbogen ↓)	Bizepssehnenreflex ↓
C6	Radialseite des Ober- und Vorderarms, bis zum Daumen abwärts ziehend	Paresen der Handgelenkhebung (M. extensor carpi radialis)	Abschwächung des Radiusperiostreflexes
C7	Dermatom lat.-dorsal vom C6-Dermatom, zum 2.–4. Finger ziehend (insbes. 3. Finger)	Parese M. triceps brachii, M. pronator teres, gelegentlich der Fingerbeuger (Ellenbogenext. ↓, Flex. im Handgelenk ↓). Oft sichtbare Atrophie des Daumenballens	Abschwächung oder Ausfall des Trizepssehnenreflexes
C8	Dermatom ist der kleinfingerseitige Unterarm	Parese der kleinen Handmuskeln (Finger-Abd. und -Add. ↓). Sichtbare Atrophie insbes. des Kleinfingerballens	Trizepssehnenreflex ↓
Th1	Dermatom über dem med. Epikondylus	Finger spreizen	

[a] Nach Breusch et al.: Klinikleitfaden Orthopädie Unfallchirurgie, 8. Aufl.

Tab. 11.7 Synopsis der lumbalen Wurzelsyndrome[a]

Wurzel	Dermatom	Motorik	Reflexe
L3	Schmerz, Sensibilitätsstörung quer über Oberschenkelvorderseite zum Condylus med. ziehend	Parese von M. quadriceps und Hüftadduktoren (Kniestreckung ↓, Hüftadd. ↓)	Patellasehnenreflex fehlend oder abgeschwächt
L4	Oberschenkelaußenseite über Patella und Innenseite des Unterschenkels	Parese des M. quadriceps und M. tibialis anterior (Kniestreckung ↓, Supination ↓)	Patellasehnenreflex fehlend oder abgeschwächt
L5	Knieaußenseite, ventrolateraler Unterschenkel, Fußrücken, Großzehe	Parese des M. extensor hallucis longus, M. ext. digitorum brevis, M. gluteus medius (Fersengang ↓, Fußheber ↓, Zehenheber ↓, Trendelenburg-Zeichen, Hüftabd. ↓)	Tibialis-posterior-Reflex fehlend oder abgeschwächt
S1	Laterodorsaler Ober- und Unterschenkel, Ferse, Kleinzehe	Parese des M. triceps surae, M. peroneus, M. gluteus max. (Zehengang ↓, Fußsenker ↓,Pronation ↓)	Achillessehnenreflex fehlend oder abgeschwächt

[a] Nach Breusch et al.: Klinikleitfaden Orthopädie Unfallchirurgie, 8. Aufl.

- Sensible Ausfälle: Reithosenanästhesie? Analreflex? Restharnbestimmung?
- Motorische Ausfälle: Kennmuskeln, Fußspitzen-Fersenstand, Kniebeuger, -strecker, Plantarflektoren, Dorsalextensoren, Großzehenextension und -flexion
- Reflexe: Achillessehnenreflex, Tripzepssehnenreflex, Babinski-Reflex
- Lasègue-Test: Ischiasdehnungsschmerz
- Valleix-Druckpunkte: Verlauf des N. ischiadicus
- Kontralateraler Lasègue-Test: Hinweis auf sequestrierten Vorfall
- Femoralisdehnungsschmerz: Wurzelstörung L4 geringer als L3

! Fachneurologische Untersuchung (Konsil) bei Unklarheiten!

Diagnose

- **Rö.:** HWS und LWS in zwei Ebenen zum Ausschluss anderer Erkrankungen. „Steilstellung" mit Aufhebung der physiologischen Lordose (Flat Back Syndrome) und skoliotische Fehlhaltung im betroffenen Bewegungssegment.
- **CT, MRT:** genaue Lage des NPP oder der Protrusion. Höhenlokalisation und Ursache der Kompression (Diskushernie, Stenose des Recessus lateralis).
- **Myelografie:** Ausmaß der Kompression bei unklaren Fällen und Differenzialtherapie.
- **Liquor:** DD eines entzündlichen und tumorösen Prozesses.
- **EMG und NLG:** DD, Objektivierung der neurologischen Ausfälle.

Differenzialdiagnose

- Schulter-Arm-Schmerzen (▶ Kap. 6.35)
- Kreuz- und Rückenschmerzen im Erwachsenenalter (▶ Kap. 6.26)
- Kreuz- und Rückenschmerzen im Wachstumsalter (▶ Kap. 6.27)

Therapie

> **!** Ausschöpfen aller konservativen Maßnahmen, wenn keine gravierenden neurologischen Ausfälle vorhanden sind.

- **Aufklärungsgespräch:** Compliance verbessern durch Information und Erstellung eines individuellen Therapieplans.
- **Bettruhe, entlastende Lagerung:** geeignete Körperposition findet Pat. selbst. Stufenbett (angewinkelte Knie- und Hüftgelenke mit Drittelmatratzenunterlage).
- **KG:** dosierte Traktion, Extension (Schlingentisch, Glisson-Schlinge). Kräftigung der Rückenmuskulatur in subakuter Phase.
- **Physik. Ther.:** im akuten Stadium Kryotherapie (Kältepackungen), im chron. Stadium milde Wärme (Fango), Dezimeterwelle und Interferenzstrom paravertebral.
- **Medik. Ther.:** NSAR regelmäßig, Muskelrelaxanzien, Sedativa.
- **Injektionen:**
  - LA-Quaddelungen paravertebral unter Berücksichtigung der Schmerzausstrahlung
  - Quaddelmuster bei S1-Ausstrahlung:
    Mitte der Glutealfalte, kaudal davon in Mitte des dorsalen Oberschenkels, Mitte der Kniegelenkquerfalte, Wade zwischen den Gastrognemiusköpfe, zwischen Achillessehne und Malleolus lateralis, seitlich am Fußrand über MTP V
  - Quaddelmuster bei L5-Ausstrahlung:
    Trochanterspitze, Fibulaköpfchen, seitliche Wade am Übergang vom oberen zum mittleren Drittel, handbreit über Malleolus lateralis, knapp unter und vor dem Malleolus lateralis, über MTP I

  - Lumbale/zervikale Nervenwurzelblockade (Reischauer-Blockade) in Umgebung des Foramen intravertebrale (Ausschalten einer übersteigerten Sympathikusaktivität)
  - Periduralinjektionen, epidurale Blockade (Sakralblock)
- **Operative Ther.:** Die Indikationsstellung für eine OP bei Bandscheibenvorfall oder Spinalkanalstenose wird vom verantwortungsvollen Operateur gemeinsam mit dem Pat. in Kenntnis der alternativen Behandlungsmaßnahmen gestellt.
  ! Ausnahme: Pat. mit Cauda-equina-Syndrom oder progredienten Paresen relevanter Muskeln, die ohne überflüssige zeitliche Verzögerung einer operativen Dekompression der nervalen Strukturen zugeführt werden müssen.
- **Absolute Ind.:** Cauda-equina-Lähmung mit Blasen- und Mastdarmstörung sowie Reithosenanästhesie. Akut einsetzende Lähmung der Fuß- und Zehenheber sowie des M. quadriceps.
- **Relative Ind.:** Wurzelirritation mit diskreten Ausfallserscheinungen ohne Besserungstendenz nach intensiver konservativer Therapie über 3 Mon. Chron.-rezidivierende Wurzelirritation mit radikulärer Schmerzausstrahlung und diskreten oder fehlenden neurologischen Störungen.

!
- Unterscheidung von radikulären, pseudoradikulären und vegetativen Schmerzen ist sehr wichtig!
- Pat. nie zur OP überreden; Indikationsstellung von Gesamtpersönlichkeit und sozialer Situation abhängig machen! Im Zweifelsfall nicht operieren!

11.5.5 Spinalkanalstenose, Rezessusstenose

Schmerzsyndrom mit Sensibilitätsstörungen und evtl. Lähmungen durch degenerativ bedingte Enge des Spinalkanals (Spinalkanalstenose) oder Kompression der Nervenwurzel im Recessus lateralis (Rezessusstenose).

Ätiologie

- Spondylosis deformans mit Einengung durch Osteophyten
- Bandscheibenprotrusion
- Pseudospondylolisthesen in Kombination mit idiopathischer Wirbelkanalstenose

Klinik und Befund

- Chron. Lumbalgien/Ischialgien mit heftigen, tief lumbal gelegenen, ins Gesäß und in Beine ausstrahlende Schmerzen
- Besserung durch Vorbeugen (Kyphosierung), Hinsetzen oder Hinlegen
- Schmerzverstärkung durch Lordosierung
- Keine Funktionseinschränkung: altersadäquate Beweglichkeit (Ott, Schober, FBA, Rotation; ▶ Kap. 2.3.2)
- Neurologische Ausfallserscheinungen: eingeengter Recessus lateralis und/oder NPP (▶ Kap. 11.5.4)
- Monoradikuläre Schmerzausstrahlung in L4 und L5 mit Schmerzzunahme unter Belastung: Rezessusstenose
- HWS: langsam progrediente Schmerzen, Missempfindungen und Schwäche an Armen und Beinen, meist seitenbetont. Gangunsicherheit, Miktionsstörungen. Tetra-oder Paraspastik, Paresen, gesteigerte Muskeleigenreflexe

11

Diagnose

- **Rö.:** LWS in zwei Ebenen und HWS in vier Ebenen (Schrägaufnahmen) zum Nachweis degenerativer Veränderungen. Verkürzung der Bogenwurzeln, geringe Abstände der Bogenwurzeln.
- **CT, MRT:** absolute Stenose des LWS-Spinalkanals bei sagittalem Durchmesser < 10 mm. Relative Stenose 10–12 mm. HWS-Spinalkanal < 13 mm pathologisch.
- **Kraniales CT:** Ausschluss zerebraler Ursachen.

Differenzialdiagnose

- Polyneuropathie
- Amyotrophische Lateralsklerose
- Multiple Sklerose
- Funikuläre Spinalerkrankungen: Vitamin-B_{12}-, Folsäuremangel

Therapie

- **KG:** Entlordosierung mit manualtherapeutischem Schwerpunkt
- **Physik. Ther.:** TENS, Dezimeterwelle, Interferenzstrom
- **Medik. Ther.:** NSAR bedarfsorientiert, bei Muskelspastik Baclofen oder Tetrazepam
- **Injektionen:** Periduralanästhesie (PDA), lumbale paravertebrale Nervenblockaden
- **Operative Ther.:**
  - Mikrochirurgische Dekompression des oder der betroffenen Segmente: nach Ausschöpfen konservativer Therapiemaßnahmen, hohem Leidensdruck mit klinisch eindeutiger Claudicatio-spinalis- oder -radicularis-Beschwerden, die sich durch die Bildgebung erklären lassen.
  - OP mit Dekompression und gleichzeitiger Fusion: um Risiko für Folgeeingriffe zu verhindern, ist bei gleichzeitig vorliegender Instabilität mit Rückenbeschwerden – wenn operiert werden muss – zusätzlich die Fusion sinnvoll.

Zum jetzigen Zeitpunkt kann wissenschaftlich nicht bewiesen werden, dass Dekompression plus Fusion oder interspinöse Spacer bessere Ergebnisse zeigen als die alleinige konventionelle Dekompression.

> **!** Übersehene Rezessusstenose ist häufige Ursache unbefriedigender Ergebnisse nach Bandscheiben-OP (L4/L5, L5/S1)!

11.5.6 Iliosakralgelenkarthrose

Degenerative Veränderung der Iliosakralgelenke mit tiefsitzenden Kreuzschmerzen.

Ätiologie

Präarthrotische Deformitäten: Beinlängendifferenz, Skoliosen, Haltungsfehler.

Klinik und Befund

- Tiefsitzender Kreuzschmerz
- Pseudoradikuläre Schmerzausstrahlung
- Blockierung der ISG-Gelenke. Lockerungen sind jedoch auch möglich!

Diagnose

Rö., MRT: Gelenkspaltverschmälerung, subchondrale Spongiosaverdichtung, kaudale Osteophyten.

Differenzialdiagnose

- **Spondyloarthritis** (▶ Kap. 8.2): sakroiliakale Sklerosezone, MRT zur DD erforderlich (▶ Kap. 5.3.6)
- **Paget-Krankheit** (▶ Kap. 14.3): strähnige Spongiosa auch außerhalb der dreieckförmigen Verdichtungszone.
- **Osteoporose** (▶ Kap. 14.1): Ermüdungfraktur (▶ Abb. 14.1)
- **Osteomalazie** (▶ Kap. 14.2): Ermüdungsfraktur (▶ Abb. 14.2)
- **Hyperostosis triangularis ilii:**
  - Frauen im 40.–50. LJ.
  - Dreieckig projizierte iliakale Verdichtungszone im unmittelbaren Anschluss an das SIG (▶ Abb. 11.10); in 50 % der Fälle auch Verdichtungsbezirk im Kreuzbein
  - Kreuzschmerzen sind oft hartnäckig – Kombination mit Überlastungsschäden

Therapie

- **Physik. Ther.:** Dezimeterwelle, Interferenzstrom tief lumbal und gluteal. Fangopackungen.
- **Akupunktur:** Bl 27, 32, 50; Gb 30.
- **Injektionen:** mehrmals LA in ISG bzw. dorsale iliosakrale Ligamente. Quaddelungen paravertebral, ISG und entlang der pseudoradikulären Schmerzausstrahlung.
- **Orthopädietechnik:** Beinlängenausgleich mit Einlagen-, Absatz- und Schuhversorgung. Bei Lockerung mit Hypermobilität ist ein ISG-Beckengurt hilfreich.

> ! Röntgenmorphologische DD von Sakroiliitis und Hyperostosis triangularis ilii ist oft sehr schwer, deshalb MRT veranlassen!

11.5.7 Unkovertebralarthrose

Einengung des Foramen intervertebrale durch degenerative Vergrößerung der Proc. uncinati mit radikulärem und/oder neurovaskulärem Symptomenkomplex.

Ätiologie

Osteophytäre Appositionen der Proc. uncinati (nach außen oben gerichtete, schaufelförmige Erhebungen an Oberflächen der HWK 3–7).

Klinik und Befund

- Zervikozephales Syndrom: Kopfschmerzen, Schwindel, Ohrensausen, Schluck- und Sehstörungen
- Zervikobrachiales Syndrom: pseudoradikuläre Dysästhesien, selten radikuläre Schmerzen, Spannungs- und Schwellungsgefühl der Hand
- Lageabhängige Beschwerden: Kopfkissen, Kopfdrehen
- Blockierungen in HWS-Segmenten mit segmentalen Irritationspunkten

Diagnose

Rö.: HWS in vier Ebenen (Schrägaufnahmen) mit Einengung der Foramina intervertebralia. WK-Pseudospalt in Seitaufnahme bei ausgeprägter Unkovertebralarthrose.

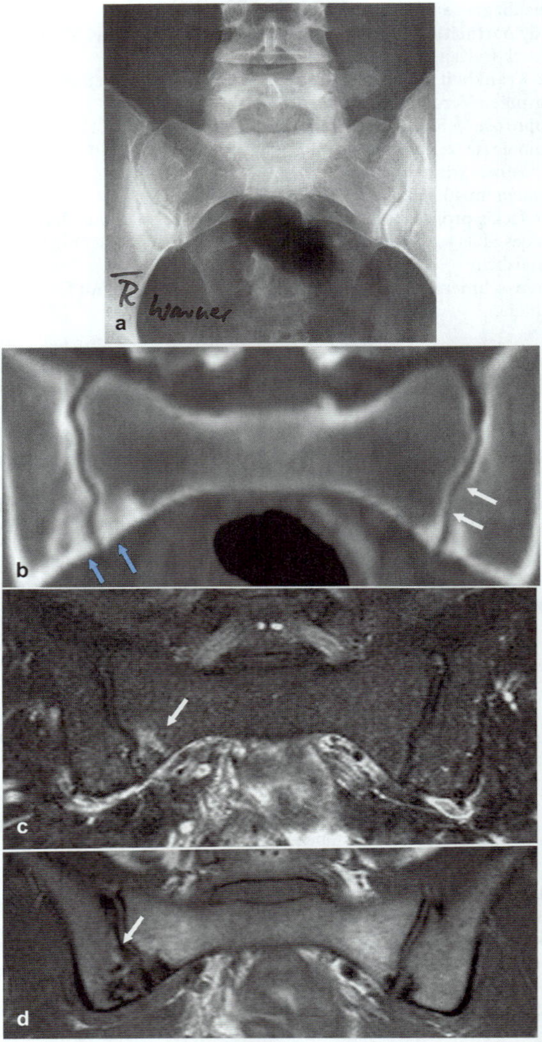

Abb. 11.10 Röntgen, CT und MRT der SIG mit Zeichen der Hyperostosis triangularis ilii (vgl. auch ▶Abb. 8.4 und ▶Abb. 8.5) [P482]

a) Röntgen

b) CT: kaudoventral dreieckige, scharf begrenzte Sklerose, glatte Gelenkkonturen

c) MRT: zarte Osteitiszonen peripher der Sklerose geringer intensiv als Venen (Pfeil)

d) MRT: punktförmige Fettareale in der Sklerose möglich (Pfeil); nativ: Gelenkkonturen maskiert!

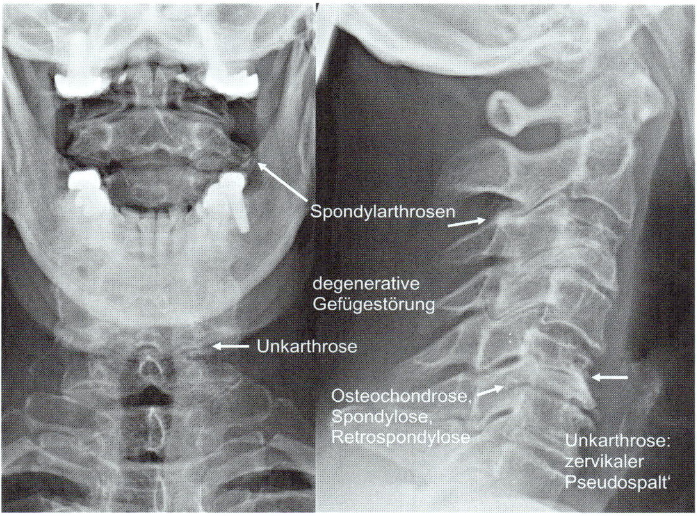

Abb. 11.11 Röntgen HWS mit Zeichen der Unkovertebralarthrose [P482]

Therapie

- **KG:** dosierte manuelle Therapie mit Muskelrelaxationstechniken (postisometrische Relaxation) und dosierte Traktion (Schlingentisch, Glisson-Schlinge). Rückenschule.
- **Physik. Ther.:** TENS, Dezimeterwelle, Interferenzstrom, milde Wärme, Münzmassage.
- **Akupunktur:** unter Berücksichtigung der Schmerzausstrahlung mit Meridiandiagnostik.
  - Dü - Bl: Dü 3, 6; 3-E 5; Bl 60
  - 3-E - Gb: 3-E 5; Gb 34, 39, 41
  - Di - Ma: 3-E 5; Di 4, 10, 11; Ma 38; M-P 6
  - Kombination mit Locus-dolendi-Punkten!
- **Injektionen:** Neuraltherapie mit HWS-Spinne (LG 16; Bl 10; Gb 20; 3-E 15; Di 15; Bl 39; Dü 9), Injektion der A-, B-, C-Punkte (Insertionsstellen der Nackenmuskulatur an Linea nuchae superior) und sog. T-Punkt (Protuberantia occipitalis externa), paravertebrale Injektionen mit LA in Myogelosen, Triggerpunktinfiltration der Schulter (M. supraspinatus, M. infraspinatus, M. trapezius, Mm. teres minor/major).
- **Orthopädietechnik:** bei Schmerzexazerbation passagere Ruhigstellung der HWS mittels Schaumstoffkrawatte (Halskrause). Änderung der Schlafhaltung, Unterstützung mit Witschi-Kissen (Größe beachten und Seitlagerung prüfen!).
- **Operative Ther.:**
  - Unkoforaminotomie: Dekompression der entsprechenden Nervenwurzel und der A. vertebralis
  - Spondylodese: nach Dekompression und Revision der WK-Hinterkante Verblockung nach Cloward oder Robinson mit Knochenspantransplantat und ggf. ventraler HWS-Platte

12 Metabolische Arthropathien

Monika Reuss-Borst und Thomas Bitsch

12.1 Kristallarthropathien

Monika Reuss-Borst und Thomas Bitsch

12.1.1 Gicht

Kristallarthropathie mit artikulären und extraartikulären Uratablagerungen bei Purinstoffwechselstörung: Störung der Bilanz zwischen Neubildung und Ausscheidung der Harnsäure. Oft in Zusammenhang mit metabolischem Syndrom: Übergewicht, Hypertonie, Kohlehydratstoffwechselstörung, Fettstoffwechselstörung und Arteriosklerose.

Epidemiologie

- Häufigkeit der Hyperurikämie in Gesamtbevölkerung: 20–25 %
- Häufigkeitsgipfel bei Männer im 40., bei Frauen im 50.–60. LJ.
- Manifestation der Gicht bei jedem 10. Hyperurikämiker
- Erstmanifestation des Gichtanfalls bei Männer 30.–45. LJ., bei Frauen 50.–60. LJ.

Ätiologie

- Primäre Hyperurikämie: familiär gehäuft. Auslösende Faktoren:
  - Übergewicht
  - Purinreiche Nahrungsmittel: Fleisch, Innereien, Fisch, Spinat, Erbsen, Bohnen
  - Übermäßiger Alkoholgenuss
  - Fruktosereiche Ernährung: Softdrinks, Fruchtsäfte, Fertiglebensmittel
  - Körperliche Überbeanspruchung (z.B. Marathon)
  - Körperliche Inaktivität
- Sekundäre Hyperurikämie: Folge einer Grunderkrankung
  - Renale Harnsäureausscheidungsstörungen: Niereninsuffizienz, Fasten
  - Proliferative Erkrankungen: Leukämie, Polyzythämie, Paraproteinämie
  - Vermehrter Zellumsatz: Pneumonie, Psoriasis vulgaris, Sarkoidose
  - Iatrogen: Diuretika, Low-Dose ASS, Isoniazid, Penicillin, zytoreduktive Therapien (z.B. Zytostatika)

Klinik und Befund

Asymptomatische Hyperurikämie Harnsäure > 6,8 mg/dl (Sättigungspunkt)

Akuter Gichtanfall (Fallbeispiel ▶ Kap. 19.2)
Der plötzliche Beginn, die Heftigkeit der Schmerzen und die begrenzte Dauer des Anfalls sind neben der Lokalisation die drei wesentlichen Charakteristika des akuten Gichtanfalls. Die meisten akuten Gichtanfälle entwickeln sich innerhalb weniger Stunden bis max. 24 Stunden zum häufig unerträglichen Schmerzhöhepunkt. Der Gichtanfall kann wenige Tage bis Wochen, meist 4–14 Tage, dauern und klingt dann auch spontan ab.

- Artikulärer Anfall:
  - Hochakute, enorm schmerzhafte Monarthritis: entwickelt sich innerhalb weniger Stunden, häufig nachts, stark berührungsempfindlich, Gewicht der Bettdecke ist nicht zu ertragen
  - Hauptlokalisation: Großzehengrundgelenk: Podagra (▶ Tab. 12.1)
  - Untere Extremität ist 10-mal häufiger befallen (Podagra, Gonagra) als obere Extremität
  - Initial in zwei Drittel Monarthritis, aber auch Oligo- und Polyarthritis
  - Ausgeprägtes Krankheitsgefühl: Fieber, Schüttelfrost, Tachykardie, Nausea

Tab. 12.1 Gelenklokalisation der akuten Gicht (Mehrfachnennungen)

Lokalisation	Befall (%)
Großzehengrundgelenk	80
Knie	50
Sprunggelenk	40
Mittelfuß	20
Ellenbogen	20
Hand	10
Finger und Zehen	10
Schulter	5
Hüfte	5
Iliosakralgelenk	extrem selten

- Oft auslösende Faktoren: exzessives, fettes Essen mit Alkohol, starke körperliche Anstrengung, Infekte, Operationen, psychischer Stress
- Extraartikulärer Anfall:
  - Bursitis olecrani, Bursitis praepatellaris
  - Insertionstendopathie: Patellarsehnen, Achillessehne

Jede Arthritis der unteren Extremität beim Mann ist bis zum Beweis des Gegenteils als akute Gicht aufzufassen und zwingt zum Ausschluss anderer Erkrankungen.

Aktuelle Stadieneinteilung der Gicht

- Stadium A: kein Hinweis für Kristallablagerungen
- Stadium B: Nachweis von Kristallablagerungen (Arthrosono, DECT oder Mikroskopie)
- Stadium C: Gichtanfall
- Stadium D: chron. Gicht, tophöse Gicht, Erosionen

Frühere Stadieneinteilung der Gicht:

- Gichtanfall
- Interkritische Phase:
  - Klinisch symptomloses Intervall zwischen zwei akuten Gichtanfällen: oft jahrelang Beschwerdefreiheit, Intervalle werden zunehmend kürzer
  - Artikuläre und extraartikuläre Veränderungen: Kristallisation in Gelenk, Schleimbeutel, Sehnenansatz und Periost schreitet voran
- Chron. Gicht:
  - Persistierende, klinisch manifeste Polyarthritis
  - Fortschreitende Gelenkdestruktion: Knochentophi
  - Extraartikuläre Uratablagerungen: Weichteiltophi
    - Hände, insbes. dorsale Knötchen über PIP und DIP
    - Füße, insbes. MTP I, Kalkaneus dorsal und Basis Metatarsale V
    - Kniegelenke, insbes. oberer und unterer Patellapol und Tuberositas tibiae
    - Ellenbogen mit „Rheumaknoten" (▶ Kap. 6.33)
    - Ohrmuschel

- Atypische Gichtmanifestationen, v.a. bei Frauen und älteren Patienten!
- Auch mit ungewöhnlichen Manifestationen wie Hüfte, Atlantodentalgelenk und Tenosynovitiden der Hände ist zu rechnen!

Diagnostik

Diagnosestellung bei

- mikroskopischem Nachweis von Harnsäurekristallen in der Synovialflüssigkeit oder Ablagerung von Uraten in den Geweben,
- eindeutiger Anamnese und/oder Beobachtung von wenigstens zwei typischen Anfällen an den Extremitätengelenken,
- eindeutiger Anamnese und/oder Beobachtung von Podagra,
- klinisch nachgewiesenen Tophi,
- eindeutiger Anamnese und/oder Beobachtung einer prompten Reaktion auf Colchicin.

12

Oft eignet sich ein klinischer Score zur Diagnose (z.B. wenn Gelenkpunktion nicht möglich) (▶ Tab. 12.2).

Tab. 12.2 Nijmegen-Diagnose-Score[a] [E477-001]

Parameter	Wert
männliches Geschlecht	2
mind. ein Anfall in der Vergangenheit	2
Anfallsbeginn innerhalb eines Tages	0,5
Gelenkrötung	1
betroffenes Gelenk MTP I	2,5
Hypertonie oder mind. eine Herz-Kreislauf-Erkrankung	1,5
Harnsäure im Serum > 6,0 mg/dl	3,5
Score < 4 – negativer Vorhersagewert von 0,97 Score 4–8 – Empfehlung: Gelenkpunktion Score > 8 – positiver Vorhersagewert von 0,87	
[a] Nach Kienhorst LB. Rheumatology. 2015; 54 (4): 609–164	

- **Labor:** Hyperurikämie in 90 % eines akuten Gichtanfalls. Je höher die Serumharnsäure, umso wahrscheinlicher die Gicht. Mehrfache Kontrollen mit normaler Serumharnsäure lassen an der Diagnose Gicht zweifeln. Stark erhöhte BSG (100 mm/1 h im akuten Anfall), Akute-Phase-Reaktion mit Leukozytose (15.000/µl). In interkritischer Phase nur Hyperurikämie; bei chron. Gicht nur mäßige BSG-Erhöhung. Urinstatus und Sediment (Konkremente).
- **Synoviaanalyse:** (▶ Kap. 4.6) Uratkristalle stäbchen- bis nadelförmig. Phagozytierte Granulozyten mit Kristallen, dabei überragen die Stäbchen die Zellgrenze, oft wie von einem Pfeil durchbohrt. Negativ doppelbrechend im Polarisationsmikroskop (▶ Abb. 19.3).
- **Exprimat/Exstirpation von Weichteiltophi:** DIP, PIP, Olekranon können weiße Kristalle durch Punktion exprimiert werden. Ausstrich auf Objektträger oder Exstirpation des Weichteiltophus zur Histologie.

- **Rö.:** im akuten Gichtanfall bei früher Gicht unauffällig; im chron. Stadium intraossäre Tophi (▶ Abb. 12.1):
  - Lochstanzartige, scharfrandige, nicht von einem Sklerosierungsraum umgebene Defekte
  - Zentrale und randständige Usuren
  - Unregelmäßig runde Lochdefekte mit Ausdehnung von Epiphyse bis Diaphyse
  - Tophusstachel
  - Überhängender Knochenrand
  - Osteoplastische Verformung kleiner Röhrenknochen mit Kolbenphalanx und Pilzform
  - Druckerosionen am Olekranon bei Bursitis olecrani
  - Druckerosionen am Fersenbein bei Achillobursitis
  - Schwere Knochenzerstörungen mit Subluxation/Mutilation an Zehen und Fingern
  - Arthrosezeichen: Gelenkspaltverschmälerung, Osteophyten, subchondrale Sklerosierung

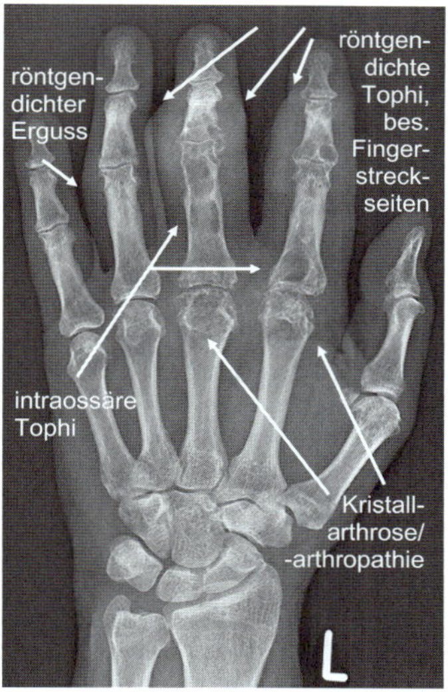

Abb. 12.1 Röntgen Hand mit Zeichen der Gicht [P482]

- **Arthrosono:** Kalzifikationen am Knorpel (MTP I) mit periartikulären Tophi („Doppelkontur-Phänomen") und Weichteiltophi (▶ Abb. 12.2). Nierenkonkremente. Das Auftreten subkutaner Tophi ist mit Progression des radiologischen Damage-Scores verbunden.
- **DECT:** gute Information zu Uratablagerungen und knöcherne Läsionen, jedoch Strahlenbelastung und nicht überall verfügbar. Ind. zur DD und zum Therapiemonitoring.

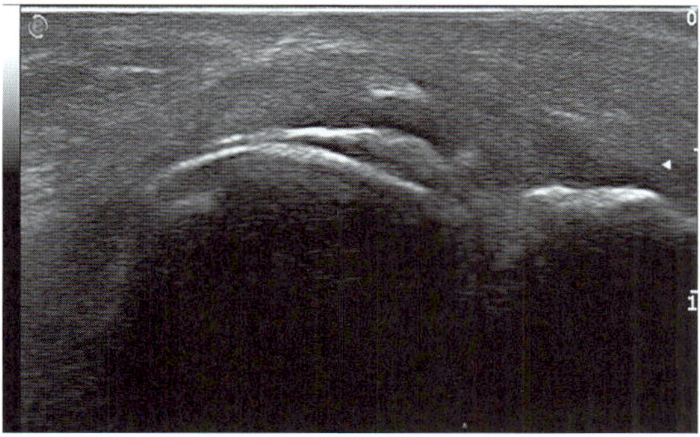

Abb. 12.2 Arthrosono MTP I mit Doppelkonturphänomen und periartikulären Kalzifikationen [P497]

Differenzialdiagnose

- Chondrokalzinose (Punktat! ▶ Kap. 12.1.2) und andere Kristallarthropathien
- Psoriasisarthritis (▶ Kap. 8.4)
- Reaktive Arthritis (▶ Kap. 8.3)
- Bakterielle Arthritis (▶ Kap. 15)
- Aktivierte Arthrose (▶ Kap. 11)
- Löfgren-Syndrom: Fehlinterpretation eines Erythema nodosum mit OSG-Arthritis

Therapie

Therapie des Gichtanfalls

- **NSAR:** Diclofenac 150–200 mg/d, Indometacin 200 mg/d, Etoricoxib 120 mg/d über 3–5 Tage, dann ausschleichen.
- **Colchicin** (▶ Kap. 16.6.1): 1 mg (z.B. je 2 Tabletten Colchicum-Dispert®) im Anfall, nach 1 h nochmals 0,5 mg, dann 3 x 0,5 mg p.o. in stündlichen Abständen. Rasche Dosisreduktion bei Befundbesserung auf 0,5 mg/d. NW: Durchfälle, Haarausfall, KM-Depression, Nierenfunktionsverschlechterung.
- **GK:** Prednisolon 25–30 mg oral für 2–3 Tage in Kombination mit Colchicin.
- Lokaltherapie: intraartikuläre Injektion mit Triamcinolon 20 mg. Entlastungspunktion bei massiver Ergussbildung an Knie, OSG oder Bursitis olecrani. Ruhigstellung des betroffenen Gelenks, Alkoholumschläge, Kryotherapie.

> **!** Die Einleitung einer Urikostatikatherapie (Allopurinol, Febuxostat) ist im akuten Gichtanfall unter antiinflammatorischem Schutz (NSAR, Colchicin) möglich!

Dauertherapie

Diät:

- Reduktionskost bei Übergewicht: Jede Gewichtsabnahme führt zur Senkung des Harnsäurespiegels. Normalgewicht anstreben (Körpergröße in cm minus 100 = Kilo Gewicht)
- Purinarme Kost: max. 300 mg Harnsäure pro Tag
  - Verboten: Innereien (Leber, Herz, Nieren, Bries), Ölsardinen, Sprotten, Sardellen, Fertigsoßen und Fertigsuppen
  - Mit Vorsicht erlaubt: Fleisch und Fisch einmal tägl. eine Portion von 100–125 g
  - Erlaubt: Milchprodukte, Quark und Käse, Gemüse (außer große mengen von Hülsenfrüchten), Kartoffeln, Obst, Teigwaren
- Förderung der Harnsäureausscheidung: reichliches Trinken (1,5–2 l Flüssigkeit) von Magermilch, Buttermilch, Obstsäften, Kaffee oder Tee

! Vermeiden von Alkohol: hemmt die Harnsäureausscheidung!

Medik. Ther.:

- **Allopurinol** (▶ Kap. 16.6.2):
  - Dosisrichtlinie: 300 mg/d als „Erhaltungsdosis“
    Einschleichende Dosierung mit 100 mg/d und langsame Steigerung alle 2–4 Wo. um 100 mg bis zur Erhaltungsdosis von 300 mg/d.
  - Zu schnelle Dosissteigerung kann Gichtanfall auslösen.
  - NW: gastrointestinale Symptome, Exantheme, Vaskulitis, Leukopenie. Selten: Steven-Johnson-Syndrom, toxische epidermale Nekrolyse (v.a. bei genetischer Prädisposition HLA-B58, eingeschränkter Nierenfunktion, hoher Dosis).

- **Febuxostat** (▶ Kap. 16.6.2):
  - Effektivere Harnsäuresenkung mit 80–120 mg/d
  - Einsatz bei Allopurinolallergie und bei mäßiggradiger Niereninsuffizienz (GFR 30 ml/min)
- **Arhalofenat:** 800 mg/d in Kombination mit Xanthinoxidasehemmer in Erprobung
- **Urikosurika**
- **Benzbromaron** (▶ Kap. 16.6.4): 50 mg/d einschleichend dosieren in Kombination mit Urikostatika (z.B. Allopurinol®) 300 mg/d
  - NW: Harnsäuresteinbildung bei unzureichender Diurese; deshalb mind. 2 l Flüssigkeit/d
- **Lesinurad:** 200 mg/d in Kombination mit Allopurinol oder Febuxostat. Zusätzliche Senkung der Serumharnsäure um bis zu 30 % möglich
- **Zitronensäurezitratgemisch:** Harnalkalisierung auf Urin-pH von 6,5–7,0. Eigenkontrolle mit Lackmuspapier
- **Colchicin:** niedrig dosierte Dauertherapie (0,5 mg/d) zur Auflösung von Kristallen (Arthrosono-Kontrollen!) als Anfallsprophylaxe

! In den ersten 6 Mo. nach Einleitung einer urikostatischen bzw. urikosurischen Therapie immer Anfallsprophylaxe mit niedrigem Colchicin (0,5 mg/d), da erhöhtes Risiko von erneuten Gichtanfällen!

Operative Therapie Resektionsarthroplastiken: Resektion von Gichttophi intraossär und in Weichteilen bei Gelenkdeformierungen und Funktionseinschränkungen.

EULAR-Empfehlungen zum Management der Gicht (2017)
Übergeordnete Prinzipien:
- **A:** Jeder Gichtpat. sollte Bescheid wissen über die Entstehung der Erkrankung, Behandlungsmöglichkeiten, Komorbiditäten und die Notwendigkeit einer lebenslangen Senkung der Serumharnsäure unter bestimmte Zielwerte.
- **B:** Jeder Gichtpat. sollte über den Einfluss von Lifestyle-Faktoren wie Ernährung, Alkoholkonsum und Bewegung informiert werden.
- **C:** Jeder Gichtpat. sollte auf Komorbiditäten und kardiovaskuläre Risikofaktoren hin untersucht werden. Dies sollte integraler Bestandteil des Managements der Erkrankung sein.

Empfehlungen:
- **1:** Akute Gichtanfälle sollten so schnell wie möglich behandelt werden, möglichst durch eine Selbstmedikation des Pat. Die Auswahl des Wirkstoffs sollte nach individuellen Faktoren (Kontraindikationen, frühere Erfahrungen usw.) erfolgen.
- **2:** In erster Linie kommen infrage: Colchicin (1 mg initial, 0,5 mg nach 1 h) und/oder ein NSAR oder orales Prednisolon 30–35 mg/d für 3–5 Tage oder ein intraartikuläres GK. Kein Colchicin oder NSAR bei höhergradiger Niereninsuffizienz, kein Colchicin bei Komedikation mit Inhibitoren von CYP3A4 (oder P-Glycoprotein) wie Clarithromycin oder Ciclosporin.
- **3:** Bei häufigen Schüben oder KI gegen diese Wirkstoffe kommen IL-1-Blocker infrage. Bei floriden Infekten sind diese kontraindiziert.

12

- **4:** In den ersten Mon. einer harnsäuresenkenden Ther. wird eine Anfallsprophylaxe mit Colchicin 0,5–1 mg/d empfohlen. Toxizitäten und Medikamenteninteraktionen sind zu beachten.
- **5:** Eine Harnsäuresenkung ist bei allen Pat. bei Diagnose einer Gicht und wiederholten Schüben, Tophi, chron. Uratarthropathie und/oder Nierensteinen indiziert.
  Wichtig v.a. bei Hochrisikopat.: junge Pat. < 40. LJ., hohe Harnsäurewerte > 8 mg/dl und/oder Komorbiditäten.
- **6:** Ein Harnsäurezielwert von < 6 mg/dl sollte dauerhaft erreicht werden, bei schwerer Gicht (z.B. Tophi) ein Wert von < 5 mg/dl. Werte von langfristig < 3 mg/dl werden nicht empfohlen.
- **7:** Alle harnsäuresenkenden Medikamente sollten einschleichend dosiert werden.
- **8:** Bei normaler Nierenfunktion wird Allopurinol als erstes Medikament in einer Dosierung von initial 100 mg/d empfohlen (Steigerung um 100 mg/d alle 2–4 Wo.). Wenn der Zielwert mit einer adäquaten Dosis von Allopurinol nicht erreicht wird, sollte zu Febuxostat oder einem Urikosurikum gewechselt werden, ebenso bei Allopurinol-Unverträglichkeit. Auch eine Kombination von Allopurinol mit einem Urikosurikum ist möglich.
- **9:** Bei Niereninsuffizienz richtet sich die Allopurinol-Höchstdosis nach dem Kreatinin. Wird damit der Zielwert nicht erreicht, Wechsel auf Febuxostat oder Benzbromaron (außer GFR < 30 ml/min).
- **10:** Bei schwerer tophöser Gicht und eingeschränkter Lebensqualität ist Pegloticase indiziert.
- **11:** Bei Pat. mit Gicht unter Therapie mit Thiazid- oder Schleifendiuretika, wenn möglich Wechsel auf Losartan oder Ca-Antagonisten; bei Hyperlipidämie Statine oder Fenofibrat.

Verlauf und Prognose Oft rasche Besserung der Akutsymptomatik. Mit erneuten Gichtattacken ist jederzeit zu rechnen, da die Therapieadhärenz bei Gichtpat. noch immer sehr schlecht ist. Chron.-destruierende Verlaufsformen bei Alkoholabusus, insbes. bei Frauen.

Komorbiditäten bei Gicht:

- Niereninsuffizienz
- Nephrolithiasis
- Arterielle Hypertonie
- Myokardinfarkt
- Herzinsuffizienz
- Koronare Herzkrankheit
- Lungenembolie
- Beinvenenthrombose

!

- Auch bei Oligoarthritis und Polyarthritis an Gicht denken!
- Schwierige DD: seropositive RA mit extraartikulärer Manifestation (Rheumaknoten) oder polyartikuläre chron. Gicht mit Weichteilknoten (Gichttophi): Histologie!
- Bei Gonarthrose an chron. Gicht denken! Atypisch für „banale“ Arthrose sind Randerosionen, Zähnelungen, Knochendefekte und Verkalkungen oberhalb der Tuberositas tibiae (Lig. patellae) und im Gelenkkavum!

- Im akuten Gichtanfall ist zu 30 % die Serumharnsäure normal!
- Bei Gichtverdacht (akute Arthritis, nicht näher einzugruppierende Polyarthritis) probatorische Colchicin-Gabe für 1–2 Tage (max. 8 mg/d) als Diagnostikum!
- Zur Vermeidung eines Gichtanfalls sollte vor Einleitung einer harnsäuresenkenden Therapie in jedem Fall eine Anfallsprophylaxe mit niedrig dosiertem Colchicin (0,5 mg/d) über mehrere Mon. erfolgen!

12.1.2 Chondrokalzinose

Kristallarthropathie mit Ablagerung von Kalziumpyrophosphatkristallen in Faserknorpel (Menisken) und oberflächlichen Schichten des hyalinen Knorpels.

Epidemiologie
- Seltener als Gicht
- Mittleres und höheres Lebensalter ohne Geschlechtsbevorzugung
- Asymptomatische Chondrokalzinose im Becken-CT: Symphyse, Hüfte und ISG

Ätiologie
- Primäre Chondrokalzinose: idiopathisch, V.a. Enzymdefekt im Pyrophosphatstoffwechsel
- Sekundäre Chondrokalzinose: bei Grunderkrankungen
  - Hyperparathyreoidismus
  - Hämochromatose
  - Wilson-Krankheit
  - Gicht
  - Hypothyreose

Klinik und Befund

Asymptomatische Form: oft radiologischer Zufallsbefund, klinisch stumm.
Akute Form:
- Kristallinduzierte Synovitis:
  - Gichtanfall: Pseudogicht
  - Gelenkempyem mit hohem Fieber
  - Rezidivierende Arthritis
- Monartikuläre und polyartikuläre Verlaufsformen:
  - Häufig: Kniegelenk
  - Seltener: Hand-, Ellenbogen-, Sprung-, Hüft- und Schultergelenk
  - Fast nie das Großzehengrundgelenk

Chron. Form: Arthrosezeichen: Anlauf-, Bewegungs- und Ruheschmerz (Fallbeispiel ▶ Kap. 19.11).

Diagnose

- **Labor:** Entzündungsparameter, BSG ↑, Harnsäure normal.
- **Synoviaanalyse:** (▶ Kap. 4.6) Kristalle (klein, meist plump, rhomboid), die den Rand der Leukozyten nicht überlagern (im Gegensatz zu Harnsäurekristallen). Positiv doppelbrechend im Polarisationsmikroskop.
- **Arthrosono:** Kalzifikationen an den charakteristischen Prädilektionsstellen wie Kniemenikus, Kniegelenkknorpel oder Discus articularis ulnae (▶ Tab. 12.3).

- **Rö.:** punktförmige und lineare Ablagerungen, Verkalkungen in Menisken und hyalinem Knorpel: Kniegelenke, Discus articularis ulnae, Symphyse, Bandscheiben, Kniegelenke, Schulter (▶Tab. 12.3, ▶Abb. 12.3). Feiner Verkalkungsstreifen in der obersten Knorpelschicht parallel zur Gelenkkontur.

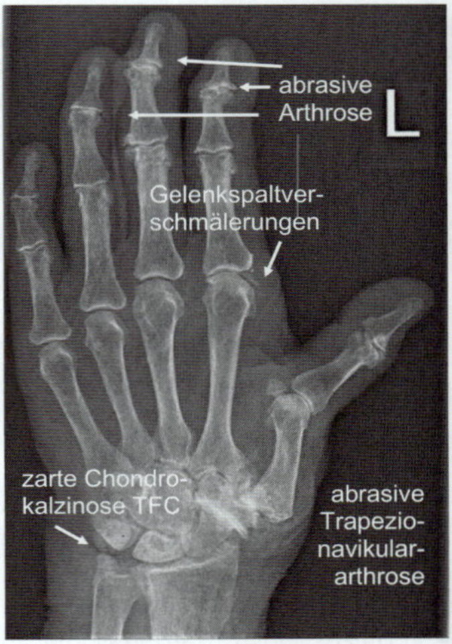

Abb. 12.3 Röntgen Hand mit Zeichen der Chondrokalzinose. TFC = triangulärer Faserknorpel [P482]

Differenzialdiagnose

- Andere Kristallarthropathien
- Löfgren-Syndrom
- Reaktive Arthritis (▶Kap. 8.3)
- Psoriasisarthritis (▶Kap. 8.4)

Therapie

- Pseudogichtanfall: Therapie wie Gicht mit Colchicin und NSAR
- Chron. Arthropathie:
  - Arthrosetherapie mit großzügiger Gelenkspülung (100–200 ml NaCl mit LA/GK) von Knie, Schulter, OSG
  - NSAR, ggf. GK mit Prednisolon 5 mg/d
  - Behandlungsversuch mit Hydroxychloroquin 200–400 mg/d
  - Bei rheumatischen Schüben Versuch mit MTX oder Il-1beta-Inhibitoren

Tab. 12.3 Kalzifikationen bei Chondrokalzinose (Mehrfachnennungen)

Gelenk	Häufigkeit (%)
Kniemeniskus	95
Kniegelenkknorpel	70
Discus articularis ulnae	50
Symphysendiskus	30
Glenohumeralgelenk	30
Hüfte	30
Bandscheiben	10

12.1.3 Hydroxylapatit-Erkrankung (Periarthritis calcarea generalisata)

Kristallarthropathie mit periartikulärer Ablagerung von Hydroxylapatitkristallen.

Ätiologie

- Stoffwechseldefekt (?)
- Genetische Prädisposition: Assoziation mit HLA-A2, Bw 35

12

Klinik und Befund

- Bild einer Gicht oder Pseudogicht: Arthritis und Periarthropathie
- Hauptlokalisation: Schultergelenk. Seltener Hand, Finger, Hüfte, Knie, Fuß und Zehen

Diagnose

- **Labor:** Oft keine Auffälligkeiten; BSG ↑ im Anfall
- **Synoviaanalyse:** (▶ Kap. 4.6) Nachweis von basischem Kalziumphosphat (Hydroxylapatit) nur elektronenmikroskopisch möglich. Röntgen-Kristallanalyse; Nachweis durch Diphosphonatbindung. Selten rundliche Einschlusskörper in Leukozyten
- **Rö.:** zarte, periartikuläre Verkalkungen, manchmal hirse- bis erbsengroß mit scholliger Struktur an Schultern (▶ Abb. 12.4), Hüften, Hände, Füße, Ellenbogen. Prädilektionsstellen der sog. Peritendinitis calcarea an der Hand. Vielgestaltige Weichteilverkalkungen in Sehnen, Bändern und fibrösen Gelenkkapseln
  - Fibröse Gelenkkapsel und Kollateralbänder
  - Mm. interossei dorsales
  - M. flexor pollicis brevis
  - Sesambein
  - M. abductor pollicis longus
  - Lig. collaterale carpi radiale
  - Styloidbursa
  - M. extensor carpi ulnaris
  - Mm. flexores digitorum superficiales et profundi
  - M. extensor digitorum
  - Os pisiforme, Verkalkungen des M. flexor carpi ulnaris

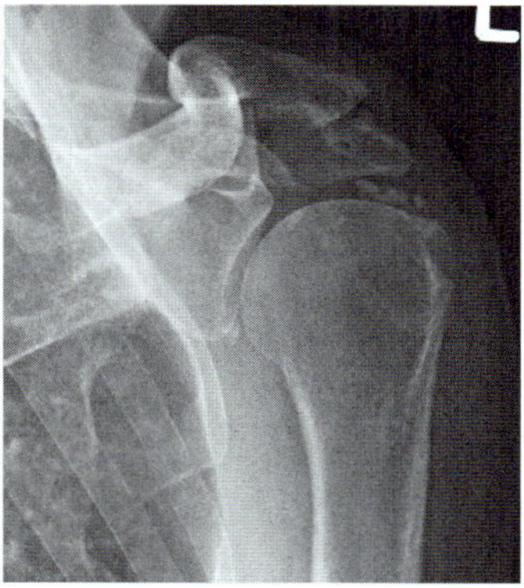

Abb. 12.4 Röntgen Schulter mit Zeichen der Periarthritis humeroscapularis calcarea [P482]

Therapie

- **KG, Ergo:** Bewegungsübungen (warmer Vogelsand, Lehm, Fango), Haushaltstraining
- **Physik. Ther.:** Ultraschall, Iontophorese, Kurzwelle, Paraffinbad, Kryotherapie
- **Medik. Ther.:** NSAR bedarfsorientiert
- **Injektionen:** LA/GK intra- und periartikulär, ggf. unter DL

12.1.4 Hämochromatose-Arthropathie

Kristallarthropathie durch Hämosiderinablagerung im Gelenk bei primärer hereditärer Hämochromatose.

Ätiologie

- Angeborene Störung des Eisenstoffwechsels mit erhöhter Eisenresorption im Dünndarm und Eisenakkumulation in verschiedenen Organen
- Genetische Prädisposition: Assoziation mit HLA-A3 (70 %), -B7, -B14

90 % der Patienten weisen eine homozygote Mutation an der Position 282 des HFE-Gens mit einem Austausch der Aminosäure Cystein gegen Tyrosin (C282Y)

auf. In einigen Fällen können auch seltene Mutationen in den Genen HFE, HFE2, HAMP, TFR2, SLC40A1 und BMP6 ursächlich sein.

Klinik und Befund

- Symmetrische MCP-II- und -III-Arthritis
- Knie und Hüfte mit derber, nicht dolenter Kapselverdickung
- Langsam progrediente Verlaufsform mit Koxarthrose (▶ Kap. 11.4), Gonarthrose (▶ Kap. 11.3) und Omarthrose
- Morgensteifigkeit < 30 min mit Anlaufschmerz und Bewegungseinschränkung
- Beginn meist 50.–60. LJ.
- Leberzirrhose-Zeichen: Spider naevi, Palmarerythem, Hautpigmentierungen
- Diabetes mellitus
- Kardiomyopathie
- Braune Hautpigmentierung
- Hypogonadotroper Hypogonadismus

Nach initialen Gelenksymptomen dominieren im weiteren Krankheitsverlauf die in ▶ Tab. 12.4 aufgeführten Organmanifestationen.

Tab. 12.4 Organmanifestation bei Hämochromatose[a]

Hepatomegalie	95 %
Arthropathie	50–60 %
Hautpigmentierung	50 %
Kardiomyopathie	30 %
Hodenatrophie	20 %
Splenomegalie	10 %

[a] Nach W. Stremmel

Diagnose

- **Labor:** Serumeisen ↑ (über 170 µg%), Serumferritin ↑ (über 500 ng/ml), Transferrinsättigung über 75 %. Rheumafaktoren gelegentlich positiv.
- **HFE-Genotypisierung:** Nachweis der C282Y-Mutation oder weiterer Mutationen im HFE-Gen.
- **Rö.:** (▶ Abb. 12.5) Arthrosezeichen mit Gelenkspaltverschmälerung, subchondrale Zysten, Sklerose, Osteophyten. Gelenknahe Osteoporose möglich. 50 % Chondrokalzinose-Zeichen, selten Bandscheiben-Chondrokalzinose.
- **Abdomen-Sono:** Hepatosplenomegalie? Leberzirrhose-Zeichen?
- **Kardiale Diagnostik:** EKG, Ergometrie, Echo.
- **Leberbiopsie mit Histologie:** quantitative Eisenbestimmung (Eisenkonzentration über 1 mg/g Trockengewicht ist pathologisch). Empfindlicher Parameter ist der altersbezogene Lebereisenindex: Quotient aus Eisenkonzentration der Leber (in µmol/g Trockengewicht) und Lebensalter (in Jahren) über 1,9 zeigt Hämochromatose an. Abgrenzung gegenüber sekundären Formen der Eisenüberladung, bei denen sich Eisenablagerungen auch in den Kupffer-Sternzellen finden. Ausmaß des zirrhotischen Umbaus.

Differenzialdiagnose

- Kristallarthropathien: Gicht (▶ Kap. 12.1.1) und Chondrokalzinose (▶ Kap. 12.1.2)

- Polyarthrose: Fingergrundgelenkarthrose (▶ Kap. 11.2), Gonarthrose (▶ Kap. 11.3), Koxarthrose (▶ Kap. 11.4)
- RA (▶ Kap. 7.1) mit Sonderformen: LORA (▶ Kap. 7.2.2)
- Psoriasisarthritis (▶ Kap. 8.4)
- Anämien mit erhöhtem Ferritin: Thalassämie, sideroblastische Anämie

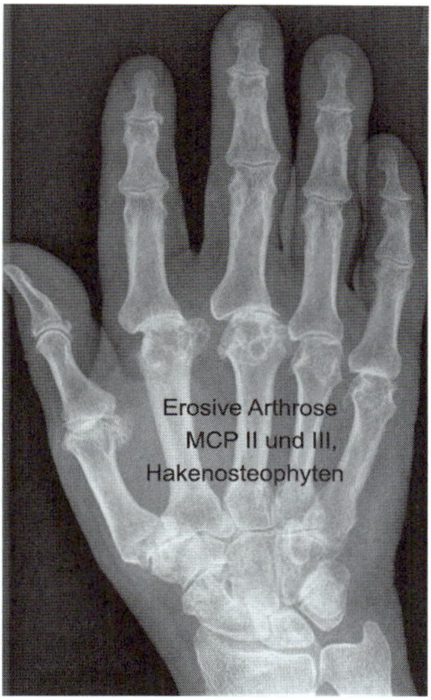

Abb. 12.5 Röntgen Hand mit Zeichen der Hämochromatose-Arthropathie [P482]

Therapie Therapieziel ist die Entleerung der Körpereisendepots.

- Aderlässe bis zur Normalisierung des Ferritins: geringer Einfluss auf die Arthropathie. Schwäche, Hyperpigmentierung und Oberbauchbeschwerden lassen sich deutlich beeinflussen. Organmanifestation (Leberzirrhose – Leberzellkarzinom) kann vermieden werden und Lebenserwartung wird verlängert. Aderlässe wöchentl. bis zur Normalisierung des Ferritins, dann Reduktion 4- bis 12-mal im Jahr lebenslang.
- Chelatbildner: Deferoxamin nur bei KI gegen Aderlass (fortgeschrittene Herzinsuffizienz)
- Regelmäßiges Trinken von Schwarztee: Tee mit hohem Polyphenolgehalt (Wewesse Ceylon Broken) zu den Mahlzeiten führt zur Abnahme der intestinalen Eisenresorption
- Arthritissymptomatik: NSAR lokal und systemisch. Kryotherapie. Colchicin bei sekundärer Chondrokalzinose-Symptomatik
- Arthrosesymptomatik: milde Wärme und Bewegungstherapie
- Operative Ther.: Endoprothesen (▶ Kap. 17.3.7, ▶ Kap. 17.3.8)

!
- Erstsymptome der Arthropathie in 20–50 % nach Organmanifestation der Hämochromatose. In 30 % Arthropathie jedoch vorausgehend!
- Bei Koinzidenz von Diabetes mellitus mit Gelenksymptomen an Hämochromatose denken!
- Wegen bevorzugter Lokalisation von MCP II und III mit Symmetrie Verwechslung mit langsam progredienter Verlaufsform einer RA!

12.1.5 Oxalose-Arthropathie

Kristallarthropathie mit artikulärer und periartikulärer Kalziumoxalatablagerung bei primärer und sekundärer Oxalose.

Ätiologie

- Primäre Oxalose: idiopathisch
- Sekundäre Oxalose: Langzeitdialyse bei chron. Niereninsuffizienz mit sekundärem Hyperparathyreoidismus

Klinik und Befund
- Pseudopodagra
- Tenosynovitis, Bursitis olecrani, Karpaltunnelsyndrom (▶ Kap. 13.6.1)
- Chron. Arthritiden: Knie mit Chondrokalzinose

Diagnose
- **Rö.:** Chondrokalzinose-Zeichen (▶ Kap. 12.1.2). Überlagerung mit Hyperparathyreoidismus-Zeichen (▶ Kap. 12.2.2).
- **Histologie:** subkutane Kalkdepots. Kalziumoxalatnachweis gelingt jedoch nur kristallografisch und polarisationsmikroskopisch.

Therapie
- Akutes Stadium: NSAR lokal und systemisch. Kryotherapie
- Chron. Stadium: Therapie wie Arthrose (▶ Kap. 11.1)

12.2 Arthropathien bei anderen Stoffwechselerkrankungen

Thomas Bitsch

12.2.1 Hyper- und Hypothyreose

Hyperthyreose

Klinik und Befund
- Muskelschwäche, Muskelschmerzen bei ca. 70 % der Pat., oft alleiniges Symptom
- Handschwellung mit Trommelschlägelfinger (Akropachie)
- Polyarthralgien wie bei Arthrose
- Insertionstendopathie, Achillodynie
- Osteoporose

Diagnose
- TSH basal, fT_3 und fT_4, Schilddrüsen-AK
- Rö. und Knochendichtemessung: Osteoporose

Therapie
Grunderkrankung: OP oder Radiojodtherapie eines autonomen Adenoms. Carbamazepin und Betablocker bei Autoimmunthyreoiditis.

Hypothyreose

Klinik und Befund
- Polyarthralgien wie bei destruierender Polyarthrose an Fingermittel- und Endgelenken (▶ Kap. 11.2)
- Karpaltunnelsyndrom (▶ Kap. 13.6.1)
- Myopathie mit proximal betonten Muskelschmerzen, Adynamie

Diagnose
- TSH basal, fT_3, fT_4, Schilddrüsen-AK
- Harnsäure oft erhöht, CK-Erhöhung bei Myopathie

Therapie
Grunderkrankung: L-Thyroxin-Substitution unter TSH-Kontrolle. Dosisanpassung an das klinische Beschwerdebild, Überdosierung vermeiden!

12.2.2 Hyperparathyreoidismus

Klinik und Befund

- Polyarthralgien
- Insertionstendopathie, insbes. Becken
- Muskelschmerzen, Muskelschwäche
- Polyarthritis wie Kristallarthropathien
- ISG-Symptomatik, Hypermobilität
- Manifeste Osteoporose

Diagnose

- Kalzium, Phosphat, AP, Parathormon
- Krea., Harnstoff, Harnsäure
- Rö.: Knochenresorption subperiostal, Osteoporose
  Hyperparathyreoidismus-Röntgenzeichen im Beckenbereich:
  - Subperiostale Knochenresorption
  - Subchondrale Knochenresorption: Pseudoerweiterung der SIG und Symphysis pubica
  - Subtendinöse Knochenresorption teilweise mit stippchenförmigen Weichteilverkalkungen
  - Brauner Tumor
  - Dreieckige subchondrale Iliumhyperostose
  - Chondrokalzinose

Therapie

- Grunderkrankung: Nebenschilddrüsenadenom oder -hyperplasie, Niereninsuffizienz
- NSAR, Colchicin bei Chondrokalzinose

12

12.2.3 Diabetes mellitus und Hyperlipoproteinämie

Prävalenz der eingeschränkten Gelenkmobilität (Limited Joint Mobility [LJM]) 10–50 % bei Typ I, 30–70 % bei Typ II.

Klinik

Gelenk- und Bindegewebserkrankungen bei Diabetes mellitus:

- LJM an Hand (Stiff Hand, Cheiropathie) und Fuß
- Adhäsive Kapsulitis der Schulter (Frozen Shoulder) und des Hüftgelenks
- Fibrosen der Palmaraponeurose (Dupuytren-Krankheit)
- Fibrosen der Plantaraponeurose (Ledderhose-Syndrom)
- Tendopathien mit Tenosynoviosklerose (schnellender Finger)
- Karpaltunnelsyndrom (▶ Kap. 13.6.1)

Erkrankungen der Knochen und Gelenke:

- Diabetische Neuroosteoarthropathie (DNOAP; ▶ Tab. 12.5)
- Spondylosis hyperostotica (▶ Kap. 11.5.1)
- Osteoporose (▶ Kap. 14.1)
- Resorptive Osteoarthropathie
- Sympathische Reflexdystrophie (Sudeck-Syndrom)

Diabetesassoziierte Erkrankungen:

- Gicht (▶ Kap. 12.1.1)
- Chondrokalzinose (▶ Kap. 12.1.2)
- Hyperlipoproteinämie (▶ Kap. 12.2.4)
- Arthrose (▶ Kap. 11.1)

Befund

- Morgensteifigkeit 1–2 h
- Anlaufschmerz: Hände und Finger
- „Hautverdickungen": wie progressiv systemische Sklerose mit Gebetszeichen (Prayer Sign, Table Top Sign)
- Einsteifung MTP und IP der Großzehe (Hallux limitus)
- Schulter-Hand-Syndrom mit Frozen Shoulder
- Dupuytren-Kontraktur mit Beugesehnensynovitis und Sehnenrupturen
- Tenovaginitis stenosans (schnellender Finger) meist 2–4 mit Knötchen und Kontrakturen
- Fußdeformität mit Absinken des Längsgewölbes und Fußverkürzung bei Knochenosteolysen (▶ Tab. 12.5, ▶ Abb. 12.6)

Tab. 12.5 Befallmuster der diabetischen Neuroosteoarthropathie (DNOAP)

Lokalisation	Häufigkeit (%)
Vorfuß	42
Tarsometatarsalgelenke	25
Fußwurzel	27
Sprunggelenke	5
Kalkaneus	1

- Phase 1 „Entwicklungsphase" (akuter Charcot-Fuß):
  - Akute Entzündung: Rötung, Schwellung, Überwärmung, Schmerzen trotz Hyperalgesie und functio laesa
  - Beginnende, diaphysäre Knochenresorption mit typischen Osteolysen im Bereich der Metatarsalia: sog. Zuckerstangen- oder Bleistiftspitzenknochen
  - Osteochondrale Fragmentation und „spontane" Frakturen
  - Klassische Fußdeformitäten: „rocker bottom" oder Wiegefuß mit Luxation und Fragmentation im Tarsometatarsalbereich unter Beteiligung des Talonavikular- und Kalkaneokuboidgelenks. „Midfoot convexity" mit Luxation im Metatarsocuneiforme- und Talonavikulargelenk
- Phase 2 „Hypertrophe Phase" (State of Coalescence):
  - Rückgang der akuten klinischen Zeichen
  - Neue Knochenformationen mit überschießenden Sklerosen und Frakturheilung

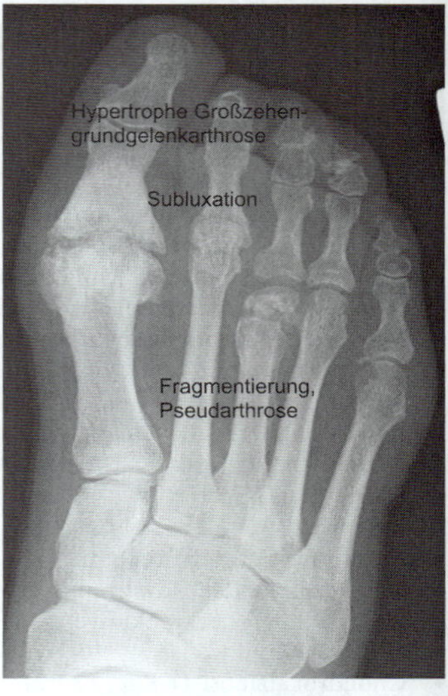

Abb. 12.6 Röntgen Fuß mit Zeichen der diabetischen Arthropathie [P482]

- Phase 3 „Rekonstruktionsphase":
  - Zunehmende Restabilisierung mit Ankylosen und Knochenremodelling
  - Entstehung von Druckulzerationen

Diagnose

Arthrosono: Sono der Hohlhand zur DD Dupuytren-Krankheit und Beugesehnensynovitis, Sono der Fußsohle zur DD Ledderhose-Syndrom und Tenosynovitiden.

Radiologische Stadien der diabetischen Neuroosteoarthropathie (DNOAP)
- Stadium I (Initialsymptom): zirkumskripte Osteoporose, kortikale Defekte, Subluxation
- Stadium II (Progression): Osteolysen, Fragmentation, Frakturen, periostale Reaktionen
- Stadium III (Heilung): Auffüllung kortikaler Defekte, Arthroseentwicklung, Ankylose, Restitution

! Schwierige Abgrenzung bei Destruktionen und äußeren Läsionen ist die Osteomyelitis!

Therapie

- Wichtigstes Therapiekonzept ist die Kontrolle der diabetischen Stoffwechsellage.
- Vermeidung isolierter Fußbelastung: Einlagenversorgung, orthopädische Schuhzurichtung.
- Druckentlastung der Füße durch Bettruhe oder Rollstuhlimmobilisation.
- Unterschenkelgießharzorthesen oder sog. Casts.
- Orthopädische operative Rekonstruktions- oder Stabilisierungsversuche.

Behandlungsversuch mit Hydroxychloroquin bei diabetischer Cheiropathie mit Tenosynovitis und Kapsulitis der Schulter.

12.2.4 Hyperlipoproteinämie

Klinik und Befund

- Asymmetrische Oligo- und Polyarthritis
- Gicht
- Arthralgien bei ossären Xanthomen
- Morgensteifigkeit 1–2 h
- Sehnenxanthome: Achillessehne, Hand- und Fußextensoren
- Sicca-Syndrom

Diagnose

- **Labor:** Hyperlipoproteinämie Typ II und IV.
- **Arthrosono:** Xanthome periartikulär oder in Sehnen.

Therapie

- Grunderkrankung
- NSAR
- OP der Xanthome, falls funktionell störend

12.2.5 Amyloidose

Ablagerung von Amyloid in Gelenken und Bindegewebe.
- Amyloid Typ AA: RA, Kollagenosen, Spondyloarthritis, chron. Infektionen
- Amyloid Typ AL: Plasmozytom, Waldenström-Krankheit
- Amyloid Typ AB: Dialyse

Klinik und Befund
- Polyarthritis wie RA mit subkutane Knoten (70 %) und Gelenkkontrakturen
- Morgensteifigkeit 1–2 h, meist kürzer als bei RA
- Karpaltunnelsyndrom

Diagnose
- Grunderkrankung: Plasmozytom
- Biopsie: histologischer Nachweis von Amyloid in Haut, Schleimhaut (Lippen, Rektum) oder Organe (Leber, Niere)

Therapie
- Grunderkrankung
- NSAR, GK

12.2.6 Ochronose

Enzymdefekt mit Ablagerung von Homogentisinsäure im Knorpel. Dieser wird bräunlich pigmentiert und funktionell minderwertig mit Früharthrose an WS und Gelenken.
- Häufigkeit: sehr seltene Erkrankung
- Ätiologie: Mangel des Enzyms Homogentisinsäure-Oxidase im Tyrosinstoffwechsel mit vermehrtem Anfall von Homogentisinsäure

Klinik und Befund
- Früharthrose: Gon-, Kox-, Omarthrose
- Progrediente Koxarthrose mit Pericoxitis (▶ Kap. 11.4)
- Lumbalgien, WS-Einsteifung mit Bewegungseinschränkungen wie bei ankylosierender Spondylitis (▶ Kap. 8.2)
- Insertionstendopathien: Periarthritis humeroscapularis calcarea (▶ Kap. 12.1.3)
- Braun-Schwarz-Verfärbung des Urins: gesteigerte Ausscheidung von Homogentisinsäure im Urin reagiert an der Luft mit Verfärbung (Alkaptonurie)
- Braunverfärbung von Skleren und Haut

Diagnose
- Rö: Arthrosezeichen, Diskusverkalkungen, Kalzifikationen
- Braunverfärbung des Urins durch Alkalisierung oder Oxidation (am Licht stehen lassen)

Therapie Arthrosetherapie (▶ Kap. 11.1): medikamentös, lokal, ggf. operativ mit Endoprothese.

12.2.7 Akromegalie

Auslösung des Krankheitsbilds durch Exzess von Wachstumshormon (GH) und der daraus folgenden Überproduktion von Insulin-Like Growth Factor I (IGF-I) durch einen Hypophysentumor.
- Prävalenz: 50–70 Pat./Mio. Einwohner. Mittleres Lebensalter bei Diagnose 35–40 Jahre

- Inzidenz: 3–4 neue Fälle/Jahr und Mio. Einwohner. Geschlechtsverteilung gleich
- Zeitraum zwischen Beginn der ersten Symptome und endgültiger Diagnosestellung 7–10 Jahre

Klinik und Befund

- Langsame Krankheitsentwicklung mit Kopf-und Gesichtsveränderungen und charakteristischen Vergrößerungen der Hände und Füße im Erwachsenenalter
- Polyarthritis und Polyarthralgien mit Krepitationen über Wo. bis Mon. an Knie, Schulter, Hüfte, Hände
- Hypermobilitätssyndrom
- Insertionstendopathien: peripatellar, Schulter, Olekranon
- Lumbalgie: tiefsitzender Kreuzschmerz mit eingeschränkter Beweglichkeit
- BWS-Kyphose
- Myopathie: proximal betont mit Steifigkeit und geringen Schmerzen
- Karpaltunnelsyndrom: 30 % der Pat. bilateral mit Weichteilverdickung im Karpalkanal
- Temporomandibularschmerz durch Fehlstellung des Kiefers (Prognatie)
- Periphere Polyneuropathie: 50 % der Pat.
- Weitere klinische endokrinologische, metabolische, kardiopulmonale und gastrointestinale Symptome siehe Fachliteratur

Diagnose

- **Labor:** IGF-I-Spiegel ist die beste Einzelwertbestimmung (im Gegensatz zu GH schwankt diese nicht von Stunde zu Stunde). Die IGF-I-Spiegel sind bei nahezu allen Pat. mit Akromegalie erhöht. Höchste Spezifität: orale Glukosebelastung mit gleichzeitiger Bestimmung von GH: bei Normalpersonen fällt GH-Konzentration nach 1–2 h auf < 1 ng/ml ab.
- **Rö.:** Schädel mit Vergrößerung der Sella turcica, Hyperostosis frontalis interna und ggf. externa, ausgedehnte Pneumatisation der NNH, Vergrößerung der Gesichtsknochen. WS mit sog. Scalloping (erhöhte Konkavität) der WK-Hinterkante an LWS. Längsbandossifikation wie bei Spondylosis hyperostotica (Abb. 11.8)
  - Periphere Gelenke: Gelenkspaltverbreiterung und Weichteilverdickung an Händen, Füßen, Knie
  - Charakteristika der Akromegalie-Hand: Vergröberung der Trabekelstruktur, periostale Reaktionen, Verbreiterung der Endphalangen
- **MRT der Hypophyse:** Hypophysentumoren von weniger als 2 mm feststellbar. In 75 % der Fälle Makroadenom der Hypophyse (> 10 mm). Symptomlose Mikroadenome sind relativ häufig (10 %), deshalb Bildgebung nach der biochemischen Diagnose.

> **!** Bei fortgeschrittener Arthrose an nichtbelasteten Gelenken wie Schulter und Ellenbogen ist an eine Akromegalie zu denken!

Differenzialdiagnose

Bei den klinischen Zeichen der Akromegalie ist die Diagnose meist eine „Blickdiagnose“, jedoch können im fortgeschrittenen Alter folgende DD relevant sein:

- Spondylosis hyperostotica (▶ Kap. 11.5.1)
- Karpaltunnelsyndrom (▶ Kap. 13.6.1)
- Enthesiopathien (▶ Kap. 13.6.2)

- Parenchymdermoperiostose: hereditäre Erkrankung mit Trommelschlägelfinger und Uhrglasnägel und dem radiologischen Nachweis diaphysärer Kortikalisverdickung und periostaler Knochenneubildungen
- Hypertrophe Osteoarthropathie (▶ Abb. 12.7)
- Paget-Krankheit (Glukosetoleranz im Normbereich) (▶ Kap. 14.3)
- Konstitutioneller Riesenwuchs (IGF-I im Normbereich)
- Lawrence-Moon-Biedl-Syndrom: Pigmentdegeneration der Netzhaut, progrediente Schwerhörigkeit, Adipositas, Genitalhypoplasie

Therapie

- Therapieziel ist die Normalisierung der GH-Sekretion. Angestrebt wird ein normaler IGF-I Spiegel, ein postoperativer GH-Spiegel von < 2,5 ng/dl und normale Supprimierbarkeit der GH-Sekretion im oralen Glukosetoleranztest (OGTT). Weichteilschwellungen, Karpaltunnelsyndrom und Hypermobilitätssymptome mit Krepitation sind hierunter rückläufig.
  - Transphenoidale operative Adenomektomie: Mittel der Wahl, jedoch Rezidiv 3–10 %
  - Medik. Therapie: Octreotid und langwirksame Analoga
- **Ind.:** Bei fehlgeschlagener OP, vor Bestrahlungstherapie, Wartezeit vor OP.
- **NW:** Erbrechen, Schmerzen im Abdomen, Blutungen, weicher Stuhl, pathologische Glukosetoleranz, Malabsorption von Fett und Gallensteine.
  - Strahlentherapie: 45–50 Gy über 5 Wo. reduziert die Tumorgröße langsam.
  - Arthrosetherapie im fortgeschrittenen Stadium.

12.2.8 Lysosomale Speicherkrankheiten

Lysosomale Speicherung von Lipiden in Zellen und Organen durch Enzymdefekte.

Gaucher-Krankheit: Enzymdefekt der Glukozerebrosidase

Klinik und Befund

- Schmerzen an langen Röhrenknochen und WS
- Deformierungen der Röhrenknochen: distaler Femur und proximale Tibia
- Aseptische Knochennekrosen: überwiegend Femurkopfnekrosen bei Jugendlichen
- Spontanfrakturen der Röhrenknochen bei Osteoporose
- WK-Sinterungen bei Osteoporose
- Müdigkeit, Leistungsschwäche, Interesselosigkeit
- Abdominale Druck- und Spannungsgefühle
- Hämatome, Petechien, postoperative Blutungen
- Infektanfälligkeit durch gestörte Chemotaxis/Splenektomie
- Braun-gelbliches Hautkolorit
- Psychomotorische Retardierung, Epilepsie, Ataxien, Tremor, Spastik

Diagnostik Die Kombination von Hepatosplenomegalie, Thrombopenie, Anämie und einer ungeklärten Knochenerkrankung sollte den Verdacht auf eine Gaucher-Krankheit lenken:

- Hepatosplenomegalie: meist schon in der Jugend
- Milzinfarkte bei massiver Splenomegalie (bis zum 20-Fachen), Hyperspleniesyndrom
- Panzytopenie

- Rö., MRT der befallenen Knochen: Metaphyse proximaler Femur, Messung der Fettkonzentration, Zeichen der Osteoporose und Hüftkopfnekrose
- Labor: Erhöhung von saurer Phosphatase, ACE und Ferritin. Thrombozytopenie, Anämie, abnorme Immunglobuline
- Diagnosesicherung durch direkte Messung der Cerebrosid-β-Glukosidase (Glukozerebrosidase) in Leukozyten
- KM-Histologie: typische Gaucher-Zellen (lipidbeladene Makrophagen)

Therapie Rekombinante Enzymersatztherapie: Hierunter bessern sich Müdigkeit, Mattigkeit und Anämie relativ schnell. Auch die Hepatosplenomegalie bildet sich nach mehreren Monaten deutlich zurück.

> ! Fehldiagnosen sind häufig und die Erkrankung wird zu spät erkannt!

Fabry-Syndrom: Enzymdefekt der alpha-Galaktosidase

Klinik und Befund

- Brennende Schmerzen an Händen und Füßen
- Fieber
- Bauchkrämpfe, Malabsorption, Durchfälle
- Angiokeratome
- Progrediente Niereninsuffizienz
- Kardiale und zerebrovaskuläre Symptome

Diagnose Bestimmung der Glykosphingolipide in Urin und Plasma.

Therapie Rekombinante Enzymersatztherapie.

Mukopolysaccharidose I Typ Scheie: Enzymdefekt der α-L-Iduronidase

Klinik und Befund

- Muskuloskeletale Symptome:
  - Gelenkkontrakturen
  - Karpaltunnelsyndrom
  - Schnellender Finger
  - Dysostosis multiplex
  - Hüftdysplasie
  - Minderwuchs
- Allgemeine/viszerale Symptome:
  - Hornhauttrübung
  - Klappenvitien
  - Hernien
  - Hepatosplenomegalie
  - Pulmonale und otogene Infekte
  - Rückenmarkkompression

Diagnose

- **Labor:** keine Entzündungszeichen, Glukosaminoglykane im Urin erhöht, α-Iduronidase in Leukozyten erniedrigt.
- **Rö.:** Dysostosis multiplex, Hüftdysplasie, Skoliose, Gibbus.

Therapie Rekombinante Enzymersatztherapie mit Laronidase.

> **!** Bei unklaren Gelenkbeschwerden mit Funktionseinschränkung, Kontrakturen und -versteifungen sollte frühzeitig an eine lysosomale Speicherkrankheit gedacht werden! Eine frühe Enzymersatztherapie kann das Fortschreiten der Erkrankung verzögern und schweren, irreversiblen Schäden vorbeugen.

12.3 Arthropathien bei Bluterkrankungen

Thomas Bitsch

12.3.1 Hämophilie

Erkrankung durch angeborene Störung des plasmatischen Hämostasepotenzials aufgrund des Mangels an Faktor VIII (Hämophilie A) oder des Faktors IX (Hämophilie B). Vorherrschend sind oberflächliche und tiefe Weichteileinblutungen in Haut, Muskulatur und Gelenke. Petechien, Sugillationen und Ekchymosen werden dagegen kaum beobachtet.

Klinik und Befund

- Einblutungen in Muskeln und Gelenke: 90 % der Hämophilieblutungen
- Monarthritis mit Hämarthros (Schmerz, Bewegungseinschränkung, Überwärmung, verstrichene Gelenkkontur und Fluktuation): Knie, OSG, Ellenbogen. Kleine Gelenke selten
- Arthropathia hämophilica: rezidivierende Einblutungen in das gleiche Gelenk mit chron. destruierendem Verlauf und Beugekontrakturen
- Schonhaltung der Gelenke mit Muskelatrophie und Achsabweichung mit Arthrosezeichen

Diagnose

- **Labor:** Gerinnungsanalyse mit PT, APTT, Thrombinzeit, Reptilasezeit und Fibrinogen. Einzelfaktorenbestimmung: falls PT vermindert → Faktor II, VII und X, falls APTT vermindert → Faktor VIII, IX, XI, XII, XIII. Von-Willebrand-Diagnostik einschließlich der Faktor VIII-Bindungsfähigkeit des Von-Willebrand-Faktors
- **Rö.:** Zeichen der Sekundärarthrose mit Gelenkspaltverminderung, subchondrale Sklerosierung, Zystenbildung, Sequester, freie Gelenkkörper, Exostosen, Deformierungen
- **Arthrosono:** Synovialishypertrophie, Gelenkerguss, Arthrosezeichen, freie Gelenkkörper

Therapie

- Spezialisierte Zentren mit multidisziplinärem Therapiekonzept
- Prävention: Gelenkschutz, Gelenkentlastung
- Hämarthros: Entlastungspunktion und großzügige Gelenkspülung mit 100–200 ml NaCl nach Faktorensubstitution
- Synovektomie oder RSO bei rezidivierender Synovitis
- Regelmäßige Faktor VIII- und IX-Substitution
- KG zur Kontrakturprophylaxe, Kryotherapie, dosierte Bewegungsübungen mit Muskelkräftigung
- Orthese
- Endoprothese

12.3.2 Hämoglobinopathie (Sichelzellanämie, Thalassämie)

Krankheitsgruppe mit verschiedenen genetisch bedingten Defekten in der Struktur der Polypeptidketten des Hämoglobins mit Auswirkung auf den Erythrozyten- und Gesamtorganismus. Am häufigsten Sichelzellkrankheit in Italien, Griechenland und Türkei.

Klinik und Befund

- Rheumaähnliche Symptome mit Schwellungen an Händen und Füßen: Hand-Fuß-Syndrom
- Schmerzhafte Krisen an Thorax (Wirbelsäule und Rippen) und Extremitäten
- Daktylitis überwiegend bei Kindern
- Osteonekrosen mit Funktionseinschränkungen
- Oligo- und Polyarthritis
- Knochenschmerzen durch Mikrofrakturen, Nekrosen, insbes. Femurkopfnekrose
- Gicht-Symptomatik
- Symptome der Grunderkrankung

> **!** Eine schmerzhafte Krise, die länger als 2 Wo. dauert, ist verdächtig auf eine Komplikation wie Osteomyelitis, septische Arthritis, Osteonekrose oder Gicht!

Diagnose

- Hämatologische Diagnostik meist vorangegangen: Anämie, Hämoglobinelektrophorese, Hepatosplenomegalie
- BB mit Diff. und Retikulozyten zum raschen Erkennen eines aplastischen Syndroms
- Entzündungsparameter (BSG, CRP) bei V.a. septische Arthritis, Osteomyelitis

Therapie

- Sichelzellanämie: intensive parenterale Flüssigkeitszufuhr zur Überwindung der Schmerzkrisen. Antiazidotische Behandlung mit Natriumhydrogencarbonat. Sauerstoff und Vasodilatanzien. ASS zur Analgesie. Austauschtransfusionen nur bei schwerwiegenden Verläufen
- Beta-Thalassämie: palliative Maßnahmen wie Erythrozytenkonzentrate und subkutane Desferrioxamin-Infusionen. NSAR, Folsäure und Vitamin C. Allogene KM-Transplantation

12.4 Arthropathien bei Neoplasien

Thomas Bitsch

12.4.1 Hypertrophe Osteoarthropathie

Charakteristische Finger- und/oder Zehenendgliedauftreibungen und Periostosen der Röhrenknochen bei meist intrathorakalen malignen Grunderkrankungen (z.B. Adenokarzinom der Lunge).

Klinik und Befund
- Trommelschlägelfinger
- Uhrglasnägel
- Periphere Zyanose
- Hyperhidrose der Handflächen und Fußsohlen
- Myopathie
- Arthralgie

Diagnose Rö.: (▶ Abb. 12.7) Periostreaktionen an langen Röhrenknochen (mantelförmig), Auftreibungen der Fingerendgelenke. Rö.-Thorax zum Ausschluss bronchopulmonaler Prozesse, bei erhöhter Risikokonstellation (langjähriger Nikotinkonsum) ggf. CT-Thorax zum NPL-Ausschluss.

Therapie OP: Rückbildung der klinischen Symptome nach operativer Entfernung des Tumors (z.B. Adenokarzinom der Lunge), oft jedoch infauste Prognose. Persistierende Symptome bei Lungenfibrose.

> **!** Bei Trommelschlägelfinger und Zeichen der hypertrophen Osteoarthropathie immer Tumorsuche!

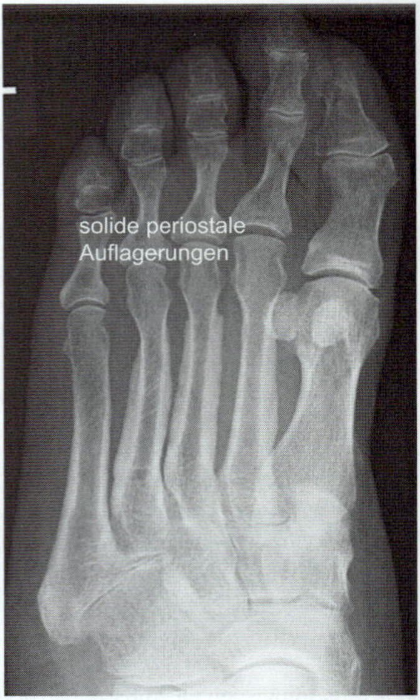

Abb. 12.7 Röntgen Fuß mit Zeichen der hypertrophen Osteoarthropathie [P482]

12

12.4.2 Synovialom

Klinik und Befund Schmerzloses Tumorwachstum aus Sehnenscheiden, Bursen oder Synovialitis: Füße, Knie, Unterschenkel.

Diagnose Histologie des operierten Gewebes.

Therapie OP.

12.4.3 Leukämische Synovitis

Klinik und Befund Wandernde Arthralgien und Synovitis: Knie und OSG bevorzugt.

Diagnose Akute Leukämie häufiger als chron.

Therapie Chemotherapie, Antikörpertherapie: meist hierunter Rückgang der Symptome.

13 Extraartikulärer Rheumatismus

Thomas Bitsch, Norbert Klinkenberg und Marina Backhaus

13.1 Definition

Oberbegriff für eine Vielzahl von Erkrankungen unterschiedlicher Ätiologie, bei denen Schmerzen in den Weichteilen im Vordergrund stehen. Unterscheidung in generalisierte und lokalisierte Erkrankungsformen.

13.2 Generalisierte Tendomyopathie: Fibromyalgie

Thomas Bitsch und Norbert Klinkenberg

Multilokuläres Schmerzsyndrom am Bewegungsapparat, das sich meist monolokulär – z.B als Lumbal- oder Zervikalsyndrom – entwickelt und im Verlauf von Monaten und Jahren in eine generalisierte Schmerzerkrankung übergeht.
Leitbefund: Erhöhte Druckschmerzhaftigkeit an charakteristischen Druckpunkten (Tender Points). Fast immer liegen vegetative und funktionelle Begleitsymptome vor.

Ätiologie

Noch unklar. Assoziation von „life events" mit dem Beginn von chron. muskuloskeletalen Beschwerden. Autoaggressionsphänomene (Störung im neuro-endokrino-immunologischen Regelkreis) und psychosomatische Störungen (unterschwellige Aggressivität, unreife Abwehrmechanismen, abnormes Krankheitserleben, ausgeprägtes Kontrollverhalten) spielen eine Rolle.
Prävalenz ca. 1 %, überwiegend Frauen. Familiäre Häufung (Mutter, Tochter, Schwester). Beginn meist um das 35. LJ. Höhepunkt im oder nach dem Klimakterium. Vorkommen auch bei Jugendlichen und jenseits des 60. LJ., dann aber als sekundäre Form im Rahmen einer anderen Grunderkrankung.

Klinik und Befund

- Ausgedehnte Muskelschmerzen: z.T. großflächige, z.T. strenger lokalisierte Schmerzen in Lumbal- und Zervikalregion, Sehneninsertionsstellen, periartikulär an MCP, PIP, DIP, MTP mit subjektivem Schwellungsgefühl. Schmerzen an vorderer Thoraxapertur
- Schmerzhafte Muskelverspannungen (myofasziale TP)
  - Schmerzqualität: ziehend/reißend, muskelkaterähnlich, „Sehnen zu kurz"
- Erstmanifestation häufig als LWS- oder HWS-Syndrom
- Starke Druckschmerzen an den Tender Points, oft mit „jump sign" (Zurückspringen des Pat. bei leichtem Druck auf Proc. xiphoideus). Schmerzpunkte vom Pat. exakt zeigen lassen – oft punktueller Schmerz (Zeigefinger!)
- Vegetative und funktionelle Störungen: Schlafstörungen, Leistungsabfall, Konzentrationsschwäche, Müdigkeit, kalte Akren, Kopfschmerzen/Migräne, Depressionen, Tachykardien/Arrhythmien, Reizhusten, Dysmenorrhö, Reizblase, Raynaud-Symptomatik, Sicca-Symptome, Allergien/Unverträglichkeitsreaktionen
- „Life events": psychosoziale Faktoren sind oft Auslöser, v.a. Trennung/Scheidung, Tod der Mutter, Menopause. Unterschwellige Aggressivität, Verleugnung von Lebensproblemen, Misstrauen, depressives Verhalten
- Oft uncharakteristische Symptome, häufig durch äußere Faktoren (Wetterwechsel, Kälte, Nässe, Stress, Arbeitsplatz) beeinflusst. Oft Besserung bei Wärme
- Verlaufsformen: chron.-progressiv, schubförmig-progredient, rezidivierend

Diagnose

- Die neuen Klassifikationskriterien von 2010/2011 zum Fibromyalgiesyndrom (FMS) wurden 2016 neu geordnet und ein Kriterium des generalisierten Schmerzes hinzugefügt. Im Gegensatz zu den Kriterien von 1990 liegt die Betonung auf dem weitverbreiteten Schmerz in verschiedenen Körperarealen (▶ Abb. 13.1).
- Die Schmerzen im Körper werden auf fünf verschiedene Regionen unterteilt, von denen vier als schmerzhaft angegeben werden sollen.
- Der Stellenwert der neuen Kriterien in der täglichen Praxis mit Widespread-Pain-Index und einer Fibromyalgie-Schweregradskala wird gegenwärtig überprüft. Im rheumatologischen Alltag werden die alten Kriterien (ACR 1990) oft weiter benutzt.

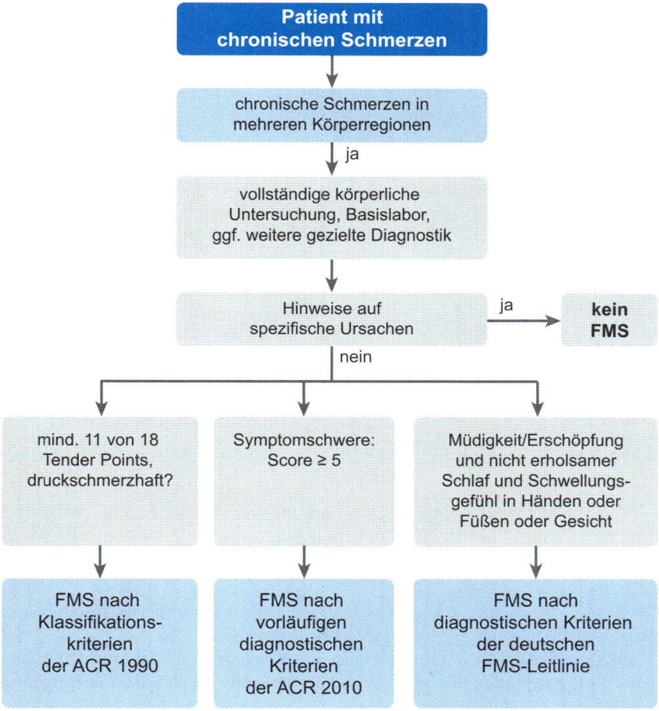

Abb. 13.1 Diagnose-Algorithmus der S3-Leitlinie zum Fibromyalgiesyndrom (FMS) [F723-014]

Diagnosekriterien (ACR 1990)

- Muskelschmerzen der oberen und unteren Extremitäten und der rechten und linken Körperhälfte, der Wirbelsäule und der vorderen Thoraxwand für mind. 3 Mon.
- 11 von 18 druckschmerzhaften Stellen (Tender Points), an denen die digitale Palpation heftige Schmerzreaktion auslöst:
  - Okzipitaler Ansatz der subokzipitalen Muskelinsertionen, bilateral
  - Mm. intertransversarii posteriores cervicis (C4–C7), bilateral
  - M. trapezius in Mitte des Oberrands, bilateral
  - M. supraspinatus am Ursprung oberhalb der Spina scapulae, bilateral
  - Sternokostale Syndesmose (insbes. des 2. Interkostalraum), bilateral
  - Epicondylus humeri lateralis, bilateral
  - Glutealmuskulatur (oberer äußerer Quadrant), bilateral
  - Trochanter major, bilateral
  - Fettkörper im Bereich des medialen Kniegelenks, bilateral

Diagnosekriterien des Fibromyalgiesyndroms (2016)

- Generalisierte Schmerzen in mind. 4 von 5 Regionen:
  - Region 1: linke obere Region (Kiefer, Schultergürtel, Oberarm, Unterarm)
  - Region 2: rechte obere Region (Kiefer, Schultergürtel, Oberarm, Unterarm)
  - Region 3: linke untere Region (Hüfte, Gesäß, Oberschenkel, Unterschenkel)
  - Region 4: rechte untere Region (Hüfte, Gesäß, Oberschenkel, Unterschenkel)
  - Region 5: axiale Region (Nacken, oberer Rücken, unterer Rücken, Brust und Abdomen)
- Die Symptome sind mit einem ähnlichen Schweregrad für mind. 3 Mon. präsent.
- Widespread-Pain-Index (WPI) ≥ 7 und Symptomschweregrad (SSS) ≥ 5 oder WPI von 4–6 und SSS ≥ 9.

Die Diagnose eines FMS kann unabhängig von anderen Diagnosen gestellt werden. Eine Diagnose eines FMS schließt nicht die Anwesenheit anderer klinischer wichtiger Erkrankungen aus.

Anamnese Entscheidend ist eine sorgfältige und umfassende allgemeine Anamnese. Häufige Anamnesedetails für das Vorliegen eines FMS:

- Polytopie: Beschwerden in mehreren, topografisch nicht zusammenhängenden Körperregionen ohne Hinweise auf akute oder chron. Überlastungen oder Überbeanspruchung.
- Inadäquanz: inadäquate, affektiv gefärbte Schilderungen der Beschwerden, absurde Vergleiche („wahnsinnige Schmerzen, so als ob tausend Nadeln herumbohrten, als ob ich mit heißem Wasser überbrüht wurde").
- Ungenauigkeit: keine genauen Angaben über Lokalisation und zeitliches Auftreten
- Diskrepanz: objektiv leichte körperliche Arbeiten werden subjektiv als schwere Überforderung erlebt.

- Gesprächigkeit: auffallende Gesprächigkeit, insbes. weitschweifend, wiederholend, pathetisch, schwer unterbrechbarer Redefluss.
- Suggestibilität: erhöhte Empfänglichkeit, leichte Beeinflussbarkeit insbes. bei Schmerzpalpation.
- Persistenz: langdauernde, wiederholt vorgebrachte Klagen über körperliche Beschwerden.
- Nervosität: Zittern, Muskelspannung, Herzklopfen, Schwitzen, innere Unruhe, Konzentrationsstörungen, Rastlosigkeit.
- Depressivität: gedrückte Stimmung, Interessenverlust, Verlust der Genussfähigkeit, Sich-nicht-freuen-Können, frühmorgendliches Erwachen vor der gewohnten Zeit, Antriebsminderung, morgendliches Tief, Appetit-, Gewichts-, Libidoverlust.
- Funktionelle Beschwerden: Schlafstörungen (Ein- und Durchschlafstörungen, frühes Erwachen, kein erholsamer Schlaf, verstärkte Traumtätigkeit), Kopfschmerzen, Migräne, kardiovaskuläre Symptome (Herzstiche, Kreislaufregulationsstörungen), urogenitale Beschwerden (Dysurie, Menstruationsbeschwerden), Atembeschwerden.
- Hypochondrie: unbegründete Furcht, an einer schweren Krankheit zu leiden bzw. eine solche zu bekommen.
- Arzt-Patienten-Beziehung: häufiger Arzt-/Therapeuten-Wechsel („Herr Doktor, Sie sind der letzte, der mir noch helfen kann", „Ich war schon bei vielen Ärzten, jeder hat etwas anderes gesagt"), sich entwickelndes Misstrauen, hartnäckiges Fordern neuer Untersuchungen, häufiger Wechsel der Medikation („Alle Medikamente haben mir bisher nicht geholfen").
- Psychosomatische Vordiagnosen: vegetative Dystonie, depressive Verstimmung.
- Kontroverse Beurteilung in Vorbefunden: widersprüchliche Diagnosen, die die Beschwerden nicht erklären (z.B. degenerative WS-Veränderungen), keine sichtbaren Veränderungen („Meine Schmerzen haben sich immer weiter ausgebreitet und sind immer schlimmer geworden, aber kein Arzt hat etwas finden können").

> Man sollte beachten, dass im Alltag organische und psychische Beschwerden einander bedingen können und die Symptombilder sich dann überlagern.

Körperliche Untersuchung

- Inspektion: Körperhaltung spontan oder korrigiert? Die sternosymphysale Belastungshaltung stellt eine „begünstigende Bedingung" zum generalisierten Auftreten von Druckpunkten an Sehnen und Muskeln dar: pathologische Biegespannung und Scherkräfte der WS führen zur Reizung von Mechano- und Nozizeptoren, Überlastung der Sternokostal- und SC-Gelenke. Einengung der großen Körperhöhlen mit Nozizeptorenreiz von Thorax- und Abdominalorganen.
- Palpation: Druckschmerzhaftigkeit an Tender Points" (nach ACR-Kriterien gilt ein Tender Point als positiv, wenn Schmerzreaktion bei Daumendruck < 4 kg auftritt). Abnahme der Druckpunkte nach Haltungskorrektur? Lokalisierte Muskelverspannungen (myofasziale TP)? Arthritiszeichen? Vegetative Zeichen (feuchte, kalte Akren)?
- Funktionsprüfung: muskuläre Dysbalance? = Ungleichgewicht zwischen tonischen und phasischen Muskeln. Bewegungseinschränkungen aktiv/passiv?

13

Apparative Diagnostik Labor und apparative Diagnostik (Arthrosono, Rö., MRT) führen oft nicht weiter, sollten jedoch zum Ausschluss anderer Erkrankungen eingesetzt werden.

> ! Das Übersehen einer entzündlich-rheumatischen Erkrankung kann katastrophale Folgen haben, deshalb auch bei bekannten Fibromyalgiepat. Diagnose immer wieder überprüfen!

- Entzündungsparameter (BSG, CRP): Polymyalgia rheumatica, Riesenzellarteriitis
- AK-Diagnostik (ANA, AMA, nDNS-AK, ENA): Kollagenosen
- fT3, fT4, TSH basal: Hypo- und Hyperthyreose
- Infektserologie: Borrelien, HIV, Hepatitis B und C
- 25-OH-Vitamin-D_3-Spiegel: Vitamin-D-Mangel
- Rö. HWS/BWS/LWS, Osteodensitometrie: Osteoporose
- Skelettszinti: entzündliche/neoplastische Erkrankungen
- Liquorpunktion: Encephalomyelitis disseminata, Immunvaskulitis
- Psychiatrisches Konsil: Depression

Psychosomatisch orientierte Diagnostik

> Empfehlung: Dem Pat. im Erstgespräch ausreichend Zeit widmen. Man sollte deutlich machen, dass seine Beschwerden ernst genommen werden und für sein möglicherweise durch Vorerfahrung mit Ärzten entstandenes Misstrauen Verständnis zeigen.

Das **verhaltenstherapeutische Konzept** fragt nach den auslösenden und aufrechterhaltenden Bedingungen des Krankheitsverhaltens:
- Gibt es Situationen, in denen das Schmerzgeschehen ausgelöst und/oder bewusst wird? Welche Gedanken und Gefühle spielen dabei eine Rolle?
- Gibt es Auffälligkeiten im Körperverhalten, die die Schmerzen verursachen können? Wie z.B. hohe Anspannungsbereitschaft, erhöhter Muskeltonus neben wenig integrierten Körperzonen; dysfunktionales Bewegungsverhalten mit „parasitären" Bewegungen; unbewusstes Bewegungsverhalten mit übertrieben schneller, endgradiger oder starker Belastung?
- Gibt es aufrechterhaltende Verstärkung der Erkrankung, z.B. Rentenbegehren oder vermehrte Zuwendung und Schonung durch nahestehende Personen usw.?

Das **psychodynamische Konzept** des Weichteilrheumatismus geht von einer chron. gehemmten Aggressivität aus. Der Konflikt zwischen Aggressivität und Sanftmut, Opfersinn und Egoismus führe zu einem chron. gesteigerten und auf Dauer schädigenden Muskeltonus. Die Arzt-Patienten-Beziehung sei durch die Unzufriedenheit des Pat., hypochondrische Einstellungen, Tendenzen zu sekundärem Krankheitsgewinn und Verlangen nach Krankschreibungen belastet.

Psychosoziale Belastungen und Konflikte, die den Pat. in diese ausweglose Situation möglicherweise gebracht haben:
- Überforderung: mehr auf psychischem als auf körperlichem Gebiet, obwohl letztere nicht selten in den Vordergrund gestellt wird und psychische Zusammenhänge nicht wahrgenommen bzw. abgelehnt oder geleugnet werden (Hausbau, Finanzierungsproblem, Mehrfachbelastung Familie).
- Übertriebene Sorge: nicht Fertigwerden mit anstehenden Situationen (Beruf, Prüfung).

- Unzufriedenheit: bewusste Unzufriedenheit mit der Lebenssituation ohne Anstrengungen zu unternehmen, etwas zu ändern. Unfähigkeit, überhaupt zufrieden zu sein, ständiges Jammern und Klagen.
- Kränkungen: als Ungerechtigkeiten erlebte Ereignisse werden dramatisiert. Zufallsereignisse werden als bewusste Benachteiligung erlebt. Kritik und Zurückweisung sind nicht zu ertragen.
- Konflikte: werden als ausweglos angesehen (Partner- und Familienbeziehungen).
- Verlustgefühle: Verlusterlebnisse (Tod eines nahen Angehörigen, Auszug oder Heirat der Kinder, Geschäfts- und Berufsaufgabe) sind durch eine verzögerte Trauerreaktion gekennzeichnet.
- Traumen: körperlich oder seelisch traumatisierende Ereignisse in der Lebensgeschichte (Unfälle, Operationen) führen zu wiederholtem Erleben des Traumas in sich aufdrängenden Erinnerungen, Träumen und Alpträumen.
  - Eine sog. Pendelerziehung (Wechsel von harter Strafe und übermäßiger Zuneigung), bei der gelernt wird, dass Schmerz und Leiden zu Zuwendung führen (sekundärer Krankheitsgewinn).
  - Aggressionsumlenkung von der sich unterwerfenden Mutter oder dem jüngeren Geschwisterkind auf sich selbst, als Anzeichen einer irrationalen Schuldübernahme, weil die Aggressionen nicht mehr ertragen werden können.
  - Früh erlernte Hilflosigkeit und eine übermäßige Verantwortungsübernahme für eine nahe Bezugsperson, die an einer schweren Schmerzkrankheit litt.
  - Übermäßige Ablehnung von Aggression, aufgrund von Schuldgefühlen, die entstanden sind durch ein traumatisierendes Ereignis in der Kindheit, ausgelöst durch eigene Aggressionen.
  - Früher Verlust der Eltern.
  - Sexueller Missbrauch im Kindes- und Jugendalter.
  - Erlernter sekundärer Krankheitsgewinn: Dieser sollte durch die Arzt-Patienten-Beziehung nicht verstärkt werden.

Psychosomatische Differenzialdiagnose

- **Somatoforme Störung:** Von somatoform spricht man, wenn körperliche Symptome gezeigt werden, die an eine körperliche Störung denken lassen, ohne dass sie jedoch mit Hilfe bekannter pathophysiologischer Mechanismen erklärt werden können. Die Symptome sind am ehesten mit psychologischen Konstrukten zu verstehen.
  - Häufig im Klimakterium, damit im Zusammenhang stehen erhöhte Ängstlichkeit und Depressivität.
  - Das nach außen gezeigte depressive Verhalten ist oft Ausdruck von Angst und Misstrauen gegenüber Bezugspersonen bzw. der Umgebung. Gleichzeitig dient es der Abwehr aggressiver Spannungen.
  - Die oft hypochondrisch einsetzende Beschäftigung mit dem Körper nach Einsetzen der Schmerzen beinhaltet einen Ersatz für das durch den Vertrauensmangel gehemmte sich Einlassen auf eine Bezugsperson.
  - Die Aggressionsunfähigkeit, eine gestörte emotionale Beziehungsfähigkeit sowie ein mangelnder Realitätsbezug erschweren sehr die Arzt-Patient-Beziehung: Koryphäenkiller-Syndrom.
- **Somatoforme Schmerzstörung**
  - Schwerer und langdauernder Schmerz ist die vorwiegende Störung.
  - Der geklagte Schmerz entspricht nicht der Gliederung des Nervensystems. Trotz ausgedehnter Abklärungen kann kein organisches Substrat oder ein

pathophysiologischer Mechanismus gefunden werden, der den Schmerz erklärt, und wenn organische Veränderungen vorliegen, geht der Schmerz weit über das hinaus, was aufgrund der Veränderungen erwartet würde.
  - Psychologische Faktoren werden als ätiologisch beteiligt betrachtet, gestützt auf mind. einen der folgenden Punkte:
    - Zeitliche Beziehung liegt vor zwischen einem Umweltreiz, der mit einem psychischen Konflikt oder Bedürfnis verbunden ist, und dem Auftreten oder der Intensivierung des Schmerzes.
    - Der Schmerz ermöglicht dem Individuum, eine schädigende Aktivität zu vermeiden.
    - Der Schmerz bringt ihm Unterstützung durch die Umgebung, die es auf andere Art nicht erhalten dürfte.
    - Der Schmerz ist nicht durch eine andere psychische Störung bedingt.
- **Depression:** gedrückte Stimmung, Interessenverlust, Freudlosigkeit, Antriebsverminderung mit erhöhter Ermüdbarkeit und Aktivitätseinschränkung. In depressiven Phasen tritt eine deutliche Müdigkeit oft schon nach minimalen Anstrengungen auf. Die Betroffenen sind nicht mehr in der Lage, die tiefe Verzweiflung vernunftgemäß oder durch ein sinnvolles Handeln zu bekämpfen. Sie können sich weder freuen, noch die quälende Verstimmung verarbeiten. Zeichen der larvierten Depression:
  - Abgeschlagenheit und Energieverlust, insbes. Verlust des Interesses und der Freude an normalerweise angenehmen Tätigkeiten
  - Mangelnde Fähigkeit, auf eine freundliche Umgebung emotional zu reagieren
  - Multiple funktionelle Beschwerden: WS-Schmerzen, Cephalgien, Herzsymptome, Magen-Darm-Beschwerden, Schlafstörungen mit frühmorgendlichem Erwachen 2 oder mehr Stunden vor der gewohnten Zeit
  - Morgendliches Stimmungstief
  - Gewichtsverlust mit deutlichem Appetitverlust
  - Libido- und Potenzverlust
- Das Ausmaß der Depression lässt sich durch das Ausmaß der Einengung psychosozialer Fähigkeiten feststellen:
  - **Leichte Depression:** Der Betroffene leidet unter den Symptomen und hat Schwierigkeiten, seine normale Berufsfähigkeit und seine sozialen Aktivitäten fortzusetzen, gibt aber die alltäglichen Aktivitäten nicht vollständig auf.
  - **Mittelgradig schwere Depression:** Pat. kann nur unter erheblichen Schwierigkeiten seinen sozialen, häuslichen und beruflichen Aktivitäten nachkommen.
  - **Schwere Depression:** Pat. ist kaum in der Lage, seine sozialen, häuslichen und beruflichen Aktivitäten fortzusetzen.
- Chron. Müdigkeitssyndrom: häufig Überlagerung zu den Zeichen des Fibromyalgiesyndroms

Chronisches Müdigkeitssyndrom (Chronic Fatigue Syndrome)
Zur Diagnose müssen beide Hauptkriterien und zusätzlich 8 Nebenkriterien oder mind. 6 Neben- und 2 Befundkriterien erfüllt sein:
- Hauptkriterien: persistierende oder rezidivierende oder leichtere Müdigkeit, die durch Bettruhe nicht beeinflussbar ist und die täglichen Aktivitäten um mehr als 50 % einschränkt

- Nebenkriterien (persistierende, rezidivierende Symptome seit mehr als einem halben Jahr):
  - Pat. gibt akuten/subakuten Beginn der Symptome an. Temperaturerhöhung oder Schüttelfrost. Halsschmerzen. Schmerzhafte Lymphknoten (anterior, posterior zervikal, axillär). Generalisierte Muskelschwäche. Myalgien. Verlängerte Müdigkeit nach zumutbarer körperlicher Belastung. Generalisierter Kopfschmerz. Wandernde, nichtentzündliche Arthralgien
  - Konzentrationsschwäche, depressive Stimmungen, Schlafstörungen
- Befundkriterien: Temperaturerhöhung objektivierbar (37,8 °C–39,8 °C rektal). Nichteitrige Pharyngitis. Tastbare Lymphknoten (zervikal, axillär, < 2 cm Durchmesser)

- **Funktionelle chron. Rückenschmerzen:** Da Emotionen nicht ohne zur Emotion passende körperliche Veränderungen (z.B. muskuläre Spannung, des Herz-Kreislauf-Systems, der Atmung oder der Durchblutung) empfunden werden können, zeigen sich manchmal unbewusste „körpersprachliche Ausdrucksformen“:
  - **Cephalgie:** als Ausdruck zwanghafter Intellektualisierung, Affektverdrängung
  - **Zervikalgie:** „halsstarrige“ Behauptung, „hartnäckige“ Auflehnung
  - **Brachialgie:** gehemmte Aggressivität, Wut oder Zorn
  - **Dorsalgie:** Trauer, Verzweiflung, Hilflosigkeit und kompensatorisches „Haltung bewahren“
  - **Lumbalgie:** Überlastung, Depressionsabwehr, „sich zusammenreißen“, sexueller/aggressiver Beziehungskonflikt

Organische Differenzialdiagnose

- Organische Psychosen: GK-Therapie (▶ Kap. 16.3)
- RA mit myalgiformem Verlauf (▶ Kap. 7.1)
- Kollagenosen: Polymyositis (▶ Kap. 9.5)
- Polymyalgia rheumatica (▶ Kap. 10.2)
- Hyper-, Hypothyreose (▶ Kap. 12.2.1)
- Osteoporose (▶ Kap. 14.1), Osteomalazie (▶ Kap. 14.2)
- Hypermobilitätssyndrom (▶ Kap. 6.19)
- Pannikulose („Zellulitis“): nichtentzündliche Erkrankung des Unterhautbindegewebes unklarer Ätiologie mit klinisch imponierender Orangenhaut und sog. Matratzenphänomen
  - Orangenschalenhaut bei Verdickung der Kutis
  - Erschwerte Verschieblichkeit der Kutis mit Subkutis an Lumbal- und Glutealregion, Schulter-Nacken-Partie und Außenseite von Oberarmen und Oberschenkeln sowie medialem Kniegelenkbereich
  - Spontanschmerz mit schneidendem Charakter an diesen Stellen
  - Matratzenphänomen an Prädilektionsstellen
  - Kneifschmerz
- Organische Hirnerkrankungen: beginnende Demenz unterschiedlicher Ätiologie
- Parkinson-Syndrom
- Schizophrenie mit depressiver Verstimmung
- Neoplasie (paraneoplastisches Syndrom!)
- Multiple Sklerose

Therapie

Eine Therapie der Wahl gibt es nicht!

Eine starke Empfehlung von Expertengruppen ist die medizinische Trainingstherapie. Nach Diagnosestellung sollte eine Patientenschulung und eine Übungstherapie erfolgen. Bei nicht zufriedenstellendem Effekt sollte die weitere Therapie an den Bedürfnissen des Pat. orientiert werden. Dies sind v.a. psychologische Therapien, wie kognitive Verhaltenstherapie, Entspannungsverfahren und eine psychopharmakologische Behandlung.
Multimodales Therapiekonzept (psychotherapeutisch, physikalisch und medikamentös) am besten stationär einleiten (▶ Abb. 13.2).

- Deutlich machen, dass es keine eingebildeten Schmerzen sind.
- Patient muss sich körperlich angenommen fühlen (verständnisvoll auf Schmerzen eingehen).
- Das Erfragen belastender Lebensereignisse kann schon erste Therapie sein.
- Interesse an möglichen psychosozialen Zusammenhänge, wodurch der Pat. auch zur psychotherapeutischen Behandlung motiviert wird.

Psychotherapeutische Behandlung

Bei folgenden **Hinweisen** ist eine psychologische Behandlung sinnvoll:

- Chronifizierung der Schmerzen (unabhängig von der Genese)
- Vorliegen körperlicher Verspannungen aufgrund von Hypervigilanz, hoher Panikbereitschaft oder übertriebener Anpassungsbereitschaft
- Depressive Symptomatik des Pat.
- Angst des Pat. vor dem weiteren Verlauf
- Psychosomatische Begleitsymptome während der Schmerzzustände oder in deren Folge
- Schmerzen als Begleiterscheinungen von Belastungen (Stress)
- Unruhe und Nervosität, Schreckhaftigkeit, Schlafstörungen
- Emotionale Belastung durch Bewegungseinschränkungen, Behinderungen oder körperliche Beeinträchtigungen
- Starkes Missverhältnis zwischen Schmerzerleben und Befund
- Bei fortschreitender Unfähigkeit zur adäquaten Krankheitsbewältigung
- Bei Zunahme biopsychosozialer Belastungen, die auch durch Einbeziehung unmittelbarer und erreichbarer anderer Versorgungssysteme (z.B. Familie, Selbsthilfegruppe, Gemeinde) nicht bewältigt werden können
- Nach Diagnosestellung einer psychischen Störung

Motivierung des Pat. zur psychotherapeutischen Behandlung: Versucht der Arzt, den Pat. zur psychologischen Schmerzbehandlung zu motivieren, wird er häufig mit der misstrauischen Frage konfrontiert: „Warum werde ich mit körperlichen Krankheitszeichen zur Psychotherapie geschickt?" Die Reaktion des Arztes ist essentiell für den weiteren Behandlungsverlauf des Pat. und für die weitere Gestaltung der Arzt-Patient-Beziehung.
Sechs Faktoren sind entscheidend, um dieser Situation gewachsen zu sein:

- Eine klare innere Haltung des Arztes zur Bedeutung (Möglichkeiten und Grenzen) psychosozialer Faktoren im Krankheitsprozess.
- Ein interdisziplinäres Therapiekonzept, dessen psychosoziale Aspekte von Klinikleitung und Ärzten unterstützt werden. Wenn Ärzte keine ausgereifte Meinung zu psychosozialen Aspekten von Krankheit entwickelt haben, kann sie dem Pat. nicht glaubhaft vermittelt werden.

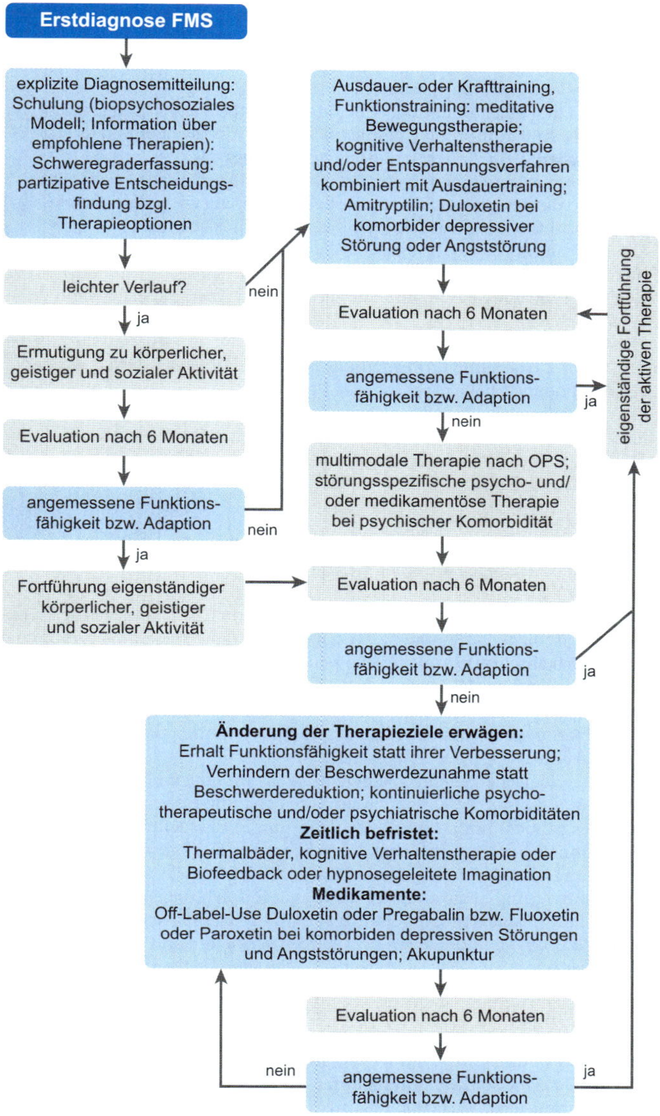

Abb. 13.2 Therapie-Algorithmus der S3-Leitlinie zum Fibromyalgiesyndrom (FMS)

- Das Angebot einer Zusammenarbeit mit dem Pat., bei dem er als Erwachsener und Partner angesprochen wird, der verantwortlich für sich entscheiden kann.
- Die gemeinsame Erarbeitung eines ersten hypothetischen Modells zum Verständnis der biopsychosozialen Zusammenhänge.
- Die Weckung einer Änderungsmotivation und die Verstärkung erster Ansätze dazu beim Pat. Ihm sollte gespiegelt werden, inwieweit er bereits erste effektive Schritte zur Änderung übernommen hat.
- Die Konkretisierung therapeutischer Nah- (und Fern-)Ziele.

Die **Auswahl der geeigneten Therapie** erfolgt vorrangig unter dem Aspekt, ob der Pat. von ihr profitieren wird. Dabei sind u.a. zu berücksichtigen:

- Die Motivation des Pat. zu einer psychosomatisch-psychotherapeutischen Behandlung
- Die Vorerfahrung des Pat. mit einer bestimmten Therapieform, wenn diese erfolgreich war
- Der Wunsch des Pat.
- Die zugrunde liegende Problematik, z.B. unverarbeiteter Konflikt aus der Kindheit oder aktuelle psychosoziale Belastung
- Die Attributionen des Pat. auf eher somatische oder psychosoziale Faktoren, z.B. körperorientierter oder gesprächspsychotherapeutischer Ansatz
- Die Fähigkeit des Pat., Gefühle zu äußern: verbal oder nonverbal, z.B. durch Malen, Musik, Bewegung, Rollenspiel

Multimodaler Behandlungsansatz

Ein multimodaler Behandlungsansatz mit der Kombination verschiedener „Therapiebausteine“ ist regelhaft einer Behandlung mit nur einem Therapiemodus überlegen (▶ Tab. 13.1).

- Die Kombination von „Therapiebausteinen“ kann z.B. umfassen: rheumatologische ärztliche Betreuung plus Verhaltenstherapie plus initial symptomatische physikalische Therapie überlappend mit Feldenkrais-Pädagogik.
- „Kleinere Bausteine“ können sich z.B. auf ein soziales Kompetenztraining in der Gruppe plus Schmerztherapie in Einzeltherapie beziehen oder z.B. auf die Kombination einer individuellen Gesprächspsychotherapie mit einer Feldenkrais-Gruppe.

Für rheumatologische Pat. liegen einige Manuale für eine multimodale stationäre Behandlung vor. Für die Kombination von Behandlungsbausteinen gilt jedoch auch: Vieles ist nicht immer mehr. Als Kriterium ist in jedem Fall zumindest eine innere, rationale und vom Pat. nachvollziehbare Plausibilität zu fordern.

- **Bewegungsaktivierung:** In den Leitlinien der Fachgesellschaften steht Bewegungsaktivierung heute an erster Stelle aller Empfehlungen. Gemeint ist ein maßvolles Ausdauertraining geringer bis mittlerer Intensität, das erzwungene Höchstleistungen und Überanstrengungen vermeidet und etwa 2- bis 3-mal/Wo. über mind. 30 min dauern sollte. Geeignet erscheinen Fahrradfahren, Tanzen, Aquajogging, Walking oder leichtes Joggen. Aus psychologischer Sicht ist am wichtigsten, den Pat. zu motivieren, beim Bewegungstraining auf angenehme Qualität zu achten, Maß zu halten, sich nicht zu überanstrengen, es zur Gewohnheit im Alltag werden lassen. Spaß, Genuss und Freude an Bewegung sind die stärksten Motivatoren.
- **Körperorientierte Verfahren:** Körperliche Symptome können Ausdruck seelischer Konflikte sein. Körperverfahren können unbewusstes Material für die primär verbale psychotherapeutische Arbeit bergen. Zu den **tiefenpsychologisch** begründeten Verfahren zählen:

Tab. 13.1 Multimodales Therapiekonzept der Fibromyalgie

Ziele	Techniken
Erhöhung der Selbsteffizienz über Vermittlung effektiver Bewältigungsstrategien, was zu einer veränderten Schmerzwahrnehmung führt	kognitive Verhaltenstherapie
Bearbeitung psychisch bedingter Schmerzen	ärztliche Gespräche und stützende Psychotherapie
Beseitigung von Störungen aufgrund Reaktivierung kindlicher emotionaler Schemata	tiefenpsychologische Psychotherapie
Schulung der sensorischen Wahrnehmungsfähigkeit	Musik-, Mal- und Tanztherapie autogenes Training
Schmerzbewältigung	Schmerzbewältigungstraining, Ablationshypnose
Verbesserung der körperlichen Wahrnehmung und des Körperverhaltens	progressive Muskelrelaxation nach Jacobsen (möglichst Originalversion), autogenes Training, Biofeedback, Tanztherapie, Feldenkrais-Pädagogik
Erhöhung der Stresstoleranz	Stressbewältigungstraining
Abnahme von Angst und Depressivität aufgrund von Wissenszuwachs	Patientenschulung

- Körperpsychotherapie (die meisten Verfahren sind tiefenpsychologisch orientiert)
- Konzentrative Bewegungstherapie
- Funktionelle Entspannung
- Integrative Bewegungstherapie
- Hakomi-Methode
- Bioenergetik

Körperliche Symptome sind zugleich immer Teil von Lernprozessen, bei denen die physiologisch-biologische Ebene (z.B. Muskelschmerzen) eng mit der motorischen Verhaltensebene (z.B. Schonverhalten, Schmerzausdruck) und der subjektiv-psychologischen Verhaltensebene (z.B. verbale Schmerzäußerung) verknüpft sind. Auf das Körperverhalten bezogene Verfahren sollen körperliche Symptome direkt oder indirekt beeinflussen, um entscheidende Verhaltensweisen (sog. „funktionale Variablen") im Bedingungsmodell der Erkrankung zu beeinflussen.

Zu den **körperverhaltenstherapeutisch** geeigneten Verfahren zählen:

- **Entspannungstechniken:** insbes. die progressive Muskelrelaxation nach Jacobsen (möglichst in individueller Unterrichtung und möglichst in der Originalversion nach Jacobsen) ermöglicht eine
  - Verminderung der sympathoadrenergen Erregungsbereitschaft mit affektiver Indifferenz,
  - höhere Wahrnehmungsschwellung für Außenreize,
  - mentale und körperliche Frische (bei Ungeübten schlafanstoßend),
  - (neuro) muskuläre Tonussenkung,
  - periphere Vasodilatation,
  - Herzfrequenz- und Blutdrucksenkung,
  - Atemfrequenzverlangsamung.

  - Die progressive Muskelrelaxation scheint als alleiniges Entspannungsverfahren bei nichtentzündlichen rheumatischen Erkrankungen erfolgreich zu sein.
- **Biofeedbackverfahren:** Rückmeldung physiologischer Prozesse, die ansonsten nicht oder ungenau von den Sinnesorganen wahrnehmbar sind (Muskelaktivität, EKG, EEG, Hauttemperatur oder -widerstand, Atmung). Sie werden zur Selbstkontrolle, Entspannungsinduktion und Verbesserung der Wahrnehmung angewendet.
- **Feldenkrais-Pädagogik:** systematisches Erlernen einer besseren Bewegungsorganisation auf kognitiver und konkreter Verhaltensebene. Durch Erforschung des eigenen Bewegungsverhaltens können ein sicheres Gefühl für gute Bewegungsqualität sowie ein realistischeres Körperbild und alternative Bewegungsmöglichkeiten entwickelt werden. Qualitativ angenehme Bewegungsalternativen werden auf neurologische Ebene automatisiert/gelernt.

Physikalisches Spektrum

- **KG:** einzeln, Gruppe, Wasser, Schlingentisch
  - Haltungskorrektur bei sternosymphysaler Belastungshaltung: Entlastungshaltungen und -lagerungen, Kräftigung des Muskelkorsetts
  - Beseitigung der muskulären Dysbalance: Dehn- und Kräftigungsübungen
- **Kardiovaskuläres Fitnesstraining:** 3 x/Wo. 30 min joggen
- **Massagen:** detonisierend, Faszientechniken, Schröpfmassage
- **Ergo:** funktionell, ablenkend
- **Akupunktur:** Analgesierung mit D 4, B 60
- **LA-Infiltrationen:** an Tender Points und Bandinsertionen sehr zurückhaltend, da Gefahr der iatrogenen Fixierung auf körperliche Krankheitsursache
- **Wärmetherapie:** Balneotherapie, Hydrotherapie, Stangerbad, Überwärmungsbad, Peloide (oft besteht ein ausgeprägtes Bedürfnis nach Wärme!)
- **Kältetherapie:** Eispackungen (gebrochenes Eis). Kryogel (3 Platten à 40 x 40 cm von HWS bis Gesäß) insbes. für zuhause. Eismassagen, Kaltluft und Kaltgas, Eisbett (in Bettlaken eingehüllten Pat. 10–15 min auf gebrochenes Eis gelegt), Kältekammer (nur in einigen Zentren vorhanden)
- **Elektrotherapie:** Galvanisation/Iontophorese, Impulsstrom, diadynamische Ströme, Mittelfrequenzströme, Interferenzströme, Magnetfeldtherapie, Infrarottherapie. Ultraschall und Stoßwelle bei hartnäckigen Schmerzen mit Überlagerung von Schmerzen durch Myogelosen
- **TENS:** (transkutane elektrische Nervenstimulation) z.B. tief lumbal oder zervikothorakaler Übergang mehrmals tägl. vom Pat. selbst zu regulieren: spürbares Stromgefühl

Medikamentöses Spektrum

Antidepressiva:

- Amitriptylin 25–50 mg/d für 6 Mon. Kurzzeitwirkung, die andere Therapien ermöglicht (KG, Fitnesstraining); jedoch keine Langzeitwirkung nachweisbar. 25 mg Amitriptylin zur Nacht bei ausgeprägten Schlafstörungen.
- Pregabalin 300–600 mg/d führt nicht nur zur Schmerzlinderung, sondern auch zu Verbesserungen anderer fibromyalgieassoziierter Symptome wie Lebensqualität und Funktionalität.
- Duale Antidepressiva mit kombinierter serotonerger und noradrenerger Wirkung wie Duloxetin 60–120 mg/d (Zulassung für diese Ind. in den USA) oder Milnacipran 100–200 mg/d (Zulassung in Österreich) als mögliche Alternative.

13.3 Lokalisierte Tendomyopathie

Thomas Bitsch und Marina Backhaus

Funktionsstörungen von Wirbelsegmenten (Blockierungen), peripheren Gelenken, Bandinsertionen und Muskulatur können lokalisierte Schmerzzustände auslösen. Die dabei auftretenden nozizeptiven somatomotorischen Blockierungseffekte (Brügger) beeinflussen sich gegenseitig.
Lokalisierte Tendomyopathien, die auf intraartikuläre Störungen hinweisen:
- Adduktoren: Hüftgelenk und ISG
- M. psoas: Hüftgelenk und Blockierung der unteren BWS
- M. iliacus: ISG (Beckenverwringung), Blockierung lumbosakraler Übergang
- M. piriformis: Blockierung L4/L5
- Segmentale Muskulatur des M. erector trunci: Wirbelblockierungen
- M. pectoralis: Störungen der Kostotransversalgelenke
- M. deltoideus: Schultergelenk

13.3.1 Myofasziale Triggerpunkte

Überempfindlicher Punkt (Trigger Point [TP]) ca. 1 cm im Durchmesser in Muskeln und Muskelfaszien, der bei Reizeinwirkung (Druck, Kälte, Dehnung, Wärme) in einem für jeden dieser Punkte charakteristischen Areal Schmerzen auslöst (Referred Pain).

Klinik und Befund
- Tendomyotisches Schmerzsyndrom: HWS-, BWS-, LWS-Syndrom
- TP: harter, derber Muskelstrang, der unter palpierendem Finger weggleitet und zugehörige Referenzzone mit dumpfem, tiefsitzendem Schmerz. Manchmal auch enorme Schmerzintensität des TP
- Schwächung und Verkürzung des betroffenen Muskels mit Bewegungseinschränkung des zugehörigen Gelenks

Diagnose
- TP-Palpation: Schmerzauslösung und charakteristische Schmerzausstrahlung.
- Diagnostische LA: 1–2 ml LA mit dünner Nadel (0,50 x 40 mm) führt zur Schmerzlinderung.

Therapie
- **KG:** (▶ Kap. 18.2) passive Dehnung des betroffenen Muskels nach vorangegangener Kälteschockeinwirkung (Spray-and-Stretch-Technik). Querfriktion der Muskulatur. Akupressur der TP
- **TP-Infiltration:** (▶ Kap. 3.2.4) LA direkt in den TP mit dünner (atraumatischer) Nadel

13.3.2 Insertionstendopathie

Schmerzhafte Entzündungsreaktion der Sehne (Tendopathie), des Sehnengleitgewebes (Paratenonitis) und der Sehneninsertion (Enthesiopathie)
Radiologische (▶ Kap. 5.2) und arthrosonografische (▶ Kap. 5.5) Unterscheidung:
- **Fibroostose:** degenerativer oder sonstiger nichtentzündlicher Knochensporn
- **Fibroostitis:** primär entzündlicher Knochensporn oder Ansatzdefekt entzündlich-rheumatischer oder infektiöser Genese

13

Ätiologie

- Oft lokale Ischämie bei degenerativen Veränderungen mit anderen zusätzlichen Faktoren: Überbelastung, Unterkühlung
- Primär entzündlich bei rheumatischem Formenkreis: Spondyloarthritis (▶ Kap. 8.2)
- Metabolisch-endokrin: Hyper-, Hypothyreose (▶ Kap. 12.2.1), Hyperparathyreoidismus (▶ Kap. 12.2.2), Ochronose (▶ Kap. 12.2.6), Chondrokalzinose (▶ Kap. 12.1.2)

Häufige Manifestationen

- Tuber calcanei dorsal: M. triceps surae
- Tuber calcanei plantar: Plantarfaszie
- Tuber ossis ischii: ischiokrurale Muskulatur
- Trochanter major: Glutealmuskulatur, M. piriformis
- Patella: M. quadriceps femoris, Lig. patellae
- SIAS: M. tensor fasciae latae, M. sartorius
- SIAI: M. rectus femoris
- Tuberculum majus humeri: M. supraspinatus, M. infraspinatus, seltener M. teres minor
- Tuberculum minus humeri: M. subscapularis, M. teres major
- Epicondylus humeri radialis: Finger- und Handextensoren
- Epicondylus humeri ulnaris: Finger- und Handflexoren

Klinik und Befund

- Bewegungsabhängiger Schmerz an der Sehne oder Sehneninsertion
- Akute Sehnenentzündung mit Schwellung, Rötung, Überwärmung und Funktionsverlust
- Lokaler Druck- und Sehnenschmerz. Provokation bei Bewegung gegen Widerstand
- Bei Paratenonitis Krepitation bei Bewegung („Schneeballknirschen")
- Reflektorische Muskelverkürzung

Diagnose

- **Rö.:**
  - **Fibroostose** (degenerativer Knochensporn) mit Buckel-, Wulst-, Stiftform, glatte Konturen, regelmäßige Spongiosastruktur.
  - **Fibroostitis** (entzündlicher Knochensporn) mit „ausgefransten" Konturen, ungleichmäßige Dichte bei produktiver Fibroostitis oder unscharf konturierter, am Rand verdichteter Ansatzdefekt bei rarefizierender Fibroostitis (▶ Abb. 13.3, ▶ Abb. 13.4)

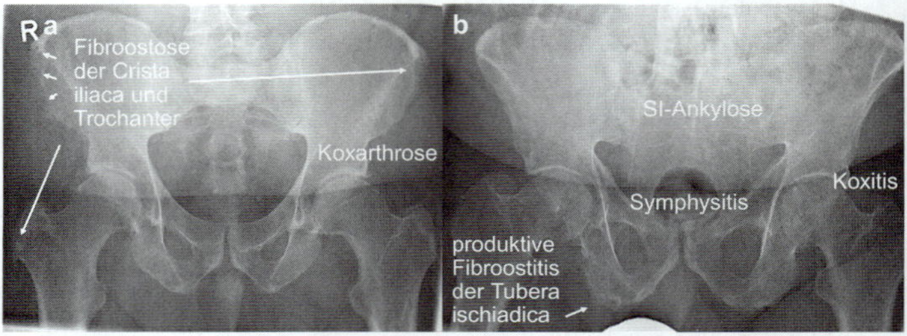

Abb. 13.3 Röntgen Beckenübersicht mit Zeichen der Fibroostose (degenerative Insertionstendinose) bzw. Fibroostitis (AS) [P482]

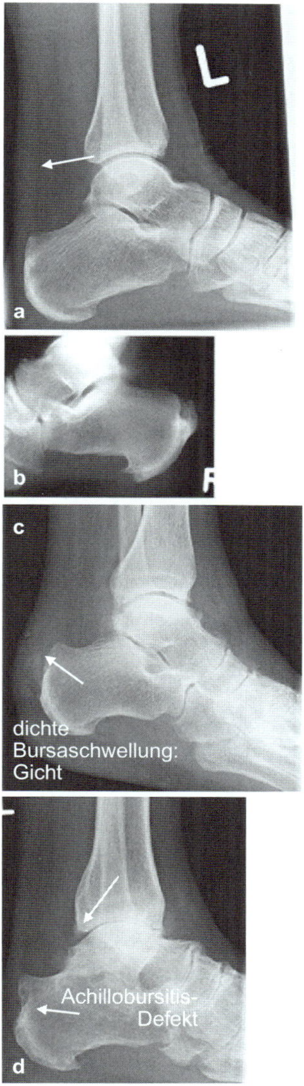

Abb. 13.4 Röntgen Kalkaneus mit Zeichen der Enthesitis (Psoriasisarthritis), Fibroostitis (AS) und Achillobursitis [P482]
a) Fusiforme Auftreibung der Achillessehne einige Zentimeter proximal des Ansatzes bei degenerativer Tendinopathie (Pfeil)
b) Hyperostotische degenerative Fersensporne
c) Gichtige Bursitis achillea
d) Protuberanzen bei Psoriasisarthritis und Spondarthropathie (oberer Pfeil); Achillobursitis-Defekt (unterer Pfeil)

- DD Haglund-Ferse: stark ausgebildete und vorspringende hintere obere Fersenbeinecke
- Prädilektionsstellen für Fibroostosen und Fibroostitiden im Becken-Hüft-Bereich
  - Grazilisfibroostose
  - Rarefizierende Fibroostitis des Lig. arcuatum pubis
  - Rarefizierende Fibroostitis am Ursprung der Mm. adductores longus et brevis
  - Rarefizierende und produktive Fibroostitiden am Sitzbein
  - Fibroostitis am Ursprung und Ansatz des M. obturatorius externus
  - Rarefizierende und produktive Fibroostitis am Ansatz des M. gluteus medius

- **Arthrosono:** (▶ Abb. 13.5) Ossifikationen an Sehnenansatz mit Schallauslöschung. Echoarmer Saum und Sehneninhomogenitäten bei Paratenonitis und Begleitbursitis (Achillobursitis). Örtliche echoarme Läsionen in der Sehne (fokale Tendinitis mit erhöhtem Rupturrisiko bei Achillodynie).

Differenzialdiagnose

- Spondyloarthritis: reaktive Arthritis (▶ Kap. 8.3), Psoriasisarthritis (▶ Kap. 8.4)
- Kristallarthropathie: Gicht (▶ Kap. 12.1.1), Chondrokalzinose (▶ Kap. 12.1.2)
- Tumor insbes. bei Kalkaneusfibroostitis
- Bursitis anderer Ursache: Überlastung
- Hyperparathyreoidismus (▶ Kap. 12.2.2): insbes. bei Fibroostitis im Beckenbereich

13

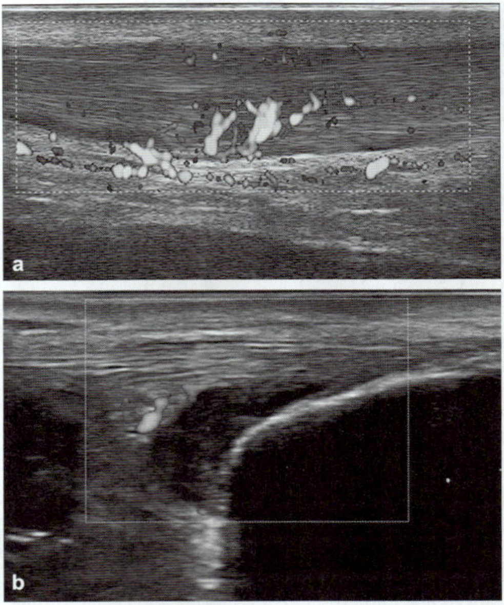

Abb. 13.5 Arthrosono der Ferse mit Zeichen der Achillobursitis und Tendinitis [P479]
a) Floride Tendinitis der Achillessehne mit positiven Power-Doppler-Signalen
b) Bursitis subachillea

> **!** Die Calcaneopathia rheumatica kann Initialbefund und Begleitbefund von entzündlich-rheumatischen Erkrankungen sein!

Therapie

- **Akute Phase:** Immobilisierung der Sehne/Sehnenscheide/Insertionsstelle mit Gips bzw. funktionellen Verbänden möglichst kurzfristig (Kontrakturgefahr). Lokale Kryother. (▶ Kap. 18.6.3), antiphlogistische Externa. Infiltrationen mit LA/GK-Gemisch
- **Subakute Phase:** Ultraschall (0,2 W/cm^2 gleichbleibend; evtl. auch aufsteigende Intensität von 0,2–0,4 W/cm^2; beim Fersensporn 0,3 W/cm^2 örtlich; ▶ Kap. 18.3.5), Interferenzstrom, Lasertherapie, KG mit dosierter Querfriktion (Cyriax) und Stretching
- **Chron. Phase:** Beseitigung der Fehlbelastungen (Absatzerhöhung, Schuhversorgung, Arbeitsplatzgestaltung); funktionelle Verbände; physik. Ther. mit Wärme (Moorpackung, Diathermie), Ultraschall, LA-Infiltrationen, Neuraltherapie, Akupunktur
- **Operative Ther.:** bei Therapieresistenz Entlastung des Sehnenansatzes (Hohmann-Einkerbung), Entfernung nekrotischer Sehnenanteile

> **!** Keine GK in die Sehne! Sehnengleitgewebe nur mit wasserlöslichem Kortikoid versorgen – erhöhte Rupturgefahr durch kristalline Kortikoide!

Beispiel einer Insertionstendopathie: Epicondylitis radialis und ulnaris

Schmerzsyndrom im epikondylären Ursprungsbereich der radialen Hand- und Fingerextensoren (Tennisellenbogen) oder der ulnaren Hand- und Fingerbeuger (Golfer- oder Werferellenbogen).

Ätiologie

- Überbeanspruchung: muskuläre Dysbalance bei sternosymphysaler Belastungshaltung, sportliche Fehlbelastung
- Sehnendegeneration

Klinik und Befund

- Schmerzen beim Faustschluss, Händeschütteln, Greifen und Heben von Gegenständen
- Druckschmerz im Bereich der Epikondylen und des Unterarms
- Schmerzen im Bereich des radialen Epikondylus bei Pronation und Handgelenkstreckung und Streckung des D III gegen Widerstand (Epicondylitis radialis)
- Schmerzen im Bereich des ulnaren Epikondylus durch Handgelenkbeugung und Supination gegen Widerstand (Epicondylitis ulnaris)

Differenzialdiagnose

- Lokale Entzündungsprozesse
- Tumoren: Lipom
- Nervenkompressionssyndrom: Sulcus-ulnaris-Syndrom (▶ Kap. 13.6.3), Pronator-teres-Syndrom, Supinatorlogen-Syndrom (▶ Kap. 13.6.2)

Therapie

- **Aufklärung:** Unterlassung einseitiger ursächlicher Belastungen
- **Physik. Ther.:** Kryother., Ultraschall (gleichbleibende Intensität von 0,2 W/ cm^2 im Wasserbad; 3 min örtliche Beschallung, 3 min neuraltherapeutischer Aufbau kranial; 3 x pro Wo.; 12 Behandlungen insgesamt; ▶ Kap. 18.3.5), Phonophorese, Laser, hydroelektrisches Teilbad
- **KG:** Beseitigung einer muskulären Dysbalance, Dehnung postisometrisch, Muskel-Energie-Techniken, Lockerung der Halsmuskulatur, Querfriktion der Handgelenkstreckmuskulatur bzw. der Handgelenkbeugemuskulatur
- **Medik. Ther.:** Salbenapplikationen mit NSAR. Infiltration des Sehnenansatzes mit LA/GK-Gemisch mit Wiederholungsserien. Neuraltherapie der periartikulären Strukturen (Akupunkturpunkte) mit LA
- **Akupunktur:** Ma 36, Gb 34; nach Meridiandiagnose 3-E 5, 9, 10, 14, 15; Di 4, 10, 11, 15; He 3, 7; Ks 3; Dü 8.
- **Orthopädietechnik:** (▶ Kap. 18.8.2) Epikondylitisbandage, Spangen, Tapeverband, bei Therapieresistenz evtl. volare Unterarmgipsschiene
- **Operative Ther.:** Ind. bei Versagen der konservativen Ther. bei Behandlungsdauer bis zu 6 Mon. Sehr zurückhaltend, da oft Rezidive (weiterhin bestehende muskuläre Dysbalance? Fibromyalgie?)
  - OP nach Hohmann: Desinsertion der entsprechenden Handgelenkstreck- oder beugemuskulatur (Entlastung des Sehnenansatzes). Ausheilung in narbiger Verlängerung der Muskelansätze
  - OP nach Wilhelm: Denervation der Gelenkäste des N. radialis, Desinsertion der Muskelansätze

13.4 Periarthropathien

Thomas Bitsch und Marina Backhaus

Erkrankungen der das knöcherne Gelenk umgebenden Weichteile: Bänder, Sehnen, Sehnenansätze, Muskeln, Bursen und Faszien (▶ Tab. 13.2).

Tab. 13.2 Auslösende Faktoren weichteilrheumatischer Erkrankungen

Nichtentzündlich	Entzündlich
Fehl-/Überbelastung	rheumatoide Arthritis (RA; ▶ Kap. 7.1)
neural	Spondylitis ankylosans (AS; ▶ Kap. 8.2)
Traumen/Mikrotraumen	reaktive Arthritis (▶ Kap. 8.3)
Kälte, Feuchtigkeit, Witterung	Psoriasisarthritis (▶ Kap. 8.4)
psychisch (▶ Kap. 13.2)	Kollagenosen (▶ Kap. 9)
hormonell (▶ Kap. 12.2)	mikrobiell (▶ Kap. 15.6, ▶ Kap. 15.7, ▶ Kap. 15.8, ▶ Kap. 15.9)
metabolisch (▶ Kap. 12.1, ▶ Kap. 12.2)	allergisch paraneoplastisch (▶ Kap. 12.4)

Degenerative und entzündliche Faktoren können sich abwechseln (Periarthritis – Periarthrose)!

13.4.1 Schulter: Periarthropathia humeroscapularis

Sammelbegriff für entzündliche und degenerative weichteilrheumatische Schultererkrankungen (Abk.: PHS) (▶ Tab. 13.3).

Tab. 13.3 Einteilung der Periarthropathia humeroscapularis (PHS)

Differenzierung	Pathologisch-anatomischer Befund
PHS tendopathica simplex (schmerzhafte Schulter)	Tendopathie der RM (oder langen Bizepssehne)
PHS acuta (hyperalgische Schulter)	kalzifizierende Tendopathie mit -itis akute Bursitis subacromialis
PHS pseudoparalytica (Pseudoparalyse)	RM-Ruptur oder Ruptur der langen Bizepssehne
PHS ankylosans (Schultersteife)	Fibrose der Gelenkkapsel (retraktile Kapsulose)

PHS simplex (schmerzhafte Schulter)

Syn.: Supraspinatussehnen-Syndrom, Impingement-Syndrom (to impinge = anstoßen).

Ätiologie

- Einklemmung und Reizung der subakromialen Weichteile (RM, Bursa subacromialis, Bursa subdeltoidea) zwischen Akromion, Lig. coracoacromiale,

AC-Gelenk, Tuberculum majus und Humeruskopf insbes. während der Armabduktion
- Entzündung der Supraspinatussehne mit mechanischer Reizung: Omarthritis, Bursitis subacromialis
- Degeneration der Supraspinatussehne an hypovaskularisierter Zone am Sehnenansatz mit „wringing-out-Phänomen" am herabhängendem Arm

Klinik und Befund

- Vorwiegend Bewegungsschmerz bei Armelevation und bei forcierten Überkopfbewegungen
  - Schmerzausstrahlung in Oberarm-Nacken
  - Nachtschmerz beim Liegen auf der betroffenen Seite
- Behinderung („Trickbewegung")
- Krepitationen, Schnappen
- Schmerzhafter Bogen (Painful Arc): Abd. 60–120° besonders schmerzhaft. Schmerzauslösung durch gezielte Bewegung gegen Widerstand (Abd.)
- Druckschmerz Tuberculum majus, vorderer Gelenkspalt, Sulcus bicipitalis, Proc. coracoideus. Tendovaginitisches Reiben im Sulcus bicipitalis
- Supraspinatustest positiv: gestreckter Arm kann nicht gehalten werden in 90° Abd. und 30° Anteversion bei Druck von oben

Diagnose

- **Rö.:** (▸ Kap. 5.2.6) oft unauffällig. Evtl. Humeruskopfhochstand (Akromionspitze – Humeruskopf: normal 10 mm; unter 5 mm pathologisch). Unterschiedliche Akromionformen in Outlet-Aufnahme. Anhand des „critical shoulder angle"-Werts (CSA) kann das Risiko für RM-Läsionen und die Entwicklung einer Omarthrose abgewogen werden. Ein hoher akromiohumeraler Index (AI) korrespondiert mit einer hohen lateralen Akromionausdehnung und ist mit einer erhöhten Rupturgefahr der RM verbunden.
- **MRT:** hohe Sensitivität (92 %) und Spezifität (93 %) zur Erkennung von Läsionen an Labrum, den Bursen und der RM. Grad der Atrophie und der fettigen Infiltration der Muskulatur und Klassifikation der Sehnenretraktion kann hiermit erfolgen.

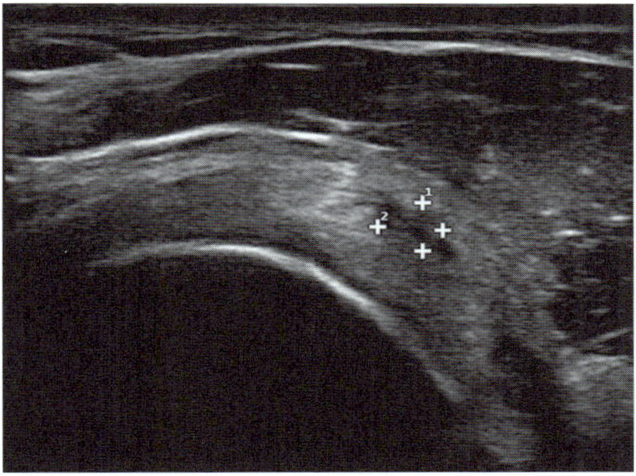

Abb. 13.6 Arthrosono Schulter mit Zeichen der Supraspinatustendinitis und -ruptur [P479]

- **Arthrosono:** (▶ Kap. 5.5.2) dynamische Schultergelenksono ist Methode der Wahl (▶ Abb. 13.6). Beurteilung von Gleitbewegung der RM, Inhomogenitäten der Supraspinatussehne, Bursitiszeichen.

Differenzialdiagnose

- Andere Formen der PHS (RM-Ruptur, Bizepssehnensyndrom, Bursitis subacromialis)
- AC-Gelenk-Arthritis und Omarthritis bei rheumatischen Erkrankungen: RA (▶ Kap. 7.1), Polymyalgia rheumatica (▶ Kap. 10.2)

Therapie

- **Physik.Ther.:** (▶ Kap. 18) Kryotherapie (Eispackungen, Kaltluft) mehrmals tägl. bei akuten Schmerzen; im chron. Stadium eher milde Wärme. Diadynamische Ströme zur Analgesierung. Ultraschall direkt über dem Sehnenbereich, evtl. Ultraphonophoresen mit Prednisolon (auf schmerzfreie Lagerung und Schonung des Arms achten!); Ultrareizstrom über Schmerzpunkten und anschließend Serie von Ultraschall (0,2 W/cm^2 im neuraltherapeutischen Aufbau kranial, 0,2 W/cm^2 absteigend auf 0,1 W/cm^2 örtlich im Schulterbereich). Stoßwellen bei gleichzeitiger Kalzifikation von Sehnen und Bursen.
- **KG:** (▶ Kap. 18.2) Detonisierung der Schultergürtelmuskulatur. Manuelle Ther. mit Traktion, Kaudalmobilisation und Gleitbewegungen zur Verbesserung des „joint play" im subakromialen Raum. Arm schonen, Überkopfbewegungen sowie Belastungen am langen Hebel vermeiden. Beseitigung muskulärer Imbalancen. Kinesio-Taping. Zentrierende Übungen zur Kräftigung der RM, Haltungsschulung zur Aufrichtung der WS und Stabilisierung der Skapula.
- **Medik. Ther.:** im akuten Stadium passager NSAR.
- **Infiltrationen:** periartikulär (Lig. coracoacromiale) und intraartikulär (subakromialer Raum, Bursa subacromialis, vordere Kapsel) mit LA und wasserlöslichem Kortikoid. Im akuten Stadium eher großzügig mit LA/GK-Infiltrationen zur raschen Beschwerdelinderung. Injektionen frühestens nach 3–4 Wo. und nicht öfter als 2- bis 3-mal wiederholen.
- **Akupunktur:** nach Meridiandiagnostik anhand der Bewegungseinschränkung:
  - Lu 1, 2, 5, 9; Di 14, 15; 3-E 15; KG 17
  - Dü 3, 9, 11; Bl 17, 18, 40, 60
  - 3-E 5, 14, 15; Di 4, 11, 15; Gb 21, 34
- **Operative Ther.:** Ind. bei persistierenden Beschwerden nach konsequenter konservativer Ther. > 3 Mon. Zurückhaltung bei unklarer Diagnose, höhergradiger glenohumoraler Bewegungseinschränkung, Muskelatrophien, psychischen oder neurologischen Grunderkrankungen.
  - Subakromiale Dekompression (sog. Défilé-Erweiterung): offen oder arthroskopische Erweiterung des subakromialen Raums durch Dekompression der Supraspinatussehne (Resektion des Lig. coracoacromiale und Unterfläche des Akromions). Osteophytenabtragung.
  - Bursektomie: Ergebnisse mit und ohne additive Akromioplastik sind gleich.
  - Arthroskopische Akromioplastik: Resektion der Bursa subacromialis, Abfräsen der Akromionunterfläche.
  - Coplaning: Abtragung von inferioren Osteophyten des Akromions und des lat. Klavikularendes ohne komplette Resektion des AC-Gelenks. Verfahren wird kontrovers beurteilt.

PHS acuta (hyperalgische Schulter)

Ätiologie

- Tendinitis calcarea: reaktive Kalkablagerungen in Sehnenansätzen der RM (90 % Supra- und Infraspinatus)
- Akute und chron. Bursitis subacromialis: Ausdehnung des Kalkherds bis an die Oberfläche des Sehnenspiegels und mechanische Irritation der Bursa mit Durchbrechen der Kalkdepots (zahnpastaähnliche Konsistenz aus Hydroxylapatitkristallen) in die Bursa

Klinik und Befund

- Plötzliches Auftreten mit schmerzhaftem Bogen
- Schonstellung, starke Bewegungseinschränkung mit „Scheinblockade"
- Überwärmung bei akuter Bursitis. Tendinitis calcarea oft Zufallsbefund im Rö.
- Supraspinatustest positiv

Diagnose

- **Rö., MRT:** (▶ Kap. 5.2.6) subakromiales Kalkdepot (glatte und wolkige Strukturen). Kalkdichte Strukturen an Sehnenansatz der RM und Tuberculum majus humeri
  - Kalkablagerung in Supraspinatussehne meist ovalär, bikonvex, rundlich (▶ Abb. 13.7); subakromiale Bursaverkalkung oft halbmondförmig
  - Infraspinatus-Sehnenverkalkung meist erst sichtbar bei innenrotierter Aufnahme
  - Teres-minor-Sehnenverkalkung auf Iro-Aufnahme!
  - Durchbruch der Sehnenverkalkung in Bursa subdeltoidea krümelig-schollig
  - Fibroostose am Tuberculum majus
  - Resorptionsgrube am Tuberculum majus
  - Sklerosezone am Sehnenansatzgebiet des Tuberculum majus band- bis strichförmig
  - Apophysenporose
  - Zystische Aufhellungen mit oder ohne Randsaum
  - Verdickte Spongiosabälkchen im Tuberculum-majus-Bereich, irreguläre Anordnung
  - Flacherhabene Osteophyten an Akromionunterfläche
  - Hochstand des Humeruskopfes in der Skapulapfanne im Vergleich mit Gegenseite
  - Subskapularis-Sehnenverkalkung oder Verkalkung in Sehne des langen Bizepskopfes
- **Arthrosono:** (▶ Kap. 5.5.2) echoreiche Struktur mit Schallauslöschung des Humeruskopfes in Projektion auf die Sehne des M. supraspinatus (ventrolateraler Längsschnitt). Exsudative Bursitis der Bursa subdeltoidea, subacromialis und Tendovaginitis der langen Bizepssehne (▶ Abb. 13.8).

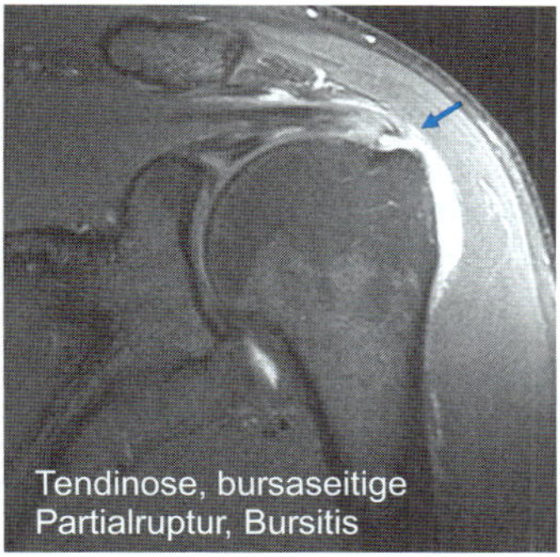

Abb. 13.7 MRT Schulter mit Zeichen der Periarthritis humeroscapularis calcarea [P482]

13

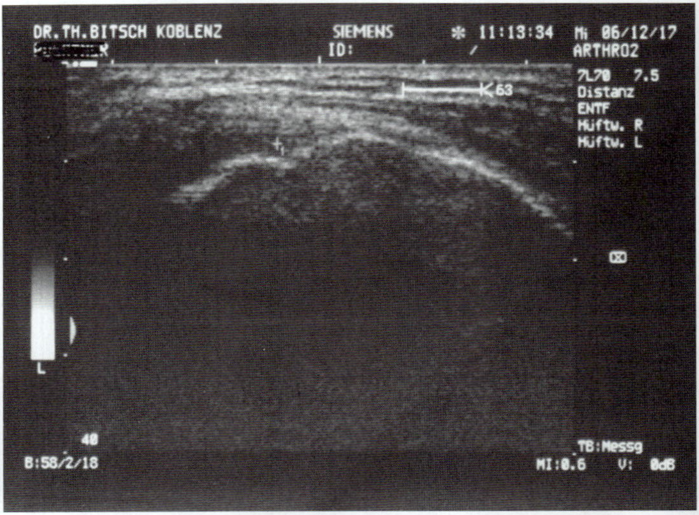

Abb. 13.8 Arthrosono Schulter mit Zeichen der Bursitis subacromialis und Kalzifikationen [M113]

Differenzialdiagnose

- Omarthritis bei RA (▶ Kap. 7.1), LORA (▶ Kap. 7.2.2), Polymyalgia rheumatica (▶ Kap. 10.2)
- Gicht (▶ Kap. 12.1.1), Chondrokalzinose (▶ Kap. 12.1.2)
- Infektiöse Arthritis (nach Schulterpunktion!) (▶ Kap. 15.1)

Therapie

- **Physik. Ther.:** (▶ Kap. 18) Kryotherapie mehrmals tägl.: häufig wechselnde Eiswasserwickel am Anfang. Ultraschall paravertebral an HWS mit 0,1 W/ cm^2 3–5 min; kein örtlicher Ultraschall!
- **KG:** funktionelle Bewegungen nach Analgetisierung
- **Medik. Ther.:** systemisch NSAR, Analgetika, Entlastungspunktion der Bursa subacromialis und Spülung mit LA (needling); anschließend LA/Kortikoid
- **Akupunktur:** siehe PHS simplex
- **Stoßwellentherapie**
- **Operative Ther.:** Ind. sehr zurückhaltend, da hohe Selbstheilungstendenz (Kalkherd löst sich oft auf). Entfernung der Kalkdepots und Erweiterung des subakromialen Raums

> **!**
> - Keine Korrelation zwischen Größe des Kalkherdes und Klinik!
> - Symmetrische Fibroostitiden sind Hinweis auf entzündlich-rheumatische Erkrankungen!

PHS pseudoparalytica (Pseudoparalyse)

Ätiologie

- Repetitive Mikrotraumen, Sehnendegeneration (meist Supraspinatussehne) mit der Folge:
  - RM-Ruptur
  - Partielle oder komplette (mit Verbindung zur Bursa subacromialis) Ruptur des Sehnenmantels der RM

Klinik und Befund

- Plötzlich heftiger Schmerz nach abrupter, anstrengender Bewegung oder Trauma
- Oft hörbares Reißen oder Krachen
- Pseudoparalyse
- Drop-Arm-Syndrom: kraftloses Herabfallen des Arms. Verlust der aktiven Abd. (Supraspinatusruptur) und der aktiven Aro. (Infraspinatusruptur). Passiv vollständig elevierter Arm kann gehalten werden
- Schmerzhafter Bogen, Krepitationen, Schnappeffekte
- Später Muskelatrophien (M. supraspinatus, M. infraspinatus)

Diagnose

- **Rö.:** (▶ Kap. 5.2.6) Indirekte Zeichen: Humeruskopfhochstand, Subluxation des Humeruskopfes bei Abd. a.p.-Aufnahme stehend mit herunterhängendem Arm und a.p.-Aufnahme mit 45° aktiv abduziertem Arm: Humeruskopf steht bei Ruptur in der 2. Aufnahme in der Skapulapfanne eindeutig höher als in 1. Aufnahme.
- **Arthrosono:** (▶ Kap. 5.5.2) Verschmälerung oder Ausdünnung der RM bei inkompletter Ruptur; Kalibersprung und fehlende Darstellung der RM (sog. Bursalinie und das Akromion liegen dem Humeruskopf direkt an = sicheres Rupturzeichen) bei kompletter Ruptur.
- **MRT, Arthroskopie:** Ind. bei unklarer Befundkonstellation oder anstehender OP. MRT hat hohe Sensitivität und Spezifität bei RM-Rupturen (▶ Abb. 13.7).

Differenzialdiagnose

- Läsion von N. axillaris oder N. suprascapularis
- Reflektorische Blockaden (HWS-Syndrom)
- Omarthrose

Therapie

- Inkomplette Ruptur: funktionelle Therapie, NSAR, peri- und intraartikuläre Injektionen mit LA/Kortikoid (siehe PHS simplex)
- Komplette Ruptur: bei inaktiven Pat. und tolerablen Symptomen Ruhigstellung in Thoraxabduktionsorthese für 4–6 Wo.; Kryotherapie, NSAR, dosierte Mobilisation nach Abnahme der Orthese
- Operative Therapie bei hohem Leidensdruck/Beschwerden, Therapieresistenz, dominantem Arm, jüngerem Alter, beruflicher Aktivität:
  - Akromioplastik nach Neer: Dekompression mit Resektion des Lig. coracoacromiale; End-zu-End-Naht
  - Transossäre Verankerung nach McLaughlin bei relativ breitem Sehnenausriss; evtl. Transposition der noch intakten Rotatorensehnenanteile oder Verschiebe- und Schwenklappenplastiken
  - Plastisch rekonstruktive Verfahren: Infraspinatussehnentransfer, Subskapularissehnentransfer, Verschiebeschwenkplastik, Muskelersatz-OP
  - Exzision aller rupturierten Anteile bei schwerster degenerativer Zerstörung

> **!** Ruptur der RM wird klinisch häufig übersehen – Arthrosono sehr wichtig!

PHS ankylosans (Schultersteife/Frozen Shoulder)

Fibrosierung und Schrumpfung der Gelenkkapsel mit schmerzhafter Bewegungseinschränkung des Schultergelenks in allen Achsen mit sog. „Kapselmuster" (nach Cyriax). Zuerst Einschränkung von Aro., dann Abd. und zuletzt Iro.

Ätiologie

- Oft nach Omarthritis bei RA, Tendinitis calcarea, RM-Ruptur, Bursitis subacromialis und nach Immobilisationen
- Selten nach Myokardinfarkt, Hemiplegie: Algodystrophie (▶ Kap. 6.13, ▶ Abb. 6.3)

Klinik und Befund

- Oft späte Symptomatik nach anderen PHS-Syndromen (beim Kämmen und Waschen erstmals bemerkt)
- Geringe oder fehlende Schmerzen, Behinderung in der Aro. und Abd.
- Aktiver und passiver Bewegungsausfall, sekundäre Muskelatrophie
- Muskulatur der RM und Sehneninsertionen auf Druckdolenz überprüfen!

> **Stadienhafter Verlauf der sog. idiopathischen Schultersteife**
> - Stadium I: nächtliche Schmerzen, durch bestimmte Bewegungen provozierbar. Keine Bewegungseinschränkung
> - Stadium II: Schmerzminderung, aber zunehmende Bewegungseinschränkung
> - Stadium III: weitere Schmerzlinderung bei ausgeprägter Einsteifung mit deutlicher Muskelatrophie. Abd. durch Rotation der Skapula
> - Stadium IV: langsame Zunahme der Beweglichkeit ca. 5–6 Mon. nach Erkrankungsbeginn. Dauer bis zum Erreichen einer (fast) physiologischen Schulterfunktion 1–3 Jahre (Self-Limiting)

Diagnose

- **Rö:** unauffällig, evtl. kleinzystische Humeruskopfentkalkungen in der Spätphase
- **Arthrosono:** Ausmaß der Kapselschrumpfung bei dynamischer Untersuchung; evtl. Begleitbefunde (Muskelatrophie der RM, Sehnenverkalkungen)

Differenzialdiagnose

- Andere Formen der PHS: Bursitis, kalzifizierende Tendopathien
- Nervenläsionen

Therapie

- Stadium I und II:
  - **KG:** tägl. mit funktioneller Bewegungstherapie und dosierter Mobilisation. Erlernen von Muskeldehntechniken (Selbstdehnübungen für zuhause)
  - **Medik. Ther.:** NSAR bedarfsorientiert
- Stadium III und IV:
  - **KG:** funktionelle Therapie, Mobilisation, Traktion (am besten mehrmals tägl.); isometrische Spannungsübungen (PNF-Technik) nach Ultraschall
  - **Physik. Ther.:** (▶ Kap. 18) Kryotherapie zur Analgesierung vor KG, detonisierende Massagen, Hydrotherapie, Ultrareizstrom und diadynamische Ströme vor Ultraschall (3 Ultraschallserien zu je 10 Behandlungen mit

0,2 W/cm² für 3–5 min mit wechselnden Ausgangsstellungen; ▶ Kap. 18.3.5). Überstreichen des M. deltoideus in Längsrichtung bzw. dessen Ansatz in Querrichtung mit 0,1 W/cm² für 1 min
- **Medik. Ther.:** NSAR. Konsequente Analgesie vor KG (KG mehrmals tägl. durchführen)
- **TP-Injektionen:** (▶ Kap. 3.2.4) LA, N.-suprascapularis-Blockade
- **Akupunktur:** siehe PHS simplex
- **Narkosemobilisation:** schonende Mobilisation in vollständiger Relaxation
  – Ind. bei Therapiestillstand trotz intensivierter KG und physikalischer Therapie über mehrere Wo. (am besten 4 Wo. stationär); Abkürzung des Krankheitsverlaufs
  – Exakte Dokumentation des Bewegungsausmaßes unter Narkose vor und nach Mobilisation (Verlaufskontrolle!)
  – Ab dem Tag der Mobilisation 3 × tägl. KG mit Traktion, Gleitbewegungen und Beobachtung des Mobilisationsausmaßes; passive Motorschiene; Eigenübungen (Hausaufgaben)
  – Bei Befunddiskrepanz des Bewegungsausmaßes in Narkose und am 2. Tag nach der Mobilisation sofortige LA/Kortikoidinjektion, da häufig traumatischer Erguss
  – Bei rascher Befundverschlechterung nach 1–2 Wo. (Synovitis mit Erguss in Arthrosono) Wiederholung der LA/Kortikoidinjektion
  – Nach 4 Wo. Ind. zur erneuten Narkosemobilisation diskutieren
- Gefahren der Narkosemobilisation:
  – Humeruskopffraktur aufgrund Inaktivitätsosteoporose
  – RM-Ruptur
  – Einriss des kaudalen Recessus mit Blutung insbes. bei sekundärer Omarthrose
  – Klavikulafraktur durch Druckübertragung bei Abd. auf AC-Gelenk

13.4.2 Hüfte: Periarthropathia coxae

Schmerzsyndrom im Hüftgelenkbereich mit häufig diffusen Schmerzen an der Lateralseite der Oberschenkel, die bis zum Knie ausstrahlen können.

Prädilektionsstellen SIAS, Tuber ischiadicum, Tuberositas glutea, Trochanter major, Bursa m. piriformis, Bursa trochanterica m. glutaei minimi und medii, Bursa trochanterica subfascialis m. glutaei maximi.

Ätiologie
- Ossifikationen periartikulärer Ligamente
- Bursaverkalkungen, Bursitis trochanterica und iliopectinea
- Muskuläre Dysbalance bei intraartikulärer Störung: z.B. Koxarthrose, Koxitis

Klinik und Befund
- Nicht näher lokalisierbare, diffuse Schmerzen an der Oberschenkelaußenseite mit Ausstrahlung bis zum Knie. Bewegungsschmerz und nächtlicher Ruheschmerz beim Liegen auf der erkrankten Seite
- Provokationstests: schmerzhafte Hemmung der Add. und Abd. gegen Widerstand
- Druckpunkte: Trochanter major, M. tensor fasciae latae mit sog. Liertzer-Punkt (handbreit distal von Trochanter major an Oberschenkelaußenseite), Tuberositas glutea, Tuber ischii, SIAS

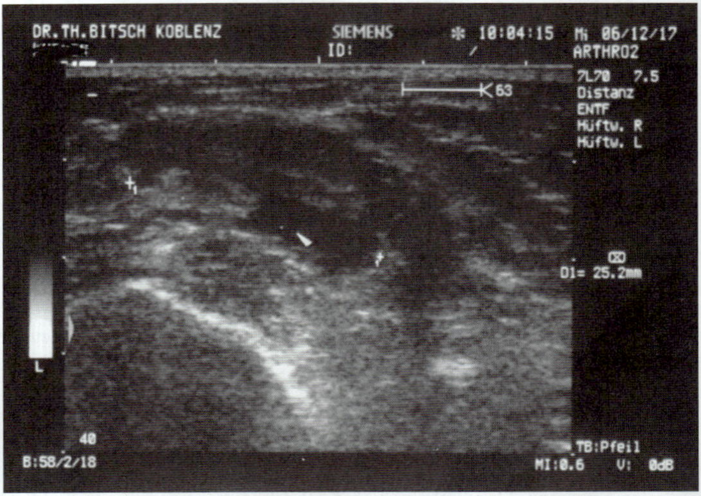

Abb. 13.9 Arthrosono Hüfte mit Zeichen der Bursitis trochanterica [M113]

Diagnose

- **Rö.:** Oft unauffällig. Evtl. Bursaverkalkungen und Verkalkungen der Sehneninsertionen
- **Arthrosono:** Bursitis (▶ Abb. 13.9), Verkalkungen, Kapselschwellung (wichtig, da Synovialschwellung und Kapselerguss der Palpation entgeht)
- **Diagnostische LA:** 2–5 ml LA an Sehneninsertion oder Bursa

Differenzialdiagnose

- Koxarthrose (▶ Kap. 11.4)
- Radikuläres/pseudoradikuläres LWS-Syndrom (▶ Kap. 11.5)
- Statische Störung von Knie und WS
- Insertionstendopathien bei Spondyloarthritis (▶ Kap. 8.1)
- Hyperparathyreoidismus mit rarefizierender Fibroostitis (▶ Kap. 12.2.2)
- Meralgia paraesthetica (▶ Kap. 13.6.6)

Therapie

- **Physik. Ther.:** (▶ Kap. 18.3.5) Ultraschall (0,4 W/cm² für 3 min zum Umkreisen des Trochanter major in Seitlage bei 90° flektierter, obenliegender Hüfte; 0,2 W/cm² für 1 min pro verspannter Muskelgruppe in Dehnlagerung), Impulsschallbehandlung (Tiefenwirkung!), Phonophorese, Kurzwelle (Serie als Vorbehandlung von Ultraschall), Elektrohochvolt, Stangerbad
- **KG:** (▶ Kap. 18.2) Querfriktionen an Sehneninsertionen nach Cyriax (Tuber ischii: M. semimembranosus, M. semitendinosus, Caput longum m. bicipitis. SIAS: M. tensor fasciae latae, M. sartorius. Trochanter major: M.-gluteus-medius-Insertion; **Cave:** Bursitis trochanterica). Aktive Bewegungstherapie mit Komplexbewegungen (PNF-Pattern), Gangschule, Unterwassergymnastik
- ***Medik. Ther.:*** Infiltration der Sehneninsertionen mit LA auch als Diagnostikum; bei sofortiger Beschwerdelinderung Wiederholung 2–3 ×/Wo.; bei persistierender Symptomatik LA/Kortikoidgemisch. Infiltration der Bursa mit LA; Wiederholung mit LA/Kortikoidgemisch

- **Akupunktur:** Gb 30, 34; Bl 36, 62; M-P 6; 3-E 5. Ashi-Akupunktur mit 5–7 Nadeln bis Knochenkontakt (0,35 × 75 × 35 mm) sehr wirksam
- **Operative Ther:** Ind. bei Versagen der konservativen Ther. bei Behandlungsdauer bis zu 6 Mon. Bursektomie selten erforderlich

! Die Periarthropathia coxae ist oft Frühzeichen einer Koxarthrose!

Die Behandlung der chron. Trochanterbursitis ist oft schwierig: GK-Injektionen am Trochanter wirken oft schnell, aber nur kurze Zeit.

13.4.3 Knie: Periarthropathia genu

Symptomenkomplex im Kniegelenkbereich durch Störungen paraartikulärer, kapsulärer oder muskulärer Strukturen oder deren Kombination.

Ätiologie

- Frühsymptom einer Arthrose (Femoropatellararthrose, Tibiofibulararthrose, Gonarthrose)
- Zusatzschmerz bei Meniskopathie oder Chondropathia patellae
- Posttraumatisch oder postoperativ (Synovektomie)
- Zu lange Ruhigstellung des Kniegelenks
- Schonung des Gelenks bei akuten und chron. Entzündungen

Klinik und Befund

- Anlaufschmerz mit Besserung bei Bewegung
- Anfälligkeit gegenüber Unterkühlung und Wetterwechsel bei Tendomyosen
- Bewegungsschmerz und Besserung bei Entlastung
- Lokalisierte Druckpunkte (Lig. patellae, mediales und laterales Kollateralband, präpatellare Bursa, Insertion von M. biceps femoris, M. soleus, M. semimembranosus)

Diagnose

- **Rö.:** Weichteilverkalkungen, Ansatzossifikationen (oberer/unterer Patellasporn, im Lig. patellae, Insertion des vorderen und hinteren Kreuzbands und Kollateralbänder), beginnende Gonarthrose-Zeichen (▸ Kap. 11.3).
- **Arthrosono:** Verkalkungen? Bursitis? Meniskuseinriss? Synovitis?
- **Diagnostische LA:** 2–3 ml in Bursa oder Sehneninsertionen

Differenzialdiagnose

- **Chondropathia patellae:** parapatellares Schmerzsyndrom mit hoher Spontanheilungstendenz multifaktorieller Genese: muskuläre Dysbalance (M.-vastus-medialis-Insuffizienz), Patellaformvarianten, Bandinstabilitäten, Überbelastungen und Traumatisierungen
- **Meniskopathie:** degenerative (50 %), sekundär-traumatische (40 %) und primär-traumatische (8 %) Meniskusrisse und anlagebedingte Fehlformen (Scheibenmeniskus) mit Funktionsstörungen

Therapie

- **Physik. Ther.:** (▸ Kap. 18) Ultraschall, Phonophorese, Iontophorese mit z.B., Kurzwellendurchflutung, Kryotherapie
- **KG:** (▸ Kap. 18.2) Querfriktionen parapatellar, Pes anserinus und Kollateralbänder. Mobilisation Femuropatellargelenk, Femurotibialgelenk und proximales Tibiofibulargelenk. Traktionsmobilisation im Schlingentisch

13

- **Medik. Ther.:** Neuraltherapie (Bachmann-Schema), LA oder Homöopathika an druckdolenten Sehneninsertionen. Kniegelenkspülung mit 100 ml NaCl und anschließend LA/Kortikoid
- **Akupunktur:** M-P 9, 10; Le 8; Gb 34; Bl 40, 58, 60, 62; Ma 34, 35, 36; 3-E 5; „Knieauge" (Ma 35, Ex 31, 32)
- **Operative Ther.:** Ind. bei Therapieresistenz mit chron.-rezidivierender Ergussbildung bei Bursitis praepatellaris (Bursektomie). Diagnostische Arthroskopie mit Gelenktoilette

13.5 Myopathien

Thomas Bitsch und Marina Backhaus

Gruppe von Muskelerkrankungen, die durch unterschiedliche Verlaufsformen und Lokalisationen gekennzeichnet ist und mit den Leitsymptomen „Muskelschwäche, Muskelatrophie, Muskelschmerz" einhergeht.

Klinik und Befund Klinik und Befund sind Grundstein für Enddiagnose!

- **Leitsymptom Muskelschwäche:**
  - Hauptlokalisation: proximale oder distale Muskulatur? Einzelne Muskelgruppen?
  - Ausmaß: praktische Beispiele für Bewegungsbehinderung (Armheben? Treppensteigen?)
  - Zeitlicher Ablauf: Entstehung und Ausbreitung (von distal nach proximal?)
  - Verlaufsform: schubweise, progredient?
- **Leitsymptom Muskelatrophie:**
  - Inspektion: allgemeines Muskelrelief. Verschmächtigung der distalen und/oder proximalen Muskelgruppen? Lokalisierte Atrophien? Symmetrisch/asymmetrisch?
  - Prüfung der Muskelkraft (Funktionstests) mit Quantifizierung der Paresegrade:
    0 = keine Kontraktion
    1 = geringe Kontraktion ohne Bewegungseffekt
    2 = aktive Bewegung bei ausgeschalteter Schwerkraft
    3 = aktive Bewegung gegen Schwerkraft
    4 = aktive Bewegung gegen Schwerkraft und Widerstand
    5 = normale Kraft
  - Sind klinisch schwache Muskeln auch atrophisch? Subkutanes Fettgewebe kann Atrophien kaschieren, deshalb immer sorgfältige Palpation!
  - Zeitliches Auftreten mit Verhältnis von Schwäche zu Atrophie: Atrophie eilt Schwäche voraus (Vorderhornzellerkrankungen, Tumorkachexie, Malnutrition, chron. Infekte)
- Schwäche und Atrophie gleichzeitig (chron. neuromuskuläre Erkrankungen). Ausgeprägte Schwäche ohne Atrophie (akute Polyradikuloneuritis, akute Polymyositis, Frühstadium der progressiven Muskeldystrophie Duchenne)
  - Reflexprüfung
  - Prüfung des Muskeltonus
  - Motorische Komplexleistungen: Gang, Stehprobe

- **Leitsymptom Muskelschmerz:**
  - Muskelkaterähnliche Beschwerden bei Myopathie (DD Insertionstendopathie, Fibromyalgie)?
  - Abhängigkeit von Muskelarbeit?
  - Muskelzuckungen? Faszikulationen?
  - Muskelkrämpfe?

Diagnose

- **Labor:** CK, Laktat unter/nach Belastung
- **Muskelbiopsie:** Lichtmikroskopie, Enzymhistochemie, Immunhistologie, evtl. Elektronenmikroskopie aus dem klinisch betroffenen, jedoch nicht stark paretischen Muskel
- **EMG, NLG:** entscheidende Methode zur Erfassung neuromuskulärer Erkrankungen
- **Weichteil-Sono** (▶ Abb. 19.1): abnorme Dicke des Subkutangewebes, Muskelatrophien, -hypertrophien, erhöhte und erniedrigte Echointensitäten (Myositis, Rhabdomyolyse, Hämatom), unwillkürliche Muskelbewegungen (Faszikulationen), Verkalkungen
- **MRT** (▶ Abb. 19.1): diffus verteilte, kleine signalintensive Areale ohne Änderungen des Muskelquerschnitts als Zeichen einer Muskelschädigung. Zusammenfließen signalintensiver Herde im fortgeschrittenen Stadium (▶ Abb. 19.2)

13.5.1 Metabolische und endokrine Myopathien

Ätiologie

- Metabolisch: Osteomalazie, Vitamin D- und E-Mangel, katabole Stoffwechsellage, Elektrolytverschiebung (Kalzium, Magnesium)
- Endokrin: Hyper-/Hypothyreose, Addison-Krankheit, hypophysäre Erkrankungen, Conn-Syndrom, Hyper-/Hypoparathyreoidismus, Cushing-Syndrom (insbes. medikamentös induziert)

Klinik und Befund

- Allgemeine Muskelschwäche: oft Leistungsknick
- Gower-Zeichen: Probleme beim Aufrichten aus dem Sitzen/Liegen
- Generalisierte Muskelschmerzen: muskelkaterähnlich, teilweise krampfartig
- Muskelatrophie: nur bei länger bestehender metabolischer bzw. endokriner Störung

Diagnose Beachtung der Grunderkrankung.

Differenzialdiagnose

- GK-Entzugssyndrom: diffuse Muskelschmerzen, Antriebslosigkeit und Fieber bei zu rascher Dosisreduktion, insbes. unter Langzeitmedikation. Bei Dosiserhöhung voll reversibel
- GK-induzierte Myopathie: diffuse Muskelschmerzen meist unter längerer GK-Ther.

Therapie

- Behandlung der Grunderkrankung, z.B. Hyperthyreose
- Bei V.a. GK-induzierte Myopathie: vorsichtige Dosisreduktion
- Bei V.a. GK-Entzugssyndrom: Dosiserhöhung bis zum Sistieren der Beschwerden, dann vorsichtige Dosisreduktion bis zum Auftreten milder Symptome („Titrieren der Dosis“)

13.5.2 Medikamentös induzierte Myopathien

Ätiologie

- Glukokortikoide
- Antimalarika
- Colchicin
- Statine
- Tamoxifen
- NSAR
- Omeprazol
- Antiretrovirale Medikation

Klinik und Befund

- Muskelschwäche und Muskelschmerzen
- Oft schleichender Beginn
- Fokale Myopathie und Atrophie der Muskulatur nach Injektion von GK

Therapie Absetzen der Medikation: im diagnostischen Zweifelsfall Auslassversuch!

> Eine Coenzym-Q10-Substitution lindert die Muskelschmerzen bei nicht zu umgehender Statinmedikation.

13.5.3 Paraneoplastische Myopathien

Sammelbegriff verschiedener Erkrankungen der neuromuskulären Übertragung (Lambert-Eaton-Syndrom, Myasthenia gravis) oder der Muskulatur selbst (Dermato-/Polymyositis, akute nekrotisierende Myopathie, Myopathie bei ektoper ACTH-Produktion, Hyperkalzämie, Tumorkachexie) in Zusammenhang mit Tumorerkrankungen.

Inzidenz

- 50 % der Tumorkranken haben Störungen im Bereich des neuromuskulären Systems.
- Häufigkeit eines malignen Tumors beim Lambert-Eaton-Syndrom 70 %, bei der Myasthenia gravis 3–9 % und Myositiden 8–30 %. Häufigste Tumoren: Bronchialkarzinome (insbes. kleinzelliger Typ), Mamma-, Ovarial-, Kolon- und Prostatamalignome. Thymom bei Myasthenia gravis

Ätiologie

- Diskutiert werden Kreuzreaktionen von AK gegen Tumorantigene mit Muskulatur oder Freisetzung myotoxischer Substanzen durch den Tumor (Dermatomyositis).
- Autoimmunerkrankung mit humoral vermittelter Immunantwort: präsynaptisch lokalisierter AK, der den für die Freisetzung von Acetylquanten notwendigen Kalziumeinstrom blockiert (Lambert-Eaton-Syndrom) oder Störung der Impulsübertragung durch Anlagerung von AK an den Acetylcholinrezeptor.

Klinik und Befund

- Muskelschmerz, Muskelatrophie, Muskelschwäche: Missverhältnis von Kraftgrad und Muskelatrophie gibt diagnostische Aufschlüsse!
- Klinische Erfassung des neurologischen Syndroms und des internistischen Befunds.
- Areflexie ist häufigste neurologische Auffälligkeit. Hirnnervensymptome beachten!

- Cushing-Syndrom (ektope ACTH-Produktion).
- Diffuse Atrophie der Muskulatur und des subkutanen Fettgewebes bei Tumorkachexie.

Diagnose

- **Gründliche Tumorsuche:** Gynäkologe, Gastroenterologe, Urologe hinzuziehen! Malignomsuche empfehlenswert bei Auftreten einer Dermatomyositis nach dem 40. LJ., schlechtem Ansprechen auf eine GK-Ther. und histologischem Befund einer akuten nekrotisierenden Myopathie bei älterem Pat.
- **Labor:** CK, Acetylcholinrezeptor-AK
- **Neurophysiologie:** EMG/NLG, repetitiver Stimulationstest, Einzelfasermyografie
- **Muskelbiopsie**

Therapie

- Dermatomyositis: Therapie des zugrunde liegenden Tumorleidens führt oft zur Rückbildung der muskulären Symptomatik. Prednisolon 50–100 mg/d, ggf. Azathioprin 100–150 mg/d
- Akute nekrotisierende Myopathie: infaust, da nach Entfernung des Primärtumors oft keine Rückbildung der muskulären Symptome. Schlechtes Ansprechen auf GK
- Myopathie bei ektoper ACTH-Produktion: Entfernung des ACTH-produzierenden Tumors (jedoch zum Zeitpunkt der Diagnosestellung bereits fortbestehendes Tumorleiden!). Spezifische Polychemotherapien (kleinzelliges Bronchialkarzinom) oder Strahlentherapie
- Lambert-Eaton-Syndrom: Behandlung des Primärtumors (passagere Besserung). GK in Kombination mit Azathioprin
- Myasthenia gravis: Thymektomie wegen Möglichkeit der malignen Entartung, jedoch wenig Einfluss auf Muskelsymptomatik

!
- Paraneoplastische Myopathien können der eigentlichen Manifestation des Primärtumors um Jahre vorauseilen!
- Es existieren keine für eine paraneoplastische Myositis pathognomonischen Befunde!

13.5.4 Myositiden

Gruppe entzündlicher Muskelerkrankungen unterschiedlicher Ätiologie.

Ätiologie

- **Erregerbedingte Myositiden**
  - Bakteriell: Staphylokokken, Streptokokken, Pneumokokken, Gonokokken, Salmonellen, Gasbrand, Tbc, Lues, Lepra, Borrelien
  - Viral: Coxsackie-B (Bornholm-Epidemie), Influenza, Echo, Varizellen-Zoster, HIV
  - Parasitär: Toxoplasmose, Trichinen, Echinokokken
- **Autoimmune Myositiden**
  - SLE
  - Dermato-/Polymyositis (Fallbeispiel ▶ Kap. 19.1)
  - Sarkoidose
  - Sjögren-Syndrom
  - RA, insbes. bei sog. autoimmuner Prägung

- **Reaktive Myositiden**
  - Überbeanspruchung
  - Sternosymphyseale Belastungshaltung

Klinik und Befund
- Leitsymptome: Muskelschwäche, Muskelschmerzen, Muskelatrophie
- Infektionszeichen: Fieber, Schüttelfrost
- Symptome der Autoimmunität: Raynaud-Syndrom, Hauteffloreszenzen, Dyspnoe

Diagnose
- Labor: Entzündungsparameter, reaktive Serologie, ANA, nDNS-AK
- Mikrobiologie: Blutkulturen, Stuhl, Urin, Harnröhren-, Zervixabstrich
- EMG/NLG: unspezifisch
- Muskelbiopsie: unspezifische Entzündungszeichen

Therapie Diese richtet sich nach der Grunderkrankung.

13.6 Engpasssyndrome

Thomas Bitsch und Marina Backhaus

13.6.1 Karpaltunnelsyndrom

Einengung des N. medianus im Karpalkanal mit Gefühlsstörung, Missempfinden und Schmerzen der von ihm versorgten Finger (palmarer Daumen, Zeige-und Mittelfinger, radiale Seite des Ringfingers).
Häufigstes peripheres Nervenkompressionssyndrom: 20 % aller peripheren Nervenläsionen. Verhältnis M : F = 1 : 3, meist zwischen 40.–60. LJ. Prävalenz: 9,2 % für Frauen, 0,6 % für Männer.

Ätiologie

Kompression des N. medianus im Karpaltunnel durch Vermehrung des Gleitrauminhalts und/oder Gleitraumverengung:
- Tenosynovialitis: RA (▶ Kap. 7.1), Kollagenose (▶ Kap. 9), reaktive Arthritis (▶ Kap. 8.3), Gicht (▶ Kap. 12.1.1)
- hormonell: Schwangerschaft, Klimakterium, Myxödem, Hyper-/Hypothyreose (▶ Kap. 12.2.1), Akromegalie (▶ Kap. 12.2.7)
- Tumor: Amyloidose (▶ Kap. 12.2.5) bei Plasmozytom
- Thrombose, Blutung
- Lageanomalie von Muskel- und Sehnenverlauf im Karpaltunnel: Ursprung des M. lumbricalis I bereits am Unterarm von der Sehne des M. flexor digitorum superficialis. Verlaufsanomalie des N. medianus mit weit distalen Abgängen des Thenarastes oder Abgänge inmitten des Karpalkanals
- In Fehlstellung verheilte Fraktur des distalen Radius oder Hamulus ossis hamati
- Interkarpale Luxation
- Posttraumatische Narbenbildung
- Handgelenkganglion
- Mikrotraumen: vermehrte Handbelastung durch Arbeit in starker Flexions- oder Extensionsstellung

Klinik und Befund

- Schwellung an Handgelenkbeugeseite
- Provokationstests: Schmerzauslösung und Parästhesien durch Beklopfen des N. medianus am Handgelenk (Hoffmann-Tinel-Zeichen), bei max. Flex. im Handgelenk nach 1 min (Phalen-Test), bei Stauung mit Blutdruckmanschette (Tourniquet-Test) und Kompression des N. medianus im Karpalkanal mit beiden Daumen (Durkan)
- Flaschentest: ungenügende Abd. und Opposition des Daumens beim Greifen einer Flasche

Klinisches Bild Stadium 1: Brachialgia paraesthetica nocturna

- Nächtliche Kribbelparästhesie und Hypästhesie der Fingerspitzen DI-III mit Schwellungsgefühl, sodass Pat. aufwacht
- Elektrisierende oder brennende ausstrahlende Schmerzen in Handgelenk, Unterarm, Ellenbogen und Schulter
- Besserung bei Hängenlassen des Arms
- Morgensteifigkeit der betroffenen Hand. „Wurstfingergefühl" am Morgen

Klinisches Bild Stadium 2: neurologische Ausfälle

- Hypästhesie und Hypalgesie im sensiblen Versorgungsgebiet des N. medianus an der Hand.
- Kleine Gegenstände können nicht sicher gegriffen werden und fallen aus der Hand.
- Manuelle Ungeschicktheit bis Kraftlosigkeit.
- Auslösung oft durch intensive Arbeit.
- Störungen des taktilen Feingebrauchs.
- Daumenballenatrophie.

Klinisches Bild Stadium 3: Vasomotorische und trophische Störungen

- Kältegefühl
- Hautverfärbung
- Störung der Schweißsekretion
- Wulstbildung des Nagelbetts unter dem Nagelende

Diagnose

- **Sensibilitätsdifferenz:** Steigerung der 2-Punkt-Diskrimination auf > 0,4 cm.
- **Neurophysiologie:** diagnosebeweisend ist verlängerte NLG und EMG:
  - Verlängerung der distalen motorischen Latenz zum M. abductor pollicis brevis: Normwert < 4,5 ms; pathologisch > 4,5 ms/6 cm oder > 1,5 ms Differenz zur Gegenseite
  - Verminderung der sensiblen NLG zwischen Handgelenk und D I, II oder III: Normwert 40 m/s; pathologisch deutliche Differenz zur Gegenseite oder dem gleichseitigen N. ulnaris
  - Polyphasie oder Amplitudenminderung der Nervenaktionspotenziale
  - Zeichen der akuten oder chron. Denervierung der Thenarmuskulatur im Nadel-EMG
- **Labor:** fT3, fT4, Entzündungsparameter, RF, ANA
- **Rö.:** Hände (arthritische Weichteil-, Direkt- und Kollateralzeichen?), evtl. Karpaltunnelspezialaufnahme zum Ausschluss knöcherner Veränderungen (Fraktur? Luxation? Arthrose mit Osteophytenbildung?)
- **Arthrosono:** (▸ Abb. 13.10) Arthritis? Tenosynovialitis? Ganglion?
- **MRT:** Ind. bei klinischem und arthrosonografischem V.a. Gleitraumverengung

13

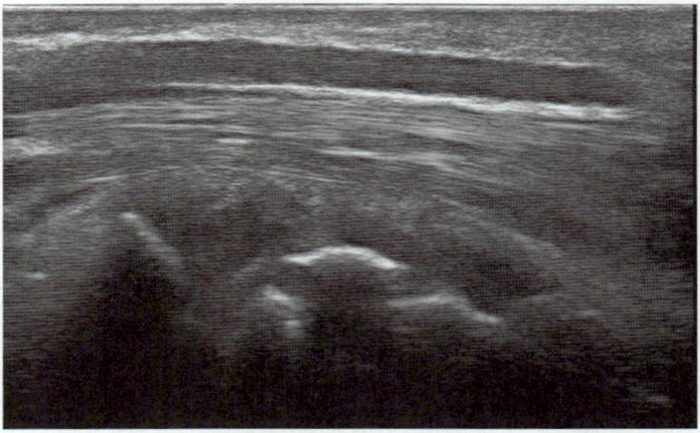

Abb. 13.10 Arthrosono Handgelenk mit Zeichen einer Karpalarthritis [P479]

Differenzialdiagnose

- Radikuläres C6/C7-Syndrom bei NPP
- **Pronator-teres-Syndrom:** fast identische Symptomatik wie Karpaltunnelsyndrom durch Kompression des N. medianus von Bizepsaponeurose und M. pronator teres: Druckdolenz am M. pronator teres!
- Medianus-Kompressionssyndrom am Oberarm (Paralysie des amants) oder durch Proc. supracondylaris mit sog. Struthers-Ligament
- Thoracic-Outlet-Syndrom (▶ Kap. 13.6.5)
- Radiokarpalarthrose, Rhizarthrose (▶ Kap. 11.2)
- Arterielle Durchblutungsstörung

Therapie

- **KG:** Mobilisation der Carpalia, Dehnung der Handflexoren.
- **Ergo:** Arbeitsplatzgestaltung (Schreibmaschine, Werkzeuge).
- **Physik. Ther.:** Ultraschall, Iontophorese, Kryotherapie insbes. bei Tenosynovialitis.
- **Medik. Ther.:** NSAR systemisch und antiphlogistische Externa.
- **Infiltration:** Karpalkanal mit LA/GK. Mehrfache Injektionen oft nötig in mehrwöchigen Abständen.
- **Orthopädietechnik:** Handgelenkbandage, Ruhigstellung des Handgelenks auf dorsaler Schiene für 2 Wo., ggf. Taping.
- **Operative Ther.:** Ind. bei Therapieresistenz. Keine unnötige Verzögerung der operativen Behandlung, da sich Thenaratrophie selbst nach erfolgreicher Durchtrennung des Lig. carpi transversum nur langsam und z.T. unvollkommen zurückbildet.
  - Offene Durchtrennung des Lig. carpi transversum. Evtl. Freilegung des Thenarastes und Neurolyse des N. medianus (schlüssiger Beweis für günstige Auswirkung steht noch aus).
  - Endoskopische Durchtrennung des Lig. carpi transversum: kleine Stichinzision, guter kosmetischer Effekt, frühere Wiederherstellung der motorischen Fähigkeiten.
  - Nachbehandlung: funktionelle Bewegungsübungen.
  - Nach Op. häufig sofort Schmerzlinderung. Sensibilitätsstörungen und Thenaratrophie können noch Monate anhalten!

> **!** Karpaltunnelsyndrom kann erstes Zeichen einer entzündlich-rheumatischen Erkrankung (RA) sein! Deshalb keine voreilige operative Therapie.

13.6.2 Supinator-Logen-Syndrom

Kompressionsschädigung des Ramus profundus des N. radialis im Bereich des N. interosseus posterior zwischen Beuge- und Streckmuskulatur des Oberarms im Hiatus nervi radialis mit Schmerzausstrahlung und Parästhesie.

Ätiologie

- Posttraumatisch: Radiusköpfchenfraktur/-luxation, Hämatome
- Chron. Druckläsion: Parkbanklähmung
- Bursitis bicipitoradialis

Klinik und Diagnose

- Schmerzbild vergleichbar der Epicondylitis humeri lateralis mit reduzierter Belastbarkeit bei Pronation und Supination des Arms.
- Schwäche des M. extensor digiti minimi.
- „Fallfinger“ mit Radialabweichung: Mm. extensor carpi radialis longus et brevis sind erhalten.
- Konstanter Druckschmerz ca. 5 cm distal des lateralen Epikonylus radial des M. extensor carpi radialis longus.
- Schmerzauslösung am Unterarm bei Drehbewegungen gegen Widerstand: bei Pronation stärker als bei Supination.

Differenzialdiagnose Kompression des N. radialis an Kreuzungsstelle zum Ansatz des M. biceps brachii in Höhe des tendomuskulären Übergangs mit lokalisiertem Druckschmerz. Epicondylitis humeri lateralis.

Therapie

- **KG:** Manuelle Ther. des Ellenbogengelenks, insbes. Mobilisation des proximalen Radioulnargelenks und Weichteilmobilisation
- **Physik. Ther.:** Ultraschall, Phonophorese, Iontophorese der Bursa bicipitoradialis
- **Medik. Ther.:** NSAR lokal mehrmals tägl.
- **Injektionen**: LA/GK an Bursa bicipitoradialis bzw. proximales Radioulnargelenk
- **Operative Ther.:** Dekompression des N. radialis

> **!** Therapieresistente Epikondylopathie (Tennisellenbogen) kann ein Supinator-Logen-Syndrom sein!

13.6.3 Sulcus-ulnaris-Syndrom

Kubitaltunnelsyndrom: Kompressionsschädigung des N. ulnaris im druckempfindlichen Sulcus n. ulnaris (osteofibröser Kanal an Medialseite des Caput mediale des M. triceps) mit Schmerzausstrahlung und Parästhesie.

Ätiologie

- Arthritis des Humeroulnargelenks: häufiger als angenommen rheumatische Frühveränderung!
- Arthrose mit Osteophytenbildung: insbes. sekundäre Arthrosen bei RA, Frakturen und Luxationen

- Mechanische Irritation: längeres Aufstützen auf Ellenbogen
- Muskuläre Anomalien: M. epitrochleoanconaeus
- > 50 % ungeklärt

Klinik und Diagnose

- Einschießende Schmerzen in Ulnarseite von Unterarm und Hand
- Dysästhesien (Einschlafgefühl) und Sensibilitätsausfälle ulnarseits
- Trophische Störungen: Dupuytren-Kontraktur, Kleinfingerdeformität, Nagelveränderungen
- Flexionsstörung der zwei ulnaren Finger
- Druckdolenz und Verdickung des N. ulnaris im Sulcus (Seitenvergleich!)
- Luxation des N. ulnaris bei Ellenbogenbeugung
- Froment-Zeichen: Daumen kann nicht an Zeigefinger adduziert werden (Parese des M. adductor pollicis). Knipsbewegung, Fingerschnalzen erschwert (Parese der Mm. interossei)

Differenzialdiagnose Oberes Plexuskompressionssyndrom, spinale Muskelatrophie, amyotrophe Lateralsklerose, intramedulläre Prozesse.

Therapie

13

- **KG:** Manuelle Ther. des Humeroulnargelenks, insbes. mediales Gapping, Ulnargleiten, Weichteiltechniken am Epicondylus medialis
- **Physik. Ther.:** Ultraschall, Phonophorese, Iontophorese, Kryotherapie am Sulcus ulnaris
- **Medik. Ther.:** NSAR lokal mehrmals tägl.
- **Injektionen:** LA/GK in Sulcus ulnaris, Humeroulnargelenk bzw. Epicondylus humeri medialis. Pat. auf nachfolgende Sensibilitätsstörung und Flexionsschwäche hinweisen
- **Operative Ther.:** Dekompression im Sulcus n. ulnaris, ggf. Verlagerung des N. ulnaris nach ventral

> **!** Sulcus-ulnaris-Syndrom kann Frühzeichen und Begleitsymptom einer entzündlich-rheumatischen Erkrankung (RA) sein!

13.6.4 Loge-du-Guyon-Syndrom

Kompression des N. ulnaris unter dem Lig. carpi palmare mit Schmerzausstrahlung und Parästhesie.

Ätiologie

- Tenosynovialitis bei entzündlich-rheumatischen Erkrankungen (RA)
- Hypomobilität Os triquetrum/Os pisiforme: (sekundäre) Arthrose, muskuläre Dysbalance
- Akzessorischer Muskel von der Sehne des M. palmaris longus über die Guyon-Loge in den Hypothenar
- Chron. Druckeinwirkung: Surfer, Radfahrer, Schleifer

Klinik und Diagnose

- Dysästhesien ulnarseits, oft diskret am D IV
- Funktionsstörung der kleinen Handmuskeln

Therapie

- **KG, Ergo:** Ausschaltung der Noxe (Änderung der Belastung). Manuelle Therapie von Os triquetrum/Os pisiforme. Querfriktion Ligg. pisohamatum und pisometacarpeum

- **Physik. Ther.:** Ultraschall, Phonophorese des sog. Pisiformesterns
- **Injektionen:** LA an Pisiformestern, ggf. mehrmals

Mobilisation des Os pisiforme bringt oft Beschwerdefreiheit.

13.6.5 Thoracic-Outlet-Syndrom

Chron., nicht traumatisch bedingte Schädigung des Plexus brachialis (C4–Th1) bzw. der A. und V. subclavia/brachialis durch Kompression an anatomischen Engstellen.

Ätiologie

- Muskulär: Skalenusinsertion, Rundrücken mit Verkürzung des M. pectoralis minor, insbes. bei sternosymphysaler Belastungshaltung. Haltungsschwäche (hängende Schultern)
- Skeletal: Halsrippe, Halsrippenband. Deformierte 1. Rippe, in Fehlstellung verheilte Klavikulafrakturen. Blockierung der 1.Rippe oder Klavikula
- Vaskulär: V.-subclavia-Anomalie

Klinik und Diagnose

- Parästhesien und Sensibilitätsstörungen mit wechselnder Symptomatik bei bestimmten Bewegungen (Überkopftätigkeit, Kopfdrehbewegungen, Retroversion des Arms). Selten motorische Ausfälle
- Provokationstests
- Rö.: (▶ Kap. 5.2.2) HWS in vier Ebenen (Diagonalaufnahmen!), Schultern a.p. und axial, ggf. Funktionsaufnahmen. Bei abnorm breitem und langem Proc. transversus von C7 besteht V.a. kartilaginäre Halsrippe! Nur ossäre Rippen sind Rö.-positiv! Die Größe der knöchernen Veränderung der Halsrippe korreliert nicht mit der Klinik!
- Dopplersono, Angiografie (DSA)
- EMG, NLG

Differenzialdiagnose

- Andere Engpasssyndrome: Karpaltunnelsyndrom (▶ Kap. 13.6.1), Sulcus-ulnaris-Syndrom (▶ Kap. 13.6.3), Supinatorsyndrom (▶ Kap. 13.6.2), Loge-du-Guyon-Syndrom (▶ Kap. 13.6.4)
- Zervikales Wurzelkompressionssyndrom: NPP (▶ Kap. 11.5.4), degenerativ
- Bursitis subacromialis
- Supraspinatus-Syndrom
- Pancoast-Tumor
- Myatrophische Lateralsklerose, Syringomyelie
- Thrombose der V. axillaris/subclavia (Paget-von-Schroetter-Syndrom)
- Raynaud-Syndrom (▶ Kap. 6.32), arterielle Verschlusserkrankung
- Sog. Rucksacklähmung durch Kompression des Plexus durch Tragen schwerer Lasten

Sonderformen

Halsrippe bzw. Halsrippenband

Irritation des unteren Plexus durch Rippe, Stummelrippe am 7. HWK oder Halsrippenband.

Klinik und Diagnose

- Schmerzen und Missempfindungen entlang der Innenseite des Arms bis zur ulnaren Handpartie
- Belastungsabhängigkeit: bei hängendem Arm, Tragen von Lasten
- Verschmächtigung des Handreliefs
- Partieller Schwund der Daumenballenmuskulatur (Partial Thenar Atrophy): eingesunkenes Relief der lat. (radialen) Vorwölbung des Daumenballens, geringe Atrophie des weiter med. gelegenen Anteils.
  ! Das Lähmungsmuster des Daumenballens bei Halsrippe gleicht dem Karpaltunnelsyndrom (▶ Kap. 13.6.1)!
- Muskelschwund an Unterarmbeugeseite
- Palpation der Halsrippe in Grube zwischen Mm. scalenus anterior und medius
- **Schmerzprovokation:** Drehen des Kopfes zur gesunden Seite führt zur Reizung des unteren Plexus und evtl. Kompression der A. subclavia durch Spannung über das Hypomochlion Halsrippe: Änderung der Pulsqualität?

Therapie

- **KG:** Funktionelle Bewegungstherapie der Schulter-Nacken-Region. Ausgleich muskulärer Dysbalancen. Rückenschulung. Postisometrische Relaxation (Mm. scalenus anterior und medius, M. sternocleidomastoideus). Selbstdehnübungen. Mobilisierung der ersten Rippen. Kräftigung des Schultergürtels bei Haltungsanomalie (Syndrom der hängenden Schulter)
- **Operative Ther.:** Ind. nur bei motorischen Ausfällen: Resektion der Halsrippe in Kombination mit Tenotomie des M. scalenus anterior

Skalenussyndrom

Einengung der A. subclavia und des Plexus brachialis beim Durchtritt durch die hintere Skalenuslücke (zwischen Mm. scalenus anterior und medius) durch einen verbreiterten Ansatz des M. scalenus anterior.

Klinik und Diagnose

- Schmerzen an vorderer Brustwand (wie zwei Finger bis zur Mamille), Lateralseite des Arms, Radialseite von Unterarm, Daumen und Zeigefinger und interskapulär am medialen Skapularand
- Schulterschmerz: vordere Region mit „tiefem" Gelenkschmerz
- Parästhesien bei Drehbewegungen des Kopfes und beim Tragen von Lasten
- Schlafstörungen
- Morgensteifigkeit, Handrückenschwellung und morgendliche Fingerschwellungen
- **Schmerzprovokation:** Heben und Drehen des Kopfes zur kranken Seite bei gleichzeitig tiefer Inspiration (Adson-Test) führt zu Schmerzen und Abschwächung des Radialispulses durch Kompression der A. subclavia in Skalenuslücke. Verstärkung der Symptomatik durch Zug am Arm nach kaudal. Aktivierung der TP mit Schmerzausstrahlung durch komplette Rotation zur kranken Seite und aktiver Kinnsenkung. Finger-Flexion-Test (kompletter kleiner Faustschluss): inkomplett bei Mitbeteiligung des M. extensor digitorum bei aktivem M.-scalenus-TP!
- **TP-Untersuchung:** M. scalenus anterior am Hinterrand des M. sternocleidomastoideus am Kreuzungspunkt mit V. jugularis externa. M. scalenus medius mit Tiefenpalpation gegen Querfortsätze vor dem Oberrand des M. trapezius. Oft TP im Mm. scalenus anterior und medius gleichzeitig! Assoziationen der TP mit M. trapezius, M. sternocleidomastoideus und M. splenius capitis

Therapie

- **KG:** Dehnung der Muskeln (Stretch and Spray, M. piriformis), Selbstdehnungsübungen, Mobilisierung der 1. Rippe
- **Physik. Ther.:** (▶ Kap. 18) Elektrohochvolt (indifferent Elektrode Nacken, different Elektrode entlang der Schmerzausstrahlung am Arm lat.), Stangerbad mit Anodenbürste am Arm, detonisierende Massagen Nacken-Schulter-Region, Reflexzonenmassage
- **TP-Injektion:** (▶ Kap. 3.2.4) häufigster TP des M. scalenus anterior knapp oberhalb oder unterhalb der Kreuzung mit Jugularvene. Pat. in Rückenlage, Kopf zur Gegenseite rotiert, Kopf und Schulter mit Kissen unterlegt. Einstich am Hinterrand des M. sternocleidomastoideus in Mitte Verbindung Klavikula – Mastoid (Kreuzung mit Jugularvene) bis Knochenkontakt (Proc. transversus). Aufsuchen des Knochenkontakts. Injektion von LA. Kanüle: 0,50 × 40 mm. Vorwarnung des Pat. (Armschwäche)
- **Orthopädietechnik:** Witschi-Kissen (auf korrekte Größe mit Neutralposition der HWS in Seitlage achten!)
- **Operative Ther.:** Tenotomie des M. scalenus anterior mit Resektion der 1. Rippe

Kostoklavikuläres Syndrom

Kompression des Plexus brachialis und der Subclavia-Gefäße zwischen 1. Rippe und Klavikula.

Klinik und Diagnose

- Handödem steht im Vordergrund.
- Parästhesien bei Retroversion des Arms.
- **Schmerzprovokation:** Zug des seitlich bis zur Horizontalen abgehobenen Arms nach hinten unten, dabei tiefe Inspiration. Adson-Test auch positiv mit Abschwächung des Radialispulses und venöser Stauung.

Therapie

- **KG:** Stabilisierung des Schultergürtels
- **Operative Ther.:** selten erforderlich; Resektion der 1. Rippe; Teilresektion der Klavikula bei in starker Fehlstellung verheilter Fraktur

Hyperabduktionssyndrom (Pectoralis-minor-Syndrom)

Kompressionssyndrom bei Engstelle zwischen Proc. coracoideus und Ansatz des M. pectoralis minor.

Klinik und Diagnose

- Brachialgien beim Schlafen mit hypereleviertem Arm
- Parästhesien bei Überkopftätigkeit
- **Schmerzprovokation:** Parästhesien bei gleichzeitiger Elevation und Retroversion des Arms sowie maximaler Hyperabduktion des gestreckten Arms

Therapie

- **KG, Ergo:** Vermeiden der auslösenden Bewegung; ggf. berufliche Umorientierung. Dehnung des oft verkürzten M. pectoralis minor, Skapulamobilisation, Rückenschule. TP-Akupressur. Die Verkürzung des M. pectoralis minor findet sich oft bei sternosymphysaler Belastungshaltung, deshalb Ther. des ganzen Rückens bzw. Körpers (Rolfing).
- **Physik. Ther.:** Ultraschall an Insertionen des M. pectoralis minor (Rippen, Proc. coracoideus), Kurzwellendurchflutung der Schulter.
- **Injektionen:** TP, Proc. coracoideus mit LA.
- **Operative Ther.:** Tenotomie des M. pectoralis minor und Resektion des Proc. coracoideus (selten erforderlich).

> **!**
> - Morgensteifigkeit, Fingerschwellungen und diffuse Handrückenschwellung des Skalenussyndroms imitieren entzündlich-rheumatische Erkrankungen!
> - Funktionsstörungen der oberen Thoraxapertur können auf einen bronchopulmonalen Prozess (Bronchialkarzinom) hinweisen.

13.6.6 Meralgia paraesthetica

Chron. Kompression des rein sensiblen N. cutaneus femoris lateralis an der Durchtrittsstelle zwischen Leistenband und M. sartorius.

Ätiologie

- Muskuläre Dysfunktion der Lenden-Becken-Hüft-Region, insbes. Überstreckstellung der Hüfte, Hypermobilitätssyndrom
- Druckpunkt von Korsett oder zu enger Hose
- Hängebauch

Klinik und Diagnose

- Brennende Parästhesien an anterolateraler Oberschenkelfläche („wo die Handfläche in einer tiefen Hosentasche auf dem Oberschenkel ruht"), insbes. nach längerem Stehen
- Berührungsempfindlichkeit (Kleidung wird nicht vertragen)
- Druckdolenz am Leistenband med. von SIAS
- Schmerzhafte Hüftüberstreckung („umgekehrter Lasègue")

Differenzialdiagnose

- NPP (▶ Kap. 11.5.4)
- Femoralisneuropathie
- Beginnende Koxarthrose (▶ Kap. 11.4)
- Proximale diabetische Neuropathie

Therapie

- **KG, Ergo:** Besserung der muskulären Dysfunktion, Gewichtsreduktion, Vermeiden der auslösenden Noxe (Änderung der Druckpunkte des Korsetts, weite Hosen)
- **Physik. Ther.:** Ultraschall, Phonophorese
- **Injektionen:** Blockade des N. cutaneus femoris lateralis
- **Operative Ther.:** Dekompression des N. cutaneus femoris lateralis

> Die Alteration des N. cutaneus femoris lateralis kann auch bei Verkürzung des M. iliopsoas mit TP vorkommen!

13.6.7 Piriformis-Syndrom

Engpassyndrom des N. ischiadicus zwischen oberflächlicher und tiefer Schicht des M. piriformis bzw. im Foramen supra- und infrapiriforme.

Ätiologie

- Lageanomalien des N. ischiadicus (N. peroneus communis und N. tibialis zwischen oberflächlicher und tiefer Schicht des M. piriformis; sog. hohe Teilung des N. ischiadicus mit Kompression des N. peroneus communis im Muskelbauch)

- Muskelverkürzung bei Fehlbelastung (Langläufer)
- Störungen am lumbosakralen Übergang: Assimilationsstörung, Sakroiliitis, Beckenverwringung

Klinik und Diagnose

- Lumboischialgie
- ISG-Symptomatik mit Schmerzverstärkung bei längerem Sitzen in einer Position (Kino)
- Schmerzpalpation: Druckdolenz des Muskelbauches (knapp unterhalb von Hälfte der Verbindungslinie SIPS – Trochanter major)
- Funktionsprüfung: Einschränkung der Iro.
- Diagnostische TP-Infiltration: nach Injektion von LA Beschwerdelinderung

Differenzialdiagnose

- Sakroiliitis bei Spondyloarthritis (▶ Kap. 8.2)
- Bakterielle Sakroiliitis und Spondylodiszitis (▶ Kap. 15.10)
- NPP (▶ Kap. 11.5.4)
- Ermüdungsfraktur bei Osteoporose (▶ Kap. 14.1) und Osteomalazie (▶ Kap. 14.2)

Therapie

- **KG, Ergo:** Dehnung des M. piriformis. Querfriktionen. Änderung der Aktivitäten des täglichen Lebens
- **Physik. Ther.:** Dezimeterwelle, Interferenz, Kurzwelle, Ultraschall, Stangerbad. Münzmassage
- **Injektionen:** LA in TP des M. piriformis

> ! Das Piriformis-Syndrom ist oft Ausdruck einer sakroiliakalen Funktionsstörung!

13.6.8 Fibularissyndrom

Engpasssyndrom des N. peroneus dorsal des Fibulaköpfchens durch chron. Druckeinwirkung.

Ätiologie

- Druckeinwirkung durch Gips, Verbände, Lagerung
- Arthrose mit Osteophytenbildung
- Ganglion im proximalen Tibiofibulargelenk

Klinik und Diagnose

- Sensibilitätsstörung und ausstrahlender Schmerz laterale Unterschenkelseite, Fußrücken bis D I-III dorsal
- Motorische Störung mit Fuß- und Zehenhebeschwäche (typisch ist Ausfall der Streckung D I) und Steppergang

Therapie

! Rechtzeitiges Erkennen der Läsion und Beseitigung der Noxe. Prophylaxe am wichtigsten!

- Aktive Peronäusschiene: sensorische Reizung des N. peroneus

> Bei jedem Fibularissyndrom ist die Manualdiagnostik des proximalen und distalen Tibiofibulargelenks obligat (OSG-Supinationstrauma erfragen).

13.6.9 Tarsaltunnelsyndrom

Kompression des N. tibialis im Tarsaltunnel (Loge zwischen Malleolus medialis und Retinaculum mm. flexorum).

Ätiologie

- Tenosynovialitis bei entzündlich-rheumatischer Erkrankung, insbes. RA
- Trauma: Fußdistorsion, nach Unterschenkel-, Malleolarfrakturen
- Überlastung (Training)

Klinik und Diagnose

- Missempfindung, Ameisenlaufen und Brennen der gesamten Fußsohle und Zehen („brennende Füße"), durch Gehen verstärkt
- Proximale Schmerzausstrahlung: Wadenschmerzen
- Druckdolenz des N. tibialis hinter dem Malleolus medialis
- Verminderung der Schweißsekretion der Fußsohle
- Tenosynovitis der Sehne des M. tibialis posterior mit Sehnenkrepitation (▶ Abb. 13.11)

13

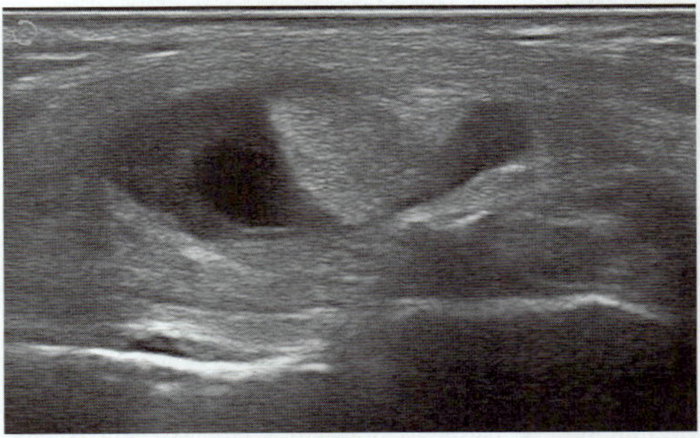

Abb. 13.11 Arthrosono des OSG mit Tenosynovitis der Sehne des M. tibialis posterior bei Tarsaltunnelsyndrom [P479]

Differenzialdiagnose

- Burning-Feet-Syndrom bei Polyneuropathien
- Morton-Metatarsalgie (▶ Kap. 13.6.10).

Therapie

- **KG:** Mobilisation von OSG und subtalarem Gelenk. Besserung der muskulären Dysbalance
- **Physik. Ther.:** Ultraschall, Phonophorese
- **Injektionen:** LA/GK in Tarsaltunnel
- **Orthopädietechnik:** Einlagenversorgung, Schuhsohlenänderung (Außen-, Innenranderhöhung)
- **Operative Ther.:** Dekompression mit Tenosynovialektomie

! Tarsaltunnelsyndrom kann Prodromalsymptom der RA sein!

13.6.10 Morton-Metatarsalgie

Vorfußschmerzen durch Druckläsion des Ramus digitalis plantaris des N. tibialis (meist Metatarsale III und IV) mit teilweise knötchenförmiger Auftreibung dieser Nerven.

Ätiologie

- Rheumatische Vorfußdeformität bei RA
- Spreizfuß, Hallux valgus

Klinik und Diagnose

- Brennende, meist anfallsweise auftretende „elektrisierende" Schmerzen, genau lokalisierbar plantar interdigital und an Köpfchen D II und D III; später oft diffuser Vorfußschmerz
- Imperativer Drang, augenblicklich den Schuh auszuziehen; dann rasche Beschwerdelinderung
- Intermetatarsaler Druckschmerz bei dorsoplantarem Druck; Gaenslen-Test oft positiv!
- Klingelknopfzeichen (Fingerdruck von palmar)
- Hohmann-Handgriff: Verschieben der benachbarten Metatarsalköpfchen mit Daumen und Zeigefinger beider Hände
- Hypästhesie der Zehenseitenflächen

13

Differenzialdiagnose

- MTP-Synovitis bei entzündlich-rheumatischer Erkrankung: RA (▶ Kap. 7.1), Psoriasisarthritis (▶ Kap. 8.4), reaktive Arthritis (▶ Kap. 8.3)
- Sesamoiditis bei Fehlbelastung (Schuhe!)
- Marschfraktur (▶ Abb. 6.2)
- Köhler-II-Krankheit
- Spreizfußbeschwerden
- Neurinom

Therapie

- **Injektionen:** LA von dorsal interdigital in Höhe der Mittelfußköpfchen (zugleich auch diagnostische LA!). Wiederholungsserie bis zu 10-mal, ggf. LA/GK
- **Orthopädietechnik:** Einlagenversorgung mit Weichbettung, entlastenden Pelotten, Schaumstoffkissen unter betroffendem Zeh. Weicher, breiter Schuh
- **Operative Ther.:** Bei Therapieresistenz Dekompression mit Resektion des sklerosierten Nervenabschnitts. Beschwerdefreiheit und deutliche Besserung in ca. 85 % der Fälle

!

- Übersehen einer MTP-Synovitis als Erstmanifestation einer RA: im Zweifelsfall immer Arthrosono!
- Unterscheide Gaenslen-Zeichen (**horizontale** Kompression der MTP I–V) bei RA von Schmerzen bei **vertikalem** Druck auf MTP-Köpfchen II–IV bei Morton-Neuralgie!

14

Osteopathien

Stephan H. Scharla, Corinna Schorn und Thomas Bitsch

14.1 Osteoporose

Erkrankung mit Verminderung der Knochenmasse und Verschlechterung der Struktur und Funktion bei regelrechter Mineralisierung der verbliebenen Trabekel. Häufung von Frakturen und Skelettverformungen mit akuten oder chron. Schmerzen. Verminderte Knochenmasse und Knochenqualität sowie eine erhöhte Sturzneigung führen zu Knochenbrüchen.

Definition

Systemische Skeletterkrankung, die durch niedrige Knochenmasse und mikroarchitektonische Verschlechterung des Knochengewebes charakterisiert ist, mit konsekutiven Anstieg der Knochenfragilität und der Neigung zu Frakturen (S3-Leitlinie des Dachverbands deutschsprachiger osteologischer Fachgesellschaften [DVO]).
Operationale Definition der WHO aus dem Jahr 1994: Eine Osteoporose liegt dann vor, wenn der Knochenmineralgehalt in einer DXA-Knochendichtemessung an der Lendenwirbelsäule und/oder am proximalen Femur (Gesamtareal oder Schenkelhals) ≤ –2,5 Standardabweichungen vom Mittelwert einer 20- bis 29-jährigen Frau beträgt. Die in Standardabweichungen angegebene Abweichung der Knochendichte von der einer 20- bis -29-jährigen Frau wird als T-Score bezeichnet. Diese Definition kann auf Männer ab dem 50. LJ. übertragen werden.

Epidemiologie

- Prävalenz der Osteoporose bei 50- bis 60-jährigen Frauen: 15 %
- Prävalenz bei Frauen mit Alter > 70 Jahre: 45 %
- Prävalenz bei Männern mit Alter > 70 Jahre: 17 %
- Geschätzte Prävalenz in Deutschland: 6,3 Mio.
- Etwa 130.000 Hüftfrakturen/Jahr in Deutschland mit steigender Tendenz und damit erhebliche Kostenbelastung für das Gesundheitssystem

Pathophysiologie

- Knochen ist nicht statisch, sondern es finden permanent Umbau- und Erneuerungsprozesse statt: enge Kooperation zwischen Osteoklasten und Osteoblasten (Coupling) mit komplexem Regulationssystem. Mit zunehmendem Alter werden die durch Osteoklasten entstandenen Lakunen nicht voll ausgefüllt – es kommt zum Verlust an Knochensubstanz.
- Die Hauptmasse des Knochens wird bis zum Abschluss der Pubertät gebildet.
- Stabilisierung der maximal erreichbaren Knochenmasse (Peak Bone Mass): 20.–40. LJ.
- Phase des kontinuierlichen Knochenmassenverlusts: > 40.–45. LJ.
- Normale Altersatrophie der Knochenmasse: 1–2 % Verlust/J.
- Frauen haben geringere Knochenmasse als Männer.
- Ein Teil der Frauen verliert nach der Menopause schneller Knochenmasse als Männer.
- In höherem Alter ist die Nettoverlustrate wieder gleich.

14.1.1 Einteilung der Osteoporosen

- Primäre Osteoporosen (wesentlich häufiger als sekundäre)
  - Idiopathisch juvenil, adult, postmenopausal, senil

- Sekundäre Osteoporosen (häufiger bei Männern)
  - Endokrin-metabolisch: primärer Hyperparathyreoidismus, Hyperthyreose (länger bestehend), Cushing-Syndrom, Hypogonadismus, Diabetes mellitus Typ 1 und 2, Wachstumshormonmangel
  - Iatrogen-medikamentös: GK (auch unter Low-Dose-GK-Ther.!), Heparine, Schilddrüsenhormone in TSH-supprimierender Dosierung, Laxantien, Antikonvulsiva, MTX, Antidepressiva, hormonablative Ther., Glitazone, Protonenpumpenhemmer bei Langzeitanwendung
  - Parainflammatorisch, immunogen: RA, SLE, Spondyloarthritis, Polymyalgia rheumatica
  - Gastrointestinal: Laktoseintoleranz, Malabsorption, Maldigestion, Pankreasinsuffizienz, Crohn-Krankheit, Magenresektion (z.B. auch Adipositaschirurgie)
  - Renal: chron. Niereninsuffizienz, metabolische Azidose
  - Pulmonal: chron.-obstruktive Lungenerkrankungen
  - Inaktivität, Immobilisation: posttraumatisch, Bettruhe, Hemiplegie
  - Genetisch: Osteogenesis imperfecta, Marfan-Syndrom, Homozystinurie
  - Neoplastisch: monoklonale Gammopathie, Plasmozytom, Mastozytose, maligner Tumor
- Präklinische Osteoporose: Osteoporose, keine Fraktur
- Manifeste Osteoporose: osteoporosetypische Frakturen

Der Schweregrad der Osteoporose wird durch Messung der Knochendichte (Bone Mineral Density [BMD]) mittels DXA ermittelt (▶ Tab. 14.1).

Tab. 14.1 Einteilung der Schweregrade der Osteoporose

Einteilung	Abweichung der Knochendichte (BMD)
normal	± 1 SD
Osteopenie	–1 bis –2,5 SD unter PBM
Osteoporose	mind. –2,5 SD unter PBM; bisher keine Frakturen
schwere Osteoporose	mind. –2,5 SD unter PBM; eine bis mehrere Frakturen ohne adäquates Trauma

BMD = Bone Mineral Density, PBM = Peak Bone Mass, SD = Standardabweichung; ausgedrückt wird die Abweichung von der max. erreichten Knochendichte einer 30-jährigen, gesunden Referenzpopulation (PBM, T-Score [WHO 1994])

Risikofaktoren einer Osteoporose-Entwicklung

- Genetische Faktoren: weibliches Geschlecht, kaukasische oder asiatische Rasse, graziler Habitus (Körpergewicht < 55 kg), positive Familienanamnese (Schenkelhalsbruch bei Vater oder Mutter als signifikanter Risikofaktor)
- Hormonelle Faktoren: Östrogenmangel (späte Menarche, frühe Menopause, Ovarektomie, Amenorrhö), Nullipara. Beim Mann Hypogonadismus, hormonablative Therapie bei Prostatakarzinom
- Ernährungsbedingte Faktoren: kalziumarme Kost, hohe Phosphatzufuhr (Fast Food, Cola), geringe Proteinzufuhr bei Senioren, einseitige Ernährung (faserreiche Kost, vegane Ernährung, Folsäure- und Vitamin-B_{12}-Mangel), hohe nutritive Säurelast, Gewichtsabnahme, Anorexia nervosa, Untergewicht (BMI < 20 kg/m^2)
- Exogene Faktoren: Bewegungsmangel, geringe UV-Exposition, übermäßiger Nikotin-, Alkohol- und Kaffeegenuss, Medikamente (GK, Antikonvulsiva,

Schilddrüsenhormone in TSH-supprimierender Dosierung, Heparine, Laxantien)

Faktoren und Begleitumstände, die das Sturzrisiko und somit Frakturrisiko erhöhen

- Gesundheitsstörungen: körperliche Schwäche, Sehminderung, zerebrovaskuläre, kardiale und neurologische Störungen, insbes. orthostatische Hypotonie
- Medikamenteneinnahme: Sedativa, Antidiabetika, Antihypertensiva
- Alkohol
- Umgebungseinflüsse: schlechtes Wetter, unebener Boden, lose Teppiche, Gegenstände auf dem Fußboden, unzureichende Beleuchtung

Sturzursachen älterer Menschen

- Herzrhythmusstörungen: Tachykardien, Bradykardien, Aortenstenose
- Zerebrale Durchblutungsstörungen
- Hypovolämie: Blutung, Anämie, Exsikkose
- Störung des venösen Rückflusses: Valsalva-Manöver, Miktion, Varikosis
- Fehlende neuronale Gegenregulation: Diabetes mellitus, Medikamente
- Vertebrobasiliäre Ischämie bei Osteochondrose/Spondylarthrose der HWS
- Orthostatische Dysregulation
- Epilepsie
- Arzneimittel-NW: Sedativa, Diuretika, Antihypertensiva, Antidiabetika
- Vermindertes Gleichgewichtsgefühl
- Erniedrigte Reflexe und allgemein mentaler Status: Demenz
- Reduzierte Muskelkraft: Muskelatrophie

14.1.2 Klinik und Befund

- Osteoporose an sich verursacht in der Regel keine Schmerzen. Rückenschmerzen überwiegend der BWS und LWS entstehen sekundär durch Rundrücken oder bei Frakturen.
- Lokalisierte Schmerzen nach Sturz und Spontanfraktur. WK-Frakturen im Alter oft ohne adäquates, manchmal ganz ohne erkennbares Unfallereignis. Je schlechter die Knochenqualität desto geringere Traumen/Belastungen können zu Frakturen führen.
- Frakturen an proximalem Femur, distalem Radius, WK bei inadäquatem Trauma mit Prädilektionsstellen an mittlerer BWS, thorakolumbalem Übergang und kaudaler LWS, selten am Os sacrum.
- Klopf- und Stauchungsschmerzen der WS.
- Hyperlordoseschmerz der HWS und LWS.
- Schmerzen bei Seitneigung: Kontakt vom Rippenbogen mit Beckenkamm.
- Tendomyotische stammskelettbetonte Symptomatik (Fallbeispiel ▶ Kap. 19.4).
- Haltungsänderung:
  - Hohlrundrücken: Thoraxkyphose übertrifft Lendenlordose mit Zunahme der Kyphose nach kranial. Totaler Rundrücken, oft auch mit umschriebenem Gibbus
  - Fixierte Schulter- und Kopfprotraktion, kompensatorische HWS-Hyperlordose und kompensatorische Knieflexion im Stehen
  - Größenabnahme: bis zu 20 cm! Zunehmender Rundrücken („Witwenbuckel“)
  - Schlaffes, nach vorn gewölbtes Abdomen
  - „Tannenbaumeffekt“: schlaffe Querfalten am Rücken
  - Scheinbare Überlänge der Arme durch Rumpfverkürzung

- Thorakalschmerzen: Rippenschmerzen beim Atmen, Knacken der Rippen beim Liegen oder Drehbewegungen, Schmerzen bei Umarmung.
- Fußschmerzen: (insbes. bei Pat. mit RA) Belastungsschmerzen der Vorfüße.

> **!** Bei RA-Pat. bei heftigen asymmetrischen Belastungsschmerzen der Vorfüße immer an Insuffizienzfraktur denken: Rö., im Zweifel MRT!

14.1.3 Diagnose

- **Klinischer Untersuchungsbefund:** ▶ Kap. 14.1.2. Bei Pat. > 70 J. wird ein Sturzrisikotest empfohlen (Chair-Rising-Test, Tandem-Stand, Timed-Up-and-Go-Test).
- **Rö.:** BWS und LWS a.p. und seitl., ggf. zur DD Beckenübersicht, Schädel, Hände und Füße. Verminderte Knochendichte erst ab 30 % Verlust zu erkennen (Frühdiagnose nicht möglich!).
  - Röntgenzeichen der präklinischen Osteoporose:
    – Rarefizierung der horizontalen Trabekeln, Betonung der vertikal verlaufenden Trabekeln, Transparenzerhöhung der WK, Hervortreten der Grund- und Deckplatten (Rahmenzeichnung)

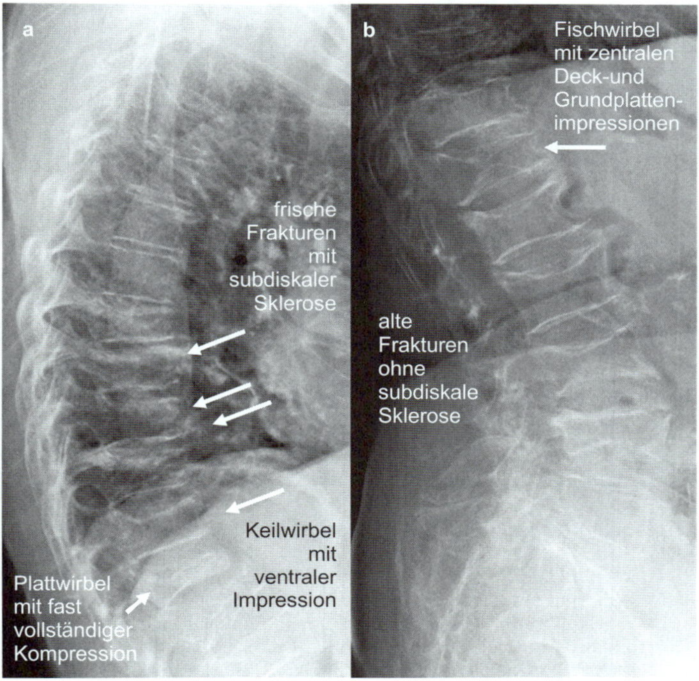

Abb. 14.1 Röntgenzeichen der manifesten Osteoporose an der Wirbelsäule [P482]

- Röntgenzeichen der manifesten Osteoporose (▶ Abb. 14.1, ▶ Abb. 14.2):
  - WK-Frakturen, insbes. an BWS ventral und LWS als konkave Eindellung der Grund- und Deckplatten bis zur Keil-, Fisch- und Flachwirbelbildung. Subdiskale Dichteerhöhung der komprimierten WK durch gesinterte Substanz und Reparationsvorgänge sowie Vakuumphänomen in Frakturspalten als Zeichen der frischen bzw. subakuten Fraktur. Heilungszeichen: Abstützreaktionen mit Spondylophytenbildung
- Frakturtypen (▶ Tab. 14.2): Keilwirbel, bikonkaver Fischwirbel, Kompressionsfraktur, sog. Crush Fracture

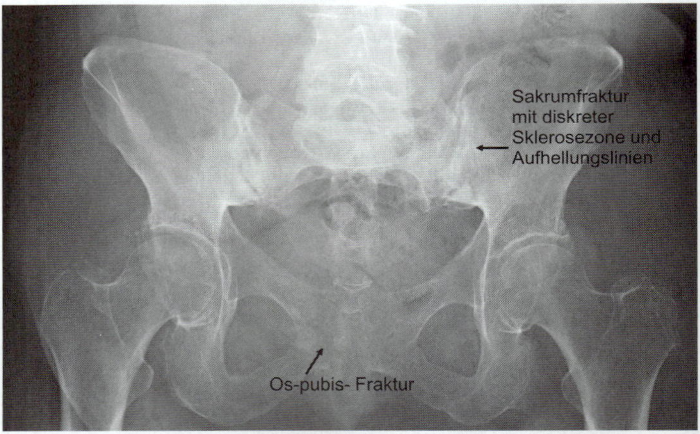

Abb. 14.2 Röntgenzeichen der manifesten Osteoporose am Becken [P482]

Tab. 14.2 Semiquantitative Einteilung der Wirbelfrakturen nach Genant [F996-002]

Einteilung	Höhenminderung gegenüber den übrigen Wirbeln	Wirbelkörperfraktur
Grad 0	< 20 %	keine Fraktur
Grad 1	20–25 %	milde Fraktur
Grad 2	25–40 %	mäßige Fraktur
Grad 3	> 40 %	schwere Fraktur

Empfehlung zur radiologischen Diagnostik

- Primärdiagnostik:
  - Rö. BWS und LWS in zwei Ebenen: bei klinischem V.a. Fraktur, z.B. persistierender Rückenschmerz, Körpergrößenabnahme, Klopfschmerz.
  - ! Frische Wirbelbrüche sind in der Frühphase oft nicht eindeutig nachweisbar! Bei V.a. Mikrofrakturierung MRT! (▶ Abb. 19.7)
  - Weitere Rö.-Aufnahmen bei V.a. Frakturen (Thorax, Vorfuß).

- Alternativ zum Rö.: vertebrales Frakturassessment mittels DXA (Vertebral Fracture Assessment [VFA]), sofern Software und Erfahrung vorhanden sind.
- Osteodensitometrie: DXA (Zwei-Energie-Röntgenabsorptionmetrie), weniger empfehlenswert ist die quantitative Computertomografie (QCT). Die DXA-Ergebnisse werden in T-Werten angegeben (T-Wert = Abweichung vom Mittelwert geschlechtsgleicher gesunder junger Erwachsener in Standardabweichung).
  CT und MRT nicht routinemäßig, sondern nur zur DD oder bei Frage nach Alter der Fraktur, z.B. wenn eine Vertebroplastie geplant ist.
- Verlaufskontrolle:
  - Rö. BWS und LWS bei klinischem V.a. neue Fraktur oder Progredienz eines Wirbelbruchs.
  - Osteodensitometrie routinemäßig höchstens alle 5 Jahre, bei erneuten Spontanfrakturen oder neu aufgetretenen klinischen Risikofaktoren auch schon nach Ablauf von 1–2 Jahren. Nach weniger als 12 Mon. nicht sinnvoll.

Osteodensitometrie

Nach der Leitlinie der DVO ist die DXA-Messung (Dual X-Ray Absorptiometry) die Methode der Wahl zur Quantifizierung, wenn nach klinischen Kriterien das Frakturrisiko erheblich angestiegen ist und eine spezifische antiosteoporotische Ther. im Raum steht. Das heißt, dass die Methode für junge Menschen nicht indiziert ist, da auch deutliche Osteoporosen im jungen Erwachsenenalter nicht mit spezifischen Antiosteoporotika behandelt werden. Eine Routinemessung ist für Frauen ab dem 70. LJ. und Männer ab dem 80. LJ. sinnvoll, sie ist auch ambulant in der gesetzlichen Krankenversicherung (GKV; einmal in 5 Jahren) abrechnungsfähig. Risikofaktoren vermindern diese Grenze um 10 Jahre, einige bestimmte Risikofaktoren in Kombination können sogar eine um 20 Jahre verfrühte Messung rechtfertigen (z.B. RA und eine langfristige Steroideinnahme!). Gering traumatische Frakturen außer an Fingern, Knöcheln und Gesicht gelten bei Frauen > 50 und Männern > 60 Jahren ebenfalls als Ind. zur DXA. Alle anderen Messverfahren haben nach dieser Leitlinie heutzutage eine komplett untergeordnete Rolle – obwohl sie z.T. durchaus zuverlässige Ergebnisse erbringen – und zwar explizit, weil nur für die DXA-Messung gesicherte, an den Messergebnissen orientierte Therapierichtlinien existieren.

DXA-Verfahren

Indikation Nach Leitlinienkriterien (▶ Tab. 14.3) diversifizierte Abwägung des Lebensalters, des Geschlechts, der Grunderkrankung und Medik., wobei die korrekte Handhabung obendrein durch die ärztlichen Stellen kontrolliert wird. Tatsächlich ist der Katalog in der Lage, Risikopat. für Knochenbrüche wirksam zu identifizieren. Zusammen mit dem Messergebnis schließt sich nach dieser Leitlinie eine gut durch alle bekannten Risikofaktoren untermauerte, individualisierte Therapieentscheidung an, was wegen des prophylaktischen Charakters dieser Medik. angemessen erscheint.

Aufnahmetechnik Bei der DXA werden routinemäßig die LWS und die Hüftregion in lro. gemessen, wobei eine unilaterale Hüftmessung ausreicht, es sei denn, es besteht eine (mind. mehrwöchige) einseitige Über- oder Unterbelastung.

Tab. 14.3 Indikation zur DXA[a]

Postmenopausale Frauen und Männer > 60 Jahre (J)	**Frauen > 60 und Männer > 70 J zusätzlich zu den Risikofaktoren der jüngeren Gruppe**
niedrig traumatische oder atraumatische Wirbelbrüche Grad 2 und Grad 3 oder multiple Wirbelbrüche mind. Grad 1 oder sonstige Knochenbrüche (außer Finger, Zehen, Knöchel, Schädel)	chron. Hyponatriämie
Wachstumshormonmangel	proximale Femurfraktur eines Elternteils
bestehende oder geplante Steroidtherapie mit mehr als 2,5 mg/d > 3 Mon.	Einnahme von Aromatasehemmern, antihormonelle Ther. bei Männern oder Hypogonadismus
Krankheiten mit eigener vermehrter Kortisonproduktion	mehr als zwei intrinsische Stürze im Jahr
primärer Hyperparathyreoidismus	Schilddrüsenüberfunktion
Diabetes mellitus Typ 1	Diabetes mellitus Typ 2 Einnahme von Glitazonen
monoklonale Gammopathie	Untergewicht (BMI ≤ 20)
Epilepsie/Antiepileptika	Rauchen, COPD
BII-Magen-OP oder Gastrektomie (auch Adipositaschirurgie, Magenbypass)	inhalative hochdosierte Steroidtherapie
rheumatoide Arthritis	Zöliakie
Im Einzelfall: • bei ankylosierender Spondylitis • bei atraumatischer, asymptomatischer Grad-1-Deckplattenfraktur • antihormonelle Therapie (Prostatakarzinom) oder männlicher Hypogonadismus, oder Aromatasehemmer (jedoch nicht Tamoxifen)	Herzschwäche
	ankylosierende Spondylitis
	Depression/Antidepressiva
	Immobilität
	Einnahme von Protonenpumpenhemmern
	Frauen > 70 J. und Männer > 80 J.: generell

- Kontrolluntersuchungen nach Ablauf von 5 J.
  Ausnahme: neu aufgetretene Spontanfraktur, neu aufgetretene schwerwiegende Risikofaktoren.
- Einzelfallindikationen müssen individuell dokumentiert werden.
- Die meisten Risikofaktoren müssen aktuell und anhaltend bestehen oder vor weniger als 12–24 Mon. Bestanden haben.
- Kombinieren sich mehrere Risikofaktoren der 2. Spalte, so kann die Untersuchung um weitere 10 J. eher indiziert sein.

[a] Nach DVO-Leitlinie von 2014 und Zentraler Erfahrungsaustausch der Ärztlichen Stellen (ZÄS) 2015

Befundung

- Anhand des Transmissionsbilds entscheiden, ob die ROI (Region of Interest) richtig gelegt worden sind und ob Hinweise auf eine Überlagerung der Messung vorliegen (z.B. durch extravertebrale Schatten durch Metall oder KM). Wirbel mit degenerativen oder frakturassoziierten Sklerosezonen oder Instrumentierungen bzw. Vertebroplastien aus der Auswertung ausschließen, aber mind. zwei Wirbel heranziehen. Bei Skoliosen und sekundär degenerativen schweren Veränderungen evtl. lumbale Messwerte gar nicht verwenden. Wenn dann auch Hüft-TEP bds. ggf. QCT, wenn wenigstens zwei Lumbalwirbel herangezogen werden können.

- Ergebnisse der DXA: Absolutwerte: Mineralflächendichten (g/cm^2) und T-Werte (bezogen auf den 20- bis 29-jährigen geschlechtsgleichen Durchschnitt) als Richtwert.
- Bei Verlaufsuntersuchungen: Änderungen von ca. 0,05 g/cm^2 sind bei geübten MTA signifikant.
- Entsprechend der WHO-Definition (▶ Tab. 14.1): T-Wert ≥ –1 = normal; –1 bis –2,5 = Osteopenie; ≤ –2,5 = Osteoporose.
- Bewertung der Therapieindikation: Der Messwert ist nicht allein maßgeblich. Bei sehr jungen Pat. werden auch schwere Osteoporosen noch nicht behandelt, bei sehr alten Pat. dagegen bereits Osteopenien. Zur Therapieentscheidung werden bis auf einzelne die gleichen Kriterien herangezogen wie schon zur Ind.

Ausblick Bei einigen Pat. gelingt die Frakturrisikoabschätzung mit der einfachen DXA nicht ausreichend. Es wurden weitere Parameter gesucht, die der Mikroarchitektur Rechnung tragen. Für die DXA wurde ein Wert als Surrogatparameter der Knochenstärke vorgeschlagen, der sich in der tägl. Praxis bei der üblichen DXA einfach mitmessen lässt: der Trabecular Bone Score, der aufgrund von Graustufenvariogrammen der WS-Bilder bestimmt wird. Wenn die Frakturwahrscheinlichkeit zunimmt, nimmt dieser Wert ab. Allerdings konnte bisher mit diesem Wert wenig über die Varianz der trabekulären Mikroarchitektur ausgesagt werden und die Nutzung als Therapiekontrolle kann offenbar auch nicht empfohlen werden. In ersten Problemkollektiven bei höhergradigen Niereninsuffizienzen hat man trotzdem recht ermutigende Ergebnisse erzielt. Im üblichen Kollektiv ist jedoch weiterhin die DXA der Schenkelhalsregion der beste Prädiktor für Frakturen.

> Bei Frauen im Alter > 70 Jahre wird ein generelles DXA-Screening empfohlen, soweit therapeutische Maßnahmen infrage kommen!

Quantitative CT (QCT)

Die QCT liefert sensitiver und spezifischer sowie frühzeitiger Hinweise auf eine Demineralisation als die DXA, da sie im Gegensatz zur DXA reine Spongiosamessungen erlaubt. Trotzdem konnte sich dieses Verfahren nicht durchsetzen, da keine Studien zur messwertbezogenen Therapieindikation existieren. Die Methode ist im ambulanten kassenärztlichen Sektor nicht abrechnungsfähig und ungebräuchlich geworden. Falls sie doch einmal zur Anwendung kommt, kann zur Therapieindikation im Analogschluss zur DXA vorgegangen werden, indem bei Osteoporose entsprechend Schweregrad, Altersstufen, Grunderkrankung und Medik. herangezogen werden. Hierbei besteht wegen höherer Sensitivität dann grundsätzlich eine gewisse Übertherapie.

Indikation Reserveverfahren, wenn die DXA-Messung durch Sklerosen oder tieflumbale Instrumentierung und Hüft-TEP nicht möglich ist oder deren Ergebnis bezweifelt werden muss.

Aufnahmetechnik Routinemäßig werden die LWK 1 bis 3 in Wirbelmitte und mit 1 cm Schichtdicke, individuell paratransversal senkrecht zur Wirbelachse, mit Einzelschichten gemessen. Frakturierte Wirbel nicht messen!

Befundung

- Anhand des Topogramms und der Einzelschichten entscheiden: Messschichten richtig anguliert und wirbelmittig ohne Teilanschnitt der Abschlussplatte (Frakturen, Schmorl-Knorpelknötchen). Mind. zwei Wirbel auswerten.
- Zur Beurteilung Absolutwerte heranziehen und **nicht** T-Werte! ≥ 120 mg/ml Hydroxylapatit-Äquivalent (HAÄ) = normal; 120–80 mg/ml HAÄ = Osteopenie; ≤ 80 mg/ml HAÄ = Osteoporose. Manche Software errechnet T-Werte und Z-Werte, doch diese dürfen **nicht** verwertet werden wie bei der DXA, da dies stark verfälschte (schlechtere) Ergebnisse liefert, da die Standardabweichungen in der QCT sehr viel geringer sind.

Labor Bei idiopathischer Osteoporose ist das Routinelabor unauffällig. Die Labordiagnostik dient der DD (sekundäre Osteoporose) und zum Ausschluss von Kontraindikationen für eine medik. Ther.

Minimalprogramm bei V.a. Osteoporose (nach DVO Leitlinie)

- **Labor:**
  - BSG, CRP
  - Blutbild
  - Eiweißelektrophorese und ggf. Immunfixation
  - Kalzium und Phosphat im Serum
  - Natrium im Serum optional
  - Alkalische Phosphatase (AP)
  - Gamma-GT
  - Krea-Clearance nach Formel (GFR)
  - TSH

Tab. 14.4 Typische laborchemische Befundkonstellationen bei Osteoporose und anderen metabolisch-endokrinen Osteopathien

Differenzial-diagnose	Osteo-porose	Osteo-malazie	Ostitis fibrosa generalisata (HPT)		
			Primär	Sekundär/ intestinal	Sekundär/ renal
Serum					
Kalzium	↔	↓, ↔	↑	↓	↓, ↔
Phosphat	↔	↓, ↔	↑, ↔	↓, ↔	↑
AP	↔, (↑)	↑	↑, (↔)	↑	↑
Parathormon	↔	↑, ↔	↑	↑	↑
Urin					
Kalzium	↔, (↑)	↓, ↔	↑, ↔	↓	–
Phosphat	↔	↔	↔	↓, ↔	–
Hydroxyprolin	↔	↑	↑	↑	–

HPT = Hyperparathyreoidismus, AP = alkalische Phosphatase

- Optional:
  - 25-Hydroxyvitamin D in Einzelfällen (bei Hinweis auf Osteomalazie, bestimmte Bevölkerungsgruppen)
  - Testosteron bei Männern
  - Ggf. Knochenresorptionsparameter (Knochenumbaumarker)
- Bewertung der Laborwerte entsprechend ▶ Tab. 14.4 und ▶ Tab. 14.5.
- **Szinti:** wenn Labor und Rö. nicht eindeutig (DD Skelettmetastasen)
- **CT, MRT:** zur DD Tumor, Plasmozytom, Alter der Fraktur
- **Osteodensitometrie:** DXA; QCT in Ausnahmefällen

Tab. 14.5 Laborbefunde bei Osteoporose

Laborparameter	Wichtige damit verbundene Fragestellungen
Serum-Kalzium	↑ primärer Hyperparathyreoidismus oder andere Ursachen einer Hyperkalzämie ↓ z.B. sekundärer Hyperparathyreoidismus, Malabsorption, Hypokalzämie als Kontraindikation für mehrere Osteoporosemedikamente
Serum-Phosphat	↑ Niereninsuffizienz Stadium IV ↑ evtl. primärer und sekundärer renaler Hyperparathyreoidismus ↓ Malabsorption
alkalische Phosphatase (AP) (Serum)	↑ z.B. Osteomalazie, HPT, unspezifisch: Knochenumbau
Gamma-GT	zur DD einer hepatisch bedingten AP-Erhöhung, Hinweis auf Zöliakie oder Alkoholabusus (Sturzrisiko)
Kreatinin-Clearance (GFR)	↓ renale Osteopathie höhergradige Niereninsuffizienz als KI für verschiedene Medikamente
BSG/C-reaktives Protein	↑ DD entzündlicher Ursachen von Wirbelkörperdeformitäten, entzündlich-rheumatische Erkrankungen
Blutbild	Hinweise auf entzündliche und maligne Erkrankungen oder Zöliakie
TSH	< 0,3 mU/L endogen oder durch L-Thyroxin-Medikation bedingt als Risikofaktor für Frakturen
Serum-Natrium optional	↓ erhöhtes Risiko für vertebrale und nichtvertebrale Frakturen
Serum-Eiweißelektrophorese, evtl. mit Immunfixation optional	Hinweise auf eine monoklonale Gammopathie oder Hypogammaglobulinämie als Hinweis auf MGUS oder multiples Myelom bzw. auf eine systemisch inflammatorische Erkrankung
ggf. Testosteron bei Männern	Testosteronmangel
ggf. 25-Hydroxy-Vitamin-D_3 in Einzelfällen	Vitamin-D-Mangel
ggf. Knochenresorptionsparameter in Einzelfällen (inkonsistente Daten beim Mann)	hoher Knochenumbau als Frakturrisiko

HPT = Hyperparathyreoidismus, DD = Differenzialdiagnose, GFR = glomeruläre Filtrationsrate, KI = Kontraindikation, MGUS = monoklonale Gammopathie unklarer Signifikanz

14

Sekundäre Osteoporose

- Plasmozytom, Leukämien, maligne Lymphome, Knochentumoren, systemische Mastozytose
- Osteomalazie (▶ Kap. 14.2)
- Spondyloarthritis, insbes. Spondylitis ankylosans (▶ Kap. 8.2) als inflammatorische Ursache der Demineralisation
- Paget-Krankheit (▶ Kap. 14.3) insbes. im lytischen Stadium
- Steroidosteoporose z.B. bei COPD, Polymyalgia rheumatica (▶ Kap. 10.2), RA (▶ Kap. 7.1), Kollagenosen (▶ Kap. 9)
- Metabolische und endokrine Myopathien (▶ Kap. 13.5.1) mit verminderter Mobilität
- Epilepsie, Einnahme von Antiepileptika, Protonenpumpenhemmer, Depression, Antidepressiva

14.1.4 Therapie

Therapie bei akuten Rückenschmerzen durch osteoporotische Frakturen

- **KG:** leichte Traktion evtl. im Schlingentisch, Thromboseprophylaxe bei (gelockerter) Bettruhe, Atemgymnastik
- **Physik. Ther.:** Kryotherapie (z.B. breitflächige kühle Wickel), Endodyn und Ultraschall paravertebral 0,2 W/cm^2 5–8 min
- **Medik. Ther.:** NSAR, Metamizol, Opioide oral oder transdermal
- **Injektionen:** LA der Triggerpunkte, paravertebrale Quaddelung, Neuraltherapie im schmerzhaften Dermatom. Beckenkamminfiltrationen
- **Orthopädietechnik:** (▶ Kap. 18.8.2) HE-Mieder nach Lindemann (subakute Phase). Bei instabilen WK-Frakturen Rahmenstützkorsett. Bei Keilwirbel mit Kyphosezunahme 3-Punkte-Reklinationsmieder.
  ! Korrekten Sitz (Druckstellen? Stabilisierung?) und Akzeptanz überprüfen!

> **!** Dauerhafte Korsettbehandlung führt zu Muskelatrophie und verschlechtert die Osteoporose und ist daher zu vermeiden.

- **Vertebroplastie, Kyphoplastie:** Indiziert bei Wirbelfrakturen, die trotz adäquater Schmerztherapie symptomatisch bleiben und die nachweislich noch nicht konsolidiert sind (MRT!). Es entsteht sofort Schmerzfreiheit mit Verkürzung der schmerzbedingten Immobilisierung, was im hohen Lebensalter wichtig ist. Wegen fehlender Langzeitergebnisse kommt die Methode bei jüngeren Pat. weniger infrage (▶ Abb. 14.3).

Therapie bei chron. Rückenschmerzen

(überwiegend myostatisch bedingt)

- **KG:** Rückenschule, Brügger-Training, manuelle Therapie, Gangschulung. Querfriktionen der Enthesiopathien, Weichteiltechniken. Übungen im Bewegungsbad und Pezziball. Anleitung zur Bewegungstherapie: Gymnastik, Tanzen, Wandern, Joggen, Schwimmen, Radfahren. Muskeldehnung, -kräftigung und Koordination in die Aktivitäten des tägl. Lebens einbauen! Teilnahme an Selbsthilfegruppe. Atemübungen. Ganzkörpervibrationsther.
- **Ergo:** Rückenschulung. Arbeitsplatzgestaltung. Evtl. Hilfsmittelversorgung (HE-Mieder)
- **Physik. Ther.:** Peloide (Fangopackungen), Elektrotherapie (Kurzwelle, TENS), Stangerbad, Salhuminbad, Moorbad, Vollbäder mit Kräuterextrakten, Heublumen, Fichtennadeln. Heublumensack

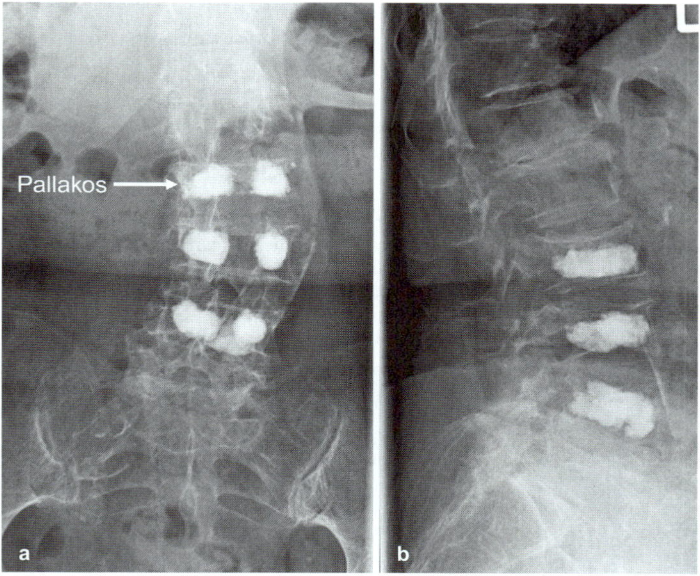

Abb. 14.3 Vertebroplastie bei osteoporotischen Wirbelkörperfrakturen [P482]
a) a.p.-Aufnahme
b) Seitliche Aufnahme

14

- **Medik. Ther.:** NSAR bedarfsorientiert
- **Injektionen:** LA in Triggerpunkte, Sehneninsertionen, Neuraltherapie
- **Akupunktur:** Lokalpunkte auf LG und Blasen-Meridian. Fernpunkte B 60, 62, Dü 3 zur Schmerzlinderung
- **Diätetik:** kalziumreiche Kost (Milch, Käse, Quarkprodukte, Grünkohl, Brokkoli). Ernährungsumstellung: Fleischkonsum einschränken (max. 2–3 ×/Wo.), Wurst durch Milchprodukte (z.B. Käse) ersetzen, Phosphat als Lebensmittelzusatzstoff vermeiden (E 338-341 und E 450), vermehrte Vitamin-D-Zufuhr (Seefisch 1 ×/Wo.). Insbes. bei älteren Menschen auf Eiweißzufuhr achten (Sarkopenie vorbeugen!). Obst und Gemüse für Vitamin-C- und Vitamin-K-Versorgung. Genussmittel einschränken: Kaffee- und Schwarztee (max. 3 Tassen tägl.), Alkoholexzess und Rauchen vermeiden
- **Operative Ther.:** Ind. selten, nur zur Korrektur einer Wirbelsäulenfehlstellung und Stabilisierung sowie einer WK-Fraktur mit Hinterkantenbeteiligung mit neurologischen Ausfällen

Medikamentöse „Basistherapie"

Hier stehen mineralisierende, resorptionshemmende und osteoblastenstimulierende Substanzen im Vordergrund. Neben Mineralisations- und Elastizitätsverlust sind allerdings noch andere Faktoren (Schwäche, Gangunsicherheit) für Frakturen verantwortlich. Die Therapieempfehlungen sind in den Leitlinien der DVO unter www.dv-osteologie.org detailliert zusammengefasst.

Indikation für eine spezifische medik. Therapie

10-Jahres-Frakturrisiko > 20 % für Schenkelhalsbruch und/oder Wirbelkörperfraktur:

- Niedrigtraumatische Wirbelfraktur (Grad 2 und 3 nach Genant, ▶ Tab. 14.2) oder multiple Wirbelfrakturen (Grad 1 bis 3) und T-Wert (DXA-Messung) < –2,0; im Einzelfall auch bei T-Werten von > –2
- Niedrig traumatische proximale Femurfraktur und T-Wert (DXA-Messung) < –2,0; im Einzelfall auch bei T-Werten von > –2
- Bestehende oder geplante hochdosierte GK-Therapie (> 7,5 mg Prednisolonäquivalent) > 3 Mon. Dauer und gleichzeitigem T-Wert (DXA-Messung) von < –1,5 oder vorliegender Wirbelfraktur oder bei ≥ 3 peripheren niedrigtraumatischen Frakturen unabhängig vom T-Score

In ▶ Tab. 14.6 sind die Therapieindikationen bei Osteoporose – abhängig von Geschlecht, Alter und gemessener Knochendichte – aufgelistet. Die ▶ Tab. 14.6 gibt gute Anhaltspunkte – eine individuelle Risikoabschätzung ist unbenommen.

Tab. 14.6 Therapieindikation bei Osteoporose in Abhängigkeit von gemessener Knochendichte, Geschlecht und Lebensalter

Lebensalter in Jahren		Niedrigster T-Score-Mittelwert von mind. zwei Wirbeln L1–L4 oder Femurhals oder Gesamtfemur				
Frau	Mann	–2,0 bis –2,5	–2,5 bis –3,0	–3,0 bis –3,5	–3,5 bis –4,0	< –4,0
50–60	60–70	nein	nein	nein	nein	ja
60–65	70–75	nein	nein	nein	ja	ja
65–70	75–80	nein	nein	ja	ja	ja
70–75	80–85	nein	ja	ja	ja	ja
> 75	> 85	ja	ja	ja	ja	ja

Klinische Risikofaktoren, die die Therapieschwelle um 0,5 Standardabweichungen (SD) verschieben, sind (max. zwei Verschiebungen):

- Niedrig traumatische Wirbelfrakturen auch singulär und geringgradig, nicht vertebrale Frakturen bei über 50-Jährigen (außer Finger, Zehen, Schädel, Knöchel), elterliche proximale Femurfraktur
- Multiple intrinsische Stürze, Immobilität, Epilepsie, Depression, Herzschwäche
- Chron. Einnahme von Protonenpumpenhemmern, Aromatasehemmern, Antiandrogenen, GK < 2,5 mg/d, Antiepileptika, Antidepressiva, Glitazonen
- Nicht regulierte Hyperthyreose, Wachstumshormonmangel, primärer Hyperparathyreoidismus, männlicher Hypogonadismus, subklinischer Hyperkortisolismus, ggf. hsCRP-Erhöhung, Knochenumbaumarker im 4. Quartil als Einzelfallentscheidung, Zöliakie, Trabecular Bone Score pro 1,75 SD Z-Score
- COPD, Rauchen, hohe Dosen inhalativer Steroide
- Ankylosierende Spondylitis, rheumatoide Arthritis

Klinische Risikofaktoren, die die Therapieschwelle um eine SD verschieben, sind (nicht additiv zur Verschiebung um 0,5):

- GK-Therapie > 2,5mg/d (Ausnahme bei RA, dann nur 0,5 SD)
- Diabetes mellitus Typ 1
- Drei oder mehr niedrigtraumatische Frakturen in den letzten 10 Jahren (außer Finger, Zehen, Schädel, Knöchel)

Das gilt nur, wenn der T-Score ≤ 2 beträgt. Eine Frakturwahrscheinlichkeitsberechnung für die nächsten 10 Jahre kann computerbasiert über den Algorithmus FRAX (WHO Fracture Risk Assessment Tool) erfolgen und zur Planung einer antiresorptiven Ther. bei Osteopenie herangezogen werden.

Evidenzbasierte medik. Therapie der Osteoporose

Es gibt wenige vergleichende Studien der Osteoporosetherapeutika. Teriparatid scheint effektiver gegenüber oralen Bisphosphonaten in Bezug auf Wirbelfrakturen zu sein. Evidenzgrad A bedeutet sehr gut bewiesene Wirksamkeit, bei Evidenzgrad B ist die Beweislage schlechter (▶ Tab. 14.7).

- Verminderung von Wirbelkörperfrakturen: alle Bisphosphonate, Östrogene, Raloxifen, Strontiumranelat, Teriparatid, Denosumab, mit Evidenzgrad A, Alfacalcidol mit Evidenzgrad B
- Verminderung nicht vertebraler Frakturen: alle Bisphosphonate, Strontiumranelat und Denosumab A, Teriparatid B, Evidenz für Raloxifen und Ibandronat nur in Subgruppenanalysen belegt
- Frakturevidenz beim Mann: Alendronat B, Risedronat B, Zoledronat C, Teriparatid C
- GK-induzierte Osteoporose: Alendronat B, Risedronat C, Zoledronat C, Teriparatid B

Tab. 14.7 Wirkprinzip und Evidenzgrad der Empfehlung der Antiosteoporotika[a]

Medikament	Antiresorptiv wirksam	Osteoanabol wirksam	Evidenzgrad zur Verhinderung von Wirbelbrüchen	Evidenzgrad zur Verhinderung peripherer Knochenbrüche
Östrogene	++	(+)	A	A
Bisphosphonat Alendronat	++	–	A	A
Bisphosphonat Risedronat	++	–	A	A
Bisphosphonat Ibandronat	++	–	A	nur in Subgruppenanalysen belegt
Bisphosphonat Zoledronat	++	–	A	A
Denosumab (AK gegen RANK-Ligand)	++	–	A	A
selektiver Östrogenrezeptormodulator (SERM) Raloxifen	++	(+)	A	nur in Subgruppenanalysen belegt
Parathormon 1-34 (Teriparatid)	–	++	A	B
Alfacalcidol	+	–	B	B

[a] Zur Zulassung bei speziellen Patientengruppen (Männer, Steroidosteoporose) auf die jeweils aktuelle Fachinformation des Medikaments achten.

Osteoporosetherapeutika

Kalzium Kalzium sollte bevorzugt mit der Nahrung aufgenommen werden. Bei strikter Abstinenz von Milchprodukten kann auf kalziumhaltige Mineralwässer zurückgegriffen werden. Nur im Einzelfall und als Ergänzung bei antiosteoporotischer Ther. ist eine Substitution erforderlich (1.000 mg/d).

- Bei nutritivem Defekt zusammen mit 800–1.000 IE Vitamin D_3/d als Supplement.
- Behandlungsdauer: so lange wie möglich.

> - Überdosierung mit Hyperkalzämie und Hyperkalziurie hängt entscheidend von individueller Kalziumzufuhr (Ernährung, zusätzliche Kalziumgaben) ab. Deshalb ist bei Zufuhr von ca. 800 mg/d Kalzium keine zusätzliche Kalziumgabe zu empfehlen.
> - Alternative zu Kalzium (z.B. bei KI) ist Braunhirse, die Kalzium und Kieselsäure enthält.

Vitamin D_3 Steigerung der intestinalen Kalziumabsorption, Regulation des Knochenstoffwechsels, Verbesserung der Muskelfunktion. Die Einnahme von Kalzium und Vitamin D kann das Frakturrisiko senken, insbes. bei älteren Menschen.

- Dosierung: 500–1.000 IE/d.
- Behandlungsdauer: so lange wie möglich, insbes. bei GK-induzierter Osteoporose in Kombination mit Kalzium, da durch GK die enterale Kalziumresorption gehemmt wird.
- Hohe Dosierungen von Vitamin D als Bolus haben allerdings in mehreren Studien zu gesteigertem Sturz- und Frakturrisiko geführt. Deshalb ist die moderate tägl. Dosierung zu bevorzugen.

Bisphosphonate Hemmung der verstärkten Knochenresorption durch Osteoklastenhemmung. Standard-Bisphosphonate sind Alendronat und Risedronat, die in großen Studien eine Reduktion vertebraler und extravertebraler Frakturen um > 50 % in 3 Jahren gezeigt haben.

- Alendronat: 70 mg/Wo. p.o.
- Risedronat: 35 mg/Wo. p.o.
- Ibandronat: 3 mg alle 3 Mon. i.v.
- Zoledronat: 5 mg alle 12 Mon. i.v.
- Häufig gastrointestinale Unverträglichkeiten und Resorptionsprobleme unter oralen Bisphosphonaten (Alendronat, Risedronat). Bei intravenösen Bisphosphonaten (Ibandronat, Zoledronat) kommt es v.a. nach erster Applikation bei ca. 20 % der Pat. zu grippeähnlichen Symptomen (Fieber, Gliederschmerzen) für 1–2 Tage.

> **!** Typische Risiken der Bisphosphonattherapie:
> - Osteonekrose des Kiefers, weswegen routinemäßig vor und während der Ther. zahnärztliche Kontrollen anzuraten sind
> - Atypische Femurfraktur nach jahrelanger Ther.
> - Allergien, Konjunktivitis, muskuloskeletale Beschwerden
> - Gastrointestinale NW, insbes. ösophageale Ulzera bei Verbleib der Tablette im Ösophagus; deswegen Einnahme im Stehen mit Leitungswasser (kein Sprudel!)

Denosumab Humaner AK gegen RANK-Liganden, der zu verminderter Aktivierung, Fusionierung und Einwanderung von Osteoklasten im Knochen führt und damit zur starken Hemmung des Knochenabbaus.
- Dosierung: 60 mg alle 6 Mon. s.c., somit keine Compliance-Probleme
- Bis Niereninsuffizienz Grad 4 (bis GFR 15 ml/min) einsetzbar und somit Alternative zu Bisphosphonaten (Kontraindikation GFR < 35 ml/min).

Typische Risiken der Denosumab-Therapie:
- Oft Alternative zu Bisphosphonaten, jedoch auch hierunter Risiko der Osteonekrose des Kiefers!
- Seit neuestem wurde vor starken Rebound-Osteoporosen nach Absetzen des Präparats gewarnt. Darüber muss aufgeklärt werden und eine Bisphosphonattherapie kann überbrückend versucht werden, ihr Wert ist aber bisher unklar.

Teriparatid Stimulation der Knochenneubildung mit Therapieoption bei mehr als zwei neu aufgetretenen Frakturen unter einer Bisphosphonattherapie. Anabol wirksam.
- Dosierung: tägl. s.c. mit Therapiedauer auf 24 Mon. begrenzt

Hoher Preis und tägliche s.c. Injektion sowie zahlreiche KI schränken die Anwendung ein!

Östrogene Verminderung der Knochenresorption, Verbesserung der Kalziumbilanz.
- Dosierung: konjugierte Östrogene 0,625 mg als Sequenzpräparat, 17β-Estradiol 2 mg/d als Kombinationspräparat oder Estradiolvalerat 1–2 mg/d mit Gestagen als i.m. Injektion oder transdermal 50–100 μg/d Estradiol
- Behandlungsdauer: so lange wie möglich. Da die osteoporosebedingten Frakturen meist erst 20–30 Jahre nach der Menopause auftreten, kann eine echte Frakturprotektion nur erwartet werden, wenn die Östrogeneinnahme über 20 Jahre oder länger fortgesetzt wird. Nach Absetzen der Substitution geht die Knochendichte bereits nach wenigen Jahren auf Werte wie bei gleichaltrigen unbehandelten Frauen zurück. Unter Raloxifen Senkung des Brustkrebsrisikos, jedoch erhöhtes Thromboserisiko.

Zunahme der kardiovaskulären Komplikationen, Thrombembolien und Mammakarzinom unter Östrogenen!

Fluoride Steigerung des Knochenanbaus durch Osteoblastenstimulation. Zunahme der Knochendichte in DXA, jedoch keine Wirkung auf die Frakturinzidenz. Alternatives Behandlungskonzept, falls Pat. andere Therapien ablehnt.
- Dosierung: Natriummonofluorphosphat 15–25 mg/d. Bessere Resorption als Natriumfluorid
- Behandlungsdauer: höchstens 3 Jahre, dann Rö.-Kontrolle. Falls keine Fluorose vorliegt, Weiterführung der Fluoridther., aber jährlich Rö.-Kontrolle der BWS und LWS

> ❗
> - Gelenkschmerzen (OSG, Mittelfuß) und Magen-Darm-Unverträglichkeiten zwingen häufig zum Absetzen für 3–4 Wo., dann erneuter Therapieversuch mit Hälfte der Dosierung.
> - Erhöhte Frakturrate am peripheren Knochen beachten!
> - Fluorose-Stadium I ist therapeutisch erwünscht, Fluorose-Stadien II und III sind pathologisch und müssen vermieden werden, dann sofortiges Absetzen!

- Röntgenzeichen der Fluorose:
  - Stadium I: homogene Dichtezunahme des Skeletts mit verwaschener Knochenzeichnung.
  - Stadium II: Knochenstruktur an WS und Becken kaum abgrenzbar. Sklerosierung des Femurs. Vereinzelte periostale Knochenneubildungen. Osteophyten- und Spondylophytenbildung
  - Stadium III: Eburnisation des spongiösen Knochens. Ausgeprägte periostale Auflagerungen der langen Röhrenknochen. Verknöcherung des Bandapparats an WS und Becken

Kalzitonin Reduktion der Knochenresorption durch Osteoklastenhemmung. Nur noch selten eingesetzt, evtl. akut bei starken Knochenschmerzen zur analgetischen Behandlung.
- Dosierung: 100 IE 2–5 ×/Wo. s.c. meist nur in der Akutphase bei WK-Frakturen gegeben, da längere Behandlungsdauer wegen Flush-Symptomatik nicht toleriert wird.

Alfacalcidol Second-Line-Medikament. Ind. bei renalem sekundärem Hyperparathyreoidismus. Hyperkalzämierisiko beachten!

Nichtmedikamentöse Differenzialtherapie der Osteoporose

Die Therapie sollte immer individuell abgestimmt und nicht pauschal erfolgen. Im Wesentlichen richtet sie sich nach Alter, präklinische oder manifeste Osteoporose und den Risikofaktoren.

Prävention

- Kalziumzufuhr während des gesamten Lebens.
- Vermeidbare Risikofaktoren beenden: Nikotin, phosphatreiche Getränke.
- Sportliche Betätigung im Kindesalter zum Aufbau einer hohen Peak Bone Mass.
- Erlernen einer positiven Grundeinstellung zur körperlichen Leistungsfähigkeit für das gesamte Leben: „Was Hänschen nicht lernt, lernt Hans nimmermehr“! Kontakt zur örtlichen Osteoporosegruppe und deren Gymnastikprogramm empfehlen.
- Trainingsumfang: 2–3 h/Wo. verteilt auf drei Trainingseinheiten. Kombination aus Kräftigungs-, Dehnungs-, und Bewegungsübungen von Rumpf und Extremitäten.
- Größte Knochenmassezunahme durch Gewichts- und Kraftbelastungen (Basketball, Fußball).
- Umkehrwirkung bei Hochleistungstraining und Gewichtsverlust (Marathon).
- Kalzium- und Östrogensubstitution peri- und postmenopausal.
- Verringerung des Sturzrisikos, insbes. älterer Pat.:
  - Gleichgewichtstraining, Muskeltraining
  - Stolpersteine aus dem Weg: Telefonkabel, rutschige Teppiche, gute Beleuchtung, Haltegriffe an Badewanne und Toilette

- Mitbehandlung einer Grunderkrankung: orthostatische Hypotension, Diabetes mellitus, Synkopen durch Herzrhythmusstörungen
- Hüftprotektoren (Schutz der Trochanterregion durch Polsterung): Senkung der Frakturrate in Altenheimen somit möglich

Erfragen der Begleitumstände genauso wichtig wie Osteoporoserisikofaktoren, denn die Fraktur ist nicht ausschließlich eine Folge der Osteoporose, sondern auch der altersbedingten Muskelatrophie, Gangunsicherheit sowie des Körperbaus!

14.2 Osteomalazie

Systemische Knochenstoffwechselerkrankung, die durch eine Störung der Knochenmineralisierung gekennzeichnet ist. Anders als bei der Osteoporose findet man bei der klassischen Osteomalazie eine Veränderung der Zusammensetzung der Knochensubstanz, weniger jedoch eine Verminderung der Knochenmasse an sich. Dies erklärt, dass durch eine adäquate Behandlung der Osteomalazie relativ rasch eine Ausheilung des Knochens – oft verbunden mit einer dramatischen klinischen Besserung – zu erzielen ist. Die Verminderung des mineralisierten Skelettanteils und der Verlust der Knochenfestigkeit führen zu Deformierungen. Bei der Osteomalazie ist der Knochen weich, biegsam wie das frische Holz einer Weide (im Unterschied zur Osteoporose, wo der Knochen brüchig wie morsches Holz ist) und anfällig für Knochenbrüche.
Bei Kindern wird das Krankheitsbild als Rachitis bezeichnet, da hier die Mineralisationsstörung auch mit vermindertem Wachstum und Skelettdeformierungen einhergeht.

- Histologie: Vermehrung des Osteoids (noch unverkalkte, von den Osteoblasten gebildete Knochenmatrix). Verlängerung der Mineralisationszeit bei dynamischer Untersuchung (Tetrazyklinmarkierung). Histologische Kriterien der Vitamin-D-Mangel-Osteomalazie:
  - Stadium I: Vermehrung des Osteoids bei noch normaler Knochenneubildung
  - Stadium II: Verbreiterung der Osteoidsäume auf > 15 µm und eine Verlängerung der Mineralisationszeit auf > 100 Tage bei verminderter Knochenneubildung
  - Stadium III: fehlende Mineralisierung
- Bei milden Formen der Osteomalazie kann durch vermehrte Knochenresorption infolge des Hyperparathyreoidismus auch ein Mischbild aus Osteomalazie und Osteoporose vorliegen (Osteoporomalazie), das v.a. bei älteren Pat. nicht selten ist.
- Die veränderte Knochenzusammensetzung mit Untermineralisierung der organischen Knochenmatrix führt zu veränderten mechanischen Eigenschaften des Knochens, der sich unter mechanischer Belastung verbiegt, sodass Knochendeformierungen auftreten.

Ätiologie

- Sekundärer Hyperparathyreoidismus mit vermehrter Fibrosierung des Markraums

- Störung des Vitamin-D-Stoffwechsels:
  - Mangel an Vitamin D_3: mangelhafte UV-Bestrahlung (insbes. Sommersonne) und/oder mangelhafte Vitamin-D-Zufuhr durch Mangelernährung (wenig Seefisch Eier, Pilze, Milch), Malabsorption oder -digestion (einheimische Sprue, chron.-entzündliche Darmerkrankungen, Magenresektion, Dünndarmerkrankungen)
  - Mangelhafte Metabolisierung des Vitamin D_3: Antiepileptika (Phenobarbital, Primidon, Phenytoin, Carbamazepin), Isoniazid, Theophyllin, Rifampicin, Leberzirrhose (primär biliäre Zirrhose), chron. Niereninsuffizienz, Mangel an 1α-Hydroxylase (Vitamin-D-abhängige Rachitis Typ I)
- Renale Tubulusfunktionsstörungen: Phosphatdiabetes, hypophosphatämische Rachitis, renal tubuläre Azidose.
- Onkogene Osteomalazie: Hypophosphatämie aufgrund verminderter renaler Phosphat-Rückresorption und FGF-23-bildende Tumoren.
- Vitamin-D-Resistenz bei Enzym- oder Rezeptordefekten: hereditär, idiopathisch.
- Fanconi-Syndrom: Phosphaturie und Hypophosphatämie, Aminoazidurie, Glukosurie, Albuminurie und renal-tubuläre Azidose. Das Fanconi-Syndrom kann mit anderen kongenitalen Erkrankungen wie z.B. Zystinose (Lignac-Fanconi-Syndrom), der hereditären Fruktoseintoleranz, der Tyrosinämie, der Galaktosämie, der Glykogenspeicherkrankheit, der Wilson-Krankheit oder dem Lowe-Syndrom assoziiert sein.
  Sekundär kann das Fanconi-Syndrom bei monoklonaler Gammopathie, immunologischen Erkrankungen, Nephropathien, medikamentös-toxischen Schädigungen und Schwermetallexposition auftreten.
- Hypophosphatasie (Defekt des Isoenzyms der alkalischen Phosphatase NTSAP).
- Endorganresistenz für Vitamin D (Vitamin D-abhängige Rachitis Typ II).
- Medikamentöse/toxische Effekte: Bisphosphonate, MTX, Aluminium, Antazida, Fluor, Eiseninfusionen.

> Nicht verwechselt werden darf die Osteomalazie mit Zuständen erhöhten Knochenumbaus z.B. infolge endokriner Störungen (Hyperthyreose), bei denen ebenfalls eine Vermehrung des Osteoids, jedoch keine Verlängerung der Mineralisationszeit zu beobachten ist.

Epidemiologie

- Bei älteren Pat. findet man gehäuft eine Vitamin-D-Mangel-Osteomalazie durch Immobilität und verminderte Fähigkeit zur kutanen Vitamin-D-Synthese.
- In der Bevölkerungsgruppe zwischen 50 und 80 Jahren haben bereits 20–30 % der Normalbevölkerung im Winter einen subklinischen Vitamin-D-Mangel.
- Eine manifeste Osteomalazie findet man gehäuft bei Bewohnern von Alters- und Pflegeheimen sowie bei Krankenhauspat.
- Manifeste Osteomalazie bei dunkelpigmentierten Immigranten.

> Bei jüngeren Erwachsenen sollte man an die Möglichkeit einer Osteomalazie im Gefolge einer Malabsorption denken. Nicht selten ist die Osteomalazie das einzige klinische Symptom z.B. einer einheimischen Sprue, die durchaus nicht immer mit Durchfällen einhergehen muss!

Klinik und Befund

- Generalisierte, diffuse dumpfe Knochenschmerzen, die sich bei Anspannung von Muskeln, Tragen von Gewichten oder auch durch Druck verstärken (Periost-Dehnungsschmerz):
  - BWS-LWS-Syndrom
  - Fersenschmerzen
  - Insertionstendopathien mit Schmerzen im Adduktorenbereich
  - Beckenschmerzen von Sitz- und Schambeinfrakturen ausgehend
  - Insuffizienzfrakturen (bei 5–10 % typische Pseudofrakturen/Looser-Umbauzonen): v.a. an unterer Extremität wie Becken, Knieregion und Kalkaneus
- Schmerzverstärkung durch seitlichen Druck auf Thorax oder Druck auf Symphyse
- Neuromuskuläre Störungen: rasche Ermüdung infolge allgemeiner Muskelschwäche, sog. Watschelgang. Muskelschwäche des Abdomens mit Hängebauch (Pot Belly)
- Deformierungen: WS-Kyphose, Beckenverformungen, Genua valga bzw. vara
- Leistungsschwäche
- Depressive Verstimmungen

> Die Knochensymptomatik kann auch dann auftreten, wenn noch keine radiologischen Frakturen vorhanden sind, wobei nicht selten die Symptomatik als psychogen missgedeutet wird!

Diagnose

- **Rö.:** Rarefizierung der Kortikalis mit Längsstreifung. Verdichtung der Spongiosa (Osteosklerose) oder fleckförmige Entkalkung. Unscharfe Konturen, verwaschene Feinstruktur, milchglasartig. Die Abgrenzung der Kortikalis zum Markinnenraum erscheint verwischt und nicht mehr scharf, zusätzlich sind die Trabekel verschwommen (hier röntgendiagnostischer Unterschied zur Osteoporose, bei der sich die Trabekel gestochen scharf darstellen).
  - Pseudofrakturen (Looser-Umbauzonen ▶ Abb. 14.4 und ▶ Abb. 14.5 bzw. Milkman-Frakturen) an Stellen starker mechanischer Belastung wie koxales Femurende, distales Ulnadrittel, Rippen, lateraler Skapularand und Schambeinäste sind pathognomonisch.
  - Fisch- und Keilwirbelbildungen an WS mit Deformierungen mechanisch belasteter Knochenabschnitte: Kartenherzform des Beckens, Protrusio acetabuli, Platybasie. Bandförmige (querverlaufende) Osteolysen der Endphalangen und Osteolysen der Procc. unguiculares.

> Nur bei ca. 5–10 % der Pat. kommt es zu den sog. Pseudofrakturen, die sich im Rö. typischerweise darstellen!

- **Labor:** Charakteristikum ist AP-Erhöhung infolge der Osteoblastenstimulation. Serumkalzium –/(↓), Serumphosphat erniedrigt. Kalziumausscheidung im Urin deutlich vermindert (Kalzium im 24-h-Sammelurin). Aufgrund der gestörten enteralen Kalzium- und Phosphatabsorption kommt es zu Hypokalzämie und Hypophosphatämie, wobei infolge der Gegenregulation oder auch v.a. bei älteren Pat. mit eingeschränkter Nierenfunktion diese Elektrolytveränderungen im Serum auch wenig ausgeprägt sein können. Empfindlicher ist deshalb die Urinkalziumausscheidung, die üblicherweise deutlich vermindert ist. Zur Bestätigung des Vitamin-D-Mangels ist die Bestimmung des 25-Hydroxy-Vitamin D (Speicherform des Vitamin D) am besten geeignet. Erhöhung der intakten Parathormonspiegel (infolge Hypokalzämie und fehlender Hemmung der Nebenschilddrüsen) ist frühes Zeichen einer Osteomalazie.

- Labor bei Sonderformen der Osteomalazie:
  - Renale Tubulusfunktionsstörungen demaskieren sich durch ein erniedrigtes Serumphosphat und eine erhöhte Urinphosphatausscheidung während AP, Kalzium, 25-OH-Vitamin D und Parathormon normal sein können. Weiterführende Diagnostik sind 1,25-Dihydroxy-Vitamin D, Urin auf Aminosäuren, Glukose, Säure-Basen-Status.
  - Bei der Vitamin-D-abhängigen Rachitis mit Enzymmangel der 1α-Hydroxylase findet man ein normales 25-OH-Vitamin D, jedoch ist das 1,25-Dihydroxy-Vitamin D deutlich vermindert.
  - Bei der Vitamin-D-abhängigen Rachitis infolge Endorganresistenz findet man neben den Laborveränderungen der Vitamin-D-Mangel-Osteomalazie ein massiv erhöhtes 1,25-Dihydroxy-Vitamin D.
  - Bei Phosphatverlust/renaler Tubulusstörung: Phosphaturie erhöht.
  - Sonderform Hypophosphatasie: AP erniedrigt, Vitamin B_6 erhöht.
  - Tumorosteomalazie: FGF-23 erhöht.

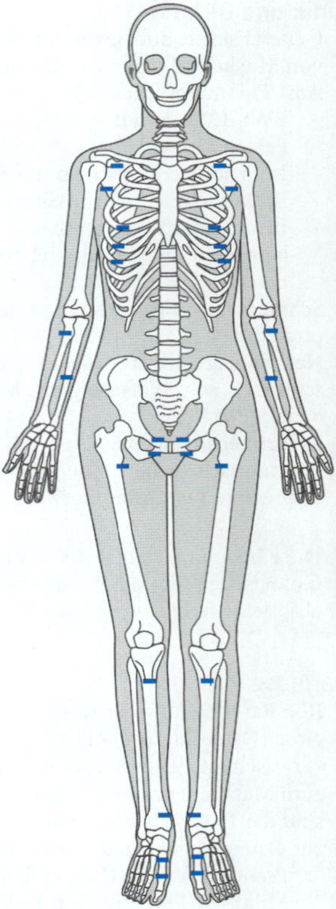

Abb. 14.4 Prädilektionsstellen für das Auftreten von Looser-Umbauzonen [L157]

Bei V.a. gastrointestinale Erkrankung (z.B. Zöliakie) als Ursache eines Vitamin-D-Mangels: Gliadin-AK, Endomysium-AK, Laktose-Toleranztest, Xylose-Belastungstest, Pankreaselastase im Stuhl veranlassen!

- **Osteodensitometrie:** (▶ Kap. 14.1.3) eindrucksvoller Mineralverlust in der DXA. Auch zur Therapiekontrolle geeignet. Unter adäquater Therapie rasche Zunahme der Knochendichte.
- **Skelettszinti:** (▶ Kap. 5.4.1) Ind. zur Suche nach möglicherweise vorliegenden Frakturen.

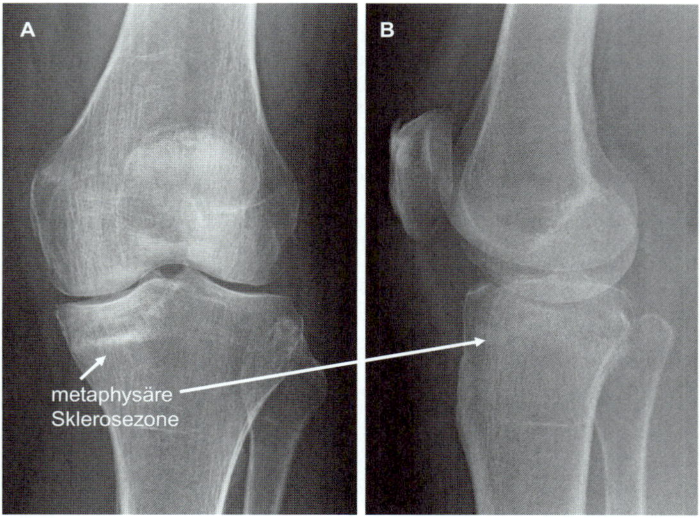

Abb. 14.5 Röntgenzeichen der Osteomalazie am Knie mit Looser-Umbauzone [P482]

- **Knochenbiopsie:** Vermehrung des unmineralisierten Osteoids mit breiten Osteoidsäumen und verminderter Mineralisationsrate nach Tetrazyklinmarkierung. Mineralisationsrate am besten mittels einer zweizeitigen Tetrazyklinmarkierung vor Durchführung der Knochenbiopsie: jeweils 1.000 mg Oxytetrazyklin von Tag 21 bis Tag 19 sowie von Tag 6 bis Tag 4 vor Biopsiedatum (bei typischen biochemischen Befunden keine Biopsie notwendig).

Differenzialdiagnose

Abzugrenzen ist die Osteomalazie von der Osteoporose, die durch einen generellen Knochenmassenverlust gekennzeichnet ist. Bei der primären Osteoporose liegt jedoch keine Mineralisationsstörung vor. Kalzium, Phosphat und AP sind bei der Osteoporose normal!

- Osteoporose (▶ Kap. 14.1)
- Paget-Krankheit (▶ Kap. 14.3)
- Polymyalgia rheumatica (▶ Kap. 10.2)
- Primärer Hyperparathyreoidismus (▶ Kap. 12.2.2): Kombination von erhöhtem Serumkalzium mit erhöhtem intaktem Parathormon ist nahezu beweisend für eine autonomisierte Parathormonsekretion
- Hypoparathyreoidismus (▶ Kap. 12.2.2): Kalzium erniedrigt, Phosphat erhöht, Parathormon erniedrigt.
- Fibromyalgie (▶ Kap. 13.2)
- Polyneuropathie, insbes. bei neurologischer Symptomatik: Pat. gehen wie auf Watte
- Parkinson-Syndrom, insbes. bei steif-kleinschrittigem Gangbild
- Depression, insbes. wenn Leistungsschwäche und depressive Verstimmungen dominieren

Therapie

- **Medik. Ther.:**
  - Vitamin-D-Mangel: 3.000 IE Vitamin D/d oral bis zur Normalisierung der AP, dann Erhaltungsdosis 500 IE/d. Bei gastrointestinalen Erkrankungen kann eine höhere Dosierung mit 10.000 IE/d oral erforderlich sein. Ein vollständiger Wirkungseintritt ist oft erst nach 4–8 Wo. zu erwarten.
  - Malabsorption: 300.000 IE Vitamin D_3 im Abstand von 3–6 Wo. i.m. Nach Normalisierung der AP und Beschwerdefreiheit alle 3 Mo. 300.000 IE Vitamin D_3 i.m.
  - Osteomalazie nach Antiepileptika: bis 5.000 IE Vitamin D_3/d bis zur Normalisierung der AP, dann Erhaltungsdosis von 1.000 IE oral/d
  - Renal-tubuläre Osteomalazie mit Phosphatverlust: Phosphatgabe bis 2,5 $g/m^2/d$ (Erwachsene). Calcitriol 0,5–2 µg/d.
  - Hypophosphatasie: Enzymersatz Asfotase alpha bei schwerer Symptomatik.
- **Operative Ther.:** Ind. bei deutlichen Beinfehlstellungen Korrekturosteotomie.

> Therapiekontrolle: AP, 25-OH-Vitamin D, Parathormon, Kalzium, Phosphat. Bei Vorliegen von kalziumhaltigen Nierensteinen Überwachung der Urin-Kalzium-Ausscheidung!

14

14.3 Paget-Krankheit des Knochens (Ostitis deformans Paget)

Lokalisierte, meist mon- oder polyostotisch auftretende Osteopathie mit übermäßigem Knochenumbau und mechanischer Minderwertigkeit des Knochens. Sarkomatöse Entartung < 1 %.

Ätiologie

- Genetische Prädisposition.
- Bei familiären Erkrankungsformen wurden Mutationen im sequestosomkodierenden Gen nachgewiesen.
- Daneben auch Umweltfaktoren, Noxen, Virusinfektionen (Paramyxoviren).

Pathophysiologie

- Vermehrung und Überaktivität der Osteoklasten (histologisch Nachweis von Riesenosteoklasten) führt zum gesteigerten Knochenabbau und kompensatorisch gesteigerter Knochenaufbauaktivität der Osteoblasten. Der dabei gebildete Knochen ist ungeordnet, mechanisch minderwertig und hypervaskularisiert.
- Folgen sind Deformierungen und Frakturen.
- Infolge von Knochendeformierungen kommt es zu sekundären Arthrosen.
- Monostotischer Verlauf in 30–60 % der Fälle, bei den anderen Pat. polyostotisch.

Epidemiologie

- Prävalenz nimmt mit zunehmendem Alter zu.
- Durchschnittsalter ca. 60 Jahre.
- In Deutschland beträgt die Prävalenz bei > 50-jährigen Personen ca. 1–2 %.
- Nur ca. 10 % der Pat. sind symptomatisch.
- In den letzten Jahrzehnten hat die Prävalenz abgenommen.

Klinik und Befund

- Knochenschmerzen in den betroffenen Arealen: Fersenschmerz, LWS-Syndrom, chron. Rückenschmerz
- Sekundäre Arthrose: Anlauf-, Belastungs- und Ruheschmerz, Gichtsymptome
- Neurologische Engpasssyndrome (auch Hirnnerven!), Schwerhörigkeit
- Deformierung und Fraktur: „Säbelscheidentibia", Ermüdungsfraktur im Beckenbereich, Femur und Tibia
- Schädelvergrößerung: Hut passt nicht mehr
- Lokale Hyperthermie: insbes. Femur und Tibia
- Kardiovaskuläre Volumenüberlastung
- Nierensteine: Koliken, Hämaturie
- Zahn- und Gebissprobleme
- Depression

Diagnose

- **Labor:** AP ↑↑ = guter Parameter für Krankheitsausdehnung und -aktivität. Ausschluss von Lebererkrankungen (GOT, GPT, γ-GT im Normbereich)
- **Rö.:** (▶ Abb. 14.6) grobsträhniger Umbau der Spongiosa und Kortikalis, typischerweise mit Vergrößerung des Knochens, an den Röhrenknochen mit obligatem Beginn an den Epiphysen und flammenförmiger Progredienz in die Diaphyse (sog. osteoklastärer Bohrkern) bis zum Erreichen der entgegengesetzten Epiphyse und Stopp der Entwicklung bei vollständigem Befall des gesamten individuellen Knochens; nicht gelenkübergreifend. Lytische inflammatorische Frühphase, gemischte Zwischenphase und sklerotische Spätphase. WS mit Rahmenwirbel, Dreischichtwirbel oder Elfenbeinwirbel
- **Skelettszinti:** Nachweis von monostotisch oder polyostotisch pathologisch erhöhter Aktivitätsanreicherung. Gezieltes Rö. nach Szintibefund
- **Knochenbiopsie:** charakteristischer Befund mit Mosaik- oder Landkartenstruktur des Knochens mit mehrkernigen Riesenosteoklasten als Zeichen des gesteigerten Knochenumbaus. Ind. zur DD, unklare Diagnose

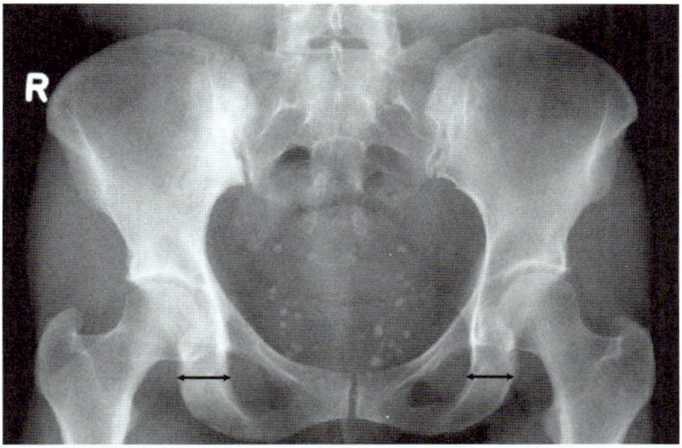

Abb. 14.6 Röntgenzeichen der Paget-Krankheit am Becken: grobsträhnige Sklerose in der gesamten rechten Beckenhälfte (oben links), Verbreiterung des Knochens im Seitenvergleich (Pfeile) [P482]

Differenzialdiagnose

- Primärer Hyperparathyreoidismus (▶ Kap. 12.2.2)
- Recklinghausen-Krankheit: Neurofibromatose mit Veränderungen des Knochens (progrediente Kyphoskoliose, Unterschenkelpseudarthrose), der Haut (Café-au-lait-Flecken, Hauttumoren), des zentralen und peripheren Nervensystems (Neurofibrome)
- Fibröse Knochendysplasie: Knochenentwicklungsstörung mit Ersatz mehrerer Knochenbereiche durch fibröses Bindegewebe. Schmerzen, Frakturen und Deformierungen („Hirtenstabdeformität" des proximalen Femurs). Rö.: osteolytische und osteosklerotische Herde („Milchglasaussehen")
- Osteoblastische Skelettmetastasen (Prostata! Mamma)
- Akquiriertes Hyperostosesyndrom, SAPHO-Syndrom (▶ Kap. 8.6) mit Skleroseherden in Wirbeln und peripherem Skelett
- Osteoidosteom
- Ermüdungsfraktur
- Koxarthrose (▶ Kap. 11.4), Sakroiliitis (▶ Kap. 15.10)
- Degenerative LWS-Veränderungen (▶ Kap. 11.5.6)

Therapie

Therapieziele sind Schmerzlinderung der betroffenen Skelettbereiche und Reduktion des gesteigerten Knochenumbaus zur Vermeidung von Komplikationen. Nach der S1-Leitlinie der DVO wird eine generelle Therapieindikation nicht gesehen: www.-dv-osteologie.org.

14

- **Ind.:**
  - Absolute Ind.: Knochenschmerzen, Deformität und Frakturrisiko. Nervenausfälle, Schädelbasisbefall. Starke Umbauaktivität (AP > 600 IE/l)
  - Relative Ind.: jugendliches Alter mit mittlerer Krankheitsaktivität, Schädelkalottenbefall, lästiges Wärmegefühl, radiologische Progression, Vorbereitung auf operative Korrekturen, Herzinsuffizienz mit Volumenbelastung
  - Zweifelhafte Ind.: Pat. asymptomatisch, geringe Umbauaktivität, Pat > 75 J., Befall wenig gefährdeter Knochen
- **Medikamentöse Therapie (DVO-Leitlinie):** Mittel der Wahl sind Bisphosphonate, die im Vergleich zur Osteoporosetherapie wesentlich höher dosiert werden (▶ Tab. 14.8). Zoledronat (5 mg einmalig) zeigte im Vergleich mit Risedronat (30 mg/d oral über 60 Tage) nach 6 Mon. häufiger eine AP-Normalisierung (89 % versus 58 %). Zusätzlich war die Schmerzreduktion mit Zoledronat stärker und der Therapieeffekt hielt in der Verlängerung der Studie länger an. Zoledronat wird heute als Mittel der 1. Wahl angesehen.
  - Zoledronat: 5 mg Kurzinfusion über 15 min einmalig. Ist anderen Bisphosphonaten überlegen.
    – Alternative ist Kalzitonin: 100 IE/d s.c. zunächst 1 Mon., gefolgt von 300 IE/Wo. s.c. für weitere 6 Mon.
  - Etidronat: 5 mg/kg KG/d (max. 20 mg/kg KG/d) oral für 6 Mon.
  - Pamidronat: 30 mg/Wo. i.v. über 4 h für 6 Wo.
  - Risedronat: 30 mg/d oral für 2 Mon.
- **Ther.-Kontrolle:**
  - Messung der AP 3 Mon. nach Therapiebeginn, danach alle 6 Mon. zur Erfassung des Nadir der AP
  - Bei erneutem Anstieg der AP oder bei erneuter klinischer Symptomatik oder bei radiologischer Progredienz erneute Ther.

Tab. 14.8 Zugelassene und im Handel erhältliche Medikamente zur Behandlung der Paget-Krankheit des Knochens

Wirkstoff	Dosis	Dauer
Calcitonin vom Lachs	100 IE/d s.c. gefolgt von bis zu 300 IE/Wo.	1 Mon. weiter für 6 Mon.
Etidronat	5 mg/kg KG (max. 20 mg/kg KG)/d oral	6 Mon.
Pamidronat	30 mg/Wo. i.v. über 4 h	6 Wo.
Risedronat	30 mg/d oral	2 Mon.
Zoledronat	5 mg Kurzinfusion 15 min	einmalig

- **Operative Ther.:**
  - Bei zunehmender Knochendeformierung
  - Bei pathologischen Frakturen
  - Bei sekundären Arthrosen
  - ! **Cave:** wegen erhöhter Knochenvaskularisation Gefahr erhöhten Blutverlustes, Vortherapie mit Bisphosphonaten

Prognose
- Bei > 90 % der Pat. kommt es zur Normalisierung der AP innerhalb von 6 Mon.
- Die Wirkung hält > 2 Jahre an.
- NSAR und Kalzitonin können bei Knochenschmerzen eingesetzt werden.

15 Infektiöse Arthritis und Spondylitis

Klaus M. Peters und Thomas Bitsch

15.1 Unspezifische Arthritis

Klaus M. Peters und Thomas Bitsch

- **Notfallsituation**
- **Spontanverlauf:** Empyem → Gelenkdestruktion → fibröse Ankylose → knöcherne Ankylose
- **Formen:**
  - Empyem
  - Kapselphlegmone
  - Paraartikuläre Phlegmone
  - Osteoarthritis purulenta
  - Durchbruch des osteitischen Herds in das Gelenk
- **Häufigste Lokalisation:** Knie → Schulter → Hüfte

Ätiologie

Bei der bakteriellen Arthritis kommt es entweder exogen oder endogen (hämatogen) zur Infektion des Gelenks. Im Erregerspektrum der bakteriellen Arthritis dominieren Infektionen mit *Staphylococcus aureus* (40–70 %), gefolgt von *Neisseria gonorrhoeae* (30–50 %) und Streptokokken (15–20 %). In Abhängigkeit von Patientenalter, Begleiterkrankungen und Immunstatus können andere Erreger vorherrschen:

- *Haemophilus influenzae* bei Säuglingen (40 %)
- *Pseudomonas aeruginosa* bei Drogenabhängigen

Spezifische Infektionen stellen zwar heute eine Seltenheit dar, dennoch sollte bei einer chron. verlaufenden, monoartikulären Arthritis immer auch an eine spezifische Infektion durch Mykobakterien gedacht werden.

- Eine bakterielle Arthritis weist in 90 % eine monoartikuläre Lokalisation auf.
- Eine polyartikuläre Lokalisation einer bakteriellen Arthritis kann v.a. bei Rheumatikern und Pat. mit langfristiger systemischer GK-Ther. auftreten.

15

Infektion der Gelenkhöhle mit Keimen: Das Erregerspektrum ist abhängig von der Grunderkrankung mit einem möglichen Immundefekt wie bei GK-Ther., B-Zell-Defekt, Neutropenie, HIV-Infektion.

- Hämatogen/endogen bei Bakteriämie (oft asymptomatisch), insbes. bei Säuglingen und Kleinkinder
- Exogen durch Verletzungen, OP, Injektionen
- Fortgeleitet bei gelenknaher Osteomyelitis

Häufigste Erreger:

- Staphylokokken: insbes. RA, Endoprothese, Kinder. Seltener Gonokokken und Streptokokken
- Gramnegative Keime (*Pseudomonas, Proteus, Serratia*): Alkoholismus, Drogenabhängige, myeloproliferative Erkrankungen
- *Haemophilus influenzae:* überwiegend bei Kleinkindern

Immundefekt und zu erwartendes Erregerspektrum:

- GK-Ther.: Staphylokokken, Salmonellen, Mykobakterien, Herpesviren, Candida, *Cryptococcus, Aspergillus, Pneumocystis jirovecii*
- B-Zell-Defekt: Pneumokokken, Haemophilus influenzae, *Neisseria meningitidis, Listeria monocytogenes, Escherichia (E.) coli,* Enteroviren
- Neutropenie: *Staphylococcus aureus, Streptococcus viridans,* Enterokokken, Enterobakterien, *Pseudomonas,* Legionellen, Candida, Aspergillus, VZV

- HIV-Infektion: *Pneumocystis jirovecii,* Toxoplasmose, Mykobakterien, CMV, HSV, Candida, Salmonellen, Pneumokokken

Risikofaktoren für die Entstehung einer bakteriellen Arthritis:

- Systemische oder lokale Ther. mit GK: 27-fach erhöhtes Risiko der Entwicklung einer bakteriellen Arthritis nach Arthroskopie bei vorangegangener intraartikulärer GK-Injektion
- Chemotherapie
- Konsumierende Tumorerkrankungen
- Alkohol- und Drogenkonsum
- Diabetes mellitus
- Leberzirrhose
- Chron. Niereninsuffizienz
- RA
- Polyarthrose
- HIV-Infektion
- Vorangegangene OP oder Traumen am betroffenen Gelenk

Klinik und Befund

- **Lokalbefund:**
  - Akute Arthritis: Erguss, Synoviaschwellung, Schmerzen, Funktionseinschränkung bis hin zur Zwangshaltung, Rötung und Überwärmung des Gelenks
  - Oft asymptomatischer Lokalbefund bei Pat. mit entzündlich-rheumatischer Erkrankung (RA, SLE, reaktive Arthritis) unter GK- und NSAR-Medikation
- **Allgemeinbefund:**
  - Verschlechterung des AZ und EZ: „todkranker“ Pat., grau-blasse Haut
  - Fieberschübe: hohes, intermittierendes Fieber, jedoch oft auch nur subfebril. Schüttelfrost
  - Petechiale Hautblutungen
  - Bewusstseinseintrübung, Dyspnoe, Tachypnoe, Tachykardie, Schocksymptomatik

> **!** Warnsignale einer akuten bakteriellen Arthritis:
> - Akute Gelenkschmerzen mit Ruheschmerz
> - Lokale Rötung und Überwärmung
> - Gelenkschwellung und Erguss
> - Bewegungseinschränkung des betroffenen Gelenks bis hin zur Zwangshaltung

Bei einer bakteriellen Arthritis des Hüft- und Schultergelenks können die klinischen Zeichen sehr diskret sein, sodass die Diagnosestellung verzögert erfolgen kann. Bei Pat. mit RA, immunsupprimierten Pat. sowie bei Pat. unter GK- und NSAR-Medikation liegt häufig ein asymptomatischer, schleichender Verlauf vor, der zu einer verspäteten Diagnose führt.

Klinische Spätzeichen einer bakteriellen Arthritis (▸ Tab. 15.1):

- Weichteil- und Gelenkausbreitung der Infektion
- Gegebenenfalls spontane Fistelung, Gelenkzerstörung mit Einsteifung
- Gegebenenfalls Vollbild der Sepsis
- Seltene Lokalisationen sind ISG, SC-Gelenk und Wirbelgelenke
- Atypische Lokalisationen bei Drogenabhängigen und HIV-Infizierten

Tab. 15.1 Häufigkeit der befallenen Gelenke bei der bakteriellen Arthritis[a]	
Kniegelenk	40–50 %
Schultergelenk	20–30 %
Hüftgelenk	20–25 %
Sprunggelenk	10–15 %
Ellenbogengelenk	10–15%
Handgelenk	10–15 %

[a] Nach Peters und Klosterhalfen 1997

Diagnose

! Die Diagnose einer bakteriellen Arthritis stellt eine Notfallsituation dar.

Je länger der Infekt besteht, desto größer sind die irreversiblen Gelenkschäden:

- Ab dem 3. Tag nach bakterieller Infektion des Gelenks kommt es zur Hypertrophie der Synovialis.
- Nach 11 Tagen überwuchert die massiv hypertrophierte Synovialis den Gelenkknorpel und stört die Ernährung der Chondrozyten. Es kommt zu einem enzymatischen Abbau der oberflächlichen Knorpelmatrix.
- Ab dem 17. Tag der Infektion bricht der Gelenkinfekt durch die Gelenkkapsel, nach ca. 5 Wochen ist eine komplette Gelenkankylose vorhanden.

Blutabnahme und Gelenkpunktion gehören zur Initialdiagnostik. Bei jedem V.a. eine bakterielle Arthritis ist ein Direktausstrich (Gram-Färbung bei *Staphylococcus aureus* in 75 %, bei Gonokokken in 50 % positiv) als Entscheidungskriterium für ein kurzfristiges operatives Vorgehen durchzuführen. Zusätzlich erfolgt die Anlage von Kulturen mit Antibiogramm. Ein negativer Direktausstrich oder Keimnachweis schließt eine bakterielle Arthritis nicht aus, deshalb bei klinisch begründetem Verdacht Operationsindikation schnell und großzügig stellen!

- **Labor:** BSG- und CRP-Erhöhung (Sturzsenkung, CRP oft > 20 mg%). Leukozytose mit Linksverschiebung. Erhöhung der „Akute-Phase-Proteine". Serologische Diagnostik bei lokal schwer nachweisbaren Keimen *(Borrelia burgdorferi)*. Blutkulturen positiv bei Sepsis.
- **Gelenkpunktion:** mikroskopische Untersuchung des Punktats mit Gram-Färbung (direkter Keimnachweis, DD Kristallarthritis), massiv erhöhte Zellzahl (20.000–50.000/μl und mehr) mit überwiegend Granulozyten. Glukose < 50 % des Serumwerts. Eiweiß 30–60 g/l. Trübe graugelbe Verfärbung (putride). Bakteriologische Untersuchung mit Antibiogramm immer veranlassen:
  ! Erregeranzüchtung und Antibiogramm sind wichtige Voraussetzung für erfolgreiche Ther.!
- **Rö.:**
  - Verbreiterung des Weichteilschattens und des Gelenkspalts
  - Oft starke periartikuläre, homogenisierende Weichteilschwellung (insbes. Omarthritis)
  - Gelenknahe, fleckige Osteoporose der artikulierenden Knochen
  - Partieller Schwund der subchondralen Grenzlamelle
  - Erosionen im Kapselansatzbereich

- Fleckige, teilweise bandförmige metaphysäre Knochenentkalkung (arthritisches Kollateralphänomen)
- Veränderungen oft erst nach 3 Wo. erkennbar: reduzierter Gelenkspalt
- Gewicht tragende Gelenke (Knie, Hüfte): Gelenkspalt manchmal kaum noch sichtbar (▶ Abb. 15.1)
- Spätveränderungen: Osteolyse bei Knochenbeteiligung, fibröse und knöcherne Ankylose
- Sonderform: infizierter Gelenkersatz (Hüft-, Knieendoprothese) mit Lockerungszeichen

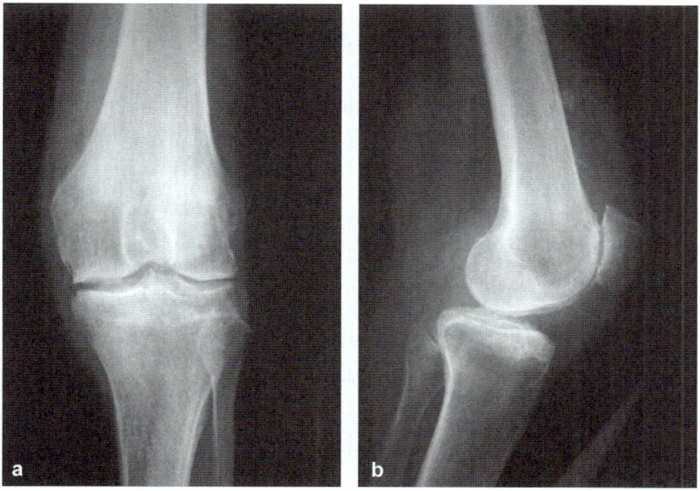

Abb. 15.1 Röntgen Knie: postarthritische Gonarthrose links [P483]

- **CT, MRT:** Darstellung von Sequester oder fraglichen Erosionen/Usuren.
- **Szinti:** Aussage zum Floriditätsgrad der Infektion und weiteren (asymptomatischen) Herden. Erhöhte Aktivitätsanreicherung auch bei infiziertem Gelenkersatz.
- **Arthrosono:** Ausmaß des Gelenkergusses, Synovialisschwellung mit flottierenden Zotten und teilorganisierten Strukturen (Pus?). DD zu subkutanem Abszess und periartikulärer Weichteilschwellung.

Differenzialdiagnose

- Kristallarthritis: Gichtanfall (▶ Kap. 12.1.1), Chondrokalzinose (▶ Kap. 12.1.2)
- Reaktive Arthritis (▶ Kap. 8.3)
- Spezifische Arthritis
- Monartikulärer Beginn einer entzündlich-rheumatischen Erkrankung
- Borreliose (▶ Kap. 15.3)
- Sarkoidose, insbes. inkomplettes Löfgren-Syndrom
- Fieber unklarer Genese

Ein im klinischen Alltag wichtiges Problem ist die Differenzierung eines postoperativ aufgetretenen Reizergusses und einer postoperativen bakteriellen Arthritis.

15

- Beim postoperativen Reizerguss treten die Symptome innerhalb der ersten 12 h postoperativ auf, bei der postoperativen bakteriellen Arthritis in der Regel erst nach 2–5 Tagen.
- Während beim postoperativen Reizerguss in der Regel die Körpertemperatur nie erhöht ist, geht eine bakterielle Arthritis mit einem ausgeprägteren Krankheitsgefühl und ggf. mit Fieber einher.
- Die Entzündungsparameter sind beim postoperativen Reizerguss nur mäßig erhöht, bei der bakteriellen Arthritis in der Regel deutlich erhöht.
- Bei diagnostischer Unklarheit sollte frühzeitig eine Gelenkpunktion erfolgen. Das Punktat eines Reizergusses ist allenfalls leicht trüb mit Leukozytenzahlen von 10.000–20.000/μl. Die bakterielle Arthritis zeigt das typische trübe bis purulente Punktat mit Leukozyten > 50.000/μl.

Therapie

Die Ther. der Wahl einer bakteriellen Arthritis ist stets eine kombinierte operativ-antibiotische Behandlung. Nur bei einer Gonokokken-Arthritis ist eine konservative Ther. mittels einmaliger Aspiration und systemischer antibiotischer Ther. ausreichend.

Konservative Therapie

Entlastungspunktion und großzügige Gelenkspülung: Knie (1.000 ml), Schulter (500 ml) und kleinere Gelenke 200–500 ml NaCl-Spülung bis zum klaren Rückfluss mit großlumiger Kanüle (rosa) oder Braunüle (braun). Gelenke dabei leicht durchbewegen und Kompression beim Abziehen der Synovialflüssigkeit mit zwei weiteren Händen (Hilfestellung). Initial 3 x/d; nachfolgend tägl. je nach Klinik und sonografischem Nachweis von Synovialisverdickung, Ergussbildung und Abkammerungen. Gelenkspülungen mit Antibiotika sind in der Regel unnötig.

15

! Parenterale Antibiotika: bakterizide Antibiotika in max. Dosierung parenteral!

Initialtherapie

- Sofortige hochdosierte Kombinationsther. (ungezielte Ther.):
  - Erwachsene, Kinder:
    Penicillin G i.v. (4 × 10 Mio. IE.) oder
    Flucloxacillin i.v. (6 × 1 g) in Kombination mit Aminoglykosiden i.v. (2 × 120 mg oder 1 × 240 mg Gentamicin) tägl.
  - Patienten mit schweren Grundleiden und Abwehrschwäche:
    Cefotaxim i.v. (3 × 2 g) oder Piperacillin i.v. (3 × 4 g) und Tobramycin i.v. (2 × 120 mg oder 1 × 240 mg)
  - Patienten mit Endoprothesen (infizierter Gelenkersatz):
    Teicoplanin i.v. (1 × 200 mg) und intraartikulär einmalig (200 mg) und ggf. Rifampicin (wird unterschiedlich diskutiert)
  - Kleinkinder (1–6 Jahre):
    Clindamycin i.v. (25–50 mg/kg KG/ in 3 Einzeldosen) und Cefotaxim i.v. (50–100 mg/kg KG/d in 3 Einzeldosen)
- Gezielte Ther.: nach Erhalt des Antibiogramms:
  - Penicillin-G-empfindliche Staphylokokken: Penicillin G i.v. (4 × 10 Mio. IE.)
  - Penicillin-G-resistente Staphylokokken: Flucloxacillin i.v (6 × 1 g) oder Clindamycin i.v. (3 × 600 mg)
  - Penicillin-Allergie: Cephalosporin der 1. oder 2. Generation i.v. (3 × 2 g)
  - Gonokokken: Ceftriaxon i.v. (1 × 2 g) für 7 Tage

  - *Pseudomonas aeruginosa:* Piperacillin i.v. (3 × 4 g) und Tobramycin i.v. (2 × 120 mg oder 1 × 240 mg)
  - Gramnegative Enterobakterien (*E. coli,* Klebsiellen, Salmonellen): Cefotaxim i.v. (3 × 2 g) und Gentamicin i.v. (2 × 120 mg oder 1 × 240 mg)
  - Pilze: Fluconazol i.v. (1 × 400 mg am 1. Tag, dann 1 × 200 mg)
  - *Mycobacterium tuberculosis:* Isoniazid (INH) und Rifampicin (RMP) und Pyrazinamid (PZA) und Streptomycin (SM)
- **Therapiedauer:**
  - Frischer Infekt: 2–4 Wo.
  - Sonografischer Nachweis von Synovialisverdickung, Ergussbildung und Abkammerung: mind. 6 (–12) Wo. bis zur Normalisierung der Laborparameter (BSG, CRP) und Erreichen eines sterilen Punktats.
  - Bei klinischer Besserung kann nach 4 Wo. auf orale Weiterbehandlung umgestellt werden (abhängig von Diagnoseverzögerung, Lokalisation, Grundleiden, Risikofaktoren).
  - Bei unzureichendem Ansprechen erneute bakteriologische Untersuchungen.
- **Orale Nachbehandlung:**
  - Clindamycin p.o. (3 × 300 mg)
  - Phenoxypenicillin p.o. (4 × 400.000–800.000 IE)
  - Cefalexin p.o. (4 × 1 g) oder Cefuroxim p.o. (2 × 500 mg)
  - Ofloxacin p.o. (1 × 400 mg)
  - Ciprofloxacin p.o. (2 × 500 mg)
- **Physik. Ther.:** Kryother. (Eisbeutel, Kaltluft) mehrmals tägl. und nachts.
- **KG:** kurzfristige (!) Ruhigstellung in Funktionsstellung. Frühmobilisation mit vorsichtigem Durchbewegen der Gelenke mehrmals tägl. (Mobilisation, Traktion). Nach Gelenkspülung kontinuierliche passiv-kontrollierte Bewegung (CPM = Continuous Passive Motion) auf Motorschiene (initial langsame Geschwindigkeit). Isometrische Anspannungsübungen. Vorsichtige Belastung erst nach Abklingen der Entzündung.
- **Thromboseprophylaxe** tägl. s.c.
- **NSAR** (Ibuprofen) 3 × 600 mg

Operative Therapie

- Die Entscheidung, ob eine bakterielle Arthritis offen mittels Arthrotomie oder arthroskopisch behandelt wird, hängt von mehreren Faktoren ab:
  - Dauer der bestehenden Infektion
  - Stadium der Gelenkinfektion
  - Lokalisation des betroffenen Gelenks
  - Arthroskopische Erfahrung des Operateurs
- **Arthrotomie, Synovektomie, Spül-Saug-Drainage:** Konsil Orthopädie/Chirurgie

Indikationen zur operativen Ther.:

- Starke Exsudation trotz mehrmaliger Entlastungspunktion und eingeleiteter Antibiose (Osteoarthritis purulenta)
- Eiterretention
- Massive Synovialisverdickung mit Abkammerungen
- Kapselphlegmone
- Radiologisch progrediente Läsionen oder erneutes Aufflackern des Infekts
- Schlecht zugängliches Gelenk: Hüfte
- Erhebliche Risikofaktoren und ernsthaftes Grundleiden: frühzeitige Ind. zum arthroskopischen Debridement mit Spülung, Drainage und ggf. OP (Konsil!)

- Infizierter Gelenkersatz: sofortige rheumaorthopädische/chirurgische Intervention

Eine Entscheidungshilfe hinsichtlich des Vorgehens gibt die arthroskopische Stadieneinteilung der Gelenkinfektion nach Jensen (1998):

- Stadium I: ausgiebige arthroskopische Spülung mit 5–25 l Spülflüssigkeit
- Stadium II: arthroskopische Spülung mit transarthroskopischer Synovektomie mittels Shaver. Alternativ: Arthrotomie mit Debridement (Entfernung der Fibrinbeläge, Resektion nekrotischer Synovialisanteile)
- Stadium III: offenes Debridement oder ausgedehnte transarthroskopische Synovektomie, Nekrosektomie, Adhäsiolyse und ein Knorpeldebridement
- Stadium IV: offenes operatives Vorgehen obligat

Der Erfolg der operativen Behandlung ist von folgenden Faktoren abhängig:

- Möglichst frühzeitige operative Intervention
- Ausgiebige Spülung
- Möglichst vollkommene Entfernung von fibrinösen Belägen und Synovialisnekrosen

Der Einsatz der Spül-Saug-Drainage wird in der Ther. der bakteriellen Arthritis wie auch der Osteomyelitis heute kontrovers diskutiert.

Verlauf und Prognose

Mittelfristige Nachuntersuchungsergebnisse weisen eine postarthritische Arthroserate von 20–30 % auf. Folgende vorbestehende Faktoren haben sich als Risikofaktoren für ein defizitäres Behandlungsergebnis der bakteriellen Arthritis erwiesen:

- Patientenalter > 60 Jahre
- Vorbestehende RA
- Infektionen des Hüft- oder Schultergelenks (verspätete Diagnosestellung)
- Beschwerdeintervall > 1 Wo. bis zum Behandlungsbeginn
- Beteiligung von mehr als vier Gelenken

!

- Erhöhte Gefahr einer iatrogenen Infektarthritis bei GK-Injektionen, Diabetes mellitus, Alkoholabusus und im Rahmen von entzündlich-rheumatischen Erkrankungen (RA, SLE)!
- Bei unzureichendem Ansprechen einer GK-/NSAR-Ther. (insbes. bei Pat. mit RA unter immunsuppressiver Medik.) immer an infektiöse Arthritis denken!
- Bei geringstem klinischen Hinweis auf eine Infektarthritis muss eine sofortige Gelenkpunktion erfolgen!
- Bei geringstem klinischen V.a. Koxitis (Kapselmuster!) ist die Arthrosono unerlässlich, da Kapselschwellung und Erguss sich der klinischen Untersuchung entziehen!

15.2 Gonokokken-Arthritis

Thomas Bitsch

Infektiöse Arthritis durch *Neisseria gonorrhoeae.*

Ätiologie

- *Neisseria gonorrhoeae,* auch Penicillinase produzierende Gonokokken
- Meist asymptomatische Gonokokkenträger

Klinik und Befund

- Junge Frauen (< 40. LJ.)
- Beginn während der Schwangerschaft oder der Menstruation
- Polyarthralgien, Polyarthritis: Knie-, Hand-, Finger-, Sprung- und Ellenbogengelenke
- Monarthritis: Knie, seltener als Polyarthritis
- Tenosynovitis: Handrücken, Fußrücken, Achillessehne
- Viszerale Symptome: Endokarditis, Myokarditis, Meningitis selten
- Arthritis-Dermatitis-Syndrom: septisches Bild mit Hauterscheinungen (Papeln, Vesikeln, Pusteln) und manchmal hämorrhagische Blasen (Vaskulitis)

Diagnose

- **Labor:** BSG-Erhöhung. Fluoreszenz-Methode zum Erregernachweis (Hautläsionen).
- **Arthrosono:** deutliche Synovitiszeichen und Ergussbildung.
- **Gelenkpunktion:** 30.000–60.000 Zellen/μl, Granulozytenvermehrung. Nachweis von gramnegativen, intrazellulären (in den Leukozyten) Diplokokken. Erregernachweis im Spezialnährmedium und Spezialtransport (genügend Feuchtigkeit, 37 °C) gelingt in ca. 50 %.
- **Mikrobiologie:** Erregernachweis von Urethra- und Zervix-uteri-Abstrich auch bei fehlenden klinischen Symptomen!

Differenzialdiagnose

- Andere infektiöse Arthritiden
- Reaktive Arthritiden (▶ Kap. 8.3)
- Borreliose
- Sarkoidose, insbes. inkomplettes Löfgren-Syndrom

Therapie Parenterale Antibiose: Ceftriaxon i.v. (1 × 2 g) für 7 Tage. Wirksam auch bei penicillinaseproduzierenden Gonokokkenstämmen!

15

15.3 Lyme-Arthritis

Thomas Bitsch

Die Lyme-Arthritis ist eine klinisch der reaktiven Arthritis ähnliche entzündliche Gelenkerkrankung, die durch *Borrelia burgdorferi* verursacht wird. Die Lyme-Erkrankung ist eine potenzielle Multisystemerkrankung, die Nervensystem, Haut, Gelenke, Muskeln und das Herz befallen kann. Das rheumatologische Leitsymptom ist nicht selten die schmerzlose Monarthritis.

Ätiologie

- Die Spirochäte *Borrelia burgdorferi* wird durch einen Zeckenbiss übertragen; auch Fliegen und Stechmücken werden als Vektoren vermutet.
- Auf noch unbekanntem Weg gelangen die Erreger in das Gelenk. Wahrscheinlich ist, dass die frustrane Immunreaktion auf die Erreger schädlicher ist als diese selbst.

Epidemiologie

Die Zecke Ixodes ricinus ist in Europa weit verbreitet. Die Durchseuchung der Zecken mit Borrelien ist sehr unterschiedlich. Zeckenbisse und Erkrankungsbeginn sind in der warmen Jahreszeit viel häufiger. Für die Gesamtbevölkerung liegen keine genauen Zahlen zur Prävalenz der Arthritis vor. In waldreichen Gebieten ist die serologische Durchseuchung größer; über Endemien wurde berichtet.

Klinik und Befund

Die Lyme-Erkrankung beginnt wenige Tage bis Wo. nach einem nur in der Hälfte der Fälle bemerkten Zeckenstich mit einer lokalen Hautsymptomatik in Form eines mehr oder weniger augenfälligen Erythema chronicum migrans: charakteristische anuläre Hautrötung mit zentraler Blässe und Induration.

- In diesem Stadium I können uncharakteristische Allgemeinsymptome, Kopfschmerzen, Fieber und Lymphknotenschwellungen auftreten.
- Nach 3–4 Wo. klingt die Symptomatik ab, Rezidive und chron. Verläufe sind jedoch möglich.
- Häufigste rheumatische Manifestation ist eine oft schmerzarme Monarthritis (v.a. Kniegelenk), seltener eine Oligoarthritis. Im weiteren Verlauf können Bursitiden und subkutane Knoten an Ellenbogenstreckseiten, Händen und Finger auftreten.
- Nur selten werden einige Stadien durchlaufen, sondern fast immer stellt sich der Pat. mit nur einer bestimmten klinischen Manifestation vor, was die Diagnose erschwert.

Stadien der Lyme-Erkrankung

Stadium I (Tage bis Wochen):	• Erythema chronicum migrans • Uncharakteristische Allgemeinsymptome mit Mattigkeit und Abgeschlagenheit • Lymphadenosis benigna cutis
Stadium II (Wochen bis Monate):	• Meningopolyneuritis (Bannwarth-Syndrom) • Periphere Neuropathie (Fazialisparese) • Myokardbeteiligung (AV-Blockierungen, Herzrhythmusstörungen) • Gelenkbeteiligung (migratorische Arthritis)
Stadium III (Monate bis Jahre):	• Chron. Arthritis (Lyme-Arthritis im engeren Sinne) • Acrodermatitis chronica atrophicans (livide Hautverfärbung mit zunehmender Atrophie) • Subkutane, derbe, rötlich-bläuliche Knoten an Ellenbogen, Händen und Fingern • Uncharakteristische Allgemeinsymptome

15

Diagnose

- **Anamnese:** v.a. zurückliegendes Erythema chronicum migrans erfragen! An Stellen wie Kniekehle, Ellenbeuge, Ohrmuschel oder Schambereich oft übersehen oder nicht in Zusammenhang mit einem Zeckenbiss erkennbar.
- **Labor:** Als Screening werden IFT, indirekter Hämagglutinationstest (IHA) und ELISA eingesetzt; der ELISA ist am weitesten verbreitet. IgM-AK sind nur in den ersten Wo. zu erwarten, unspezifische Titerpersistenz kommt vor. Auch IgG-AK können Jahre – auch unabhängig vom Vorliegen einer Erkrankung als Seronarbe, die stattgehabten Kontakt mit Borrelien anzeigt – persistieren. In bestimmten Gebieten wurde eine Serodurchseuchung von 15 % gefunden. Noch unbewiesen ist die Behauptung, dass im Immunoblot bestimmte Bandenmuster von AK gegen Borrelienantigene spezifische von unspezifischen Befunden differenzieren können. Bei der rheumatischen Manifestation ist fast immer der IgM-AK negativ und der IgG-AK positiv mit mind. zwei Banden im Westernblot.

Stadienadaptiertes Untersuchungsmaterial je nach klinischer Manifestation:

- Erythema migrans: Hautbiopsie, Zitratblut
- Lymphozytom: Hautbiopsie, Zitratblut
- Karditis: Zitratblut, Herzmuskelbiopsie
- Lymphozytäre Meningoradikulitis: Liquor, Zitratblut
- Arthritis: Gelenkpunktat, Synoviabiopsie
- Chron. Enzephalomyelitis: Liquor, Hirnbiopsie
- Acrodermatitis chronica atrophicans: Hautbiopsie
- Subkutane Knoten: Hautbiopsie mit Nachweis perivaskulärer lymphoplasmazellulärer Entzündungsinfiltration mit Bindegewebssklerose

Differenzialdiagnose

- DD der Arthritis: reaktive Arthritis (▶ Kap. 8.3), Syphilis, FSME, Psoriasisarthritis (▶ Kap. 8.4), M. Still (▶ Kap. 7.2.1)
- DD der Bursitis und subkutane Knotenbildungen: RA (▶ Kap. 7.1), Gicht (▶ Kap. 12.1.1), Chondrokalzinose (▶ Kap. 12.1.2), Sarkoidose, rheumatisches Fieber (▶ Kap. 15.5)
- DD des Erythema chronicum migrans: Erythema anulare centrifugum (akutes rheumatisches Fieber?), Erysipel (Eintrittspforte?), Erysipeloid (Metzgereiarbeiter?), Lupus-erythematodes-Effloreszenz (ACR-Kriterien?), Tinea superficialis (randständige Schuppung mit Pruritus?), Erythema exsudativum multiforme (Medikamente?), Urtikaria unterschiedlicher Genese
- DD des Lymphozytoms: Sarkoidose der Haut, Lupus vulgaris, Lupus erythematodes hypertrophicans, eosinophiles Granulom, maligne Hautlymphome, Lymphadenosis cutis circumscripta (lymphatische Leukämie der Haut)
- DD der Karditis: virale, bakterielle (Tbc!) und autoimmune Karditis
- DD der Neuroborreliose: Polyradikulitis (Guillain-Barré-Syndrom), Polyneuropathie unterschiedlicher Genese. Enzephalopathie unterschiedlicher Genese, insbes. multiple Sklerose, Hirntumor und psychiatrische Erkrankungen
- DD der Acrodermatitis chronica atrophicans: Erfrierungen (Pernionen), chron.-venöse Insuffizienz, Akrozyanose, zirkumskripte Sklerodermie

15

Therapie

- Zeckenstich: Entfernung der Zecke mit Pinzette, Kanüle oder Zeckenkarte, keine Antibiose!
- Die Ind. zur Antibiotikather. bei rheumatischer Manifestation richtet sich im Wesentlichen nach dem klinischen Befund und nicht nach dem Labor.
- Bei einem infektassoziierten rheumatischen Beschwerdebild mit Polyarthralgien und Myalgien einige Wo. nach dem Zeckenstich ist die Serologie noch negativ. Labor hilft da nicht weiter, sondern sofort Doxycyclin 2 × 100 mg/d für 14–21 Tage.
- Antibiose bei rheumatischer Beteiligung in fortgeschrittenen Stadien: Doxycyclin 2 × 100 mg/d bei KG > 60 kg für 20 Tage. Dosisreduktion auf 100 mg/d für 14–21 Tage bei KG < 60 kg!
- Alternative: Ceftriaxon 2 g/d für 14 Tage.
- Ein Titerabfall ist nicht beweisend für ein Therapieansprechen und über Mon. bis Jahre anhaltend hohe IgG-Titer sind keine Ind. zur erneuten Antibiose.

Prognose

- Gutartige Verläufe in 80 % der Fälle.
- Chron. rezidivierende oder persistierende Verläufe kommen bei allen Manifestationen vor.

- Eine adäquate antibiotische Behandlung im Stadium I hat die größte Chance, die Erkrankung zu beenden. Bei Unbehandelten kann es dann in späteren Stadien zu Symptomen vonseiten des ZNS und der Gelenke, seltener der Muskeln und des Herzens kommen!
- Bei subkutanen Knoten an Ellenbogen, Unterarmen, Hände und Finger immer an Borreliose denken!

15.4 Tuberkulöse Arthritis

Thomas Bitsch

Infektiöse Arthritis durch Mycobacterium tuberculosis.
Verlaufsformen: primär-synoviale und primär-ossäre Gelenktuberkulose.

Ätiologie

- Hämatogene Aussaat einer Organ-Tbc
- Fortgeleitet von einer Knochen-Tbc
- Risikofaktoren für eine Reaktivierung einer latenten Tbc:
  - Vorangegangene Tbc-Infektion
  - Exposition mit Personen mit aktiver Tbc
  - Alkohol- und Drogenkonsum
  - Unterernährung
  - Zigarettenrauchen
  - Grunderkrankungen: Diabetes, RA, Psoriasisarthritis, SpA, Silikose, schwere Niereninsuffizienz
  - Medikamente: GK, MTX, Leflunomid, Ciclosporin, Azathioprin

Häufigkeit

- Prävalenz in Mitteleuropa: 0–25 pro 100.000 Einwohner
- Prävalenz in Russland, arabischen Ländern und Mittlerer Osten 25–100 pro 100.000 Einwohner
- Prävalenz in afrikanischen Ländern 100–200 pro 100.000 Einwohner
- Verdoppelung der Tbc-Fälle während den letzten 10 J. in amerikanischen Großstädten
- Rasche Zunahme von Tbc und Multiresistenzen (Multi Drug Resistance) durch:
  - Zunehmende Migration, insbes. aus Ländern mit hoher Tbc-Prävalenz
  - Zunehmend Pat. mit Immundefizienzen (AIDS)
  - Alkohol, Drogen, schlechter Ernährungszustand
  - Zunehmende Armut und Obdachlosigkeit
  - Wachsende Zahl an Gebrechlichen in Alters- und Pflegeheimen
  - Ungenügende Compliance der Chemotherapeutika
  - Unkontrollierter Einsatz der Chemotherapeutika (Resistenz)

Klinik und Befund

- Chron. Monarthritis: 85 % Gewicht tragende Gelenke (Knie-, Hüft- und Talokruralgelenke)
- Karpaltunnelsyndrom (▶ Kap. 13.5.1): massive Handgelenkarthritis mit Tenosynovitis
- Bursitis subdeltoidea
- Sakroiliitis

- Oft schleichender Verlauf mit Muskelatrophie und Kontrakturen
- Primär-synoviale Verlaufsform: schleichender Verlauf mit Tenosynovitis
- Primär-ossäre Verlaufsform: schnell progrediente Verlaufsform

!
- Eine Tuberkulose kann eine entzündlich-rheumatische Erkrankung imitieren!
- Bei Pat. aus entsprechenden Herkunftsländern muss immer an eine Tuberkulose gedacht und diese ausgeschlossen werden!

Diagnose

- **Positive Eigenanamnese:** Lungen-Tbc (10–50 %), exsudative Pleuritis, Urogenital-Tbc.
- **Labor:** Tine-Test positiv; Tuberkulin-Test als abgestufter Intrakutantest (Mendel-Mantoux): positiver Test beweist durchgemachte Infektion, negativer Test mit 100 IE macht Tbc unwahrscheinlich. Ausnahmen: frische Infektion in ersten 8 Wo., Immunschwäche, immunsuppressive Ther., Lymphome, nach Virusinfekten und Schutzimpfungen. Leicht erhöhte Entzündungsparameter (BSG, CRP), Lymphozytose.
- **Gelenkpunktion:** 10.000–20.000 Zellen/µl, Gesamteiweiß erhöht, Glukose extrem vermindert. Keimnachweis in Ziehl-Neelsen-Färbung und kultureller Nachweis (radiometrischer Nachweis in 2–3 Wo.). Erregernachweis mit PCR geht schneller!
- **Offene Synovialisbiopsie:** Diagnosesicherung bei Nachweis von verkäsenden Granulomen und/oder säurefesten Stäbchen. Feinnadelbiopsie oft negativ.
- **Rö.:**
  - Synoviale Tbc: periartikuläre Weichteilschwellung und gelenknahe Demineralisierung. Arthritische Erosionen nach längerer Zeit
  - Ossäre Tbc: Atrophie der periartikulären Weichteile (Seitenvergleich!), unregelmäßig geformte Osteolysen und Konturveränderungen (Erosionen) der Gelenkfläche. Sequester und Dissektionen bei Knocheneinschmelzung. Amorphe periartikuläre Verkalkungen
  - Rö.-Thorax in zwei Ebenen: Primärkomplex
- **MRT:** insbes. bei Koxitis (DD: transitorische Osteoporose, Immobilisationsosteoporose, posttraumatisch, Perthes-Calvé-Legg-Krankheit).
- **Arthrosono:** unerlässlich bei Koxitisverdacht (Gelenkerguss, Synovialisschwellung) und periartikulären Verkalkungen (verkalkte Bursitis und Eiter).

Differenzialdiagnose

- **Brucellose:**
  - Polyarthritis, Monarthritis: nach Kontakt mit infizierter Milch und Tieren
  - Zeichen einer Osteomyelitis
  - Rückenschmerzen bei Diszitis und Sakroiliitis
  - **Labor:** Leukozytopenie. Lymphozytose. AK-Titer
  - **Gelenkpunktion:** Keimnachweis gelingt fast nie; deshalb Blutkulturen und Knochenmarkaspiration
- **Ther. der Brucellose:**
  - Rifampicin p.o. (600–900 mg/d) und Doxyclin p.o. (1 × 200 mg) für 30 Tage
  - Alternativ: Doxycyclin p.o. (2 × 100 mg) für 21 Tage und Streptomycin i.m. (1 g) für 2 Wo.

Therapie

Medik. Ther. (▶ Tab. 15.2) Kombinationsther. als 6-Monats-Ther.

- Initialphase (3 Mon.):
  - INH + RMP + PZA + SM **oder**
  - INH + RMP + PZA + Ethambutol (EMB)
- Stabilisierungsphase (6–18 Mon.): INH und RMP.
- Die Wahrscheinlichkeit einer Heilung liegt hierbei über 90 %.
- Multiresistenz und atypische Mykobakterien: Ther. nach Resistogramm
- Kombinationsther. INH + RMP + EMB + Clarithromycin p.o 2 × 500 mg + Amikacin i.v. 3 × 100 mg oder Ofloxacin p.o. 2 × 200 mg

Isoniazid (INH): Richtdosis 300 mg/d p.o.

- NW: sensible Polyneuritis, Hepatitis, Alkoholintoleranz. Zur Verringerung der neurologischen NW begleitend Pyridoxin (Vitamin B_6) 40 mg/d

Rifampicin (RMP): Richtdosis 600 mg/d p.o. früh morgens (bessere Resorption); bei KG < 50 kg Richtdosis 450 mg/d p.o.

- NW: Transaminasenanstieg, cholestatische Hepatitis. Wechselwirkung mit Marcumar, oralen Antidiabetika und Kontrazeptiva

Pyrazinamid (PZA): Richtdosis 2,0 g/d p.o.; bei KG < 50 kg 1,5 g/d p.o.

- NW: Hepatitis, allergische Exantheme, Hyperurikämie, Arthralgien. Zur Verringerung der NW (Gicht!) begleitend 2,5 l Flüssigkeit, Allopurinol 300 mg/d p.o., Probenecid 2 g/d p.o. und Harnalkalisierung nach Urin-pH

Streptomycin (SM): Richtdosis 1,0 g/d i.m.; bei KG < 50 kg Richtdosis 0,75 g/d i.m.; Gesamtdosis von 30 g nicht überschreiten (Initialther.!)

- NW: Vestibularisschädigung (Schwindel, Ataxie, Tinnitus, Hörverlust), Nephrotoxizität (Erhöhung der Retentionswerte, Proteinurie, Mikrohämaturie), allergische Reaktionen

Ethambutol (EMB): Richtdosis 1,5 g/d p.o.; bei KG < 50 kg Richtdosis 1 g/d p.o.

- NW: Optikusneuritis (Grünsehen, Sehschwäche, Gesichtsfeldausfälle), allergische Reaktionen, Gichtanfälle (bei Niereninsuffizienz Dosisreduktion!)

Tab. 15.2 Dosierung der Tuberkulostatika[a]

Substanz (Beispiel)	Dosis		NW	Kontrolluntersuchungen, Besonderheiten
	Erwachsene	Kinder		
Isoniazid (Isozid®)	1 × 10 mg/kg KG/d p.o. (max. 600 mg)	1 × 15 mg/kg KG/d p.o. (max. 500 mg)	Hepatotoxizität Optikusneuropathie PNP epileptische Anfälle psychotische Sympt. allergische Reaktionen Anämie	BB, Transaminasen PNP-Prophylaxe mit Pyridoxin (z.B. Benadon®), 100 mg/d p.o., in 8 % Primärresistenz **Cave:** verstärkt Phenytoinwirkung, erhöht Carbamazepinspiegel
Rifampicin (Rifa®)	1 × 10 mg/kg KG/d p.o. (max. 600 mg)	1 × 15 mg/kg KG/d p.o. (max. 500 mg)	Hepatotoxizität allergische Reaktionen Eosinophilie Hämolyse Thrombozytopenie Leukopenie	BB, Diff.-BB, Transaminasen (Lebertoxizität) **Cave:** vermindert Wirkung von Kumarinen und oralen Kontrazeptiva

Tab. 15.2 Dosierung der Tuberkulostatika[a] *(Forts.)*

Substanz (Beispiel)	Dosis		NW	Kontrolluntersuchungen, Besonderheiten
	Erwachsene	Kinder		
Pyrazinamid (Pyrafat®)	1 × 35 mg/kg KG/d p.o. (max. 2.500 mg)	1 × 35 mg/kg KG/d p.o. (max. 1.500 mg)	Hepatotoxizität Hyperurikämie Störung der Hämatopoese	BB, Diff.-BB, Transaminasen, Harnsäure
Ethambutol (Myambutol®)	1 × 20 mg/kg KG/d p.o. (max. 2.500 mg)	1 × 20 mg/kg KG/d p.o. (max. 2.500 mg)	Hyperurikämie Retrobulbärneuritis	Harnsäure monatlich augenärztliche Unters. (N. opticus)
Streptomycin (Streptomycin-Heyl®)	1 × 0,75 g/d i.m. Bei i.v. Appl. 2 g/d in der 1. Wo., 1 g/d in der 2.–4. Wo.	1 × 30 mg/kg KG/d i.m. (max. 1 g)	Schädigung N. vestibulocochlearis Nephrotoxizität allergische Reaktionen	E'lyte, Krea, Harnstoff monatlich HNO-ärztliche Unters. mit Audiogramm

[a] Aus J. Klingelhöfer/A. Berthele: Klinikleitfaden Neurologie 5. Aufl.

Operative Ther. Ind. bei ausgedehntem Gelenkbefall, Sequesterbildung, Abszedierung, Fistelung, rasche Gelenkdestruktion.

!
- Säurefeste Stäbchen entgehen oft dem Direktnachweis, in Kultur jedoch zu 80 % positiv bei spezifischer Arthritis!
- Immer Empfindlichkeitsbestimmung durchführen: Multiresistenzen!
- Bei jeder periartikulären Demineralisierung **ohne** Verschmälerung des Hüftgelenkspalts, **ohne** Konturdefekte und **ohne** gelenknahe Knocheneinschmelzung an Frühstadium einer Coxitis tuberculosa denken!
- Jede Koxarthrose jüngerer Patienten (30.–40. LJ.), bei der keine präarthrotische Deformität vorliegt, kann eine entzündliche Sekundärarthrose (Tbc) sein!

15.5 Rheumatisches Fieber und reaktive Poststreptokokkenarthritis

Thomas Bitsch

Nach Racheninfektionen mit ß-hämolysierenden Streptokokken der Gruppe A auftretende systemische Erkrankung mit akuter Entzündung von Gelenken, Herz, ZNS und Haut, die in Kombination oder isoliert auftritt. Die reaktive Poststreptokokkenarthritis ist eine abortive Verlaufsform des rheumatischen Fiebers, die nur die Gelenke betrifft.

Ätiologie

Obwohl die genauen Mechanismen noch ungeklärt sind, kann man sagen, dass im Rahmen der Immunreaktion gegen Streptokokken eine Kreuzreaktivität zwischen subzellulären Strukturen des Herzmuskels und Streptokokkenantigenen auftritt, die für die Entzündung verantwortlich gemacht wird. Ähnliche Autoimmunmechanismen entsprechend einem „molekularen Mimikry" könnten auch für die Arthritis verantwortlich sein.

Epidemiologie

- Das rheumatische Fieber kommt v.a. im Kindesalter (Altersgipfel 5.–9. LJ.) vor.
- Seit der Verbesserung der allgemeinen Hygiene und der Einführung der Penicillinther. ist es dramatisch zurückgegangen.
- Inzidenz in Europa ist geringer als 5/100.000 Einwohner, in Ländern mit niedrigem Lebensstandard (Afrika) und häufigen Streptokokkeninfektionen ist das rheumatische Fieber ein Hauptproblem!
- Kleinere Epidemien sind vorgekommen.
- Die reaktive Poststreptokokkenarthritis ist häufiger, genaue Zahlen liegen aber nicht vor.

Klinik und Befund

- Der Racheninfekt, der bei 30 % der Pat. völlig asymptomatisch verläuft und sich z.T. auch nur durch leichtes Halskratzen manifestiert, geht der Erkrankung 2–4 Wo. voraus.
- Allgemeinsymptome: hohes Fieber, Schweißausbrüche, reduzierter AZ.
- Migratorische Polyarthritis für 1 Wo., große Gelenke (Knie, Sprunggelenke, Ellenbogen, Handgelenke) bevorzugt befallen.
- Kardiale Befunde: Auskultation des Herzens!! Perikardreiben? Neu aufgetretenes Herzgeräusch?
- Subkutane Knoten treten selten in frühen Stadien v.a. an Sehnen und Knochenvorsprüngen auf, meist in Kombination mit Karditis.
- Erythema marginatum: ringförmiger, nicht juckender schmerzloser Hautausschlag.
- Chorea: neurologische Störung, die durch rasche unwillkürliche ziellose Bewegungen gekennzeichnet ist.

15

Diagnose

Diagnosekriterien des rheumatischen Fiebers
(Jones-Kriterien)

Hauptkriterien:	• Polyarthritis (50–70 %) • Karditis (50 %) • Subkutane Knoten (10–20 %) • Erythema marginatum (1–2 %) • Chorea minor (selten)
Nebenkriterien:	• Fieber (fast 100 %) • Arthralgien (sehr häufig) • Entzündungsparameter (erhöhte BSG, CRP) • Verlängerte PQ-Zeit im EKG • Anamnese eines rheumatischen Fiebers
Diagnosestellung bei 2 Haupt- oder 1 Haupt- und 2 Nebenkriterien	

- **Labor:** Nachweis einer Streptokokkeninfektion durch Rachenabstrich, vorausgegangener Scharlach oder ein deutlicher Titerverlauf von AK gegen Streptolysin (ASL), Hyaluronidase (AHT), Desoxyribonuklease (ADNase B).
  ! Ein singulär erhöhter ASL-Titer beweist noch gar nichts!

Therapie

- Ind. nur bei nachgewiesener Streptokokkeninfektion:
  - Kinder: Penicillin V 4 × 250.000 IE für 10 Tage oder 600.000 IE Benzathin-Penicillin i.m.
  - Erwachsene: Penicillin V 4 × 500.000 IE für 10 Tage oder 1.200.000 IE Benzathin-Penicillin i.m. Alternativ Erythromycin 4 × 500 mg/d
  - Acetylsalicylsäure bei Erwachsenen 4–8 g/d; bei Kindern 100 mg/kg KG/d
  - Bei Karditis Prednisolon 40–60 mg/d
- Vorbeugende Ther.: Nach der Initialbehandlung sollte eine Penicillinprophylaxe für 5 Jahre durchgeführt werden. Aus Compliancegründen am besten mit Benzathin-Penicillin 1 x/Mon. in der oben angegebenen Dosierung.

15.6 Whipple-Krankheit

Thomas Bitsch

Die Whipple-Krankheit ist eine seltene systemische Erkrankung mit feinstrukturell darstellbaren Bakterien, die sich als PAS-positive Einschlüsse in Makrophagen und Gewebe der Organe nachweisen lassen. Außer dem charakteristischen Dünndarmbefall sind Gelenke, ZNS, Endokard und seröse Häute betroffen.

Ätiologie

- Erreger *Tropheryma whippelii,* der gehäuft im Abwasser von Kläranlagen nachzuweisen ist. Mithilfe der Polymerasekettenreaktion (PCR) lässt sich das grampositive Bakterium einer neuen Gattung der Aktinomyzeten zuordnen. Eine Testung aus Suszeptibilität gegenüber Antibiotika ist noch nicht möglich.
- Infektionskrankheit auf dem Boden eines zellulären Immundefekts.
- Genetische Prädisposition: HLA-B27.

Epidemiologie

- Seltenes Krankheitsbild: ca. 1.000 Fälle bekannt
- M : F = 10 : 1
- Altersgipfel: 40.–60. LJ.
- Überproportionaler Anteil von Pat. in ländlicher Umgebung bzw. Arbeitern in der Landwirtschaft
- Assoziation zu HLA-B27 in 30 % aller Pat.

Klinik und Befund

Unspezifische Allgemeinsymptome wie Anämie, Müdigkeit und Gewichtsverlust sind häufige Erstsymptome. Fieber mit intermittierendem Verlauf kennzeichnet die Krankheitsaktivität und ist bei ca. 50 % der Pat. vorhanden. Viele Pat. zeigen im fortgeschrittenen Stadium eine axilläre und zervikale Lymphknotenschwellung.

Häufig:

- Arthritis/Arthralgien: ähnlich dem Bild bei reaktiver Arthritis (▶ Kap. 8.3). Oft sind Gelenke Erstsymptome! Größere Gelenke (Knie, OSG, Hand) sind häufiger befallen als kleine Gelenke. Oft chron., migratorische, nichtdestruierende Arthritis bzw. Arthropathie, die der gastrointestinalen Symptomatik um Jahre vorausgehen.
- Wirbelsäulenschmerzen: entzündlicher Kreuzschmerz mit asymmetrische Sakroiliitis, in 20 % mit Spondylitis assoziiert.
- Myopathie: generalisierte Muskelschwäche und Myalgien.

15

- Gewichtsverlust mit Diarrhö, Steatorrhö und Malabsorption. Retrospektive Anamnese von Pat. mit Polyarthritis zeigt, dass zu 86 % vor oder während der Gelenksymptomatik auch schon eine Diarrhö aufgetreten war.
- Fieber.
- Lymphknoten- und Milzvergrößerung.

Selten:
- Polyserositis, Endo-, Myo-, Perikarditis
- Abdominale Lymphadenopathie
- Neurologische Störungen: Kopfschmerzen, Epilepsie, Lethargie, Demenz
- Hautveränderungen: Hyperpigmentation an lichtexponierten Stellen, Petechien und Purpura, follikuläre Hyperkeratosen

> **!** Zwei Drittel der Pat. haben eine Polyarthritis wie bei seronegativer RA!

Diagnose

Das wichtigste bei der Diagnosefindung ist, an eine Whipple-Krankheit überhaupt zu denken.

- **Anamnese:** siehe klinische Befunde der Whipple-Krankheit.

Klinische Befunde des M. Whipple (nach Feuerle)

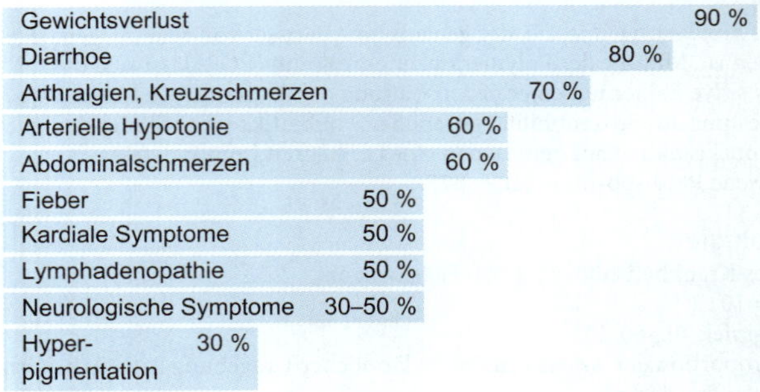

- **Labor:** Erhöhung der Entzündungsparameter (BSG, CRP). Blutkulturen zur DD des Fiebers. CD4/CD8-Ratio erniedrigt (zellulärer Immundefekt!). Hypergammaglobulinämie (IgA, IgG) als Zeichen der Krankheitsaktivität und Normalisierung unter Antibiotika. Normochrome bis hypochrome Anämie fast immer vorhanden. IgG-Subklassendefekt. Malabsorptionsparameter (Hypalbuminämie, Hypocholesterinämie, pathologischer D-Xylose-Test).
- **Rö.:** oft nichtdestruktive Arthritis, in seltenen Fällen auch Gelenkdestruktion mit Ankylose der Handgelenke. Sakroiliitis.
- **Sono Abdomen:** retroperitoneale Lymphknotenvergrößerungen in 60 % der Pat., teils außergewöhnliche Größe.
- **Echo:** Endokarditis mit Klappeninsuffizienzen, -stenosen und Myokardfibrose.
- **Histologie:** Dünndarm- bzw. Jejunalbiopsie mit typischen PAS-positiven zytoplasmatischen Granula in den Darmwandmakrophagen. Organbiopsien aus Leber, mesenterialen Lymphknoten, Myokard, Synovialis, Gelenkpunktat oder ZNS können zur Diagnose beitragen. Kontrollbiopsie nach antibiotischer Ther. Nachweis von *Tropheryma whippelii* mit PCR möglich.

Der mikroskopische Befund eines erfahrenen Pathologen ist aussagekräftiger als der Nachweis des *Tropheryma whippelii* mittels PCR.

Differenzialdiagnose

- RA (▶ Kap. 7.1), Kollagenosen (▶ Kap. 9) und Vaskulitiden (▶ Kap. 10)
- Spondyloarthritis, insbes. enteropathische Spondylarthropathie und reaktive Arthritis (▶ Kap. 8.3) nach Salmonellen-, Shigellen-, Yersinien- oder *Campylobacter-jejuni*-Infekt
- Hämatologische und neoplastische Grunderkrankungen, insbes. Non-Hodgkin-Lymphom

Therapie

- Akutther. mit parenteralem Penicillin 1,2 Mio. IE + Streptomycin 1 g für 14 Tage. Bei KI gegen Aminogykoside Kombination mit Ceftriaxon 2 g/d für 14 Tage
- Langzeitantibiose mit Doxycyclin 100–200 mg/d für 1–2 Jahre
- Langzeitther. mit Cotrimoxazol (2 × 160 mg Trimethoprim und 2 × 800 mg Sulfamethoxazol) unter Folsäure-Begleitmedikation 5 mg/d für 1–2 Jahre

Die Dauerther. mit oralem Cotrimoxazol ist wirkungsvoller als mit oralen Tetrazyklinen, jedoch sind auch hierunter zerebrale Manifestationen aufgetreten.

Prognose

- Unter Antibiotika Symptomfreiheit innerhalb weniger Wo.
- Klinische Remission unter Cotrimoxazol in 92 % und Tetrazyklin in 60 % der Fälle.
- Nur selten bleiben irgendwelche Gelenkschäden bestehen, jedoch sind hartnäckige Arthralgien oft dominierend.
- Rezidive nach Absetzen der Antibiose häufig (30 %).

!
- Die Arthritis der Whipple-Krankheit geht den übrigen Symptomen in der Hälfte voraus!
- Die Whipple-Krankheit ist bei jeder mit Fieber einhergehenden Arthritis in Erwägung zu ziehen!
- Pathognomonisch ist die Lichtmikroskopie der Dünndarm- und Jejunalbiopsien!
- Die antibiotische Ther. muss jahrelang fortgesetzt werden, da es sonst zu Rezidiven kommt!

15.7 Parvovirus-B19-Arthritis

Thomas Bitsch

Infektiöse Arthritis und Arthralgien durch humanes Parvovirus (HPV) B19. Andere durch HPV B19 ausgelöste Krankheiten:

- Erythema infectiosum (Ringelröteln)
- Aplastische Krise bei vorbestehender hämolytischer Anämie
- Chron. KM-Aplasie bei kongenitaler und erworbener Immundefizienz
- Vaskuläre Purpura
- Hydrops fetalis, Abort und intrauteriner Fruchttod

Häufigkeit:
- Frischinfekt: 60 % F, 30 % M, selten Kinder
- Manifestationsalter: 30.–50. LJ.

Ätiologie Viruskontakt durch Tröpfcheninfektion, parenteral (Blutkonserven) oder diaplazentar.

Klinik Der Rheumatologe sieht den Pat. mit einer sehr schmerzhaften Polyarthritis der Hände. Die 1. Phase der Erkrankung ist oft nur flüchtig und dem Pat. gar nicht mehr erinnerlich.
- 1. Phase:
  - Grippaler Infekt
  - Müdigkeit, Abgeschlagenheit
  - Lymphknotenschwellung
  - Juckreiz
- 2. Phase:
  - Arthralgien
  - Polyarthritis: akut, sehr schmerzhaft, symmetrisch mit vorwiegendem Befall der kleinen Gelenke, oft diffuse Fingerschwellung; auch Knie und Fußgelenke. Wandernder Gelenkbefall
  - Gelenksteifigkeit, die im Laufe des Tages zunehmen kann
  - Diskrepanz zwischen extremen Schmerzen und diskretem klinischen Befund
  - Krankheitsdauer: einige Wo., seltener Mon. und J.

Diagnose
- **Labor:** BSG und CRP meist normal. Postinfektiös Abfall von Reti, Hb, Thrombo und Lymphos. Nach Wo. Retikulozytose. IgM- und IgG-Ak-Nachweis (Elisa): positiver IgG- und negativer IgM-Titer weisen auf ältere Infektion hin (60 % der Erwachsenen). Virusdirektnachweis mit PCR (Empfindlichkeit: 10–15 Viruspartikel) im EDTA-Blut, Synovia und ggf. KM-Biopsie bei chron. Infektion.

  ! Auftreten von RF und dsDNS-AK erschwert DD zu RA und SLE!
- **Arthrosono:** deutliche Synovitiszeichen an Handgelenken und MCP-Reihe mit nur geringer Ergussbildung.
- **Gelenkpunktion:** bei exsudativer Arthritis Virusdirektnachweis in Synovia mit PCR.
- **Rö.:** arthritische Kollateralphänomene. Keine Gelenkzerstörung.

Differenzialdiagnose
- RA und Sonderformen (▶ Kap. 7)
- Kollagenosen: SLE (▶ Kap. 9.2), Poly-/Dermatomyositis (▶ Kap. 9.5)
- Rötelnarthritis einige Tage nach Exanthem, Arthritis bei Hepatitis B (▶ Kap. 15.8), Mumps, Windpocken, HSV, CMV, EBV und Enteroviren
- AIDS (▶ Kap. 15.9)
- Borreliose (▶ Kap. 15.3)

Therapie
- **Medik. Ther.:** NSAR (Ibuprofen) 3 × 600 mg/d. Bei chron. Verlauf Hydroxychloroquin 200–400 mg/d. Noch keine antivirale Ther. verfügbar.
- **Physik. Ther.:** akut Kryother. (▶ Kap. 18.6.3), chron. milde Wärme.

> Symmetrische Polyarthritis wie bei RA, jedoch diffuse Schwellung der Finger bei Parvovirus-Arthritis im Gegensatz zur gelenkbezogenen Schwellung der RA.

15.8 Hepatitis-B- und -C-Arthritis

Thomas Bitsch

Polyarthritisches rheumatisches Beschwerdebild mit Allgemeinsymptomen nach Akutinfektion oder auch im Verlauf der Virusinfektion.

Ätiologie Infektion mit Hepatitis-B- bzw. -C-Viren auch bei Pat. ohne typische Risikokonstellation.

Klinik und Befund
- Polyarthritis: ähnlich wie bei RA mit Symmetrie, Hand- und Fußbefall und auch große Gelenke
- Allgemeinsymptome: Mattigkeit, Abgeschlagenheit, Muskelschmerzen
- Exanthem: urtikariell, selten pustulös
- Sjögren-Syndrom: Sicca-Symptomatik und Speicheldrüsenschwellungen
- Fibromyalgie-Symptom: generalisierte Tendomyopathie
- Thrombembolien: bei Assoziation mit Antiphospholipid-Syndrom

Diagnose Labor: Hepatitis-Serologie: bei frischer Infektion nach 6–8 Wo. Man beachte die diagnostische Lücke! Entzündungsparameter (BSG, CRP) meist nicht erhöht. RF zu 50–70 % positiv! ANA zu 50 % positiv. Antikardiolipin-AK zu 20 % positiv

Differenzialdiagnose
- RA und Sonderformen (▶ Kap. 7)
- Infektassoziierter Rheumatismus anderer Genese: Parvovirus B19 (▶ Kap. 15.7), Röteln
- Kollagenosen (▶ Kap. 9)
- Fibromyalgie (▶ Kap. 13.2)

Therapie Unter antiviraler Ther. meist Besserung der Gelenksymptome. In der Akutphase niedrig dosierte GK hilfreich.

> **!**
> - Bei jeder Polyarthritis an Hepatitis-B- und -C-Infektion denken, auch bei Pat. ohne typische Risikokonstellation!
> - Polyarthritis und RF-Positivität ist noch keine RA, immer Infektserologie!
> - Bei jedem Sjögren-Syndrom Hepatitisserologie!

15.9 AIDS-Arthritis

Thomas Bitsch

In Zusammenhang mit der HIV-Infektion auftretendes rheumatisches Krankheitsbild.

Ätiologie
- HIV-Infektion per se
- Opportunistische Infektionen
  - Toxoplasmen
  - HSV
  - VZV
  - CMV
  - Kryptokokken
  - Candida

  - *Pneumocystis jirovecii*
  - Mykobakterien
  - Salmonellen, Shigellen, Amöben, Kryptosporidien
- Autoimmunphänomen

Klinik und Befund

- Oligo-, Polyarthritis: rezidivierend, asymmetrisch mit Dominanz großer Gelenke: Knie, OSG, Schulter
- Enthesiopathien: Tennisellenbogen, Achillodynie, plantarer Fersenschmerz
- SIG-Symptomatik: Sakroiliitis
- Muskelschmerzen, Muskelschwäche: ähnlich wie Polymyositis (▶ Kap. 9.5)
- Sicca-Symptomatik: Sjögren-Syndrom (▶ Kap. 9.7)
- Begleitsymptome: Hautschuppungen, Diarrhö, Urethritis, Iritis, Fieber

Diagnose

- **Labor:**
  - HIV-Serologie: HIV-IgG-AK (ELISA-Suchtest). Positive Befundbestätigung mit monospezifischem EIA oder Western-Blot-Test. p24-Antigen-Nachweis
  - FACS-Status: Lymphozytensubpopulationen ($CD4^+$-T-Lymphozyten) als Verlaufsparameter

Normalbefunde	CD4/CD8-Ratio > 1	CD4 > 800/µl
Geringer Immundefekt	CD4/CD8-Ratio > 0,5 < 1	CD4 500–800/µl
Mäßiger zellulärer Immundefekt	CD4/CD8-Ratio > 0,1 < 0,5	CD4 200–500/µl
Schwerer zellulärer Immundefekt	CD4/CD8-Ratio < 0,1	CD4 < 200/µl

  - Entzündungsparameter (▶ Kap. 4.2): BSG ↑, CRP ↑. Screening von BB, Diff.BB, GOT, GPT, γ-GT, LDH, Krea, E'phorese, Immunglobuline, Urinstatus
  - AK-Screening (▶ Kap. 4.3): CMV, HSV, VZV, Hepatitis A–D, Lues, Toxoplasmen
- **Mikrobiologie:**
  - Stuhl auf pathogene Keime: Yersinien, Campylobacter, Amöben, Mykobakterien, Salmonellen, Shigellen, Kryptosporidien
  - Sputum (am besten bronchoalveoläre Lavage): Mykobakterien, Candida, *Pneumocystis jirovecii*
  - Urin: Mykobakterien, Candida, Kryptokokken
  - Zungenabstrich: Candida
- **Sono:** Abdomenstatus
- **Rö.-Skelett:** Fibroostose, Sakroiliitis, Spondylitis, Psoriasisarthritis-Zeichen
- **Rö.-Thorax:** Lymphom, Tbc, *Pneumocystis-jirovecii*-Pneumonie
- **Szinti:** Aktivitätsanreicherung SIG, polyartikulär (zur DD). Wichtig bei V.a. Spondylitis
- **CCT, MRT:** Toxoplasmose, Lymphom
- **Neurokonsil:** Myopathie-, Neuropathie-, Enzephalopathie-Abklärung
- **Hautkonsil:** Erythrodermie-, Psoriasis-, Vaskulitis-, Kaposi-Sarkom-Abklärung
- **Augenkonsil:** CMV-, HSV-, Toxoplasmose-, Vaskulitis-Abklärung
- **KM-Punktion:** Mykobakteriose, DD Anämie, Thrombozytopenie
- **Synoviaanalyse:** (▶ Kap. 4.6) Zellstatus und Mikrobiologie

Therapie

Ther. der Arthropathie/Myopathie:

- **KG, Ergo:** (▶ Kap. 18) funktionelle Bewegungsther., PNF-Techniken, Weichteiltechniken, Gangschule, Rückenschule, Trainingsther., Haushaltstraining, Massagen
- **Psychosomatik:** autogenes Training, progressive Muskelrelaxation nach Jacobson, Krankheitsbewältigung
- **Physik. Ther.:** Akutstadium = Kryo-Applikationen, chron. Stadium = milde Wärme
- **Medik. Ther.:** NSAR nur bedarfsorientiert. „Basisther." sind Virostatika, Antibiotika, Antimykotika. 7S-Immunglobuline

!

- Bei jeder reaktiven Arthritis ist an eine HIV-Infektion zu denken!
- Infektiöse, parainfektiöse und autoimmune Phänomene überlagern sich bei der AIDS-Arthritis immer, sodass oft eine genaue Zuordnung nicht getroffen werden kann!
- Unter antiretroviraler Ther. kann es zu schwerer Myopathie mit Muskelschmerzen und Muskelsteifigkeit kommen!

15.10 Bakterielle Spondylitis und Sakroiliitis

Klaus M. Peters und Thomas Bitsch

Osteomyelitis eines Wirbelkörpers bzw. Sakroiliitis durch unspezifische oder spezifische Erreger.

- **Spondylodiszitis:** Entzündung der Bandscheibe und der benachbarten Grund- und Deckplatten
- **Spondylitis migrans:** subligamentäre Ausbreitung der Infektion ohne Abszessbildung

15

Ätiologie

In 50 % der Fälle gehen der Spondylodiszitis wirbelkörperferne bakterielle Infekte voraus, v.a. im Bereich des Bauchraums, Beckens und Urogenitaltrakts (septische Aborte, postpartale Infektionen, Pyelonephritiden usw.). Der häufigste Erreger der unspezifischen Spondylodiszitis ist Staphylococcus aureus (30–40 %), gefolgt von Streptokokken, Salmonellen und *E. coli*. Spezifische Infektionen werden in der Regel durch *Mycobacterium tuberculosis* verursacht. Eine luetische Spondylodiszitis stellt eine Rarität dar.

- *Staphylococcus aureus, Streptokokkus viridans.* Salmonellen, Enterokokken, Pseudomonas, Brucellen
- Endogen: hämatogen
- Exogen: Nukleotomie, Diskografie, Chemonukleolyse
- Tuberkulös

Das bevorzugte Alter liegt zwischen 50 und 60 Jahren. In 10 % der Fälle sind die Pat. jünger als 30 Jahre.

Morphologisch unterscheidet sich das Bild einer unspezifischen Spondylodiszitis nicht von dem einer unspezifischen Osteomyelitis im Bereich der langen Röhrenknochen. Dennoch bestehen folgende behandlungsrelevante Unterschiede zwischen Osteomyelitis und Spondylodiszitis:

- Keine chron. Verläufe bei der unspezifischen Spondylodiszitis
- Endogene Form der Spondylodiszitis durch hämatogene Keimaussaat dominierend
- Höherer Anteil tuberkulöser Infektionen bei der Spondylodiszitis
- Häufiger Notfallsituationen bei der Spondylodiszitis durch neurologische Komplikationen

Klinik und Befund

- Rund zwei Drittel aller Spondylodiszitiden sind in der LWS und der unteren BWS lokalisiert.
- Die HWS ist in weniger als 5 % betroffen.
- In 10 % der Fälle sind mehrere, in der Regel benachbarte Bewegungssegmente gleichzeitig befallen (Mehretagen-Spondylodiszitis).

Der Großteil der Pat. weist gerade im Frühstadium eine sehr uncharakteristische klinische Symptomatik auf. Im Vordergrund stehen belastungsabhängige Rückenschmerzen. Im Gegensatz zu degenerativen WS-Erkrankungen treten Schmerzen auch nachts und in Ruhe auf. Weitere Symptome sind subfebrile bis febrile Temperaturen, Müdigkeit und Gewichtsverlust.

- Lokalisierter Wirbelsäulenschmerz: Spontan-, Druck- und Stauchungsschmerz
- SIG-Provokationstest positiv
- Sakroiliitiszeichen: Lumboischialgien, oft Gesäß-Hüft-Schmerzen unterschiedlicher Schmerzintensität. Diskrete Symptome bei subakutem Verlauf, unerträgliche immobilisierende Schmerzen bei akutem Verlauf
- Schmerzprovokation durch körperliche Belastung
- Schonhaltung, Steifhaltung der WS
- Dumpfer Nachtschmerz
- Pseudo-Gower-Zeichen positiv: Pat. kann sich nach Vornüberneigen nur mit Mühe und Abstützen mit den Händen auf den Oberschenkeln wieder aufrichten
- Akute Form: schweres Krankheitsgefühl mit septischen Temperaturen
- Chron. Form: Müdigkeit, Gewichtsverlust und subfebrile Temperaturen
- Neurologische Ausfälle und Miktionsstörungen bei schleichend-progredienter Verlaufsform in 30–40 %: gürtel- oder halbgürtelförmige Schmerzen bei Befall der BWS, positives Lasègue-Zeichen oder positives Femoralisdehnungszeichen bei LWS-Befall

In 13–26 % der Fälle ist der Verlauf der Spondylodiszitis nicht schleichend progredient, sondern hochakut mit septischem Krankheitsgeschehen:

- Schüttelfrost
- Steiler Temperaturanstieg
- Rasch progrediente Lähmungserscheinungen bis zur Ausbildung einer inkompletten oder kompletten Para- oder Tetraplegie

> **!** Die septische Form der Spondylodiszitis stellt eine Notfallsituation dar!

Bei intraspinaler Abszessbildung kann es neben direkten druckbedingten neurologischen Ausfallserscheinungen auch zu einer meningitischen Reizung kommen. Möglich sind ebenfalls Symptome vonseiten benachbarter Organe wie Schluckstörungen bei retropharyngealem Abszess oder die Entwicklung eines paralytischen Ileus bei retroperitonealer Abszedierung.

Diagnose

Aufgrund der Häufigkeit des zentralen Symptomes Rückenschmerz und des schleichenden Verlaufes wird die Spondylodiszitis häufig erst verspätet, d.h. 3–6 Monate nach Auftreten der ersten Symptome diagnostiziert. Da das Ausmaß der WK-Destruktion und das damit verbundene Risiko der neurologischen Ausfallserscheinungen abhängig von der Zeit ist, die bis zur Diagnosestellung bzw. zum Therapiebeginn verstreicht, sollte bei der Abklärung jedes Rückenschmerzes bereits frühzeitig eine Spondylodiszitis in die differenzialdiagnostischen Überlegungen mit einbezogen werden.

Anamnese

- Vorausgegangener bakterieller Infekt: jede pyogene Erkrankung kann Primärherd sein.
- Vorausgegangene therapeutische Eingriffe: Grenzstrangblockade, Periduralanästhesie, Lumbalpunktion.
- Prädisposition: Diabetes mellitus, Autoimmunerkrankungen, Alkoholismus, Erkrankungen des Beckens, Bauchraums und Urogenitaltrakts.
- Tuberkuloseanamnese.

Labor

- BSG- und CRP-Erhöhung, Leukozytose
  ! Blutkulturen mehrmals abnehmen!
- Eine tuberkulöse Spondylitis weist keine laborchemischen Charakteristika auf. Die entzündliche Aktivität ist in der Regel nur geringgradig: mäßig erhöhte BSG, nur selten Leukozytose, dafür häufiger Lymphozytose. Spezifische Marker zur Unterscheidung einer spezifischen von einer unspezifischen Infektion existieren bisher nicht. Neopterin scheint ein hilfreicher Marker für tuberkulöse Knocheninfektionen zu sein und insbes. für Monitoring einer Tuberkulostatikather. Persistierend erhöhte Neopterin-Spiegel während der Ther. können ein Hinweis für eine Resistenz der Mykobakterien (z.B. *Mycobacterium avium intracellulare*) sein (▶ Tab. 15.3).

Tab. 15.3 Sensitivität und diagnostische Spezifität von Entzündungsparametern bei Spondylodiszitis[a]

Laborparameter	Sensitivität (%)	Diagnostische Spezifität (%)
BSG	83	43
CRP	75	71
PMN-Elastase	67	81
Neopterin	75	78
Leukozytenzahl	18	90

[a] Nach Eysel und Peters 1997

- Quantiferon-Test (▶ Kap. 4.3)
- Sputum, Magensaft, Urin auf säurefeste Stäbchen. Mikroskopie und Kultur

Bildgebung

- **Rö.-WS:** reaktionslose Diskushöhenabnahme + Spondyloretrolisthesis + vordere Wirbelkantenerosion. Unscharfe Abschlussplatten, Wirbelkantenab-

schmelzung mit angulärer Kyphose und veränderter Wirbelkörperform (= Gibbus). Sequester sprechen für Tbc!
  - Reparationszeichen: Glättung und Scharfkonturierung der Defekte, perifokale Spongiosasklerose, Reparationsosteophyten, knöcherne Wirbelverblockung.
- **Rö.-Beckenübersicht:** erste pathologische Veränderungen nach 2–3 Wo.
  - Destruktive Veränderungen an Gelenkkonturen und subchondral: unscharfe Spongiosastruktur, Gelenkspaltverschmälerung, Erosionen
  - Reparationsphase und Stabilisierungsphase: subchondrale Spongiosasklerose
  - Narbenstadium: partielle oder totale knöcherne Ankylose. Verknöcherung der vorderen Gelenkkapsel an oberer Umschlagstelle = Sternzeichen
- **CT WS:** Schichtuntersuchung seitlich dient zur genauen „quantitativen" Beurteilung der Infektion (weitere entzündliche Erosionen können noch sichtbar werden!): unscharf begrenzte Abschlussplatten und Konturdefekte mit/ohne Sequester und Osteolysen. Schichtuntersuchung mit Nachweis von Sequestern macht spezifische Spondylitis wahrscheinlicher als unspezifisch-bakterielle Infektion.
- **CT ISG:** Schichtuntersuchung zum Sequesternachweis sehr wichtig. Sequester und atypische Weichteilzeichen (krümelige, pastenförmige Kalkschatten) im kleinen Becken (Abszess) sprechen für spezifische Sakroiliitis.

Radiologische Zeichen einer Spondylodiszitis
(▶ Tab. 15.4)
- Erosionen der beteiligten Grund- und Deckplatten
- Reaktionslose Erniedrigung des Zwischenwirbelraums
- Zunehmende keilförmige Deformität des/der betroffenen WK (anguläre Kyphose) (▶ Abb. 15.2)
- Verbreiteter Weichteilschatten (z.B. verbreiterter Psoasschatten bei der LWS-Aufnahme a.p.) aufgrund einer paraspinalen Abszessbildung.
- Als Reparationszeichen gelten eine zunehmende Glättung und Scharfkonturierung der Defekte, eine perifokale Spongiosasklerose sowie die Ausbildung von Reparationsosteophyten bis zur Verblockung der betroffenen WK.

Tab. 15.4 Radiologische Stadien der Spondylodiszitis[a]

Stadium I	radiologisch darstellbare Erniedrigung des Zwischenwirbelraums als Folge der Entzündung der Bandscheibe
Stadium II	Erosionen der angrenzenden WK-Deck- und -Grundplatten bei fortschreitender Entzündung (▶ Abb. 15.3, ▶ Abb. 15.4)
Stadium III	Entwicklung einer kyphotischen, z.T. auch skoliotischen Deformierung der WS aufgrund fortschreitender entzündlicher Veränderungen
Stadium IV	knöcherne Fusion des entzündeten Wirbelsäulenbereichs infolge reaktiver Knochenanbauten

[a] Nach Eysel und Peters 1997

- **Szinti.:** Methode der Wahl zum Frühnachweis einer Infektion (3-Phasen-Szinti) mit Sensitivität von 90 % und Spezifität von 78 %. Eine sichere DD zu

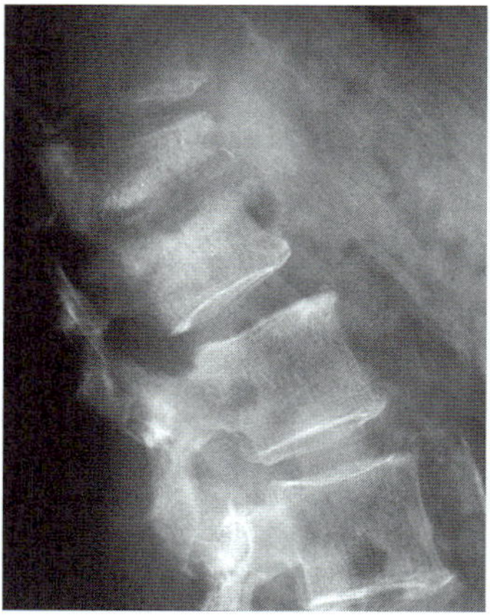

Abb. 15.2 Röntgen: fortgeschrittene Spondylodiszitis LWK 1 und 2 [P483]

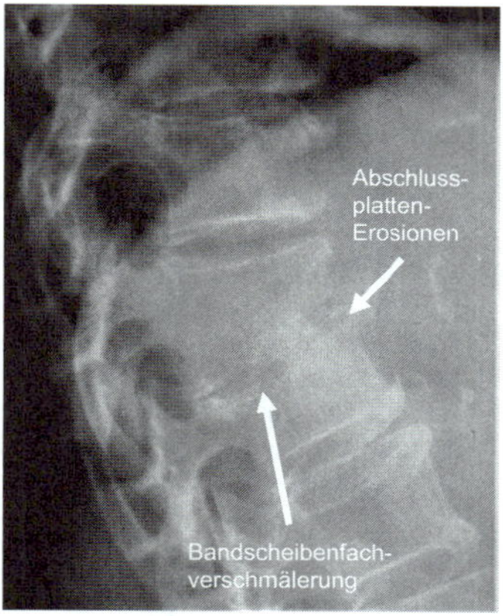

Abb. 15.3 Röntgenzeichen einer Spondylitis [P482]

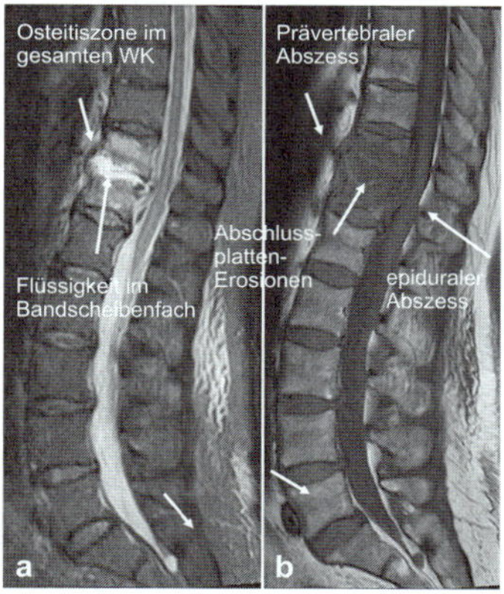

Abb. 15.4 MRT einer Spondylitis [P482]
a) STIR (Short Tau Inversion Recovery)
b) T1

tumorbedingten oder aktiven degenerativen Veränderungen der WS ist allerdings nicht möglich. Die Ind. beschränkt sich im Wesentlichen auf die Suche weiterer osteomyelitischer Herde innerhalb und außerhalb der WS (z.B. Mehretagenspondylodiszitis, multifokale Osteomyelitis).

- **CT, MRT:** zur DD. Ausmaß der WK-Destruktion. Abszedierung, paravertebrale Weichteile. Einengung des Spinalkanals. CT-gesteuerte Feinnadelpunktion als wichtiger Platz in der Diagnostik (Keimnachweis!). Sensitivität der MRT 96 % und Spezifität 92 %.
- **WK-, SIG-Punktion:** in LA unter BV-Kontrolle (ggf. CT-gesteuert). Aspirationsflüssigkeit und Biopsie zur Histologie und Bakteriologie (in nur 50 % der Fälle Erregernachweis). Stanz-Biopsien aus WK sind bei tuberkulöser Spondylitis in 80 % der Fälle positiv!

Differenzialdiagnose

- Degenerative WS-Erkrankungen (▶ Kap. 11)
- Wirbelsäulentumoren
- Spondylitis ankylosans und andere Spondyloarthritiden (▶ Kap. 8)
- Scheuermann-Krankheit (▶ Kap. 5.2.3)
- Destruktive Spondylarthropathie z.B. bei Hämodialysepat.

- Spondylosclerosis hemispherica: supradiskale, im vorderen und mittleren WK-Drittel gelegene, obligatorisch kuppel- oder helmförmige konvexe WK-Verdichtung. In 80 % der Fälle mit umschriebener Ossifikation des vorderen Längsbands assoziiert

Therapie

Konservative Therapie

Konservative Ther. erfolgt v.a. in frühen Stadien ohne größere knöcherne Destruktionen und ohne das Vorliegen neurologischer Ausfälle. Grundprinzip ist Ruhigstellung des betroffenen Wirbelsäulenabschnitts sowie eine meist mehrmonatige Antibiotikather.

- **Indikation zur konservativen Ther.:** frisches Stadium ohne größere Destruktionen. Keine neurologischen Ausfälle.
- **Allgemeine Maßnahmen:** Immobilisation bis zu 6 Wo. Dauer nach Ausmaß der knöchernen Destruktion. Bei HWS-Befall, oberer und mittlerer BWS auch mit ausgedehnteren WK-Defekten Mobilisation mit Orthese möglich. Bei BSG- und CRP-Rückgang (1 x/Wo. Kontrolle) und deutlicher Schmerzreduktion Anlage eines Korsetts und vorsichtige Mobilisation. Bei Spondylodiszitis im thorakolumbalen Übergang oder im Bereich der mittleren LWS sollten Pat. mit größeren Defekten bis zum radiologischen Nachweis einer beginnenden knöchernen Durchbauung, d.h. in der Regel mind. 6 Wo., liegend behandelt werden.
- **Medik. Ther.:** Behandlungsbeginn in der Regel parenteral, möglichst nach Erreger- und Resistenzaustestung. Umstellung auf orale Ther. nach 1–2 Wo. Behandlungsdauer bis zur Normalisierung der Entzündungsparameter, meist 1–2 Mon.
  - Bei Tbc: 4-Fach-Kombinationsther. (INH + RMP + PZA + SM) für 2 Mon.; INH + RMP für 4 Mon. (▶ Tab. 15.2)
  - Bei unspezifischer Spondylitis: parenterale Antibiose mit Piperacillin/Tazobactam i.v. (3 × 2,5 g) als Initialther., anschließend nach Antibiogramm für mind. 4–6 Wo. Nachbehandlung p.o für mehrere Wo. je nach Ausmaß der Infektion.
- **Orthopädietechnik:** Korsettversorgung je nach Ausmaß der Infektion bis zu 2 Jahren. Bei Anstieg der BSG erneute Ruhigstellung im Korsett.

> Die Orthese sollte die WS reklinieren, um die Kraftübertragung über die Wirbelbogengelenke zu leiten und damit die ventralen, von der Entzündung bevorzugt betroffenen WS-Abschnitte zu entlasten!

- **Rö.-Kontrolle** alle 6 Mon.: knöcherne Durchbauung an HWS 3–6 Mon., BWS 6 Mon. und LWS ca. 7 Mon. Fusionsrate bei konservativer Ther. 50–80 %.

Operative Therapie

- **Indikation zur operativen Ther.:** septische Temperaturen über 14 Tage trotz Antibiose. Schwere WK-Destruktion. Neurologische Ausfälle. Abszedierung. Heftige Schmerzsymptomatik.
- **OP:** ventrodorsale OP, Herdausräumung und Spondylodese mit autologem, möglichst bikortikalem Beckenkammspann. Somit Vermeidung von Deformitäten und deutlich verkürzte Immobilisation.

- Bei persistierenden Rückenschmerzen immer an Spondylitis denken!
- Die bakterielle Sakroiliitis zeichnet sich durch tiefgreifendere Zerstörungen gegenüber der entzündlich-rheumatischen Sakroiliitis aus!
- Bei schleichender Sakroiliitis können Zeichen der Reparation und Ankylose im Vordergrund stehen: DD Spondylitis ankylosans!

15.11 Osteomyelitis

Klaus M. Peters

Osteomyelitis: Infektion von Knochen und Knochenmark durch Bakterien, Pilze oder Viren. Die Erkrankung ist eng an die Abwehrlage des Organismus und die Vaskularisation des Knochengewebes gekoppelt.
Unterschiede:
- Hämatogene (endogene) Osteomyelitis, bevorzugt im Kindesalter auftretend.
- Posttraumatische (exogene) Osteomyelitis.
- Osteomyelitis bei peripherer arterieller Verschlusskrankheit (pAVK).

Akute Formen sind von chron. Formen (Knocheninfektion länger als 6 Wo.) zu unterscheiden.

Ätiologie

Die **hämatogene Osteomyelitis** stellt die septische Metastase eines infektiösen Herds an anderer Stelle des Organismus dar:
- Bei Säuglingen: Nabelschnurinfektionen, eitrige Pyrodermien, Pemphigus, odontogene Entzündungen.
- Bei Jugendlichen und Erwachsenen: Furunkulose, Angina tonsillaris, Otitis media, Pneumonien, Mastitis, größere Abszesse, Thrombophlebitiden, Pylonephritiden sowie selten Bisse von Haustieren und Insektenstiche.
- Auch eine infizierte Totalendoprothese kann Ausgangsquelle für eine septische Streuung sein.

Die **posttraumatische Osteomyelitis** ist charakterisiert durch die Inokulation von Umgebungsbakterien in den periostalen bzw. endostalen Bereich durch chirurgische Verfahren bzw. offene Frakturen (fortgeleitete Osteomyelitis). Besondere Bedeutung haben iatrogen eingebrachte Biomaterialien bzw. Osteosynthesematerialien!

Die Osteomyelitis **bei pAVK** findet sich typischerweise an der unteren Extremität. Der diabetische Fuß entsteht als kombinierte Folge einer Neuropathie, Mikroangiopathie und einer pAVK. Initial besteht in der Regel ein Hautulkus. Bei allgemein schlechter Abwehrlage bzw. schlechter Perfusion breiten sich Erreger zunächst im Weichteilgewebe aus und befallen schließlich auch den Knochen.

Der häufigste Erreger bei der Osteomyelitis ist *Staphylococcus aureus.* In Abhängigkeit vom Patientenalter, Begleiterkrankungen und Immunstatus können andere Erreger dominieren:
- Streptokokken der Gruppe B bei Neugeborenen
- *Haemophilus influenzae* bei Kindern
- Anaerobier bei Diabetikern
- Salmonellen bei vorbestehenden Hämoglobinopathien

Staphylococcus epidermidis spielt eine führende Rolle bei Infektionen im Zusammenhang mit Biomaterialien. Mischinfektion in bis zu 75 %!

15

Klinik und Befund

Akute Osteomyelitis:
- Klassische lokale Entzündungszeichen: Dolor, Rubor, Tumor, Calor und Functio laesa
- Zusätzlich systemische Immunreaktion mit Fieber bis zu den Zeichen einer Septikämie oder Bakteriämie
- Als „bohrend" oder „klopfend" beschriebene Knochenschmerzen

Chron. Osteomyelitis:
- Vorgeschichte: Ereignis einer meist offenen Fraktur, vorausgegangene hämatogene Osteomyelitis, progrediente Wundsekretion, mehrfache operative Revisionen
- Wiederkehrende lokale Rötungen und Schwellungen mit intermittierenden oder chron. Fistelungen
- Lokale trophische Störungen
- Chron. Schmerzen, erhebliche Funktionseinschränkungen des betroffenen Körperteils

Bei einer chron. Verlaufsform können die Beschwerden des Pat. und die klinischen Zeichen so uncharakteristisch sein, dass sich die Diagnose aufgrund klinischer Zeichen nicht stellen lässt. Ist eine posttraumatische Osteomyelitis erst einmal chron., ist eine Ausheilung nicht mehr möglich, sondern lediglich eine Infektberuhigung. Eine ruhende chron. Osteomyelitis kann sich nach wenigen Wo. oder erst nach Jahrzehnten nach Erstinfektion wieder reaktivieren.

Komplikationen:
- Pseudarthrose
- Pathologische Fraktur
- Beeinflussung einer noch offenen Epiphysenfuge mit nachfolgender Wachstumsstörung
- Einbruch der Infektion in ein Gelenk mit irreversibler Gelenkzerstörung: Ankylose (▶ Abb. 15.5)
- Hämatogene Osteomyelitis im Kindesalter: Reduktion bzw. Förderung des Längenwachstums des betroffenen Knochens möglich
- Selten: Sepsis, osteomyelitische Fistelkarzinome und Sarkome

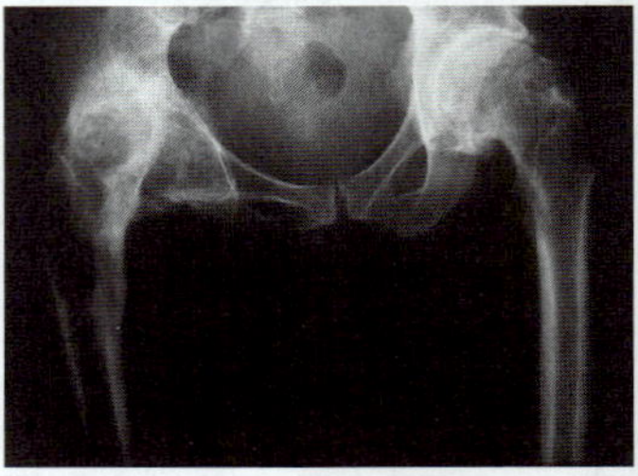

Abb. 15.5 Ankylose der rechten Hüfte nach Gelenkeinbruch einer Osteomyelitis des rechten proximalen Femurs [P483]

Lokalisation
- Eine Osteomyelitis kann prinzipiell jeden Knochen betreffen.
- Bei posttraumatischer Osteomyelitis in > 80 % untere Extremitäten betroffen.

Diagnose

- **Anamnese:** akute Osteomyelitis: erhebliche lokale Knochenschmerzen bei allgemeinen und lokalen Infektionszeichen. Jede Temperaturerhöhung, die ab dem 3. postoperativen Tag nach einem operativen Eingriff am Knochen auftritt, muss den V.a. eine Wundinfektion als Ursprung für eine Osteomyelitis lenken.
- **Labor:** CRP-Erhöhung (Sensitivität 71 %, diagnostische Spezifität 71 %) BSG-Erhöhung (Sensitivität 89 %, diagnostische Spezifität 43 %), Leukozytenzahl meist unauffällig!

- **Rö.:** konventionelles Rö. in zwei Ebenen in der Frühphase einer akuten Osteomyelitis, insbes. im Kindesalter häufig völlig unauffällig! Sichtbares Weichteilödem frühestens nach 2–3 Tagen (Rö.-Aufnahmen in „weicher Technik", d.h. mit feinzeichnender Folie). Knochenveränderungen 8–14 Tage nach Infektbeginn. Nativradiologische Zeichen
  - der akuten Osteomyelitis: Aufhellungsherde im Metaphysenbereich, Abhebung des Periosts. Nach 4 Wo.: Randsklerose der Osteolysen. Im weiteren Verlauf: ausgedehnte Knochenzerstörungen, Demarkierung und Sequesterbildung.
  - der chron. Osteomyelitis (▶ Abb. 15.6): Nebeneinander von Sklerosierungen, Destruktionen, Verdichtungen und unregelmäßiger Konturierung des Knochens.

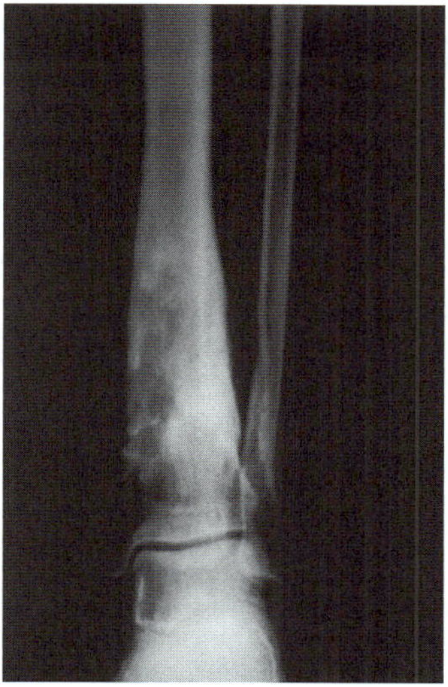

Abb. 15.6 Chronische posttraumatische Osteomyelitis des linken distalen Unterschenkels mit Verplumpung der distalen Tibia, vermehrter Sklerosierung und Aufhellungsherden [P483]

- **MRT:** Methode der Wahl in der bildgebenden Diagnostik der akuten Osteomyelitis: In der Frühphase der Erkrankung Knochenmarködem (Signalverminderung in T1- und Signalvermehrung in T2-gewichteten Sequenzen). Diffusionsgewichtete Sequenzen können hilfreich für die Unterscheidung von Entzündung, benignen und malignen Knochenprozessen sein.
- **CT:** Insbes. geeignet zur Sequestersuche sowie zur Beurteilung kortikaler Destruktionen und periostaler Reaktionen. In der Frühdiagnostik der Osteomyelitis Sensitivität von 66 % bei einer Spezifität von 97 %. Nicht geeignet zur Beurteilung der Durchblutung des Knochens sowie von intraossären Abszedierungen.
- **Dreiphasenszinti:** Szintigrafischer Nachweis einer akuten Osteomyelitis bereits 24–48 h nach dem Auftreten erster klinischer Symptome möglich. Gleichzeitiger Nachweis mehrerer Osteomyelitisherde bei der akuten hämatogenen Osteomyelitis. Hohe Sensitivität bei allerdings niedriger Spezifität: Eine Differenzierung einer Osteomyelitis von primären als auch sekundären Neoplasien ist szintigrafisch nicht möglich!
- **Arthrosono:** Nachweis von parossalen und intraartikulären Flüssigkeitsansammlungen bei der akuten Osteomyelitis. Gehört zur primären bildgebenden Diagnostik insbes. bei der Osteomyelitis im Kindesalter. Aber Unterscheidung zwischen infektiösen und aseptischen Flüssigkeitsansammlungen sonografisch nicht möglich.
- **Fistelfüllung:** Bei jeder fistelnden Osteomyelitis indiziert. Aus dem Verlauf und Ursprung der Fistel gelingt meist schon die Differenzierung, ob es sich um einen Weichteilinfekt oder um eine Osteomyelitis handelt.

- **Feinnadelbiopsie:** CT-gesteuert oder bei parossalen Prozessen auch sonografiegesteuert. Offene Biopsien sind zur vollständigen Erfassung des die Infektion unterhaltenden Erregerspektrums allerdings überlegen.

Differenzialdiagnose

- Nichtbakterielle Osteomyelitis (CNO), insbes. bei Kindern
- Maligne Knochenprozesse (insbes. Ewing-Sarkom, Osteosarkom)
- Benigne Knochenprozesse (Osteoidosteom, aneurysmatische Knochenzyste)
- Metabolische Knochenerkrankungen , insbes. Hypophosphatasie

Therapie

Kombinierte operativ-antibiotische Behandlung: Ther. der Wahl bei der posttraumatischen Osteomyelitis. Eine alleinige antibiotische Behandlung ist nur bei der akuten hämatogenen Osteomyelitis erfolgversprechend.

- Ziele der operativen Osteomyelitisbehandlung:
  - Inzision und Drainage von Abszessen.
  - Möglichst radikale Entfernung von Nekrosen und Sequestern.
  - Lokale Metallimplantate sind zu entfernen und bei fortbestehender Instabilität durch einen Fixateur externe zu ersetzen.

Lokale antibakterielle Ther.: Einsatz von Gentamicin- oder Vancomycin-PMMA-Kugelketten, gentamicinhaltigem Kollagenvlies oder Taurolidin-Gel.

Begleitende systemische antibiotische Behandlung: Parallel zur operativen Behandlung der Osteomyelitis erfolgt nach der Materialgewinnung zur Keimidentifizierung eine systemische antibiotische Ther. zunächst mit einem Breitbandantibiotikum:

- Primär Gabe eines Cephalosporins der 1. oder 2. Generation, ggf. kombiniert mit einem Aminoglykosid. Für die Auswahl der Antibiotika ist eine gute Knochengängigkeit ein wichtiges Kriterium. Nach dem Vorliegen des Antibiogramms erfolgt dann ggf. eine Umstellung auf andere Antibiotika.
- Methicillinempfindlicher *Staphylococcus aureus:* Staphylokokken-Penicilline, z.B. Oxacillin, Flucloxacillin, Cephalosporine der 1. und 2. Generation, Clindamycin.
- Methicillinresistenter *Staphylococcus aureus:* Vancomycin, Teicoplanin, Clindamycin.
- Streptokokken: Aminopenicilline, z.B. Ampicillin, Amoxicillin, Acylureidopenicilline, z.B. Azlocillin, Piperacillin, Cephalosporine der 1. und 2. Generation, Cephalosporine der 3. Generation, Vancomycin, Teicoplanin, Clindamycin, Imipenem.

Auf eine parenterale antibiotische Initialther. von mind. 4–6 Wo. sollte eine orale Sequenzther. von gleicher Dauer bzw. bis zur Normalisierung der Entzündungsparameter folgen. Der Erfolg einer antibiotischen Langzeitther. in der Behandlung der chron. Osteomyelitis ist nicht gesichert.

16 Medikamentöse Therapie

Walter Behringer und Thomas Bitsch

16.1 Allgemeine Therapierichtlinien

Nichtsteroidale Antirheumatika (NSAR), Glukokortikoide (GK) und Basistherapeutika (DMARD) sind die medikamentösen Säulen der Rheumatherapie. Je nach Krankheitsbild sind Medikamente gegen Osteoporose oder Gicht zusätzlich erforderlich. Zur Vermeidung eines „Medikamenten-Cocktails" wird in der Rheumatologie nach Möglichkeit auf reine Analgetika, Antidepressiva, Myotonolytika und sog. Chondroprotektiva verzichtet. Sie werden deshalb in diesem Kapitel nicht aufgeführt. Die Medikation gestaltet sich oft schwierig, da der Rheumapatient oft kardiopulmonale und renale Grunderkrankungen aufweist und hierzu schon eine Medikation erhält. Die aufgeführten Indikationen (Ind.), Kontraindikationen (KI), Nebenwirkungen (NW) und Wechselwirkungen sind nur Anhaltspunkte und berücksichtigen die klinisch relevanten Gesichtspunkte, ersetzen aber nicht die Fachinformation!

- Sichere Diagnosestellung: Rheumatologische Therapien (Ther.) sind meist Langzeitther. mit Risiken, eine probatorische Ther. ist deshalb nicht zweckmäßig. Diagnosestellung bzw. Sicherung der Verdachtsdiagnose ggf. durch internistischen Rheumatologen.
- Information des Pat.: Eine Langzeitther. lebt von der Compliance. Pat. muss deshalb Nutzen und Risiken der Behandlung verstehen. Zweifel gleich zu Beginn ausräumen, erste schlechte Erfahrungen mit Basistherapeutika (BT) werden sonst leicht verallgemeinert.
- Information des Hausarztes: Auch er muss die Ther. mittragen. Häufig führen irrationale Ängste des Arztes, z.B. vor BT, zum vorzeitigen, nicht notwendigen Abbruch der Behandlung. Die Ängste des Arztes werden auf den Pat. übertragen!
- Zusätzlich zur kontinuierlichen Betreuung durch den Hausarzt sollten Pat. unter BT regelmäßig durch einen internistischen Rheumatologen kontrolliert werden, bei Vollremission auch in den ersten Jahren nach Beenden der Ther. Übliche Abstände der fachärztlichen Kontrolluntersuchungen sind je nach Aktivität der Erkrankung 3, 6 oder 12 Monate. Bei Komplikation der rheumatischen Erkrankung sofortige Kontaktaufnahme, insbes. wenn vom Hausarzt das Absetzen der Basisther. für notwendig erachtet wird.
- Eine gute Compliance des Pat. wird durch eine Selbstdokumentation des Medikamentenverbrauchs (GK-Dosis) und der Schmerzintensität gesichert. Dies wird durch ein vom Pat. selbst zu führendes Medikamententagebuch in kostensparender und übersichtlicher Weise ermöglicht.

16.2 Nichtsteroidale Antirheumatika (NSAR)

Indikationen Akute und chron. Arthritiden, Spondyloarthritis wie SpA, reaktive Arthritis und Psoriasisarthritis. Gichtanfall, aktivierte und dekompensierte Arthrosen, Tendomyopathien.

Wirkungsmechanismus Symptomatische analgetische, antiphlogistische und antipyretische Wirkung mit raschem Wirkungseintritt durch Hemmung der Cyclooxygenase und somit der Prostaglandinbiosynthese. Cyclooxygenase (Cox) existiert in mind. zwei Isoformen: Cox 1 = konstitutives Isoenzym und Cox 2 = induziertes Isoenzym.

- Cox 1 wird kontinuierlich zur Deckung des normalen Bedarfs an Prostaglandinen exprimiert.
- Cox 2 wird bei einer entzündlichen Reaktion vor Ort exprimiert.

> ! Selektive Cox-2-Inhibitoren wie Celecoxib und Etoricoxib haben bei gleicher Wirkstärke eine bessere Magen-Darm-Verträglichkeit, aber eine höhere kardiovaskuläre Schädlichkeit als die nichtselektiven NSAR (Marktrücknahme von Rofecoxib!).

Einteilung NSAR sind amphiphile Säuren mit prinzipiell gleicher Wirkung und ähnlichen NW. Eine Einteilung erfolgt nach der chemischen Struktur und der Plasmahalbwertszeit (▶ Tab. 16.1). Im klinischen Alltag ist es von Vorteil, sich auf ca. fünf Präparate zu konzentrieren und damit Erfahrung zu sammeln. Diclofenac und Ibuprofen sind der Standard, Indometacin ist gut wirksam bei SpA, aber auch Celecoxib kann eine Alternative sein. Das sehr wirksame Phenylbutazon ist nur als Kurzzeitther. bei schweren Schüben der SpA, der RA und der Gicht zugelassen.

> ! Generell Zurückhaltung mit der Verordnung von NSAR bei Pat. mit erhöhtem kardiovaskulärem Risiko!

Tab. 16.1 Übersicht NSAR: Gruppen geordnet nach Reihenfolge der historischen Entwicklung

Gruppe	Wirkstoff	Handelsname	max. Tagesdosis	Plasmahalbwertszeit
Saliylate	Acetylsalicylsäure	Aspirin®	5.000 mg	1 h
Pyrazolonderivate	Phenylbutazon	Ambene®	600 mg	70 h
	Oxyphenbutazon	Phlogont®	300 mg	20 h
	Mofebutazon	Mofesal®	600 mg	2 h
Indolessigsäure-Derivate	Acemetacin	Rantudil®	180 mg	5 h
	Indometacin	Amuno®	175 mg	4 h
	Proglumetacin	Protaxon®	1.200 mg	6 h
Arylessigsäure-Derivate	Diclofenac	Voltaren®	150 mg	2 h
	Lonazolac	Argun®	600 mg	6 h
	Aceclofenac	Beofenac®	200 mg	5 h
Anthranilsäure-Derivate	Mefenaminsäure	Ponalar®	1.500 mg	5 h
	Nifluminsäure	Actol®	750 mg	3 h
Arylpropionsäure-Derivate	Ibuprofen	Imbun®	2.400 mg	2 h
	Ketoprofen	Orudis®	300 mg	2 h
	Naproxen	Proxen®	750 mg	12 h
	Thiaprofensäure	Surgam®	600 mg	2 h
	Flurbiprofen	Froben®	300 mg	3 h

Tab. 16.1 Übersicht NSAR: Gruppen geordnet nach Reihenfolge der historischen Entwicklung *(Forts.)*

Gruppe	Wirkstoff	Handelsname	max. Tagesdosis	Plasmahalbwertszeit
Oxicamderivate	Piroxicam	Felden®	20 mg	50 h
	Tenoxicam	Tilcotil®	20 mg	70 h
	Meloxicam	Mobec®	15 mg	20 h
	Lornoxicam	Telos®	16 mg	4 h
Cox2-selektive Derivate	Celecoxib	Celebrex®	400 mg	10 h
	Etoricoxib	Arcoxia®	90 mg	24 h

Dosierungen

- Die Präparate mit kurzer Halbwertszeit (HWZ) < 5 h sind besser steuerbar als jene mit langer HWZ. Dies kann bei NW oder akzidentellen Überdosierungen und Wechselwirkungen von Vorteil sein. Überdies erlauben diese Präparate eine bedarfsweise Medikation.
- Antiphlogistische Wirkung: Zur Besserung eines akuten Geschehens (z.B. akute Monarthritis) max. Tagesdosis ausschöpfen!
- Analgetische Wirkung: kleinere Tagesdosen oft ausreichend.
- Die Einnahmehäufigkeit richtet sich nach der HWZ. Bei den Präparaten mit kurzer HWZ 2–4 x/d, bei den Präparaten mit langer HWZ 1 x/d.

Nebenwirkungen

- Gastrointestinale Störungen: Gastritis, Magen- und Darmulzera, okkulte GI-Blutungen sehr häufig, insbes. bei gleichzeitiger Einnahme von GK
- Allergische Reaktionen: Exanthem, Bronchospasmus
- ZNS-Störungen: Kopfschmerzen, Schwindel, Ohrensausen, Verwirrtheit
- KM-Schädigung: Agranulozytose, Leukozytopenie, Thrombozytopenie
- Leberschaden: Anstieg der Leberenzyme, Cholestase
- Nierenschaden: Ödeme, Anstieg der harnpflichtigen Substanzen
- Natrium- und Wasserretention: Blutdrucksteigerung

Kontraindikationen

- Ulzerationen des Magen-Darm-Trakts (Risikofaktoren beachten, ggf. ist der Einsatz von Cox2-selektiven NSAR erlaubt)
- Schwere Leber- und Nierenerkrankungen
- Blutbildungsstörungen
- Analgetikaintoleranz und Asthma bronchiale
- Gravidität und Stillzeit

Risikofaktoren für eine NSAR-induzierte Gastropathie

- Biologisch: Alter > 65 J., Multimorbidität, weibliches Geschlecht
- Gastrointestinal: Ulkus- und Blutungsanamnese, *Helicobacter-pylori*-Infektion
- Rauchen
- Alkoholabusus
- Medikamentös: Komedikation mit GK, Antikoagulation

!

- Etwa 6-fach erhöhtes Ulkusrisiko unter gleichzeitiger Gabe von NSAR mit GK!
- Etwa 10-fach erhöhtes gastrointestinales Blutungsrisiko bei gleichzeitiger Gabe von NSAR mit selektiven Serotonin-Wiederaufnahmehemmern (Citalopram, Fluoxetin, Sertalin)!
- Aufgrund der analgetischen Wirkung von NSAR können auch große Ulzera schmerzfrei sein!
- Unter gleichzeitiger Einnahme von NSAR und Diuretika ist die Gefahr einer Herzinsuffizienz doppelt so groß wie bei alleiniger Einnahme von Diuretika: Zurückhaltung mit NSAR bei koronarer Herzkrankheit (KHK) und Herzinsuffizienz!

16.3 Glukokortikoide (GK)

Indikation GK sind potente antiphlogistisch wirksame Substanzen. Sie sind deshalb grundsätzlich indiziert bei allen entzündlich-rheumatischen Erkrankungen mit Gelenkmanifestationen (RA, Spondyloarthritis mit peripherer Gelenkbeteiligung) oder Beteiligung der inneren Organe (Kollagenosen, Vaskulitiden) einschließlich der Muskulatur (Polymyalgia rheumatica, Poly-/Dermatomyositis), soweit die Basisther. (noch) nicht ausreicht (▶ Kap. 16.4).

Wirkung und NW Wichtigste therapeutische Wirkungen in der Rheumatologie sind die ausgeprägte Entzündungshemmung (mit der Folge der Analgesie) und die Immunsuppression. GK wirken jedoch nur symptomatisch, nicht kausal. Eine krankheitsmodifizierende Wirkung wird kontrovers diskutiert (wichtiger Unterschied zu DMARD). Gesichert ist aber, dass der Verlauf einer durch eine hochaktive entzündliche RA hervorgerufenen Osteoporose durch eine niedrig dosierte Prednisolonbehandlung entscheidend gebremst wird. Außerdem verringert sich durch die frühzeitige Gabe von 5 mg Prednisolon tägl. die radiologisch nachweisbare Progression der Gelenkzerstörung signifikant. In lebensbedrohlichen Situationen können GK lebensrettend wirken.
GK beeinflussen nahezu sämtliche Organe. Wirkungen und NW sind eng miteinander verknüpft (▶ Tab. 16.2). Das Risiko der NW steigt mit der Anwendungsdauer und der Dosis.

16

Tab. 16.2 Glukokortikoide: Wirkungen und Nebenwirkungen

Wirkungen	Nebenwirkungen
Hemmung der Proteinbiosynthese	Muskelatrophie Hautatrophie Osteoporose Wundheilungsstörungen
Steigerung der Glukoneogenese	Manifestation eines Diabetes mellitus
Fettabbau und Fettumverteilung	Stammfettsucht Vollmondgesicht
Vitamin-D-Antagonismus	Osteoporose
vermehrte Kaliumexkretion	Muskelkrämpfe

Tab. 16.2 Glukokortikoide: Wirkungen und Nebenwirkungen *(Forts.)*

Wirkungen	Nebenwirkungen
Natrium- und Wasserretention	Ödeme arterielle Hypertonie kardiale Dekompensation
Appetitsteigerung	Gewichtszunahme
Immunsuppression	erhöhtes Infektionsrisiko (Fallbeispiel ▶ Kap. 19.3)
Entzündungshemmung	Verschlimmerung einer bakteriellen Entzündung nach kurzzeitiger primärer Besserung der Krankheitszeichen
Wirkung auf Gefäße und Blutgerinnung	Thromboseneigung Hautblutungen aseptische Knochennekrosen
hämatologische Veränderungen	Zunahme der Granulozyten, Erythrozyten, Thrombozyten Abnahme zirkulierender Lymphozyten und Monozyten
Wirkungen am Auge	Katarakt, Glaukom
Beeinflussung endogener Regelkreise	NNR-Insuffizienz Impotenz Menstruationsstörungen, Hirsutismus
psychische Wirkung	Euphorie, Depression, Psychose
ulzerogene Wirkung	Magen- und Darmulzera insbes. in Kombination mit NSAR

! Erhöhtes Risiko von Sehnenrupturen unter langjähriger GK-Ther. in Verbindung mit Chinolonen (z.B. Ciprofloxacin)!

16.3.1 Systemische GK-Therapie

16

Applikationsweise

- Oral: Standardform in der Rheumatologie
- Intravenös: nur bei sog. „Pulstherapie"

Applikationszeitpunkt

- Die morgendliche Gabe ist zu bevorzugen, da der Plasmacortisolspiegel morgens physiologischerweise sein Maximum erreicht und dann der adrenale Regelkreis weniger gestört wird als bei abendlicher Gabe.
- Die abendliche Gabe ist in Ausnahmefällen erlaubt, wenn durch die morgendliche Applikation kein ausreichender antiphlogistischer Effekt erzielt wird, z.B. in der frühen Behandlungsphase einer Polymyalgia rheumatica. Dann aber abends weniger als ein Drittel der Gesamttagesdosis geben.

Präparateauswahl

- Standardpräparat: Prednisolon wegen kurzer Wirkungsdauer und nur geringer mineralokortikoider Wirkung. Bei Tabl. mit Bruchrille ist eine differenzierte Dosisänderung durchführbar.
- Weitere Präparate unterscheiden sich erheblich durch ihre relative Potenz (antiphlogistische Wirksamkeit) und Wirkdauer (▶ Tab. 16.3).
- Cortison und Cortisol nur zur Substitutionsther. bei NNR-Insuffizienz indiziert (z.B. nach langzeitiger GK-Behandlung in der Ausschleichphase).

Tab. 16.3 Systemische Glukokortikoide (Übersicht)

Glukokortikoide	Beispiel	Äquivalenzdosis
Biologische HWZ 8–12 h		
Cortisol	Hydrocortison®	20
Biologische HWZ 18–36 h		
Prednison	Decortin®	5
Prednisolon	Decortin® H	5
Prednyliden	Decortilen®	6
Deflazacort	Calcort®	6
Methylprednisolon	Urbason®	4
Cloprednol	Syntestan®	2,5
Biologische HWZ 24–48 h		
Fluocortolon	Ultralan®	5
Triamcinolon	Volon®	4
Biologische HWZ 36–72 h		
Paramethason	Monocortin®	2
Betamethason	Celestan®	0,75
Dexamethason	Fortecortin®	0,75
HWZ = Halbwertszeit		

!

- Depotpräparate sind generell kontraindiziert wegen verstärkter Gefahr der NNR-Insuffizienz!
- Methylprednisolon muss in der Leber zu Prednisolon umgewandelt werden; benötigt Zeit, v.a. bei vorgeschädigter Leber; bei morgendlicher Einnahme evtl. Depression der Hypophysen-NNR-Achse noch am Abend wirksam; teures Präparat!
- Bei ausgeprägter Morgensteifigkeit ist die Einnahme des Prednisolons mit verzögerter Freisetzung (Lodotra) um 22:00 Uhr eine Alternative zur frühmorgendlichen Einnahme um 6:00 Uhr!

Dosierung Bei entzündlichen Exazerbationen mit hoher Dosierung beginnen, die dann nach Wirkungseintritt stufenweise auf die Erhaltungsdosis reduziert wird.

- Die Initialdosis richtet sich nach der Schwere der Erkrankung:
  - Bei Beteiligung lebenswichtiger Organe (z.B. Niere oder Herz bei Kollagenosen, Augen bei Riesenzellarteriitis, Myositiden): 1–2 mg/kg KG Prednisolon
  - Bei entzündlichen Gelenkerkrankungen (RA, Spondyloarthritis wie reaktive Arthritis, Psoriasisarthritis): 0,25–0,5 mg/kg KG Prednisolon
- Danach ausschleichend weiterbehandeln (▶ Tab. 16.4). Bei abruptem Absetzen Gefahr der entzündlichen Exazerbation und der NNR-Insuffizienz

Tab. 16.4 Reduktionsschritte bei ausschleichender Therapie

Prednisolon-Tagesdosis	Reduktionsschritt
über 30 mg	je 5–10 mg
ab 30 mg	je 5 mg
ab 15 mg	je 2,5 mg
ab 10 mg	je 0,5–1 mg

- Als Erhaltungsdosis gilt die kleinste eben noch wirksame Dosis. Die Ausschleichgeschwindigkeit richtet sich nach der Schwere der Grunderkrankung und dem Grad des Therapieeffekts:
  - Bei Kollagenosen mit Beteiligung innerer Organe eher langsames Ausschleichen über Wo. und Mon.: Reduktionsschritte ca. alle 2-4-6 Wo.
  - Bei entzündlichen Gelenkerkrankungen meist innerhalb von Wo. auf die Erhaltungsdosis zurückgehen. Oberhalb einer aktuellen Dosis von 10 mg Prednisolon ca. alle 3-7-14 Tage, darunter alle 2–4 Wo. reduzieren
- Erhaltungsther.:
  - Bei Kollagenosen oft jahre- bis lebenslang mit der niedrigst möglichen Dosis.
  - Bei entzündlichen Gelenkerkrankungen oft komplettes Ausschleichen möglich. Manchmal ist weiterhin eine Low-Dose-Prednisolon-Ther. (1–7,5 mg/d) notwendig, in schweren Fällen auch mehr.

Überwachung In den ersten Mon. wöchentl., später alle 2–3 Mon. Anamnese (Gewichtszunahme?), klinische Untersuchung (kardiale Dekompensation?, Ödeme?), BB, Leber- und Nierenwerte, BZ, Urinstatus.

!

- Unter körperlicher Belastung (Stresssituationen, Unfall, OP) kann der endogene GK-Bedarf bis zum 10-Fachen ansteigen. Die Prednisolondosis muss entsprechend angepasst werden, ggf. Substitution durch Cortisol. Gefährdete Pat. sollten Hydrocortison® bei sich tragen!
- Um die Reaktionsfähigkeit der Hypophysen-NNR-Achse zu überprüfen, soll bei Dauerther. mit GK ein Tagesprofil für Cortisol (20:00 und 8:00 Uhr) oder ein ACTH-Test durchgeführt werden (morgens vor 8:00 Uhr 0,25 mg Synacthen i.v., Serumcortisolbestimmung vor Gabe, nach 30 und nach 60 min)!
- Komplettes Ausschleichen einer niedrig dosierten Prednisolon-Dauerther. birgt die Gefahr eines entzündlich-rheumatischen Schubs mit der Notwendigkeit einer höheren Ther., deshalb öfters eher 1–2,5 mg/d beibehalten!

Besondere Behandlungsformen

Low-Dose-Prednisolon-Therapie Langzeitther. mit Prednisolon in einer Dosis bis zu 7,5 mg/d gilt heute als Standardverfahren bei langzeitiger GK-Behandlung. Klassische Ind. ist die RA, die auf lange Sicht nicht steroidfrei behandelt werden kann. Vorteil dieser Therapieform ist die klinische Wirksamkeit bei nur geringem NW-Risiko (insbes. hinsichtlich Osteoporose). Eine vielzitierte „Cushing-Schwellendosis" muss in Frage gestellt werden, da bei einigen Pat. typische NW (Gewichtszunahme, Ödeme, Diabetes, Pergamenthaut, Osteoporose) auftreten.

Intravenöse „Pulstherapie" An je 3 aufeinanderfolgenden Tagen werden morgens je 250–500–1.000 mg Prednisolon in 500 ml 0,9-prozentiger Kochsalzlösung innerhalb von 3 h infundiert. Ind. sind Kollagenosen mit Organmanifestation und Vaskulitiden. Bei einzelnen Pat. kann man durch diese Therapieform eine Senkung des Gesamtsteroidbedarfs und des NW-Risikos erreichen. Mit NW wie RR-Erhöhung, Herzrhythmusstörungen, Kopfschmerzen, Flush und Psychosen ist zu rechnen.

Alternierende GK-Gabe GK-Einnahme jeden 2. Tag (z.B. 5-0-5-0 mg) oder wechselnde Dosierung (z.B. 7,5-5-7,5-5 mg). Klassische Ind. ist der Versuch zum Ausschleichen der GK bei bereits eingetretener NNR-Insuffizienz. Mit Compliancefehler muss gerechnet werden.

Prophylaxe der GK-assoziierten Osteoporose: geringste effektive GK-Dosis anstreben, tägl. Osteoporosegymnastik und ausreichende Sonnenexposition, Vitamin-D-Substitution.

16.3.2 Intraartikuläre Injektion von GK

Voraussetzung: genaue Kenntnisse der Gelenkanatomie, Beherrschung der Punktionstechnik, steriles Vorgehen (▶ Tab. 16.5, ▶ Tab. 16.6). Klassische Ind. ist die Monarthritis oder manchmal auch die Oligoarthritis einer entzündlich-rheumatischen Grunderkrankung (RA, reaktive Arthritis, Psoriasisarthritis, Gicht).

Tab. 16.5 Risiken einer intraartikulären GK-Injektion und Gegenmaßnahmen

Risiko	Vorgehen
Keimeinschleppung	strenge Asepsis, Injektionsraum
Absiedlung einer Allgemeininfektion	keine Injektion bei bestehendem Allgemeininfekt
kristallinduzierte Synovitis	Verwendung von Präparaten mit geringer Kristallgröße
aseptische Knochennekrose	nicht mehr als 3–4 Injektionen pro Gelenk und Jahr in mind. 4-wöchigen Abständen
Schädigung des Knorpels	sparsame Dosierung

Tab. 16.6 Empfohlene Dosierung intraartikulär applizierter GK

	Triamcinolonhexacetonid (z.B. Lederlon®)	Triamcinolonacetonid (z.B. Triam Hexal®)
große Gelenke	10–20 mg	20–40 mg
mittelgroße Gelenke	5–10 mg	10–20 mg
kleine Gelenke	2–5 mg	5–10 mg

16.4 Basistherapeutika (DMARD)

Disease modifying antirheumatic drugs (DMARD) sind unterschiedliche chemische Substanzen, die klinische und laborchemische Entzündungsparameter verbessern und den Krankheitsverlauf langfristig beeinflussen. Gemeinsame Merkmale sind ein verzögerter Wirkungseintritt nach Wo. bis Mon. und eine längere Wirkungspersistenz nach Absetzen. NW sind relativ häufig und teilweise lebensbedrohlich, deshalb sorgfältige Indikationsstellung und Überwachung. Verantwortungsvoller Umgang mit klassischen Basisther. und Biologika, da Jahrestherapiekosten von ca. 20.000 Euro.

Einteilung der BT nach Wirkungseintritt:

- Schnell wirkend (Wirkungseintritt < 4–6 Wo.): MTX, Leflunomid, Ciclosporin, Biologika
- Mittelschnell wirkend (Wirkungseintritt 9–16 Wo.): Sulfasalazin, Azathioprin, Cyclophosphamid
- Langsam wirkend (Wirkungseintritt > 17 Wo.): Chloroquin, Hydroxychloroquin

!

- Wegen gravierender NW ist eine strenge Indikationsstellung sowie eine klinische und laborchemische Überwachung der Basisther. unbedingt erforderlich!
- Voraussetzung für die Anwendung ist die gesicherte Diagnose mit entzündlicher Aktivität, der Ausschluss von KI, die Risikoabwägung mit dem Pat. mit Aufklärungsgespräch und gesicherten Überwachungsmöglichkeiten. Falls eine dieser Gegebenheiten nicht vorliegt, Abstand halten von dieser Medikamentengruppe!
- Kinderwunsch oder ungenügende Kontrazeption, Schwangerschaft und Stillzeit sind KI!

16.4.1 Chloroquin (z.B. Resochin®), Hydroxychloroquin (z.B. Quensyl®)

16

Wertung: Antimalariamittel mit belegtem antisynovitischen Effekt, jedoch nur schwach ausgeprägt. Kein sicherer antierosiver Effekt, deshalb geeignet für RA mit milder Verlaufsform ohne erosive Veränderungen und RA mit autoimmuner Prägung. Lang etablierte BT mit sehr geringem und gut steuerbarem NW-Profil. Dosisanpassung je nach Krankheitsaktivität leicht möglich. Gute Akzeptanz beim Pat., da im Gegensatz zu anderen BT keine ausgeprägte Immunsuppression mit Infektneigung. Verschiebung des intrazellulären pH-Werts ins basische Milieu und damit „physiologischer" Therapieansatz.

Ind.: Milde Verlaufsformen einer RA (nicht erosiv, kein initial hoher RF-Titer, keine viszerale Manifestation), juvenile idiopathische Arthritis, RA mit autoimmuner Prägung, mäßig aktiver SLE, Sjögren-Syndrom, Sklerodermie mit Tenosynovitiden, Mischkollagenose. Behandlungsversuch bei diabetischer Cheiropathie mit Tenosynovitiden.

KI: Myasthenia gravis, Retinopathien, Störungen der Hämatopoese, Chloroquinallergie, Porphyrie, Glukose-6-P-Dehydrogenase-Mangel.

NW:

- Magen-Darm-Trakt: Übelkeit, Erbrechen, Bauchschmerzen bei Meteorismus, Diarrhöen

- Haut: Exanthem, Pigmentstörungen, Fotosensibilisierung, Psoriasis-Verschlechterung
- ZNS: Kopfschmerzen, Schwindel, Tremor, Psychosen, Agitiertheit mit Schlafstörungen, Verwirrtheit
- Blutbildung: sehr selten Agranulozytose, aplastische Anämie, Leukopenie
- Auge: Farbsehstörungen, Hornhautablagerungen, irreversible Retinopathie
- Muskulatur: Myopathie mit Muskelschwäche und Schmerzen

Dosierung: Chloroquindiphosphat 250 mg/d, Hydroxychloroquindiphosphat 200 mg/d (< 50 kg KG), 400 mg/d (> 65 kg KG). Bei unzureichendem Ansprechen unter 200 mg/d oder RA-Schüben passagere Dosiserhöhung auf 400 mg/d für 6–8 Wo.

Überwachung: augenärztliche Kontrolle vor Therapiebeginn und alle 6 Mon. BB, Krea, U-Status, GOT, GPT, γ-GT, AP alle 3 Mon.

Therapieunterbrechung/-abbruch:
- Bei ersten Anzeichen einer Retinopathie (Rotsehen?): Objektivierung durch den Augenarzt!

> Die Berücksichtigung einer kumulativen Gesamtdosis, nach deren Erreichen die Medik. beendet werden muss (früher z.B. 100–200 g), wird heute nicht mehr allgemein als notwendig erachtet. Das Auftreten einer Retinopathie hängt höchstwahrscheinlich von der tägl. Dosis (> 5 mg/kg KG Hydroxychloroquin), nicht von der Gesamtdosis ab.

- Generalisiertes Exanthem mit Pruritus, Verschlechterung einer Psoriasis
- Schwere gastrointestinale Symptome mit Übelkeit, Magenkrämpfen oder Diarrhöen
- BB-Veränderungen: Leukozytopenie < 3.000/μl, Granulozytopenie < 2.000/μl, Thrombozytopenie < 100.000/μl

Wechselwirkungen:
- Erhöhtes NW-Risiko durch gleichzeitige Einnahme von Indometacin, Phenylbutazon, Cimetidin, Cotrimoxazol und Alkohol
- Lebensbedrohliche Herzrhythmusstörungen (Torsade-de-Pointes-Tachykardie) durch gleichzeitige Einnahme von Antidepressiva (Amitriptylin, Venloflaxin). QT-Zeit-Verlängerung beachten
- Verstärkung der MTX-Wirkung

Wirkungseintritt: nach 4–6 Mon., Maximum der Wirkung oft erst nach 6–12 Mon.

> **!** Ein klinisches Ansprechen ist bei zwei Drittel aller Pat. erst nach 6 Mon. zu erwarten!

16.4.2 Sulfasalazin (z.B. Pleon® RA)

Wertung: ausgeprägte antisynovitische Wirkung. Therapieabbrüche meist wegen (meist subjektiv) inakzeptabler NW (leichtes Exanthem mit Pruritus, allgemeines Unwohlsein, Stimmungsschwankungen). Die Pat. müssen tägl. 2–6 große Tabl. einnehmen, dies hemmt die Compliance. Guter Kombinationspartner mit Hydroxychloroquin plus MTX in überzeugenden Kombinationsstudien.

Ind.: RA mit geringer bis mittlerer Aktivität, Spondyloarthritis mit peripherem Gelenkbefall.

KI: Sulfonamidallergie, akute intermittierende Porphyrie, eingeschränkte Nieren- oder Leberfunktion, Blutbildstörungen, Glukose-6-Phosphat-Dehydrogenasemangel (Mittelmeeranrainer).

NW:

- Magen-Darm-Trakt: Übelkeit, Erbrechen
- ZNS: Depression, Müdigkeit, Schwindel, Kopfschmerzen, Tinnitus
- Leber: Transaminasenerhöhungen, Hepatitis
- Haut und Schleimhäute: Urtikaria, Exanthem
- Lunge: interstitielle Pneumonitis, fibrosierende Alveolitis
- Blutbildung: Leukopenie, Thrombopenie, aplastische Anämie
- Immunsystem: Bildung von ANA und nDNS-AK, Hypoglobulinämie

Dosierung:

- Tagesdosis 2–3 g (z.B. 2–3 x 2 Tbl. à 500 mg).
- Einschleichendes Dosierschema: 1. Wo. 0-0-1 Tbl. tägl.; 2. Wo. 1-0-1 tägl.; 3. Wo. 2-0-1 tägl.; ab 4. Wo. 2-0-2 Tbl. tägl.
- Eine raschere Aufsättigung bis zur Volldosis von 2–3 g/d ist möglich. Dosisreduktion bei NW (Exanthem, Depression) oder BB- bzw. Leberwerterhöhungen.

Überwachung: zunächst alle 2 Wo., später alle 6 Wo., während der Dauerther. alle 2–3 Mon. Anamnese, Inspektion, BB, Transaminasen, Kreatinin und Urinstatus.
Therapieunterbrechung/-abbruch: bei gravierenden klinischen bzw. laborchemischen Ereignissen.
Wechselwirkungen: Antibiotika verringern die Resorption von Sulfasalazin. Wirkungsverstärkung von Kumarinderivaten, Sulfonylharnstoffen und MTX.
Wirkungseintritt: nach 2–4 Mon., Wirkungsmaximum erst nach 6–12 Mon. zu erwarten.

> **!** Bei unzureichender Wirkung von Sulfasalazin Dosiserhöhung von 2 g auf 3 g/d versuchen!

16.4.3 Methotrexat (z.B. Lantarel®)

Wertung: Mittel der Wahl und damit häufigste BT bei RA, da rascher Wirkungseintritt, gut verträglich, gut steuerbar und wegen relativ geringer NW-Rate langjährige Behandlung möglich. MTX ist das Medikament, um das sich alles in der Kombinationsther. dreht. Klinisch und laborchemisch stark wirksam, röntgenologisch gilt die Progressionshemmung als gesichert. KI wie rezidivierende bronchopulmonale Infekte bei Nikotin-, Alkoholabusus oder Compliancestörungen (keine klinischen und serologischen Kontrollen) sollten stets vor Therapieeinleitung beachtet werden.
Ind.: aktive RA als Mittel der Wahl, Psoriasisarthritis, Kollagenosen, Polymyalgia rheumatica und Riesenzellarteriitis mit hohem GK-Bedarf, adultes Still-Syndrom, GPA, JIA.
KI: Infektneigung (Raucheranamnese), Wundheilungsstörungen (Diabetes mellitus), Alkoholabusus, Leber- und Nierenfunktionsstörungen, Ulzera des Magen-Darm-Trakts, Unzuverlässigkeit des Pat.

NW:

- Lunge: interstitielle Pneumonitis (= lymphozytäre Alveolitis) mit trockenem Husten, Atemnot, Fieber und Krankheitsgefühl als lebensbedrohliche NW mit hoher Letalität

> **!** Bei geringstem Verdacht auf Pneumonitis sofort MTX absetzen und hochdosierte GK (50 mg/d für 1–2 Wo.). Diese NW kann jederzeit, auch nach langjähriger Ther. auftreten.

- Blutbildung: Leukopenie, Thrombopenie.
- Magen-Darm-Trakt: Übelkeit und Völlegefühl 1–2 Tage nach Einnahme können oft durch andere Einnahmemodalitäten (abends mit dem Essen mit viel Flüssigkeit, Dosisaufteilung in 12 h, Umstellung von p.o. auf s.c.) gelindert werden.
- Leber: Transaminasenerhöhung, medikamentös-toxische Hepatitis.
- Haut und Schleimhäute: Exanthem, Stomatitis, Wundheilungsstörungen.
- Harnblase: Zystitis.
- ZNS: Kopfschmerzen, Schwindel, Parästhesien, Psychosen, Stimmungsschwankungen.
- Immunsuppression: Infektanfälligkeit mit Bronchitis, Pneumonie, Herpes Zoster.
- Rheumaknoten: Verstärkung von Knoten, die sich nach Absetzen zurückbilden.
- Potenzstörungen: werden oft nicht angesprochen; Compliance!
- Osteoporose: Beeinflussung auf die Knochendichte nicht auszuschließen.

Dosierung: 15 mg/Wo. als Standarddosierung. Therapiebreite 7,5–25 mg/Wo. p.o., i.m. oder s.c. Bei ungenügendem Ansprechen unter oraler Medikation Wechsel auf s.c. Zur Minimierung von NW Folsäure 5 mg 24 h nach MTX (Wirkungsbeeinträchtigung jedoch möglich).

Überwachung: in den ersten Mon. wöchentl., später monatlich und dann alle 2–3 Mon. Anamnese, klinische Untersuchung mit Lungenauskultation, Transaminasen, BB, Kreatinin, Urinstatus. Auf Stimmungsschwankungen und Depression achten!

Therapieunterbrechung/-abbruch:

- Bei gravierenden NW (Anstieg der Transaminasen auf das 3- bis 5-Fache des Referenzwerts), bei Verdacht auf Pneumonitis (unproduktiver Husten, Dyspnoe, Fieber)
- Bei schweren NW (Pneumonitis, aplastisches Syndrom) sofortiges Absetzen von MTX, Gabe von Folsäure 50–100 mg/d i.v. und Prednisolon 100 mg/d für einige Tage. Transaminasenerhöhung über das 2- bis 3-Fache über 4–6 Wo. (Alkohol? NSAR?). Nierenfunktionseinschränkung (NSAR? Urikosurika? Trimethoprimsulfamethoxazol?)

Wechselwirkungen: Verstärkung der Alkoholwirkung, deshalb Alkohol unter der MTX-Ther. vermeiden! Wirkungsverstärkung durch NSAR, Sulfonamide, Tetrazykline und Penicillin.

Wirkungseintritt: rasch nach 4–6 Wo., max. Wirkung nach 6–24 Mon.

> **!**
> - Vor Einleitung einer MTX-Ther.: Rö.-Thorax, Tbc-Screening, Hepatitis B- und C-Serologie!
> - Rascherer Wirkungseintritt (6 Wo. nach Behandlungsbeginn) und weniger gastrointestinale NW unter parenteraler Gabe!
> - Bei fehlendem Ansprechen unter oraler Gabe Änderung auf parenterale Applikation und ggf. Einleitung einer hochdosierten MTX-Medik. (25 mg/Wo.) für 8–10 Wo.!

- Keine gemeinsame Gabe von MTX mit dem Folsäureantagonisten Cotrimoxazol!
- Das Auftreten von Rheumaknoten kann MTX-NW sein und muss nicht Progressionszeichen einer RA sein!

16.4.4 Leflunomid (z.B. Arava®)

Wertung: stark wirksame BT mit raschem Wirkungseintritt und Minimierung der radiologischen Befundprogression. Akzeptable Verträglichkeit bei vorausgesetzt engmaschigen klinischen (RR-Erhöhung? Pneumonitis?) und serologischen (Hepatitis?) Kontrollen.
Ind.: aktive RA mit prognostisch ungünstigen Faktoren. Therapieversagen unter MTX. Psoriasisarthritis. Erhaltungsther. in Remission bei GPA.
KI: ausgeprägter Leberparenchymschaden, schwere Niereninsuffizienz, arterielle Hypertonie, Alkoholabusus.
NW:

- Magen-Darm-Trakt: weicher Stuhlgang, Diarrhö; oft bei Dosisreduktion oder Pause, dann kein Problem mehr
- Leber: Transaminasenerhöhung (2- bis 3-fache Erhöhung kann toleriert werden)
- Arterielle Hypertonie: Herzpalpitationen, Angina pectoris, Schwindel, Kopfschmerzen bis zu Zeichen der hypertensiven Krise
- Lunge: Pneumonitis ähnlich wie unter MTX
- Haut und Schleimhäute: Exantheme, Alopezie
- Immunsystem: Infektanfälligkeit
- Blutbildung: Panzytopenie

Dosierung: 10–20 mg/d, Dosisanpassung je nach Krankheitsaktivität und NW-Profil (auch 15-mg-Tabl. verfügbar). Die früher empfohlene Initialdosis von 100 mg/d über 3 Tage hat man wegen deutlich erhöhtem NW-Risiko verlassen.
Überwachung: in den ersten Mon. wöchentl., später monatlich Anamnese, klinische Untersuchung (RR, Lungenauskultation), Transaminasen, BB, Kreatinin, Urinstatus.
Therapieunterbrechung/-abbruch: bei gravierenden NW (> 2- bis 3-fache Transaminasenerhöhung, Diarrhö, Exanthem, arterielle Hypertonie). Bei V.a. Pneumonitis (unproduktiver Husten, Dyspnoe, Fieber) Pneumonie ausschließen (Rö.-Thorax) und sicherheitshalber Auslassversuch. Bei toxischen Reaktionen (Panzytopenie) sofortiges Absetzen und Beschleunigen der Ausscheidung von Leflunomid mit Hilfe von Colestyramin (z.B. Quantalan®) 24 g/d oder Aktivkohle 50 g über ca. 11 Tage.
Wechselwirkungen: keine gleichzeitige Einnahme von Aktivkohle oder Colestyramin, da Abnahme des Wirkspiegels.
Wirkungseintritt: nach 4–6 Wochen ähnlich wie bei MTX.

!

- Risiko der medikamentös-toxischen Hepatitis unter gleichzeitiger MTX-Ther. deutlich erhöht, deshalb Zurückhaltung dieser Kombinationsther. trotz guter Studienergebnisse!
- Unter der Behandlung mit Leflunomid an arterielle Hypertonie denken!

16.4.5 Azathioprin (z.B. Imurek®)

Wertung: Reservemedikation bei RA mit relativ guter Verträglichkeit. Wird vorwiegend hepatisch verstoffwechselt, deshalb Option bei LORA mit eingeschränkter Nierenfunktion. Klinisch und radiologisch schwächer wirksam als MTX, jedoch nachgewiesenem glukokortikoidsparendem Effekt. Mittel der Wahl bei Kollagenosen und Vaskulitiden.
Ind.: aktive RA mit erhöhtem GK-Bedarf, SLE mit Organbeteiligung, andere Kollagenosen und Vaskulitiden, Behçet-Krankheit.
KI: Leberinsuffizienz, Blutbildungsstörungen, Infektionserkrankungen (Tbc). Allergie gegen Azathioprin und/oder 6-Mercaptopurin.
NW:

- Magen-Darm-Trakt: Übelkeit, Erbrechen, cholestatische Hepatitis, Pankreatitis
- Haut und Schleimhäute: Alopezie
- Blutbildung: Leukozytopenie, Thrombozytopenie, Anämie
- Immunsystem: Infektionsneigung (Bronchitis, Herpes Zoster), DD aseptisches Fieber

Dosierung: 50–150 mg Tagesdosis mit Volldosis 1–2 mg/kg KG/d. Startdosis 50 mg/d in 1. Wo mit Steigerung auf 100 mg 2. Wo. Bei GFR < 10 ml/min Dosisreduktion auf 75 % der sonst gewünschten Dosis. Keine Komedikation mit Allopurinol (Hemmung der Metabolisierung des Azathioprins, dadurch toxische Blutspiegel).
Überwachung: alle 1–2 Wo. in den ersten Mon., später monatlich Anamnese, körperliche Untersuchung BB, Transaminasen, Krea.
Therapieunterbrechung/-abbruch: bei Myelodepression mit Leukozytopenie (< 3.000/µl), Granulozytopenie (< 2.000/µl) und Thrombozytopenie (< 100.000/µl), gehäuften Infekten und Fieberreaktionen.
Wechselwirkungen: Wirkungsverstärkung durch Cotrimoxazol und Allopurinol.
Wirkungseintritt: nach etwa 2–3 Mon., max. Wirkung nach etwa 6 Mon.

> ! Abgrenzung der Anämie bei SLE unter Azathioprinmedikation: Myelosuppression, Entzündungsanämie, Blutungsanämie, Immunthrombozytopenie!

16.4.6 Ciclosporin A (z.B. Sandimmun® Optoral)

Wertung: Reservemedikament wegen Nephrotoxizität. Im Vergleich zu MTX geringerer Effekt auf Gelenkschmerz und -schwellung. Antierosiver Effekt möglich.
Ind.: aktive RA mit prognostisch ungünstiger Verlaufsform und Versagen vorausgegangener, stark wirksamer BT (MTX, Leflunomid). SLE und Therapieversuch bei anderen Kollagenosen wie Poly-/Dermatomyositis. Psoriasisarthritis mit schwerer Verlaufsform.
KI: Niereninsuffizienz, arterielle Hypertonie, schwere Lebererkrankungen, Hyperurikämie, maligne Erkrankungen (auch anamnestisch).
NW:

- Haut und Schleimhäute: Hypertrichose, Exanthem, Gingivahyperplasie
- Kreislaufsystem: arterielle Hypertonie
- Niere: Niereninsuffizienz, Hyperkaliämie, Hyperurikämie
- ZNS: Müdigkeit, Schwindel, Kopfschmerzen
- Magen-Darm-Trakt: Übelkeit, Erbrechen, Transaminasenanstieg

Dosierung: Beginn mit 2,5 mg/kg KG/d, nach jeweils 8 Wo. Steigerung um 0,5 mg/kg KG/d bis zum therapeutischen Effekt oder bis etwa 5 mg/kg KG/d Höchstdosis. Falls bei dieser Dosis keine Wirkung eingetreten ist, absetzen.
Überwachung: in den ersten 2 Mon. alle 1–2 Wo., später alle 4 Wo. Anamnese, körperliche Untersuchung mit RR-Kontrollen und besonderes Augenmerk auf engmaschige Kontrolle der Nierenfunktion (Krea, Krea-Clearance, Urinstatus auf Proteinurie).
Therapieunterbrechung/-abbruch: Kreatininanstieg > 30 % des Ausgangswerts, arterielle Hypertonie, Transaminasenanstieg (3- bis 5-Fache der Norm kann toleriert werden).
Wechselwirkungen: erhöhtes Risiko der Niereninsuffizienz bei nephrotoxischen Medikamenten wie NSAR, Ciprofloxacin und Aminoglykosiden.
Wirkungseintritt: nach 4–6 Wo., max. Wirkung nach 6 Mon.

16.4.7 Mycophenolatmofetil (z.B. Cellcept®)

Wertung: Immunsuppressivum aus der Transplantationsmedizin, das sich in der Behandlung der Lupusnephritis etabliert hat. Auch bei anderen Kollagenosen mit Myositis und Vaskulitiden Therapieoption. Reservemedikament bei Versagen, KI oder NW von Azathioprin.
Ind.: Lupusnephritis als klassische Ind., in einigen Studien sogar Cyclophosphamid überlegen.
KI: aktive Infektionen.
NW:

- Magen-Darm-Trakt: Diarrhöen, Übelkeit, Brechreiz
- Infektionen: Bronchitis, Pneumonie, Zystitis, Herpes zoster
- Blutbildung: Leukozytopenie, Transaminasenerhöhung
- Haut und Schleimhäute: Hypertrichose

Dosierung: Startdosis 2 × 500 mg/d, Steigerung über 2 × 1.000 mg/d bis auf 3 × 1.000 mg/d bei guter Verträglichkeit.
Überwachung: in den ersten 2 Mon. alle 2–4 Wo., später alle 4 Wo. Anamnese, körperliche Untersuchung, BB, Transaminasen, Krea und Urinstatus.
Therapieunterbrechung/-abbruch: gravierende NW wie Infektionen, Leukozytopenie und gastrointestinale NW.
Wechselwirkungen: erhöhtes Risiko der Niereninsuffizienz bei nephrotoxischen Medikamenten wie NSAR und Gyrasehemmern.
Wirkungseintritt: nach 6–8 Wo., max. Wirkung nach 6 Mon.

16.4.8 Cyclophosphamid (z.B. Endoxan®)

Wertung: sehr stark wirksames Immunsuppressivum mit nachgewiesener Hemmung der radiologischen Progression. Früher Reservemedikament nach Versagen von parenteralem Gold, MTX und Leflunomid, heute selten wegen Biologika. Bei Kollagenosen mit Befall von ZNS und Niere Mittel der Wahl nach den GK und zur Steroideinsparung bei Langzeitther. Limitierend für den Einsatz ist die Karzinogenität, die Minderung der Infektionsresistenz und die hämorrhagische Zystitis mit Entwicklung von Blasenkrebs. Die Kurzzeitverträglichkeit ist gut (Dosis viel geringer als bei der Tumorther.). Durch die Bolusther. kann die kumulative Dosis im Vergleich zur oralen Ther. reduziert werden.
Ind.: aktive RA mit viszeralen Manifestationen und/oder Vaskulitis. Reservemedikament nach Versagen anderer BT. Vaskulitiden und Kollagenosen mit Organbeteiligung (Lupusnephritis, GPA). Adultes Still-Syndrom.

KI: schwere KM-Depression, akute Infektionen.
NW:
- Haut und Schleimhäute: Alopezie
- Blutbildung: Leukozytopenie, Thrombozytopenie
- Immunsystem: Infektanfälligkeit, Induktion eines Malignoms (Blasenkarzinom)
- Harnwege: hämorrhagische Zystitis

Dosierung:
- Dauerther.: einschleichend beginnen mit 50 mg/d und Steigerung auf 2 mg/kg KG tägl.(!), also 100–150 mg/d morgens mit viel Flüssigkeit (2–3 l/d) einnehmen, um die Konzentration toxischer Metaboliten im Urin niedrig zu halten. Intensiviertes Schema bei foudroyanten Krankheitsverläufen 3–4 mg/kg KG/d für einige Tage bis wenige Wo. Gesamte kumulative Dosis von 30 g sollte wegen erhöhtem Krebsrisiko nicht überschritten werden.
- Bolusther.: 15–20 mg/kg KG als Infusion (sichere intravenöse Lage des Zugangs!). Auflösen zunächst in Aqua ad inj, dann in 500 ml NaCl 0,9 %. Infusion über 2–4 h. Zusätzliche Gabe von Mesna (z.B. Uromitexan®), etwa 20 % der Gesamtdosis des Cyclophosphamid i.v. (bei 1.000 mg Cyclophosphamid also jeweils 200 mg Uromitexan®) jeweils zu den Stunden 0, 4 und 8 nach Beginn der Infusion als Bolus. Mesna bindet urotoxische Metaboliten und verhindert somit die hämorrhagische Zystitis (und wohl auch Blasenkarzinome). Kombination mit GK als sog. Fauci-Schema. Der Abstand zwischen den Infusionen beträgt 3–4 Wo. Dosis der weiteren Infusionen hängt vom Leukozytenabfall zwischen dem 8. und 12. Tag (Nadir) ab. Die Leukozytenzahl von 3.000/µl sollte nicht unterschritten werden, dann Dosisreduktion. Aber auch Erhöhung der Dosis möglich, wenn Leukozyten unter der Ther. nicht abfallen.

Überwachung: anfangs 1–2 × wöchentl., später in größeren Abständen Anamnese, körperliche Untersuchung, BB (Leukozytennadir etwa 10–14 Tage nach Infusion), Transaminasen, Krea, Urinstatus.
Therapieunterbrechung/-abbruch: bei schweren NW.
Wechselwirkungen: Wirkungsverstärkung von Insulin und Antidiabetika. Erhöhtes Risiko einer Myelosuppression unter gleichzeitiger Allopurinol-Medik.
Wirkungseintritt: einige Wo. nach Therapiebeginn.

> **!**
> - Die kumulative Gesamtdosis von 30 g sollte wegen der Gefahr der Spätneoplasie nicht überschritten werden!
> - Cyclophosphamid ist oft lebensrettend bei Kollagenosen und Vaskulitiden mit schwerer Organmanifestation!

16.4.9 Apremilast (z.B. Otezla®)

Wertung: oraler Phosphodiesterase-4-Inhibitor mit Modulation eines Netzwerks pro- und antiinflammatorischer Mediatoren, die bei der Psoriasisarthritis eine Rolle spielen.
Ind.: aktive Psoriasisarthritis mit Versagen konventioneller Basisther. (MTX, Leflunomid) und Biologika (Etancercept, Adalimumab).
KI: akute und chron. Infektionen, hereditäre Galaktoseintoleranz, Laktasemangel oder Glukose-Galaktose-Malabsorption.
NW:
- Magen-Darm-Trakt: Diarrhöen, Übelkeit, Brechreiz, verminderter Appetit
- Infektionen: Bronchitis, Pneumonie, Zystitis, Herpes zoster

- Nervensystem: Migräne, Schlaflosigkeit, Spannungskopfschmerz, Depression
- Haut und Schleimhäute: Exantheme

Dosierung: Aufdosierung mit 2 × 10 mg/d, 2 × 20 mg/d auf 2 × 30 mg/d. Bei Pat. mit stark eingeschränkter Nierenfunktion (GFR < 30 ml/min) sollte die Dosis auf 30 mg einmal tägl. reduziert werden (Abenddosis auslassen).
Überwachung: in den ersten 2 Mon. alle 2–4 Wo., später alle 4 Wo. Anamnese, körperliche Untersuchung, BB, Transaminasen, Krea und Urinstatus. Bei untergewichtigen Pat. engmaschige Gewichtskontrolle, ggf. Abklärung und Absetzen der Medik.
Therapieunterbrechung/-abbruch: gravierende NW wie Infektionen, massiver Gewichtsverlust und gastrointestinale NW.
Wechselwirkungen: Wirkungsverlust bei gleichzeitiger Gabe von CYP3A4-Induktoren (z.B. Rifampicin, Carbamazepin, Johanniskraut). Apremilast kann zusammen mit MTX und oralen Kontrazeptiva angewandt werden.
Wirkungseintritt: nach 6–8 Wo., max. Wirkung nach 6 Mon.

16.4.10 Baricitinib (z.B. Olumiant®)/Tofacitinib (z.B. Xeljanz®)

Wertung: Januskinase-Inhibitor (JAK-Inhibitor) mit selektiver und reversibler Inhibition der JAK 1 und 2 (Baricitinib) bzw. JAK 1, 2 und 3 (Tofacitinib), die damit die Bildung der proinflammatorischen Zytokine hemmen.
Ind.: schwere aktive RA mit unzureichendem Ansprechen auf mehrere vorangegangene BT. Monother. oder auch in Kombination mit MTX.
KI: aktive Tbc, Hepatitis B und C, Schwangerschaft.
NW:

- Infektionen: Pneumonie, Pharyngitis, Sinusitis, Herpes zoster, Herpes-simplex-Infekte, Harnwegsinfektionen, Zellulitis
- Hypercholesterinämie, Hypertriglyzeridämie
- Thrombozytose, Neutropenie, Erhöhung von Leberwerten und CK
- Gewichtszunahme

Dosierung: Baracitinib 4 mg/d, eine Dosis von 2 mg kann für bestimmte Pat. angebracht sein. Tofacitinib 2 × 5 mg/d.
Überwachung: in den ersten 2 Mon. alle 2–4 Wo., später alle 4 Wo. Anamnese, körperliche Untersuchung, BB, Transaminasen, Krea und Urinstatus. In den ersten 12 Wo. nach Therapiebeginn Lipidparameter.
Therapieunterbrechung/-abbruch: gravierende NW wie Infektionen, Neutropenie, Lymphopenie, Anämie, Leberschädigung, Krea-Clearance < 30 ml/min.
Wechselwirkungen: Kombination mit MTX möglich, keine erhöhte NW-Rate.
Wirkungseintritt: schnelles klinisches Ansprechen binnen 2–4 Wo., Wirkungsbeurteilung 3 Mon.

16.5 Biologika (biologische DMARD)

Diese Gruppe der biotechnologisch hergestellten Medikamente stellen einen Eingriff in das Immunsystem dar und bedürfen engmaschiger klinischer Kontrollen. Sie gehören in die Hand des Spezialisten, der mit dieser Ther. vertraut ist. Die Biologika sind hochpreisig und werden deshalb erst eingesetzt, wenn die herkömmlichen DMARD nicht ausreichend wirksam sind oder nicht vertragen werden.
Dem Pat. ist deutlich zu erklären, dass diese Ther. nichts „Biologisches" ist und mit lebensbedrohlichen NW einhergehen kann. Alle Biologika müssen parenteral verabreicht und im Kühlschrank gelagert werden. Schmerzen und Rötung an der Ein-

stichstelle bei s.c.-Gabe sind harmlos und können ggf. mit Kühlpacks oder Kortikoidsalbe gelindert werden.
Vor Einleitung einer Biologikather. sind folgende Untersuchungen obligat:

- Anamnese auf aktive und latente Tbc (Pleuritis in der Kindheit? mit „Wasser in der Lunge"?)
- Bei Hinweisen auf eine latente Tbc: Prophylaxe mit Isoniazid (INH) und ggf. Vitamin B_6 über 9 Mon., beginnend 4 Wo. vor der Biologikather.
- Anamnese auf akute und chron. Infektionen (rezidivierende Bronchitis, Pneumonie, Herpes zoster, Zystitis), Raucheranamnese
- Anamnese auf Malignome: Lymphome und Melanom unter TNF-Ther. gehäuft
- Aktueller Rö.-Thorax: postspezifische Residuen, Lungenfibrose, Schwielenbildungen
- Interferon-Release-Assay (Quantiferon-Test): Nachweis einer früheren Exposition mit *Mycobacterium tuberculosis*
- Hepatitis-B- und -C-Serologie

In der neusten Systematik werden Biologika auch als biologische DMARD (bDMARD) in Abgrenzung zu den konventionellen synthetischen DMARD (csDMARD), wie MTX, Leflunomid, Sulfasalazin usw., bezeichnet. Die neu zugelassenen JAK-Inhibitoren werden in dieser Nomenklatur als targeted synthetic DMARD (tsDMARD) und die sog. Biosimilars als bsDMARD bezeichnet.

16.5.1 Etanercept (z.B. Enbrel®)

Wertung: TNF-alpha-Rezeptor-Fc-Fusionsprotein, das TNF-alpha zu binden und zu neutralisieren vermag. Biologikum mit Langzeiterfahrung und guter Steuerbarkeit wegen kurzer HWZ.
Ind.: aktive RA, Spondyloarthritis wie SpA und Psoriasisarthritis, JIA.
KI: aktive und latente Tbc, akute und chron. Infekte, dekompensierte Herzinsuffizienz, demyelinisierende Erkrankungen.
NW:

- Haut und Schleimhäute: Exanthem, Pruritus, kutane Vaskulitis, Psoriasis, lupusähnliches Syndrom
- Infektionen: Bronchitis, Pneumonie, Zystitis, Abszesse
- Blutbildung: Leukozytopenie, Thrombozytopenie, aplastische Anämie
- Nervensystem: Kopfschmerzen, multiple Sklerose, Neuritis nervi optici
- Herz-Kreislauf: kardiale Dekompensation

Dosierung: 50 mg s.c./Wo. oder 25 mg s.c. 2 ×/Wo., Ausdehnung der Intervalle bei klinischer Besserung oft möglich.
Überwachung: anfangs wöchentl., später monatlich Anamnese, körperliche Untersuchung, BB, Leber- und Nierenwerte, Urinstatus. Bei Infektverdacht Rö.-Thorax.
Therapieunterbrechung/-abbruch: gravierende NW.
Wirkungseintritt: nach 2–3 Wo., max. Wirkung nach 3 Mon.

16.5.2 Adalimumab (z.B. Humira®)

Wertung: monoklonaler humaner AK mit hoher Bindungsaffinität an TNF-alpha und damit Neutralisierung von TNF-alpha. Längere HWZ als Etanercept, jedoch noch gute Steuerbarkeit. Gute Akzeptanz bei Pat., da bei gutem klinischem Ansprechen oft Ausdehnung der Injektionsintervalle auf 3–4 Wo. oder in seltenen Situationen auch auf 2–3 Mon. möglich.

Ind.: aktive RA, SpA mit Spondylitis ankylosans, Psoriasisarthritis, JIA, Crohn-Krankheit, Colitis ulcerosa, Uveitis.
KI: aktive und latente Tbc, akute und chron. Infektionen, dekompensierte Herzinsuffizienz, demyelinisierende Erkrankungen.
NW:
- Haut und Schleimhäute: Exanthem, Pruritus, Alopezie, Psoriasis, lupusähnliches Syndrom
- Infektionen: Sinusitis, Bronchitis, Otitis media, Zystitis, vaginale Candidamykose, Abszesse
- Blutbildung: Leukozytopenie, Thrombozytopenie, Anämie
- Stoffwechsel: Hyperlipidämie, Hypercholesterinämie, Gewichtszunahme (Compliance!)
- Nervensystem: Kopfschmerzen, Schwindel, Parästhesien, Depression, Schlafstörungen
- Herz-Kreislauf: Verschlechterung einer Herzinsuffizienz

Dosierung: 40 mg s.c. alle 2 Wo., Ausdehnung der Intervalle bei klinischer Besserung oft möglich (relativ lang anhaltende Wirkung!).
Überwachung: anfangs wöchentl., später monatlich Anamnese, klinische Untersuchung, BB, Leber- und Nierenwerte, Urinstatus. Rö.-Thorax bei Infektzeichen.
Therapieunterbrechung/-abbruch: gravierende NW.
Wirkungseintritt: nach 2–3 Wo., max. Wirkung nach 3 Mon.

16.5.3 Infliximab (z.B. Remicade®)

Wertung: chimärer monoklonaler AK gegen TNF-alpha. Infusion über 2 h mit entsprechendem Monitoring.
Ind.: aktive RA, Spondyloarthritis mit AS, Psoriasisarthritis, Crohn-Krankheit, Colitis ulcerosa.
KI: aktive und latente Tbc, akute und chron. Infektionen, dekompensierte Herzinsuffizienz, demyelinisierende Erkrankungen. Malignome in der Anamnese.
NW:
- Infektionen: opportunistische Infektionen (atypische Mykobakterien, Pneumocystose, Histoplasmose, Aspergillose, Listeriose, Candidose)
- Infusionsreaktionen mit anaphylaktischen Reaktionen und selten Anaphylaxie
- Blutbildung: Panzytopenie
- Nervensystem: Kopfschmerzen, Schwindel, Neuropathien
- Haut und Schleimhäute: Exanthem, Urtikaria, Pruritus, Psoriasis

Dosierung: 3 mg/kg KG in Wo. 0, 2 und 6 und dann in 8-wöchigen Intervallen als Infusion über 2 h. Bei Spondylitis ankylosans und Psoriasisarthritis 5 mg/kg KG in Wo. 0, 2 und 6 und dann in 8-wöchigen Intervallen als Infusion über 2 h.
Überwachung: Kreislaufparameter während der Infusion. Anamnese, körperliche Untersuchung, BB, Leber- und Nierenwerte vor Infusion.
Therapieunterbrechung/-abbruch: bei anaphylaktischen Reaktionen.
Wirkungseintritt: oft schon nach einigen Infusionen, max. Wirkung nach ca. 4 Infusionen.

16.5.4 Golimumab (z.B. Simponi®)

Wertung: rekombinanter, humaner monoklonaler AK mit relativ langer HWZ.
Ind.: aktive RA, Spondyloarthritis mit AS und Psoriasisarthritis.

KI: aktive und latente Tbc, akute und chron. Infektionen, dekompensierte Herzinsuffizienz, demyelinisierende Erkrankungen.
NW:
- Infektionen: Bronchitis, Pneumonie, Abszesse
- Haut und Schleimhäute: Exanthem, Pruritus, Alopezie, Psoriasis
- Blutbildung: Leukozytopenie, Thrombozytopenie, Anämie
- Nervensystem: Schwindel, Kopfschmerzen, Parästhesien, Gleichgewichtsstörungen
- Herz-Kreislauf: arterielle Hypertonie, kardiale Dekompensation

Dosierung: 50 mg s.c. alle 4 Wo.
Überwachung: anfangs monatlich, später alle 3 Mon. Anamnese, klinische Untersuchung, BB, Leber- und Nierenwerte.
Therapieunterbrechung/-abbruch: bei gravierenden NW.
Wirkungseintritt: nach 2–3 Wo., max. Wirkung nach 3 Mon.

16.5.5 Certolizumab (z.B. Cimzia®)

Wertung: Fab-Fragment eines rekombinanten, humanisierten monoklonalen AK gegen TNF-alpha, der mit Polyethylenglykol (PEG) konjugiert ist. Mehrjährige klinische Erfahrung mit guter Steuerbarkeit und oft Ausdehnung der Injektionsintervalle auf 4–6 Wo. möglich und damit gute Compliance.
Ind.: aktive RA mit erhöhtem GK-Bedarf.
KI: aktive und latente Tbc, akute und chron. Infekte, dekompensierte Herzinsuffizienz.
NW:
- Infektionen: bakterielle und virale Infekte, Sepsis selten
- Blutbildung: Leukozytopenie, Eosinophilie, Thrombozytopenie, aplastische Anämie
- Immunsystem: Lupus erythematodes, Vaskulitiden, anaphylaktische Reaktionen
- Nervensystem: Kopfschmerzen, Schwindel, Neuropathien, Schwindel, Angst und Stimmungsschwankungen
- Herz-Kreislauf: Kardiomyopathien, KHH, Arrhythmien, Perikarditis, arterielle Hypertonie
- Haut und Schleimhäute: Exanthem, Alopezie, Psoriasis

Dosierung: 400 mg s.c. 3 x im Abstand von 2 Wo., dann 200 mg s.c. alle 2 Wo. und bei klinischer Besserung Ausdehnung auf 4-wöchige Intervalle möglich.
Überwachung: anfangs alle 2 Wo., später monatlich Anamnese, klinische Untersuchung, BB, Leber- und Nierenwerte.
Therapieunterbrechung/-abbruch: bei gravierenden NW.
Wirkungseintritt: meist nach 2–3 Wo., max. Wirkung nach 3 Mon.

! Unter Certolizumab auf psychische NW achten: Angst und Stimmungsschwankungen bis Selbstmordversuch, Delirium und geistige Beeinträchtigungen!

Da Certolizumab keinen Fc-Anteil hat, ist der diaplazentare Übergang sehr gering. Die bisherigen Daten zur Einnahme von Certolizumab in der Schwangerschaft haben im ersten Trimenon keine Teratogenität erkennen lassen. Sollte in der späteren Schwangerschaft ein TNF-alpha-Inhibitor notwendig werden, kann eine Ther. mit Certolizumab in Erwägung gezogen werden.

16.5.6 Anakinra (z.B. Kineret®)

Wertung: Interleukin-1-Rezeptor-Antagonist mit schwächerer Wirkung bei RA als andere Biologika. Wegen der kurzen HWZ tägl. 1 × s.c.-Injektion erforderlich. Nachteilig ist die sehr häufige Lokalreaktion an der Einstichstelle.
Ind.: aktive RA. Positive Erfahrungen außerhalb der Zulassung bei adultem Still-Syndrom, Fiebersyndromen und therapierefraktärer Gicht.
KI: akute und chron. Infektionen, Neutropenie, Niereninsuffizienz.
NW:

- Infektionen: Bronchitis, Pneumonie
- Haut und Schleimhäute: Exanthem
- Blutbildung: Neutropenie, Thrombozytopenie
- Nervensystem: Kopfschmerzen

Dosierung: 100 mg s.c. tägl.
Überwachung: alle 2–4 Wo. Anamnese, klinische Untersuchung, BB, Leber- und Nierenwerte.
Therapieunterbrechung/-abbruch: bei gravierenden NW.
Wirkungseintritt: oft schon nach wenigen Tagen bis Wo.

> **!** Keine Kombination von Anakinra mit TNF-Inhibitoren wegen deutlich erhöhtem Infektionsrisiko!

16.5.7 Abatacept (z.B. Orencia®)

Wertung: Fusionsprotein, das an Rezeptoren der antigenpräsentierenden Zellen bindet und die T-Zell-Aktivierung verhindert. Neueres Wirkprinzip der Inhibition der sog. Kostimulation. Alternative zu den TNF-Antagonisten mit raschem Wirkungseintritt und etwa gleicher Wirkstärke.
Ind.: aktive RA, Psoriasisarthritis.
KI: aktive und latente Tbc, akute und chron. Infektionen.
NW:

- Infektionen: Nasopharyngitis, Sinusitis, Bronchitis, Zystitis, Pyelonephritis, Hustenreiz
- Blutbildung: Thrombozytopenie, Leukozytopenie
- Herz-Kreislauf: arterielle Hypertonie, Herzpalpitationen, Tachykardie, Bradykardie
- Nervensystem: Kopfschmerzen, Migräne, Depression, Angstgefühl, Schlaflosigkeit
- Augenerkrankungen: Konjunktivitis, trockene Augen, reduzierte Sehschärfe
- Abdominalschmerzen, Diarrhö, Übelkeit, Dyspepsie, aphthöse Stomatitis
- Grippeähnliche Symptome, Müdigkeit, Asthenie

Dosierung:

- 125 mg s.c. 1 ×/Wo. mit Ausdehnung der Intervalle bei klinischer Besserung
- Alternative: 10 mg/kg KG zu Wo. 0, 2 und dann alle 4 Wo. als Kurzinfusion über 30 min.

Überwachung: alle 4 Wo. Anamnese, klinische Untersuchung, BB, Leber- und Nierenwerte.
Therapieunterbrechung/-abbruch: bei gravierenden NW.
Wirkungseintritt: innerhalb weniger Wo. bis Mon.

16.5.8 Rituximab (z.B. Mabthera®)

Wertung: chimärer monoklonaler AK gegen CD-20 und damit Neutralisierung der B-Zell-AK-Bildung. Hochintensives Therapiekonzept mit engmaschigem Monitoring während der mehrstündigen Infusion.
Ind.: aktive RA mit Versagen von klassischen Basisther. und ungenügendem Ansprechen auf TNF-Ther. GPA und eGPA.
KI: akute und chron. Infektionen, dekompensierte Herzinsuffizienz.
NW:

- Infektionen: Sepsis, Bronchitis, Pneumonie, Zystitis, Gastroenteritis, Mykose
- Immunsystem: Infusionsreaktionen mit Hypertonie, Übelkeit, Exanthem, Fieber, Tachykardie, peripheres Ödem, Bronchospasmus, Anaphylaxie
- Blutbildveränderungen: Neutropenie, Leukopenie, Anämie, Gerinnungsstörungen
- Nervensystem: Kopfschmerzen, Migräne, Parästhesie, Schwindel, Depression, Angst
- Herzerkrankungen: Myokardinfarkt, tachykarde Rhythmusstörungen
- Erkrankungen der Atemwege: Bronchospasmus, Asthma, interstitielle Lungenerkrankung, Bronchiolitis obliterans
- Bewegungsapparat: Arthralgien, Myalgien, Bursitis

Dosierung: 2 Infusionen zu je 1.000 mg im Abstand von 2 Wo., bei erneuter Krankheitsaktivität kann frühestens nach 24 Wo. ein erneuter Zyklus gegeben werden. Infusionsdauer ca. 4–6 h (siehe Fachinformation). Vor jeder Infusion müssen ein Antihistaminikum und 100 mg Prednisolon gegeben werden.
Überwachung: klinisches Monitoring während der Infusion und Nachbeobachtung.
Therapieunterbrechung/-abbruch: bei gravierenden NW.
Wirkungseintritt: meist innerhalb weniger Wo. nach Infusion.

> **!** Hohes Risiko der Infusionsreaktionen und die Möglichkeit einer letal verlaufenden progressiven multifokalen Leukenzephalopathie (PML) schränken die Anwendung ein.

16.5.9 Tocilizumab (z.B. RoActemra®)

Wertung: monoklonaler humanisierter AK, der gegen den Interleukin-6-Rezeptor wirkt. Ähnliche Wirkstärke wie TNF-Ther.
Ind.: aktive RA, Riesenzellarteriitis, JIA.
KI: aktive und latente Tbc, akute und chron. Infektionen, Divertikulitis, Hepatopathie, Leukopenie.
NW:

- Infektionen: Bronchitis, Pneumonie, Herpes zoster, Divertikulitis
- Haut und Schleimhäute: Exanthem, Pruritus, Urtikaria
- Blutbildung: Leukopenie, Neutropenie, Thrombozytopenie
- Herz-Kreislauf: arterielle Hypertonie
- Stoffwechsel: Hypercholesterinämie, Hypertriglyzeridämie, Leberwerterhöhungen
- Magen-Darm-Trakt: Gastritis, abdominale Schmerzen

Dosierung:

- 162 mg 1 ×/Wo. s.c.
- Alternative: 8 mg/kg KG als Kurzinfusion über 1 h alle 4 Wo.

Überwachung: alle 4–6 Wo. Anamnese, klinische Untersuchung, BB, Leber- und Nierenwerte, Lipidwerte 4–8 Wo. nach Therapiebeginn und dann alle 6 Mo.
Therapieunterbrechung/-abbruch: bei gravierenden NW.
Wirkungseintritt: 4–6 Wo. mit max. Wirkung in 3 Mon.

> **!** Tocilizumab unterdrückt die CRP- und Akute-Phase-Reaktion durch die Interleukin-6-Hemmung: bei Infektionen kein Anstieg von CRP!

16.5.10 Sarilumab (z.B. Kevzara®)

Einordnung: aktive RA mit unzureichendem Ansprechen auf MTX.
Wertung: monoklonaler humaner AK, der gegen den IL-6-Rezeptor wirkt.
Ind.: aktive RA mit Unverträglichkeit oder KI von MTX.
KI: aktive und latente Tbc, akute und chron. Infektionen, Divertikulitis, Hepatitis B und C.
NW:

- Infektionen: Bronchitis, Nasopharyngitis, Sinusitis, oraler Herpes, Candidainfektionen
- Neutropenie, Thrombozytopenie, Transaminasenerhöhung
- Hypercholesterinämie und Hypertriglyzeridämie

Dosierung: 150 mg bzw. 200 mg 2-wöchentl. s.c.
Überwachung: wie Tocilizumab.
Therapieunterbrechung/-abbruch: gravierende NW wie Infektionen oder Neutropenie.
Wirkungseintritt: ca. 12 Wo.

16.5.11 Ustekinumab (z.B. Stelara®)

Wertung: humaner monoklonaler Antikörper gegen IL-12 und IL-23 (IL-12-/IL-23-Blockade)
Ind.: aktive Psoriasisarthritis
KI: aktive und latente Tbc, akute und chron. Infektionen
NW:

- Infektionen: Atemwegsinfekte, Herpes zoster
- Gastrointestinaltrakt: Diarrhö
- Nervensystem: Fazialisparese

Dosierung: 45 mg (< 100 kg KG) oder 90 mg (> 100 kg KG) in Woche 0, 4 und dann in 12-wöchigen Intervallen als subkutane Injektion.
Überwachung: alle 3 Mon. Anamnese, klinische Untersuchung, BB, Leber- und Nierenwerte.
Therapieunterbrechung/ -abbruch: bei gravierenden NW.
Wirkungseintritt: nach 3 Mon.

16.5.12 Secukinumab (z.B. Cosentyx®)

Einordnung: aktive Psoriasisarthritis mit hoher Krankheitsaktivität trotz Standardther.
Wertung: monoklonaler humaner AK gegen IL-17A.
Ind.: aktive Psoriasisarthritis, Spondylitis ankylosans.
KI: aktive und latente Tbc, akute und chron. Infektionen.

NW:
- Infektionen: Pneumonie, Bronchitis, Sinusitis, oraler Herpes, Candidose
- Blutbildveränderungen: Neutropenie
- Diarrhö

Dosierung: 150 mg s.c. zunächst 5-mal im wöchentl. Abstand, dann nur noch einmal im Mon.
Überwachung: alle 4–6 Wo. Anamnese, klinische Untersuchung, BB, Leber- und Nierenwerte.
Therapieunterbrechung/-abbruch: bei gravierenden NW.
Wirkungseintritt: 4–6 Wo., Beurteilung nach 3 Mon.

> **!** Pat. mit schweren Candidainfektionen in der Anamnese sollten nicht mit IL-17A-Hemmern behandelt werden!

16.5.13 Ixekizumab (z.B. Taltz®)

Einordnung: aktive Psoriasisarthritis mit hoher Krankheitsaktivität trotz Standardther.
Wertung: monoklonaler humaner AK gegen IL-17A.
Ind.: aktive Psoriasisarthritis.
KI: aktive und latente Tbc, akute und chron. Infektionen.
NW:
- Infektionen: Bronchitis, Nasopharyngitis, Candidainfektionen
- Blutbildveränderungen: Neutropenie, Thrombozytopenie
- Übelkeit

Dosierung: inital 2 × 80 mg s.c., dann 80 mg s.c. alle 2 Wo. bis Woche 12, dann 80 mg s.c. alle 4 Wo.
Überwachung: alle 4–6 Wo. Anamnese, klinische Untersuchung, BB, Leber- und Nierenwerte.
Therapieunterbrechung/-abbruch: bei gravierenden NW.
Wirkungseintritt: 4–6 Wo., Beurteilung nach 3 Mon.

> **!** Pat. mit schweren Candidainfektionen in der Anamnese sollten nicht mit IL-17A-Hemmern behandelt werden!

16.5.14 Belimumab (z.B. Benylsta®)

Wertung: humaner IgG1-AK, der gegen den B-Zell-Wachstumsfaktor BLyS (B-Lymphocyte-Stimulator) gerichtet ist. Reifung und Wachstum der B-Zellen werden beeinflusst.
Ind.: aktiver AAK-positiver SLE mit hoher Krankheitsaktivität trotz Standardther. (Keine Indikation für aktive Lupusnephritis!)
KI: akute und chron. Infektionen.
NW:
- Infektionen: Bronchitis, Gastroenteritis, Zystitis
- Haut und Schleimhäute: Exanthem, Urtikaria, Stomatitis, Infusionsreaktionen
- Magen-Darm-Trakt: Diarrhö, Übelkeit
- Nervensystem: Migräne, Depression, Schlaflosigkeit

Dosierung:

- 10 mg/kg KG als Kurzinfusion über 1 h zu Woche 0, 2 und 4 und danach alle 4 Wo.
- Alternativ 200 mg s.c. wöchentl. Als Fertigpen nach initialer medizinischer Aufsicht und Einweisung

Überwachung: alle 4–6 Wo. Anamnese, klinische Untersuchung, BB.
Therapieunterbrechung/-abbruch: bei gravierenden NW bzw. bei Wirkungslosigkeit nach 6 Mon.
Wirkungseintritt: nach 3–6 Mon.

16.6 Gichtmittel

Gichtmittel kommen am besten zur Wirkung, wenn die Risikofaktoren (Alkohol, purinhaltige Kost) vermieden werden, das Übergewicht diätetisch reduziert wird und regelmäßig große Trinkmengen (Wasser, Tee und kein Bier) zur renalen Harnsäureausscheidung beibehalten werden.

16.6.1 Colchicin (z.B. Colchicum-Dispert®)

Wertung: Gichttherapeutikum akut, aber auch bei chron. Verläufen und zur Überbrückung der urikostatischen Ther. Pflanzliches Alkaloid, das als Mitosehemmstoff wirkt. Seine Wirksamkeit beruht auf der Blockierung der Leukozyteninvasion in Gelenke mit präzipitierten Uratkristallen und der Hemmung der Phagozytose und dann verminderter Ausschüttung der Entzündungsmediatoren in den Gelenkinnenraum.
Ind.: akuter Gichtanfall, als Anfallsprophylaxe in den ersten 6 Mon. der urikostatischen Ther. bis zur dauerhaften Normalisierung der Serumharnsäure. In seltenen Fällen als Dauerbehandlung. Behandlungsversuch bei anderen Kristallarthropathien und bei der Behçet-Krankheit.
KI: eingeschränkte Nierenfunktion, Lebererkrankungen, Herz-Kreislauf-Krankheiten, Blutbildungsstörungen, Schwangerschaft.
NW:

- Magen-Darm-Trakt: Diarrhö, Übelkeit, Erbrechen, Leberzellnekrosen
- Blutbildung: KM-Depression
- Haut und Schleimhäute: Exanthem, Haarausfall

Dosierung: im akuten Gichtanfall 1 mg Colchicum (= 2 Tabl. Colchicum dispert®) stündlich in den ersten 2–4 h. Die hochdosierte Ther. bis zum Abklingen der Schmerzen wird zunehmend wegen toxischer NW (Diarrhöen, Übelkeit, Erbrechen) verlassen. Max. Tagesdosis von 8 mg sollte nicht erreicht werden. Als Dauerther. reichen 0,5–1 mg/d vollkommen aus.
Überwachung: besonders intensive ärztliche Überwachung, anfangs wöchentl., später alle 4–6 Wo. Anamnese, klinische Untersuchung, BB, Leber- und Nierenwerte.
Therapieunterbrechung/-abbruch: bei gravierenden, v.a. gastrointestinalen NW.
Wechselwirkungen:

- Darf nicht eingenommen werden bei Anwendung von CYP3A4-Hemmern wie Clarithromycin, Erythromycin, Telithromycin (Alternative: Azithromycin), Fluconazol, Itraconazol, Ketoconazol, Indinavir, Verapamil, Ciclosporin A und Grapefruitsaft, da das Risiko für das Auftreten von NW von Colchicin erhöht sein kann.
- Vorsicht ist geboten bei gleichzeitiger Einnahme von Interferon-alpha, da die Wirksamkeit von Interferon-alpha vermindert sein kann.

- Bei gleichzeitiger Einnahme von Medikamenten, die zu Rhabdomyolysen führen können (Fibrate, HMG-CoA-Reduktase-Hemmer), kann das Risiko für das Auftreten von Rhabdomyolysen erhöht sein.
- Bei Niereninsuffizienz erhöhtes Risiko für Myopathien.

Wirkungseintritt: innerhalb weniger Stunden.

16.6.2 Allopurinol (z.B. Zyloric®)

Wertung: Urikostatikum mit Verminderung der Harnsäureproduktion durch Hemmung der Xanthinoxidase.
Ind.: Intervallther. der Gicht. Diätetisch therapieresistente Hyperurikämie, sekundäre Hyperurikämie. Uratnephropathie und Uratsteinnephrolithiasis.
KI: Schwangerschaft, gleichzeitige Ther. mit Azathioprin und Mercaptopurin.
NW: Überempfindlichkeitsreaktionen: Fieber, Exantheme, Gelenkschmerzen, Diarrhö, Kopfschmerzen.
Dosierung: einschleichend dosieren mit 100 mg/d in den ersten 4–6 Wo., Dosissteigerung auf 150–300 mg/d unter klinischer und serologischer Kontrolle bis Normalisierung der Serumharnsäure. Überther. vermeiden.

- Bei Niereninsuffizienz Dosisreduktion:
  - GFR > 60 ml/min 200 mg/d
  - GFR > 20 ml/min 100 mg/d
  - GFR < 20 ml/min 100 mg jeden 3. Tag

Überwachung: anfangs alle 4 Wo., später alle 3 Mon. Anamnese, klinische Untersuchung, BB, Leber- und Nierenwerte.
Therapieunterbrechung/-abbruch: bei gravierenden NW.
Wechselwirkungen: Allopurinol hemmt den Abbau von Azathioprin und Mercaptopurin. Deshalb keine gleichzeitige Ther., da sonst sehr hohes Risiko der KM-Depression und Nierenversagen! Wirkungsverstärkung von Kumarin und Salicylaten.
Wirkungseintritt: innerhalb weniger Wo.

!
- Nach Einleitung von Allopurinol in den ersten 6 Mon. niedrig dosiertes Colchicin (0,5–1 mg/d) zur Prophylaxe von Gichtanfällen!
- Seltene, aber lebensbedrohliche NW: Vaskulitis, Lyell-Syndrom (toxische epidermale Nekrolyse), KM-Depression. Deshalb Ther. nach Risikoabwägung und erst nach Versagen aller diätetischen Maßnahmen!

16.6.3 Febuxostat (z.B. Adenuric®)

Wertung: Urikostatikum mit Hemmung der Xanthinoxidase, jedoch andere Struktur als Allopurinol und deshalb bei Unverträglichkeit von Allopurinol eine Alternative.
Ind.: wie Allopurinol.
KI: Schwangerschaft, höhergradige Niereninsuffizienz (GFR < 20 ml/min), höhergradige Leberinsuffizienz, Herzinsuffizienz, KHK, gleichzeitige Ther. mit Azathioprin und Mercaptopurin.
NW:

- Überempfindlichkeitsreaktionen
- Magen-Darm-Trakt: Übelkeit, Diarrhö, Leberwerterhöhung
- Herz-Kreislauf: kardiale Dekompensation, Vorhofflimmern, Herzpalpitationen
- Haut und Schleimhäute: Exanthem, Petechien, Urtikaria, Pruritus

Dosierung: 80 mg/d, ggf. Dosissteigerung auf 120 mg/d.
Überwachung: inital wöchentl., später alle 4 Wo.–3 Mon. Anamnese, klinische Untersuchung, BB, Leber- und Nierenwerte.
Therapieunterbrechung/-abbruch: bei gravierenden NW, insbes. Zeichen der KHK und der kardialen Dekompensation.
Wechselwirkungen: keine gleichzeitige Ther. mit Azathioprin und Mercaptopurin.
Wirkungseintritt: innerhalb weniger Wo.

> **!**
> - Bei Pat. mit KHK oder dekompensierter Herzinsuffizienz wird die Ther. mit Febuxostat nicht empfohlen!
> - Nach Einleitung von Febuxostat in den ersten 6 Mon. niedrig dosiertes Colchicin (0,5–1 mg/d) wegen erhöhtem Risiko von Gichtanfällen!

16.6.4 Benzbromaron, Probenecid

Wertung: Urikosurikum mit Steigerung der renalen Harnsäureausscheidung durch Hemmung der tubulären Harnsäurerückresorption.
Ind.: Intervallther. der Gicht bei KI von Allopurinol.
KI: Schwangerschaft, Niereninsuffizienz, Steindiathese.
NW: Magen-Darm-Trakt: Übelkeit, Völlegefühl, Diarrhö.
Dosierung:

- Benzbromaron 50–100 mg/d mit einschleichender Dosierung von 50 mg/d
- Probenecid 2 × 250 mg/d, ggf. 2 × 500 mg/d

Überwachung: Anamnese und klinische Untersuchung, BB, Leber- und Nierenwerte.
Therapieunterbrechung/-abbruch: bei gravierenden NW, Niereninsuffizienz.
Wechselwirkungen: Wirkungsverstärkung von NSAR, MTX, Penicilline, Cephalosporine. Kombinationspräparate mit Allopurinol haben sich nicht durchgesetzt, da sie keine Vorteile gegenüber der Monother. bieten.
Wirkungseintritt: innerhalb weniger Wo.

> **!** Unter der Ther. mit Urikosurika ausreichende Flüssigkeitszufuhr und Alkalisierung des Urins (Ziel-pH 6,5–6,8) mit z.B. Uralyt U®!

17 Operative Therapie

Rolf Haaker

17.1 Operationsplanung

Voraussetzung für die Therapieplanung

- Erwartungshaltung des Pat. und seine Bedürfnisse in Alltag und Beruf
- Prophylaxe von zu erwartenden Fehlstellungen durch Gelenkdestruktion
- Analyse der vorhandenen Gelenkfunktionen unter Berücksichtigung des Zustands angrenzender Gelenke (Funktionskette) und des Allgemeinzustands
- Kenntnis der Wirksamkeit der möglichen Eingriffe mit Erfolgsaussichten und Komplikationsgefahren

!
- Klärung der Nachsorge im ambulanten oder stationären Bereich
- Einbinden der operativen Behandlung in ein umfassendes Therapiekonzept mit interdisziplinärer Zusammenarbeit von Rheumainternist und -orthopäden („Rheumazentrum")
- Aufklärung über die aus der operativen Ther. resultierenden Konsequenzen (Einschränkungen) für das Alltagsleben
- Einbinden von Physio- und Ergother. in das Gesamtkonzept
- Anbieten von Hilfsmitteln

- Kenntnis verbleibender therapeutischer Möglichkeiten bei Fehlschlag des vorgenommenen Eingriffs oder beim Unterlassen einer möglichen Maßnahme (Rückzugsmöglichkeit)

Operationsreihenfolge

- Dringliche Ind. ist gegeben bei instabiler HWS, insbes. bei vorhandener neurologischer Symptomatik
- Sekundäres Nervenkompressionssyndrom: Karpaltunnelsyndrom (▶ Kap. 13.5.1)
- Drohende oder eingetretene Sehnenläsion, insbes. Extensorensehnen der Hand bzw. Tibialis-anterior-Sehne am Fuß
- Lunatumdeviation von der Tibia > 9 mm mit entsprechenden Usuren und Zysten
- Genu valgum bzw. Pes valgus aufgrund ausgeprägter Talonavikulararthritis

Ziel der operativen Therapie

- Funktionsverbesserung durch Einflussnahme auf Mobilität und Stabilität
- Schmerzbeseitigung und Schmerzreduktion
- Vorbeugung oder Aufhalten weiterer Destruktionen durch Achsabweichungen

Kosmetische Aspekte sollten keine Priorität bei der OP-Planung haben!

17.2 Arten der Eingriffe

Gelenkschützende Eingriffe

- Synovektomie und Tenosynovektomie bei anhaltender Synovialitis trotz konsequenter Rheumather. von mind. 6 Mon.
- Radikale Entfernung von entzündlich verändertem Synovialgewebe (Pannus)
- Erfolg umso besser, je weniger ausgeprägt die Sekundärveränderungen des Gelenks sind
- Spätsynovektomie mit weiterführenden Maßnahmen (Exostosenabtragung)

Gelenkflächenkorrigierende Eingriffe

- Umstellungsosteotomie in Kombination mit Synovektomie
- Korrektor von Achsabweichungen und Fehlstellungen überwiegend bei JIA

Gelenkresezierende Maßnahmen

- Voraussetzung: Stabilisierende Elemente des Gelenks (Bänder, Kapsel, Muskeln) müssen eine befriedigende Funktion aufweisen oder rekonstruierbar sein.
- Vorgehen: Die destruierten Gelenkanteile werden reseziert, die Oberfläche des spongiösen Knochens wird neu geformt und mit einem Interponat (möglichst körpereigen: Kapsel-,Faszien-, Fettlappen) oder körperfremden Material (Lyodura®) überzogen.

Gelenkersetzende Maßnahmen

- Hier werden die destruierten Gelenkanteile durch Prothesen oder Spacer (z.B. Silastikinterponate an den Fingergelenken) ersetzt.
- Die Wahl der verwendeten Endoprothesen muss sich an dem Zustand der Weichteile orientieren (z.B.: gekoppelte achsgeführte Knieendoprothese bei zerstörtem Kollateralbandapparat; inverse Prothese bei zerstörter Rotatorenmanschette (RM) an der Schulter).
- Der Einsatz von zementfreien oder Hybridversionen ist von der jeweiligen Knochenqualität der Gelenkpartner abhängig. Auch das Alter des Pat. ist zu berücksichtigen; so ist auch die Versorgung junger Rheumapat. mit sog. Kurzschaftprothesen an der Hüfte kein Tabu.
- Vorteile des endoprothetischen Gelenkersatzes sind meist gute Funktion und Schmerzreduktion bei voller Belastbarkeit.
- Nachteile sind weitere Destruktion bei Lockerung und Sollbruchstellen am Femur bei Hüft- und Knieendoprothesenversorgung mit jeweils langen Stielen, die zumindest knieseitig dann vermieden werden sollten (▶ Abb. 17.1).

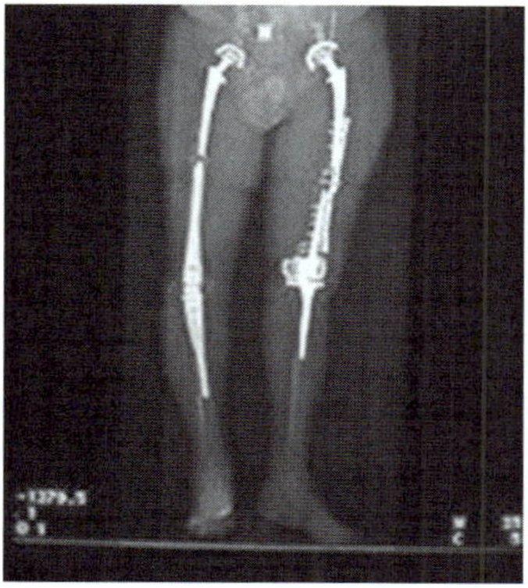

Abb. 17.1 Röntgenbild eines RA-Patienten nach Mehrfachintervention mit Kniegelenkarthrodese nach Infekt rechts und langstieligen Prothesen in Hüfte und Knie links mit Sollbruchstelle [P479]

Gelenkversteifende Maßnahmen

Da eine Gelenkversteifung mit erheblicher Beeinflussung der Funktion distal gelegener Gelenke verbunden ist, sollte die Ind. eng gestellt werden. Dennoch gibt es „Schlüsseleingriffe“, die auf keinen Fall zu spät indiziert werden sollten, um nachfolgende Fehlstellung zu vermeiden:

- Chamey- oder Mannerfeld-Arthrodese zur Stabilisierung des Zentralstrahls der Hand zur Vermeidung der Ulnardeviation der Hand
- Talonavikuläre Arthrodese am Fuß zur Vermeidung der Pes-planovalgus-Entwicklung

Weitere Indikationen zur Gelenkversteifung sind:
- Rückzug nach fehlgeschlagener totalendoprothetischer Versorgung (z.B. Knie)
- Vorzug vor endoprothetischer Versorgung (z.B. OSG)
- Handgelenkbereich zur Schaffung einer stabilen belastbaren Situation
- DIP- und PIP-Gelenke der Finger sowie IP-Gelenk des Daumens wegen Versagens der alternativ verwendeten Silastik-Spacer
- Instabilität der Kopfgelenke

Sonstige Maßnahmen

Tenosynovektomie: obligater Zusatzeingriff bei entsprechendem Befund im Rahmen eines Eingriffs im Hand- oder Sprunggelenkbereich, auch als primärer Eingriff z.B. beim sekundären Karpaltunnelsyndrom.

Sehnenrekonstruktion: häufig notwendig im Streckbereich des Handgelenks bei Spontanrupturen, ggf. durch Kopplungs-OP (Strecksehnentransfer); besonders häufig: Extensor pollicis longus.

17.3 Operationsverfahren

Ein Anhaltspunkt für die Wahl des Operationsverfahrens ist die Klassifikation des Rö.-Befunds nach der Typisierung von Larssen, Dale und Eek (LDE).

17.3.1 HWS

OP-Indikation

- Therapieresistente Nacken-Hinterkopf-Schmerzen
- Beginnende oder progrediente neurologische Reiz- und Ausfallserscheinungen
- Deutliche Progression der Instabilität atlantoaxial, okzipitozervikal, subaxial
- Basiliäre Impression, zervikale Myelopathie
- Stadium LDE 3 und 4 bei Progredienz der Symptomatik

Stadieneinteilung:

LDE 0
- Keine knöcherne Destruktion
- Keine Neurologie
- Keine wesentliche klinische Symptomatik
- Konservative Therapie

LDE 1
- Arthritischer Befall einzelner Gelenke
- Keine Neurologie, mäßiger Schmerz
- Konservative Therapie

LDE 2
- Befall mehrerer Segmente
- Atlantodentale Dislokation 6–8 mm
- Keine Neurologie, zunehmende Schmerz- und Bewegungsstörung
- Konservative Therapie

LDE 3
- Zerfall der Massa lateralis, beginnende basiliäre Impression, beginnende Denserosion
- Atlantodentale Dislokation 6–8 mm.

- Zunehmende Neurologie, Schmerz- und Bewegungsstörung, beginnend pathologisches EMG-Muster.
- Auch im mittleren und unteren HWS-Bereich sind Gelenkdestruktionen möglich, die bei intraforaminaler Einengung zu radikulärer Symptomatik im Arm führen könnten.

LDE 4

- Basiliäre Impression
- Atlantodentale Dislokation > 8 mm
- Deutliche Neurologie, ausgeprägte Schmerzhaftigkeit und Bewegungsstörung, pathologisches EMG-Muster
- Operative Stabilisierung ist notwendig! Vorrübergehend Halo-Jacket! (LDE 5)
- Bindegewebige Ankylosierung der gelenkigen Anteile
- Verlust der Bewegungsfunktion, kaum Schmerzsymptomatik
- Konservative Therapie, falls überhaupt nötig

!
- Wegweisend für die absolute Ind. ist die Neurologie – speziell erste Anzeichen zervikaler Myelopathie!
- Eine relative Ind. ergibt sich aus der Zunahme der Instabilität. Faustregel: Zunahme der atlantodentalen Distanz von 5 auf 8–9 mm innerhalb 1–2 Jahren!

- Dorsale Fusion von C1/2 mittels Drahtzerklage über die Dornfortsätze
- Ausdehnung auf das Okziput mittels Y-Platte oder Griss-Platte (insbes. bei basiliärer Impression!)
- Transartikuläre Verschraubung nach Magerl
- Dorsoventrales Vorgehen mit Knochenspan- oder Cage-Interposition (stabilstes Verfahren in Anbetracht der Knochenqualität; ▶ Abb. 17.2)
- Selten: reine Densresektion mit Synovektomie

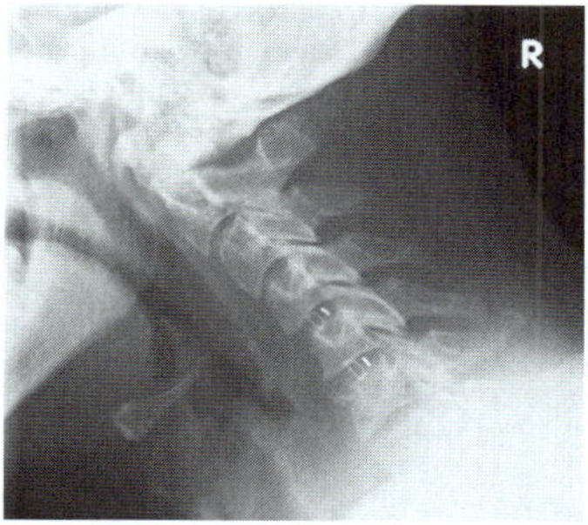

Abb. 17.2 Operationsverfahren an der HWS: intervertebrale Cage-Fusion [P478]

17.3.2 Schulter

Das Schultergelenk mit seinen Nebengelenken (AC- und SC-Gelenk, Skapulothorakalgelenk und subakromialem Gleitlager) bietet vielfältige Kompensationsmöglichkeiten, aber auch Angriffspunkte für die RA. Insbes. die räumliche Enge zur RM, die nur durch die kommunizierende Bursa subacromialis vom Gelenk getrennt ist, macht aus funktionellen Gründen eine frühzeitige operative Ther. erforderlich.

Klinik

- Synovialitis des unteren Recessus, narbige Verödung, Frozen Shoulder
- Erosionen an der Knorpel-Knochen-Grenze
- Tenosynovialitis der langen Bizepssehne, evtl. Spontanruptur ohne Rekonstruktionsbedarf, da Verklebung im Sulcus
- Bursitis subdeltoidea mit Supraspinatus-Kompressionssyndrom (Incisura scapulae)
- Ruptur der RM

OP-Indikationen

LDE 0–1

- Die Synoviorthese ist am Schultergelenk wegen der nicht sicher geschlossenen Räume (Kommunikation mit den Bursen) weniger wirkungsvoll und zurückhaltender einzusetzen als an anderen Gelenken!
- Es empfiehlt sich die arthroskopische Frühsynovektomie kombiniert mit einer Dekompressions-OP, bestehend aus Bursektomie und Akromioplastik bei Tendinitis bicipitis. Tenodese im Sulcus und Tenotomie.

LDE 2–3: Wie Stadium 0–1, zusätzlich Auffüllen von knöchernen Defekten mit Spongiosa.

LDE 4–5

- **Kopfkappenprothese:** Bei erhaltener oder rekonstruierbarer RM ist die Versorgung mit einer Kopfkappenprothese anstelle der früher durchgeführten Resektionsarthroplastik indiziert (▶ Abb. 17.3).
- **Prothese:** Aufgrund der bekannten Probleme einer glenoidalen Verankerung kann die häufig indizierte inverse Prothese nicht immer zur Anwendung kommen (▶ Abb. 17.4). So kommt meist eine zementierte oder zementfreie (Knochenverhältnisse!) Großkopfprothese zur Anwendung, die bei RM-Defekt mit dem Akromion, Lig. coracoacromiale und Glenoidrest artikuliert (▶ Abb. 17.5).
- **Arthrodese:** selten als Rückzugsmöglichkeit bei instabiler Schulter nach Protheseninfekt. Erstaunlich gute Beweglichkeit über das skapulothorakale Nebengelenk.

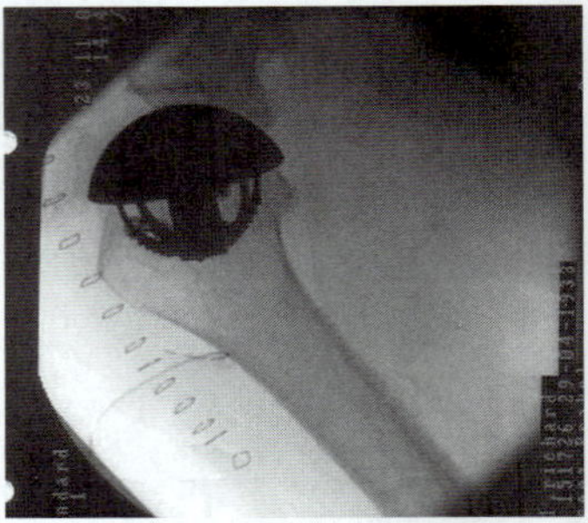

Abb. 17.3 Operationsverfahren an der Schulter: Kopfprothese der Schulter [P478]

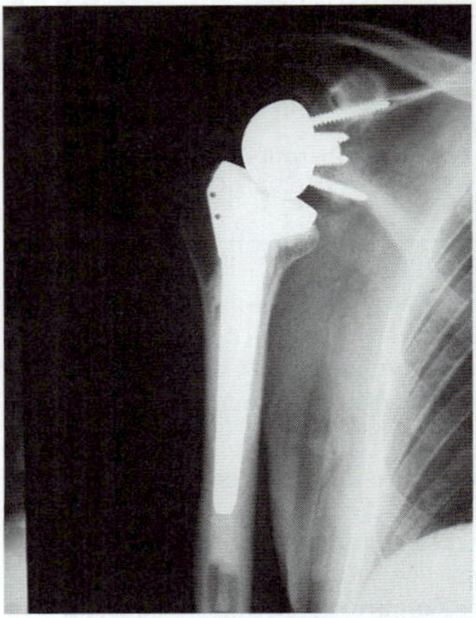

Abb. 17.4 Operationsverfahren an der Schulter: inverse Prothese [P478]

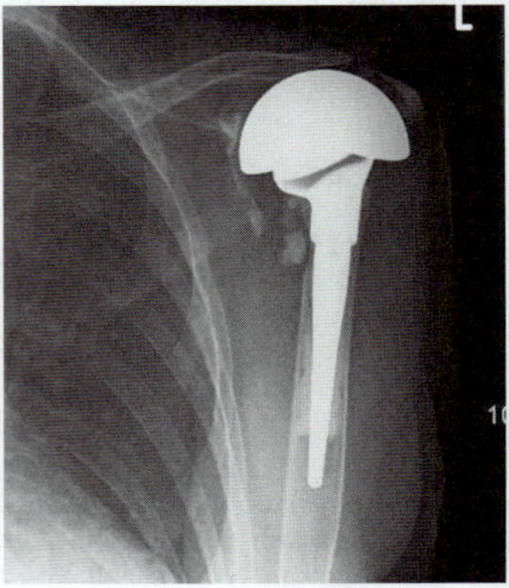

Abb. 17.5 Operationsverfahren an der Schulter: Megaprothese nach Revision einer inversen Prothese [P478]

Der Schwerpunkt liegt auf der frühfunktionellen Nachbehandlung mit kurzzeitiger Ruhigstellung auf Lagerungsschiene in leichter Abduktion, Motorschienenbehandlung.

17.3.3 Ellenbogen

OP-Indikationen

LDE 0–1: vorrangig arthroskopische Synovektomie, ggf. ergänzt durch Radiosynoviorthese (RSO) 6 Wo. später. In der Regel gute Remission und Vorbeugung weiterer Destruktion.

LDE 2–4: offene Synovektomie und Resektionsarthroplastik mit Radiusköpfchenresektion und Glätten von bewegungseinschränkenden osteophytären Ausziehungen an Proc. coronoideus und Olekranonspitze.

LDE 5

- Der Prothese ist heute in gekoppelter und zementierter Form der Vorzug vor der Resektionsarthroplastik zu geben (▶ Abb. 17.6). Die Langzeitergebnisse erreichen durchaus 12–15 Jahre. Die Rückzugsmöglichkeit im Fall der aseptischen Lockerung stellt die Revisionsprothese dar.
- Wegen der massiven Funktionseinbuße beantwortet sich die Frage nach der Arthrodese des Ellenbogengelenks von selbst. Lediglich bei ausgesprochen fortgeschrittenen arthrotischen Veränderungen und hohem Belastungsbedarf wird sie in Einzelfällen in Funktionsstellung bei 40° Beugung durchgeführt.

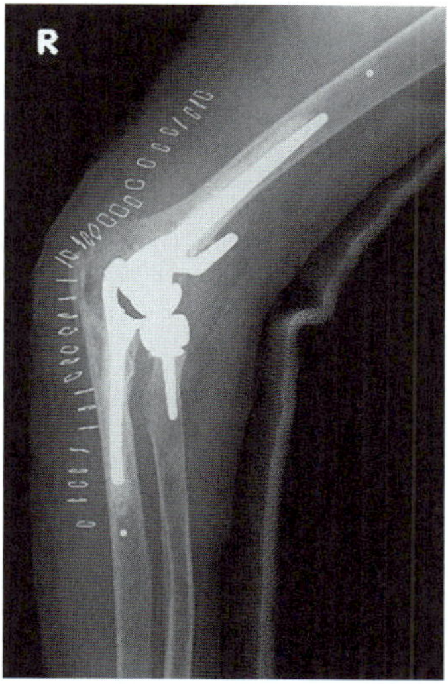

Abb. 17.6 Operationsverfahren am Ellenbogen: Ellenbogenprothese [P478]

!

- Bei einem sekundären Engpasssyndrom des Nervus ulnaris muss unter Umständen eine Ventralverlagerung des Nervs durchgeführt werden.
- In der Nachbehandlung ist die Verwendung von Wechselgipsen (Streck- und Beugestellung) sowie gelenkigen Schienen zur Erlangung ausreichender Beweglichkeit anzuraten.

17.3.4 Handgelenk

- Die Handgelenkmanifestation gehört zu den frühesten Veränderungen der RA und beginnt meist mit einer streckseitigen Subluxation und Destruktion des Ulnaköpfchens mit Seitverdrängung der ellenseitigen Handgelenkstrecksehne (Extensor carpi ulnaris [ECU]). Dies fördert ein Abgleiten der Handwurzel nach ulnar volar und leitet die typische Bajonettstellung der Hand ein.

17

- Die Ulnardeviation des zentralen Pfeilers, gebildet aus der Lunatum-Capitatum-Säule und dem dritten Strahl, leitet die weitere Fehlstellung ein.
- Erst das Abrutschen der Strecksehnen nach ulnar führt dann zur Ulnardeviation der Finger und zusammen mit der 90°/90°-Deformation des ersten Strahls zur typischen rheumatischen Handdeformität.

OP-Indikationen

- Gerade an der Hand sollte mit der Synovektomie nicht zu lange gezögert werden: häufiger Mitbefall von Beuge- und Strecksehnen, deshalb offenes Vorgehen den Vorzug geben. Damit Verhütung von Spontanrupturen und Vermeidung von Nervenkompressionssyndromen (N. medianus im Karpaltunnel; N. ulnaris in der Loge de Guyon).
- Strecksehnenruptur M. extensor digitorum communis: Seit-zu-Seit-Kopplung, bei kompletter Ruptur Transfer der Sehne des M. extensor carpi radialis brevis.
- Strecksehnenruptur M. extensor pollicis longus: Transfer der Sehne des M. extensor indicis, falls das distale Ende auffindbar ist.
- Strecksehnenruptur M. extensor carpi ulnaris: selten vollständig rupturiert, dann Transfer der Sehne des M. extensor carpi radialis brevis.

LDE 0–1

- Keine Achsdeviation, weitgehend stabile Bandverhältnisse bei Synovialitis des Handgelenks und Tenosynovialitis der Strecksehnen
- Synovektomie des dorsalen Handgelenks mit Strecksehnensynovektomie und Transposition des Retinaculum dorsale auf die Kapsel = Subkutanverlagerung der Strecksehnen als „dorsal wrist stabilisation", Resektion des Lister-Tuberkels und ggf. Ulnaköpfchenresektion, andernfalls Fixation durch Verlagerung der Sehne des M. extensor carpi ulnaris in einer „Swanson-Schlaufe".

LDE 2

- Veränderungen wie im Stadium LDE 1, zusätzlich radioulnare Instabilität und Destruktion des Ulnaköpfchen
- OP-Technik wie Stadium LDE 1, zusätzlich Ulnaköpfchenresektion und Fixation durch transossäre Naht mit palmarer Kapsel

LDE 3

- Veränderungen wie Stadium LDE 2, zusätzlich deutliche ulnare Drift der proximalen Handwurzel, skapholunäre Dissoziation
- Operationstechnik wie Stadium LDE 2. Radiolunäre Arthrodese mit Shapiro-Klammern oder kleinem H-Plättchen, ggf. mit Interposition einer Ulnascheibe zwischen Lunatum und Radius zum Aufbau der anatomischen Höhe (▶ Abb. 17.7)

LDE 4

- Typisch ist das Vollbild der rheumatischen Handdeformität mit Bajonett- und Ulnardeviationsstellung der Hand.
- Arthrodese in der Technik nach Mannerfeld mit zwei Rushpins, die

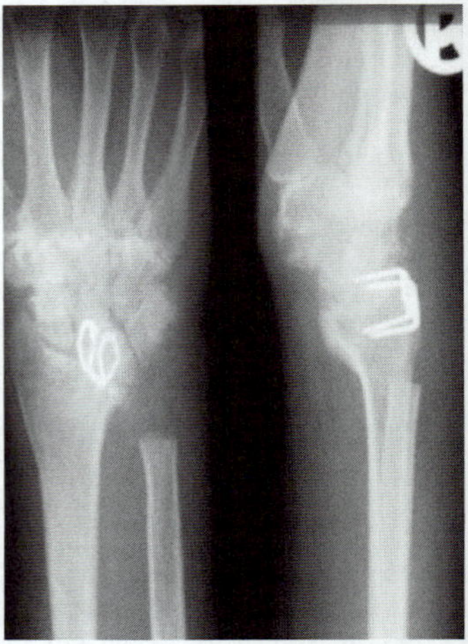

Abb. 17.7 Operationsverfahren am Handgelenk: Chamay-Arthrodese [P480]

17

über die Basis des Metacarpale III, Capitatum und Lunatum in den Radius eingebracht werden. Vorteil: intramedulläre Implantation ohne nochmalige Eröffnung des Retinakulums – jedoch unsichere knöcherne Konsolidierung bei Osteopenie (▶ Abb. 17.8).

- Alternativ dorsale AO-Handgelenkarthrodeseplatte mit dem Problem der Längseröffnung über dem Carpus inklusive Retinakulumeröffnung sowie Konflikt der Strecksehnen mit dem Implantat.
- Prothese: Neuerdings zeigen sich die mit AHP-Prothesen versorgten Pat. gegenüber den mit Swanson-Spacern versorgten Pat. im Vorteil (Kraftwerte 86 % vs. 41 %). Dennoch bleibt die Arthrodese der Goldstandard!

LDE 5

- Durch Spontanverlauf ist bereits eine Ankylose des Handgelenks eingetreten.
- Bei inkompletter schmerzhafter Ankylose: Arthrodese unter Stellungskorrektur, ggf. Synovektomie (Strecksehnen).

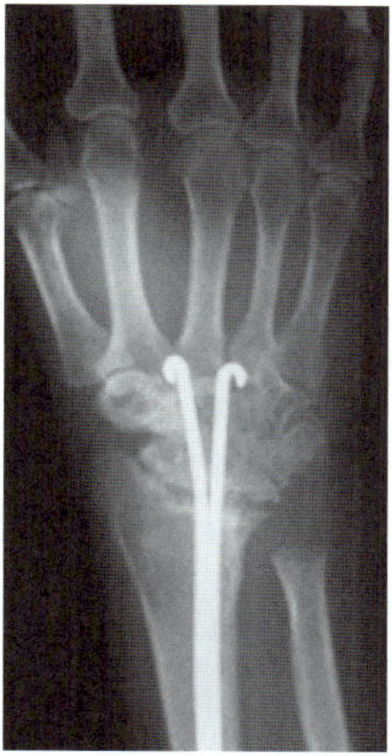

Abb. 17.8 Operationsverfahren am Handgelenk: Mannerfeld-Arthrodese [P480]

17.3.5 Finger

Klinik Der Befall der Langfingergrundgelenke stellt häufig die Erstmanifestation der RA dar. Ist der Gleichgewichtszustand der aktiven Stabilisatoren (kurze Handmuskulatur) gestört, kann den Subluxationstendenzen kein ausreichender Widerstand entgegengebracht werden. Es kommt zur Subluxation der Gelenke und sekundär auch Destruktion bis hin zum „pencil-in-cup"-Phänomen.

OP-Indikationen

- Bei Ulnardeviation empfiehlt sich in Stadium LDE 1–2 die Synovektomie offen und Strecksehnenrezentrierung (RSO kontraindiziert!).

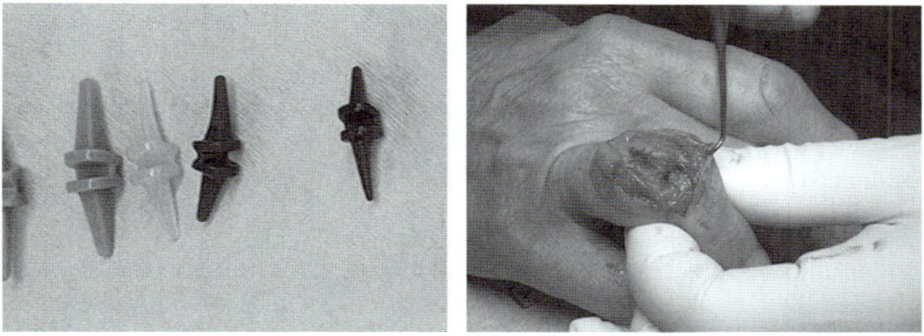

Abb. 17.9 Operationsverfahren der Finger: Neuflex-Spacer in situ [P480]

- Bei Destruktion LDE 3–5 haben sich nach langen Jahren der Versuche mit metallischen Fingergrundgelenkprothesen die Silastik-Spacer (früher Swanson, jetzt häufig Neuflex-Spacer) wieder durchgesetzt (▶ Abb. 17.9). Grundsätzlich wird ein Zugang von ulnar (Release-Wirkung!) empfohlen!
- Der Befall von DIP- und PIP- Gelenken erfordert die Arthrodese in Funktionsstellung (absteigend von PIP D5 von 60° auf PIP D2 auf 50°) meist als Zuggurtungsosteosynthese von dorsal. Selten auch hier Silastik-Spacer indiziert (isoliert!). PIP-Arthrodesen in 20° Flexionsstellung! Ggf. werden die Silastik-Spacer mit sog. Grommets zum Schutz vor scharfen Kortikaliskanten versehen (▶ Abb. 17.10).
- Sattelgelenkarthritis: Eine Versorgung mit Prothese scheidet beim Rheumatiker meist wegen der Knochenqualität aus. Deshalb Resektionsarthroplastik, modifiziert nach Epping mit Entfernung des Os trapezium und Aufhängung durch Kunstband (früher hälftige Sehne des M. flexor carpi radialis).
- Die MCP-1-Arthritis stellt – wegen der Gefahr der Instabilität – selten eine Ind. zur Versorgung mit einer Silastikprothese dar. Hier wird der Arthrodese in Funktionsstellung (20°) der Vorzug gegeben.
- Wie am MCP-1-Gelenk ist am IP-1-Gelenk nach Synovektomie in frühen LDE-Stadien bei Destruktion die Arthrodese in Funktionsstellung (20°) und leichter Ulnarrotation die Methode der Wahl.

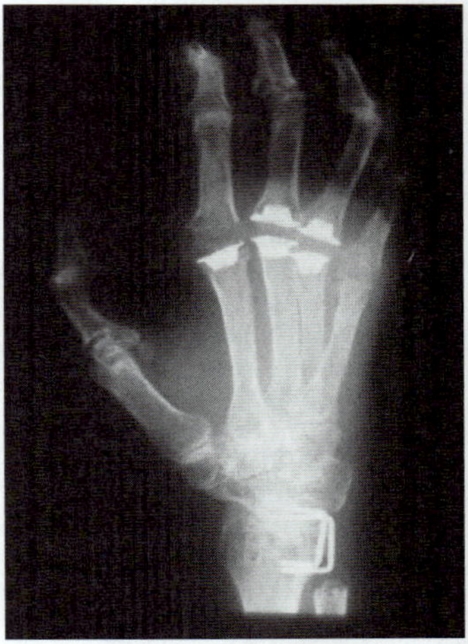

Abb. 17.10 Operationsverfahren der Finger: Chamay-Arthrodese mit Knochenklammern, Ulnaköpfchenresektion und multipler Spacer-Versorgung (nur die Grommets erkennbar) [P480]

17.3.6 Hüfte

Klinik Bedingt durch den knöchern wie fibrös stark begrenzten Raum dieses größten Kugelgelenks, greift der Entzündungsprozess bei RA über den doppelten Pfannenboden direkt den Knochen an, was frühzeitig zur Ausdünnung des Pfannenbodens im Sinne einer sog. Protrusionskoxarthrose führt. Dennoch sind die Pat. überraschend lange beschwerdearm, jedoch kann der schollige Zerfall des Kopfes zügig erfolgen.

OP-Indikationen

LDE 0–1: RSO, ansonsten: arthroskopische Synovektomie; die früher erforderliche Hüftluxation nach Ganz birgt das Risiko einer Hüftkopfnekrose! Nicht alle orthopädischen Abteilungen sind zu einer Hüftgelenkarthroskopie in der Lage.
LDE 2–3: Zusätzlich zur Synovektomie können varisierende Umstellungsosteotomien als Gelenk erhaltende Eingriffe hinzutreten, um den Kopf quasi aus der Belastungszone herauszudrehen. Diese Möglichkeit besteht jedoch beim rheumati-

schen Hüftgelenk infolge der Protrusionsneigung nur bedingt. Sie ist auch nur von zeitlich begrenztem Wert, da sie zwar die biomechanische Situation verbessert, jedoch den Entzündungsprozess nicht aufhält.

LDE 4–5

- Da eine Resektionsarthroplastik (Girdlestone) des Hüftgelenks mit vorhersehbarem Erfolg nicht durchgeführt werden kann, ergibt sich nur die Möglichkeit der Arthrodese oder des Gelenkersatzes. Erstere wurde früher gerade jüngeren Pat. zur Überbrückung angeboten. Heute habe sich aber diaphysär verankerte Implantate auch bei jungen Rheumatikern bewährt, sodass auch eine frühe alloarthroplastische Versorgung mit Kurzschaftimplantaten möglich ist (▶ Abb. 17.11).
- So konnten auch bei jungem Einstiegsalter (56,5 Jahre) bei Rheumatikern keine Unterschiede zu anderen Patientengruppen (Dysplasie, primäre Koxarthrose) fest-gestellt werden.
- Auch die früher favorisierte zementierte Versorgung brachte keine Vorteile, sodass der zementfreien Versorgung mit Pfannendachplastik heute der Vorzug gegeben wird.

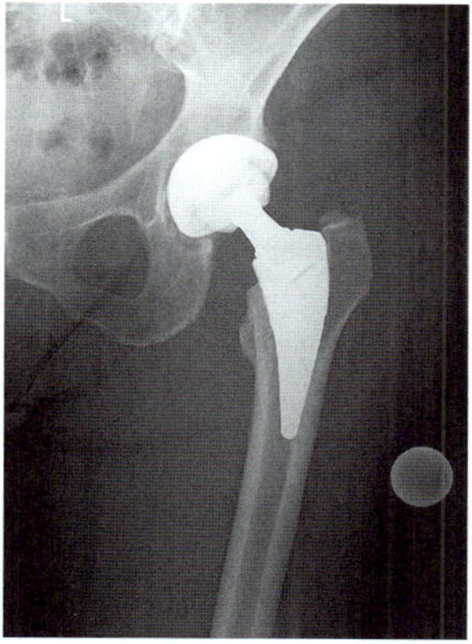

Abb. 17.11 Operationsverfahren an der Hüfte: Kurzschaftprothese [P478]

17.3.7 Kniegelenk

OP-Indikationen

- Der wichtigste operative Eingriff am Kniegelenk ist die Frühsynovektomie. Bei anhaltender Kniegelenkschwellung, trotz 3- bis 6-monatiger konservativer Therapie, sollte eine Synovektomie durchgeführt werden. Von einer Frühsynovektomie spricht man, wenn noch keine Destruktionen im Gelenk radiologisch manifest sind (Stadium LDE 0–1). Der Effekt wird noch erhöht, wenn ca. 6 Wo. nach arthroskopischer Synovektomie eine RSO angeschlossen wird.
- Baker-Zyste: Bei einem Längsdurchmesser von mehr als 40 mm in der Arthrosono ist eine Extirpation erforderlich, doch cave Narbenkontraktur! Deshalb S-förmiger Zugang!
- Eine Umstellungsosteotomie kommt in einem rheumatischen Patientengut eher selten und dann in Verbindung mit einer Spätsynovektomie infrage.
- Arthrodese und Endoprothetik (LDE 3–5):
  - Eine Arthrodese des rheumatischen Kniegelenks gehört im Zeitalter der Endoprothetik zu den eher seltenen Eingriffen und stellt die Rückzugsmöglichkeit nach fehlgeschlagener, meist septischer Knieprothese dar. Sie erfolgt entweder durch intramedulläre Nägel oder selten Plattenosteosynthese (keine Möglichkeit des Beinlängenausgleichs) oder Fixateur externe bei kritischen Weichteilverhältnissen.

- Durch Weiterentwicklung von Knieendoprothesen, dem sog. Oberflächenersatz in ungekoppelter Version, ist die Ind. zur endoprothetischen Versorgung des Kniegelenks sehr erweitert worden.
- Somit ist nur bei Zerstörung des Kollateralbandapparats auf die gekoppelten Knieprothesen mit kürzerer Standzeit zurückzugreifen.
- Ähnlich wie beim endoprothetischen Ersatz des Hüftgelenks (Kurzschaftprothese) ist auch beim Kniegelenkersatz ein Teilgelenkersatz in Form eines Monoschlittens beim Rheumapat. nicht mehr obsolet. Allerdings ist die Standzeit osteoporosebedingt deutlich reduziert.

! Beim Rheumatiker sollte unbedingt auf die langstielige Versorgung von Knie- und Hüftgelenk auf einer Seite verzichtet werden, weil die kurze Knochenbrücke dazwischen eine „Sollbruchstelle" beim Sturz darstellt, die dann meist den kompletten Femurersatz erforderlich macht.

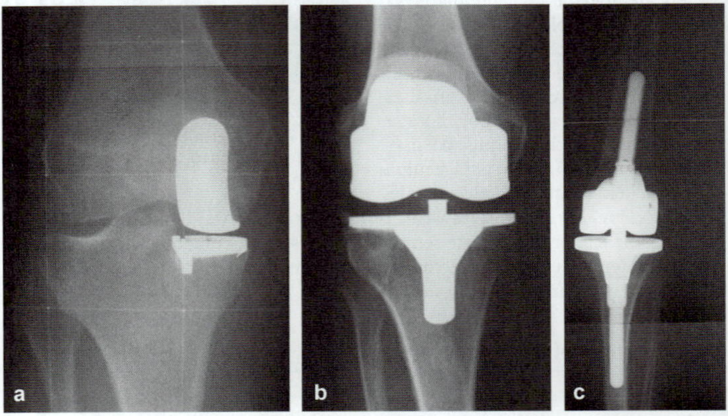

Abb. 17.12 Operationsverfahren am Knie: Knieprothesentypen [P480]
a) Monoschlitten
b) Bikondylärer Oberflächenersatz
c) Gekoppelte stielverankerte Prothese

17.3.8 Sprunggelenk und Rückfuß

Klinik Nativröntgenaufnahmen, wo immer möglich im Stand, zeigen Destruktionsausmaß und Stellung des oberen Sprunggelenks. Bei Befall des unteren Sprunggelenks – insbes. des häufig primär befallenen Talonavikulargelenks ist die dorsoplantare Aufnahme aufschlussreich. Zusätzlich sind Schrägaufnahmen für einen Einblick in die Gelenke der Chopart-Linie hilfreich.

OP-Indikationen

LDE 0–1

- Die Frühsynovektomie inklusive der Sehnen (Tibialis anterior und posterior, Peronealsehnenscheide) ist die wichtigste Maßnahme auch am Fuß! USG und OSG können gleichermaßen führend sein. Am USG meist das Talonavikulargelenk. Die Maßnahme kann minimalinvasiv arthroskopisch erfolgen.

- Spontanrupturen wie an der Hand sind zwar außerordentlich selten, doch wird der Dysfunktion der Tibialis-posterior-Sehne eine wesentliche Bedeutung bei der Entstehung der rheumatischen Rückfußdeformität beigemessen und erfordert frühzeitige Prävention.

LDE 2–3: In Verbindung mit dem Befall des USG entsteht das typische Bild des Knick-Senk-Fußes. Eine Spontanankylose findet sich nicht selten im Subtalargelenk. Achsabweichungen wie eine Genu valgum tragen erheblich zur Entwicklung von Rückfußbeschwerden bei. Schlüsselgelenk zur Prophylaxe ist das Talonavikulargelenk, das auch baldigst einer Arthrodese mit Knochenklammern oder Platte zugeführt werden sollte.

LDE 4–5

- Je nach Befall der Kammern von OSG und USG kann die Tripple-Arthrodese unter Erhalt der Funktion im OSG erforderlich werden (Talonavikulargelenk + Talokuboid- und Subtalargelenk. Bei Befall von Subtalargelenk und OSG ist eine wirkungsvolle Maßnahme zur Vermeidung des Rückfußkollapses und des Rückfußvalgus die transtalare Arthrodese mit dem Arthrodesenagel (▶ Abb. 17.13).
- Die Endoprothese des OSG ist eher einem jüngeren Patientengut anzubieten, da der Erhaltung der Beweglichkeit im OSG eine große Bedeutung zukommt. Ermutigende Er-

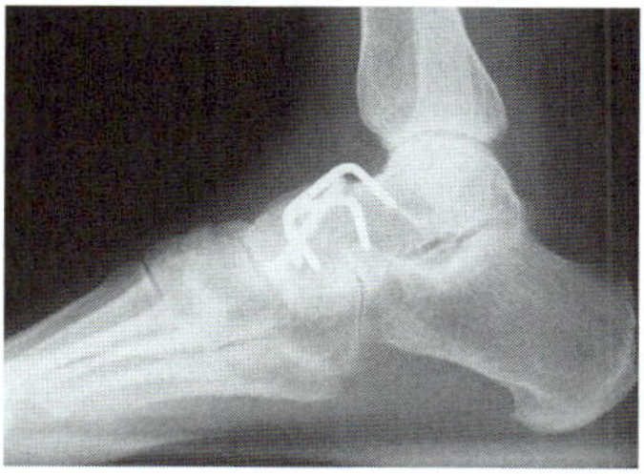

Abb. 17.13 Operationsverfahren an der Fußwurzel: Talonavikuläre Arthrodese [P478]

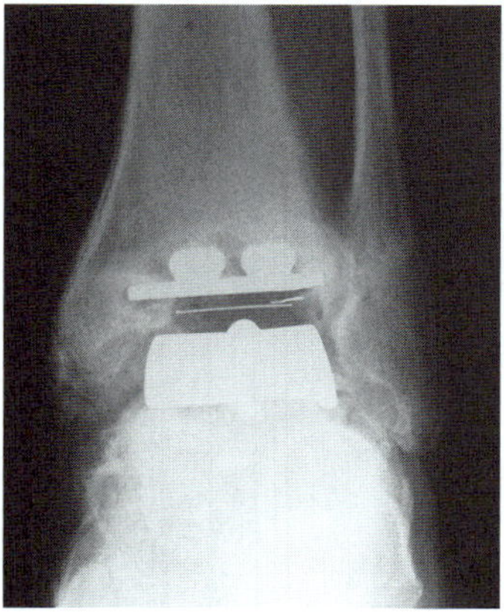

Abb. 17.14 Operationsverfahren am Sprunggelenk: OSG-Prothese [P478]

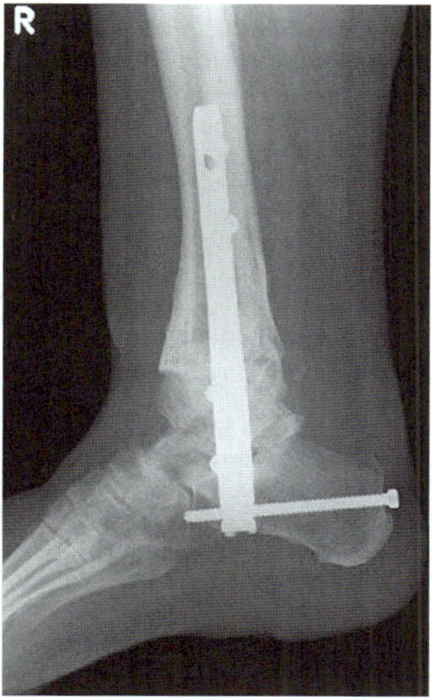

Abb. 17.15 Operationsverfahren am Sprunggelenk: Revision einer gelockerten OSG-Prothese mit Knochenbanktransplantat und Arthrodesenagel [P478]

gebnisse – teilweise in Kombination mit tibialen Achskorrekturen – werden aus Zentren berichtet (▶ Abb. 17.14). Doch ist bei Versagen der Prothese immer eine aufwendige Knochentransplantation im Zusammenhang mit der dann nötigen Arthrodese erforderlich (▶ Abb. 17.15).

17.3.9 Vorfuß

Klinik Die typische rheumatische Vorfußdeformität ist der Spreizfuß mit Hallux valgus (58,8 %) oder Hallux ridigus (10,4 %) und Fehlstellung der Kleinzehen durch Subluxation oder Luxation im Zehengrundgelenk, dem Prädilektionsort arthritischer Veränderungen. Eine Arthritis des Tarsometatarsalgelenks I begünstigt weiterhin die Entstehung des Spreizfußes. Typischer Endzustand sind Verbreiterung des Vorfußes, durchgetretenes Quer- und Längsgewölbe sowie Fibulardrift der 2.–4. Zehe („Tintenlöscherfuß").

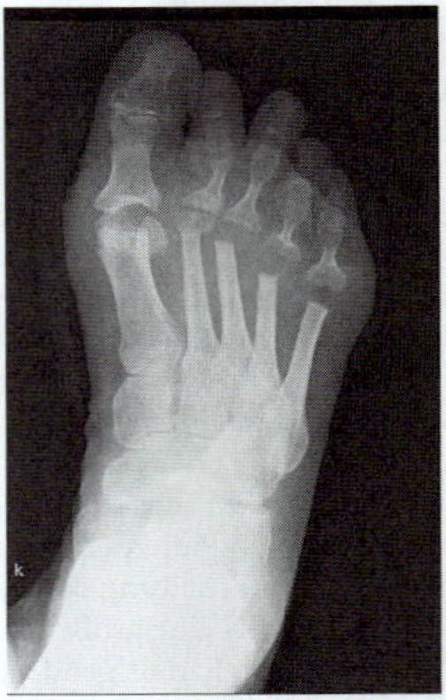

Abb. 17.16 Operationsverfahren am Vorfuß: Resektionsarthroplastik nach Hoffmann und Tillmann [P478]

OP-Indikationen

- Während für die OP des nichtrheumatischen Hallux valgus mehr als 40 Operationsverfahren beschrieben sind, hat sich im deutschsprachigen Bereich das Vorgehen nach Hoffmann und Tillmann durchgesetzt: Resektionsarthroplastiken sämtlicher befallener MTP-Gelenke, des 1. Strahls über einen dorsomedialen Zugang und der Kleinzehenstrahlen über einen plantaren bogenförmigen Zugang zur Nutzung der Dermodese (▶ Abb. 17.16).
- Bei Hallux rigidus: Arthrodese des MTP-I-Gelenks.
- Arthritis des Tarsometatarsalgelenks I: Lapidusarthrodese.

> **!** Entscheidend für den Erfolg der Vorfußkorrektur ist die adäquate Nachbehandlung der nur noch weichteilig geführten Gelenke durch Zügelung der Kleinzehen am Bügel des Vorfußentlastungsschuhs sowie die Einlagenversorgung durch stützende Einlagen mit rückversetzter Pelotte.

18 Physikalische Therapie und Ergotherapie

Thomas Bitsch und Joachim Georgi

18.1 Grundlagen der physikalischen Therapie

Die physikalische Therapie (physik. Ther.) ist Teil der Naturheilverfahren in der Behandlung rheumatischer Erkrankungen.

18.1.1 Grundsätzliches über physikalische Therapie

Physik. Ther. ist die Behandlung mit natürlichen oder technisch erzeugten Energieformen. Es erfolgt eine physik. Beeinflussung physiologischer Regelkreise durch mechanische, thermische, elektromagnetische und elektrische Energie. Eine Ther. rheumatischer Erkrankungen ohne physik. Ther. ist immer inkomplett. Folgende Punkte sind zu beachten:

- Physik. Ther. hat fast immer begleitenden oder vorbereitenden Charakter: Ermöglichen von KG, Ergo, Eigenübungen.
- Einige physik. Ther. haben lokalisierte, unmittelbar spezifische Wirkungen, einige haben generalisierte, unspezifische Wirkungen.
- Die Erfolgsgrößen physik. Ther. sind oft dynamisch und nicht statisch, was zu besonderen messtechnischen Schwierigkeiten führt. Trotz allem müssen wir uns um objektive statt subjektive Kriterien („alles hat gut getan") bemühen. Vor, unter und nach der Therapiereihe sind Funktionsmaße des Pat. zu überprüfen.
- Kombinationen verschiedener physik. Therapieformen sind eher die Regel als die Ausnahme. Der Erfolg einer einzelnen physik. Maßnahme lässt sich somit nicht vom Gesamterfolg der kombinierten physik. Ther. trennen. Ebenso wenig lässt sich der Gesamterfolg der physik. Maßnahmen von der erfolgreichen Pharmakother. trennen.
- Physik. Maßnahmen kommen erst durch wiederholten Einsatz voll zur Wirkung. Man muss wissen, wie lange es bis zum Einsatz der zu erwartenden Wirkung eines physik. Verfahrens dauert.
- Physik. Ther. bedarf genauso wie medik. Ther. der ständigen Überwachung und insbes. der Anpassung an den Zustand des Pat.
- Fast immer ist nicht die Menge, sondern die Frequenz und die Art der Anwendung für den Erfolg ausschlaggebend: „viel hilft viel" ist falsch.
- Die ärztlich verordnete physik. Ther. (KG, Elektrother., Massage, Hydro-, Thermo-, Kryother.) und die Ergother. dient prophylaktischen, therapeutischen und rehabilitativen Zwecken.

Die Differenzierung des Schmerzes am Bewegungsapparat ist Voraussetzung für die Wahl der physik. Ther.:

- Entzündungsschmerz
- Kapselschmerz
- Ligamentärer Überlastungsschmerz
- Dysfunktion
- Anlaufschmerz
- Myofaszialer Schmerz
- Ossärer Schmerz
- Neuropathischer Schmerz

Hauptaufgaben der physikalischen Therapie

(nach K.L. Schmidt)

- Schmerzstillung
- Muskelentspannung

- Durchblutungsförderung
- Funktionsverbesserung
- Zunahme der Beweglichkeit
- Kraftzuwachs
- Förderung der Koordination
- Verhütung und Korrektur von Fehlstellungen
- Einsparung von Medikamenten
- Prävention und Rehabilitation

Voraussetzung für effektive Behandlung und somit auch Behandlungserfolg:

- Teamarbeit: Kooperation von Pat., Arzt, Pflegepersonal und Physiotherapeuten.
- Verordnung: klare, gezielte Verordnung (z.B. Ultraschall 0,5 W/cm^2 gepulst 10 min/Tag Supraspinatussehnenansatz) und Diagnose (PHS acuta bei Insertionstendopathie der Supraspinatussehne).
- Behandlungsplan:
  - Rücksichtnahme auf wichtige Termine: Chefvisite, Entspannungstechniken
  - Absprache mit Pat.: Morgensteifigkeit beachten
  - Probebehandlungen
  - Kontrollbefund und Rückmeldung an Arzt: Änderung des Krankheitsbilds, DD
  - „Hausaufgaben" des Pat. berücksichtigen
- Weiterbildung: Befund und Kenntnisse der Therapeuten austauschen (z.B. manuelle Ther.).
- Pat.-Motivation: Einsicht, Motivation und Durchhaltevermögen des Pat. ist für den Erfolg sehr wichtig, deshalb Unterstützung vom gesamten Team, ggf. Psycho-Besprechung. Positive Arbeitsatmosphäre, Team soll eine Einheit darstellen!

18.1.2 Besonderheiten in der Rheumatologie

- Pat. mit entzündlich-rheumatischen Erkrankungen mögen sich **funktionell** in einem Anfangsstadium oder auch in einem Endstadium der Erkrankung befinden.
- Von der **Akuität** her sind „Pat. im Schub" anders zu therapieren als Pat. in Remission.
- Wichtigstes Ziel in der physik. Ther. rheumatischer Pat. bleibt die Funktionsverbesserung: Stabilisierung von Gelenken, Beseitigung von Kontrakturen, Wiederherstellung des Gelenkspiels.
- In der Regel sind Gelenkstrukturen bei entzündlich-rheumatischen Erkrankungen vorgeschädigt. Eine zu starke Belastung des arthritischen Gelenks führt zu einer Aktivierung der Arthritis.
- Oft können Pat. nicht unterscheiden, ob ihr Schmerz entzündlicher, sekundärarthrotischer oder tendomyopathischer Genese ist. Hier sind Anamnese und klinischer Befund gefragt.
- Rheumatiker sind oft multimorbide: Anämie, schlechter AZ, viszerale Komplikationen und erhöhte Infektanfälligkeit.
- Die Wirksamkeit der physik. Ther. ist bei Rheumapat. ganz entscheidend abhängig von einer möglichst schmerzfreien Lagerung des Pat. bzw. der zu behandelnden Extremität.

Differenzialindikation:

- Akute Arthritis: Kryother., Kaltluft, Ultraschall, Phonophorese, Iontophorese, TENS, entlastende Lagerung

- Chron. Arthritis: hydroelektrisches Bad, Massage, Kryother., Galvanisation, Interferenz
- Arthrose: Fango, hydroelektrisches Bad, Überwärmungsbad, Massage, heiße Rolle, Paraffinbad, Kurzwelle, Galvanisation

18.2 Krankengymnastik/manuelle Therapie

Bei der KG-Übungsbehandlung werden auf ärztliche Verordnung unter Anleitung des Therapeuten gezielte Techniken eingesetzt, die verlorengegangene Funktionen (Muskelkraft, Flexibilität, Koordination) möglichst gut wiederherstellen sollen. Die Bewegungsther. dient prophylaktischen, therapeutischen und rehabilitativen Zwecken.

18.2.1 Grundlagen der Krankengymnastik

Einteilung der Techniken

- Aktive Techniken (▶ Kap. 18.2.2)
- Passive Techniken (▶ Kap. 18.2.3)
- Mobilisationstechniken (▶ Kap. 18.2.4)
- Medizinische Trainingsther. (▶ Kap. 18.2.5)
- Gangschulung (▶ Kap. 18.2.6)
- Aktivitäten des täglichen Lebens (ADL) (▶ Kap. 18.2.7)
- Rückenschule (▶ Kap. 18.2.8)

Diese Techniken stellen die wichtigsten in der Rheumatologie angewandten Therapieverfahren dar und sind keineswegs vollständig. Überlappungen einzelner Behandlungsverfahren kommen häufig vor.

Grundsätzliche Regeln zur Krankengymnastik

- KG ist Grundlage in der Ther. rheumatischer Erkrankungen.
- KG ist indiziert bei **allen** Erkrankungen des Bewegungsapparats – die jeweilige Technik ist je nach Grunderkrankung und Lokalbefund auszuwählen.
- Der krankengymnastische Behandlungsplan ist Voraussetzung zum Erfolg. Fernziele (z.B. vollständiger Gebrauch der Hand im Alltag) und Nahziele (z.B. Flexionsverbesserung der MCP, Kräftigung der Mm. interossei, Mobilisation der Carpalia) sollen definiert werden.
- Außer der Diagnose sind die Nah- und Fernziele bei der Verordnung zu berücksichtigen (z.B. RA mit Gonarthritis: Mobilisation, Kontrakturprophylaxe).
- Die Auswahl der KG-Techniken erfolgt anhand der Symptome und Probleme des Pat., sie müssen im Verlauf der rheumatischen Erkrankung oft angepasst werden.
- Immer Kombination verschiedener Techniken: manuelle Ther., Querfriktionen, Schlingentisch, PNF, Gangschule, ADL.
- Die KG-Übungen müssen vom Pat. akzeptiert werden, sonst sind sie sinnlos.
- Erhalt und Verbesserung der Selbstständigkeit des Pat. muss bei den Techniken gewährleistet sein.

18

> Es gibt nur wenige absolute Kontraindikationen, meist durch Komorbidität wie dekompensierte Herzinsuffizienz, Sepsis, Blutgerinnungsstörungen oder Infekte.

Häufige Ind. für die manuelle Ther.:
- Periarthropathien
- Insertionstendopathien
- Arthrosen
- Subakute, nicht erregerassoziierte Arthritis
- Zervikaler Schwindel
- Funktionelle Schluckstörungen

KI für die manuelle Ther.:
- Aktive Arthritis und Spondylitis
- Neoplasien
- Hochgradige Osteoporose und Osteomalazie
- Radikuläre und medulläre Kompressionssyndrome
- Hypermobilität

Inhalt der ärztlichen Verordnung zur krankengymnastischen Übungsbehandlung:
- Gesamtzahl der Behandlungen einer Serie
- Art der Behandlung
- Anzahl der Behandlungen/Zeitabschnitt tägl./pro Woche
- Dosierung und Dauer der Einzelbehandlung
- Anwendungsbereich (Körperteil)
- Behandlungsdiagnose
- Behandlungsziel
- Begleitdiagnose

18.2.2 Aktive Techniken

- Techniken, die dynamische/phasische Kontraktion bewirken: Bewegung
- Techniken, die statische/tonische Kontraktion bewirken: Halten
- Techniken, die wechselweise dynamische und statische Kontraktionen bewirken: Bewegen und Halten
- Techniken unter Abnahme der Eigenschwere von Körperabschnitten: Schlingentisch, manuelle Unterstützung, Bewegungsbad

Hauptind.: Basistechniken für alle peripheren Gelenke, insbes. Hüfte und Knie. Becken-Bein-Aufhängung bei Koxarthrose, Hüftkopfnekrose und LWS-Syndrom. Voraussetzung zur Kombination mit anderen Techniken wie z.B. manuelle Ther.

- Fast alle Ziele der Rheumather. (Schmerzlinderung, Entlastung, Dehnlagerung, Mobilisation, Stabilisation) können mit dem Schlingentisch erreicht werden!
- Der Schlingentisch bietet eine optimale Voraussetzung zur manuellen Ther.!
- Die dreidimensionale Traktion der WS im Schlingentisch ist wichtiger Bestandteil bei entzündlich-rheumatischen WS-Erkrankungen!

18.2.3 Passive Techniken

Techniken am Pat., ohne dass sie eine Muskelaktivität auslösen:
- Lagerung: Einstellung von Körperabschnitten in bestimmten Positionen mittels Lagerungsmaterialien (Schienen, Keile, Kissen). In der sog. Ruhestellung sind Muskulatur und Kapsel maximal entspannt, wobei die Gelenkpartner den geringstmöglichen Kontakt haben. Bei Rheumapat. weicht die aktuelle

Ruhestellung immer von der physiologischen Ruhestellung eines Gelenks ab, da kapsuläre, myogene bzw. ligamentäre Dysfunktionen vorliegen.
- Entlastende Ausgangsstellungen: Reduzierung der körperaufrichtenden Muskelaktivität, z.B. Kutschersitz, „Bauchlehne".
- Traktion: Rechtwinkliges Entfernen eines Gelenkpartners im Verhältnis zur Behandlungsebene (diese orientiert sich am konkaven Gelenkpartner!), die zur Seperation der beiden Gelenkpartner führt.
- Gleiten: Parallele Translation eines Gelenkpartners im Verhältnis zur Behandlungsebene, die zu einer Verschiebung zwischen den Gelenkpartnern führt.
- Passives Bewegen: „Durchbewegen" des Gelenks manuell oder mit Motorschiene.
- Widerlagernde Mobilisation: Bewegung beider Gelenkpartner eines Gelenks, wobei Pat. das Gewicht der zu bewegenden Körperteile übernimmt.

Hauptind.: Basistechniken zur Schmerzlinderung und Kontrakturprophylaxe von peripheren Gelenken und der WS. Nachbehandlung von Synoviorthesen, Schultermobilisationen und operativen Eingriffen (Synovektomie, Baker-Zysten-Exstirpation).

Kenntnisse der manuellen Ther. sind Grundvoraussetzung zur optimalen Bewegungsther.: Behandlungsebene, Konvex-Konkav-Regel, Hyper- bzw. Hypomobilität, Ruhestellung, verriegelte Stellung, segmentale Irritationspunkte!

18.2.4 Mobilisationstechniken

Sammelbegriff verschiedener Methoden, die in der manuellen Ther. und den Techniken von Brügger und Cyriax enthalten sind:
- Querfriktionen (Deep Frictions) nach Cyriax
- Manuelle Querdehnung
- Manuelle Längsdehnung
- Postisometrische Relaxation
- Reziproke Hemmung (Sherrington 2)
- Ermüdung der Antagonisten (Sherrington 1)

Hauptind.: Tendovaginitis, Periarthropathien, Insertionstendopathien, abgeklungene Arthritis mit Bursa- und Kapselverklebungen. Bewegungseinschränkungen bei SpA.

! Vorsicht mit Querfriktionen bei entzündlich-rheumatischen Erkrankungen (Kalkeinlagerungen bei Tendinitis, Bursitis, Arthritis), da Gefahr der Exazerbation!

18.2.5 Medizinische Trainingstherapie

- Ergänzende Technik zur Verbesserung von Kraft, Beweglichkeit und Ausdauer
- Gezieltes Aufbautraining mit und ohne Geräte mit vier Rehabilitationsphasen:
  - 1. Phase: Mobilisation (frühfunktionelle Ther.)
  - 2. Phase: Stabilisation (funktionelle Ther.)
  - 3. Phase: funktionelles Muskelaufbautraining (uneingeschränkte Funktionsfähigkeit)
  - 4. Phase: Muskelbelastungstraining (uneingeschränkte Belastungsfähigkeit)
- Anleitung zum Eigentraining

Hauptind.: Fibromyalgie, chron. Lumbalsyndrom, Haltungsschwäche, muskuläre Dysbalance, Rehabilitation nach operativen Eingriffen (Hüft-TEP, Knie-OP).

- Zuerst Dehnung verkürzter Muskeln, dann erst Kräftigung der Antagonisten!
- Häufigster Fehler ist mangelnde Rumpfstabilisierung und zu früher Einsatz von Geräten beim Auftrainieren der Extremitäten!

18.2.6 Gangschulung

- Schaffung bzw. Erhaltung eines physiologischen, harmonischen Gangbilds.
- Ther. sekundärer Erkrankungen (z.B. LWS-Syndrom), die aufgrund von abnormen Bewegungsmustern auftreten können.
- Durchführung mithilfe von Unterarmstützen, Knieorthese oder Gehwagen (Rollator).

Hauptind.: Arthrosen, insbes. Kox-, Gon- und OSG-Arthrose. Prä- und postoperative Übungen. Entlastung bei Arthritis und intraartikulären Eingriffen (Synovektomie).

- Vor Verordnung der Gehhilfen muss das Abstützen mit der oberen Extremität (Omarthritis? Streckdefizit des Ellenbogens? Subluxation der Carpalia?) gewährleistet sein!
- Auf richtige Einstellung der Unterarmstützen achten: Griff des Handteils auf Handgelenkhöhe, Ellenbogen gestreckt, Schultern nicht hochgezogen!

18.2.7 Aktivitäten des täglichen Lebens (ADL)

- Übungsprogramme zur Bewältigung von alltäglichen motorischen Anforderungen mit dem Ziel, alle Strukturen des Körpers optimal zu belasten
- Aufrechte Haltung im Sitz: Beckenkippung, Brustkorbhebung, gestreckter Nacken, Beine in Abd., Füße leicht nach außen
- Aufrechte Haltung im Stand: Beckenkippung, Brustkorbhebung, gestreckter Nacken, Füße unter den Hüften, Fußspitzen nach außen gedreht
- Gehen in aufrechter Haltung: Vorwärts-, Seitwärts-, Rückwärtsgehen, Treppengehen, Joggen
- Alltagsbewegungen: Bücktraining, Bewegungsverhalten in Alltagssituationen (Beruf, Hobby, Sport, Haushalt)

Hauptind.: stammskelettbetonte tendomyotische Schmerzsyndrome, Insertionstendopathie, Periarthropathie, Fibromyalgie, Polyarthrose, SpA.

- Haltungsänderung = Verhaltensänderung!
- Die Automatisierung der neuen Bewegungsabläufe kann sehr lange dauern (6–12 Mon.)!

18.2.8 Rückenschule

- Zielsetzung: Prävention und Rehabilitation von WS-Schäden
- Erlernen von rückenschonendem Verhalten für Alltagsbewegungen
- Anleitung in Kleingruppen (6–10 Teilnehmer) 6 Wo. lang

10 Regeln der Rückenschule
(nach J. Krämer 1990)

- Du sollst dich bewegen.
- Halte den Rücken gerade.
- Gehe beim Bücken in die Hocke.
- Hebe keine schweren Gegenstände.
- Verteile Lasten und halte sie dicht am Körper.
- Halte beim Sitzen den Rücken gerade und stütze den Oberkörper ab.
- Stehe nicht mit geraden Beinen.
- Ziehe beim Liegen die Beine an.
- Treibe Sport, am besten Schwimmen, Laufen oder Radfahren.
- Trainiere täglich deine Wirbelsäulenmuskulatur.

Hauptind.: pseudoradikuläres WS-Syndrom, SpA, Osteoporose, Z.n. Bandscheiben-OP, Primärprävention (= Vorbeugung gegen Erkrankungen) in Schulen und Betrieben.

Ohne selbstständige Übungen im Anschluss an die Rückenschulkurse verfehlt diese Maßnahme ihren Sinn – Auffrischübungen unter Anleitung eines Physiotherapeuten sind oft erforderlich!

18.3 Elektrotherapie

Methoden der physikalischen Medizin, die den Pat. der unmittelbaren Wirkung elektrischer Ströme aussetzen.

18.3.1 Grundlagen der Elektrotherapie

Einteilung der Stromformen

- Gleichstrom: galvanischer Strom, Iontophorese
- Niederfrequenz (1–1.000 Hz)
  - Gleichstrom
  - Impulsgleichstrom: TENS, Dreieck-, Rechteck-, Expotentialstrom
  - Wechselstromimpulse: faradischer Strom, diadynamischer Strom
- Mittelfrequenz (1.000 Hz–100 kHz)
  - Mittelfrequenzstrom
  - Interferenzstrom nach Nemec
- Hochfrequenz (> 100 kHz)
  - Ultraschall
  - Ultraschall mit der Kombination von Diadynamik
  - Kurzwelle (27 MHz)
  - Dezimeterwelle (434 MHz)
  - Mikrowelle (2.400 MHz)

Anmerkung: Ultraschall, der mechanische Energie überträgt, zählt ebenso wie die Hochfrequenzther., bei der es sich um reine Thermother. handelt, nicht zur Elektrother. Nur aus didaktischen Gründen werden diese Anwendungen hier im Rahmen der Elektrother. abgehandelt.

Grundsätzliche Regeln zur Stromapplikation

- Die differente Elektrode ist immer die Wirkelektrode und wird immer an dem betroffenen Körpergebiet angebracht.
- Die indifferente Elektrode fungiert als Bezugselektrode und kann prinzipiell überall am Körper angelegt werden.
- Bei Gleichstrom ist die differente Elektrode die Anode, weil unter dieser der Anelektrotonus (Beruhigung, Schmerzschwellenerhöhung) genutzt werden soll.
- Bei Reizströmen (Diadynamik, Ultrareiz, Hochvolt, gleichgerichteter Interferenzstrom) ist die Kathode die differente Elektrode, da unter ihr die Auslösung des „Schmerzverdeckungseffekts" besonders wirksam ist.
- Sind zwei Elektroden unterschiedlich groß, ist automatisch die kleinere Elektrode wegen der größeren Stromdichte die differente Elektrode.
- Bei Wechselstrom (Interferenz, biphasischer Impulsstrom) gibt es keine differente Elektrode.
- Bei diffusem Schmerzgeschehen ist es oft nicht möglich, eine der Elektroden als differente Elektrode zu definieren; dies gilt insbes. für Längs- und Querdurchströmungen.

Applikationsformen

- Elektrodenarten: Platten- (Schulter, Hand, Hüfte, OSG), Saug- (HWS, BWS, LWS), Klebe- wie Saugelektroden, Punkt- (kleine Muskeln), Bügel- (WS segmental), Rollen- (Massageeffekt) und Handschuhelektroden je nach anatomischer Gegebenheit und Behandlungsareal.
- Querdurchströmung: Anordnung des Elektrodenpaars, sodass Strom quer zur Körperlängsachse fließt.
- Längsdurchströmung: Stromrichtung längs zur Körperlängsachse. Bei WS-Behandlung Anode kranial und Kathode kaudal (absteigende Behandlung) zur Sedierung und Schmerzlinderung. Umgekehrte Elektrodenanlage kann Gegenteil bewirken.
- Schmerzpunktbehandlung: Differente Elektrode (bei Gleichstrom die Anode, bei Reizströmen die Kathode) auf dem Schmerzpunkt anlegen, die Bezugselektrode in einigen Zentimetern Entfernung nach den Regeln der absteigenden Behandlung: proximal bei Reizströmen, distal bei Gleichstrom oder auf gleicher Höhe bei beiden Stromarten angelegt.
- Mobile Applikation: Bei einer mobilen Elektrode ist die indifferente Elektrode am Körper fixiert, während die differente Elektrode über das therapeutisch zu beeinflussende Gebiet geführt wird. Zum Auffinden von hyperalgetischen Zonen (z.B. Triggerpunkte) geeignet.
- Nervenstammapplikation: Das Elektrodenpaar wird im Verlauf des peripheren Nervs angelegt, um ihn direkt zu beeinflussen (z.B. Lumboischialgie).
- Mono- oder multisegmentale Applikation: Anlage der Elektroden auf der betroffenen Seite neben der WS oder rechts und links neben der WS in Höhe einer oder mehrerer Nervenaustrittsstellen. Monosegmentale Applikation ist oft intensiver, jedoch erhöhter Zeitbedarf als multisegmentale Applikation.

Behandlungsrichtlinien

- Je akuter ein Krankheitsbild, desto niedriger die Dosierung und desto kürzer die Dauer der Einzelanwendungen
- Therapiekontrolle während der Behandlung vom Therapeuten

- Definition der Empfindlichkeit nach Schliephake:
  - I: sensibel unterschwellig: Strom nicht spürbar
  - II: sensibel schwellig: Strom gerade spürbar
  - III: sensibel überschwellig: Strom stark, aber verträglich
  - IV: sensible Toleranzschwelle: Strom sehr stark, aber gerade noch verträglich

Bei keiner nennenswerten Besserung nach etwa 10 Behandlungen ist auf eine andere Stromart oder eine andere physikalische Behandlungsmethode zu wechseln.

NW:

- Verätzungen: Elektrolyseprodukte bei unidirektionalen Stromformen (= gleichbleibende Polarität der Elektroden)
- Verbrennungen: Stromdichte lokal zu hoch
  - Hautverletzungen
  - Kontakt der Metallelektroden mit Haut
  - Elektrodenabhebung durch ungleichmäßige Fixierung
  - Metallimplantate im durchströmten Gewebe
  - Schwämme ungleich durchfeuchtet
- Schreckreaktion: Dosierung initial zu hoch gewählt

KI:

- Hautläsionen im Applikationsgebiet der Elektroden
- Metallische Teile im Stromflussgebiet: Herzschrittmacher, Endoprothesen, Metallsplitter, Spirale
- Schwangerschaft
- Akute Entzündungen und Thrombophlebitiden im Behandlungsgebiet
- Metastasierende Tumoren
- Fieberhafte Allgemeinerkrankungen
- Hämorrhagische Diathese, insbes. Hämophilie
- Dekompensierte kardiovaskuläre oder pulmonale Erkrankungen
- Sensibilitätsstörungen im Anwendungsbereich
- Vaskulitiden und höhergradige AVK
- Ödeme
- Kürzlich bestrahlte Gebiete
- Epiphysenfugen bei Jugendlichen (gilt nur bei Ultraschall)

!
- Einmalelektroden können nur beim unidirektionalen Strom Verätzungen hervorrufen!
- Erst Elektroden anlegen, dann Strom anschalten!

18.3.2 Niederfrequenz

Ströme von 1–1.000 Hz (oft 50–100 Hz). Die Besonderheit liegt in der Reizwirksamkeit jeder einzelnen Stromschwankung (Kathodenschließung bzw. Anodenöffnung). Die Erregungsauslösung steht im Vordergrund.

- Niederfrequenz = Nervenfaserwirkung
- Mittelfrequenz = Muskelfaserwirkung!

Galvanischer Strom Konstanter, nur in einer Richtung fließender Strom mit Längs- oder Querdurchströmung bzw. auf- und absteigender Form. Weitere Möglichkeiten sind Zweizellenbad, Vierzellenbad oder Stangerbad.

- **Hauptind.:** Arthrosen, Spondylosen, Insertionstendopathien, Myalgien, Fibromyalgie.
- **Dosierung und Anwendung:** bei Plattenelektroden 0,3–0,5 mA/cm² Elektrodenfläche, 10–20 min, Einstellung nach subjektivem Stromgefühl (Schliephake II–III; ▶ Kap. 18.3.1). Ein- und Ausschleichen des Stroms.
- **NW:** Für Gleichstromanwendungen sind hohe Stromdichten unter den Elektroden erforderlich, um den Hautwiderstand zu überwinden. Somit sind bei hoher Stromdichte und zu kleinen Elektroden Hautverätzungen und Verbrennungen möglich.

> **!** Ausreichend dicker Schwamm oder Frotteetuch unter Elektroden zum Schutz vor Verätzungen auch bei niedrigen Stromdichten mit längerer Behandlungszeit!

Iontophorese Sonderform des galvanischen Gleichstroms, bei dem die transkutane Wanderung antiphlogistischer Pharmaka durch die Elektrother. verstärkt wird.

- **Hauptind.:** Arthrosen, Periarthropathien, Insertionstendopathien, moderate Arthritis, posttraumatische Zustände.
- **Dosierung und Anwendung:** akute Erkrankungen tägl., sonst 3 × Wo. 10 min Anode (+Pol) oder Kathode (–Pol) oder sogar beide können als differente Elektrode fungieren, je nach Medikament.
- **NW:** Hautreizung beachten. Ist die Polarität eines Präparats nicht bekannt, trägt man die Substanz, z.B. bei Querdurchströmung einer Extremität, unter beiden Elektroden auf. Eine Umpolung nach einigen Minuten widerspricht dem physikalischen Prinzip der Iontophorese und sollte nicht vorgenommen werden.

> **!**
> - Bei unzureichender Wirkung Präparatewechsel – Trägermedium kann ausschlaggebend sein!
> - Bei unbekannter Polarität der Substanz Applikation unter beiden Elektroden und Umschaltung nach 5–10 min!

Faradisation Wechselstrom mit rhythmischem An- und Abschwellen des Stroms mit daraus resultierender Muskelkontraktion.

- **Hauptind.:** Inaktivitätsatrophie, Thrombembolieprophylaxe.
- **Dosierung und Anwendung:** nach Erstellen einer Reizzeit-Reizstärke-Kurve (ms-mA-Kurve) 2 × tägl. 15–20 min mit aktiver Muskelarbeit des Pat. (Elektrogymnastik).
- **NW:** Hautverätzungen möglich.

Impulsstrom Eine Form der Reizstromther. im engeren Sinne. Dreieck-, Rechteck- oder Expotentialströme reizen selektiv innervierte, aber auch denervierte Muskeln.

- **Sonderformen:**
  - Ultrareizstrom: Rechteckstrom von 2 ms Impulszeit und 5 ms Pausenzeit
  - Schwellenstromstimulation: rhythmische Zu- und Abnahme der Stromstärke beliebiger Serienimpulsströme

- **Hauptind.:** atrophisch schlaffe Paresen (Polyradikulitis, periphere Nervenschädigung wie Peroneusparese, Nervenwurzelschädigung), Post-Polio-Syndrom.
- **Dosierung und Anwendung:** Vor Einsatz der Ther. ist durch Elektrodiagnostik eine Reizschwellenkurve (IT-Kurve) der zu behandelnden Muskulatur zu ermitteln. Beenden der Ther. bei schlechter werdenden Muskelkontraktionen. Anleitung zum Eigentraining.
- **NW:** Hautverätzungen insbes. bei kleinen Elektroden.

Diadynamische Ströme Interfrequente Wechselströme mit rhythmischen Unterbrechungen oder Phasenverschiebungen, gelegentlich unterlegt mit galvanischem Strom. Unterscheidung nach Bernard in fünf Stromqualitäten (DF, MF, CP, LP, RS), die einzeln oder kombiniert angewandt werden können.

- **Hauptind.:** Arthrogene und myogene Schmerzen bei Arthrosen und Arthritis. Weichteilrheumatismus. Algodystrophie (Sudeck-Syndrom) Stadium II–III.
- **Dosierung und Anwendung:** Applikation am Schmerzpunkt. 1 × tägl. 3–12 min mit Steigerung pro Behandlung um 1–2 min. Mind. zwei Stromarten miteinander kombinieren.
  - DF: sympathikusdämpfend: Stromart zum Behandlungsbeginn
  - CP: analgesierend und resorptionsfördernd: Ödeme
  - LP: langanhaltend analgesierend: starke Schmerzzustände
  - MF: muskelentspannend und bindegewebstonisierend: Weichteilrheumatismus
  - RS: faradisierend: Inaktivitätsatrophie
- **NW:** Hautverätzungen möglich. Behandlung langsam ein- und ausschleichend vornehmen.

> **!**
> - Beginn der diadynamischen Ströme mit DF für 1–2 min!
> - Klebeelektroden bei Diadynamik vermeiden, da Gefahr der Verätzung!
> - Diadynamikther. immer sensibel überschwellig (Schliephake III): ohne deutliches Spüren keine Wirkung!

Transkutane elektrische Nervenstimulation (TENS) Analgesieverfahren durch niederfrequente Impuls- und Gleichströme zur Heim- und Selbstbehandlung, das zur Schmerzreduktion und Einsparung von Analgetika beiträgt.

- **Hauptind.:** Weichteilrheumatismus, Insertionstendopathien, Nervenengpasssyndrome, Lumbalgien, Neuralgien, Phantom- und Stumpfschmerzen.
- **Dosierung und Anwendung:** mehrmals tägl. 30–60 min Kathode auf Schmerzpunkt, Anode im Ausstrahlungsgebiet des Schmerzes oder umgekehrt, da beide Elektroden wirksam sind. Regelung der Stromstärke individuell vom Pat. selbst: deutlich spürbares Stromgefühl unterhalb der Schmerzgrenze. Rezeptierfähig zur Heimbehandlung.
- **NW:** Hautreizungen über Elektrode (Kontaktallergie). Elektrolytische Verätzungen treten nicht auf.

> **!**
> - Einweisung über Elektrodenplatzierung, Stromform und Dosierung vom Arzt!
> - Falsche Elektrodenplatzierung ist häufigste Ursache für unzureichendes therapeutisches Ansprechen!
> - Hypalgesierender Effekt tritt mit einer Zeitverzögerung von 20–30 min ein und kann bis zu 2 h über den Anwendungszeitraum hinaus anhalten!

18.3.3 Mittelfrequenz

Wechselströme von 1.000 Hz–100 KHz. Die Besonderheit liegt in der fehlenden Reizwirksamkeit der Einzelschwankung (Wedenski-Hemmung), erst die Summation vieler mittelfrequenter Stromperioden bewirkt einen länger anhaltenden Erregungs- bzw. Aktivierungszustand (Summationsprinzip nach Gildemeister). Die muskeltonisierende Wirkung steht im Vordergrund. Im Gegensatz zur Niederfrequenz sind keine Hautläsionen möglich.

Interferenzstrom nach Nemec Sonderform der Mittelfrequenzther. Mischung zweier sich kreuzender mittelfrequenter Wechselströme, die sich von der Frequenz her nur geringfügig unterscheiden oder phasenverschoben sind. Die im Körper durch Überlagerung entstehenden neuen Frequenzen (Interferenz) unterscheiden sich in einen niederfrequenten Anteil in Form von Schwebungen (rhythmische Stromstärkeschwankungen) und einen mittelfrequenten Anteil, die sog. Trägerfrequenz.

- **Hauptind.:** Weichteilrheumatismus mit Periarthropathien, lokalisierten Tendomyopathien (Enthesiopathien, myofasziale Triggerpunkte), generalisierten Tendomyopathien (Fibromyalgie). SpA mit tendomyotischer Symptomatik, Sakroiliitis, Spondylosis deformans, Schulter-Arm-Syndrom.
- **Dosierung und Anwendung:** tägl. 10 min Serie von 10–20 Behandlungen
  - Akut: Frequenz 100 oder 200 Hz konstant
  - Subakut: Frequenz 80–100 Hz oder 100–200 Hz
  - Chron.: Frequenz 1–100 Hz oder 1–200 Hz wechselnd
- **NW:** Aufgrund unterschiedlicher Leitfähigkeit der durchströmten Gewebe ist der Wirkort, an den durch Überlagerung der Ströme der therapeutische Effekt erzielt werden soll, nicht exakt bestimmbar. Es ist deshalb streng auf die Lage der einzelnen Stromkreise zueinander zu achten. Lässt aufgrund des niederfrequenten Anteils des Interferenzstroms die Kontraktionskraft des Muskels nach, ist die Behandlung abzubrechen.

!
- Je akuter das Krankheitsbild, desto langsamer der Frequenzwechsel!
- Elektrodenposition kontrollieren – eine Änderung der Platzierung kann Wunder bewirken!

18.3.4 Hochfrequenz

Reine Thermother. durch Erzeugung elektromagnetischer Felder. Je nach Frequenz und Applikatoren Steuerung der Tiefenwirkung der Wärme (Diathermie). Diathermiewirkung:

- Erwärmung
- Kontraktionssteigerung des Muskels
- Thermoregulatorische Erschlaffung
- Einfluss auf chron. Umbauvorgänge, insbes. Abheilungsphase

Kurzwelle Thermother. aufgrund Durchflutung einer Region im Kondensatorfeld (elektrisches Feld) bzw. Spulenfeld (magnetisches Feld).

- **Hauptind.:** Myalgien stammskelettbetont, Gonarthrose, Koxarthrose, Lumboischialgie.
- **Dosierung und Anwendung:** Regelung der Intensität durch subjektives Temperaturempfinden (Schliephake I–IV; ▸ Kap. 18.3.1). Wärmeintensität und Dauer umgekehrt proportional zur Aktivität des Krankheitsbilds (akut: Dosis I–II, 2–5 min; chron.: Dosis III–IV, 10–15 min).

- Kondensatorfeld: Längs- und Querdurchflutung möglich. Körperteil wird zwischen zwei Plattenelektroden gebracht und liegt als Teil des Gesamtstromkreises im elektrischen Feld. Tiefenerwärmung mit Fettbelastung.
- Spulenfeld: Verwendung einer einzigen als Spule ausgebildeten Elektrode zur Erzeugung eines hochfrequenten magnetischen Felds. Tiefenerwärmung der Muskulatur, geringe Fettbelastung.
- Elektrodenarten: Minode für kleine und mittlere Gelenke, Diplode für Schulter-Nacken-Bereich, BWS, LWS und Hüftgelenk. Induktionskabel für ganze Extremität.

- **NW:** Gewebeschädigung in Muskulatur und Periost aufgrund zu hoher Intensität oder falsche Elektrodenart. Streustrahlung kann auch an entfernten Leitern lokale Feldverdichtungen verursachen – Herzschrittmacherpat. und elektrische Geräte fernhalten (Nebenraum, 5-m-Abstand).

!
- Gefahr der Verbrennung tiefergelegener Gewebeschichten, da sich dort weniger Schmerzrezeptoren befinden!
- Hautkontakt mit Metallen vermeiden: Infusionsständer, Liege, Uhren, Halskette, Ringe, Reißverschlüsse, BH-Clips!
- Die Kurzwelle bietet die besten Möglichkeiten, tiefer gelegene Strukturen zu therapieren, jedoch stellt sie zugleich erhöhte Anforderungen an Anlage und Auswahl der Elektroden!

- **Dezimeterwelle** Thermother. aufgrund elektromagnetischer Wellen mit Tiefenwirkung und günstiger Temperaturverteilung.
- **Hauptind.:** Myalgien stammskelettbetont. Lumbalsyndrom.
- **Dosierung und Anwendung:** Regelung der Intensität immer durch subjektives Temperaturempfinden (Schliephake I–IV; ▶ Kap. 18.3.1). Subjektive Graduierung nach 1–2 min Ther. vornehmen.
- **NW:** siehe Kurzwelle.

- Je nach anatomischen Gegebenheiten Verwendung von drei Strahlerarten: Rundfeldstrahler, Langfeldstrahler und Hohlfeldstrahler!
- Das subjektive Wärmegefühl ist geringer als bei Kurzwelle!

18.3.5 Ultraschall

Mechanische Longitudinalwellen erzeugen einmal Druckwechsel im Gewebe (mechanische Vibrationswirkung), zum anderen wird ein Teil der Schallenergie in Reibungsenergie umgewandelt (thermische Wirkung). Der therapeutische Ultraschall arbeitet mit Frequenzen zwischen 0,8 und 1 MHz.

- **Sonderformen:**
  - Ultraschallphonophorese: Transport von Medikamenten durch die Haut
  - Kombination Ultraschall und Reizströme (Ultrareizstrom, Diadynamik): Schallkopf fungiert als differente Elektrode. Bezugselektrode ist Plattenelektrode in Nähe des Beschallungsorts
- **Hauptind.:** Insertionstendopathie bei Periarthropathien und SpA, Myalgien, Arthritis, Beugesehnenknoten, Tendovaginitis, Heberden- und Bouchard-Knoten, Dupuytren-Krankheit, Bindegewebsindurationen bei systemischer Sklerose.
- **Dosierung und Anwendung:** tägl. 10 min. Je akuter das Krankheitsbild, desto kürzer die Behandlungsdauer (aber öfter tägl. 3–5 min) und niedrigere Inten-

sität (0,1–0,3 W/cm²). Bei chron. Krankheitsbild höhere Intensität (0,5–2 W/cm²).
  - Kleine Gelenke (PIP, DIP, Kiefergelenk): 0,1–0,2 W/cm²
  - Mittlere Gelenke (MCP, MTP, Ellenbogen): 0,3–0,5 W/cm²
  - Große Gelenke (Knie, Schulter, OSG): 0,6–3 W/cm²
- **NW:** Schmerzsensationen bei zu hoher Schallintensität. Gewebezerstörung durch punktuelle Anwendung (Kippen des Applikators, geringe Gelmenge).

!
- Während der Beschallung immer auf Schallmedium (Kontaktgel, Wasserbad) zur Vermeidung der NW achten!
- Dynamische Anwendung, da sonst Gewebezerstörung durch stehende Wellen!
- Epiphysenfugen, innere Organe und gravider Uterus von Beschallung ausschließen!

18.4 Massage

Physik. Beeinflussung von Haut, Unterhaut, Muskulatur, Periost und Knochen durch gezielte Anwendung von Dehnungs-, Zug- und Druckreizen.

18.4.1 Grundlagen der Massage

Einteilung der Massagetechniken
- Klassische Massage
- Reflexzonenmassage
- Lymphdrainage
- Apparative Massage: Unterwasserdruckstrahlmassage, Bürstenmassage, Hot Stones

Grundsätzliche Regeln zur Anwendung
- Die Indikation ist vom Lokal- und Gesamtbefund des Krankheitsbilds abhängig: Insertionstendopathie, myofasziale Triggerpunkte, Kontrakturen, Bindegewebsindurationen, Muskelatrophie, Lymphstauung.
- Psychische Entspannung und reflektorische Einwirkungen auf viszerale Organe sind nicht zu unterschätzen und sollten in das Gesamtbehandlungskonzept miteinfließen.
- Oft ergänzende Ther. zu anderen aktiven und passiven Maßnahmen.

Behandlungsrichtlinien
- Vorbereitung: Blase- und Darmentleerung
- Lagerung in entspannter, schmerzfreier Position
- Frequenz: Krankheit, Akuität und Lokalbefund angepasst. Oft 3 ×/Wo.
- Dauer: Teilmassage 10–15 min, Großmassage 30 min, Ganzbehandlung 60 min

Nebenwirkungen
- Schweißausbrüche
- Herzpalpitationen
- Kollaps
- Harn- und Stuhldrang
- Hautrötung
- „Muskelkater", oft angenehmer Nachschmerz
- Blutungen, Hämatom

Kontraindikationen

- Fieberhafte Allgemeinerkrankungen
- Vaskulitiden, Phlebitiden, insbes. Thrombophlebitis
- Blutungen bzw. Blutungsgefahr (Antikoagulanzien)
- Frakturen, Luxationen, Distorsionen an der Massagestelle
- Schwere Sensibilitätsstörungen
- pAVK Stadium III–IV
- Dekompensierte Herzinsuffizienz, frischer Myokardinfarkt
- Entzündliche Haut- und Unterhauterkrankungen (Furunkel, Lymphangitis, Myositis)
- Druckurtikaria

18.4.2 Massagetechniken

Klassische Massage Seit dem Altertum gebräuchliche Therapieform, die mit „klassischen" Grifftechniken arbeitet.

- Streichungen: flächige Griffe mit beiden Händen
- Knetungen: S-förmige Knetbewegungen einer Muskelgruppe
- Rollungen: rollende Bewegungen in Muskellängsrichtung zur Dehnung
- Reibungen: flache oder tiefergehende Reibungen
- Zirkelungen: kleine, spiralige Bewegungen über umschriebenen Verspannungen mit Fingerkuppe oder Handballen
- Hautreizgriffe: Walkungen (größerflächige Knetbewegungen), Klopfungen (kurze Schlagbewegungen mit Handkante), Klatschungen (kurze Schlagbewegung mit der flachen Hand)
- Vibrationen: Zitterbewegungen in vertikaler Richtung
- Schüttelungen: lockere Schüttelbewegungen von Extremitäten, Rumpf oder einzelnen Muskelgruppen

Reflexzonenmassage Massagetechnik zur Beeinflussung kutiviszeraler Reflexe über Head-Zonen, Bindegewebszonen, Myotome, Mackenzie-Zonen, muskuläre Maximalpunkte bzw. Sklerotom (Periost). Eine Sonderform der Bindegewebsmassage mit einer Münze entlang dem betroffenen Dermatom kann der Pat. selbst erlernen.

Lymphdrainage Spezielle Massageform mit Streichungen, intermittierenden Pump- oder Saugbewegungen zur Förderung des Abtransports von Gewebeflüssigkeit.

Unterwasser-Druckstrahlmassage Massagebehandlung im Wasser mithilfe eines warmen Wasserdruckstrahls von 0,5–6 Atü. Gegenüber der klassischen Massage zusätzliche Temperatur- und hydrostatische Belastung.

18.5 Hydrotherapie

Anwendungsformen unter Beeinflussung der Wasserwirkung.

18.5.1 Grundlagen der Hydrotherapie

Einteilung nach Anwendungsformen

- Bäder: Teil-, Vollbad; ansteigend, absteigend bezogen auf die Temperatur; heiße und kalte Wechselwaschungen, Güsse, Unterwasserdruckstrahlbehandlung

- Wickel
- Packungen
- Sauna

In der Rheumatologie haben verschiedene medizinische Bäder, das Bewegungsbad und das hydroelektrische Bad eine große Bedeutung und werden demzufolge besprochen.

Dosierung der Hydrotherapie Die Reizintensität hängt von der Wahl des hydrotherapeutischen Reizes, dem Umfang des gereizten Körperareals, der Wassertemperatur, der Anwendungsdauer und evtl. mechanischen Faktoren ab:

- Milde hydrotherapeutische Reize: Wickel, Waschungen, Abreibungen, ansteigende Teilbäder bis Unterarm bzw. Unterschenkel, Wassertreten
- Mittelstarke hydrotherapeutische Reize: ansteigende Bein- und Halbbäder, warmes Teilbad, medizinisches Teilbad, Rumpfwickel und feuchte Drei-Viertel-Packung mit mittlerer Liegedauer (30–45 min)
- Starke hydrotherapeutische Reize: Überwärmungsbad, medizinisches Vollbad, hydroelektrisches Vollbad (Stangerbad), langliegende feuchte Drei-Viertel- oder Ganzpackung
- Definition der Wassertemperatur:
  - Brunnenkalt < 15 °C
  - Kalt < 30 °C
  - Lau oder kühl 30–33 °C
  - **Indifferent 34–35 °C**
  - Warm 36–37 °C
  - Sehr warm 37–40 °C
  - Heiß 40 °C
  - Schmerzgrenze 45–46 °C

Nebenwirkungen

- Frösteln
- Kopfschmerzen
- Kollaps
- Kardiopulmonale Dekompensation

Kontraindikationen

- Allgemein: letzte Mahlzeit < 2 h, während der Menstruation, Übermüdung
- Kälteanwendung: kalter oder frierender Körper, schweres Raynaud-Syndrom
- Wärmeanwendung: kardiopulmonale Dekompensation, akuter febriler Status
- Vollbad, Bewegungsbad: kardiopulmonale Dekompensation, Endo-, Myo-, Perikarditis, Thrombophlebitis, Aneurysma
- Hydroelektrisches Bad: Schrittmacherpat.

> **!** Nach einem starken hydrotherapeutischen Reiz (Überwärmungsbad) muss eine Erholungsphase von 2 h gewährleistet sein!

18.5.2 Medizinische Bäder

Teil- oder Vollbäder sowie ansteigende und absteigende Bäder, die teilweise mit Badezusätzen versehen werden.

- Baldrianbad: Fibromyalgie, Schlaflosigkeit, vegetativer Symptomenkomplex
- Fichtennadelbad: subakute RA, Arthrosen, vegetative Dystonie
- Heublumenbad: extraartikulärer Rheumatismus, insbes. Fibromyalgie, Arthrosen

- Kohlensäurebad: extraartikulärer Rheumatismus, Raynaud-Syndrom bei Kollagenosen, vegetativer Symptomenkomplex, psychosomatische Störungen, arterielle Hypertonie

> Die Behandlungstemperatur des Kohlensäurebads muss niedriger sein (ca. 30 °C) als bei anderen medizinischen Bädern, da CO_2 die Kaltrezeptoren dämpft und die Warmrezeptoren erregt und somit zu Blutdrucksenkung (periphere Vasodilatation) und Wärmegefühl in der Peripherie führt!

18.5.3 Bewegungsbad

Krankengymnastische Übungsbehandlung im Wasser unter Ausnutzung von Auftriebskraft, hydrostatischem Druck und Reibungswiderstand.

- Hauptindikationen sind chron., degenerative WS-Erkrankungen sowie der unteren Extremität (Kox-, Gonarthrose) und die SpA.
- Spielerische Elemente können sehr gut mitberücksichtigt werden: Motivation des Pat. in der Gruppe.
- Indifferenztemperatur von 33–34 °C ist für den Großteil der Pat. am geeignetsten.

> **!** Gefahr des Kreislaufkollaps beim Verlassen des Wassers!

18.5.4 Hydroelektrische Bäder

Kombination einer galvanischen Stromdurchflutung mit den Vorteilen der Hydrother.

- Zweizellen- bzw. Vierzellenbad: Arme und Unterschenkel werden separat in eine Wanne getaucht und mit verschiedenen Stromschaltungen durchflutet.
- Stangerbad: Vollbad mit Längs-, Quer- oder Diagonaldurchflutung des Stroms, der aufsteigend (eher anregend) bzw. absteigend (eher dämpfend) geschaltet werden kann.

> **!** Die Stromstärke im Stangerbad ist bis zu einem gut erträglichen Kribbelgefühl auch durch Nachregulieren während der Behandlung einzustellen!

18.6 Thermotherapie

Physik. Ther., die sich die Reaktionen von Haut, Unterhaut und auch tieferen Gewebeschichten durch die Einwirkung von Wärmezufuhr (Wärmether. ▶ Kap. 18.6.2) oder Wärmeentzug (Kryother. ▶ Kap. 18.6.3) zunutze macht.

18.6.1 Grundlagen der Thermotherapie

- Die Wirkungen der Thermother. sind vom Wärmeträger abhängig: Wärmeleitung, Wärmehaltung, Wärmekapazität.
- Die Wirkungen der Thermother. sind vom Reaktionsverhalten des Pat. abhängig: Kälte- oder Wärmetyp, Krankheitsaktivität, Konstitution, Alter, Geschlecht.

- Der Indifferenzbereich (Behaglichkeitstemperatur) ist vom umgebenden Medium abhängig: Luft 24–26 °C, Moorbad 38 °C.
- Die individuelle Reaktion des Pat. auf Wärme- und Kälteanwendung ist sehr unterschiedlich: Mit einer Aktivierung des entzündlich-rheumatischen Krankheitsprozesses ist stets zu rechnen.
- Die Thermother. ist fast immer eine unterstützende, vorbereitende Maßnahme für KG (▶ Kap. 18.2) und Ergo (▶ Kap. 18.7).

Behandlungsrichtlinien

- Die Ind. zur Thermother. ist grundsätzlich bei allen rheumatischen Erkrankungen gegeben.
- Die Ind. zur Wärmether. ist eher bei chron.-degenerativen Prozessen, zur Kryother. eher bei akuten Krankheitsprozessen gegeben.
- Art, Intensität und Dauer des Reizes sind auf das Krankheitsbild abzustimmen: intensivere Reize im chron. Stadium, mildere Reize im Akutstadium.
- Wärme- und Kryother. können durchaus kombiniert werden.

Nebenwirkungen

- Wärmether.
  - Aktivierung der entzündlich-rheumatischen Grunderkrankung
  - Aktivierung eines Entzündungsprozesses (Bronchitis, Sinusitis)
  - Kardiopulmonale Belastung: Dyspnoe, Kollaps, Schwindel, Ödeme
- Kryother.
  - Erfrierungen unterschiedlichen Ausmaßes
  - Vegetative Reaktionen: Frösteln, livide Verfärbung der Akren, Unwohlsein
  - Kälteüberempfindlichkeit: Kälte-Urtikaria
  - Nieren- und Blasenentzündungen

Kontraindikationen

- Wärmether.
  - Alle akuten Arthritiden: Gichtanfall, aktivierte Arthrose, reaktive Arthritis
  - Akute Spondylitis/Spondylodiszitis: SpA, darmassoziierte Spondylarthropathie
  - Akute Vaskulitis mit Organbeteiligung
  - Infektiöse Arthritis
  - Akute Pannikulitis, Zellulitis
  - Akute lokale oder systemische Entzündungen: Sinusitis, Furunkel, Phlebitis, Tbc, Sepsis
  - Schwere kardiopulmonale Grunderkrankungen
  - Durchblutungsstörungen: Wärmestau, Verbrennungen, Thrombose
- Kryother.
  - Kälteüberempfindlichkeit
  - Kälte-Urtikaria
  - Raynaud-Syndrom
  - Paroxysmale Kältehämoglobinurie

18.6.2 Wärmetherapie

- **Peloide** (Moor, Heilerde, Sand, Lehm, Mergel, Löß, Fango): 43–45 °C Anlegetemperatur, 30 min Einwirkzeit, 20–30 min Ruhezeit. Zur häuslichen Anwendung auch als sog. Puzzle-Fango (Nackenstreifen).

- **Kompressen/Packungen/Salbenauflagen:** Heublumensack, Kartoffelbreipackung, Leinsamensäckchen, Pasten messerrückendick für 20 min mit Leinenläppchen-Umwickelung.
- **Heiße Rolle:** Zylinder aus fest zusammengerollten Frottiertüchern, durchtränkt mit ca. 1 l kochendem Wasser. Aufwendig, jedoch gut zur punktuellen Ther. geeignet.
- **Textile Segmente:** Katzenfellbandagen, Decken, Umwickelungen.
- **Balneo- und Hydrother.:** ▸ Kap. 18.5
- **Hochfrequenz:** (▸ Kap. 18.3.4) Kurzwelle, Dezimeterwelle, Mikrowelle, Ultraschall (▸ Kap. 18.3.5).
- **Infrarot:** Hausanwendung empfehlenswert.

!
- Bei entzündlich-rheumatischen Erkrankungen mit milder Wärmether. in der ersten Behandlungswoche beginnen und auf Krankheitsexazerbation achten!
- Zusammenfassender Therapieerfolg einer Wärmether. ist oft als sog. „Nachkureffekt" zu beobachten!

18.6.3 Kryotherapie

- **Eisbeutel:** Brucheis aus der Eismaschine, Eiswürfel mit Eiswasser, Eis-Chips, Flockeneis. Etwa 2–6 °C. Gute Akzeptanz des Pat., da nicht zu kalt und kein Schmelzwasser, wenn Eis in Tüte eingepackt wird.
- **Eisabreibungen:** Eiswürfel oder Eislolly über die schmerzhafte Struktur (Bandinsertion, Dermatom) verreiben. Kombination mit Muskeldehntechniken. Gute punktuelle Ther. möglich, jedoch Nachteil des Schmelzwassers.
- **Kältekompressen:** Kryopack mit gelartiger Silikatmasse in einer Plastikhülle. Ca. –18 °C.
- **Frottierhandtuch:** in Salzwasser getauchtes Tuch um das Gelenk legen.
- **Eistauchbad:** ⅔ Wasser, ⅓ Eiswürfel. Für Hände und Füße geeignet. Ca. 5 °C.
- **Kaltluft:** mobiler Einsatz eines Aggregats auf Station. –30 °C oder –70 °C.
- **Kaltgas:** trockene Kälte von bis zu –170 °C. Stickstoffgas, in einem Abstand von 10–20 cm über die zu behandelnde Region.
- **Ganzkörperkälte:** Kältekammerbehandlung von –110 °C bis –160 °C für 1–2 min in einigen Zentren möglich (Sendenhorst, Bad Kreuznach, Bad Aibling, Bad Säckingen).

!
- Leinenunterlage zwischen Eis und Körper zur Vermeidung von Erfrierungen, insbes. bei Kältekompressen!
- Kälteschädigung insbes. an Knochenvorsprüngen: Patella, Olekranon, Akromion!
- Kaltluft- und Kaltgasther. gehören in die Hand eines kundigen Physiotherapeuten und nicht in Patientenhand!

18.7 Ergotherapie

Arbeits- und Beschäftigungsther. (griech.: ergon = Arbeit, Beschäftigung) zur Förderung der Selbstständigkeit in allen persönlichen, sozialen und beruflichen Bereichen.

18.7.1 Grundlagen der Ergotherapie

- Ergother. beinhaltet Maßnahmen, die der Wiederherstellung, Verbesserung und Kompensation krankheitsbedingter Störungen und eingeschränkter Funktionen oder Fähigkeiten dienen.
- Alltägliche Gebrauchsfunktionen werden von bewegungseingeschränkten Pat. so trainiert, dass sie am gesellschaftlichen Leben teilnehmen können. Die Orientierung an den individuellen Voraussetzungen des Pat. (Begabung, erhaltene Fähigkeiten, Neigungen) und an seinem persönlichen Umfeld ist dabei sehr wichtig.
- Die Integration in den familiären und beruflichen Alltag wird mit handwerklichen, kreativen und spielerischen Tätigkeiten sowie Aktivitäten aus dem tägl. Leben zu erreichen versucht. Oft ist das Training mit Werkzeugen, Geräten oder Hilfsmitteln erforderlich.
- Bei allen rheumatischen Erkrankungen, die mit Funktionsstörungen am Bewegungssystem einhergehen (Kontraktur, Muskelatrophie, Gelenkinstabilität), ist die Ergother. indiziert.
- Auch bei psychischen (reduziertes Selbstwertgefühl, Depression) und sozialen (Abhängigkeit von fremder Hilfe) Aspekten sollte die Verordnung erfolgen.
- Wie jede andere physik. Ther. muss auch die Ergother. an das Krankheitsbild des Pat. angepasst und regelmäßig kontrolliert werden.

18.7.2 Aufgabenbereiche der Ergotherapie

- **Funktionstestung:** Zustandsbeschreibung der funktionellen Kapazität
  - Gelenkmessung
  - Muskelfunktionsprüfung
  - Selbsthilfetest
- Fragebogentest zur persönlichen Leistungsfähigkeit: Essen, Trinken, Waschen, An-und Auskleiden, Gehen, Sitzen, Liegen, Fahren, Berufsausübung, Hobbys, Haushalt, Kochen, Haushaltspflege, allgemeine Handfunktionen. Der Selbsthilfetest ist Grundlage für das Therapieziel innerhalb der rheumatologischen Rehabilitation!

Klassifikation der funktionellen Kapazität [F868-002]
0 = ungestört
1 = mit leichten Einschränkungen
2 = deutlich bis erheblich behindert
3 = nur mit Fremdhilfe möglich/auf Fremdhilfe angewiesen

- **Funktionelle Ergother.:** Gelenkmobilisation und Muskelkräftigung, Sensibilitätstraining
  - Funktionelle Übungsgeräte und Spiele
  - Handwerkliche Techniken und Materialien
  - Anpassung von Werkzeugen und Geräten
  - Einrichtung spezieller Übungsplätze

- **Ablenkende Ergother.:** psychische Aktivierung, Bewältigung der eigenen Situation, realistische Einschätzung der persönlichen Situation
  - Förderung kreativer Eigenschaften: Malen, Werken
  - Problemorientierte Gesprächsgruppen
  - Gesellschaftsspiele
- **Schienenversorgung:**
  - Erhalt der funktionellen Gelenkstellung durch Lagerungsschienen, Förderung der Gelenkbeweglichkeit durch Übungsschienen
  - Anfertigung statischer und dynamischer Schienen
- **Gelenkschutz:** Entlastung rheumatisch betroffener Gelenke, Schmerzlinderung, Vorbeugen einer rheumatischen Deformität
  - Patientenschulung über Prinzipien des Gelenkschutzes
  - Praktische Übungen zum Gelenkschutz
  - Demonstration und Training mit Hilfsmittels zum Gelenkschutz
- **Patientenschulung Gelenkschutz:**
  - Gelenke in Arbeits- und Ruhestellung möglichst achsengerade halten
  - Lasten möglichst körpernah tragen
  - Lasten gleichmäßig auf beide Hände und Arme verteilen
  - Isolierte Belastung einzelner Gelenke vermeiden
  - Niemals tragen, was auch rollen kann
  - Einseitige Körperhaltungen vermeiden
  - Unnötiges Bücken und Strecken vermeiden
  - Hebelgesetze ausnutzen und Hilfsmittel benutzen
  - Ruhepausen einlegen
  - Regelmäßig: unbelastetes Durchbewegen aller Gelenke

> **!** Gelenkschutzübungen immer wieder auffrischen!

- **Selbsthilfetraining und Hilfsmittelversorgung:** Wiedergewinnung und Erhalt der Selbstständigkeit im privaten und beruflichen Leben unter Berücksichtigung gelenkschonender Maßnahmen
  - Training der tägl. Aktivitäten mit und ohne Hilfsmittel
  - Haushaltstraining mit und ohne Hilfsmittel
  - Hilfsmittelanpassung: Schwanenhalsringe, Daumen-, Finger-, Handgelenk-, Nachtlagerungsschiene
  - Abklärung der Wohnungssituation: Stufen, Aufzug, „Stolpersteine" wie Teppiche und Kabel
  - Beratung bei notwendigen Umbauten: Toilettensitz, Halterungen

> - Auswahl, Beschaffung und Gebrauch der Hilfsmittel sind im therapeutischen Team zu besprechen und zu kontrollieren!
> - Die teuersten Hilfsmittel müssen nicht die besten sein!

- **Arbeitsplatzanpassung:** selbstständiges Arbeiten unter Berücksichtigung gelenkschonender Maßnahmen
  - Hilfsmittelanpassung und Training
  - Einrichtung eines behindertengerechten Arbeitsplatzes
  - Vorbereitung auf Umschulung

18.8 Orthopädietechnik

Die Versorgung mit Hilfs- und Heilmittel zum Ersatz von verlorengegangenen Funktionen (Orthesen) und die Versorgung mit Körperersatzteilen (Prothesen) zur Wiederherstellung der Geh-, Steh-, oder Greiffähigkeit sind wesentliche Aufgaben der Orthopädietechnik.

18.8.1 Grundlagen der Orthopädietechnik

- Die Verordnung des Hilfsmittels erfolgt durch den behandelnden Arzt.
- Die Zusammenarbeit von Arzt, Orthopädietechniker, Physio- und Ergotherapeut ist für die Akzeptanz unerlässlich. Anhand eines Hilfsmittelverzeichnisses kann der aktuelle Stand der Hilfsmittelversorgung im therapeutischen Team besprochen werden.
- Zur Verbesserung der Compliance muss eine Information über die Orthese schon vor der Anfertigung erfolgen: Funktion, Form, Tragekomfort, Kosten, Frühversorgung.
- Eine Gebrauchsschulung durch KG oder Ergo ist notwendig (Gangschule ▶ Kap. 18.2.6, ADL ▶ Kap. 18.2.7).
- Die Endabnahme der Orthese (Passform, Sitz, Funktion) erfolgt durch den Arzt.
- Notwendige Änderungen der Orthesen am besten noch während des stationären Aufenthalts einleiten.

Aufgaben der Orthesen

- Stützung: Längsgewölbeabstützung des Fußes, Zervikalstütze
- Stabilisierung: Knieorthese bei Bandinstabilität, BWS-LWS-Mieder bei manifester Osteoporose
- Fixation: Korsett nach WS-OP, akuter manifester Osteoporose, Spondylodiszitis
- Immobilisation: OSG-Arthrodesenschuh bei Arthrose.

18.8.2 Orthesen

Hand

- Handschiene nach Liman/Riepe (▶ Abb. 18.1): funktionelle Handschiene (unilateraler Bügel) zur Redression der Ulnardeviation und Aufrichtung des Handquergewölbes. Fixation mit Klettbändchen. Eingelenkige (MCP) oder zweigelenkige (Handgelenk) Stabilisation möglich
  Ind.: Reduktion der Handkraft und Verschlechterung der Greiffunktionen bei rheumatischer Handdeformität mit noch möglicher Reposition der subluxierten MCP
- Nachtlagerungsschiene (▶ Abb. 18.2): Kunststofflagerungsorthese in Funktions- oder korrigierter Stellung mit oder ohne Daumeneinschluss, die sowohl volar als auch dorsal angefertigt werden kann. Fixation mit zirkulären Klettverschlüssen
  Ind.: rheumatische Handdeformität: Handskoliose
- Funktionelle Handschiene (▶ Abb. 18.3): korrigierende Orthese bei Handskoliose oder Deviation der Langfinger
  Ind: Gelenkfehlstellung bei entzündlich-rheumatischer Manifestation oder Polyarthrose

- Fingerringe: Quengelschienchen von MCP, PIP und DIP
  Ind.: Schwanenhals- bzw. Knopflochdeformität
- Handgelenkbandage: Manschette zur Stabilisierung des Handgelenks
  Ind.: Karpalarthritis

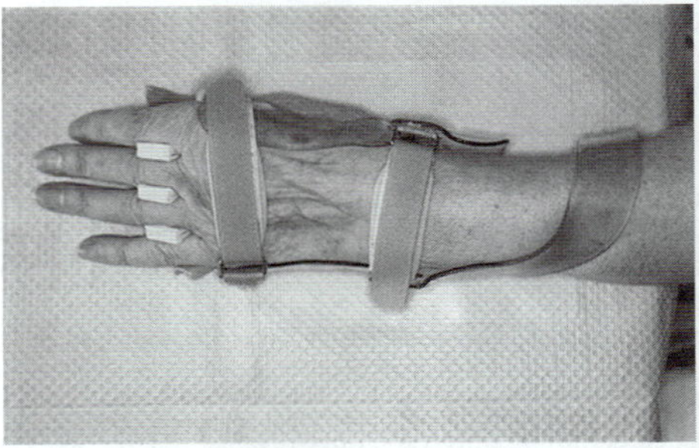

Abb. 18.1 Handgelenkschiene nach Liman/Riepe [M113]

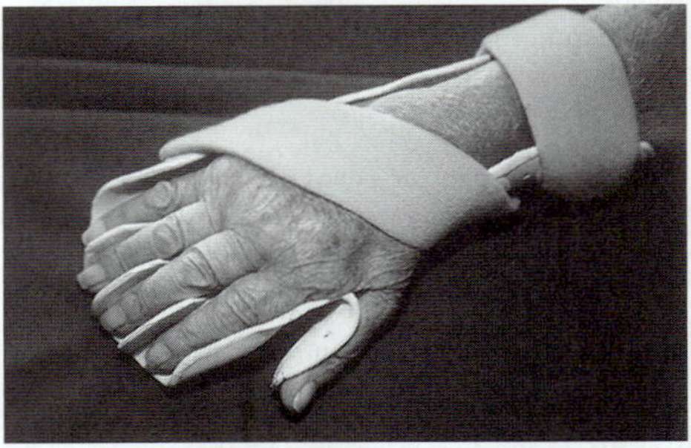

Abb. 18.2 Nachtlagerungsschiene bei Ulnardeviation der Langfinger [M113]

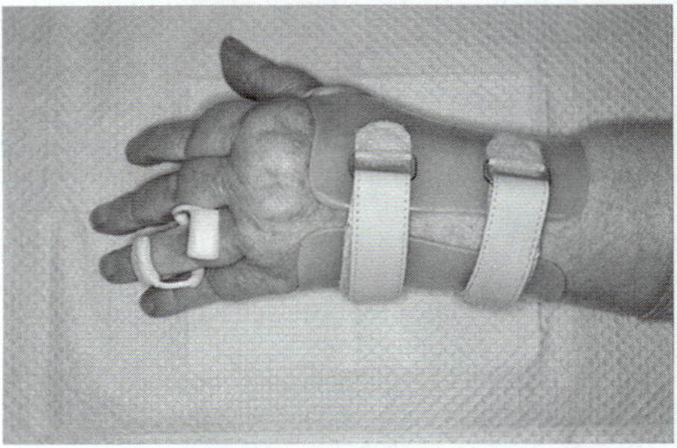

Abb. 18.3 Funktionelle Handschiene bei destruierender Polyarthrose [M113]

Fuß und OSG

- Einlagenversorgung: Korrektur, Stützung, Entlastung und Einbettung des Fußes mit Blaudruckverfahren (Belastungsabdruck), Gipsmodell (Formabdruck) oder Schaumstoffabdruck (Mittelweg zwischen Trittspur und Gips).
  Ind.: Rheumatische Vorfußdeformität erfordert eine Vorfußpelotte mit Weichbettung.
- Schuhzurichtung (▶ Abb. 18.4): Modifikation an Absatz, Laufsohle, Brandsohle, Vorder-, Hinterkappe und Schaft.
  - Schmetterlingsrolle: Entlastung von Metatarsalköpfchen II–IV. Gleichzeitige Weichbettung der Mittelfußköpfchen und Aussparung der Brandsohle sinnvoll.
    Ind.: Bursitis bei RA, rheumatischer Spreizfuß, Morton-Neuralgie, Dornwarzen
  - Pufferabsatz: Anbringung an Konfektionsschuh, auch als Abrollhilfe verwendbar.
    Ind.: Achillodynie, OSG-Arthrose, Gonarthrose, Koxarthrose
  - Ballenrolle: Verbesserung der Abrollfähigkeit
    Ind.: Hallux rigidus, Tarsometatarsalarthritis, Talonavikulararthritis.
  - Mittelfußrolle: Abrollhilfe zur Erleichterung der Schrittfolge.
    Ind.: Ankylose und Bewegungseinschränkungen im Mittel- und Rückfuß
  - Zehenrolle: Scheitel vor den Zehengrundgelenken
    Ind.: Quadrizepsschwäche, Kniebandläsionen
  - Negativabsatz: Abänderung des Absatzes oder Kauf eines Schuhs mit Negativabsatz
    Ind.: Retropatellararthrose
  - Pronationskeil: Außenranderhöhung der Laufsohle von 0,5–1 cm
    Ind.: Varusgonarthrose, Außenbandläsion
  - Supinationskeil: Innenranderhöhung der Laufsohle von 0,5–1 cm
    Ind.: Valgusgonarthrose, Innenbandläsionen
  - Schafterhöhung und keilförmige Erweiterung der Fersenkappe: Druckentlastung am Achillessehnenansatz durch Aussparung der Fersenkappe
    Ind.: Achillodynie, Tenosynovitis und Bursitis, Haglund-Exostose
  - Absatzerhöhung: Schuheinlage, Absatzverringerung der Gegenseite und Absatzerhöhung mit oder ohne Ballenrolle je nach Ausmaß (bis 5 cm)
    Ind.: Beinlängendifferenz. Stufenweiser Ausgleich ist wichtig.

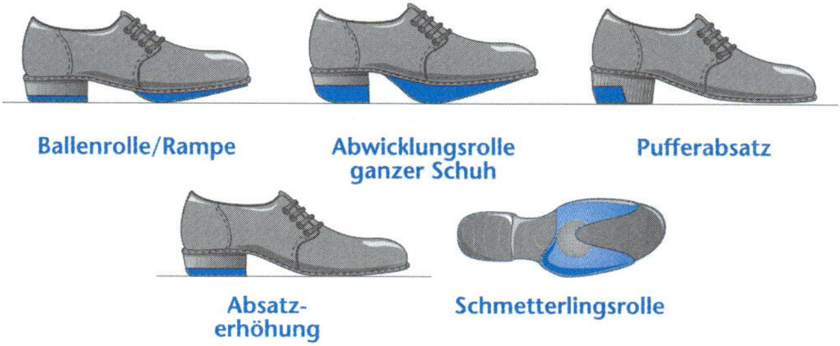

Abb. 18.4 Schuhzurichtungen [L106]

- Orthopädische Maßschuhe: Bei fortgeschrittenen Deformitäten ist eine Versorgung mit Einlagen und Schuhzurichtungen am Konfektionsschuh oft nicht möglich, sodass nach Gipsabdruck und Einreichen des Kostenvoranschlags an Kostenträger ein Maßschuh angefertigt werden muss.
  Ind.: fortgeschrittene rheumatische Fußdeformität, insbes. bei RA

Wirbelsäule

- Lohmann-Binde: zirkulärer, fest-elastischer Kragen nach Maß (Breite meist 8 cm)
  Ind.: Torticollis, akutes HWS-Syndrom, moderate Zervikalarthritis
- Zervikalstütze nach Henßge: Schaumstoffkragen mit Trikotüberzug und dorsalem Klettverschluss
  Ind.: HWS-Schleudertrauma, Torticollis, degeneratives HWS-Syndrom
- Halbelastisches Mieder (HE-Mieder nach Lindemann): Drellmieder (Drell = 3-fach gewebtes, sehr dichtes Baumwollgewebe) mit Stabverstärkung im Rücken, leicht überbrückend und wahlweise Vorderschnürung oder Klettverschluss
  Ind.: degeneratives BWS- und LWS-Syndrom, Teilfixierung nach Bandscheiben-OP
- Hohmann-Überbrückungsmieder: Drellmieder mit Becken und Rumpf umfassenden Aluminiumspangen, die die gesamte LWS mit vertikalen, paravertebralen Verbindungsstäben überbrücken
  Ind.: manifeste Osteoporose mit LWK-Frakturen, Spondylolisthesis, segmentale Instabilität (z.B. nach Spondylodiszitis)
- Bähler-Dreipunktkorsett: Dreipunktorthese (Manubriumpelotte, Symphysenpelotte, dorsale Pelotte) in Metall- oder Kunststoffstangenbauweise mit variabel einstellbaren Pelotten
  Ind.: Kompressionsfraktur untere BWS und LWS
- Rahmenstützkorsett: stark fixierendes Korsett in Schalen-, Modul- oder Stangenbauweise, sodass sämtliche Bewegungsrichtungen der WS stark eingeschränkt werden
  Ind.: schwere Osteoporose mit Kompressionsfrakturen, Osteomalazie, Spondylitis bei SpA oder bakterielle Spondylitis, insbes. Tbc

Knie

- Gummibandage: Bandage mit Verstärkungen oder Silikoneinlagen und eingenähten Polstergruppen
  Ind.: Periarthropathia genu mit peripatellarer Insertionstendopathie, Nachbehandlung einer Gonarthritis, geringe Kollateralbandinstabilität, Patella(sub-)luxation
- Knieführungsorthese mit Hülsenbauweise: Hülsenorthese mit seitlichen monozentrischen oder polyzentrischen Gelenken, teilweise mit Patellaführungen
  Ind.: Seitenbandinstabilität, insbes. Genu valgum bei sekundärer Gonarthrose. Komplexe Knieinstabilitäten, postoperative Rehabilitation

19 Fallbeispiele

Peter Härle

19

19.1 Abgeschlagenheit und starker Muskelkater

Anamnese Eine 42-jährige Patientin klagte über eine seit 10 Tagen bestehende symmetrische muskelkaterähnliche Schmerzsymptomatik im Bereich der Oberschenkel. Ambulant Nachweis eines erhöhten CRP-Wertes von 65 mg/l bei negativer CK.

Klinische Untersuchung AZ deutlich reduziert und Unfähigkeit, vor dem Bett allein zu stehen. Auch das Sitzen bereitete Schwierigkeiten, Ruheschmerzen im Bereich der Beinmuskulatur. Die Palpation der Muskelregionen der Beine und Arme aggravierte die Schmerzsymptomatik. Es bestanden Gelenkschmerzen ohne klinischen Nachweis einer Arthritis. Die Inspektion des Integuments war ebenso wie auch die übrige eingehende internistische Untersuchung unauffällig. Keine Beeinträchtigung der Sensibilität, symmetrische und regelhafte Muskeleigenreflexe bei intakter Hirnnervenfunktion.

Labordiagnostik

- BSG 70 mm/h; CRP 117,3 mg/l; Leukozyten 21.000/μl, 92 % Granulozyten; CK 1.400 U/l
- Standardlabor und Urin unauffällig
- ANA-Titer 1 : 100 grenzwertig, homogenes Muster, ENA negativ, C3/C4 leicht erniedrigt, negative Muskel-AAK

Apparative Diagnostik

- Die Myosonografie zeigte das typische Bild einer Myositis mit verminderter Echogenität und verwaschener Darstellung der Muskelstrukturen (▶ Abb. 19.1).
- Die MRT-Diagnostik der Beine zeigte in den Entzündungssequenzen ein symmetrisches Ödem der Quadrizeps- und ischiokruralen Muskulatur (▶ Abb. 19.2).
- Zeitnah erfolgte die chirurgische Muskelbiopsie aus einem entzündlich veränderten Gebiet zur Licht- und Elektronenmikroskopie sowie Immunhistochemie.
- Ruhe-EKG, Sonografie des Abdomens, Rö.-Bild des Thorax, Ösophagogastro- und Koloskopie mit unauffälligen Befunden.

Diagnose Histologisch gesicherte nekrotisierende Myositis, Typ Polymyositis (▶ Kap. 9.5).

Therapie Remissionsinduktion durch Prednisolonstoß sowie Vitamin-D-Osteoporoseprophylaxe. Die Schmerzen der Pat. besserten sich rasch und eine langsame Mobilisierung konnte erfolgen. Nach Eingang der Histologie wurde eine Basisther. mit Azathioprin begonnen. Ein stationäres Rehabilitationsverfahren wurde beantragt und durchgeführt.

Diskussion Abgeschlagenheit, Muskelschwäche bzw. Schmerzen sowie erhöhte systemische Entzündungsparameter (CRP, BSG) sind immer Alarmsignale, die zu weiterer Diagnostik Anlass geben sollten. Im Rahmen der hausärztlichen Labordiagnostik waren die CK-Werte noch im Normbereich. Jedoch wenige Tage später konnten stark erhöhte Muskelenzyme nachgewiesen werden, sodass die Diagnose einer Myositis sehr wahrscheinlich war. Für die Diagnose- und Prognosestellung ist die Gewinnung einer Histologie jedoch unabdingbar, eine Tumorerkrankung sollte immer systematisch ausgeschlossen werden. Interessant ist im diagnostischen Kontext der vorliegenden Kollagenose, dass der ANA-Titer bei entsprechender Klinik nicht zwangsläufig hoch positiv sein muss.

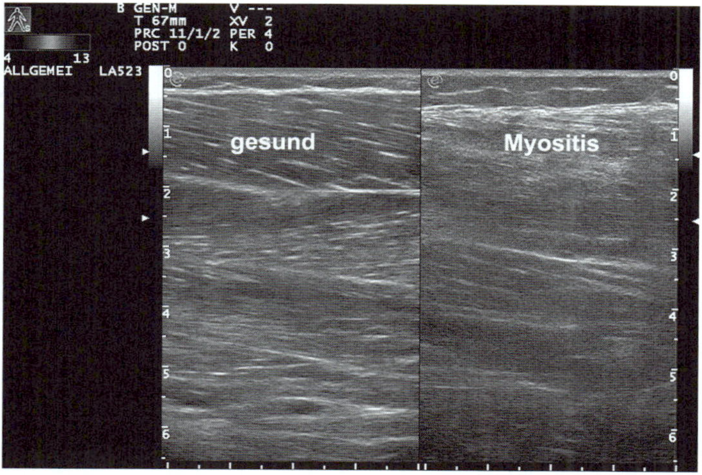

Abb. 19.1 Myosonografie mit dem typischen Bild einer Myositis [P478]

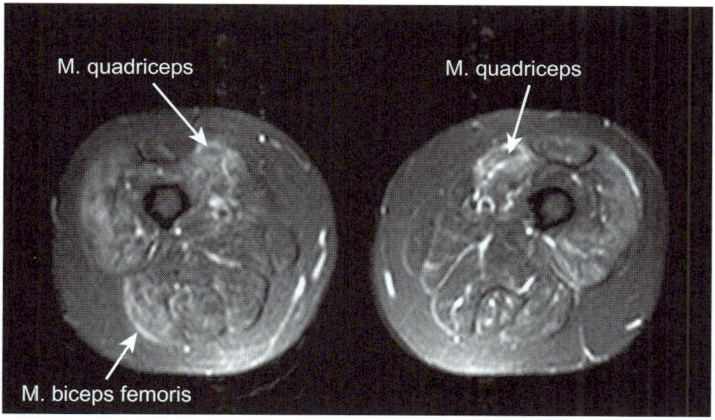

Abb. 19.2 MRT der Beine mit Myositiszeichen [P478]

19.2 Es betrifft nicht immer nur die große Zehe

Anamnese Ein 52-jähriger Mann berichtet über ausgeprägte Schmerzen im linken Knie mit Fieber und Krankheitsgefühl. Die Schmerzen sind innerhalb weniger Stunden aufgetreten. Der Pat. verbrachte ein entspanntes Wochenende mit Freunden. Der Mann ist etwas übergewichtig, sonst immer gesund gewesen.

Klinische Untersuchung Es bestehen die klinischen Zeichen der Entzündung mit Überwärmung, Rötung, deutlicher Schwellung und fehlender Beugefähigkeit des Kniegelenks links. Der internistische Untersuchungsbefund ist regelrecht.

Labordiagnostik

- BSG 82 mm/h; CRP 337,3 mg/l; Leukozyten 18.000/µl; Harnsäure 6,8 mg/dl
- Standardlabor und Urin im Normbereich

Apparative Diagnostik

- Die Ultraschalldiagnostik des Kniegelenks zeigt einen deutlichen Erguss links mit auch periartikulärer Hypervaskularität. Die Gelenkpunktion ergibt 44 ml trübe Flüssigkeit mit geringer Viskosität.
- Die Mikroskopie im kompensierten polarisiertem Licht zeigt massenhaft Harnsäurekristalle (▶ Abb. 19.3). Die Zellzahl ist 80.000/µl.
- Ein Gram-Präparat sowie mikrobiologische Kultur werden angelegt.

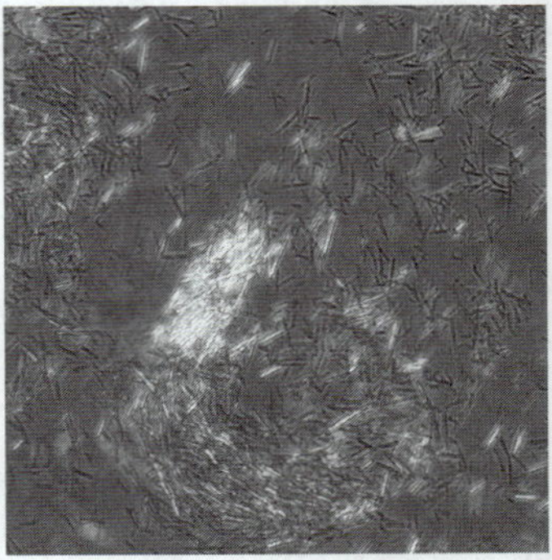

Abb. 19.3 Mikroskopische Gichtkristalle im kompensierten, polarisierten Licht [P478]

Diagnose Akuter Gichtanfall im Kniegelenk (▶ Kap. 12.1.1).

Therapie Eine entlastende Gelenkpunktion unter sterilen Kautelen wurde durchgeführt und bei Nachweis von Gichtkristallen 40 mg Triamcinolon plus Scandicain 2 %, 4 ml injiziert mit sofortiger Schmerzbesserung.

Diskussion Jede Monarthritis muss zum Ausschluss einer septischen Arthritis einer unverzüglichen Abklärung zugeführt werden. Es wird eine mikrobiologische Kultur, Gram-Präparat sowie eine mikroskopische Evaluation auf Kristalle durchgeführt.

> **!** Sollte bei fehlendem Kristallnachweis der hochgradige Verdacht auf eine septische Arthritis bestehen, so ist dies ein Notfall, der unverzüglich einer chirurgischen Gelenkspülung zugeführt werden sollte.

19.3 Infektionen und Glukokortikoide (GK) – was muss man wissen?

Anamnese Seit 10 Tagen bestand eine zunehmende Luftnot sowie Abgeschlagenheit und Krankheitsgefühl. Aufgrund von Schmerzen und Schwellungen an verschiedenen Gelenken wurde vor 4 Wo. ambulant mit einer Prednisolonther. initial 20 mg 1-0-1 begonnen und bei Aufnahme bis auf 10 mg-0-5 mg reduziert.

Klinische Untersuchung Unauffällige internistische Untersuchung mit vesikulärem Atemgeräusch.

Labordiagnostik

- BSG 88 mm/h; CRP 48 mg/l; Leukozyten 5.000/µl
- Übrige Laborchemie und Urin mit unauffälligem Befund

Apparative Diagnostik

- O_2-Sättigung in Ruhe 91 % ohne Sauerstoff
- Konventioneller Rö.-Thorax unauffälliger Befund
- CT-Thorax mit diffusen, fleckförmigen Infiltraten beidseits (▶ Abb. 19.4)
- Bronchoskopie mit Nachweis von *Pneumocystis jirovecii*

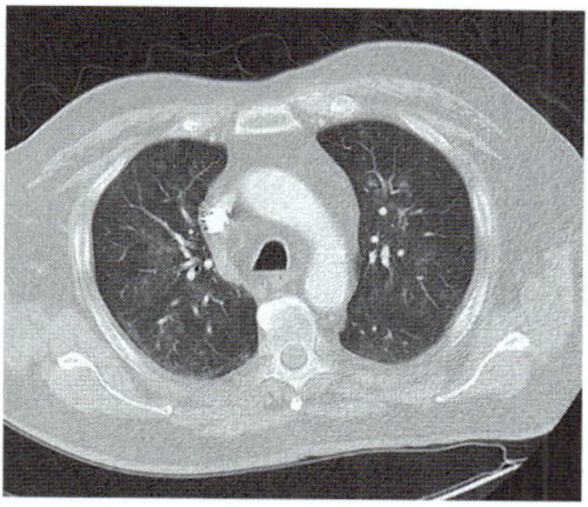

Abb. 19.4 CT der Lunge mit Zeichen der *Pneumocystis-jirovecii*-Pneumonie [P478]

Diagnose *Pneumocystis-jirovecii*-Pneumonie unter Immunsuppression mit Prednisolon.

Diskussion Die immunsupprimierende Wirkung von GK ist unspezifisch mit Hemmung der Funktion von Granulozyten, T- und B-Zellen und Makrophagen. Die Hemmung aller Immunzellen führt zu einer deutlich erhöhten Infektionswahrscheinlichkeit und auch Schwere einer eintretenden Infektion. Es besteht ein dosisabhängiger Effekt. Auch spielt in diesem Zusammenhang der physiologische, zirkadiane Rhythmus der GK eine

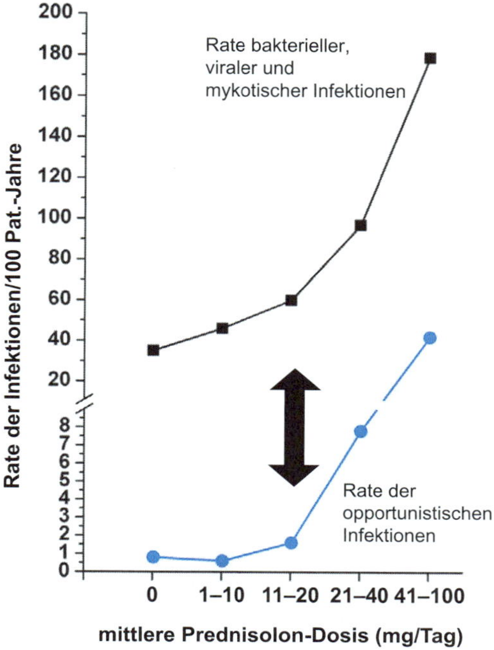

Abb. 19.5 Diagramm: ab 10 mg Prednisolon-Äquivalent tägl. nimmt die Infektionsrate massiv zu. [P478]

große Rolle. So führt die Medikation der gesamten Tagesdosis am frühen Morgen zu einer schwächeren Immunsuppression im Vergleich zu einer Verteilung der Tagesdosis auf morgens und abends.

! Ab einer Tagesdosis von 10 mg Prednisolon-Äquivalent steigt die Infektionsrate stark an, insbes. für opportunistische Infektionen (▶ Abb. 19.5). Infekte mit diesen Erregern sind allgemein mit einer hohen Sterblichkeit vergesellschaftet und häufig wird diese DD zu spät in Betracht gezogen.

19.4 Knochenfrakturen sind nicht immer sofort erkennbar

Anamnese/Verlauf Eine 76-jährige Frau wird mit immobilisierenden, tief lumbalen Schmerzen in die Klinik eingewiesen. Es besteht ein ausstrahlender Schmerz in die Gesäßregion rechts intensiver als links. Die Schmerzen werden auf der visuellen Analogskala mit 8–10 angegeben. Ungefähr 3 Mon. zuvor wurde eine Polymyalgia rheumatica diagnostiziert. Zum Zeitpunkt der Vorstellung bestand eine Prednisolondosierung von 9 mg/d

Klinischer Untersuchungsbefund Schwierige Untersuchung, da die Pat. bei der geringsten Bewegung starke Schmerzen angibt. Die internistische Untersuchung ist unauffällig. Neurologisch sind Kraft, Motorik, Sensibilität und Kontinenz erhalten.

Labordiagnostik

- Krea 1,1 mg/dl; Krea-Clearance 56 ml/min
- Ansonsten unauffälliges Labor
- 25-Hydroxycholecalciferol 9 ng/ml (NB > 30)

Apparative Diagnostik Die CT-Untersuchung ergibt einen fraglichen Frakturspalt am Os sacrum links, DD: Gefäßeintritt (▶ Abb. 19.6). Klinisch führt die Schmerzsymptomatik jedoch rechts. Daher Durchführung einer MRT-Untersuchung. Hier zeigt sich ein T2-Signal im Os sacrum bds. (▶ Abb. 19.7).

Diagnose Mikrofrakturierung des Os sacrum bds. bei schwerer Osteoporose (▶ Kap. 14.1).

Diskussion Im Allgemeinen sind Frakturen im Bereich von Röhrenknochen, wie dem Schenkelhals oder Trochanter, durch konventionelles Rö. sicher zu diagnostizieren. Bei polymorphen Knochen des Achsenskeletts, Beckens oder im Fußwurzelbereich treten häufig Mikrofrakturen auf. Diese können sowohl dem konventionellen Rö. als auch der CT-Untersuchung entgehen, da hauptsächlich die trabekulären Strukturen frakturiert sind und die Kortikalis (zunächst) intakt bleibt. Erst die MRT-Untersuchung kann über den Nachweis eines positiven T2-Signals (Ödem, Hämatom) die Fraktur aufzeigen.

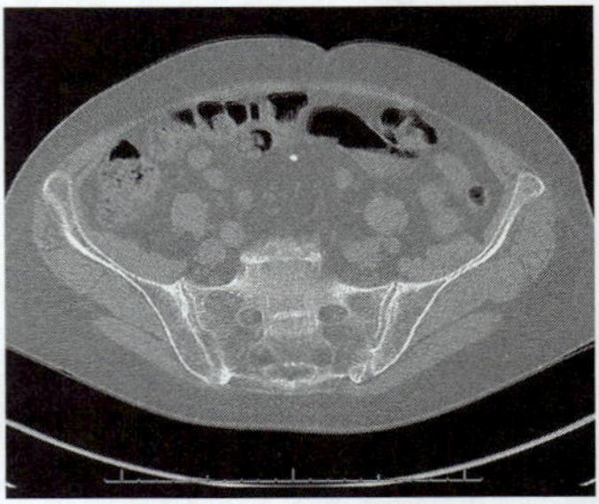

Abb. 19.6 CT Becken, Transversalschnitt mit fraglichem Frakturspalt am Os sacrum links [P478]

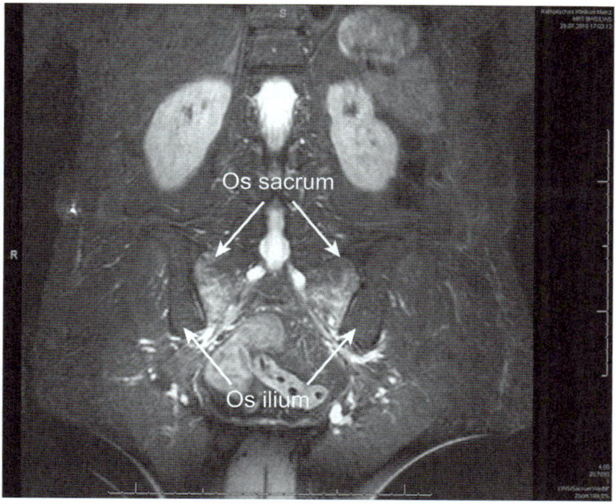

Abb. 19.7 MRT Becken, T2-gewichtete Sequenz, Frontalschnitt mit Mikrofrakturierung des Os sacrum beidseits bei schwerer Osteoporose [P478]

In der Regel sollte jedoch zum Ausschluss einer Fraktur die sequentielle Diagnostik mit konventionellem Rö., CT und ggf. MRT eingehalten werden. Bei neurologischen Ausfällen ist die MRT die initiale Untersuchung der Wahl zur Evaluation der OP-Indikation.

19.5 Dünndarmentzündung ohne Beschwerden, aber Rückenschmerzen – wie passt das zusammen?

Anamnese/Verlauf Eine 56-jährige Frau wird in eine Klinik für Rheumatologie mit ambulant aktuell nicht ausreichend therapierbaren tiefen Rückenschmerzen eingewiesen. Die Beschwerden bestehen bereits seit ca. 17 Jahren mit wechselnder Intensität sowie intermittierenden Fehlzeiten an einem Büroarbeitsplatz. Aktuell ist der nächtliche Schlaf schmerzbedingt deutlich beeinträchtigt, depressive Stimmungslage sowie ein diffuses Krankheitsgefühl. Stuhlgang normal, Körpergewicht konstant.

Labor

- BSG 55 mm/h; CRP 28 mg/l; Leukozyten 13.000/µl; Hb 10,9 g/dl; HLA-B27 negativ
- Standardlabor und Urin im Normbereich

Klinik

- Tief sakraler Klopfschmerz, Wirbelsäule gut beweglich
- Besserung der Schmerzen durch NSAR, jedoch „Unverträglichkeit" mit gastrointestinalen, krampfartigen Beschwerden
- Iliosakrale Stresstests positiv, Druckschmerz im rechten Unterbauch

Diagnose SpA bei Crohn-Krankheit mit führender Wirbelsäulenbeteiligung (▶ Kap. 8.5).

Diskussion In der klinischen Untersuchung zeigte sich ein Unterbauchdruckschmerz rechts, sodass eine Darmultraschalluntersuchung mit dem Nachweis einer Ileitis terminalis durchgeführt wurde (▶ Abb. 19.8). Diese Kombination mit tiefen, nächtlich betonten Rückenschmerzen sowie erhöhten Entzündungsmarkern lenkte den Verdacht auf eine SpA bei chronisch-entzündlicher Darmerkrankung, die histologisch nach Enteroskopie die Diagnose einer Crohn-Krankheit und röntgenologisch eine fortgeschrittene Sakroiliitis zeigte (▶ Abb. 19.9). Die über Jahre verzögerte Diagnose einer SpA ist nicht untypisch, insbes. da statistisch gesehen Frauen im Vergleich zu Männern seltener an einer SpA erkranken. Aus diesem Grund wird bei Frauen diese Diagnose seltener in Betracht gezogen. Darüber hinaus stand in diesem Fall die entzündliche Darmerkrankung klinisch nicht im Vordergrund, was die Diagnose weiter verzögerte.

! Lehrreich an diesem Fall ist die Konstellation von stark erhöhten systemischen Entzündungswerten mit tiefen Kreuzschmerzen. Diese Alarmsignale drängen zu einer weiteren Abklärung.

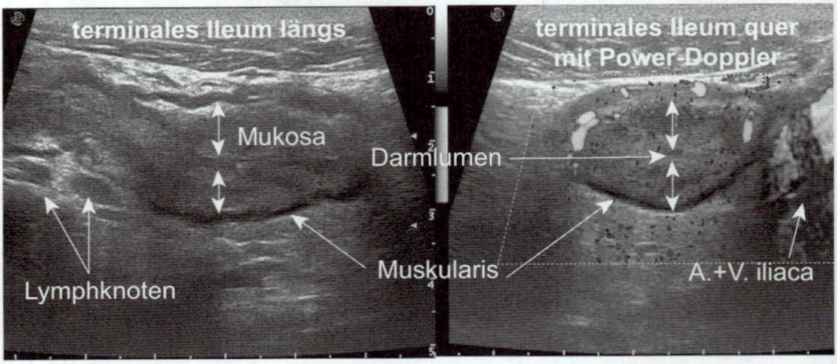

Abb. 19.8 Ultraschall des Dünndarms, 10 MHz linear mit Nachweis einer Ileitis terminalis [P478]

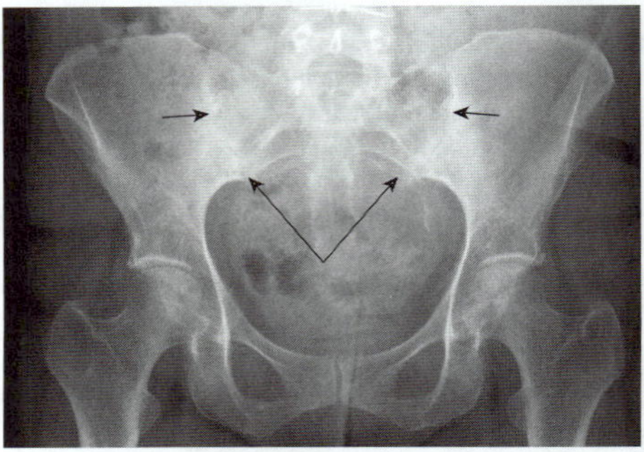

Abb. 19.9 Röntgen Becken mit Zeichen der Sakroiliitis: Erosionen, Sklerosierung, Ankylose (obere Pfeile); Iliosakralfugen (untere Pfeile) [P478]

19.6 Polymyalgia rheumatica, eine häufige Erkrankung – wo liegt der Haken?

Anamnese/Verlauf Frau M., 68 Jahre, bemerkte vor 2 Mon. eine rasch zunehmende Schmerzhaftigkeit der Schulter- und Beckengürtelregion mit Beschwerdemaximum in den Morgenstunden. In der auswärtig durchgeführten Labordiagnostik waren deutlich erhöhte systemische Entzündungsparameter evident. Diese Konstellation weißt auf das Vorliegen einer Polymyalgia rheumatica (PMR; ▶ Kap. 10.2) hin, sodass ambulant rasch eine Ther. mit 50 mg/d Prednisolon begonnen wurde. Unter dieser Therapie stellte sich initial eine 60-prozentige Besserung des klinischen Bilds ein. Über 3 Mon. war es jedoch nicht möglich, die tägliche Prednisolondosis unter 20 mg zu reduzieren, sodass schließlich eine stationäre Einweisung erfolgte.

Labor BSG 32 mm/h; CRP 10 mg/l; Leukozyten 16.000/µl; Hb 9,8 g/dl.

Klinik

- Elevation der Arme schmerzhaft nicht möglich
- Aufstehen aus dem Sitzen schwer möglich
- Körpergewichtsabnahme von 7 kg in 2 Mon.
- Allgemeiner Leistungsknick, depressive Gemütslage

Diagnostik

- Koloskopie: 80 % zirkuläres, mäßig stenosierendes, ca. 4–5 cm langes Karzinom aboral der Bauhin-Klappe. Histologie: mäßig differenziertes Adenokarzinom
- Mammografie: hochgradiger V.a. ein Mammakarzinom (2 x 1 cm) links mit Mikrokalk. Histologie: invasiv duktales Mammakarzinom

Diagnose Paraneoplastische PMR-ähnliche Symptomatik bei Kolon- und Mammakarzinom.

Diskussion Die Diagnose einer PMR ist in der vorliegenden Konstellation sicherlich zunächst hoch wahrscheinlich. Drei Punkte sollten hier jedoch herausgearbeitet werden:

1. Bei V. a. Vorliegen einer PMR sollte mit einer niedrigen Prednisolondosis von 15–20 mg begonnen werden. Im Fall einer prompten Besserung der klinischen Symptomatik innerhalb von 24 h ist die Diagnose praktisch bestätigt. Höher dosierte GK können zahlreiche Erkrankungen ebenfalls kurzfristig bessern und verzögern oder verschleiern daher die korrekte Diagnose. Die niedrige Prednisolondosis erlangt somit einen differenzialtherapeutischen Charakter!
2. Bei fehlender prompter Besserung sollte innerhalb von 24–48 h, eine sofortige eingehende Abklärung mit Anamnese, klinischer Untersuchung und apparativer Diagnostik vollständig durchgeführt werden. Es gilt verschiedene Differenzialdiagnosen, wie andere rheumatische, neoplastische, endokrinologische (Hypothyreose), infektiöse und orthopädische Erkrankungen (Kompressionen im Spinalkanal) abzuklären.
3. Auch bei der Entdeckung einer möglichen Erklärung – hier gesichertes Kolonkarzinom – können weitere Erkrankungen – hier zusätzlich Karzinom der Mamma – vorliegen.

19.7 Hohes Fieber nach Süditalien Urlaub – Infektion oder was sonst?

Anamnese/Verlauf Ein 59-jähriger Pat. wird zur stationären Diagnostik und Ther. in die Klinik eingewiesen. Vor 2 Wo. Rückkehr von einem Urlaub in Süditalien. Bereits dort kontinuierlich hohes Fieber bis über 40 °C (▶ Abb. 19.10). Bis auf leichte diffuse Beschwerden im Bereich beider Oberschenkel keine weitere Beschwerdesymptomatik. Bisher war der Pat. immer gesund.

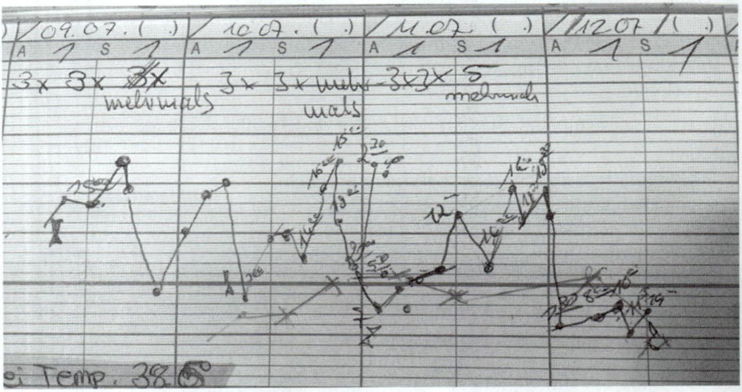

Abb. 19.10 Fieberkurve mit kontinuierlichem hohem Fieber [P478]

Untersuchungsbefunde Die eingehende internistische und neurologische Untersuchung ohne pathologischen Befund.

Labor

- BSG 92 mm/h; CRP 260 mg/l; Leukozyten 14.900/µl, Hb 12,1 g/dl; Thrombozyten 536.000/µl
- Standardlabor und Urin unauffällig

Diagnostik CT-Thorax, Abdomensonografie, Blutkulturen, EKG, transthorakale Echokardiografie (TTE), Gefäßultraschall (Kopf, Axilla, abdominale Aorta, iliakal, femoral). Bei sonomorphologischen Kriterien für eine Vaskulitis der Aa. femorales mit Beteiligung abgehender Gefäßen → PET.

Diagnose Großgefäßvaskulitis der Beinarterien (▶ Kap. 10).

Diskussion Bei einer Reiserückkehr mit Fieber ist immer an eine infektiöse bakterielle, virale, mykotische oder parasitäre Ursache zu denken. Eine eingehende Anamnese und klinische wie auch apparative Untersuchung ist obligat, um das Spektrum der möglichen Infektionen einzugrenzen. In diesem Fall waren hohes Fieber und schwach ausgeprägte Beschwerden beider Oberschenkel die einzigen Befunde. Sonomorphologisch zeigte sich nur im mittleren Drittel der Aa. femorales ein typischer Halo, passend zu einer Vaskulitis (▶ Abb. 19.11). Diese Befundkonstellation zwingt zu einer sofortigen Therapie mit Prednisolon und Low-Dose-ASS, da arterielle Thrombosen in vaskulitischen Gefäßen auftreten und zu einem Gefäßverschluss führen können. Der Pat. entfieberte innerhalb weniger Stunden (▶ Abb. 19.10). Aufgrund dieser untypischen Lokalisation einer Großgefäßvaskulitis erfolgte zeitnah eine PET-Untersuchung, um alle Gefäßareale zu erfassen (▶ Abb. 19.12).

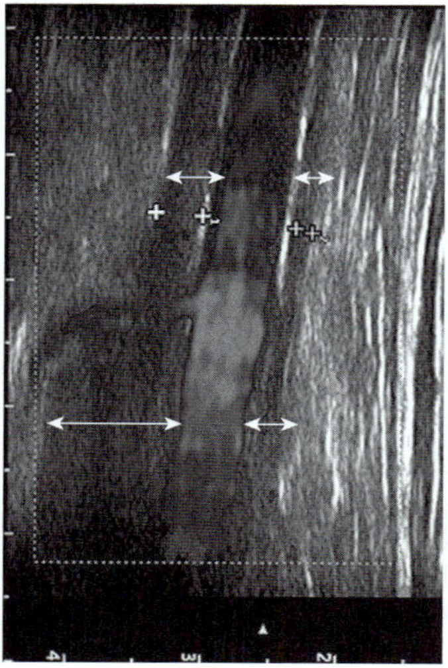

Abb. 19.11 Ultraschall mittleres Drittel Oberschenkel rechts mit typischen Zeichen einer Vaskulitis [P478]

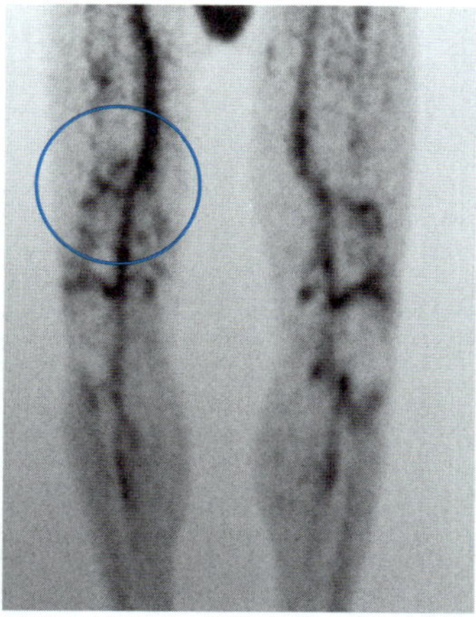

Abb. 19.12 PET der Beinarterien mit Zeichen der Großgefäßvaskulitis [P478]

19.8 Jahrelange wandernde, intensive Schmerzen unklarer Ursache

Anamnese/Verlauf Eine 73-jährige Pat. wird aufgrund atemabhängiger Schmerzen im Bereich der oberen und mittleren BWS in die Klinik eingewiesen. Die bereits seit über 3 Wo. durchgeführte hochdosierter Ther. mit NSAR erbrachte keine ausreichende Schmerzlinderung. Bereits seit Ende des 30. Lebensjahrs bestanden intermittierende, ausgeprägte Schmerzen an verschiedenen Regionen des Körperstamms. Gleichzeitig trat – trotz ausgiebiger Mundhygiene – eine therapiepflichtige Parodontitis auf. Vor vielen Jahren sei ein positiver HLA-B27-Status erhoben worden. Aufgrund von teilweise über Mon. andauernden schmerzfreien Phasen und guter körperlicher Aktivität sowie prima vista fehlender Einschränkung der WS-Beweglichkeit wurde die Diagnose einer SpA nicht weiter verfolgt.

Untersuchungsbefunde Leichtgradig eingeschränkte ventrale Beugefähigkeit der BWS, ausgeprägter Kompressionsschmerz über BWK 3/4 und 5/6. Palmarflexionsschmerz beider Handgelenke.

Labor Unauffällige Befunde.

Diagnostik

- **Gezieltes MRT** der schmerzhaften BWS-Region (▶ Abb. 19.13, ▶ Abb. 19.14)
- Konventionell röntgenologische Ankylose der linken Iliosakralfuge und buntes Bild rechts
- Gastroskopie mit erosiver Gastritis
- Sonografische Hanggelenkarthritis

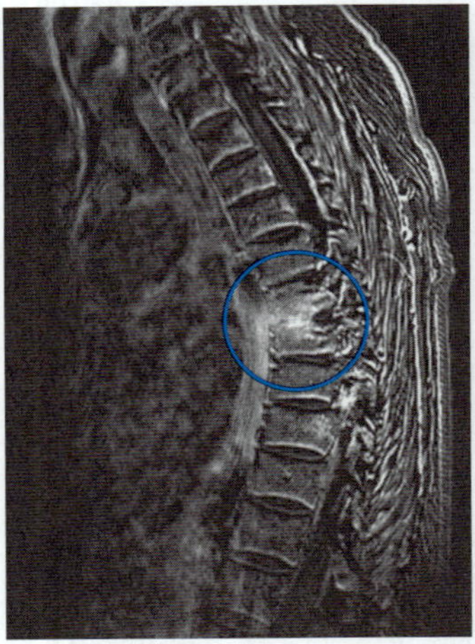

Abb. 19.13 MRT-Entzündungssequenz mit links medianem sagittalem Schnitt der oberen BWS mit Zeichen der Spondyloarthritis [P478]

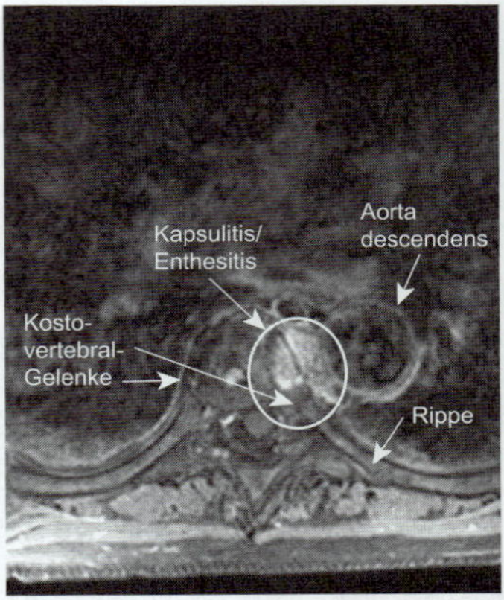

Abb. 19.14 MRT: Transversalschnitt mit ausgeprägter Kapsulitis und Enthesitis im Kostovertebralgelenk [P478]

Diagnose Axiale und periphere SpA (Morbus Bechterew) mit klinisch dominierendem enthesitischen Verlauf (▶ Kap. 8.2).

Therapie Aufgrund des NSAR-resistenten, schmerzhaft-immobilisierenden Verlaufs wurde die Ther. mit einem Anti-TNF-AK eingeleitet.

Diskussion Die Diagnose einer SpA, insbes. mit dominanter WS- oder Enthesenbeteiligung wird häufig mit jahrelanger Verzögerung gestellt. Die Gründe liegen in der fehlenden optischen Sichtbarkeit des entzündlichen Rückenschmerzes im Vergleich zu einer peripheren Gelenkschwellung bei Arthritis. Darüber hinaus sind Pat. mit einer axialen SpA häufig sehr bewegungseifrig, da sie durch Bewegung eine Schmerzlinderung erfahren. Schließlich können enthesitische Verläufe, d.h. Entzündungen der Sehen-, Kapsel- und Muskelansätze, nur mit apparativem Aufwand (Sonografie, **gezielte** MRT) objektiviert werden. Eine Assoziation mit einer Parodontitis wird erst seit wenigen Jahren verstanden.

19.9 Purpura, Myalgien, Arthralgien und Husten – klinische Zeichen einer systemischen Problematik

Anamnese/Verlauf Herr K., 52 Jahre wird mit zunehmenden Myalgien, Arthralgien und trockenem Husten sowie subfebrilen Temperaturen in eine Klinik für Rheumatologie eingewiesen. Die Symptomatik ist seit 7 Mon. mit zunehmender Intensität vorhanden. Darüber hinaus treten seit einigen Tagen kleine rötlich-schwarze Flecken am Stamm und den Extremitäten auf. Seit Jahren besteht bereits eine chronische Sinusitis, die durch intermittierende, topische Steroidsprays und Antibiotika behandelt wurde. Leere Medikamentenanamnese.

Untersuchungsbefunde Nekrotisierende Hautläsionen am Stamm und an den Extremitäten, enoral unauffällig; pulmonal bronchiales Atemgeräusch ventral und lat. rechts, feines pleuritisches Reiben; bds. Unterschenkelödeme; Knieschwellung rechts; gute Kraft allseits, keine neurologische Symptomatik.

Labor

- BSG > 100 mm/1. Stunde; CRP 13 mg/dl; Krea 1,8 mg/dl GPT 70 U/l, GOT 55 U/L; LDH 558 U/l; Spot-Urin Eiweiß 1,2 g/g Krea
- Leukozytenzylinder, Gerinnung, E´phorese, CK unauffällig
- ANA, Anti-GBM-AK negativ, cANCA positiv, PR3 (Proteinase-3) 472 U/l, C3 und C4 im Normbereich
- Hepatitis A, B, C, HIV negativ

Diagnostik

- Rö.-Thorax und CT-Thorax (▶ Abb. 19.15, ▶ Abb. 19.16)
- Bronchoskopie mit Ulzerationen im Tracheobronchialsystem: mikrobiologisch keine Infektion, transbronchiale Biopsie ohne Gefäße, unspezifische Entzündung
- Lungenfunktion aufgrund Hustenreiz nicht möglich
- Tiefe Hautbiopsie: leukozytoklastische Vaskulitis der kleinen Hautgefäße
- Nierenbiopsie: fokal segmental nekrotisierende Glomerulonephritis
- Arthrosono: Gonarthritis rechts
- EKG, Ultraschall Abdomen, Gastro-, Koloskopie unauffällige Befunde

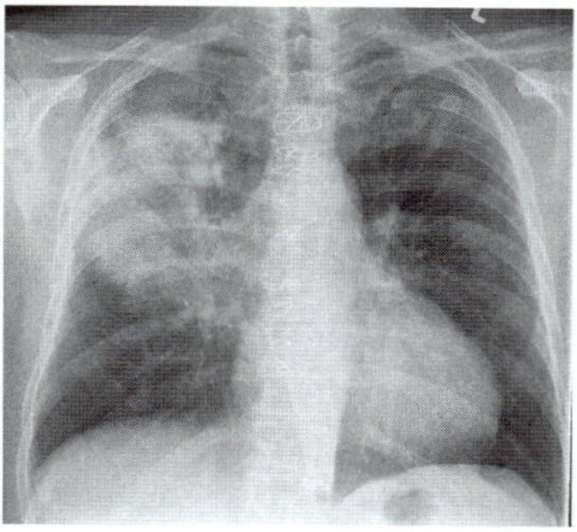

Abb. 19.15 Röntgen Thorax mit Zeichen pulmonaler Infiltrate bei Granulomatose mit Polyangiitis [P478]

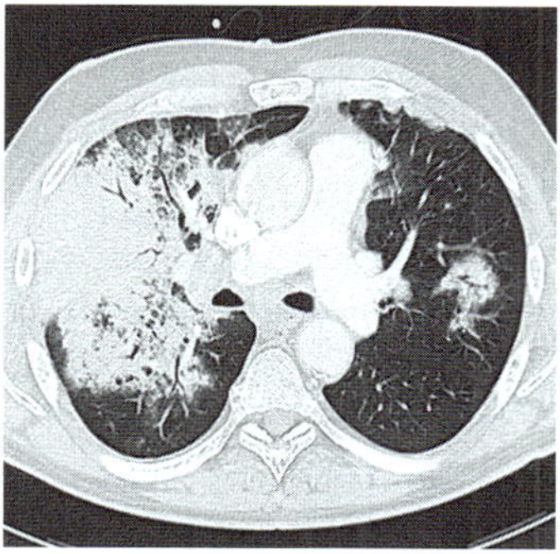

Abb. 19.16 CT-Thorax bestätigt die massive bilaterale pulmonale Beteiligung mit Granulombildung bei Granulomatose mit Polyangiitis. [P478]

Diagnose Granulomatose mit Polyangiitis (GPA), cANCA, PR3 positiv (Wegener-Granulomatose) mit Haut, Lungen, Nieren und Gelenkbeteiligung (▶ Kap. 10.4).

Therapie Bei generalisiertem Krankheitsstadium wurde rasch eine remissionsinduzierende Ther. mit Prednisolon und Rituximab begonnen.

Diskussion Neben dem Hautbefund bestand eine Monarthritis, pulmonale Hustensymptomatik, bds. Unterschenkelödeme sowie subfebrile Temperaturen mit progredientem Muster über 7 Mon. Bereits am Aufnahmetag wurde ein hochtitriger Anti-PR3- bei positivem cANCA-Titer als starker Hinweis auf eine GPA ermittelt.

19

> ! Aufgrund der Vaskulitis kleiner und mittelgroßer Gefäße ist bei V.a. GPA ein eingehendes Organ-Staging durch rasche interdisziplinäre Zusammenarbeit unabdingbar.

19.10 Erhöhte Entzündungswerte, Allgemeinsymptome und Niereninsuffizienz

Anamnese Vom Hausarzt wird eine 71-jährige Frau mit hohen systemischen Entzündungswerten, AZ-Verschlechterung und intermittierenden Knöchelödemen in die Klinik für Rheumatologie und Immunologie eingewiesen. Zusätzlich klagte die Pat. über Myalgien ohne Schwäche und Fieber seit ca. 3 Mon. Bisher war die Pat. gesund.

Klinischer Befund Diskrete Knöchelödeme, internistischer Befund ansonsten unauffällig.

Labor

- BSG 68 mm/h; CRP 89 mg/l; PCT negativ; Hb 7,5 g/dl; Leukozyten 5.900/µl; Thrombozyten 164.000/µl
- Krea 2,4 mg/dl; Kreatinen-Clearance 21 ml/min; Urin Erythrozyten > 200/µl, Akantozyten > 5 %; Erythrozyten- und hyaline Zylinder; Albumin/g Krea 169 mg/g; Eiweiß/g Krea 349 mg/g
- pANCA positiv; Anti-Myeloperoxidase (MPO) positiv; C3/C4 normal

Apparative Untersuchungen Sono Abdomen, Rö.-Thorax, Bodyplethysmografie, transthorakale Echokardiografie: unauffällige Befunde.

Histologie Nierenbiopsie Fokal-segmental extrakapilläre proliferierende, pauci-immune Glomerulonephritis mit frischem Halbmond in ⅙ nicht global vernarbten Glomeruli und mit diffusem akutem Tubulusschaden (▶ Abb. 19.17). Leichte globale Glomerulosklerose (2/8) sowie Tubulusatrophie und interstitielle Fibrose (10–15 %).

Diagnose MPO-positive Glomerulonephritis mit isolierter Nierenbeteiligung (▶ Kap. 10.6).

Diskussion Deutlich erhöhte systemische Entzündungswerte, Allgemeinsymptomatik und Organmanifestation – in diesem Fall Niereninsuffizienz – haben den Hausarzt veranlasst, eine Autoimmunerkrankung dringend abklären zu lassen. In der eingehenden Abklärung zeigte sich bei einer hochgradig eingeschränkten Nierenfunktion lediglich eine geringe Proteinurie. Dennoch wurde im Kontext mit einem positiven ANCA-Titer und Anti-MPO-Spezifizierung sowie Akanthozyten im Urin zur Diagnosesicherung und Prognosestellung am nächsten Tag eine Nierenbiopsie durchgeführt. Eine Initialther. mit hochdosierten GK wurde begonnen. Bereits einen Tag später übermittelte die Pathologie die Nierenhistologie, die einen deutlichen glomerulären und tubulären Nierenschaden aufzeigte, jedoch mit noch wenig fibrosierenden Veränderungen. Die geringe Proteinurie mit Nachweis einer typisch pauci-immunen Glomerulonephritis ist charakteristisch für eine frühe Verlaufsform dieser Vaskulitis. Weitere Organmanifestationen von Lunge, Haut, Nerven und Herz konnten ausgeschlossen werden.

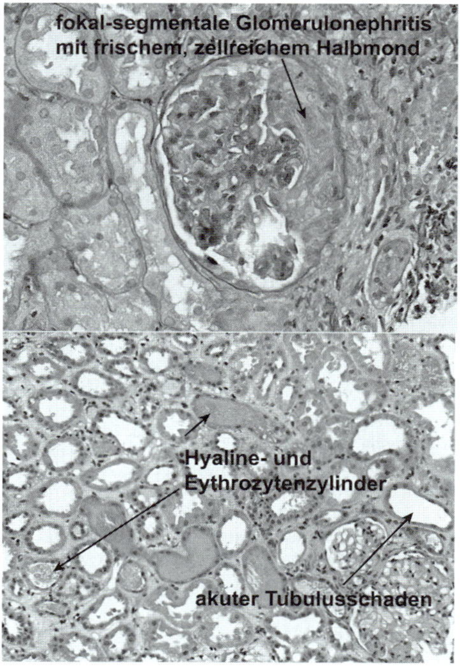

Abb. 19.17 Histologie des Nierenstanzzylinders Halbmond (oben: PAS 400-fach), Zylinder (unten: HE 200-fach), mit Zeichen der Glomerulonephritis [P478]

> **!** Problematisch ist bei isolierter Nierenmanifestation einer MPO-Vaskulitis, dass die Diagnose häufig zu spät gestellt wird. Erst bei großer Proteinurie mit nephrotischem Syndrom wird – dann mit histologischem Korrelat einer fortgeschrittenen Glomerulosklerose – eine Nierenbiopsie durchgeführt. Der Therapieerfolg und die Prognose sind dann meist deutlich reduziert.

19.11 Therapieresistente Schmerzen im Fuß links bei positivem Trendelenburg-Zeichen rechts

Anamnese/Verlauf Die stationäre Einweisung einer 77-jährigen Frau in die Klinik für Rheumatologie erfolgte aufgrund von immobilisierenden Schmerzen im Vorfuß links bei seronegativer RA. Unter den ambulanten Behandlungsversuchen mit Ruhigstellung des Fußes stellte sich keine Besserung ein. Auch klagte die Pat. über starke Schmerzen im Oberschenkel rechts bei Koxarthrose und schwerer BWS- und LWS-Skoliose.

19

Untersuchungsbefunde Schwellung und immobilisierende Schmerzen im Vorfußbereich links mit Überwärmung. Nach ultraschallgezielter lokaler Schmerzther. ausgeprägtes Trendelenburg-Zeichen beim Stehen und Gehen mit Schmerzangabe diffus im lateralen und ventralen Oberschenkel rechts. Muskeleigenreflex sowie Fuß- und Zehenheberkraft bds. symmetrisch, Sensibilität intakt.

Labor BSG 55 mm/h; CRP 68,6 mg/l; Leukozytose, Harnsäure negativ; Standardlabor unauffällig; RF und Anti-CCP, Anti-MCV negativ.

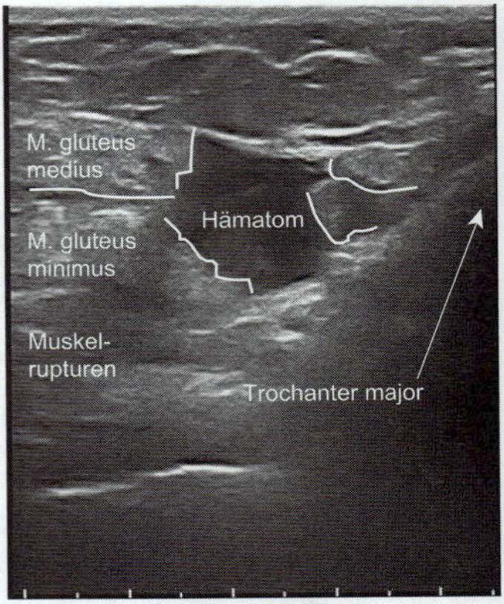

Abb. 19.18 Sonografie der seitlichen Hüftregion mit Zeichen der Ruptur der Abduktorenmuskulatur [P478]

Diagnostik

- Rö. Becken a.p. und LWS in zwei Ebenen mit ausgeprägten degenerativen Veränderungen. Arthrosonografie Hände und Vorfüße beidseits ohne erosiv-destruktive Veränderungen
- Ultraschall gezielt gewonnenes Punktat aus Talonavikulargelenk links mit mikroskopischem Nachweis von Kalziumpyrophosphatkristallen (CPPD) intrazellulär
- Ultraschall Hüfte rechts ▶ Abb. 19.18

Diagnose Kristallarthritis Talonavikulargelenk (CPPD) (▶ Kap. 12.1.2), Ruptur der Mm. gluteus medius et minimus.

Therapie Behandlung der Pat. mit einer Anfallsprophylaxe für ihre Kristallarthritis mit Colchicin, Beenden der RA-Ther. und Organisation der häuslichen Versorgung und Physiother. sowie Heilmittelversorgung.

Diskussion Zunächst steht bei der älteren Pat. eine immobilisierende Schmerzsymptomatik im linken Vorfuß im Vordergrund. Bei fehlenden klinischen und sonografischen Zeichen einer erosiv verlaufenden RA wird eine ultraschallgezielte diagnostische Punktion des schmerzhaften Gelenks durchgeführt. In der Mikroskopie des Punktats zeigten sich intrazellulär gelegene CPP-Kristalle als wahrscheinliche Ursache der Arthritis. Die ultraschallgezielte Injektion eines LA in die schmerzhafte Fußregion ermöglichte das Auftreten. Nun zeigte sich ein zweites Problem, ein ausgeprägtes Trendelenburg-Zeichen, das das Gehen ohne Hilfe unmöglich machte. Differenzialdiagnostisch wurde eine Nervenwurzelkompression bei LWS 4–SWS 1 ausgeschlossen und eine Ultraschalldiagnostik der Hüftregion durchgeführt. In ▶ Abb. 19.18 zeigt sich die Ursache mit Nachweis einer Ruptur von Abduktorenmuskeln am Trochanteransatz.

19.12 Die Klinik führt hier zur Diagnose

Anamnese Eine 55-jährige Frau berichtet über rasch aufgetretene Schmerzen im rechten Fuß. Aufgrund von immobilisierenden Schmerzen wurde eine Fraktur ausgeschlossen, zwei MRT des Fußes angefertigt ohne Hinweis auf eine Arthritis oder Tendosynovitis. Es folgte eine Vacuped-Versorgung über 4 Mon. und schließlich stationäre Einweisung. Es besteht eine Psoriasisarthritis, die mit Prednisolon und MTX gut behandelt zu sein scheint.

Klinische Befunde Fuß Befund ▶ Abb. 19.19, minimale Überwärmung Fuß rechts, Auftreten aufgrund extremer Schmerzhaftigkeit rechts nicht möglich. Passive Bewegungsprüfungen praktisch nicht möglich.

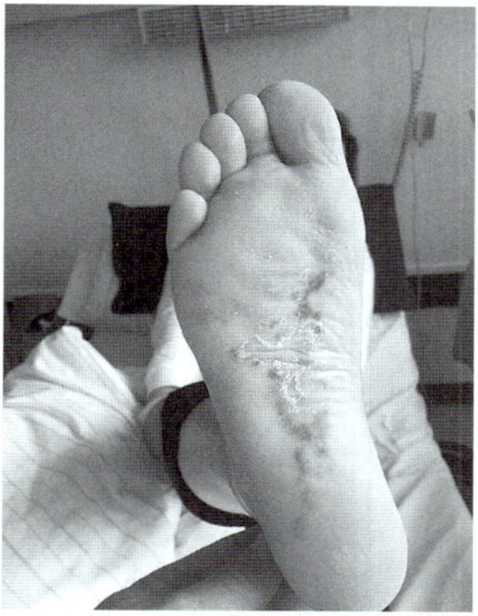

Abb. 19.19 Pustulosis plantaris [P478]

Labor BSG 8 mm/h; CRP 1,1 mg/l; sonstiges Labor ohne pathologischen Befund.

Apparative Untersuchungen Arthrosono minimaler Erguss OSG, MTP II und IV, keine Erosionen oder Synovitis.

Diagnose Complex Regional Pain Syndrom (CRPS; Sudeck-Syndrom).

Therapie Durch vorsichtig dosierte KG, Lymphdrainage, Schmerzther., aufklärende Gespräche sowie Bisphosphonatinfusion konnte eine deutliche Schmerz- und Bewegungsbesserung erreicht werden.

Diskussion Das klinische Bild ist stark hinweisend auf ein CRPS:

- Geringes Ödem des Fußes rechts
- Inadäquat intensive Schmerzäußerung mit praktisch nicht untersuchbarer Funktion
- Symptomatik über einen Zeitraum von > 4 Mon.
- Mehrfache, relativ unauffällige ambulante Diagnostikergebnisse

Irritierend ist initial die plantare Pustulosis nur am betroffenen Fuß. Aus pathophysiologischer Sicht ist dies erklärbar. Neben der neurogenen Entzündung, d.h. inadäquater lokaler Ausschüttung von Substanz P (Pain) und Calcitonin Gene Related Peptide aus sensiblen Nervenfasern mit konsekutiver lokaler Entzündungsreaktion (Schwellung, Überwärmung, Rötung, Schmerz) besteht häufig auch eine Dysregulation des sympathischen Nervensystems. Aus der Neuro-Immunologie ist bekannt, dass sympathische Neurotransmitter wie Adenosin und Katecholamine immunmodulierend über entsprechende Rezeptoren wirken können. So kann es durch lokales Überwiegen von sensiblen und Mangel von sympathischen Neurotransmittern konsekutiv zur psoriatischen Exazerbation plantar führen. Neuro-Immunzell-Synapsen wurden an zahlreichen Stellen im Körper bewiesen. In der Ther. rheumatischer Entzündungen wird der immunsuppressive systemische Effekt von MTX durch eine vermehrte Produktion von Adenosin genutzt.

Eine aktive Psoriasisarthritis wurde durch Sonografie und zwei ambulant durchgeführte MRT (▶ Abb. 19.20) ausgeschlossen. Die Rö.-Untersuchung zeigt einen hochgradig osteoporotischen Knochen (▶ Abb. 19.21), bedingt durch die Vacuped-Immobilisierung und die neurogene Entzündung. Auch zeigten sich BSG und CRP im Normbereich, was bei einer destruktiv verlaufenden peripheren Psoriasisarthritis sehr ungewöhnlich wäre.

Im vorliegenden Fall lag initial kein klares Trauma vor, spontane Fälle sind in bis zu 10 % in der Literatur beschrieben.

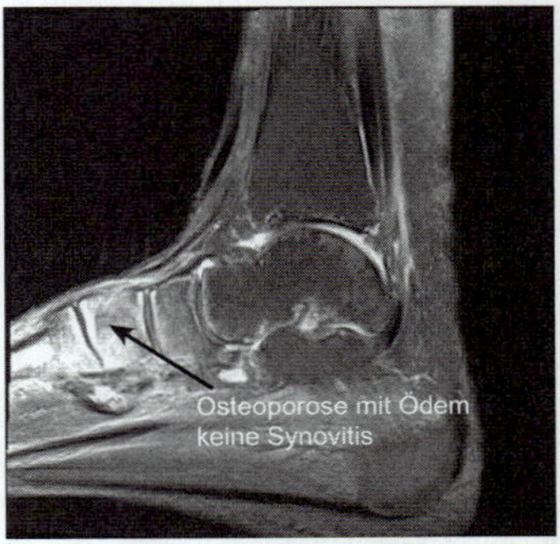

Abb. 19.20 MRT rechts ohne wesentliche Synovitis [P478]

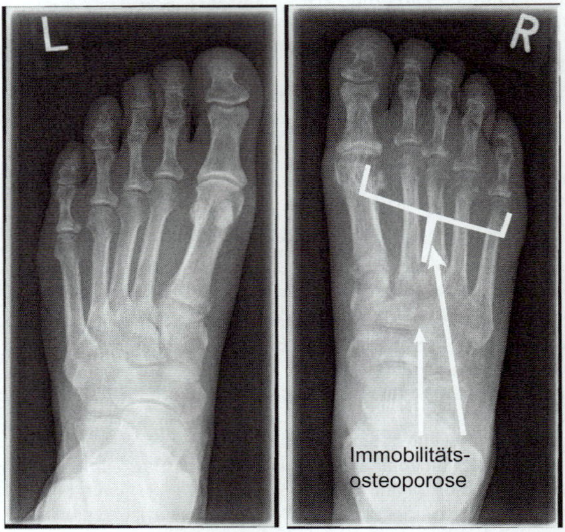

Abb. 19.21 Röntgen rechts mit ausgeprägter Osteoporose, links unauffällig [P478]

20 Adressen

Ludwig Kalthoff

20.1 Rheumatologische Gesellschaften

Verband rheumatologischer Akutkliniken e.V.
Schumannstr. 18, 10117 Berlin
Geschäftsführung
Tel.: 030 206298-79
Fax: 030 206298-89
E-Mail: gf-vra@gmx.de
www.vraev.de

Deutsche Rheuma-Liga Bundesverband e.V.
Maximilianstr. 14, 53111 Bonn
Tel.: 0228 766060
Fax: 0228 7660620
E-Mail: bv@rheuma-liga.de
www.rheuma-liga.de

Deutsche Gesellschaft für Rheumatologie (DGRh)
Wilhelmine-Gemberg-Weg 6, 10179 Berlin
Tel.: 030 24048470
Fax: 030 24048479
E-Mail: info@dgrh.de
www.dgrh.de

Berufsverband Deutscher Rheumatologen e.V.
Forstring 16a, 44869 Bochum
Tel.: 02327 6049986
Fax: 0234 957196620
E-Mail Sekretariat: nicole.peter@bdrh.de
www.bdrh.de

Bundesarbeitsgemeinschaft der Integrationsämter und Hauptfürsorgestellen (BIH)
50663 Köln
Tel.: 0221 809-7351 und -7352
Fax: 0221 8284-1602 und 1605
www.integrationsaemter.de

Bundesagentur für Arbeit
Regensburger Str. 104, 90478 Nürnberg
Tel.: 0911 179-0
Fax: 0911 179-2123
www.arbeitsagentur.de

Deutsche Rentenversicherung
Kostenloses Servicetelefon 0800 1000 4800

Weitere Internetadressen
www.rheuma-online.de
www.rheuma-therapie.net
http://mb.dgrh.de/rheuma-wegweiser.html

Gesellschaft medizinischer Assistenzberufe für Rheumatologie e.V.
Schweinauer Hauptstr. 12, 90441 Nürnberg
Tel.: 0911 96618218
Fax: 0911 338751
Mobil: 0170 8068081
E-mail: sabine.schoellmann@rtz-nuernberg.de

Deutsche Gesellschaft für orthopädische Rheumatologie e.V. (DGORh)
www.dgorh.de

Deutsches Rheuma-Forschungszentrum (DRFZ) Berlin
Charitéplatz 1, 10117 Berlin
www.drfz.de

EULAR
Seestr. 240, CH-8802 Kilchberg (Zürich)
Tel.: +41 (0)44 7163030
Fax: +41 (0)44 7163039
www.eular.org

Gesellschaft für Kinder- und Jugendrheumatologie
www.gkjr.de

20.2 Selbsthilfegruppen

Deutsche Rheuma-Liga Bundesverband e.V.
Maximilianstr. 14, 53111 Bonn
Tel.: 0228 766060
Fax: 0228 7660620
www.rheuma-liga.de

Landesverbände der Rheuma-Liga

Rheuma-Liga Baden-Württemberg e.V.
Kaiserstr. 20, 76646 Bruchsal
Tel.: 07251 9162-0
Fax: 07251 9162-62
www.rheuma-liga-bw.de

Deutsche Rheuma-Liga Landesverband Bayern e.V.
Fürstenrieder Str. 90, 80686 München
Tel.: 089 58988568-0
Fax: 089 58988568-99
www.rheuma-liga-bayern.de

Deutsche Rheuma-Liga Berlin e.V.

Therapie-, Selbsthilfe- und Begegnungszentrum
Mariendorfer Damm 161a, 12107 Berlin
Tel.: 030 32290290
Fax: 030 322902939
www.rheuma-liga-berlin.de

Deutsche Rheuma-Liga Landesverband Brandenburg e.V.
Friedrich-Ludwig-Jahn-Str. 19, 03044 Cottbus
Tel.: 0800 26508039-151/152
Fax: 0800 26508039190
www.rheuma-liga-brandenburg.de

Rheuma-Liga Bremen e.V.
Jacobistr. 22, 28195 Bremen
Tel.: 0421 16895200
Fax: 0421 95798591
www.rheuma-liga-bremen.de

Deutsche Rheuma-Liga Landesverband Hamburg e.V.
Dehnhaide 120, 22081 Hamburg
Tel.: 040 6690765-0
Fax: 040 6690765-25
www.rheuma-liga-hamburg.de

Rheuma-Liga Hessen e.V
Dornhofstr. 18, 63263 Neu-Isenburg
Tel.: 06102 8109750
Fax: 06102 8109752
www.rheuma-liga-hessen.de

Deutsche Rheuma-Liga Mecklenburg-Vorpommern e.V.
Warnowufer 23, 18057 Rostock
Tel.: 0381 7696807
Fax: 0381 7696808
www.rheumaligamv.de

Rheuma-Liga Niedersachsen e.V.
Rotermundstr. 11, 30165 Hannover
Tel.: 0511 13374
Fax: 0511 15984
www.rheuma-liga-nds.de

Deutsche Rheuma-Liga Nordrhein-Westfalen e.V.
III. Hagen 37, 45127 Essen
Tel.: 0201 82797-0
Fax: 0201 82797-500
www.rheuma-liga-nrw.de

Deutsche Rheuma-Liga Landesverband Rheinland-Pfalz e.V.
Schloßstr. 1, 55543 Bad Kreuznach
Tel.: 0671 83404-50
Fax: 0671 83404-60
www.rheuma-liga-rlp.de

Deutsche Rheuma-Liga Saar e. V.
Schmollerstr. 2b, 66111 Saarbrücken
Tel.: 0681 33271
Fax: 0681 33284
www.rheuma-liga-saar.de

Rheuma-Liga Sachsen e. V.
Angerstr. 17B, 04177 Leipzig
Tel.: 0341 3554017
Fax: 0341 3554019
www.rheumaliga-sachsen.de

Deutsche Rheuma-Liga Landesverband Sachsen-Anhalt e.V.
Weststr.3, 06124 Halle
Tel.: 0345 68296066
Fax: 0345 68309733
www.rheumaliga-sachsen-anhalt.de

Deutsche Rheuma-Liga Schleswig-Holstein e.V.
Holstenstr. 88–90, 24103 Kiel
Tel.: 0431 53549-0
Fax: 0431 53549-10
www.rlsh.de

Deutsche Rheuma-Liga Landesverband Thüringen e.V.
Weißen 1, 07407 Uhlstädt-Kirchhasel
Tel.: 036742 67361
Fax: 036742 67363
www.rheumaliga-thueringen.de

Deutsche Vereinigung Morbus Bechterew e.V.
Metzgergasse 16, 97421 Schweinfurt
Tel.: 09721 22033
Fax: 09721 22955
www.bechterew.de

Lupus Erythematodes Selbsthilfegemeinschaft e.V.
Döppersberg 20, 42103 Wuppertal
Tel.: 0202 4968797
Fax: 0202 4968798
www.lupus.rheumanet.org

Sklerodermie

Sklerodermie Selbsthilfe e.V.
Am Wollhaus 2, 74072 Heilbronn
Tel.: 07131 3902425
Fax: 07131 3902426
www.sklerodermie-selbsthilfe.de

Scleroderma Liga e.V.
Kastanienweg 4, 85469 Walpertskirchen
Tel.: 08122 540903
www.scleroliga.de

Psoriasis

Psoriasis Selbsthilfe Arbeitsgemeinschaft e.V. (PSOAG)
Schmitzweg 64
13437 Berlin
Tel.: 030 61283090
Fax: 030 61283091
www.Psoriasis-Selbsthilfe.org

Deutscher Psoriasis Bund e.V. (DPB)
Seewartenstr.10, 20459 Hamburg
Tel.: 040 223399-0
www.psoriasis-bund.de

Psoriasis-Netz
Die vielen Seiten der Schuppenflechte: Informationsportal mit ausführlichen Artikeln und Neuigkeiten
www.psoriasis-netz.de

Sarkoidose

Deutsche Sarkoidose-Vereinigung e.V.
Uerdinger Str. 43, 40668 Meerbusch
Tel.: 02150 705960
Fax: 02150 7059699
www.sarkoidose.de

Sarkoidose-Netzwerk e.V.
Rudolf-Hahn-Str. 148, 53227 Bonn
Tel./Fax: 0228 471108
www.sarkoidose-netzwerk.de

Portale (Arztsuche)

www.jameda.de
www.rheuma-online.de/aerzteliste/

Rheuma-Chat

www.rheuma-online.de/chat/

Rheuma-Check

Fragebogen zur Früherkennung des entzündlichen Rheumas
Kooperatives Rheumazentrum Rhein-Ruhr e.V.
Universitätsklinikum Düsseldorf
Moorenstr. 5, 40225 Düsseldorf
Tel.: 0211 811-7817
http://rheumacheck.rheumanet.org/rheumazentrum.aspx

Bechterew-Check

Rheumatologie der Charité am Campus Benjamin Franklin: Fragebogen zur Abklärung entzündlicher Wirbelsäulenerkrankungen
www.bechterew-check.de/BechterewCheck/index_html

Rheumazentren

Arbeitsgemeinschaft der Regionalen Kooperativen Rheumazentren (AGRZ):
Suche nach Rheumazentren nach PLZ mit Informationen zu Frühdiagnose-Sprechstunden, Liste mit Entzündungszentren
https://dgrh.de/Start/Versorgung/Landkarte-der-Rheumazentren.html

Versorgungslandkarte der Deutschen Rheumaliga:
Datenbank zur Versorgung, Einrichtungen, Therapeuten und mehr
www.versorgungslandkarte.de

Weitere Adressen

Deutsche Gesellschaft für Autoimmun-Erkrankungen e.V.:
Unterstützung der Verbesserung bekannter und die Entwicklung neuer Therapieverfahren, Überblick und Informationen zu Krankheitsbildern, von denen viele auch zum rheumatischen Formenkreis gehören, Behandlung und Therapieformen
www.autoimmun.org

Kollagenose-Archiv:
Diskussionsforen zu Kollagenosen und anderen (Autoimmun-)Erkrankungen
www.kollagenose.de

Osteoporose:
Ein Ratgeber zum Thema Osteoporose
www.osteoporose.org

Arbeitskreis Vaskulitis-Patienten-Selbsthilfegruppe (VPS):
Riesenzellarteriitis, M. Takayasu, Wegener-Granulomatose, mikroskopische Polyangiitis, Churg-Strauss-Vaskulitis usw.
www.vaskulitis.org

20.3 Kinder und Jugendliche

Kinder- und jugendrheumatologische Abteilungen
Siehe auch: https://gkjr.de/fuer-patienten-und-eltern/fuer-jugendliche/uebergangssprechstunden/beratung-in-uebergangssprechstunden/
Übergangssprechstunden in Hamburg, Niedersachsen und Schleswig-Holstein

Hamburg

Universitätskrankenhaus Eppendorf
Kinder- und Jugendrheumatologische Ambulanz
Martinistr. 52, 20246 Hamburg
Tel.: 040 7410-52710

Zentrum für Kinder- und Jugendrheumatologie am Klinikum Eilbek
Dr. med. Ivan Foeldvari
Dehnhaide 120, 22081 Hamburg
Tel.: 040 2092-3697

Orthopädiezentrum Altona, Kinder- und Jugendrheumatologie
Dr. med. Rolf-Michael Küster
Paul-Nevermann-Platz 5, 22785 Hamburg
Tel.: 01577 8270195

Niedersachsen

Kinderklinik der Medizinischen Hochschule Hannover
Kinderheilkunde I
Carl-Neuberg-Str. 1, 30625 Hannover
Tel.: 0511 532-3216/19

Schleswig-Holstein

Universitätsklinikum Schleswig-Holstein, Campus Kiel
Klinik für Allgemeine Pädiatrie
Arnold-Heller-Str. 3, 24105 Kiel
Tel.: 0431 597-1653

Nordrhein-Westfalen

Universitätsklinik Bochum
Klinik für Kinder- und Jugendmedizin im St. Josef Hospital
Alexandrinenstr. 5, 44791 Bochum
Tel.: 0234 5092631

Uniklinikum Köln
Klinik und Poliklinik für Kinder- und Jugendmedizin
Rheuma-Ambulanz
Kerpener Str. 62, 50937 Köln
Tel.: 0221 478-4361

Kinderkrankenhaus Köln
Kinderkrankenhaus der Stadt Köln
Amsterdamer Str. 54, 50735 Köln
Tel.: 0221 8907-5117

Universitätsklinik Münster
Klinik und Poliklinik für Kinder- und Jugendmedizin
Rheumatologie Spezialambulanz
Albert-Schweitzer-Str. 33, 48149 Münster
Tel.: 0251 834-7700

St. Josef-Stift-Sendenhorst
Klinik für Kinder- und Jugendrheumatologie
Westtor 7, 48324 Sendenhorst
Tel.: 02526 300-1561

Rheinland-Pfalz

Klinikum der Joh. Gutenberg-Universität
Zentrum für Kinder- und Jugendmedizin
Pädiatrische Immunologie und Rheumatologie
Langenbeckstr. 1, 55131 Mainz
Tel: 06131 17-5764

Sachsen

Universitätsklinik Dresden
Klinik und Poliklinik für Kinder- und Jugendmedizin
Fetscherstr. 74, 01307 Dresden
Tel.: 0351 458-2345

Schwerpunktpraxis Rheumatologie
Dr. med. Kirsten Lüthke, Dr. med. Barbara Tautz
Theresienstr. 25a, 01097 Dresden
Tel.: 0351 8020202

Klinikum St. Georg Leipzig
Klinik für Kinder- und Jugendmedizin
FB Päd. Rheumatologie, Immunologie und Infektiologie
Delitzscher Str. 141, 04129 Leipzig
Tel.: 0341 909-36 60

Universitätsklinik und Poliklinik für Kinder und Jugendliche
Immunologie/Rheumatologie
Liebigstr. 20a, 04317 Leipzig
Tel.: 0341 97-26242

Helios Vogtland-Klinikum Plauen
Klinik für Kinder- und Jugendmedizin
Ambulanz für Kinderrheumatologie
Röntgenstr. 2, 08529 Plauen
Tel.: 03741 493236

Sachsen-Anhalt

Medigreif Fachkrankenhaus für Rheumatologie und Orthopädie
Klinik für Rheumatologie
Sophie-von-Boetticher-Str. 1, 39245 Gommern
Tel.: 039200 67-300

Universitätsklinikum Halle
Klinik und Poliklinik für Kinder- und Jugendmedizin
Ernst-Grube-Str. 40, 06120 Halle
Tel.: 0345 557-2053

Asklepios Klinikum Weißenfels
Klinik für Kinder- und Jugendrheumatologie
Naumburger Str. 76, 06667 Weißenfels
Tel.: 03443 40-1784

Rheuma-Kinderkliniken

Deutsches Zentrum für Kinder- und Jugendrheumatologie
Gehfeldstr. 24, 82467 Garmisch-Partenkirchen
Tel.: 08821 701-0
www.rheuma-kinderklinik.de

St-Josef-Stift
Klinik für Kinder- und Jugendrheumatologie
Westtor 7,48324 Sendenhorst
Tel.: 02526 300-0
E-Mail: verwaltung@st-josef-stift.de
www.st-josef-stift.de/kliniken/

Kinderrheumatologische Selbsthilfegruppen

Deutsche Rheuma-Liga Bundesverband e.V.
Informationen und Forum für junge Rheumatiker
www.geton.rheuma-liga.de
Interaktive Plattform speziell für junge Rheumatiker
https://mein-rheuma-wird-erwachsen.de

Deutsche Kinderrheuma-Stiftung
Ludwigstr. 62, 82467 Garmisch-Partenkirchen
Tel.: 08821 9434025
Fax: 08821 9434026
www.kinder-rheumastiftung.de

Bundesverband Kinderrheuma e.V.
Westtor 7, 48324 Sendenhorst
Tel.: 02526 3001175
Fax: 02526 3001179
www.kinderrheuma.com

Rheuma-Schulungen

Rheuma-Camp für junge Erwachsene 16–22 Jahre, Transitionsschulung
www.kinder-rheumahilfe-muenchen.de/Unsere%20Projekte/rheumacamp.html

20.4 Literatur und Apps

Zeitschriften und Foren

Zeitschrift für Rheumatologie
www.springermedizin.de/zeitschrift-fuer-rheumatologie/7926626

Rheuma Management
www.rheuma-management-online.de/home.html

Orthopädische Nachrichten online
http://biermann-medizin.de/orthopaedie/

Orthopädie und Rheuma
www.springermedizin.de/orthopaedie-rheuma/9276168

Deutsches Arthrose Forum
www.deutsches-arthrose-forum.de

Broschüren

Rheumaliga: Der Weg zur richtigen ärztlichen Behandlung
www.rheuma-liga.de/fileadmin/user_upload/Dokumente/Mediencenter/Publikationen/Multiplikatoren/faltblatt_rheumatologe_neu.pdf

Rheumaliga: Früher ist besser
www.rheuma-liga.de/fileadmin/user_upload/Dokumente/Mediencenter/Publikationen/Broschueren_kurz/broschuere_frueheristbesser_kurz.pdf

Rheumaliga: Schmerzbewältigung
www.rheuma-liga.de/fileadmin/user_upload/Dokumente/Mediencenter/Publikationen/Multiplikatoren/flyer_schmerzbewaeltigung.pdf

Rheumaliga: Mobil gegen Rheuma-Schmerz
www.rheuma-liga.de/fileadmin/user_upload/Dokumente/Mediencenter/Publikationen/Multiplikatoren/flyer_walking.pdf

Rheumaliga: Funktionstraining
www.rheuma-liga.de/fileadmin/user_upload/Dokumente/Mediencenter/Publikationen/Multiplikatoren/flyerfunktionstraining.pdf

Rheumaliga: Rheumapass
www.rheuma-liga.de/fileadmin/user_upload/Dokumente/Mediencenter/Publikationen/Multiplikatoren/C71_Rheuma_Pass.pdf

Rheumaliga: Patientenschulung
www.rheuma-liga.de/fileadmin/user_upload/Dokumente/Mediencenter/Publikationen/Multiplikatoren/C30_Patientenschulung.pdf

Rheumaliga: Mit Rheuma gut arbeiten: für Arbeitgeber!
www.rheuma-liga.de/fileadmin/user_upload/Dokumente/Mediencenter/Publikationen/Broschueren/A19_Mit_Rheuma_gut_arbeiten.pdf

Rheumaliga: Einstieg in das Berufsleben oder Studium
http://geton.rheuma-liga.de/dein-leben/ausbildung/literaturliste-berufsleben/

Laborwerte verstehen:
www.gesundheit.gv.at/home/wegweiser-lebenslagen/laborbefund-verstehen
www.laborlexikon.de/Referenzen.htm

Therapieüberwachungen Basismedikamente
inkl. Biologikals für Patienten/Ärzte:
http://mb.dgrh.de/therapieueberwachen.html

Online-monitoring

Schmerztagebuch: Das rheuma-online Krankheits- und Behandlungstagebuch
www.rheuma-online.de/selbsthilfe/schmerztagebuch/

OMORA: online-Monitoring der rheumatoiden Arthritis
www.rheuma-online.de/selbsthilfe/online-monitoring/online-monitoring-der-rheumatoiden-arthritis/

SIMORA: Sicherheits-Monitoring der rheumatoiden Arthritis unter einer MTX-Therapie
www.rheuma-online.de/medikamente/methotrexat/simora/

Typische Symptome: rheumatoide Arthritis, Morbus Bechterew/Spondyloarthritiden, frühe Immunvaskulitiden und Kollagenosen
http://mb.dgrh.de/typischesymptome.html

Apps

RheumaAktiv:
Rheuma-Auszeit
Rheumatrack RA, Rheumatrack SPA
RheumaLive AxSpA Live, PsA Live
RheumaHelper
PSORIapp
Rheumatologie visuell 1.2 APK
Datennetz Rheuma 4.0

Rheumapreis

Aktiv mit Rheuma am Arbeitsplatz
http://rheumapreis.de

20.5 Standorte Kältekammern und Radonstollen/-heilbäder

Kältekammern

http://kryotherapie-adressen.de

Radonstollen
Bad Kreuznach Heilstollen
Kurhausstr. 21, 55543 Bad Kreuznach
Tel.: 0671 93-1234
www.acuradon.de

Gasteiner Heilstollen
A-5645 Böckstein/Bad Gastein
Tel.: 0043 (0)6434 3753-0
www.gasteiner-heilstollen.com

Radonheilbäder

EURADON Verein Europäischer Radonheilbäder e.V.
Prof.-Dr.-B.-Rajewsky-Str. 4, 08301 Bad Schlemna
Tel.: 03771 215526
www.euradon.de

Register

K

L

M

Weitere Titel der Klinikleitfaden-Reihe*

Titel	Auflage	ET	ISBN	€ (D)	€ (A)	sFr
Klinikleitfaden-Reihe						
Allgemeinmedizin	8.	2017	978-3-437-22447-8	74,99	77,10	101,–
Anästhesie	8.	2017	978-3-437-23893-2	49,99	51,40	67,–
Ärztl. Bereitschafts-dienst	4.	2017	978-3-437-22422-5	49,99	51,40	67,–
Chirurgie	6.	2015	978-3-437-22453-9	49,99	51,40	67,–
Chirurgische Ambulanz	4.	2015	978-3-437-22942-8	49,99	51,40	67,–
Dermatologie	3.	2011	978-3-437-22302-0	59,95	61,70	81,–
Gynäkologie Geburtshilfe	9.	2015	978-3-437-22215-3	49,99	51,40	67,–
Innere Medizin	13.	2016	978-3-437-22191-0	49,99	51,40	67,–
Intensivmedizin	9.	2016	978-3-437-23763-8	49,99	51,40	67,–
Kardiologie	6.	2014	978-3-437-22284-9	49,99	51,40	67,–
Labordiagnostik	6.	2018	978-3-437-22235-1	49,99	51,40	67,–
Leitsymptome Differenzialdiagnosen	1.	2017	978-3-437-24891-7	29,99	30,90	41,–
Med. Rehabilitation	1.	2011	978-3-437-22406-5	44,95	46,30	61,–
Nachtdienst	5.	2015	978-3-437-22272-6	49,99	51,40	67,–
Neurologie	5.	2015	978-3-437-23141-4	49,99	51,40	67,–
Notarzt	8.	2017	978-3-437-22465-2	49,99	51,40	67,–
Orthopädie Unfallchirurgie	8.	2017	978-3-437-22474-4	49,99	51,40	67,–
Pädiatrie	10.	2017	978-3-437-22255-9	49,99	51,40	67,–
Palliative Care	6.	2018	978-3-437-23315-9	49,99	51,40	67,–
Psychiatrie Psychotherapie	6.	2017	978-3-437-23149-0	44,99	46,30	61,–
Schmerztherapie	1.	2005	978-3-437-23170-4	39,99	41,20	54,–
Sonographie Angiographie	1.	2014	978-3-437-24930-3	49,99	51,40	67,–
Sonographie Common Trunk	2.	2011	978-3-437-22403-4	39,95	41,10	54,–
Sonographie Gastroenterologie	1.	2012	978-3-437-24920-4	39,95	41,10	54,–
Urologie	3.	2003	978-3-437-22790-5	34,99	36,00	47,–

* Stand Januar 2018, Preisänderungen vorbehalten

ACR/EULAR-Klassifikationskriterien der RA (2010)

Vorausetzungen	
(1)	Gesicherte Synovitis in mindestens einem Gelenk
(2)	Keine anderen Erklärung für die Symptome des Patienten
(3)	Keine RA-typischen Erosionen im Röntgen
Gelenkbeteiligung	
(0)	1 mittleres bis großes Gelenk
(1)	2–10 mittlere bis große Gelenke
(2)	1–3 kleine Gelenke
(3)	4–10 kleine Gelenke
(4)	Mehr als 10 kleine Gelenke
Serologie	
(0)	RF und CCP-Ak negativ
(2)	RF oder CCP-Ak niedrigtitrig positiv
(3)	RF oder CCP-Ak hochtitrig positiv
Symptomdauer	
(0)	< 6 Wochen
(1)	> 6 Wochen
Akute-Phase-Parameter	
(0)	CRP und BSG normal
(1)	CRP und BSG erhöht
Bei mindestens 6 Punkten mit höchstem Wert aus jeder Domäne kann Patient als RA klassifiziert werden. Bei Patienten mit radiologisch erosiven Veränderungen einer RA (Definition: mindestens 3 konventionell radiologisch sichtbare Erosionen) gelten die Kriterien als erfüllt.	

EULAR/ACR-Klassifikationskriterien für SLE (2018)

Klinische Domänen und Kriterien und Wichtung

Konstitutionelle Symptome	Fieber	2
Haut	nicht vernarbende Alopezie orale Ulzera subakut-kutaner oder diskoider LE akuter kutaner LE	2 2 4 6
Arthritis	Synovitis in ≥ 2 Gelenken oder Druckschmerz in ≥ 2 Gelenken mit Morgensteife ≥ 30 min	6
Neurologie	Delirium Psychose Anfälle	2 3 5
Serositis	Pleura- oder Perikarderguss akute Perikarditis	5 6
Hämatologie	Leukopenie Thrombopenie Autoimmunhämolyse	3 4 4
Nieren	Proteinurie > 0,5 g/24 h Lupusnephritis (histol.) Typ II, V Lupusnephritis (histol.) Typ III, IV	4 8 10

Immunologische Domänen und Kriterien und Wichtung

Antiphospholipid-AK	aCL > 40 GPL oder aβ2GPI > 40 GPL oder LA +	2
Komplement	C3 oder C4 vermindert C3 und C4 vermindert	3 4
hochspezifische Auto-AK	Anti-dsDNS-AK Anti-Sm-AK	6 6

Voraussetzungen:

- ANA-Titer im Immunfluoreszenztest auf HEp2-Zellen ≥ 1 : 80.
- Kriterium ist erfüllt, wenn es dokumentiert vorgekommen ist.
- Kriterien müssen nicht gleichzeitig vorliegen.
- Mindestens 1 Kriterium muss aktuell vorhanden sein.
- Innerhalb jeder Domäne geht nur der höchste Score in den Gesamtscore ein.

Ab 10 Punkte kann ein SLE klassifiziert werden.